U0298601

痧证文献
整理与刮痧现代研究

主编　王莹莹　杨金生

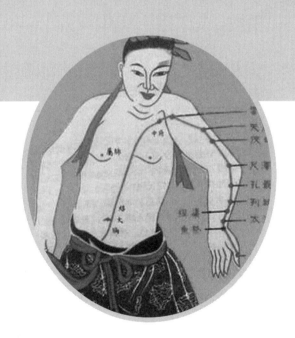

中国医药科技出版社

内 容 提 要

本书在痧证古今文献研究的基础上，全面系统地校勘整理了22本痧证代表性专著，对历代医家对痧证的理论阐述和应用经验进行了归纳，梳理痧证理论发展的脉络，并探讨了痧证现代研究和临床技术应用。全书内容丰富，具有很高的学术水平和实用价值，对中医理论研究者与临床工作者均具有较大的参考价值。

图书在版编目（CIP）数据

痧证文献整理与刮痧现代研究 / 王莹莹，杨金生主编 . —北京：中国医药科技出版社，2015.8

ISBN 978-7-5067-7728-5

Ⅰ.①痧⋯　Ⅱ.①王⋯ ②杨⋯　Ⅲ.①痧证—医学文献—汇编—中国 ②刮搓疗法—研究　Ⅳ.① R254.7 ② R244.4

中国版本图书馆 CIP 数据核字（2015）第 171722 号

美术编辑　陈君杞
版式设计　郭小平

出版　中国医药科技出版社
地址　北京市海淀区文慧园北路甲 22 号
邮编　100082
电话　发行：010-62227427　邮购：010-62236938
网址　www.cmstp.com
规格　889×1194mm $^1/_{16}$
印张　53 $^1/_4$
字数　1502 千字
版次　2015 年 8 月第 1 版
印次　2017 年 12 月第 2 次印刷
印刷　三河市万龙印装有限公司
经销　全国各地新华书店
书号　978-7-5067-7728-5
定价　190.00 元
本社图书如存在印装质量问题请与本社联系调换

《痧证文献整理与刮痧现代研究》

编委会

古樹開新花
刮癖天下絕

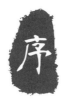

序

刮痧疗法，是中国传统医学外治法中之佼佼者，也是针灸疗法中的一个代表性治疗方法。它明显地起源和发展于民间，广为流传而上升为理论概括，并得到儒医学者的关注，从而得到医疗学者之推广与再提高，又回归到民间。它治疗疾病，为广大民众的健康服务。可惜的是，刮痧疗法在近代的发展中，在中医药学跌宕起伏的大背景下，几乎成为民间无人问津的民俗，没有发展提高的机会，陷入了自生自灭的境地。

但是，必须指出，虽然时时遭遇发展上的曲折，或为偏见者所不喜，刮痧疗法始终以其简而易于掌握、便而易于携带器具、验而易于取效、廉而易于取材的诸多特点与优势，得到民众的支持，而度过艰难险阻，不断获得新生与发展提高。我相信，系统研究刮痧疗法的产生、发展、理论、提高方法、推广规范，并科学地研究其历史经验与规律性，一定会得到富有科学意义与学术价值的结果，使其进入科学的殿堂。

分析研究与刮痧疗法相近的外治法，如针灸、按摩、推拿、导引、热熨、拔罐、刺络疗法之历史，可以看出它们与刮痧有着密切相连的关系。它们不但均源于民间医疗、属于保健范畴，还都具有简、便、验、廉的共同特质。例如，《内经·素问》讲解针灸治疗"必先扪而循之，切而散之，推而按之，弹而怒之"，其手法、方法、步骤与刮痧无异，只是医疗器械之使用有异。此外还有刺络法等等。这些外治法的存在，可以证明刮痧疗法同样有着悠久的历史。

著名医学家关注与研究刮痧疗法，大约始于明代，成就卓越者当推明末清初医学家——郭志邃，其成书于清·康熙十三年（1674年）的《痧胀玉衡》，对刮痧作了全面系统的论述。此前此后，著名医学家关注、运用、推广刮痧者众多，例如：李梴《医学入门》（1575年）、杨继洲（1522～1620）之《针灸大成》、张景岳（1563～1640）《景岳全书》、王凯《痧症全书》（1688）、沈金鳌（1717～1776）以及王孟英（1808～1868），还有外治法专家吴尚先（1806～1886）等名家，他们都对刮痧疗法给予了充分的肯定，并做出了自己的贡献。

杨金生于1996年跟随我学习攻读博士研究生学位，但从1992年已开始致力于推广刮痧疗法，并在1999年开始系统研究刮痧疗法，他带第一个硕士研究生开展了《〈痧胀玉衡〉学术思想研究》，这是较早的刮痧专著研究。2003年，他又接受国家劳动和社会保障部的委托，带领刮痧疗法同道，使保健刮痧被劳动和社会保障部列为一种新型国家职业技能，继而制定了保健刮痧师国家职业标准、培训教程、考试题库、指导手册等，建立了完整的职业管理体制，这是中医特色医疗保健技术与职业劳动就业技能相结合的开创性工作。之后，他逐渐开展刮痧疗法的课题研究工作，承担了科技部、国家自然基金、国家中医药管理局等部门的课题，尤其是所带的博士研究生王莹莹博士开展了"痧证文献整理与理论研究"，考察了痧证及刮痧疗法的发展源流，对痧证和刮痧理论进行了系统梳理。前前后后二十多年来，杨金生以其深厚的中医学学术修养，一直全身心从事刮痧疗法之临床实践与理论研究工作，对刮痧疗法进行了系统全面的总结与论述——这是一个浩瀚的工程。

特别值得称道的是，他的团队还在刮痧疗法研究方面做了全面系统的整理研究，撰写了《痧证文献整理与刮痧现代研究》一书，总结了他们二十多年来在刮痧疗法方面的研究成果：上篇是痧证理论与文献传承关系研究，对痧证理论和刮痧疗法的演变源流进行系统梳理；中篇是历代痧证古籍点校整理与集萃研究，是一项十分艰辛的痧证文献挖掘整理研究工作；下篇是刮痧的现代研究，汇集了刮痧临床应用、理论研究、临床评价、作用机制以及标准规范研究等方面成果，对于指导刮痧疗法的临床应用具有很重要的作用；此外还有附录，收录近年来他们所制定的刮痧技术操作规范国家标准、

保健刮痧师、中医刮痧师国家职业标准等，对行业的规范化规范行业发展具有重要意义。

《痧证文献整理与刮痧现代研究》是刮痧疗法一次十分富有成效的整理研究，其丰富的内容、全面系统的梳理、获得的成果可谓史无前例。相信此书的出版发行将对刮痧的推广、发展与创新发挥重要的作用，将是刮痧疗法研究和临床应用的又一里程碑。我曾为杨金生的第一部著作《中国刮痧健康法》作序，近日，他和王莹莹博士合作主编的又一力作即将出版，我愿为之作序，希望能在发展刮痧疗法方面有所助益。

李经纬

2015. 7. 16.

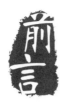

"痧证"是人类在不同历史阶段对疾病的辨证认识,"刮痧"是人类对不同疾病治疗所使用的基本方法,二者既有联系又有区别;历代有关痧、痧证、刮痧的记载和论述,不仅是中医学外治法发展的缩影,也是我国医药卫生发展史上的特色篇章之一。

痧起源于何时?其内涵如何?痧为何病?治疗如何?为何在清代出现了"无人不痧、无症不痧"的情况?众多的痧证专著如何科学点校整理并探讨之间的传承关系?刮痧技术为何在民间妇孺皆知,沿用至今?不同疾病的刮痧方法和作用机理等,这些系列的问题有待我们研究解释。

痧在早期医籍中多作"沙",宋以后"痧""沙"或"砂"并见。"痧"作为中医之特有病证名,其含义的变化是基于医疗实践中对疾病本身的观察和认识的基础而形成的,"痧"在不同的历史时期,有其不同的内涵。

一指"痧气",为民间称谓的暑热病症。指的是由于夏秋之间,感受到暑湿之浊气后,结于胸腹、经络之间,出现头痛、咳嗽、烦闷、头面肿痛、眩晕胸闷、手足肿痛、身体肿痛、脘腹痞满、恶心呕吐、腹泻等症,称之为痧证,又称痧气或痧胀。如《通俗伤寒论》所曰:"日间触闻臭秽,夜间露宿贪凉,其大要也,夏秋最多。缓则寒湿凝滞于经络,或湿热郁遏于经髓;急则鼻闻臭毒而阻逆上气,或内因食积而壅塞中气,皆能气胀成痧,故统称痧气。"《痧胀玉衡》载:"或天气炎热,时行疫疠,感动肠胃,因积而发,亦致痧痛。"相当于西医学普通感冒的一种,中医多辨证诊断为暑湿感冒。

二指"痧"疹,即皮肤出现红点如粟,以指循摸皮肤,稍有阻碍的疹点。如邵新甫在《临证指南医案》按语中言:"痧者,疹之通称,有头粒如粟。瘰者,即疹之属,肿而易痒。"张志聪《侣山堂类辨》曰:"所谓砂者,身上有斑点如砂,或用麻刮之,则累累如砂,故名曰砂……故浅者刮之,深者刺之,使邪气外泄,而痛可止。"痧疹是疾病在发展过程中,反映在体表皮肤的一种表现。

由于麻疹也有皮疹之表现,常与痧证混杂。《痧胀玉衡》载有:"麻疹在他方,有名瘄子,有名蚤疹,在檇李则名痧子,而痧胀亦名为痧,不可不辨。"并在书中设立专节加以辨析。有一些文献认为痧是麻疹的别称或视麻疹为一种痧症,如工具书《辞源》《辞海》《汉语大字典》《中医字典》《汉语大词典》等。痧疹相当于西医学一些有皮疹类疾病,如湿疹、过敏性皮炎等。

三指"疫毒"。由于感受瘟疬疫毒之邪或者感触秽浊不正之气所致腹痛、吐泻一类的病症。表现为先发吐泻后见腹痛者,从秽气痧发者多;先心腹绞痛而后见吐泻者,从暑气痧发者多;见心胸错闷,痰涎胶结者,从伤暑伏热痧发者多;遍身肿胀,闷痛难忍,四肢不举,舌强不言者,从寒气冰伏过时,郁为火毒痧发者多。故《痧胀玉衡》曰:"痧者,天地间之厉气也。""痧者,暑热时疫恶毒之气,攻于里则为痧喘,为血痧,昏迷沉重,不省人事。若元气壮实,内不受邪,不入于里,即散其毒于肌肤血肉之表,为肿、为胀。""迩来四方疫气时行,即今丑寅年间,痧因而发,乡村城市之中,俱见有此等症。或为暗痧，或为闷痧，或为痧痛，或为落弓痧、噤口痧、扑鹅痧、角弓痧、盘肠痧，或又因伤寒、疟、痢与夫胎前产后等症，而痧兼发，甚至阖门被祸，邻里相传，不可重掉。"又称痧疫、痧秽、痧痢等，属温病、疫病类。相当于西医学的急性传染病，如流行性感冒、细菌性痢疾等，有一定的传染性。

四指"痧象"。即我们通常所说的"痧"，一般指"痧象""出痧"，即经刮拭皮肤后，在相应部位上所出现的充血性改变，如皮肤潮红、或红色粟粒状，或紫红色，或暗红色的血斑、血泡等出痧变化。"痧象"是许多疾病在发展变化过程中，经过刮拭后反映在体表皮肤的一种共同表现，但依据体质、病性、病位、刮拭的部位、手法以及强度不同，而表现各异，许多疾病刮痧后都可以出现痧象，所以有"百病皆可发痧"之说。西医学认为，痧象可能是通过刮拭过程直接刺激体表，提高血流灌注量和皮肤温度，导致皮下血管充血、渗血甚至出血所出现"痧"的体表改变，刮拭和痧作为刺激源，激活不同的生物学通路，发挥生物学效应，达到防病治病的效果。

本书分为三篇。上篇是痧证理论与文献传承关系研究，运用传统文献整理方法，全面收集历代痧科专书及综合性医籍中的痧科专篇，对历代医家有关痧证的理论阐述和治疗经验进行归纳和总结，以图揭示痧证理论的学术渊源和不同历史阶段的内涵演变，梳理痧证理论发展的脉络。并从影响痧证认识的相关因素和形成痧证理论的实践基础角度进行分析，考证、提炼痧证理论和刮痧疗法学术全貌在整个中医学传承发展中的作用。

中篇是历代痧证古籍点校整理和集萃研究。检索《中国中医古籍总目》，书名中列有"痧"字的古代文献专著有61种。通过对国家图书馆、中国中医科学院图书馆、北京中医药大学图书馆、上海中医药大学图书馆、陕西中医药大学图书馆、吉林省图书馆、浙江省图书馆等

馆藏的不同版本，如真本、善本、独本、刻本等，分别进行现场阅览、复印、扫描、照相等形式收集。由于痧证病因复杂，病名繁多，且与风疹、麻疹、惊风、瘟疫等病常相混杂，使一些古籍虽冠以痧名，但其内容却与痧无关，如明·穆世锡《穆氏家传痧症辨疑全书》、清·叶霖所撰《痧症辑要》、清·陈少霞《陈少霞痧症辑要》、清·昆山氏撰《痧症辨》等，均为小儿麻疹、痘疹之作；另外，一些痧书为《痧胀玉衡》《痧胀全书》等代表性痧书的翻版、改编、节要或增补等，如《痧证针刺法》《痧症抄底》《七十二痧吕祖仙方》《痧症备要》等，使痧书名称也如同痧证名称般繁多。我们通过鉴别考察文献，厘清每一部文献的成书过程、书名由来、体例结构、内容梗概、版本流传，理清相关著作之间的相互关系。在广泛调查，考证源流，梳理文献，横向比较的基础上，精选书目，最后确定对《痧胀玉衡》《痧症全书》《痧证指微》《急救异痧奇方》《痧症要诀》《痧症传信方》《痧证全生》《痧症度针》《痧症撮要》《治痧全编》《痧证秘传歌诀》《痧症发微》《注穴痧症验方》《急救痧症全集》《吊脚痧方论》《痧胀名考》《痧证汇要》《痧症然犀照》《痧法备旨》《痧胀玉衡摘要》《瘟痧要编》《七十二种痧证救治法》等22部代表性痧书进行了校勘。包括：点校、通校、注校以及旁校等，修补残缺，对每部入选痧证著作进行了原书序言、目录、正文的全部对校和数字化处理，并附以"校后记"的形式，客观介绍该著作的成书过程、主要内容、体例结构、版本流传等系统研究情况，以期对后学有所补益和借鉴。

下篇是刮痧的现代研究，主要收集本研究团队20多年来在刮痧方面的研究成果。我们依靠中国中医科学院中医基础理论研究所、中国中医科学院中医专家门诊部、中国中医科学院针灸研究所、中国针灸学会砭石与刮痧专业委员会、北京金龙康而福刮痧拔罐研究院等单位的学术实验条件和专家资源优势，以及20多位

硕士、博士研究生的积极参与，我们在刮痧文献整理、理论研究、临床评价、作用机制以及标准规范研究等方面进行了系统探索，并取得了初步成果，如："痧"的基本概念与刮痧的历史沿革、刮痧治疗腰肌劳损疗效评价及影响因素研究等20多篇学术文章和《中国标准刮痧》《中国刮痧健康法》等著作。特摘编呈现给读者，以期为读者提供刮痧应用指导和思考。

附录中对近年来保健刮痧师、中医刮痧师国家职业标准和刮痧技术操作规范行业标准、国家标准进行了介绍，如：针灸技术操作规范国家标准——刮痧、保健刮痧师职业国家标准和培训教程、中医刮痧师职业国家标准和培训教程等，以期让读者进一步了解刮痧技术和职业发展愿景。

本书得到了国家自然基金、十一五科技支撑计划、中国中医科学院针灸研究所自主科研项目的立项资助，得到了北京中医药大学刘文龙、中国中医科学院医史文献研究所李经纬、中国中医科学院中医基础理论研究所孟庆云三位医史文献和理论研究老专家的审定、补充和完善，在此对他们付出的辛苦劳动表示衷心感谢。

鉴于痧证的文献传承、校勘、整理以及刮痧现代研究是刮痧领域的创新性工作，限于我们研究的水平、经验和时间，遗漏和不妥之处在所难免，敬请同道批评指正。

杨金生　王莹莹

2015年6月

总目录

上篇

痧证理论与
文献传承关系研究

引 言

"痧"的早期记载有沙、砂、疹、痧等形式，在早期医籍中多写作"沙"，宋以后"痧""沙"或"砂"并见。《集韵》云"沙亦从石"[1]，《汉语大词典》谓"沙"同"砂"[2]；《时病论》卷四《痧气》谓："名之曰痧，即沙字之讹也。"[3]《痧胀全书》则认为："古无痧字，本作沙，今俗作痧，又省作疹。"[4]以上说明疹、痧、沙、砂四字在古代是互相通用的，不同"痧"字出现于不同的历史时期。因此，本研究全面收集有关疹、痧、沙、砂等痧证专书及综合性医籍中的痧科专篇，以整理痧证在历代的文献记载。

痧证具有一个比较明显的特点，即对其论述常嵌入治疗方法中，如刮痧、拧痧、针刺、放血等外治法中，因此本文还将与痧证治疗方法相关的文献作为重点研究对象之一，尤其是刮痧疗法。本研究将整理出痧证治疗方法的演变过程及痧证辨治特点，并从侧面考证痧证理论的起源和发展，以及对中医学术传承发展的影响和意义。

本研究针对典籍中关于痧证命名的具体情况，根据病名含义、涵盖范围，以及痧证相关治疗方法，分别进行论述，这样便于厘清痧证理论的发展脉络。根据理论演变的路线，纳入能明确体现理论传承关系的相关文献加以对比分析。对于现代文献，在收集关于痧证相关文献的基础上，重点选取痧证理论研究进展、历史沿革、学术传承等方面的资料，作为参考。

书中对痧证认识起源及其理论演变研究的文献资料，尽可能地采用目前所能找到的早期善本作为文献提取源。对于文献条文的提取原则，则依据目前所能掌握的与痧证相关的各种名称作为检索词，收集所有相关文献、条文。其中，参阅文献279种。通过分析各历史时期的文献内容，提取能反映出痧证理论变化的标志性论述加以分析，按照年代对文献排序，并按照痧证理论构成对相关条文进行归类，整理痧证理论演变历程。最终纳入研究范围包括《肘后备急方》《太平圣惠方》等192种文献，涉及医家185位。

清代以前，尚无专题论述痧证的著作，关于痧证的认识和理论演变的文献散见于各家著作之中。本书以痧证理论认识的几个关键点为依据分别进行论述，如痧证概念的确立、痧证专著的出现等。

第一章 痧证理论源流考

虽然早期有关痧证治疗的记载不多，但通过考察历代有关文献，我们大多会找到痧证及其各种疗法或多或少的缩影，从中可探索到痧证认识和治疗的历史发展进程。

第一节 痧证名称的起源

关于痧证的起源，奠基性痧证著作《痧胀玉衡》（见图1-1-1）认为："古今医学，备悉万病，独不明痧"，"惜自古以来，从未论及"。[5]然之后的另一部代表性痧书《痧胀全书》也认为："医道十三科，自黄帝《素问》而后，名医国手，著作书籍，一切杂症怪病，分析辨别，就病立方，无不详明且备，独于痧胀一症罕言之，或有言者略而不详，亦未专门立方。"[6]清末王孟英也认为："世俗之有痧，不知起于何时也。至《医说》始载。"[7]然清代另一痧书《痧症燃犀照》认为历代论述之霍乱吐泻、绞肠痧等皆是痧证："痧胀，人皆曰方书未载，此见闻不广耳。夫中满霍乱见《内经》，霍乱吐泻见巢氏《病源》及《儒门事亲》，绞肠痧见《医学心悟》，霍乱绞痛见《丹台玉案》，绞痛转筋吐泻并作，见《名医类案》，此皆痧症也。又辨痧证之法，见《临症指南》。又青筋胀，即乌痧胀，见《洗冤录》。"[8]可以看出，对于痧证的起源，即使是在痧证盛行的清代，各医家也众说不一。

对于痧证的起源，早在明代就有比较详细的考证。李时珍《本草纲目》（见图1-1-2）载："今俗病风寒者，皆以麻及桃柳枝刮其遍身，亦曰刮沙，盖始于刮沙病也。沙病亦曰水沙、水伤寒，初起如伤寒，头痛，壮热，呕恶，手足指末微厥。或腹痛闷乱，须臾杀人者，谓之搅肠沙也。"李时珍认为刮痧疗法源于古代的刮沙病，沙病即"病风寒"，又叫水沙、水伤寒。并对"沙病"的病因按曰："郭义恭《广志》云：沙虱在水中，色赤，大不过虮，入人皮中杀人。葛洪《抱朴子》云：沙虱，水陆皆有之。雨后及晨暮践沙，必着人，如毛发刺人，便入皮里。可以针挑取之，正赤如丹。不挑，入肉能杀人。凡遇有此虫处，行还，以火炙身，则虫随火去也。又《肘后备急方》云：山水间多沙虱，甚细，略不可见。人入水中，及阴雨日行草中，此虫多着人，钻入皮里，令人皮上如芒针刺，赤如黍豆。刺三日之后，寒热发疮。虫渐入骨，则杀人。岭南人初有此，以茅叶或竹叶挑刮去之，仍涂苦首汁；已深者，针挑取虫子，正如疥虫也。愚按溪毒、射工毒、沙虱毒，三者相近，俱似伤寒，故有挑沙、刮沙之法。"[9]可以看出，李时珍所指挑沙、刮沙、刮沙病和沙病中的"沙"指的是沙虱。

据考察，葛洪《肘后备急方·卷七·治卒中沙虱毒方第六十六》（见图1-1-3）较早的记载了沙虱侵入

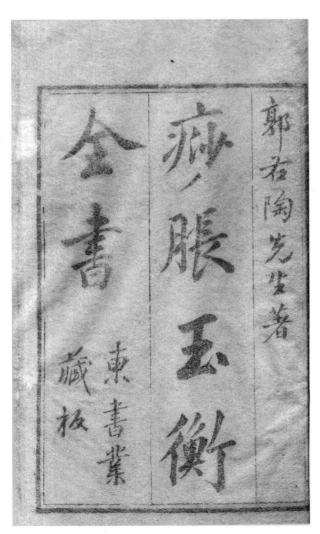

图1-1-1 《痧胀玉衡》封面

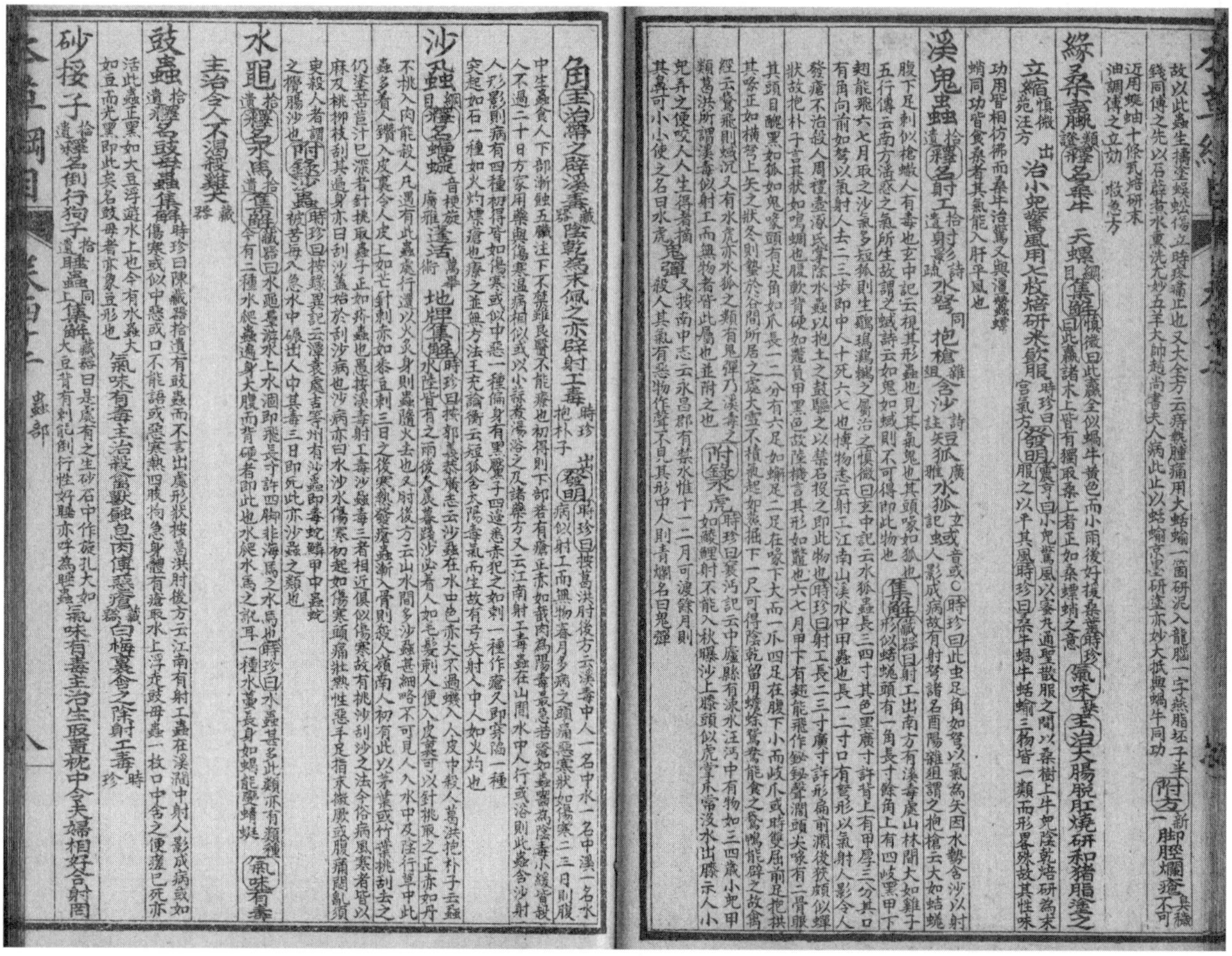

图1-1-2　《本草纲目》

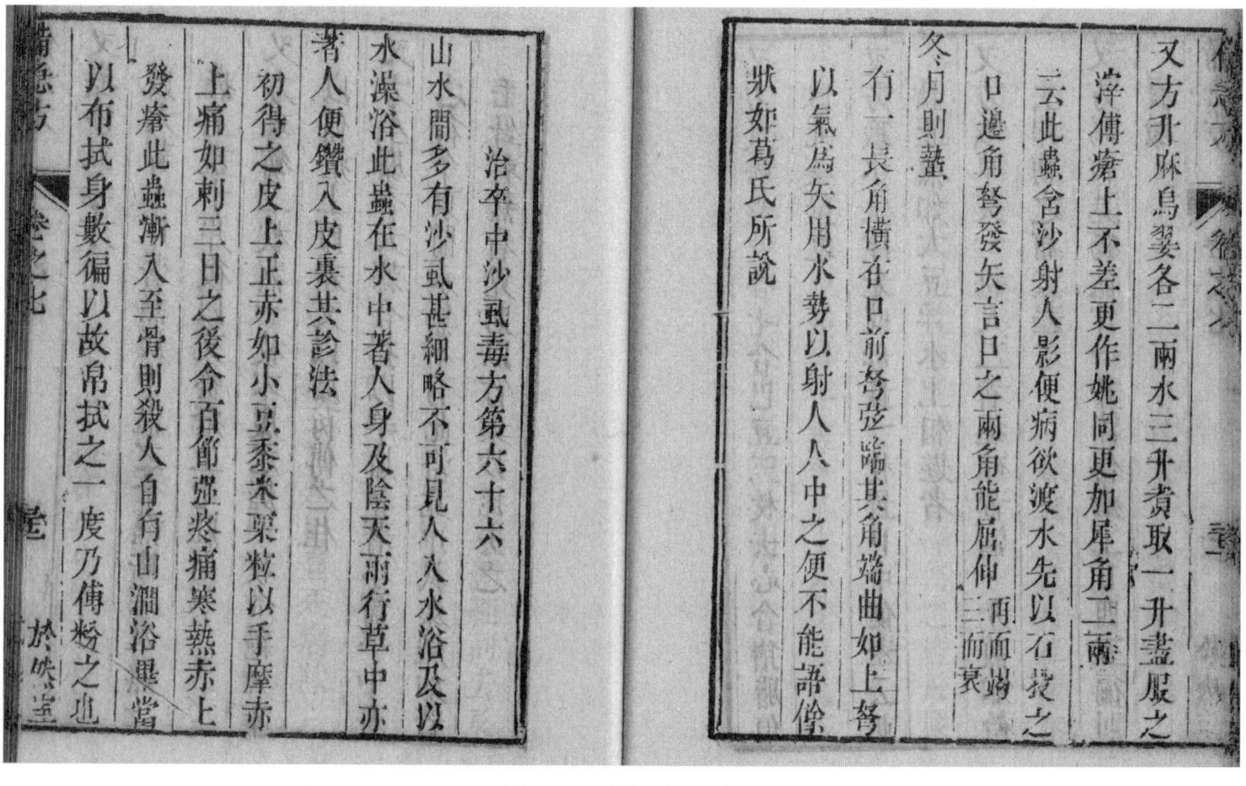

图1-1-3　《肘后备急方》

人体的症状和治疗方法。

山水间多有沙虱，甚细略不可见。人入水浴，及以水澡浴。此虫在水中著人身，及阴天雨行草中亦着人，便钻人皮里。其诊法：初得之皮上正赤，如小豆黍米粟粒，以手摩赤上，痛如刺，三日之后，令百节强，疼痛寒热，赤上发疮。此虫渐入至骨，则杀人。

比见岭南人，初有此者，即以茅叶，茗葟，刮去。及小伤皮则为佳，仍数涂苦苣菜汁，佳。已深者，针挑取虫子，正如疥虫，着爪上映光方见行动也。若挑得，便就上灸三四壮，则虫死病除。若觉犹，见是其已太深，便应根据土俗作方术，拂出，乃用诸汤药以浴。皆一二升出都尽乃止，亦根据此方并杂治中溪毒及射工法。急救，七日中，宜瘥。不尔，则仍有飞虫在身中，啖人心脏，便死，慎不可轻。"[10]

此段文字在隋代《诸病源候论》卷二十五、日本《医心方》卷第十八、宋代《太平圣惠方》卷第五十七均有引用，内容相同。《肘后备急方》所载卒中沙虱毒，皮肤有刺痛、赤色疹点是其主证，通过刮法、挑法、灸法、拂法、巫法将侵入皮肤的沙虱虫排出来，与后世通过出痧达到治疗的目的相差甚远。

此外，明代《普济方》（见图1-1-4）卷三百零八《沙虱毒》称卒中沙虱为"沙子病"，云："沙子病江南旧无，今所在皆有之。其证如伤寒，头痛呕恶闷乱，须臾能杀人。多用麻绳搓头及膊间，出紫点则愈。或用针膝后委中穴，出血则愈。山水间多有沙虱，其虫甚细不可见。"[11]书中所载"茅叶刮去""竹叶刮之"，并"乃小伤皮肤为佳"或"令血出"或用针挑除，刮去或挑去的仍是沙虱虫。

据范行准考证，沙虱即恙虫，成虫近棕褐色，长不超过1mm，幼虫呈鲜红色，长0.15~0.4mm，葛氏所见则为幼恙，文中以皮肤发疹伴有发热为特征的病症是恙虫病。[12]

虽然沙子病病名源于沙虱病，但多数学者认为沙虱病不属于痧证范围，因为"痧"字含义较广，尤其是明清以后，痧证不论何种症状都不以先出皮疹作为特异症状。[8]因此，无论从症状表现，还是病因，都无法认为痧证起源于沙虱毒，然此时应用刮法治疗病症已经很明确了，但此时刮之目的是刮出沙虫。

此外，因将沙虱等各种水虫能"含沙射人"，理解为所含"砂石"射入人体造成疾病，故又有刮出砂石之说，如唐·陈藏器《本草拾遗》（739年）载：

主溪毒，砂虱，水弩，射工，烟（域）、短狐、虾须等病……已前数病，大略相似，俱是山水间虫，含

沙射影。亦有无水处患者，防之。

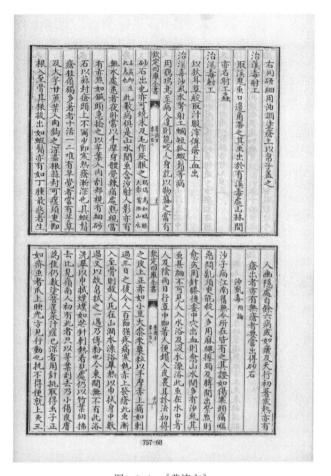

图1-1-4 《普济方》

夜卧常以手摩身体，觉辣痛处，熟视，当有赤点如针头，急捻之，以芋叶入肉刮，却视有细沙石，以蒜封疮头上。不尔，少即寒热，疮渐深也。

自余六病，或如疟及天行初著寒热。亦有疮出者，亦有无疮者，要当出得砂石，迟缓易疗，不比虾须。[13]

可以看出，陈藏器认为溪毒、砂虱、水弩、射工、域、短狐六病均是水虫含沙射影所致，治疗"要当出得砂石"。陈氏用芋叶刮去细砂石，与《肘后备急方》刮沙虫之意大相径庭，应是对"含沙射人"的一种误解，因为历代文献记载中并未见其他刮出砂石的病案记载。

唐·王焘《外台秘要》（752年）引录《肘后备急方》文字时，将原文的"皆一二升出，都尽乃止"改为"皆得一二升沙出，沙出都尽乃止"[14]。至此，源于"含沙射影"之说，出沙虱虫变成了出沙或砂石。

由此可以看出，痧证源于水虫病，水虫射入皮中，治疗时以刮出沙虫为主，到后期认为水虫能"含

沙射人”，刮出沙石，无论从疾病症状表现，还是病因、病机以及刮痧的目的，均与后世所指的痧证相差甚远。对此，痧证代表性著作《痧症度针》也指出沙风、射工、沙毒非痧之范围，“李氏《纲目》载：“滇广山涧中，沙风能蚀人肌，又名射工，朝涉者惮之。此沙毒之始，然非今之所谓痧也，痧字从沙，其义显然，大约天之疠气，地之恶气，郁结于沙碛之中，偶值六淫之偏胜，秽浊之熏蒸，触人口鼻，中人肌肤，辄令腠理闭遏，营卫不通，或由表而及里，或自胃而入肠。”[15]

综合分析相关文献之后，认为痧证名称出现在南宋。叶大廉《叶氏录验方》（1186年）（见图1-1-5）设“辨沙病论”篇，首次记载了“沙病”名称：

江南旧无，今东西皆有之。原其证，医家不载。大凡才觉寒慄似伤寒，而状似疟，但觉头痛，浑身壮热，手足厥冷。乡落多用艾灸，以得沙为良。有因灸脓血迸流，移时而死者，诚可怜也。有雍承节印行此方，云：初得病，以饮艾汤试，吐即是其证。急用伍月蚕退纸壹斤，碎剪，安碗中，以堞（碟）盖密，以汤泡半碗许，仍以纸封碟缝，勿令透气。良久，乘热饮之，就卧，以厚衣被盖之，令汗透便愈。如此岂不胜如火艾枉残害人命？敬之信之！[16]

叶氏所指沙病的主要症状表现为“寒慄、头痛、壮热、手足厥冷”，并用饮艾汤试之，通过艾灸使皮肤充血，出现瘀斑，即为“得沙”，并因此得“沙病”之名。叶氏所指“得沙”与后世通过刮拭使皮肤充血而出痧的概念较为相近。

叶氏所指“沙病”的症状表现并无特殊，恶寒发热、头痛、手足厥冷等这种“似伤寒非伤寒，似疟非疟”的疾病在前代早有论及，至少与前代论及的各种水虫病症状表现相似。如《肘后备急方》云射工“初得时，或如伤寒，或似中恶，或口不能语，或身体苦强，或恶寒壮热，四肢拘急，头痛，旦可暮剧”。[17] 足以说明具有恶寒发热、手足身冷、头痛、闷乱等症的疾病早就存在，只是未冠以“沙病”之名而已。

本段文字在南宋·张杲《医说》（见图1-1-6）卷三《伤寒·辨痧病》（1224年）中也有记载：

痧病江南旧无，今东西皆有之，原其证医家不

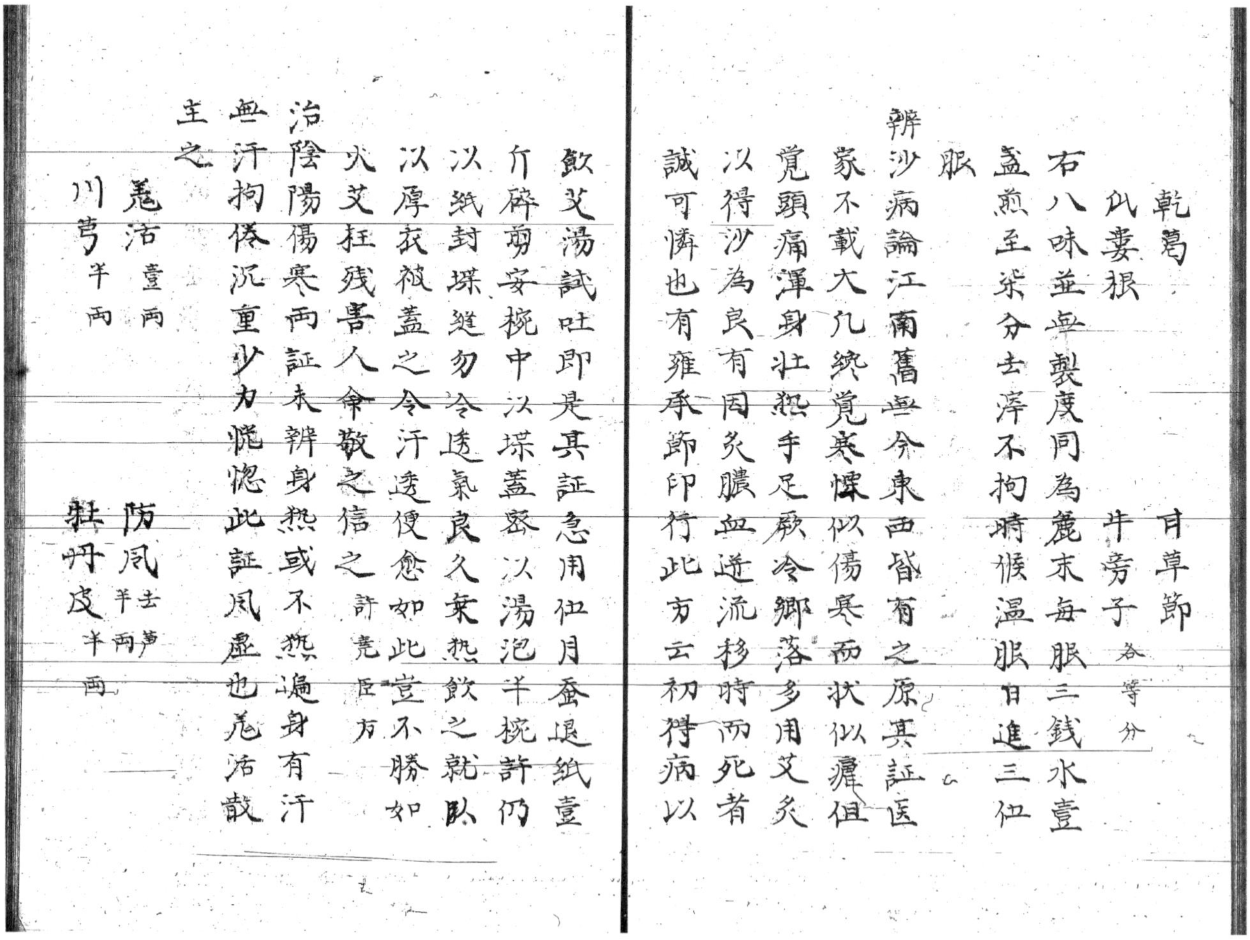
乾葛　甘草節
瓜蔞根　牛旁子　各等分
右八味並無製度同為麓末每服三錢水壹
盞煎至柒分去滓不拘時候溫服日進三伍
服
辨沙病論江南舊無今東西皆有之原其証医
家不載大凡纔覺寒慄似傷寒而狀似瘧但
覺頭痛渾身壯熱手足厥冷鄉落多用艾灸
以得沙為良有因灸膿血迸流移時而死者
誠可憐也有雍承節印行此方云初得病以
飲艾湯試吐即是其証急用伍月蚕退紙壹
斤碎剪安椀中以堞蓋密以湯泡半椀許仍
以紙封堞縫勿令透氣良久乘熱飲之就臥
以厚衣被蓋之令汗透便愈如此豈不勝如
火艾枉殘害人命敬之信之　許堯臣方
治陰陽傷寒兩証未辨身熱或不熱遍身有汗
無汗拘倦沉重少力恍惚此証風虛也羌活散
主之
羌活壹兩　防風去蘆半兩
川芎半兩　牡丹皮半兩

图1-1-5　《叶氏录验方》

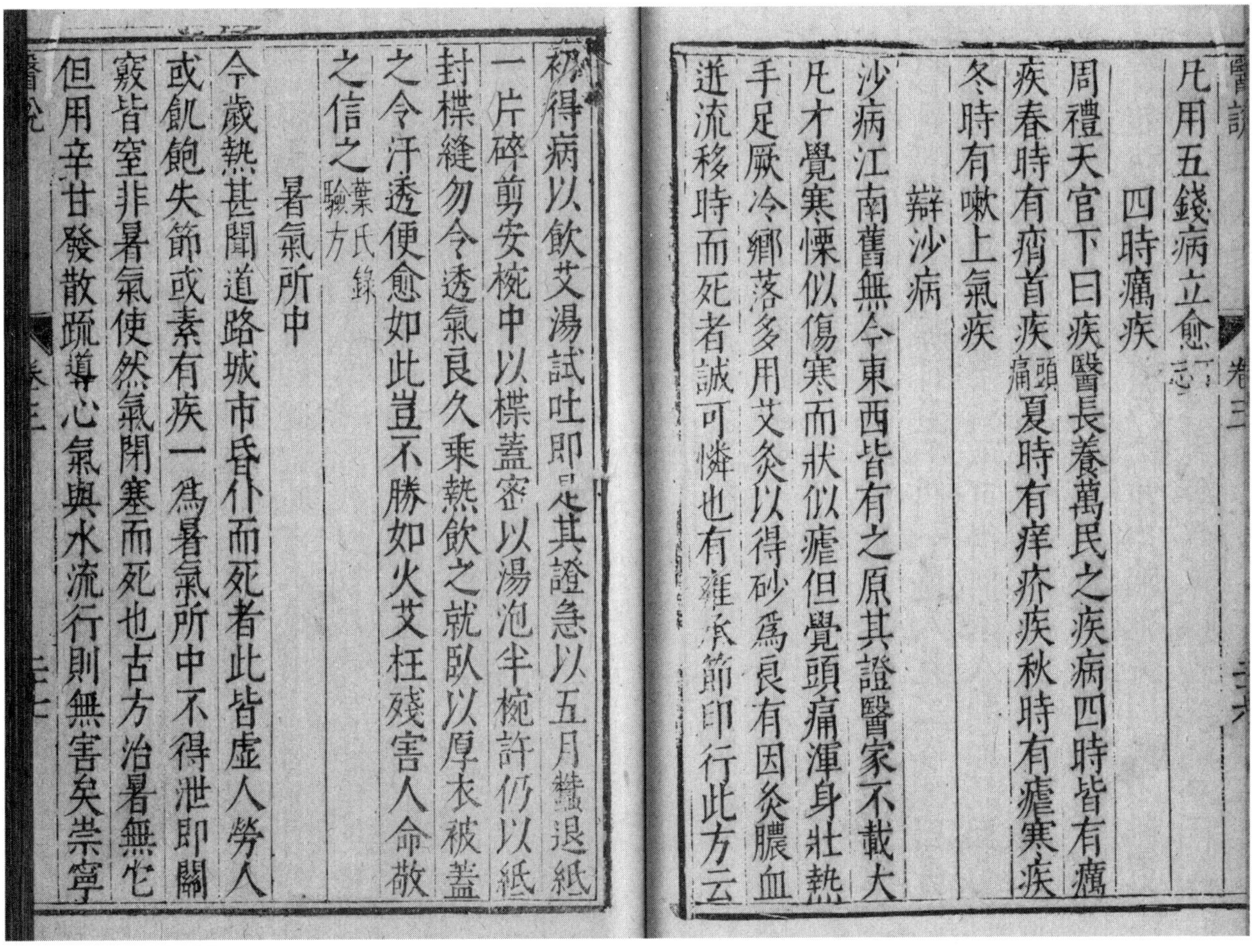
凡用五錢病立愈忌

四時癘疾

周禮天官下曰疾醫長養萬民之疾病四時皆有癘疾春時有痟首疾痛頭夏時有痒疥疾秋時有瘧寒疾冬時有嗽上氣疾

辯沙病

沙病江南舊無今東西皆有之原其證醫家不載大凡才覺寒慄似傷寒而狀似瘧但覺頭痛渾身壯熱手足厥冷鄉落多用艾灸以得砂爲良有因灸膿血迸流移時而死者誠可憐也有雍承節印行此方云初得病以飲艾湯試吐即是其證急以五月蠶退紙一片碎剪安椀中以楪蓋密以湯泡半椀許仍以紙封楪縫勿令透氣良久乘熱飲之就臥以厚衣被蓋之令汗透便愈如此豈不勝如火艾枉殘害人命敬之信之葉氏錄驗方

暑氣所中

今歲熱甚聞道路城市昏仆而死者此皆虛人勞人或飢飽失節或素有疾一爲暑氣所中不得泄即關竅皆窒非暑氣使然氣閉塞而死也古方治暑無它但用辛甘發散疏導心氣與水流行則無害矣崇寧

图1-1-6 《医说》

载。大凡才觉寒栗似伤寒而状似疟，但觉头痛、浑身壮热、手足厥冷。乡落多用艾灸，以得砂良……云初得病以饮艾汤试，吐即是。[18]

这段记载，将“得沙”改为“得砂”，此处得砂并非像陈藏器《本草拾遗》所指得出砂石，而是如同叶氏所指艾灸后皮肤出现如砂石样的斑点，源于沙、砂与痧字通用之因。

自《叶氏录验方》之后，痧证的记载逐渐多起来，对其病名、病因、病机、症状表现、治疗方法等均有论述。如元·孙仁存《仁存孙氏治病活法秘方》卷三“沙子类”论述到：

沙子病，江南旧无，今所在有之。其证如伤寒，头痛，呕恶，闷乱，须臾能杀人，今人多用麻绳擦颈及膊间，出紫点则愈。或用针刺膝后委中穴，出血则愈。[19]

孙氏所载沙子病的症状表现，虽较叶氏多了“呕恶，闷乱，须臾能杀人”，但仍无特异；通过绳擦刮拭或刺血以治疗，以使邪气随血出。其治疗机制与后世痧证的治疗更为接近，尤其是用绳擦出皮肤紫点的方法，即为后世之所称“出痧”。此外，孙氏还对刮痧部位的选择进行了论述，指出刮擦颈及膊间，强调选取“太阳经脉所过之处”，目的在于振奋阳气增加祛邪的力度，孙氏的这种治疗理念对后世影响颇深。

虽然，孙氏沿袭叶大廉之说，认为“沙子病，江南旧无，今所在有之”，但还指出了痧证与前世所载之射工、水弩之毒的关系：

沙子之说，《千金方》云：有射工毒虫，一名短孤。其形如甲虫，中有一长角在口前，如弩担临其角，以气为矢，因水势以射人。人中之，则恶寒禁疹，寒热筋急，似伤寒，但不可用伤寒药。

本草云：水弩、射工、短孤等虫，生于山水间，含砂射人影而成疾。或如疟状，及如天行病者，名曰沙病。[19]

对于《千金方》和《本草拾遗》的记载，孙氏论述到：“今人谓沙子证不见于方书，今《千金方》《本草》岂非方书乎？然亦全非射工、水弩之毒，不过山岚瘴气感之成疾。”说明孙氏认为痧证并非全射工、水弩之毒引起，提出感山岚瘴气成疾的认识，并且治疗方法也与前世之刮出沙中或砂石之说也不同，而是以刮拭得沙或针刺出血以祛邪，与后世的痧证内涵和治法以及刮痧的概念较为贴近。

小结： 通过以上文献考证，得出与后世痧证概念较为贴近的病名最早见于南宋·叶大廉《叶氏录验方》，该病名的含义，在于通过外治法可使得患者皮肤出现紫红色的痧点，即所谓"得沙"。分析其症状表现，认为此病并非至南宋时才出现，具有相似发病表现的疾病在之前的文献古籍中记载较多，只是医家多认为是"含毒射人"或"含沙射人"的水虫所引起，如溪毒、沙虱、水弩、射工、烟域、短狐、虾须等，因而认为，在痧证病名产生前，医家对痧证的认识是有一定基础的，同时也治疗了不少痧证。继之，元初《仁存孙氏治病活法秘方》记载了"沙子病"或"沙子证"等名，较为详细的论述了痧证的症状表现、治疗方法、刮痧部位的选取、作用机制，病因方面提出了感山岚瘴气成疾之说，对后世外感致痧证及其治疗方法的认识奠定了很好的基础。

第二节　痧证病名之演变过程

一、元代

孙仁存《仁存孙氏治病活法秘方》还于"沙子病"下，列举了"搅肠沙"一证：

> 又有一证，心腹绞痛，冷汗出，胀闷欲绝，俗谓搅肠沙。今考之证，乃名干霍乱。此亦由山岚瘴气，或因饥饱失时，阴阳暴乱而致。急用盐汤吐法，此法救人不一。[19]

这是首次将绞肠痧归入痧证中，后世记载的痧证中大多包含绞肠痧。孙氏之所以将在《黄帝内经》时代就有记载的干霍乱列为沙子病，原因可能一是症状表现相似，均有呕恶、闷乱等；二是具有相似的治疗方法，尤其通过刮痧治疗均可获得良效，这点在后世的文献记载中可知。

之后，危亦林《世医得效方》（1345年）对痧证病名、表现和治疗方法进行了详细的论述：

> 江南旧无，今所在有之。原其证古方不载，所感如伤寒，头痛呕恶，浑身壮热，手足指末微厥，或腹痛烦乱，须臾能杀人。先浓煎艾汤试之，如吐即是。上用五月蚕蜕纸碎剪，安碗中，以盘盖之，以百沸汤泡艾碗许，仍以别纸封裹缝良久，乘热却用樟木盐汤吐法：治心腹绞痛，冷汗出，胀闷欲绝，俗谓搅肠沙。
>
> 今考之，此证乃名干霍乱。此亦由山岚瘴气，或因饥饱失时，阴阳暴乱而致。急用盐汤吐法，此法救人不一。上用盐半盏许，以热汤数碗泡盐，令患人尽服，连致数碗，不得住手方可。却以鸡羽扫咽喉。
>
> 近时多有头额上及胸前两边有小红点，在于皮肤者，却用纸撚成条，或大灯草微蘸香油，于香油灯上点烧，于红点上燎爆者，是又名水伤寒。
>
> 又法，两足坠痛，亦名水沙。可于两脚曲腕内，两筋两

骨间刺出血，愈。名委中穴。[20]

危氏所述的痧证比《仁存孙氏治病活法秘方》的记载有了较大的发展，增加了水伤寒、水沙两种病名，包括四类病症：一是证如伤寒，头痛、呕恶、壮热、闷乱，须臾能杀人的沙子病；二为心腹绞痛，冷汗出，胀闷欲绝，俗谓搅肠沙的干霍乱；三为水伤寒，即发热伴有皮肤红点；四为水沙，表现为两足坠痛。其中，水伤寒和干霍乱在治疗上采用苎麻蘸水刮痧，灯草焠，针刺或用药物发汗；水沙则用针刺委中穴放血方法治疗。说明此时焠法、放血法已经用于沙病的治疗了。

此外，汪汝懋《山居四要》（1360年）出现了痧子绞肠、卷肠痧、绞腹痧、疡肠痧等有关绞肠痧的别名。[21]《窦太师针经》还记载了十宣十穴"治伤寒，狂不识人，发痧等症"。[22]《针灸集成》一书也记载了发痧病名。[23]

总之，南宋沙病还没有出现其他病名，至元代，搅（绞）肠沙（干霍乱）列为沙病的一种，并出现了水伤寒、水沙、发痧之病名。①

二、明代

明代有关痧证的名称开始出现的较多，列举如下：

戴原礼认为痧证的病因为瘴气，因此又增加了一种与痧证相混的新病名——"瘴气"。《秘传证治要诀及类方·卷之七·寒热门》（1405年）云：

> 近世因寒热发作，见其指甲青黑，遂名曰沙。或戛或挑；或灌以油茶，且禁其服药。此病即是南方瘴气。[24]

---

① 《针灸大成·治症总要》[第一百四十七]记载"发痧等症：水分、百劳、大陵、委中"。据黄龙祥考证，现存《针灸大成》"治症总要"篇辑自元代《针灸集成》一书。

虞抟《医学正传》（1515年）使用了"发砂之证"与"砂病"之病名，云：

或问：发砂之证，古方多不该载。世有似寒非寒，似热非热，四体懒怠，饮食不甘，俗呼为砂病。[25]

江瓘《名医类案》（1549年）载一病案，使用了"发沙"病名："一婆妇身肥，常患发沙之症，每用苎麻刮之，即愈"。[26]

皇甫中《明医指掌》（1556年）论述腹痛原因时曰："忽然腹中大痛，呕吐脉沉，痧证也。"[27]

龚廷贤《寿世保元》（1615年）设"发痧"一卷，曰："小儿发痧，有阴有阳……为症不一，俗呼为痧病，非痧也，多由感冒风寒而耍水伤湿得之。"[28]

陈实功《外科正宗》（1617年）载金汁可治伤寒阳毒发狂、"痧症"等病症。[29]

此外，明代还出现了青筋、乌沙、沙惊等病名。

杨继洲于1601年编《针灸大成》（见图1-1-7）一书，书中出现了"乌沙惊""宿沙惊"等病名，首次把痧证和与惊风联系起来。

乌沙惊：因生冷太过，或迎风食物，血变成沙，遍身乌黑是也。青筋过脸，肚腹膨胀，唇黑，五脏寒。

宿沙惊：到晚昏沉，不知人事，口眼歪斜，手足掣跳，寒热不均。[30]

此外，龚廷贤《小儿推拿方脉活婴秘旨全书》（1604年）载"夫小儿惊症……又因五日脐落之后，频与之浴，水入脐内，变作盘肠痧气作痛"。[31]通过盘肠痧（即绞肠痧）将痧证与惊风联系起来，认为痧惊常并发。这为清代痧惊类著作合编奠定了一定的基础，清代出现了大量的痧惊合编的著作，如《绘图痧惊合璧》。

首先将青筋与痧证联系在一起的是龚信《古今医鉴》（1576年），"青筋之病，北人多患之，南方有即痧症也"，认为青筋是痧证在北方的另一称谓。

夫青筋之证，原气逆而血不行，俾恶血上攻于心也。多由一切怒气相冲，或忧郁气结不散，或恼怒复伤生冷，或房劳后受寒湿，以致精神恍惚，心怔气喘，喧塞上壅，呕哕恶心，头目昏眩，胸隔痞满，心

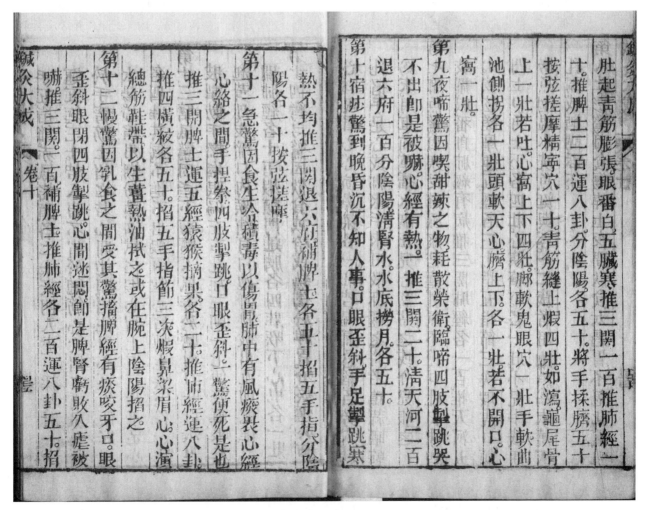

图1-1-7 《针灸大成》

腹绞刺，胁肋腰背头脑疼痛，口苦舌干，面青唇黑，四肢沉困，百节酸疼。或憎寒壮热，遍身麻痹不仁，手足厥冷颤掉，默默不已，不思饮食等症，皆恶血攻心而致之也。自古以来，无人论此，但有患此疾者，无方可治。[32]

之后，陈岐《医学传灯》（1700年）对青筋的病因、病机、症状表现、治疗原则和方法等进行了详细的论述：

青筋之症，恶寒发热，状似风寒，但胸腹作痛，遍身发麻，或唇口作麻，即其症也。北方谓之青筋，南方谓之乌沙……气血不得宣行，后成此病，宣通气血为第一义也。[33]

可以看出，陈氏也同样认为青筋是痧证在南北方不同的称谓，北方称青筋，南方称乌沙，因气血不得宣行而发病。

此时所说的青筋，为具有与痧证相似表现的一种疾病。青筋与痧证同病异名的关系，为之后青筋成为痧证治疗、诊断中的一个关键点，奠定了一定的基础，在清代"辨痧筋"成为痧胀诊断三要点之一。

总之，明代有关痧证的名称开始出现的较多，主要有以下四种情况：一是以腹痛闷乱、不能吐泻为主症的病症，仍称绞肠痧，并在此基础上出现了绞肠痧的各类别名，如盘肠痧；二是由于痧、沙、砂三字的互用，或者是病、症、证三字的互用，出现了"痧证""痧症""砂病""发沙""发砂"等相关名称；三是出现了痧证新的别名，如瘴气、青筋、乌沙；四是沙病与惊风发生联系，出现了新的痧证子病名，如乌沙惊、宿沙惊等。

三、清代

由于社会环境的变迁，痧证成为清代最突出疾病之一。清代痧证的研究呈现出三个特点：一是痧证专著相继出版，二是痧证病名不断增多，三是痧证病因范围扩大。

康熙十三年（1674年），郭志邃（右陶）著《痧胀玉衡》，为痧证第一部专著。开篇于"痧症发蒙论"总结了前贤书中属于痧证的病名："原有云绞肠痧者，有云干霍乱者，有云青筋者，有云白虎症者，有云中恶者，此皆痧之见于诸书，但略而不详，未有专家。"[34]

之后另一部代表性痧书《痧症全书》（见图1-1-8），又名《沙胀全书》，称"然此病从来有之，但白古及今，并未立方用药，所以医书多不具载。大抵北人

多有，南人间或，今则南方遍地皆行矣。一名水痧，又名水伤寒，即俗说乌痧胀是也……在北地则曰青筋症，又云马头瘟，在江之左右浙省则为痧，在闽广则曰瘴气，其实一而已矣。"[35]

《痧证汇要》（见图1-1-9）在"痧胀随便救急方"一节中列出了"羊毛痧、中恶、中臭毒、霍乱、干霍乱、射工毒、瘴气"等辨证救急方。[36]可以看书，清代医家们认为痧证这种病自古有之，在不同的时代具有不同的称谓，如水沙、水伤寒、乌痧胀、中恶、霍乱、射工毒；不同的地域有不同的病名，如青筋、瘴气、痧等。即痧的名称因时、因地而异，试论述如下。

1. 痧之别名

（1）痧胀、痧气、痧秽

何谓痧？《痧胀玉衡》（见图1-1-10）中有多处直接定义。如"怪病之谓痧"[37]；"痧者，天地间之厉气也"[38]；"痧者，急症也"[39]；"痧者，热毒也"[40]；"脉症不合，此痧胀也"[41]。郭氏认为痧证是为天地疫疬气所致，发病甚暴，变化甚速；初发必从外感，由表及里，进而中于气分、血分，内达脏腑；并常兼杂症，或已患杂症，痧毒乘虚而入，隐伏于别病之中，出现症状与脉象不符的病症。并指出"青筋所谓痧也"[42]，指发病过程中，腿弯、臂弯等部位出现青、紫痧筋的病理现象。又认为"痧者，暑热时疫恶毒之气。"[43]

何谓胀？虽《痧胀玉衡》以"痧胀"为名，且见于通篇，该书没有给出直接解释，胀之含义隐约在症状表现、病因、病机、经验治法等介绍中，如在"痧症发蒙论"篇云："若夫痧之深而重者，胀塞肠胃，壅阻经络。"[44]"论胀"节曰："胀者，气之闭也；气为毒壅，故作肿作胀。所以治痧，先当治气。"[45]可以看出，郭氏认为痧证因气闭而致具有肿胀症状，尤其是肠胃的胀滞。

《痧胀玉衡》后的另一部痧证代表性著作《痧胀全书》开篇介绍了"胀"之含义：

夫痧则痧耳，又何以胀名也？盖发痧，或腹痛，或不腹痛，发于巅顶则头晕眼胀；发于四肢则厥冷战掉，手足十指俱胀；发于脏腑，自小腹胀于脐之上下，自胃脘胀于当心，自心口胀于胸肠咽喉之位。其毒气皆自下而上，故恶血攻心之症居多。更有发于背则背胀，发于腰则腰胀，犹如挥霍闷乱，则名霍乱；外宽里急，鼓之如鼓，则名鼓胀也。

清之前痧证多以头痛、呕恶、闷乱等症状为主要表现，类伤寒及疟疾，并不突出"胀"。为何清代

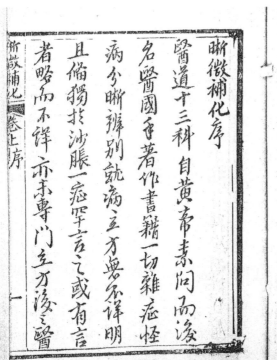

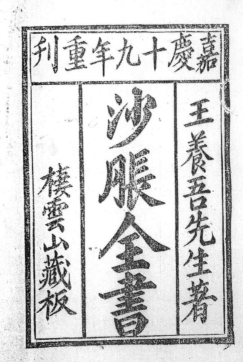

晰微補化序

醫道十三科自黄帝素問而後
名醫國手著作書籍一切雜症怪
病分晰辨别就病立方無不詳明
且備獨挍沙脹一症罕言之或有言
者略而不詳亦未專門立方後之醫

晰微補化 卷上序　一

嘉慶十九年重刊

王養吾先生著

沙脹全書

樓雲山藏板

图1-1-8　《痧症全书》

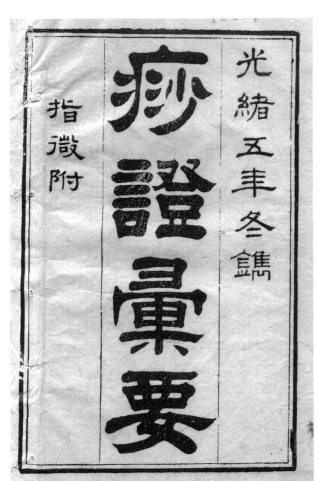

痧證彙要

光緒五年冬鐫

指微附

图1-1-9　《痧证汇要》

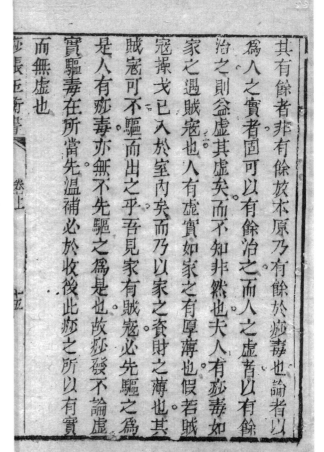

其有餘者非有餘放本原乃有餘於痧毒也論者以
為人之實者固可以有餘治之而人之虛者以有餘
治之則益虛其虛矣而不知非然也夫人有痧毒如有餘
家之遇賊寇也人有虛實如家之有厚薄也假若賊
寇操戈已入於室內矣而乃以家之資財之薄也其
賊寇可不驅而出之乎吾見家有賊寇必先驅之為
是人有痧毒亦無不先驅之為是也故痧發不論虛
實驅毒在所當先溫補必於收後此痧之所以有
而無虛也

痧脹玉衡　卷上　　十五

图1-1-10　《痧胀玉衡》

的痧证强调"胀"这一症状，并以其命名？分析原因，可能与明末清初瘟疫流行，痧证中包括了大量的瘟疫有关。《痧胀玉衡》王庭序载："忆昔癸未秋，余在燕都，其时疫病大作。患者胸腹稍满，生白毛如羊，日死人数千，竟不知所名。"[46] "痧症发蒙论"篇载："迩来四方疫气时行，即今丑寅年间，痧因而发，乡村城市之中，俱见有此等症。""甚至阖门被祸，邻里相传，不可重悼。"[47] 可以看出，此时痧证多指疫病，如书中论及的羊毛瘟痧、刺蝥瘟痧、地葡瘟痧等。其后王孟英《随息居重定霍乱论·治法篇第二》（1852年）记载："按《谈往》云，崇祯十六年有疙瘩瘟、羊毛瘟等疫，呼病即亡，不留片刻。八、九两月，死者数百万。十月间有闽人晓解病由，看膝有筋突起，紫者无救，红则速刺出血可活。"[48] 据史料记载，崇祯十六年的瘟疫即为鼠疫，鼠疫的典型症状就是淋巴结的肿胀。[49] 因此，此时的痧证强调"胀"也就容易理解了。此时"痧胀"多指因外感疫疠等邪气而引起的以肿胀和皮肤有疹点的一类疾病。

俞根初认为痧胀、痧气、痧秽均是痧的异名，"日间触闻臭秽，夜间露宿贪凉，其大要也，夏秋最多。缓则寒湿凝滞于脉络，或湿热郁遏于经隧，急则鼻闻臭毒而阻逆上气，或内因食积而奎塞中气，皆能气胀成痧。故通称痧气，又称痧胀，亦称痧秽。"[51]

(2) 臭毒、番痧

有些医家认为臭毒和番痧也属于痧证的范畴，如张璐《张氏医通》（1695年）所载：

臭毒，俗名发痧，皆由中气素亏之故。盖脾胃之所喜者香燥，所恶者臭湿。今脾胃真气有亏，或素多湿郁，所以不能主持，故臭恶之气得以直犯无禁……欲试真否，但与生黄豆嚼之，觉香甜者，即是臭毒，觉腥者非也。举世有用水搭肩背及臂者，有以苎麻水湿刮之者，有以瓷碗油润刮之者，有以瓷锋针刺委中出血者，有以油纸点照，视背上有红点处皆烙之者，总欲使腠理开通之意……古法有初得病时，饮以艾汤试吐。即是此证。

尝考方书，从无痧证之名。惟触犯臭秽而腹痛呕逆，世俗以瓷器蘸油刮其脊上，随发红斑者，谓之曰痧。甚则欲吐不吐，欲泻不泻，干呕绞痛者，曰绞肠痧。近时有感恶毒异气而骤发黑痧，俗名番痧。以此病起于漠北，流入中原。故以番痧目之。原夫此病与瘴疠相似，瘴则触冒山岚瘴气，此则触冒恶毒异气。与时行疫疠不殊，但时行则沿门阖境传染，此则

一人骤感，死于一日半日之间，不似时行之可以迁延数日也。又此病与伤寒之伏气相似，伏气发温，热毒自里达表，此则一身骤感异气，无分表里脏腑，亦不似中寒暑，本虚不胜寒暑之暴也。又此病与挥霍撩乱相似，霍乱是客邪与水谷之气相并，此则正气暴逆，不能与邪相亢也。又此病与关格相似，关格是上下不通，病纯属里，此则兼有斑痧表证也。大略与臭毒相类，然臭毒所触秽气，此则触冒恶毒，较之疠疫尤剧。[52]

张氏认为发痧是臭毒的俗称，因脾胃亏虚，触冒恶毒异气而发病。由于"世俗以瓷器蘸油刮其脊上，随发红斑"而谓之曰痧，与现代"痧象""出痧"的概念较为接近。并提出了嚼生黄豆的试痧之法，认为古代之水搭、苎麻刮、瓷碗刮、瓷锋针刺、油纸烙等治法均为开通腠理之意。还指出"古法有初得病时，饮以艾汤试吐，即是此证"，可以看出张氏认为《叶氏录验方》中饮艾所试的"沙病"即是臭毒。从所述症状和所介绍的鉴别诊断及治法，臭毒系属痧证无疑。不过，臭毒这个病名在后世痧书里却很少引用。

此外，张氏还提出痧之另一别名"番痧"，因起于漠北，流入中原而获此名。与瘴、疠、伤寒、霍乱、关格等不同，与臭毒同属痧证，但是病因不同，臭毒为感触秽气，番痧感恶毒之气，且症状较臭毒急剧，全身骤发黑痧，虽不像疠疫大范围传染，但是症状较之剧烈，番沙是发作急骤，病情凶险的一种痧证。从症状表现来看，番痧可能指的是鼠疫。后人引用这个病名的较多，如王孟英曰："人身营卫之气，为邪气所阻，不能流通，则手足厥冷，肚腹疼痛，身有红斑隐隐者，此名斑痧，亦名番痧。"[53] 张氏之"番痧论"被《痧证汇要》《痧胀名考》等书收录。

(3) 刺肋伤寒

《症因脉治》（1706年）记载了痧胀另一别名"刺肋伤寒"，书中云："运气胁痛之症，病起于仓卒，暴发寒热，胁肋刺痛，沿门相似，或在一边，或在两边，痛之不已，胀及遍身，甚则指甲紫黑则死。此天行岁运，胜复之气加临，所谓天灾流行之疫症。俗名刺肋伤寒，又名痧胀是也。"[54]

之后，秦之桢《伤寒大白》（1714年）（见图1-1-11）亦载："肋刺伤寒，又名沙胀是也。"病机为"时行燥热，伏积于中，又被风寒外束，郁于少阳"，症状表现为"少阳发寒热，或两肋或一肋刺痛，甚则痛极而死"。[55] 刺肋伤寒的病名在后世应用的也较少。

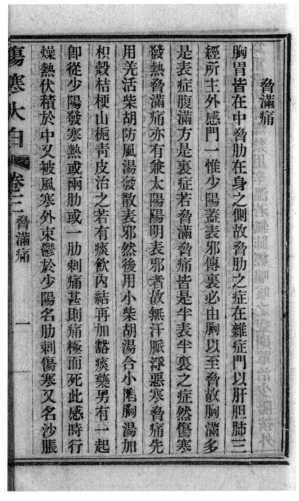

图1-1-11　《伤寒大白》

（4）阴阳毒

《订正仲景全书金匮要略注·百合狐惑阴阳毒病脉证并治第三》（见图1-1-12）认为"此二证（阴毒、阳毒）即今世俗所称痧证是也"，"故治是证者，不必问其阴阳，但刺其尺泽、委中、手中十指脉络暴出之处出血，轻则用刮痧法，随即服紫金锭，或吐、或下、或汗出而愈者不少"。[56]现代研究认为阴阳毒病相当于急性喉痧和一些发斑性疾病，按照当时痧之内涵看来，似应属于痧证之范围。

（5）满痧

《痧胀玉衡》载："然其间或有云诸书不载，痧名满洲，因而谓非药可疗，不知载籍之内。"[57]郭氏加载了"满洲痧"之名，却未解释其来源。《痧症全书》介绍到：

痧之为病，已见于前，即挑痧之法，盛行于昔。然挑刮大都妇人，以故为名医者不道，因而求人之信者益寡。今时遂诧为满洲带来之病，独以为异，必讳而不肯言。甚矣！[58]

可以看出满洲痧因满洲传入而得名，与"病起于漠北，流入中原"而得名的番痧相同。如何京《文堂集验方》所曰："黑痧俗名满洲曰"并强调其病情危重，"甚者过两三时即不救。"[59]番痧因感恶毒异气而骤发黑痧。番痧和满洲痧可能均指癸未秋燕都之大疫。

（6）瘟痧、疫痧

清代疫病不断流行，痧证与瘟疫交织在一起，如《痧胀玉衡》中将瘟疫与痧证联系在一起，提出了"瘟痧"的病名，而且还列出了一些瘟痧并存的子病名，如刺鳌瘟痧、地葡瘟痧、羊毛温痧等痧证。

寒气郁伏于肌肤、血肉之间，至春而发，变为瘟症，是名瘟痧。又暑热伤感，凝滞于肌肤血肉之中，至秋而发，亦名瘟痧。[60]

《痧胀玉衡》承袭明代吴又可"戾气自口鼻侵入人体"之说，认为"痧症寒热不由外感，往往毒从鼻吸入，搏激肌表"，是"时行之气所感，由呼吸而入"，感邪之后，可即时而发；亦可伏于肌肤、血肉间郁为伏热火毒，乘机而发，其至春、秋而发者，变为瘟症，又名瘟痧。此瘟痧并非一种新疾病，而是郭氏沿袭春温和秋温的说法而改为瘟痧。

可以看出，瘟痧或指具有传染性的瘟疫，或指伏寒、伏暑而引起的温病。

陈耕道《疫痧草·辨论疫毒感染》（1801年）将烂喉痧称为"疫痧""烂喉疫痧"，并对其"感发"和"传染"做了论述，即"烂喉疫痧，疫毒自口鼻吸入，干于肺胃，盛者，直陷心包。""疫痧之毒，有感发，有传染。天有郁蒸之气，霾雾之施，其人正气适亏，口鼻吸受其毒而发者，为感发。家有疫痧之人，吸受病人之毒而发者，为传染。所自虽殊，其毒则一也。"此外，陈氏还提出风痧即为风疹，"细小之痧，热不盛，喉不烂者，俗名风痧"；时痧即麻疹，"身发热而咳呛神清，有汗，喉不腐，数日后痧点乃见，三三五五，零星散布；又数日，咳甚脉大，或兼便洁，痧形转大转多，大块云密，肌肤赤嫩，此为大块时痧，亦如疫疹之易于传人而死者少，自发至退常十余日。"[61]

（7）斑痧

高鼓峰《四明心法》（1725年）于"霍乱"中叙："有乾霍乱者，俗名斑痧，又名搅肠痧，吐泻不见，面色青冷，腹中绞痛，乃阴阳错乱最恶之候，而最易治。"[62]高氏认为斑痧即为绞肠痧，乃为痧证之一种。

（8）白虎病

《痧症全书》中记载了"白虎病"一症："凡

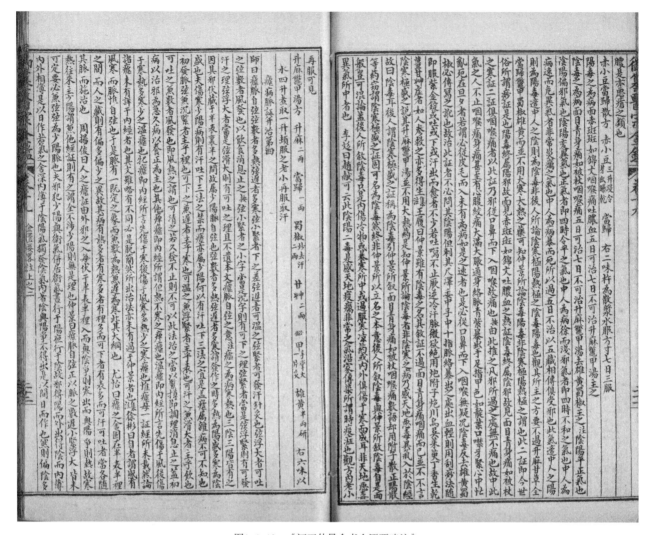

图1-1-12 《订正仲景全书金匮要略注》

太岁后一位，名为白虎神，如太岁在巳，则白虎在辰；太岁在申，则白虎在未。其神所值之方，小儿不知禁忌，出入居处，稍有触犯，便能为病。其身微热或冷，有时啼叫，屈指如数物状，以集香汤治之。"[63]

小儿白虎病最早见于《诸病源候论》，载："按《堪舆历游年图》有白虎神，云太岁在卯，即白虎在寅，准此推之，知其神所在。小儿有居处触犯此神者，便能为病。其状身微热，有时啼唤，有时身小冷，屈指如数，似风痫，但手足不瘛耳。"[64]可以看出，白虎病之所以与痧证发生关联，可能源于白虎证似风痫的原因。如《幼科发挥》在急惊风类证中列出了白虎证。[65]惊风与痧证自明代起就发生了联系。

（9）中恶

中恶，古人所谓中邪恶鬼祟致病者。《痧证汇要》（见图1-1-13）论述了中恶症的表现和治疗："中恶者，无故忽病倒是也，多得于道中，及早晚小外。此猝受非节之气，使人心腹绞痛，气冲心胸，不急治则死。磨京墨一盏，热汤服之，或盐汤探吐亦可。如睡卧间，忽然而绝，亦是中恶之候。"[66]《证治准绳·杂病》曰："中恶之证，因冒犯不正之气，忽然手足逆冷，肌肤粟起，头面青黑，精神不守，或错言妄语，牙紧口噤，或头旋运倒，昏不知人，此即是卒厥，客忤……吊死问丧，入庙登冢，多有此病。"[67]

可以看出，中恶病因为冒犯不正之气，具有起病突然，来势凶猛，手足逆冷，肌肤粟起，头面青黑等表现，在发病原因和症状表现上与痧证有一定的相似之处。

除上述病名外，还有"翻"病的记载，如《绣像翻证》载有七十四翻，其中大部分与《急救异痧奇方》所载的痧证相同，只是病名改为翻证[68]。又《卫生鸿宝》诸翻症治法中乌鸦翻、哑叭翻等名称亦与《急救异痧奇方》所载乌鸦痧、哑叭痧相同。[69]

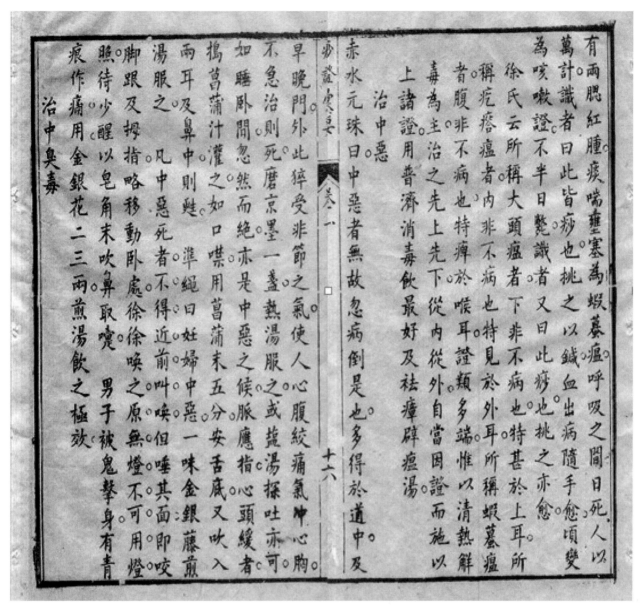

图1-1-13 《痧证汇要》内容

2. 痧之子病名

随着痧证理论的发展，清代痧证病名繁多，可达数百种，如《痧胀玉衡》论述了50种痧证的诊断和治疗；《痧症全书》载36种正痧名和36种变痧名；《急救异痧奇方》将症状拟物化，并以其相似物命名，如乌鸦痧、蛇痧、虾蟆痧、蜈蚣痧等54种痧证名称；《痧症要诀》采用症状命名痧证的方式，记载了头疯痧、大头痧、缩脚痧等44种痧。《痧证指微》《痧症传信方》等还有多种不同的痧证病名。汇总分析清代痧书，其痧证命名方式主要有以下几种，如按时令季节命名的暑痧、巳午痧等；按阴阳辨证命名的阴痧、阳痧；按痧的外症命名的乌痧、紫疱痧、斑痧等；按经络循行命名的足太阳膀胱经等十二经痧；以比拟动物形状命名的乌鸦痧、虾蟆痧、蚂蚁痧等；按证候特点命名的霍乱痧、绞痛痧、闷痧等；以发病外形命名的落弓痧、角弓痧、噤口痧等；以发病部位命名的头痛痧、腰痛痧等；以兼夹杂病命名的半身不遂痧、咳嗽呕吐痧等；以痧后变证命名的痧变臌胀、痧变吐血衄血便红、痧变发黄等；以疾病发生阶段命名的痘前痧胀、胎前产后痧等；以患者体质命名的妇人隐疾痧、老弱兼痧、内伤兼痧等。

可以看出，清代"痧证"范围扩大，许多传染病，如麻疹、疟疾等，也称为"痧"或"兼痧"。此外，许多疑难病症，如半身不遂、翻胃、噎膈、呃逆、筋骨疼痛、久泻，甚至某些弱症、妇人隐疾、胎产、倒经、小儿夜啼、惊风、痰热等，也纳入到痧证范围中。给人一种感觉，似乎适用治痧之法的病症，就可以统称为"痧证"了。在郭志邃《痧胀玉衡》卷后补上去的许多"兼痧"和"慢痧"也可以说明这一点，"余因以治之所验，悉其症之所由。于甲寅岁著《玉衡》一书……书中凡述痧说，似已具详，两年来痧之变幻，更有隐伏于别病中者，伤人最多，非为世所罕识。尤余前书之所未及，因又有痧刻之续。"[70]这说明郭氏扩大痧证的范围，是在临床实践的基础之上，可能把通过刮、放、药等治痧方法而获效的均纳入痧证范围。

总之，痧证病名的产生是随着实践的深入，认识的提高而产生的，是疾病病名分类逐步由笼统到详细的结果，是医家们对痧证诊治经验加以理论总结的结果。但由于医家对痧证病因认识的不统一，痧证见症亦多，见状呼名而致名目纷繁，使痧证成为多种病症的总称，而不是某一种病的专称，并且痧证变幻迅速，有隐伏于别病中者，更有医不及时或治不得法，并发他病者，故清代有"无人不痧，无病不痧""怪病之谓痧"之说。与之前相比，清代痧证名称繁多，出现了痧胀、痧气、痧秽、臭毒、番痧、刺肋伤寒、阴阳毒、满痧、瘟痧、疫痧、斑痧、中恶、白虎等异名，其子病名更是甚多，以痧命名的病症多达百种以上，包括内科、外科、妇科、儿科、五官科等疾病。因此，在同一部古籍，包括痧证专著中，经常会有痧病、痧胀、痧症、翻、挣、吊脚痧、烂喉痧等名称同时出现，造成了痧证名称的混乱。此外，痧证相关异

名的出现，也更加说明痧证并非古无是病，仅是名称不同，治法不同而已。

小结：痧证最初是指具有寒傈、头痛、壮热、手足厥冷等表现，艾灸得沙的"沙子病"。之后医家由于在病因认识方面存在分歧，加上采用根据症状命名痧证的方法，造成痧证与杂病、伤寒、疫病混淆的现象日趋严重。诚如清代章楠《医门棒喝·痧胀论》所述："痧胀书，始于近代，补古未备，原有救济之功。惜未详论六气之理，以明其源。但称为痧，而叙证状，多列名目，浅学未能细辨，每与杂病牵混。夫痧者，杂证中之一证，今名目多于杂证，使人目眩，而莫知其绪。"[71]对于痧证名称繁多的历史现象，范行准在《中国病史新义》中评论到："元明以降的医家渐将各种传染病并入痧症，造成明清以后夺取伤寒、温病之席的基础。清中叶以降，痧症范畴日趋庞大，将外来传染病如霍乱、白喉、猩红热等传染病并人痧症之中。于是痧症成为传染病的代名词。"[72]目前，开展有关痧证病名的系统整理研究，并最终规范痧证病名的使用，十分必要。

痧证病名在痧证理论不断深入的漫长历史过程中，经历了由从属到独立、由狭义到广义、由单一到繁杂的演变过程。而与这一过程相对应的则是痧证病因、病机、辨证、治则理论不断发展的过程，是痧证理论体系不断丰富的过程。随着痧证病名的不断出现和细化，痧证辨证和分类也逐渐明晰，为痧证理论体系的丰富和临床治疗水平的提高提供了依据。

第三节　痧证辨证与分类认识之演变

一、明代

痧证名称的增加和疾病范围的扩充，促进了医家们对痧证的辨证与分类研究。在痧证病名确定后较长一段时间内，由于命名相对单一，疾病范围较为狭窄，宋元时期痧证基本没有辨证和分类，最早对痧证进行辨证和分类论述的是元末明初杨清叟《仙传外科秘方》（1378年）（见图1-1-14）：

阴沙腹痛而手足冷，看其身上红点，以灯草蘸油点火烧之；阳沙则腹痛而手足暖，以针刺其十指背近爪甲处一分半许，即动爪甲而指背皮肉动处，血出即安。[73]

杨氏首次将搅肠痧分为阴阳痧而论，以手足温度判断阴阳，阳痧手足暖，属热；阴痧手足冷，属寒。

徐凤《针灸大全》（1439年）将痧证分为"黑砂""白砂""黑白砂"三类：

黑砂，腹痛头疼，发热恶寒，腰背强痛，不得睡卧……白砂，腹痛吐泻，四肢厥冷，十指甲黑，不得睡卧……黑白砂，腹痛头疼，发汗口渴，大肠泄泻，恶寒，四肢厥冷，不得睡卧，名曰绞肠砂，或肠鸣腹响。[74]

分析其症状表现，可以发现，此处黑白并非指颜色，仍是指寒热。黑砂属热，有发热的症状；白砂属寒，有四肢厥冷的症状；黑白砂即绞肠砂，寒热夹杂，有发汗口渴、恶寒的症状。

王肯堂将痧证辨证分为寒痧、热痧，《肯堂医论》（1602年）卷中《杂记》记载白虎丸能顺气散血，化痰消渴，为治痧之仙剂，在论述丸中千年锻石的使用

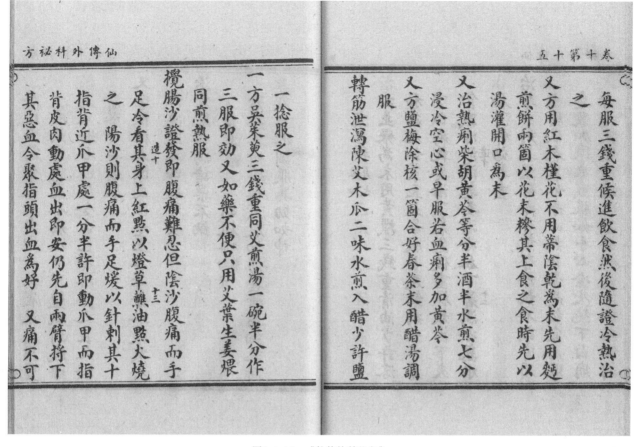

图1-1-14　《仙传外科秘方》

方法时指出："寒痧用酒，热痧用开水温服，随证酌用，切勿拘执。"[75]

总之，明代医家主要根据症状变化的寒热属性对痧证进行辨证和分类。分析原因，可能是因为此时所论之痧证主要集中在绞肠沙，即干霍乱，霍乱在历代辨证的关键点为寒热之属性。[76]

二、清代

1. 辨证

清代痧证的辨证方法较多，主要有以下几种：

对于痧证之表里辨证，郭志邃《痧胀玉衡》认为，"痧之初发，必从外感。感于肌表，人不自知，则入于半表半里，故胸中作闷，或作呕吐，而腹痛生焉……痧感于半表半里，人不自知，则入于里，故欲吐不吐，欲泻不泻。痧毒冲心，则心胸大痛，痧毒攻腹，则盘肠吊痛……痧中于里，人不自知，则痧气壅阻，恶毒逆攻心膂，立时发晕。"[77]

对于痧证之寒热，郭氏认为痧证属热、属实。"夫痧者，热毒也。热毒用药，宜凉不宜温，宜消不宜补。汤剂入口，必须带冷，冷则直入肠胃。"[78]又

云："痧症之发，未有其寒者矣。而亦有其痧之为寒，非痧之有真寒也，盖因世人知痧之热，而服大寒之饮，以至于是。"[79]

对于痧证的虚实，郭氏认为："夫惟人之实者犯之，团即以有余治之，而虚者犯之，亦当以有余治之……故痧发不论虚实，驱毒在所当先，温补必于收后，此痧之所以有实而无虚也。"[80]

郭氏将痧胀的性质辨为属热、属实，其后论痧医家多从此主张。郭氏之所以这样认为，是因为此时的痧证与瘟病发生交叉，各种瘟疫疾病被纳入痧证范畴，如明末清初流行的疫病被称为羊毛痧，清中期流行的猩红热被称为烂喉痧，清末的霍乱称为吊脚痧。

之后《痧胀全书》认为痧证属火，"古时不立沙胀之名，未经说破故耳，沙之属火明甚，如河间云：诸热瞀瘛、暴瘖、冒昧、燥扰、狂越、骂詈、惊骇、胕肿、疼酸、气逆冲上、噤栗如丧神守、嚏呕、疮疡、喉痹、耳鸣及聋呕涌溢、食不下、目昧不明、暴注卒泻、瞤瘛、暴病暴死，皆属于火。以上诸症，今时沙胀，十居八九。"[81]并强调痧分阴阳，以气血痰三者为先，治疗要先明脉症，气塞脉洪数者属阳，气

闭脉沉伏者属阴；血热脉实大者属阳，血阻脉紧牢者属阴；痰壅脉弦滑者属阳，痰厥脉微细者属阴。

在上述八纲辨证之外，《痧胀玉衡》《痧症全书》等痧书还从六经、脏腑、经络进行了辨证：

痧犯太阳，则头痛发热；犯少阳，则耳旁肿胀，寒热往来；犯阳明，则面目如火，但热而不寒；犯太阴则腹痛；犯厥阴则少腹痛或胸胁痛；犯少阴则腰痛而皆身凉。犯乎肺则咳嗽痰喘微热，甚则鼻衄；犯乎心则心痛或心胀，其头额冷汗如珠，而身或热或凉；犯乎膀胱则小便溺血，甚则身热；犯乎大肠则痢下脓血，重则呕吐身热；犯乎肝则沉重不能转侧，晡热、内热，甚则吐血；犯乎三焦则热毒内攻，上则口渴，下则便结。

腰背巅顶连风府胀痛难忍，足太阳膀胱经之痧也。两目红赤如桃，唇干鼻燥，腹中绞痛，足阳明胃经之痧也。胁肋肿胀，痛连两耳，足少阳胆经之痧也。腹胀板痛，不能屈伸，四肢无力，泄泻不已，足太阴脾经之痧也。心胸吊痛，身重难移，作肿、作胀，足厥阴肝经之痧也。痛连腰肾，小腹胀硬，足少阴肾经之痧也。咳嗽、声哑、气逆发呛，手太阴肺经之痧也。半身疼痛，麻木不仁，左足不能屈伸者，手太阳小肠经之痧也。半身胀痛，俯仰俱废，右足不能屈伸者，手阳明大肠经之痧也。病重沉沉，昏迷不醒，或狂言乱语，不省人事，手少阴心经之痧也。或醒、或寐、或独语一二句，手厥阴心包络之痧也。胸腹热胀，揭去衣被，干燥无极，手少阳三焦之痧也。[82]

小结：清代痧证的辨证方法除了八纲辨证外，还有六经辨证、脏腑辨证、经络辨证，无论何种辨证方法，辨证内涵均比较浅显，多浅尝辄止，没有与相应的治疗方法联系起来，尤其是六经辨证、脏腑辨证、经络辨证。与同时代的温病学比较，痧证辨证方法相对混乱，没有形成独立的辨证体系，也许这就是为什么痧证没有像温病一样成为一门独立的学科的原因之一。

2. 分型

清初医家对痧证的分类比较详细且多样，从疾病的寒热属性、发病部位、病势、症状表现等方面进行了分类。

(1) 暗痧、明痧

《痧胀玉衡》将痧证分为"暗痧"和"明痧"。"凡属暗痧之类，人多不识，误中其祸，故悉列之于前，庶令人一开帙而注目焉。下卷痧症，人所易明，故姑置之于后。"[83] "暗痧"主要包括卷上"伤寒兼痧""痧症类伤寒""痧类疟疾""疟疾兼痧"以及

"暗痧"5种，卷中以及卷后的遍身肿胀痧、闷痧等45痧属于明痧。暗痧指隐伏夹杂于其他病中、症状表现不明显的痧证，明痧是指症状表现较为明显的痧证。

(2) 正痧、变痧

《痧症全书》在《痧胀玉衡》基础上，删除"痧热""胁痛痧"，补入24痧，分为正痧、变痧各36种。其中正痧包括风痧、暑痧、阴痧、阳痧、红痧、斑痧、乌痧、吐痧、泻痧、紧痧、慢痧、晕痧、绞肠痧、抽筋痧、暗痧、闷痧、落弓痧、噤口痧、扑鹅痧、角弓痧、瘟痧、满痧、脱阳痧、羊毛痧、羊筋痧、紫泡痧、疯痧、血沫痧、蛔结痧、铜痧、铁痧、沙块痧、身重痧、心烦思睡痧、遍身青筋痧、遍身肿胀痧，正痧多以症状、体征命名，表现相对单一；变痧包括痧证的兼症、类症、变症，表现较为复杂，如伤寒兼痧、痧症类伤寒、伤风咳嗽痧、咳嗽呕哕痧、霍乱痧、痧痢、痧类疟疾、疟疾兼痧、头痛痧、心痛痧、腰痛痧、小腹痛痧、头眩偏痛痧、流火流痰痧、痰喘气急痧、半身不遂痧、臌胀兼痧、痧变臌胀、老病兼痧、弱症兼痧、痧变痨瘵、内伤兼痧、痧变发斑、痧变吐血便血、痧变发黄、因痧大便闭、眼目怪症痧、痧变牙疳、痧后胸膈痛、妇人倒经痧、胎前产后痧、产后痧痛、小儿夹惊痧、痘前痧胀、痘后痧胀、疮症兼痧、痧变胀毒。

(3) 上部痧、中部痧、下部痧、大痧症

普净《痧证指微》（1767年）（见图1-1-15），采取根据病变部位、症状特征，或将症状拟物化的方法命名，按病位和病势分类，将痧病分为上部痧、中部痧、下部痧和大痧症4类。其中上部痧包括颠折、双丸、蟹眼、头风、蛇舌、羊舌、耳震、脑后、黑眼、白眼、黑齿、黑舌、锁喉、鹤顶、樱桃、黑疱、鼻准、天顶18种；中部痧包括斜肩、肤刺、阴阳、天疱、白线、红斑、对胸、穿胸、穿膈、钻心、进血11种；下部痧包括盘脐、盘肠、缩脚、痢疾、疟疾、肚胀、大肠、小肠、穿骨、斜腰、膈食、膈气12种；大痧症包括羊毛痧、手指黑、脚趾黑、黑珠痧、红珠痧、痧伤、痧劳、反弓、黑线、黑斑、气臌痧、水臌痧、半身麻、阴户胀、阴阳痧、烂肠痧、痘前痧、痘后痧、阴痧、乌痧、闷痧、热痧、寒痧23种。

(4) 恒痧、疫痧

俞根初《通俗伤寒论》根据有无传染性，将痧证分为恒痧和疫痧。"痧之为病，赅夏秋杂感统称，凡无传染性者曰恒痧，有传染性者曰疫痧。"[84]

此外，吴尚先《理瀹骈文》将痧证分为阳痧、阴

痧[85]；雷丰《时病论》（1882年）根据皮肤颜色的变化，将痧证分为红痧和黑痧，"肤隐红点痧在肌表为红痧，满身胀痛且有黑瘀，病在脏腑即乌痧。"[86]

小结：痧证辨证和分类的出现不仅是长期临床经验的总结，也是医家们在痧证认识上的前进，但因其病名的繁多、辨证体系的不系统化，使其分类也不统一，不利于痧证的临床治疗，究其原因可能是其病因、病机认识不统一的缘故。

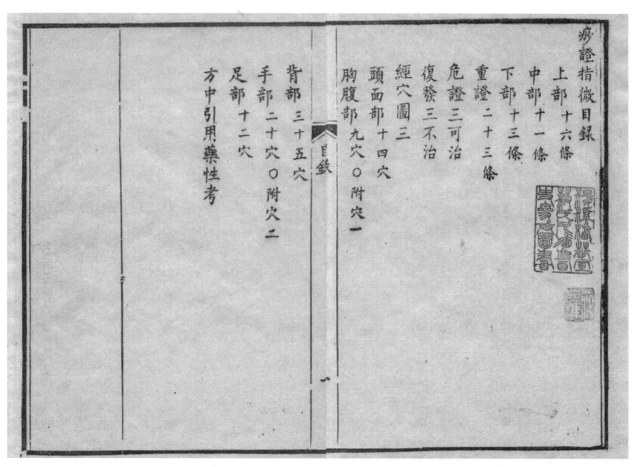

图1-1-15 《痧证指微》目录

第四节 痧证病因病机认识过程

痧证病因，最初医家认为是溪毒、射工、沙虱等各种水虫。由于各种水虫甚小不可见，各家对病原体的认识未达成统一认识。随着认识的深入，元明时期将痧证病因范围逐步扩大，这种现象至清代尤为明显，出现了痧气、痧风、痧毒、粪土沙秽之气、丝状物等不同病因。

一、宋元

《叶氏录验方》虽然首次提出了痧证的名称，但对其病因、病机并未详细论述。之后《仁存孙氏治病活法秘方》提出感山岚瘴气之说外，在论述搅肠痧的病因时又增加了"饥饱失时，阴阳暴乱"之说。

又有一证，心腹绞痛，冷汗出，胀闷欲绝，俗谓搅肠沙。今考之证，乃名干霍乱。此亦由山岚瘴气，或因饥饱失时，阴阳暴乱而致。急用盐汤吐法，此法救人不一。[87]

二、明代

1. 绞肠痧病因病机

明代对痧证的论述较多的集中在绞肠痧，因此可以通过分析绞肠痧病因认识以探讨医家们对痧证病因、病机的认识。

丁凤《医方集宜》（1554年）载："干霍乱一症乃是寒湿太甚，脾气郁而不行，所以心腹猝痛而手足厥冷恶心呕逆也，俗名绞肠痧者。"[88]丁氏认为绞肠痧为寒湿太甚，脾气郁而不行致病，可以看出丁氏认为其病性属寒。

王肯堂《证治准绳·杂病·霍乱》（1602年）曰："乾霍乱……俗名搅肠沙者是也。此由脾土郁极而不得发，以致火热内扰，阴阳不交，或表气发为自汗，或里气不通而作腹痛。"[89]可以看出，王氏认为搅肠痧病性属热，由于脾胃郁滞，火热内扰所致。

对于"绞肠沙"的病因、病机，明代医家多认为邪滞肠胃，病位在脾胃，病性有属寒、属热之争。

本节主要讨论一下当时医家对痧证总体发病病因、病机的认识。

2. 痧毒

刘纯《伤寒治例》（1396年）认为痧证因痧毒所致："欲吐利而烦躁者，多有痧毒。"[90]此外，王肯堂《证治准绳》（1602年）也指出："腹痛欲吐利而烦躁者，多有痧毒，世俗括刺委中穴。"[91]但对于痧毒具体为何物，均没有介绍。

3. 瘴气

戴原礼《秘传证治要诀及类方》（1405年）认为痧证即为瘴气，理所当然，痧证由瘴气引起，"近世因寒热发作，见其指甲青黑，遂名曰沙。或夏或挑；或灌以油茶，且禁其服药。此病即是南方瘴气。"[92]此外，《证治准绳·杂病·疟门》也有类似的记载。[93]瘴气致病说使痧证中出现了一种新的病名，使痧证的疾病范围更加混乱。在清代倡此说者甚多，如张志聪《侣山堂类辨》："痧为风寒湿邪或山岚瘴气袭于肌表。"[94]

总之，在元代孙仁存痧由瘴气说的基础上，明代医家也持此观点，对痧证病因的认识主要集中在痧毒和瘴气，但对于痧毒具体为何气或何物并没有解释。对于绞肠痧病因、病机的阐述仍像前代一样主要集中于邪滞肠胃。

三、清代

清代医家将痧作为病因，有多种不同的解释，主要集中在以下几个方面：

1. 不正之气类：秽气、疠气、疫气等不正之气感症，皆能发痧。清代痧书对痧证病因、病机的阐述主要为不正之气外感致病。《痧胀玉衡》认为痧证是"时行之气所感，由呼吸而入"，如《痘前痧胀》云："至如痧者，亦时疫之气所感，作胀作痛。"《痧原论》载："痧症先吐泻而心腹绞痛者，从秽气痧发者

多；先心腹绞痛而吐泻者，从暑气痧发者多；心胸昏闷，痰涎胶结，从伤暑伏热痧发者多；遍身肿胀，疼痛难忍，四肢不举，舌强不言，从寒气冰伏过时，郁为火毒而发痧者多。"[95]《痧胀麻疹不同辨》曰："若痧胀，或因秽气所触，或因暑气所感，或动时行不正之气，或乘伏寒伏热，过时而来，总不起于外伤风热，故肌表必实。实则热毒之气，既胀于胸腹肠胃之中。"[96]《痧症度针·弁言》载痧证因"大约天之疠气，地之恶气，郁结于沙碛之中，偶值六淫之偏胜，秽浊之熏蒸，触人口鼻，中人肌肤，辄令腠理闭遏，营卫不通，或由表而及里，或自胃而入肠。"[97]江涵暾《奉时旨要》亦谓："秽恶粪臭之气，自口鼻中之，顷刻上脘郁闷，眼黑神昏，危在呼吸，名曰痧气。"[98]

在以上诸病因中，王凯《痧症全书》对痧气解释道："古今来虽有是症，天地间实无是气。"也就是天地间本无专门的痧气，"或因天之风雨寒暖不时，地之山泽湿热蒸动，又因瘗骼之掩埋不厚，遂使积尸之气，随天地升降流行其间，人在气交中，无可逃避，共相渐染。"[99]

2. 臭毒类：张璐《张氏医通》载："触犯臭秽而腹痛呕逆，刮其背脊，随发红癍者俗谓之痧。"[100]《痧胀玉衡》中曰："痧症古称中恶。"[101]中恶亦称尸厥，由入庙登冢，受恶浊臭毒特异气体发痧。俞根初在《通俗伤寒论·伤寒兼痧》中有："旧间触闻臭秽，夜间露宿贪凉，其大要也。夏秋最多。缓则寒湿凝滞于脉络，或湿热郁遏于经隧，急则鼻闻臭毒而阻逆上气，或内因食积而奎塞中气，皆能气胀成痧，故通称痧气，又称痧胀，亦称痧秽。"[102]秦景明《症因脉治》（1706年）认为"或沿海之地，或山岚之间，或风木之邪，燥金之胜，一切不正之气，袭人肠胃，则为痧毒而腹痛作矣"，指出痧胀的病因为"痧毒"。[103]

3. 正气不足触秽类：指环境不洁，体弱触秽发痧。如《痧胀玉衡》载："病中体弱之人皆能触秽成痧。"[104]雷丰《时病论》曰："南方之人体气不实，偶触粪土沙秽之气即腹痛闷乱名之曰痧。"[105]

对于痧证的病机，《痧症度针》给出了较好的总结，在以往痧书的基础上增加瘀血一条，"凡因寒、因暑、因火、因食、因痰、因劳、因怒、因郁、因瘀血、因秽气此十者，皆痧之所由起"。[106]

此外，清代医家还有一些其他的病因主张，如邹存淦《外治寿世方》提出羊毛痧的致病原是如羊毛色亮丝状物[107]；冯兆张《冯氏锦囊秘录》（1694年）认为痧证是外来的痧风和沙虱引起，[108]《松峰说疫》亦

持有类似的看法。甚至还有将痧证病因泛指为外感六淫之邪这种扩大病因范围的倾向，如《杂病源流犀烛》谓："痧胀，风湿火三气相搏病也。"[109]；叶天士从六气论痧："春令发痧从风温，夏季从暑风暑必兼湿，秋令从热烁燥气，冬月从风寒"，"痧本六气客邪，风寒暑湿必从火化。"[110]

对于痧证的原因《痧症燃犀照》总结到："盖痧各有受病之由，其源虽不离七情六气，然不尽关七情六气也。有因粪秽所触而发，有因饥饱劳逸而发，有因传染时行瘟疫而发。"[111]此数语全面概括了当时对痧证病因、病机的认识。清代在将痧证范围扩大的同时，也有医家主张"痧邪本无"，如王子接《绛雪园古方选注》（1731年）认为"非另有痧邪也"，反对用"痧"命名许多疾病，曰："近世俗医另立痧科，凡见腹痛胀满烦闷不安，咸谓之痧，唯欲自炫其术，反戒患家勿轻用药，殊堪捧腹。"[112]

小结：明代以后将痧证病因逐步扩大，尤其清代认识更加不统一。病因认识的不清和病因范围的扩大是造成清代以后痧证病名众多，与伤寒、温病、杂病混淆不清，覆盖疾病外延较广的重要原因。对此，连痧证理论的创立者郭志邃也感叹："痧之为病，种种不一，难以枚举。"

痧有为真头痛，朝发夕死，夕发旦死，寄于头痛之条；痧有为真心痛，亦朝发夕死，夕发旦死，寄于真心痛之例。此二症者，虽属不治，若知其原于痧者而疗之，亦可挽回。况痧有为头面肿胀，一似大头瘟；痧有为咽喉锁闷，一似急喉风；痧有为眩牟昏闷，少顷云殂，一似中风、中暑；痧有为喑哑沉迷，身体重痛，一似惊魂落魄；此皆其势在危急，刮放不急者，非药将何以救之乎。而况痧有头痛、寒热，类于伤寒；咳嗽烦闷，类于伤风；与夫因疟而兼痧，因

痧而化疟；或又痢以痧发，痧缘痢生。而痧症百出，传变多端，更不特如此而已。诸如鼻红、吐红、泻血、便血，由痧而得者有之。更有大肿、大毒、流火、流痰，由而生者有之。或又有胎前、产后、气郁、食郁、血郁、火郁，而痧之兼发者有之。或又有痧而手肿、足肿，手痛、足痛，连及遍身不能转侧者有之。或又有痧而胸胁肚腹结成痧块，一似痞闷，一似结胸者有之。或又有痧而吐蛔、泻蛔、食结、积结、血结者有之。或又有痧而心痛、胁痛、腹痛、腰痛、盘肠、吊痛、遍身疼痛，几不能生者有之。况痧尝有内症所伤，持濒于死者，男子犯此，一似蓄血，而血分之治法不同；女子犯此，一似倒经，而气分之治法亦异。盖痧之为病，种种不一，难以枚举，予特指其大略。[113]

痧证究竟相当于西医学的什么病？目前尚难确定。但其所包括的范围甚广，现存中医古籍中，有关痧证的记载涉及到内、外、妇、儿等各科。如：角弓反张痧类似西医学的破伤风，坠肠痧类似腹股沟斜疝，产后痧似指产后发热，臌胀痧类似腹水，盘肠痧类似肠梗阻，头风痧类似偏头痛，缩脚痈痧类似急性阑尾炎，吊脚痧即霍乱，痧子即麻疹，风痧即风疹等。

分析《痧症全书》所列的"七十二种痧"，以吐泻、心腹痛为主要表现者共16症；出现全身症状者12症，斑、疹、痦等4症，神志失常6症，痉搐3症，咳喘及咽喉疾患4症；头痛2症，黄疸、痢、失血、腰痛、目疾、妇人倒经各1症，兼变证候10症；痧后转归9症。痧证包括了多种临床急症，远远超出了"痧胀"的范围。因此，《痧症全书》被批评为"杂有一些附会论述"，《痧胀玉衡》被批评为"分症过细，显得名目繁多"。[114]

第五节 痧证诊断之演变过程

纵观痧证在历代文献中的记载，可以发现，痧证在明之前的文献记载多比较分散，并没有形成系统的诊断方法，而是笼统将具有头痛、呕恶、闷乱等表现，类伤寒及疟疾的一类疾病诊断为绞肠痧或者痧证。清初的"痧胀"是在之前"沙病"的基础上，结合当时瘟疫发病的某些特点而形成的疾病概念，多以全身肿胀和疹点为主症。经过《痧胀玉衡》《痧症全书》等痧书的阐述，形成了较为系统的诊断方法。本节就清代痧证专著中的代表性诊断方法讨论如下：

一、症状诊断

千百年来，中医学的主要思维方式一直是"夫候之所始，道之所生"。对痧证的认识亦如此。古代医家们认为，痧证可在病人胸背部刮出一定的痧斑、痧点；邪在血脉，则为痧为蓄，青筋显露；病邪侵犯机体，则使脏腑阴阳气血相对平衡状态遭到破坏而出现胀感等主要症状。因此，痧所表现的痧点、痧斑、青筋、胀感等主要特征即成为痧证诊断的依据。在临症

诊断上，症状诊断法日愈进步，成为诊断痧证的主要方法，主要有以下几种：

1. 验痧筋：《痧胀玉衡》设"医家当识痧筋"节，指出脉症不明显时应根据痧筋的有无而据痧用药：

> 痧症轻者，脉因如常，重者，脉必变异。若医家但识其脉，不识痧筋，势必据脉用药，而脉已多变，则实病变虚，虚病变实，诚不可恃。曷若取脉症不合者，从痧筋有无，有则据痧用药，无则据脉用药，乃无差误。故余谓医家当识痧筋。
>
> 痧有痧筋可辨，亦如别病之有别症可辨也。然则痧筋所现者，青紫之色，所原者，乃本于血中之有其毒欤。[115]

不仅可以根据痧筋的有无诊断痧证，痧筋随病变部位的不同而表现各异，还可以据痧筋的性状而施治：

> 痧筋有现，有微现、有乍隐乍现，有伏而不现。痧筋之现者，毒入于血分者多；乍隐乍现者，毒入于气分者多；微现者，毒阻于气分者多；伏而不现者，毒结于血分者多。夫痧筋之现者，人皆知刺而放之矣。其微现者，乃其毒之阻于肠胃，而痧筋不能大显，故虽刺而无血，即微有血而点滴不流。治疗之法，但宜通其肠胃而痧筋自现，然后俟其痧筋之现，刺而放之。若乃痧筋之乍隐乍现者，人又皆知俟其现而放之矣。至有伏而不现者，虽欲放而无可放，吾观善放痧之人，亦未有能识其为痧者，所以痧症之祸，往往人受其害而不觉。[116]

2. 察痧点：《痧症全书》认为痧证之所以名为沙，是因为：

> 沙之为名，何自昉乎，由来名以义起。若名不正，则言不顺矣。故凡病症，有以形名者，如发斑疔之类是也；有以色名者，如赤白浊淋是也；又有以七情、六气名者，如五劳、六郁、伤风寒、中暑湿之类是也。至于沙亦因其形而名之，大抵发沙之候，或一日，或二日，必有细细红点，散于头面胸臂之间，甚至遍身两腿，如蚊咬，如痘，如疹，必待沙退热减，三五日后得没，用火焠之，作爆响声者是也。又有沙点不现者，用纸捻油，燃灯遍照，其红点隐隐皮肤之内，此沙毒入里，必用刺法，血出深紫，重则黑色者可验。夫沙则沙矣，又何以胀名之也？[117]

可以看出，王氏认为痧证因形而名，因痧证必有细细红点，即沙点。理所当然沙点就成为痧证的诊断要点之一。与之前"沙病""沙子病"的诊断方法一致。

痧证最为常见的典型症状是腹痛吐泻，心烦昏闷，痰喘声哑，遍身肿胀或麻痹不仁，痧点、痧筋显现等。其脉象多洪数，或沉伏而紧，或大或洪实有力。然痧筋、痧点并非痧证之必然表现，痧斑、青筋随证之表里轻重，有隐有现，有深有浅，故不能据此一点而断症，且发痧之病非其一种，不能见斑疹即认为痧证。并"其间因痧而有是症者，虽云今之时气使然，何乃十有八九。余切其脉而不洪滑，即有可疑。或症有口渴身热，脉变而为沉迟；或症有不渴身凉，脉变而紧数；此皆脉症不合。须识其痧，一取青紫筋色而辨之，自有确见。若医者惟执为痰以治之，便成大害。然则古人所谓怪病之谓痰，痰诚有其病之怪，而余则有见夫怪病之谓痧，而痧之为怪更有甚于痰也。则是痧之为害，莫有大于此者，岂可付之不论不议耶"。[118]因此，除典型症状外，清代医家们还提出了"**怪病之谓痧**"的主张，主要包括以下四种情况：

（1）症属疑似，"凡症属凶危，有似是而非……如似伤寒而非伤寒，似疟疾而非疟疾之类；或虚实难明，阴阳交错，往往有痧毒杂焉，俱当用看痧法辨之"。[119]

（2）病症不合，病证本属缓，而却发为倏急，即"病与症之不合，又可辨其为痧"。[120]

（3）症治不效，"痧亦无定症，或感风、感时、感劳、感痰，而以本症治之不效者，皆为痧之症"。[121]

（4）脉症不合，"治病须凭脉。若犯痧胀，则脉不对症，症不合脉，或云痧筋为据，亦为现外焉……故治痧胀，一见脉之不合，先看痧筋，次审气色，三听声音，四推犯病之由，其间或有食积血痰阻于上中下、左右各处之分，须细辨其病原，后用药不误也"。[122]"痧之毒气，冲激于经络，血肉之分，故其脉多洪数，或沉紧，或大而无伦，或洪实有力，种种不一。若症脉稍有不合，便当审其痧筋有无，有则俟其放痧之后，再诊其脉之来复何如，以断其病之寒热虚实施治；若无，即以其脉断其寒热虚实用药。"[123]

此外，医家们还主张通过看唇舌以判断病情的轻重。如《痧胀玉衡》曰："色黑者凶，色黄者重，色淡红者较之略轻。盖黄色而知内热，黑色而知热极，淡红色虽热，用药不可太冷。又要看有苔无苔，其症始有治法矣。"

胡凤昌《痧症度针》将辨唇舌、脉象、痧筋、痧斑归纳为"痧科四诊"，将腹痛、胀满、吐泻、昏晕概括为"痧科四证"。[124]

总之，在辨痧筋、察痧点等症状诊断方法外，医家们还提出了"怪病之谓痧"的诊断方法，当"症属疑似""病症不合""症治不效""脉症不合"时，均可诊断为痧证。在此主张下，大量的病症被纳入到痧证中，出现了"无人不痧，无症不痧"的现象。

二、试诊法

由于痧证常与其他病合并出现，变化复杂，痧证之脉症亦有类似其他疾病之处，在主要症状不明显时，临症诊断有时会发生困难。医家们根据痧证患者对某些有刺激性的药物或食物，有无特异反应，作为鉴别诊断痧证的主要方法，开拓了药物诊断治疗痧证的新方法。

自南宋《叶氏录验方》载"以饮艾汤试，吐者即是"后，明·罗浮山人《文堂集验方》记载了清油试痧的方法，"凡此症食清油不觉油气如水者是，随灌一碗，得吐即愈"。[125]清代，试痧方记载较多，如《痧胀玉衡》（见图1-1-16）载："芋艿治痧热，解毒，有痧患者，食之甘美。"[126]《痧症全书》又曰："一用生黄豆，细嚼，不觉豆腥气可以试出。一用芋艿，带毛生嚼，是沙便不麻口，可以试出。"[127]痧证之黄豆和芋艿试诊法在之后《张氏医通》《痧症发微》《注穴痧症验方》《随息居重定霍乱论》《验方新编》等书中均有相似的记载。

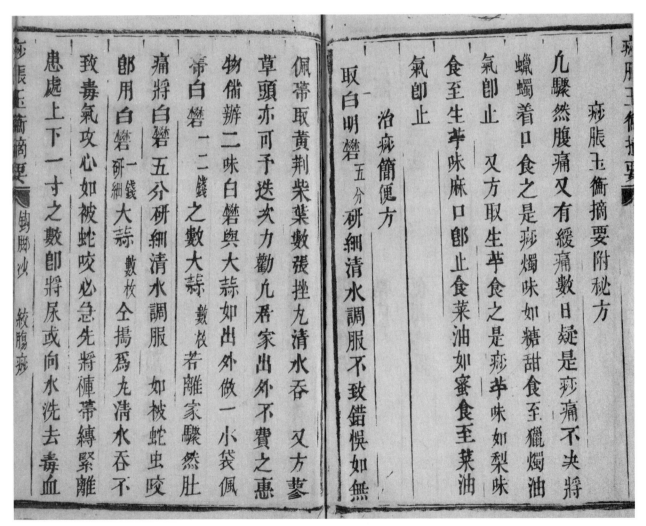

图1-1-16 《痧胀玉衡》摘要

清代书籍中还记载了其他试诊方法，如《经验丹方汇编》（1707年）云："急寻生芋艿或蜡油，各食二、三枚。如非斑痧难下；若真斑痧食甜能下，神验，更解此病。"[128]《痧胀玉衡摘要》（1820年）载："凡骤然腹痛，又有缓痛数日，疑是痧痛不决。将蜡烛着口食之，是痧，烛味如糖甜，食至蜡烛油气即止；又方取生芋食之，是痧，芋味如梨味，食至生芋味麻口即止；食菜油如蜜，食至菜油气即止。"[129]

试诊法不仅用于痧证的诊断，还用于痧证的鉴别。《瘟疫辨论》（1710年）载油痧瘴"吃棉花种油，香甜不油气为验"。[130]《治痧要略》载："初病时以生豆嚼之不腥，白矾吮之不涩者，即是痧症；若饮菜油不臭者，为绞肠痧；咬生芋艿而甘者，为羊毛痧。"[131]《急救异痧奇方》（1820年）记载了用旱烟袋中烟屎油冲水食试诊羊毛痧的方法，"如味甜而不辣，或不甜不辣，即是对症，多食为妙。如食之味辣者，即不可用"。[132]此外，《吊脚痧方论》（1845年）还记载了取嚏法试痧证之轻重的方法："有嚏者，尚轻；气闭者，无嚏；气败者，亦无嚏。"[133]

总之，试诊法的可贵之处在于简便、准确，融诊断、治疗于一体，弥补了症状诊断的不足，为临床确诊提供了简便而有效的方法，是痧证民间常用的诊疗方法之一，它标志着痧证诊断学的进步。

小结：在症状诊断和各种试诊法的基础上，痧证的诊断有一定的随意性，尤其是"怪病之谓痧"的主张，带来了痧证概念、病名和疾病范围的混乱。

三、鉴别诊断

痧证病因复杂，症发多样，有痧似他证、他证似痧、他证兼痧等情况，在上述诊断方法下，还应审慎甄别，以正确指导治疗。

患本为痧，而证候或某些症状却貌似其他病证，即痧似他证，如痧证可有"头痛、寒热，类于伤寒；咳嗽，烦闷，类于伤风；头面肿胀，似大头瘟"[134]；患本非痧，而证候或某些症状却与痧证纠缠难分，可称为他证似痧，如"火者，因热作痛，胃火上逆，呕吐酸水，必然口渴欲饮，饮入即吐，其症手足温暖，面带阳色，似痧者，然按脉六部洪数，又与痧类，难以细分，必看痧筋，兼用刮法可辨"。[135]他证兼痧则是指痧证与其他病证同时兼夹为患，如伤寒兼痧、疟疾兼痧之类。"读伤寒书，有发黄发癍，余以为有痧焉者。盖发黄发癍皆即伤寒现症也。或中痧气，或因暑气，或感时行不正之气，遂兼痧胀，即伤寒兼痧之说也。"[136]

除了上述证情比较复杂的情况，需要详加鉴别诊断外，还需要与相似的疾病进行鉴别诊断。综合分析历代文献，其对痧证的鉴别诊断主要集中在以下几点：

1. 麻疹

因痧胀与麻疹同样都有斑疹的症状表现，且均名"痧子"，麻疹与痧证的鉴别一直含糊不清，如部分麻疹著作冠以痧证名称。所以《痧胀玉衡》设《痧胀麻疹不同辨》节，辨别痧胀与麻疹："麻疹之发，因伤风

热故身体壮热，咳嗽烦闷，即是瘄疹之候。麻疹在他方，有名瘄子，有名蚤疹，在檇李则名痧子，而痧胀亦名为痧，不可不辨。麻疹因伤风，肌表必虚，则毒气乘虚而泄，故药虽或凉仍可用热饮。若痧胀，或因秽气所触，或因暑气所感，或动时行不正之气，或乘伏寒伏热过时而来。总不起于外伤风热，故肌表必实，实则热毒之气既胀于胸腹肠胃之中，若更用热饮，则热气适助其肿胀，无从而泄，故犯此者，有立时胀死，此不可不辨也。痧疹之发，必欲尽透。故治麻疹，须要见于肌表者多，多则毒气俱泄，然后肠胃不留余毒。治痧，在肌表者，用刮；在血肉者，用放。亦犹治麻疹，须尽透肌表之谓也。"[137]可以看出，麻疹与痧胀在病因、病性、治法、病势等方面不同。对于麻疹是否属于痧证的概念，现代医家也持有不同的观点，认为痧证即是疹子类的疾病，包括麻疹。[138]

对此，《急救痧症全集》（见图1-1-17）指出："今时痧症，亦有细粟红点，或隐或显，额上最多，胸胁头项次之，手足腰背又次之，在内则心腹胀疼，在外则肌肤芒刺，其原皆因血热毒炽，故与小儿之痧疹同名。若小儿果系痧疹，必从本科正治，又不当混入此痧症也。"[139]

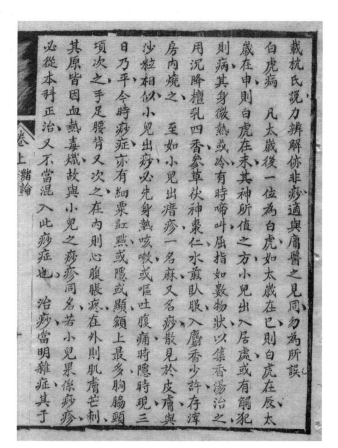

图1-1-17 《急救痧症全集》

2. 解㑊

明·虞抟《医学正传》（1515年）提出了"真砂病"与"似砂病"的概念，对痧证进行了鉴别诊断，把"似寒非寒，似热非热，四体懈怠，饮食不甘"的"解㑊"病称作似砂证。解㑊与真砂病表现相似，但病因不同，真砂病为水虫含砂射人中毒所致。

> 或问：发砂之证，古方多不该载。世有似寒非寒，似热非热，四体懈怠，饮食不甘，俗呼为砂病……此为何病？又何由而得之乎？曰：《内经》名为解㑊。原其所因，或伤酒，或中湿，或感冒风寒，或房事过多，或妇人经水不调，血气不和，皆能为解㑊，证与砂病相似，实非真砂病也。夫砂病者，岭南烟瘴之地多有……溪毒、砂虱、水弩、射工、蜮、短狐、虾须之类，俱能含砂射人。被其毒者，则憎寒壮热，百体分解，若伤寒初发之状……其他无此诸虫之地，实非真砂证也。[140]

对于解㑊是否属于痧证范围，历代医家争论颇多，如江瓘在编写《名医类案》（1549年）引《叶氏录验方》文时，将"沙病"条标题改为"解㑊"，可见他认为叶氏所指沙病即是古代之"解㑊"。[141]魏之琇重订此书时认为沙病与解㑊不同，又将标题改为"沙病"。[142]《痧症胀全书》也将解㑊列为痧证之一种进行论述，并且应用刮痧法治疗。《急救痧症全集》认为"解㑊不尽为痧，然暗痧、慢痧每似解㑊考尺脉缓涩，谓之解㑊，人所当知。名医类案更解㑊以痧名，未为无见，但后载杭氏说，力辨解㑊非痧，适与庸医之见同，勿为所误"。暗痧、慢痧多"症行坐如常，不知所苦，但胸中闷痛，欲食不食，虽饮温汤，亦不见重，惟日加憔悴，或兼是他症，似痧非痧，此慢痧之轻者，刮放之可愈。若发热头痛胸满，似伤食，亦似伤风，又亦夹疟夹泻，甚或面肿目赤，胸胁不宽，四肢肿赤，或身重不可转侧者，皆慢痧之重也，宜刮放数次，按证服药，不可轻视也"。[143]解㑊症，出自《内经》。关于其症状记述，《素问·平人气象论篇》谓："尺脉缓涩，谓之解㑊，安卧。""解㑊，懈怠也。"解㑊一般指肢体困倦懈怠而多卧，消瘦，少气懒言的一组症状群。可以看出慢痧、暗痧因症状表现与解㑊表现相似，而与之混名。与解㑊的混名，也从侧面反映了痧证涉及的病症范围甚广。

痧证理论创始于民间，虽经前贤几次发掘、整理，仍有某些粗疏之处，这是可以理解的，但若从临床实践的角度，其治疗方法、立法用药确实值得借鉴。

第六节　痧证治疗之演变

随着对痧证认识的深化，诊断学知识的提高，痧证临床治疗也发生了巨大变化。

一、宋元时期

除了"艾灸得沙"的方法外，《叶氏录验方》还记载了用蚕蜕治疗痧证的方法：

> 急用伍月蚕退纸壹斤，碎剪，安碗中，以碟（碟）盖密，以汤泡半碗许，仍以纸封碟缝，勿令透气。良久，乘热饮之，就卧，以厚衣被盖之，令汗透便愈。如此岂不胜如火艾枉残害人命？敬之信之！[145]

南宋·张杲《医说》对此论述到："叶氏用蚕蜕纸治痧之法，以蚕性豁痰，祛风利窍，其纸已经盐腌，而顺下最速也。"[146]张氏认为顺下是其治疗目的，然叶氏强调乘热服，暖卧取汗，目的似在于发汗。无论是顺下，还是发汗，最终目的均在于祛邪。

此外，《仁存孙氏治病活法秘方》记录了探吐法、焠法、麻绳刮擦和针刺放血法治疗沙子病：

> 沙子病，江南旧无，今所在有之。其证如伤寒，头痛，呕恶，闷乱，须臾能杀人，今人多用麻绳擦颈及膊间，出紫点则愈。或用针刺膝后委中穴，出血则愈。
>
> 又有一证……俗谓绞肠痧……此亦由山岚瘴气，或因饥饱失时，阴阳暴乱所致。急用盐汤吐法，此法救人不一。上用盐半盏许，以热汤数碗泡盐，令患人尽服，连致数碗，不得住手方可。却以鸡羽扫咽喉。
>
> 近时多有头额上及胸前两边有小红点，在于皮肤者，却用纸撚成条，或大灯草微蘸香油，于香油灯上点烧，于红点上焠爆者，是又名水伤寒。[147]

孙氏用火焠法治疗水伤寒，是首次将焠法用于痧证的记载。此外还记载了用盐或鸡羽探吐治疗绞肠痧。探吐法、焠法、麻绳刮擦和针刺放血的目的均在于祛邪，如孙氏所论："今以绳擦之所，皆是太阳经脉所过之处，则邪气出而病愈矣。"在孙氏用绳擦之刮痧法的基础上，危亦林《世医得效方》（见图1-1-18）详细记录了刮痧治疗痧证的方法：

> 治沙证，但用苎麻蘸水于颈项、两肘臂、两膝腕等处戛掠，见得血凝皮肤中，红点如粟粒状，然后盖覆衣被，吃少粥汤，或清油生葱茶，得汗即愈。此皆使皮肤腠理开发郁利，诚不药之良法也。[148]

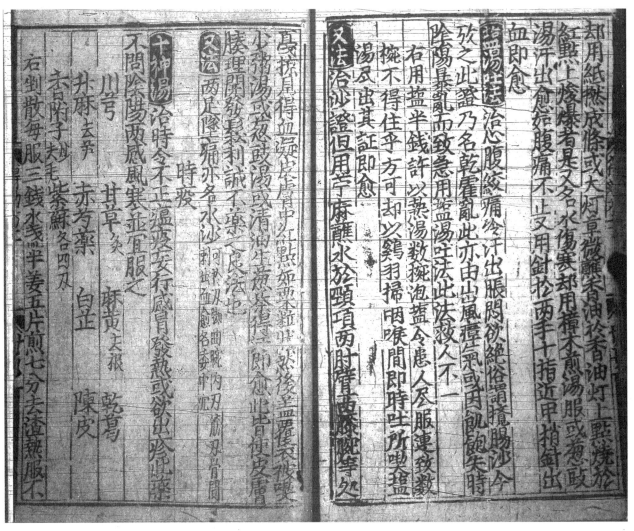

图1-1-18　《世医得效方》

可以看出危氏主张痧证之治疗在于通过开腠理以祛邪。危氏对绳擦法做了改进，改用麻戛法，苎麻柔韧性比较好，蘸水刮拭，刮后发汗效尤。虽然孙氏之绳擦法和危氏之麻戛法用具、手法、部位略有不同，但都要求术后造成皮肤出现瘀点或瘀斑，即"出痧"，这些均属于刮痧法，通过刮擦以使"皮肤腠理开发郁利"，"邪气出而病愈"。

元·汪汝懋《山居四要》（1350年）也详细记载了刮痧法，"以香油拍两小臂及脚心，苎绳刮起红紫泡"。[149]此法与危氏之麻戛法相同，但用"刮"字，并用香油作为润滑剂，同时指明需要刮到"起红紫泡"为止，在刮痧强度和刮痧介质方面更进一步接近于现代。书中还记载灸法治疗绞肠痧，"男左女右，小指第一节，灸三壮，即止"。[150]

总之，宋元时期，沙病的治疗方法较为单一，主要使用外治法，探吐、艾灸、针刺放血、焠法和刮痧的方法已经用于沙病的治疗，内治方药仅记载了蚕退纸。南宋时采用艾灸肌肤法以"得沙"。元代则出现了绳擦法、麻戛法、焠法，刮痧的部位主要集中在四肢和颈项，刮痧的工具主要为麻绳和苎麻。其治疗机制主要集中在开腠理、祛邪，旨在使皮肤出现紫红色的痧点，即所谓"得沙"，据此称为沙病或沙子病。此时期"沙病"的概念与现代"出痧"和"痧象"的概念较为接近。

二、明代

在元代基础上，明代增加了不少痧证之外治法和内服方药，对其治疗机制的认识主要集中在开腠理、通经络、行气血、散邪毒等方面，如下所述。

虞抟《医学正传》（1515年）认为刮、刺、烙治疗痧证在于"使腠理开通，血气舒畅"而取得疗效。[151]

丁凤《医方集宜》（1554年）指出痧证治疗在于通过刮刺以行气血散邪，"北方刺青脉以出气血，南方括胸背手足以行气血，俱为散之义也"。[152]

王肯堂《肯堂医论》（1602年）认为“痧胀由于十二经清浊不分，流溢于奇经，致奇经脉现，则为病也，乃邪气滞于经络，每见刮刺，开通经络，而效尤捷也”。可以看出，王氏认为痧证外治的机制在于行气散血，开通经络。[153]

张景岳《景岳全书·杂证谟》（1624年）载：“针灸法，刺委中穴出血，或刺十指头出血，皆是良法……今东南人有括沙之法，以治心腹急痛。盖使寒随血聚，则邪达于外而脏起始安，此亦出血之意也。”[154]张氏认为刮、刺的作用机制相近，均为使邪随血出。

张璐《张氏医通》（1695年）对于痧证的治疗总结到：“举世有用水搭肩背及臂者，有以苎麻水湿刮之者，有以瓷碗油润刮之者，有以瓷锋针刺委中出血者，有以油纸点照，视背上有红点处皆烙之者，总欲使腠理开通之意……古法有初得病时，饮以艾汤试吐，即是此证。”[155]张氏认为古代之水搭、苎麻刮、瓷碗刮、瓷锋针刺、油纸烙等法均为开通腠理之意。

可以看出，此时医家们对痧证治疗方法和作用机制的认识大体一致，在以上治法的指导下，明代痧证的内治方药和外治法逐渐丰富起来。

1. 内治方药

明代，痧证的治疗方药较前世有所拓宽，如胡濙《卫生易简方·发痧》（1410年）（见图1-1-19）在盐吐、油茶吐的基础上，记载了痧证的一些内治方药：

治小腹急痛，肾缩面黑，气喘冷汗出，名为脱阳，有似发痧，用连须葱白三茎研烂，以酒五升，煮二升，作三服；仍用炒盐先熨脐下气海穴，勿令气冷。

又方：用石沙炒赤色，冷水淬之，良久澄清水一二合服。

又方：用陈樟木、陈皮、东壁土等分。水煎去渣，连进三四服即愈。[156]

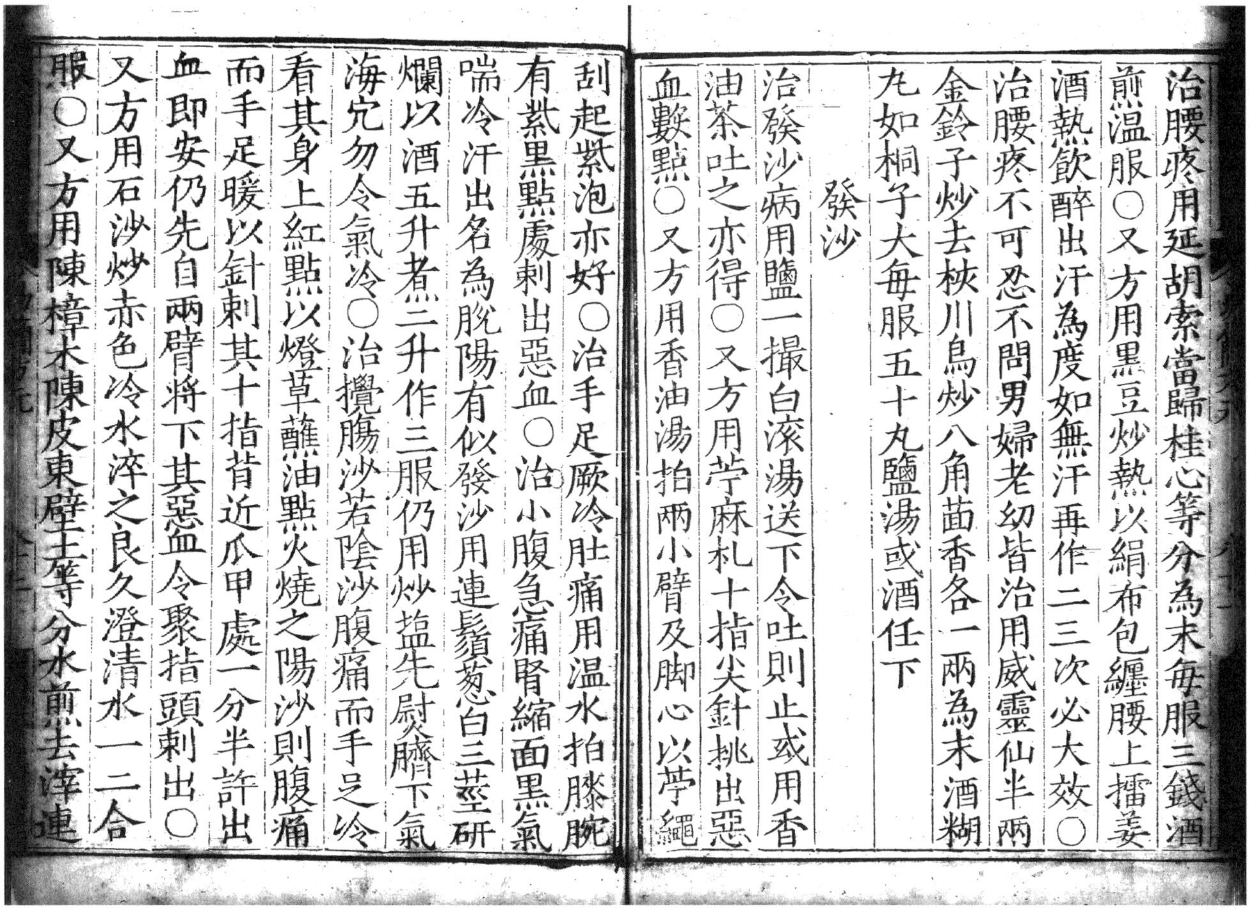
治腰疼用延胡索當歸桂心等分為末每服三錢酒煎溫服○又方用黑豆炒熱以絹布包纏腰上擂姜酒熱飲醉出汗為度如無汗再作二三次必大效○治腰疼不可忍不問男婦老幼皆治用威靈仙半兩金鈴子炒去核川烏炒八角茴香各一兩為末酒糊丸如桐子大每服五十丸鹽湯或酒任下

發沙

治發沙病用鹽一撮白滚湯送下令吐則止或用香油茶吐之亦得○又方用苧麻札十指尖針挑出惡血數點○又方用香油湯拍兩小臂及脚心以苧繩刮起紫泡亦好○治手足厥冷肚痛用溫水拍膝腕有紫黑點處刺出惡血○治小腹急痛腎縮面黑氣喘冷汗出名為脫陽有似發沙用連鬚葱白三莖研爛以酒五升煮二升作三服仍用炒鹽先熨臍下氣海穴勿令氣冷○治攪腸沙若陰沙腹痛而手足冷看其身上紅點以燈草蘸油點火燒之陽沙則腹痛而手足暖以針刺其十指背近爪甲處一分半許出血即安仍先自兩臂將下其惡血令聚指頭刺出○又方用石沙炒赤色冷水淬之良久澄清水一二合服○又方用陳樟木陳皮東壁土等分水煎去滓連

图1-1-19 《卫生易简方》

《万病回春》（1587年）载白虎丸、断痧散治青筋，桃灵丹治心腹痛疼及阴症或绞肠痧等症[157]；《张氏医通》（1695年）载：“荞麦能炼肠胃滓秽，降气宽胸而治浊滞，为痧毒之专药，但服过荞麦者，后患别病，药中有绿矾者，切勿犯之。”[158]上述处方用药多为行气散血、化痰消滞之药，与其外治法作用机制有一定的重合。

2．外治诸法

明代，痧证外治方法逐渐丰富起来，记载较多，摘其应用的主要外治法论述如下：

（1）刮痧法

刮痧疗法是用特制的器具，在体表进行相应的手法刮拭，出现皮肤潮红，或红色粟粒状，或紫红色，或暗红色的血斑、血泡等出痧变化，达到活血透痧、防治疾病等作用的一种外治法。

明代刮痧法改进较多：一是以麻弓代手持麻团刮痧，选用苎麻为弦做一小弓，用于刮擦，以增加刮拭力度，如万全《保命歌括》的"用苎麻做弓，蘸热水于遍身刮之"[159]；二是刮拭的部位也较前增多，如胸背、额项等部位，如丁凤《医方集宜》的"南方治用麻弦小弓，蘸香油或熟水，括手足、胸背、额项即愈"[160]；三是刮拭介质由水改为热水或熟水，意为增强皮肤腠理发散之功。另外，刮痧法也应用于外感风寒等其他多种病证，如《本草纲目》云："今俗病伤寒者，皆以麻及桃柳枝刮其遍身，亦曰刮沙，盖始于

刮沙病也。"[161]刮痧的工具又增加了桃柳枝。

张景岳《景岳全书》（见图1-1-20）详细记载了用刮背法治疗绞肠痧的过程："择一光滑细口瓷碗，别用热汤一钟，入香油一二匙，却将碗口蘸油汤内，令其暖而且滑，乃两手覆执其碗，于病者背心轻轻向下刮之，以渐加重，碗干而寒，则再浸再刮，良久，觉胸中胀滞渐有下行之意，稍见宽舒，始能出声。"张景岳用瓷碗边蘸香油刮背的治法，在民间流传较广。张氏认为："盖以五脏之系，咸附于背，故向下刮之，则邪气亦随之而降。凡毒气上行则逆，下行则顺，改逆为顺，所以得愈。虽近有两臂刮痧之法，亦能治痛，然毒深病危者，非治背不可也。"[162]这与现代保健刮痧中强调刮背脊基本一致，中医认为脊椎双侧膀胱经上的背俞穴为内脏气血所输注，刺激背俞穴对五脏六腑之精气有直接的调节作用。西医学认为脊椎不但是人体的支柱，其内的脊髓神经还是人体大脑与四肢末端及内脏联系的桥梁，人体大多部位的神经支配都是从脊椎双侧分布出来的，可见刮拭背部的重要性。

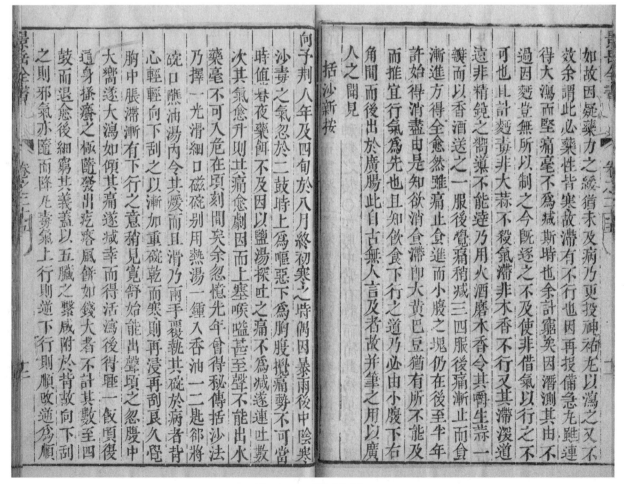

图1-1-20　《景岳全书》

可以看出，明代刮痧法应用范围和操作方法越来越充实具体，从刮拭工具、部位、介质等有多种改进之处。

（2）放血法

放血法是运用特制的工具，刺破人体的一定穴位或浅表的血络，放出少量血液，以治疗疾病的一种外治方法。

明代，放血法在痧证中的应用也越来越广泛，如：

杨清叟《仙传外科秘方》（1378年）论述了用针刺放血法治疗"阳沙"的部位和技术要点，"以针刺其十指背近爪甲处一分半许，即动爪甲而指背皮肉动处，血出即安"。并指出针刺前要"先自两臂捋下其恶血，令聚指头出血为好"。[163]

虞抟《医学正传》（1515年）载："乾霍乱：忽然心腹痛疼，欲吐不吐，欲泻不泻是也，俗名疹肠痧即是……委中穴出血，或十指头出血，皆是良法。"[164]

丁凤《医方集宜》（1554年）亦载："北方治以手蘸温水于病者膝腕及手腕内拍打，有紫黑点处用针刺其恶血即愈。"[165]丁氏将针刺放血与拍打法结合使用，将放血部位扩大至拍到后有痧斑处，以增加邪出的力度。

在针刺放血之外，明代还记载了用砭针放血治疗痧证的方法，如龚信《古今医鉴》（1576年）记载的砭针刺青筋之法，"以砭针于两手曲池青筋上刺之，出紫血不胜其数"，并指出"虽然未有退血之法，又不得不刺，不刺则恶血攻心，须臾不救"。[166]《张氏医通》（1695年）也指出痧证发病急骤，"急于两膝后委中穴，砭出黑血，以泄毒邪。盖骤发之病，勿虑其虚，非此急夺，束手待毙"。[167]可以看出，砭针刺、放血，出血量大，是一种应急的方法，不得已而用之，用时勿虑其虚。

《医意商》还记载了用锋利的瓷碗边缘代砭针放血，并认为"此法亦不得已用之，不如在前后心、两臂上括之，使血气宣通更妙"。

两臂熨至尺泽穴，两腿熨至委中穴，有青筋起者，用著头劈开，夹碗锋，于内缚紧，在青筋上打出血即愈。[168]

（3）针刺法

针刺法是以针刺入或刺激经络穴位的方法。明代，针刺用于痧证的治疗已经比较具体，有了辨证和处穴，如徐凤《针灸大全》（1439年）（见图1-1-21）记载了辨证针刺治疗痧证的方法：

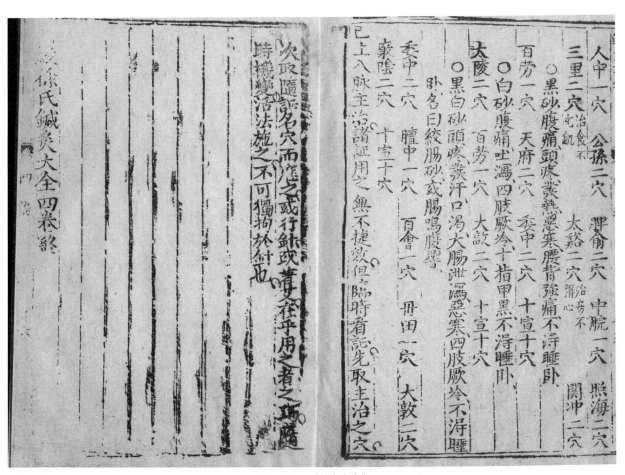

图1-1-21　《针灸大全》

黑砂……百劳一穴、天府二穴、委中二穴、十宣十六。白砂……大陵二穴、百劳一穴、大敦二穴、十宣十穴。黑白砂……委中二穴、膻中一穴、百会一穴、丹田一穴、大敦二穴、窍阴二穴、十宣十穴。[169]

(4) 焠法

焠法，又名灯草灸、打灯火，是一种用灯草蘸植物油点火后在穴位上直接点灼的方法。

《世医得效方》首次将焠法治疗水伤寒，用纸撚成条，或灯草微蘸香油，点烧焠爆治疗痧证，后世多从此法，改进不大；或蘸取麻油；或直接用香油灯焠。在《仙传外科秘方》《保命歌括》《医学正传》等书中均有类似记载。

刮痧法、放血法、针刺法、焠法是痧证的基本治疗方法。明代，由于痧证与惊证、青筋等症发生了联系，因此针对绞肠沙、痧惊、青筋等症的外治法也应用于痧证，如推拿法、灸法等。

(5) 推拿法

推拿，指用手在人体上经络、穴位用推、拿、提、捏、揉等手法进行治疗的方法。明代，推拿法开始应用于痧证。《针灸大成》引用《陈氏小儿按摩经》《小儿推拿方脉活婴秘旨全书》，记载了"掐龟尾"治疗乌痧的方法，还详细记载了乌痧惊、宿痧惊的整套推拿方法，如：

乌痧惊：因生冷太过，或迎风食物，血变成痧，遍身乌黑是也。青筋过脸，肚腹膨胀，唇黑，五脏寒。推三关、脾土各二百，运八卦一百，四横纹五十，黄蜂出洞二十，二扇门、分阴阳各三十，将手心揉脐五十，主吐泻；肚上起青筋，于青筋缝上七壮，背上亦之，青筋纹头上一壮，又将黄土一碗研末，和醋一钟，铫内炒过袱包，在遍身拭摩，从头往下推，引乌痧入脚，用针刺破，将火四心之。[170]

(6) 灸法

灸法，是以艾叶等可燃材料或其他热源在腧穴或病变部位进行烧灼、温烤，以起到温通经络、调和气血、扶正祛邪作用的一种医疗保健方法，是针灸疗法的重要组成部分。如张洁《仁术便览》（1585年）记载了灸法治霍乱及绞肠沙："炒盐温填脐中上，用大艾炷灸三五十壮，更灸关元三五壮"。[171]还有《万病回春》记载了用灸法治疗青筋等。[172]

明以来，随着认识的提高，经验积累的日益丰富，医家们对痧证的认识有了很大的提高。这段时期已演化或尚未演化的诊疗痧证的技术和经验隐含在许多书籍中。痧证在明代最突出的进展，是在前人治痧的基础上，将外治法加以改进，增加了推拿法，形成了外治之法的基调，为清代痧证治则、治法的形成奠定了基础。

三、清代

在痧证病因范畴扩大，病名急剧增加和包含病种迅速膨胀的背景下，清代医家们通过大量的临床实践和不断总结，使痧证治疗得到空前发展，治疗方法不断丰富充实，与前代相比，内治方药拓展了许多，形成了近百种痧证方，外治法也有了明显的扩充与发展，形成了系统的治疗法则。

1. 治则治法的提炼

痧有轻重深浅，治法各异。《痧胀玉衡》总结了痧证的刮、放、药治疗三法，并指出随病势和病位的不同而有不同的治疗方法：

其治之大略，有三法焉。如痧在肌肤者，刮之而愈；痧在血肉者，放之而愈，此二者皆其痧之浅焉者也，虽重亦轻。若夫痧之深而重者，胀塞肠胃，壅阻经络，直攻乎少阴心君，非悬命于斯须，即将危于旦夕，扶之不起，呼之不应，即欲刮之放之，而痧胀之极，已难于刮放矣。呜呼，病濒于死，谁不伤心，痧症至此，信乎非药不能救醒，非药莫能回生。则刮放之外又必用药以济之，然后三法兼备，救生而生全，庶乎斯人之得有其命也。[173]

此外，郭氏还指出了刮、放、药每法的使用方法：

肌肤痧，用油盐刮之，则痧毒不内攻。血肉痧，看青紫筋刺之，则痧毒有所泄。肠、胃、脾、肝、肾三阴经络痧，治之须辨经络脏腑，在气在血。则痧之攻内者，可消、可散、可驱，而绝其病根也。[174]

可以看出，当病在肌肤时，当刮之，以祛邪于外，截断传变；病在血肉时，当刺之，以泄毒于外；病及脏腑经络时，则非药能生全。那么如何判断痧之表里呢？"痧分表里辨"节指出：

痧之初发，必从外感。感于肌表，人不自知，则入于半表半里，故胸中作闷，或作呕吐，而腹痛生焉。此可以刮痧而愈，不愈，用荆芥汤、藿香汤之类而选用之。痧感于半表半里，人不自知，则入于里，故欲吐不吐，欲泻不泻。痧毒冲心，则心胸大痛，痧毒攻腹，则盘肠吊痛。此可以放痧而愈，不愈，用陈皮紫朴汤、棱术汤之类而选用之。痧中于里，人不自知，则痧气壅阻，恶毒逆攻心膂，立时发晕，即欲刮痧而痧不起；即欲放痧而扶之不起，必不得放，即扶起放之，而发晕之时，气血不流，放之亦无紫黑毒血流出，即有些须，亦不能多，略见紫黑血点而已。此痧毒入深，大凶之兆。[175]

《痧症发微》（1821年）（见图1-1-22）对此也进一步解释道：

气分有痧必用刮，血分有痧必用放。盖痧在肌肤，或作胀作呕，或微晕，或微恶寒，不知饥饿，因感之微甚，而症亦有微甚之分。此痧气在表而先入于气分者，刮之则毒气不至内攻，但有风寒暑热之异感，食积痰气之异伤，所当因症而兼治者也。若痧入血分，或痛，或泻，或懊恼不平，或发热，或两胁胀痛，此痧气入里而传于血分者，放之则毒气得以外泄，亦有风寒暑热之宜分，食积痰气之宜辨，所当随病而兼治者也。痧气入深，则滞于肠胃脏腑经络之内，必须内用汤丸以消散而驱除之，外兼刮放以疏通而透泄之，则毒气不使其炽，而病亦不虞其变矣。[176]

在上述基础上，《痧症全书》把焠法加入外治大法中，强调“治痧莫要于善用手法”，因为“从来有痧症，无治法；今时有治法，无治方。治法者何？刮痧、焠痧、放痧是也。治方者何？详脉、辨症、用药是也。脉不明，不可乱用药；症不明，不可轻用药；然手法不明，即药亦不能速取效矣。故手法为痧之要着”。痧在肌肤有未发出者，用焠；痧在皮肤之里有发不出者，则用刮法；痧毒入深，则用刺法。即“沙毒现于皮外者焠之，隐于肉内者刮之，结于脏腑者刺之，刺放不愈者药之”。[177]

普净《痧证指微》（1822年）详列各种痧证之治疗，尤主张各种外治法的综合运用和内外结合治疗，提出根据表里刮、刺、灸、熨、药相结合的治疗大法：

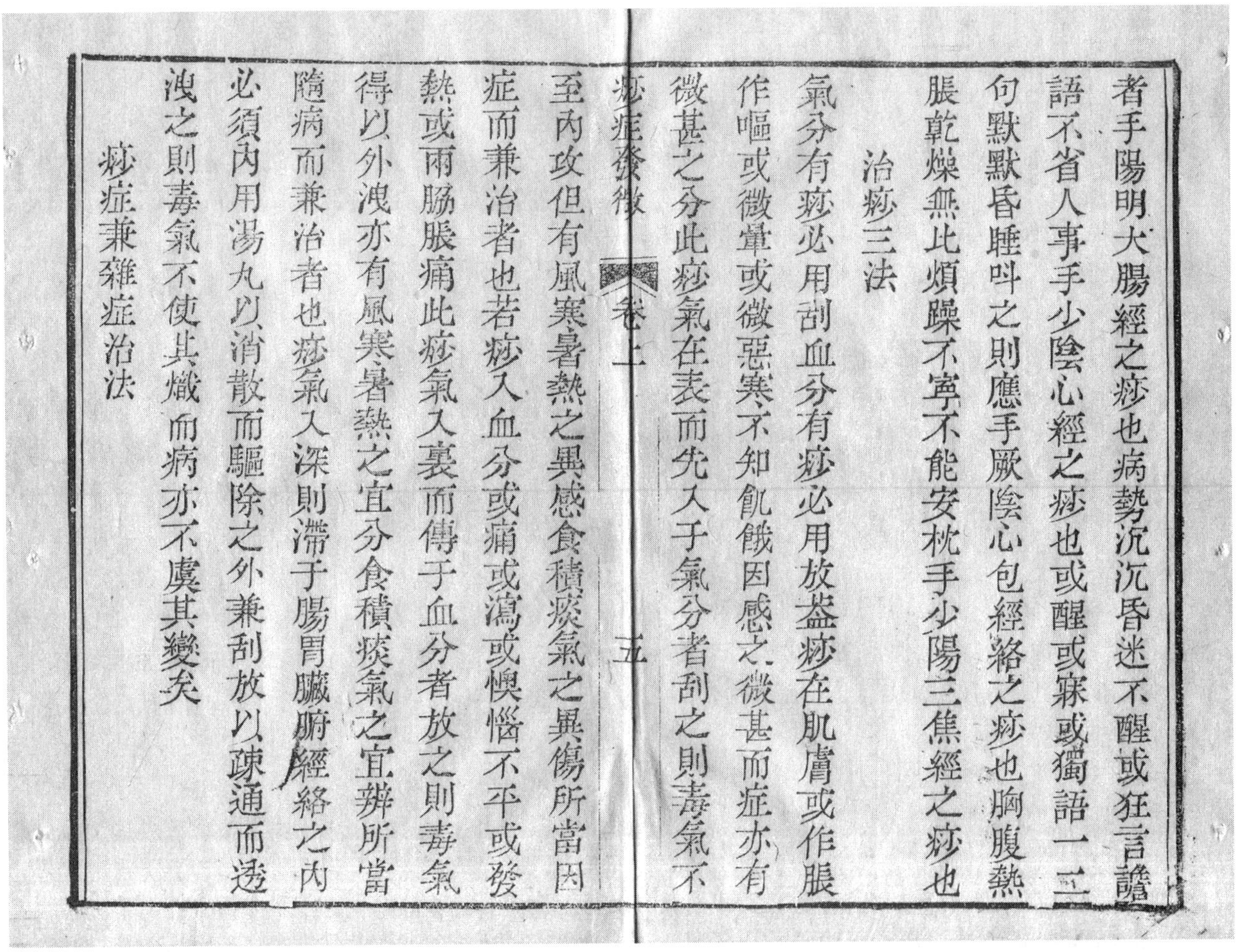
者手陽明大腸經之痧也病勢沉沉昏迷不醒或狂言譫語不省人事手少陰心經之痧也或醒或寐或獨語一二句默默昏睡叫之則應手厥陰心包經絡之痧也胸腹熱脹乾燥無比煩躁不寧不能安枕手少陽三焦經之痧也

治痧三法

氣分有痧必用刮血分有痧必用放葢痧在肌膚或作脹作嘔或微暈或微惡寒不知飢餓因感之微甚而症亦有微甚之分此痧氣在表而先入于氣分者刮之則毒氣不

痧症發微　卷二　五

至內攻但有風寒暑熱之異感食積痰氣之異傷所當因症而兼治者也若痧入血分或痛或瀉或懊惱不平或發熱或兩脇脹痛此痧氣入裏而傳于血分者放之則毒氣得以外洩亦有風寒暑熱之宜分食積痰氣之宜辨所當隨病而兼治者也痧氣入深則滯于腸胃臟腑經絡之內必須內用湯丸以消散而驅除之外兼刮放以疎通而透洩之則毒氣不使其熾而病亦不虞其變矣

痧症兼雜症治法

图1-1-22　《痧症发微》

身重懒动，头或微晕，胸闷，腹痛欲呕者，此为外也，宜刮。若欲吐不吐，欲泻不泻，气若攻心攻腹而痛不堪，且或有吊痛状者，为里也，宜刺宜灸宜刹，或宜熨，随时施用；药之加减，亦因症酌与。[178]

可以看出，无论治法为何，其基本的应用原则是在表用刮或焠，以祛邪于外；在里用刺、灸等，以泄邪于外；药法则用于刮、刺不效或者邪入更深者，以绝病根。

2．内治方药

（1）用药大法

①疏调气血

清代，痧证治疗重视气血的关系。如《痧胀玉衡》列"用药大法"一节，指出"治痧先当治气""治痧必兼治血"。

胀者，气之闭也。气为毒壅，故作肿作胀，所以治痧，先当治气。如食阻其气于上则吐之；食壅其气于中则消之；食化而结其气于下则导之，凡诸积之阻滞概然。凡下窍闭者，多上吐，或吐蛔或吐血，当导气于下。中窍闭则下泻，或泻水或泻蛔，当行气于中。上窍闭而复升则作闷，或头疼或上肿，俱当用清凉引下之。至如气为毒壅必伤血分，若乃血为毒凝，活血为上；血为毒壅，破血为先；血为毒聚且结，败血为要；故治痧必兼治血，盖血活毒气行，血破毒气走，血败毒气散。如是，毒气不留，治斯效也。[179]

并且痧毒中血分，具有结、聚、壅、凝的区别，结为重，聚次之，壅又次之，凝为轻，病势不同，用药不同。

气为毒壅必伤血分，若乃血为毒凝，活血为上；血为毒壅，破血为先；血为毒聚且结，败血为要。用药则"凝以红花、泽兰为主；壅以延胡索、桃仁为主；聚以苏木、茜草为主；结以五灵脂、降香为主。轻者用药不可重，重则恐伤本原，重者用药不可轻，轻则治之不效"。[180]

高杲《治痧全编》（1821年）（见图1-1-23）在《痧胀玉衡》的基础上对气血的关系做出了较好的总结，指出"治胀必治气，治气必治血"为治痧之要术。

治痧者，必先开其气，降其火，而后胀可消⋯⋯至如气为毒壅，必兼伤血，行气中当活血；血为毒壅，气亦随之，行血中必利气。故治胀必治气，治气必治血。盖血活痧自行，血破痧自走，血败痧自散，而降火亦在其中，此治痧之要术也。[181]

治痧用药应首重宣通气血，诚如《痧症全书》诸汝卿跋语中所载："盖以痧症之发，原由气血内闭，宜通脉络以泄毒邪，诚治痧症入手第一要诀。"[182]

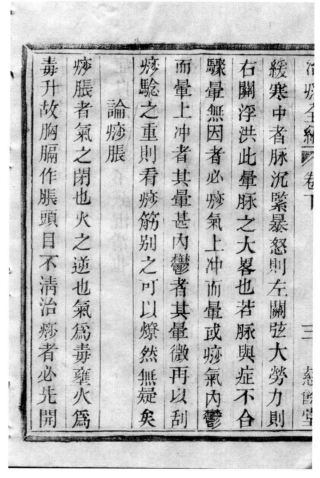

图1-1-23　《治痧全编》

②祛邪为先

"邪之所凑，其气必虚"是中医的发病观。痧毒犯人，发生痧证，属有余之证，即使是虚人犯之，亦当以驱邪为首务。《痧胀玉衡》认为"人有痧毒，亦无不先驱之为是也。故痧发不论虚实，驱毒在所当先⋯⋯此痧之所以有实而无虚也"。"实者犯之，固即以有余治之，而虚者犯之，亦当以有余治之。"虽然痧证有实而无虚，以有余治之，并非是纯泻无补，而是"痧发不论虚实，驱毒在所当先，温补必于收后"。具体用药之法如下：

始则用克伐之药，以治其痧胀之极，可谓有病则病受之，虽甚克伐，亦无害于本原矣。迨至痧已散去五六，尚存三四，则用药之法，虽宜尚重痧症，又当顾虑本原，惟在略用克伐而不伤本原者为是。若一过用克伐，便伤本原，岂不有误于不足之症乎！况痧气散去八九，惟是略存一二，用药尤宜保护本原，而稍治其痧焉。一至于痧患悉平，惟有本原不足，则自应以补益为先，然后可云能治其病而无误也。若不先明于本原不足之症，而用药失宜，投剂无法，则其误人之罪，其能免乎！即此一端，可例百病，故吾谓治痧，须先明百病。[183]

然也有医家认为痧证有实无虚，自当有泻无补。如钱松《痧胀名考》（1826年）指出：“治痧之药大约以克消为主，不可用补益。”[184]总之，痧证的治疗祛邪为先是各医家共认的。

③重视消导疏通

痧证之所以作痛、作胀，是因为“痧气壅遏，未有不阻塞于中”。故其治疗应重视消导疏通。如《痧胀玉衡》“用药大法”一节所述：“用荆芥、防风之类，从表而散；用青皮、陈皮之类，从中而消；用枳实、大黄之类，从大便而下；用木通、泽泻之类，从小便而行；用山楂、卜子之类，所以治其食之阻；用金银花、红花之类，所以治其血之壅；作槟榔、蓬术之类，所以治其积之滞也。”[185]此外，郭氏还指出“痧筋有现有微现，有乍隐乍现，有伏而不现。其现者，放之而毒流。微现或伏者，必有瘀血恶毒攻击于脏腑间矣。余于是疾，往往兼用活血破瘀之味，固所宜然，不足怪也。”[186]

④用药宜凉

因痧证属热，故用药宜凉。如《痧胀玉衡》（见图1-1-24）曰：“夫痧者，热毒也。热毒用药宜凉不宜温，宜消不宜补。汤剂入口，必须带冷，冷则直入肠胃，而肌肤血肉之间，虽有良剂，安能得至乎？”[187]并指出了具体的服药和饮汤规则：

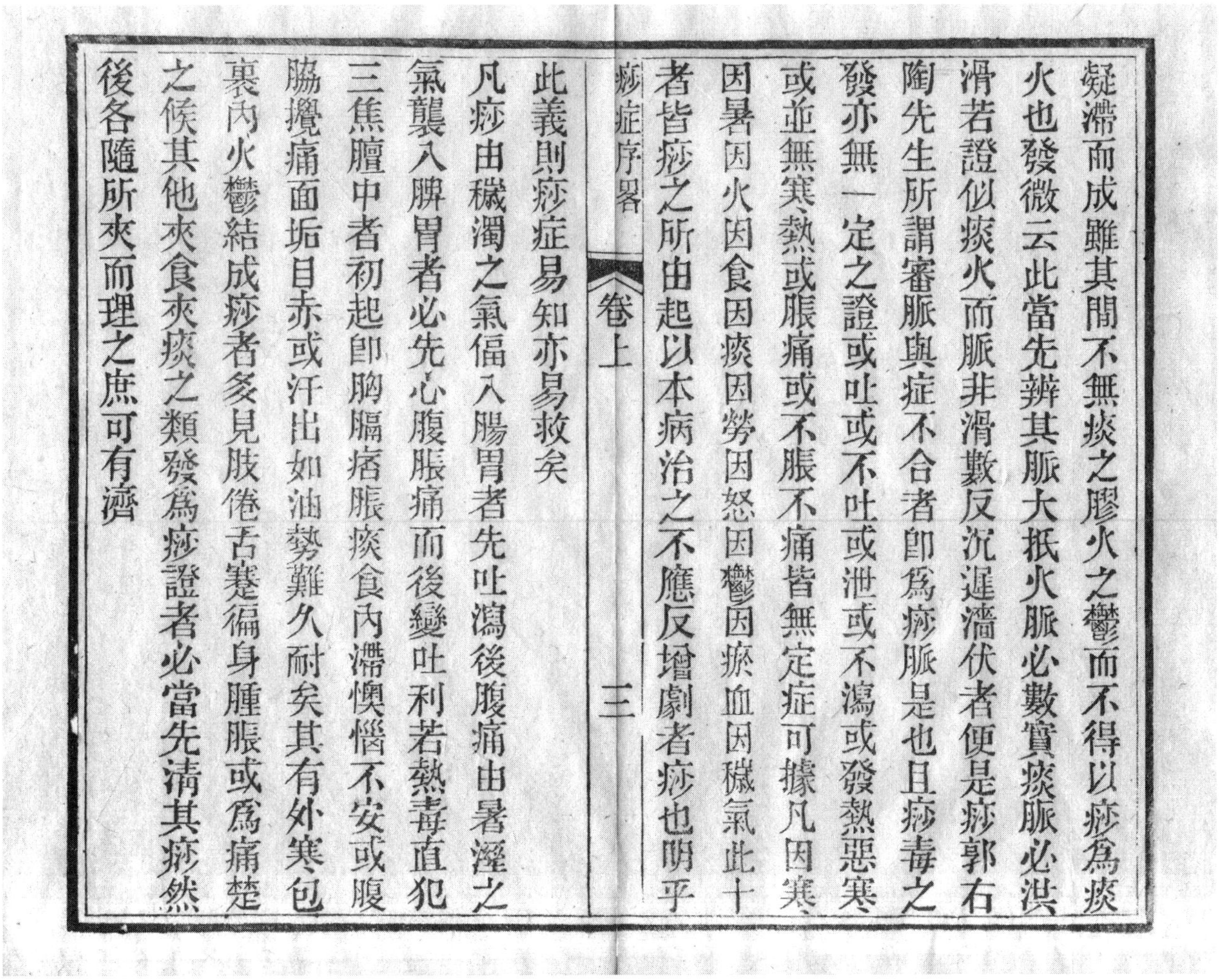
凝滯而成雖其間不無痰之膠火之鬱而不得以痧爲痰火也發微云此當先辨其脈大抵火脈必數實痰脈必洪滑若證似痰火而脈非滑數反沉遲濇伏者便是痧郭右陶先生所謂審脈與症不合者即爲痧脈是也且痧毒之發亦無一定之證或吐或不吐或泄或不瀉或發熱惡寒或並無寒熱或脹痛或不脹不痛皆無定症可據凡因寒因暑因火因食因痰因勞因怒因鬱因瘀血因穢氣此十者皆痧之所由起以本病治之不應反增劇者痧也明乎

痧症序畧　卷上　三

此義則痧症易知亦易救矣

凡痧由穢濁之氣偪入腸胃者先吐瀉後腹痛由暑溼之氣襲入脾胃者必先心腹脹痛而後變吐利若熱毒直犯三焦膻中者初起即胸膈痞脹痰食內滯懊憹不安或腹脇攪痛面垢目赤或汗出如油勢難久耐矣其有外寒包裹內火鬱結成痧者多見肢倦舌蹇徧身腫脹或爲痛楚之候其他夾食夾痰之類發爲痧證者必當先淸其痧然後各隨所夾而理之庶可有濟

图1-1-24　《痧胀玉衡》

痧无食积、瘀血而痧气壅盛者，冷服。痧气壅阻于食积，而无血瘀者，稍冷服。痧有毒盛而血瘀者，微温服。痧入于气分而毒壅者，宜刮。痧入于血分而毒壅者，宜放。

饮汤规则：云稍冷者，九分冷一分温也；云微冷者，八分冷二分温也；云微温者，冷者四分之三，温者四分之一也。[188]

⑤药不厌多

痧胀病因复杂，痧证变幻百出，用药宜顾及多方病因。正如高杲《治痧全编》（1821年）所曰："痧证每多兼发，如在气分，有兼痰、兼食、兼风寒者；在血分，有兼积、兼瘀、兼气恼者；有外感兼饮食者；有内伤兼外感者。"故"用药亦须兼治，方能并清"。"药味不厌多，但分数不宜重。若西北壮实之人，又当倍用之，庶无病重药轻之失。"[189]

胡凤昌《痧症度针》（1893年）总结之前的痧证理论，指出痧证有"因寒、因暑、因火、因食、因痰、因劳、因怒、因郁、因瘀血、因秽气"者，组方需要"各随所夹而理之"，宜尽虑到。对此，《痧胀玉衡》特设"痧胀用药不厌多"节：

> 凡伤寒杂症，所犯止有一症，用药不贵乎多。痧症凶暴非常，变幻百出。如犯在气分，有兼痰兼血；在血分，有兼食兼积，或又有兼外感内壅，往往皆然，不可执一。故用药治之，宜尽虑到，不然，一有不及，其祸不测，此所以不厌乎多也。[190]

郭氏虽然指出组方用药不厌乎多，但分析《痧胀玉衡》56方，组方并不是很大，所列痧方多在十味以内，仅有4个方剂在15～17味药。可以看出，"药不厌多"是指因为痧证病机复杂，处方时顾及多方原因，但药量宜少不宜多。如其所曰："余近地气禀柔弱，故方中分两，从乎减少，便能取效。此虽传示四方，不敢多加。"所列治痧之方均"制方分两甚少，若遇西北，风高土燥之地，刚强勇壮之人，其分两必须加倍，或加二倍三倍，方能有效"。[191]可以看出郭氏因病、因人、因地制宜的原则。

⑥下不厌迟

"痧毒每多上壅，故大小便往往不利，刮放固不可缓，尤须服药清降，令毒气不得逆升为患，且痧证有实无虚，自当有泻无补，下法不妨酌用也。"因此，《痧胀玉衡》设"痧胀宜下辨"节：

> 伤寒食未化，下之太早，反引寒邪入胃，变而为热，热邪固结所食，不能消化，乃成结胸。若痧胀新食，固宜以吐为先，至所食既久，骤然痧胀，虽所食消化未尽，下之无害。盖痧胀非有寒邪入胃，变成热结之患。但因痧毒在肠胃，则肠胃中肌肉作肿作胀，盘肠绞痛，遍及脏腑，故外宜用刮放以泄毒于表，内可即下以攻毒于里，则肿胀自当之以潜消，而食积亦因之以通利，原无结胸之可忧也。然痧胀固非伤寒热结者比，但下之，必须内兼食积，又宜以渐而进，中

病即止。[192]

⑦随症寻经设治

"虽然痧症之发，其表里寒热起伏以及他症同异，固不可忽视，而痧气侵犯要必先及十二经，故其发时每随所犯之经而有十二经现症。必明乎此，方可随症寻经设治。"[193]对此，《痧症全书》列出了十二经引经之药："足太阳膀胱、手太阳小肠，藁本、黄柏；足阳明胃、手阳明大肠，葛根、石膏；足太阴脾，酒、白芍；手太阴肺，葱白；足少阴肾，独活、盐、酒；手少阴心，独活、细辛；足少阳胆、足厥阴肝，手少阳三焦、手厥阴心包络，俱用柴胡、青皮。"[194]此理念也许是循经刮痧的萌芽。

《痧症燃犀照》（见图1-1-25，1-1-26）在此基础上详列各经症状、引经药及其用药特点，以据症辨证寻经设治，针药结合以治疗痧证：

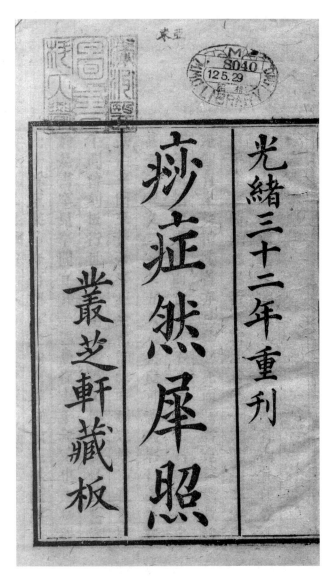

图1-1-25　《痧症燃犀照》扉页

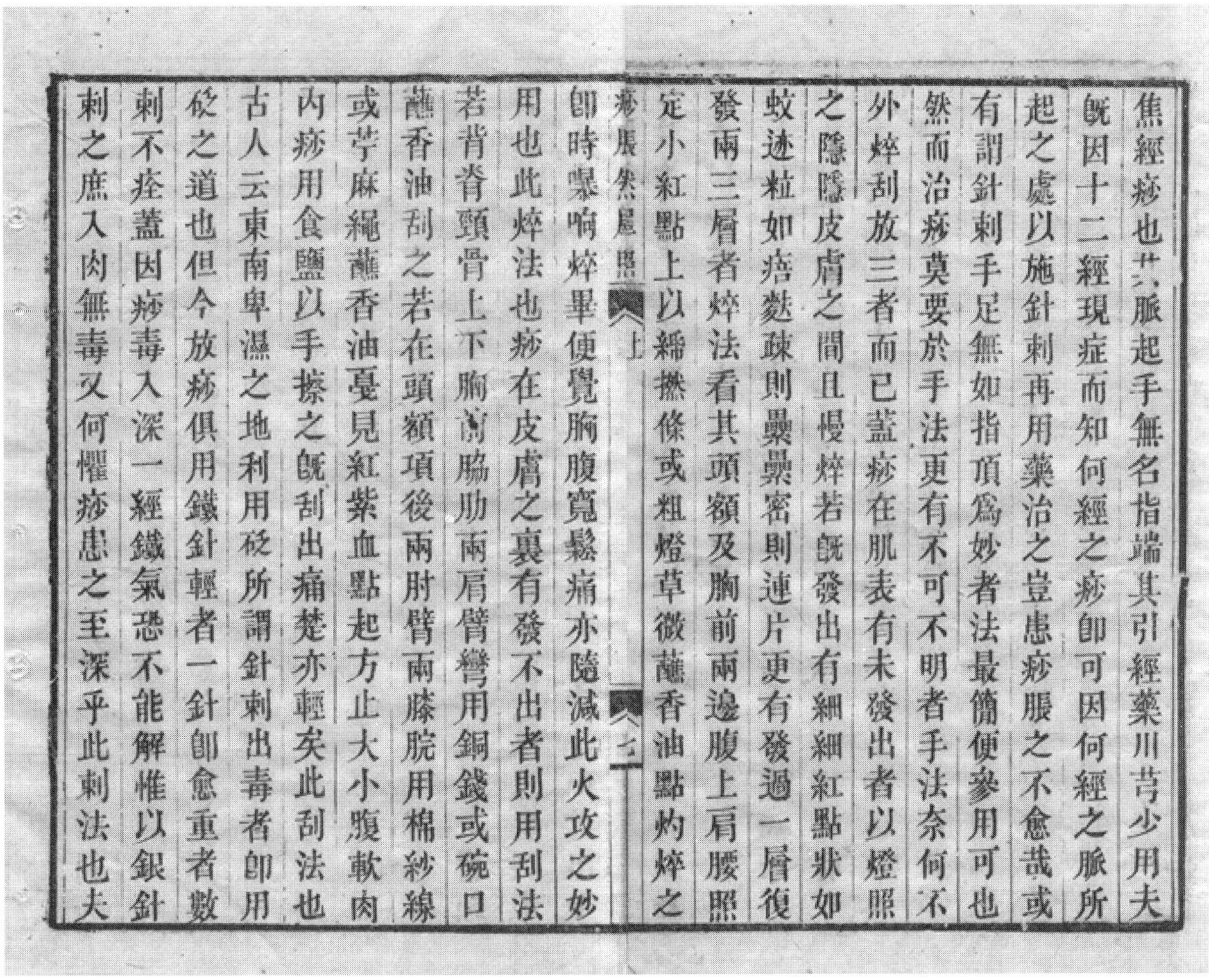

焦經痧也芽脈起手無名指端其引經藥川芎少用夫
既因十二經現症而知何經之痧卽可因何經之脈所
起之處刺手足無如指頂再用藥治之豈患痧脹之不愈哉
然而治病莫要於手法更有不明者手法奈何不
有謂針刺手足無如指頂為妙者法最簡便參用可也
外焠刮放三者而已蓋痧在肌表有未發出者以燈照焠之
之隱隱皮膚之間且慢焠若既發出有細細紅點狀如
蚊迹粒如痱麩疏則焠密則連片過一層復
發兩三層者焠法看其頭額及胸前兩邊腹上肩腰
定小紅點上以綿撚條或粗燈草微蘸香油焠之

痧脹燃犀照　卷上

卽時爆響焠畢便覺胸腹寬鬆痛亦隨減此火攻之妙
用也此焠法也痧在皮膚之裏有發不出者則用刮法
若背脊頸骨上下胸前脇肋兩肩臂彎用銅錢或碗口
蘸香油刮之若在頭額項後兩膝腕用棉紗線
或苧麻繩蘸香油戛見紅紫血點起痛楚亦輕
內痧用食鹽俱用鐵針刺出毒血所謂針刺出毒法也
古人云東南卑濕之地利用砭惟以銀針一針卽愈
砭之道也但今放痧俱用鐵針輕者一針卽愈重者數
刺不痊蓋因痧毒入深一經鐵氣恐不能解惟以銀針
刺之庶入肉無毒又何懼痧患之至深乎此刺法也夫

图1-1-26　《痧症燃犀照》

或腰背、头项连及风府胀痛难忍，是足太阳膀胱经痧也，其脉起于小足指外侧之端，其引经之药黄柏、藁本。或两目红赤如桃，唇干鼻燥，腹中绞痛，是足阳明胃经痧也，其脉起足次指外间，又一支入足中指外间，又一支入足大指端，其引经药葛根、厚朴、白芷，少用。或胁肋肿痛，痛连两耳是足少阳胆经痧也，其脉起足四指间，其引经药柴胡、青皮。或腹胀板痛不能屈伸，四肢无力，泄泻不已，是足太阴脾经痧也，其脉起足大指端，其引经药酒炒白芍。或心胸吊痛，身重难移，作肿作胀，是足厥阴肝经痧也，其脉起足大指丛毛上，其引经药柴胡、青皮、川芎。或痛连腰与外肾，小腹胀硬，是足少阴肾经痧也，其脉起足小指下，其引经药独活、盐、酒。或咳嗽声哑，气逆发呛，是手太阴肺经痧也，其脉起手大指端，其引经药葱白、桔梗、白芷，少用。或半身疼痛，麻木不仁，左足不能屈伸，此手太阳小肠经痧也，其脉起手小指端，循外侧上行，其引经药羌活，少用。或半身胀痛，俯仰俱废，右足不能屈伸，是手

阳明大肠痧也，其脉起手食指端，其引经药白芷，少用。或病重沉沉，昏迷不省，或狂言乱语，不知人事，是手少阴心经痧也，其脉起手小指内侧，出其端，其引经药独活、细辛。或醒或寐，或独语一二句，是手厥阴心包络经痧也，其脉起手中指端，其引经药柴胡、丹皮。或胸腹热胀，揭去衣被，干燥无极，是手少阳三焦经痧也，其脉起手无名指端，其引经药川芎，少用。夫既因十二经现症而知何经之痧，即可因何经之脉所起之处以施针刺，再用药治之，其患痧胀之不愈哉？[195]

⑧不可误投药

痧证证情复杂，病症非一，如痧似他证、他证似痧、他证兼痧等情况较多，对此，《痧证发微》指出不可误投药：

有时汗出油，不可误服酸敛固表之药；有时发热无汗，不可误服升提、温散之药；有时足寒过膝，不可误服桂、附之药；有时饮冷谵语，不可误服芩、连之药；有时上吐下泻，不可误服香燥、止涩之药；有

时恶心呕秽，不可误服姜、椒辛辣之药。总之，脉虚迟者，宜用温补；脉数实者，不纯用苦寒；似气虚者，不可妄投参、芪。[196]

总之，痧证病因、病机复杂，症状表现繁多，病情急剧，治疗时要谨守病机，各司其属。《治痧全编》对痧证的用药大法做了较好的总结：

痧病感四时不正之气，当驱邪为主，养正非所先也。当疏散，不宜大表；当下降，不宜升提；当凉解，不宜辛热；当清理，不宜涩滞；当消导，不宜补益；当开通，不宜收敛；当行气，不宜补气；当活血，不宜补血，佐以解毒，兼以清火化气以消其胀，行血以逐其邪，此用药之要也。[197]

（2）痧证方药

清之前专治痧证的方药较少，多为兼治痧证之方药。清代，治痧方药出现的较多，如《痧胀玉衡》卷下列"备用要方""痧方余议""药性便览"等5篇，论述痧症治疗的方药，载验方汤、丸、丹、散剂57方，另载便用七方、绝痧方，除失笑散、牛黄八宝丸、加味活命饮、绝痧方外，其余多是郭氏自创，均列出主治、用量用法和随症加减。

《痧症全书》在《痧胀玉衡》的基础上，添加药方7首，计痧症64方，改以六十四卦命名，并将各方附于主治痧症后。

之后，《痧症传信方》列"治痧诸方"一章详备方药，载有藿香正气散、胃苓汤、二陈汤、左金丸、理中汤、四逆汤、救中汤、左右渗方、时疫神验方、麻油饮、木瓜饮、阴阳水、兑金水、闽粤治痧症方、立生丹、急审速效丹、搐鼻方等。并于每一方下附有说明，对药理药性讲解透彻。

《痧胀玉衡》《痧症全书》《痧症传信方》等专著所列之痧方，均为"屡试屡验者，其未经取效者，方虽良，不敢滥入"。其组方紧扣用药大法，可概括为以辛香之品开窍，以辛苦之品利气，以辛温之品解表，以芳香之品逐秽，间用甘寒苦寒，以佐辛温，并强调大苦大寒之品，于初病之时用之不宜。

《痧胀玉衡》列"药性便览"一节，介绍96味痧药的主治病症、作用机制、用法、用量等。《痧症全书》在《痧胀玉衡》基础上增加35味，将药品、食品分为药忌、药宜、宜忌相半三类，使其更加清楚明了。之后的痧书多从此说，如《痧症燃犀照》《急救痧症全集》等。

此外，《痧胀玉衡》还列简便痧方之"便用七方"，所用药物均为随手可得之物，如井水、河水、

泥浆水、白砂糖、细辛、晚蚕沙、明矾、食盐等，一是因为痧证起源于民间，二是"惟痧起最卒暴，或有穷乡僻壤，或在旅馆长途，一时妙药难寻，性命垂于呼吸"，以满足救急之用。之后，《痧症全书》进一步搜集、整理，将简便方增加至24个，以后痧书所载简便痧方多从此数。

虽有上述许多治痧方法和方药，但不止一处强调"医者临症，当各求其因，若按图索骥，则误矣"。"审时令之热寒，酌体质之强弱，观病机之变动，用活法以治之，则存乎其人，故不能以预定也。"[198]这些都充分体现了因人、因时而宜，辨证施治的治疗原则，对后世痧证的医疗实践有着指导意义。

3. 外治诸法

清代痧证外治法更加丰富，如挑痧法、刮痧法、捏痧法、推拿、砭法等，各法具备，择其部分试述之：

（1）刮痧法

清代刮痧施术方法更加精确，器具选择更为广泛，多用铜钱、刮舌刮子以及手来刮拭。如《痧胀玉衡》云："背脊、颈骨上下及胸前胁肋、两背肩臂痧，用铜钱蘸香油刮之，或用刮舌刮子脚蘸香油刮之。头额、腿上痧，用绵纱线或麻线蘸香油刮之。大小腹软肉内痧，用食盐以手擦之。"[199]

吴鞠通《温病条辨》（1798年）对刮痧疗法的作用机制解释道："俗治以钱刮关节，使血气一分一合，数分数合而阳气行，行则通，通则痧开痛减而愈。但愈后周十二时不可饮水，饮水得阴气之凝，则留邪在络，遇寒或怒（动厥阴）则不时举发，发则必刮痧也。""刮则其血皆分，住则复合，数数分合，动则生阳，关节通而气得转，刮处必现血点红紫如沙。"[200]可以看出，吴氏认为刮痧能够疏通气血瘀滞而获效。

普净《痧证指微》（1822年）详列各种痧证的外治法，尤重刮痧法，主张在腧穴理论指导下应用刮痧疗法。前期痧书多为刮治背部、胸胁、头额、肩臂、手足等，本书记载刮痧部位较详细，精确到穴位，痧证治疗手法则按经络腧穴不同而斟酌，比如"颠折、头痛舌麻，头摇不止，痛如打折，面带麻木，如久不治，邪入心经，则舌麻而舌尖吐出。用香油刮脑户穴（骨上一寸五分中，属督脉，禁针，针则令人哑）、风府穴（在顶下入发际一寸，两筋间陷中。乃枕骨下五分，脑户下二寸是穴，若再下五分，是哑门穴，倘误针，则失音）"。再如用刮痧法治斜肩，"此秽邪在皮

肤肌肉之间，如左肩作痛垂下，右亦如之，延久则手举不起，或半身不遂，若用官料药服反重，以三指拍曲池穴、尺泽穴，拍出紫块，刺出紫血，再以香油钱括臂臑穴，肩井穴……"[201]强调治疗的程度，以"出痧为度"，如"于痛处刮出黑块，即以针刺出血""拍出暗血块，一一刺出黑血"，"刮出紫块，泄去邪气，以除病根"，"自邪气散达而愈矣"。可以发现，此时刮痧疗法已经不单单局限于刮拭肢体部位了，已经开始强调根据病症辨证取穴了，这在刮痧治疗上又是一大进步。

黄鹤龄《痧证全生》（1846年）（见图1-1-27）进一步解释了背部在刮痧疗法中的重要性，"盖此刮法，所以得效最捷者，与世不同者，因人脏腑各俞俱系于背，又足太阳膀胱经脉由背上行，膀胱者，诸阳之首，刮则气血数分数合，使表里阳气流行，而一切凝结之邪自解矣"。[202]

吴尚先《理瀹骈文》（1870年）是较具有影响的一部外治专著，总结了清代以前流传于民间并为群众广泛使用的各种外治经验，更把刮痧疗法列为内病外治大法之一。如治疗伤寒发斑："发斑用铜钱于胸背四肢刮透，即于伤处用蛋滚擦"。"阳痧腹痛、手足暖，以针刺十指尖、臂上肥考、紫筋出血，或用盐擦手足心，莫妙少磁调羹蘸香油刮背。盖五脏之系咸在于背，刮之则邪气随降，病自松解。""痧以油刮背心，五脏咸解"，[203]意思是刮痧后五脏的疾患都可以消除，足见前人对刮痧的重视。

《重订广温热论》（1911年）指出对刮出的斑点放血散毒，为"治喉痧、喉痹及各种风火喉症之第一妙法也"。[204]

《防疫刍言》（1911年）附"刮痧图说"，记载了刮痧的具体步骤、部位等。[205]

《验方新编》是一部博载民间习用奇验良方为主而兼收医家精论治验的方书，特别是痧证专篇，详细介绍了刮痧的部位、用具、操作过程、禁忌等，尤其是刮痧的方向和力度，"择一光滑细口瓷碗，另用热水一盏，入香油一二匙，将碗口蘸油水，令其暖而且滑，两手复执其碗，于病人背心轻轻向下顺刮，以渐加重，碗干则再蘸再刮"。[206]

不难想象，从当先民们身体上有病痛时，会下意识地随手抓一块石头在患处刮磨蹭按，逐渐发展到根据需要选择专用的器具，根据病情在人体特定部位施用特定手法，经历了漫长的历史时期，并逐步创立了刮痧疗法。清代，刮痧疗法发展完善，其操作技术要

点更加具体，应用更加广泛，作用机制认识更透彻，且与经络学说联系的更加密切，辨证取穴施术，以加强治疗效果。

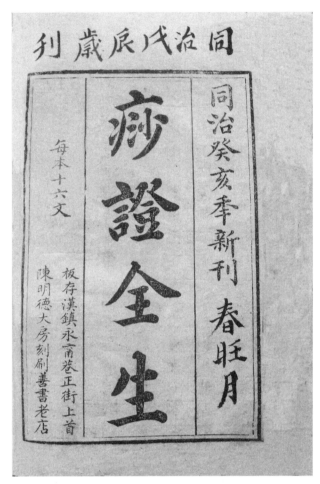

图1-1-27 《痧证全生》

（2）放痧法

明末清初，瘟疫流行，许多医家将刺络放血疗法用于瘟疫的治疗，刺血法的临床运用有了突破性的进步，放血疗法在瘟病的治疗发挥了巨大的作用。对于痧证的治疗，刺血法也发挥了较大的作用。痧证专著中也广泛记载了放血疗法，甚至《痧胀玉衡》被认为刺血治疗急症的专著，对后世影响极深。[207]《痧胀玉衡》总结了10处常用放痧部位：百会、印堂、两太阳、喉中两旁、舌下两旁、双乳、两手十指头、两臂弯、两足十趾头、两腿弯。强调放痧必须放尽，否则轻者变重；而食积、血痰之类阻滞痧毒，还可导致放痧数次而不愈，这时也要先消除其食积、血痰后而尽放其痧毒。还强调了放痧针刺深浅及注意事项，"腿上大筋不可刺，刺亦无毒血，反令人心烦。腿两边硬筋上筋，不可刺，刺之恐令人筋吊……其指尖刺之太

近指甲，虽无大害，当知令人头眩"。"刺时只需针锋微微入肉，不必深入。刺头顶心时，须挑破略见微血即可，不可直刺。"[208]放痧的器具，郭氏最为推崇银针，"余惟以银针刺之。则银性最良，入肉无毒，以之治至深之痧毒，不尤愈于铁针乎？此余所以刺痧筋者，独有取乎银针也"。这与现代常用不锈钢三棱针进行刺络放血的方法和机制一致。

对于上述10个放血部位，《痧胀玉衡》在后记"痧筋统说"中论到："或曰前书放痧有十，今放痧者，奚不止于此？余曰：遍身青筋，古有载矣。谓放痧有十者，不过就痧毒先达脏腑者明之尔，至腿弯痧筋，尤人易晓，余详之为初学者便，推而广之，宁有暨乎。"[209]此节补充了放痧不拘于上述10个部位，但见痧筋即可放血，其放血部位主要还是痧筋，与传统的刺络放血疗法不同。

《痧胀玉衡》仅是总结了上述10个放痧部位。之后，《痧症全书》较为详细地论述了各部位的操作要点：

一在头顶心百会穴只须挑破，略见微血，以泄毒气，不用针入；

一在印堂头痛者用之，针尖微入肉中，不必深；

一在两太阳穴太阳痛者用之，针入一二分；

一在喉中两旁惟虾蟆、大头瘟可用；

一在舌下两旁惟急喉风、喉蛾沙可用，刺出血，吐之，莫咽下；

一在双乳乳头垂下尽处是穴，此穴不宜多用，不如在乳上下有青筋处刺之；

一在两手十指头其法用他人两手扐指，紧捏近脉息处刺之，或用线扎住十指根，刺指背近甲处出血。若刺指尖，太近指甲，令人头眩；

一在两臂弯曲池穴腿弯名委中穴，蘸温水拍打，其筋目现，然后迎刺；

一在两足十指头与十指同；

一在两腿弯委中穴腿弯上下前后有青筋曰沙眼，迎其来处刺之。如无青筋，拍打腿弯委中穴，此穴可深入寸许。[210]

胡凤昌《痧症度针》（1873年）（见图1-1-28）设"放痧法"一节，对放痧法发挥较多，就放痧的工具、操作步骤和方法、治疗时间和间隔、注意事项等提出自己较多的见解。例如对上述10个放痧部位的定位、操作方法、适用范围、注意事项等论述较详：

一刺百会 穴在头顶上正中陷处。此穴切不可直刺，亦不可深入，但宜斜刺，只取挑破外皮，略透血影以泄毒气而已。

二刺印堂 在两眉中间，比眉头略高一分许。但刺一针，见微红即止，头晕痛者尤宜刺。

三刺两太阳穴 在两眉外梢，去眉梢二三分，以

指重按之，觉酸者是也，各一针。

四刺喉旁 在喉结两旁，各开寸许，各一针，咽喉痛闭者宜刺。

五刺舌下两边 近边各刺一针，针不可深，但取血影可矣。

六刺舌底两边黑细筋 舌滑不易取，一手用布或纸包定舌尖，翻之令向上去，右手用针，看有青紫细筋绊舌，则轻轻刺之，若舌底大黑包，切不可刺，误刺则血流不止而死，余曾目睹。

七刺两乳头 在黑晕内上边，各一针。

八刺手十指尖 穴在指甲后正中，各去甲一韭菜许。昔人云各离甲三分，此乃身上分寸，与官尺不同，不可拘泥。又刺足十指尖穴，与手指尖相同，亦各去甲后三分许，不可太近，近则令人头晕恶心，手指上亦然。凡欲刺指尖宜先从上向下捋五六次。

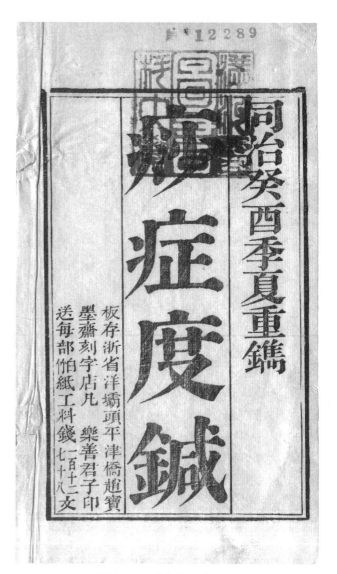

图1-1-28 《痧症度针》扉页

九刺两臂弯　宜于弯之内边宛宛中看有细筋，或淡红，或深红，或紫色者，刺之各一针，取紫黑血点为妙，切不可刺大筋，亦不可刺硬筋，误刺伤人。

十刺两腿弯　横纹中间，即委中穴也。痧症宜认腿弯上下有细痧筋，却于细筋叉内针出恶血，以泄其毒。若大筋、硬筋皆不可刺，切记切记。

凡用针不可太重，入肉不过一二分，取微微红血点以泄毒气，庶不使负痛伤元。若杭城薙家刺法，入肉不外三五分，流血满地，亦大泄元气矣。[211]

《痧症度针》(见图1–1–29)还指出放痧做好选用特异工具——“痧针”和“痧刀”，并介绍了其制备方法：

古人用砭法，以细磁器碎之，取有锋者，夹缚竹箸头上置穴上，另用一箸就磁片上轻轻击之，得血出为毒泄也。今人多用痧刀刺之，出血更易。其刀比外科刀稍窄，亦较细。

痧针宜小而极利，长二寸余，口不宜阔，须日日于羊肝石上磨得锋尖，收藏身边，勿使黑锈，临用再磨五七下。以两指撮定针尾，看准痧穴凌空刺之，如用朱笔点书一样，则入肉浅而泄毒自易。如一次不愈，息一二时辰，再刺一回，大约三次出血。虽势在危笃者，亦可回生也。

痧针，古人用磁锋，取其入肉浅也，今人改用金银针，取其解毒也。然锋利不及钢针，或嫌铁气着肉，痧毒难消，总不如生银针。乡人有取山土中多年旧铁钉子炼成者，更为清快。[212]

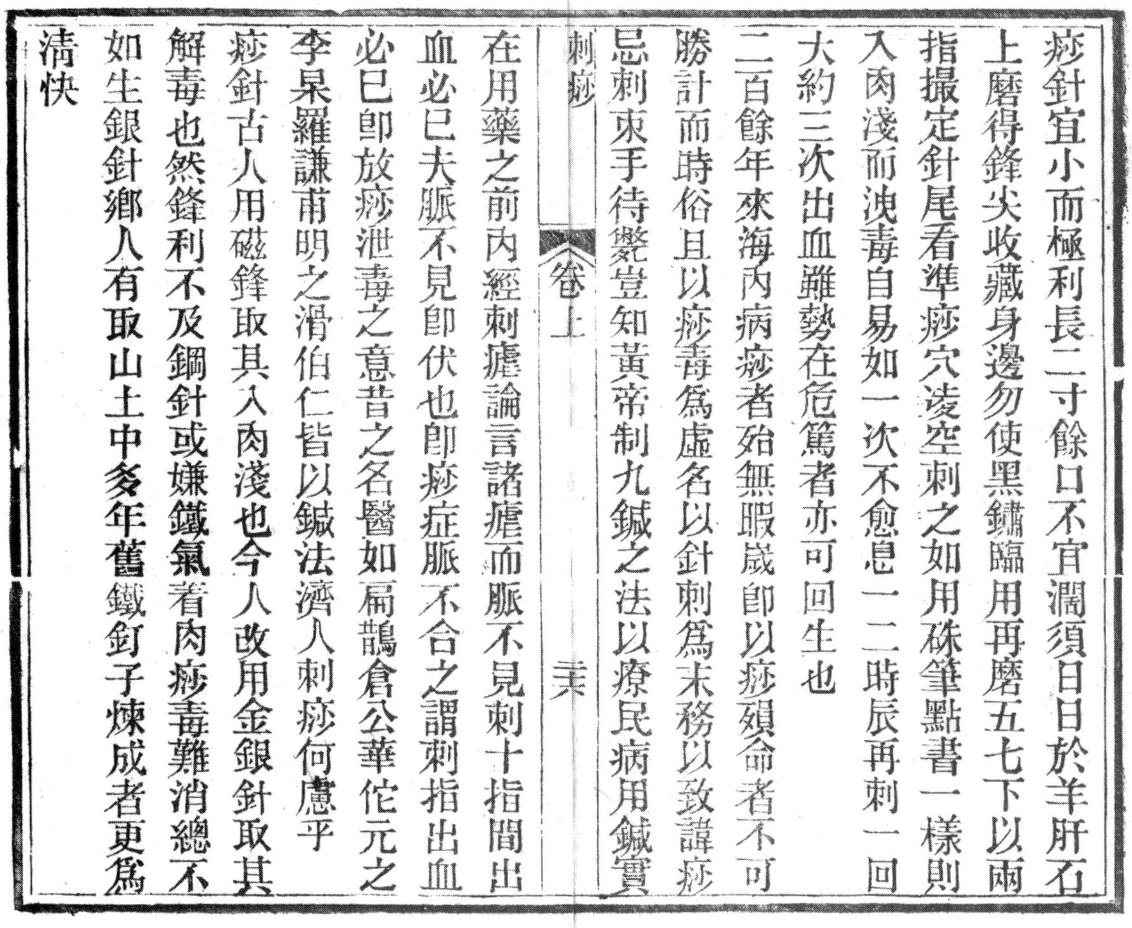
痧針宜小而極利長二寸餘口不宜濶須日日於羊肝石上磨得鋒尖收藏身邊勿使黑鏽臨用再磨五七下以兩指撮定針尾看準痧穴淩空刺之如用硃筆點書一樣則入肉淺而洩毒自易如一次不愈息一二時辰再刺一回大約三次出血雖勢在危篤者亦可回生也

二百餘年來海內病痧者殆無暇歲即以痧殞命者不可勝計而時俗且以痧毒爲虛名以針刺爲末務以致諱痧忌刺束手待斃豈知黃帝制九鍼之法以療民病用鍼實在用藥之前內經刺瘧論言諸瘧而脈不見刺十指間出血血必巳夫脈不見即伏也即痧症脈不合之謂刺指出血必巳即放痧泄毒之意昔之名醫如扁鵲倉公華佗元之李杲羅謙甫明之滑伯仁皆以鍼法濟人刺痧何慮乎

痧針古人用磁鋒取其入肉淺也今人改用金銀針取其解毒也然鋒利不及鋼針或嫌鐵氣着肉痧毒難消總不如生銀針鄉人有取山土中多年舊鐵釘子煉成者更爲清快

刺痧　卷上

图1–1–29　《痧症度针》正文

此外，《痧症度针》还提出少商为“治痧第一要穴”，“印堂、人中、少商、舌底”是必刺之处。

以上十处，虽痧毒深重者，刺之必愈，非空言也。妇女可隔单绢衫刺之，若少年怕针者，不必如数。余尝师周宇宁翁刺法，先刺百会一针，次取印堂一针，次取人中穴唇上白肉处居中一针，次取两太阳各一针，鼻准尖上一针，更刺两手少商穴各一针，以通肺气。此穴在手拇指尖内侧甲角，去甲角各一韭叶许，以爪甲掐之甚酸，针入有声者是，此治痧第一要穴，切不可误刺外侧，亦不可离甲角太近，反令人眩。痧重者并刺十指甲角，及足十指甲后三分各一针；足酸或吊脚者，取两腿上委中各一针；腹痛甚者，刺绕脐共六针；呕甚刺足跗阳穴，在足背上小儿系鞋带处正中各一针。重极者亦刺舌下，如前法；其轻而浅者，但刺印堂、人中、少商、舌底凡四处，而

痧痛已平。[213]

对于上述10个放痧部位，寇兰皋《痧症传信方》（1832年）（见图1-1-30）持有不同的意见，指出前虽有放痧十处之说，但寇氏认为百会、印堂、太阳、喉中两旁、两乳头垂下处五部分不可针刺，刺之必大害。[214]至于为何不宜放血寇氏并未给出解释。寇氏将放痧法分为腿弯痧筋放血法和刺络法，因为肘、腘部位为机关之宝，真气之所过，血络之所游，刺之具有通经络、利关节，使邪气、恶血不得住留。

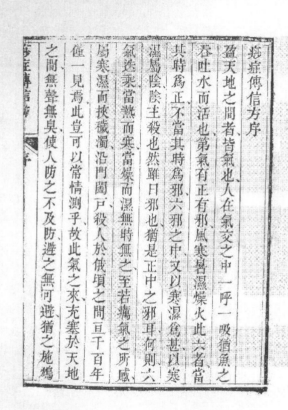
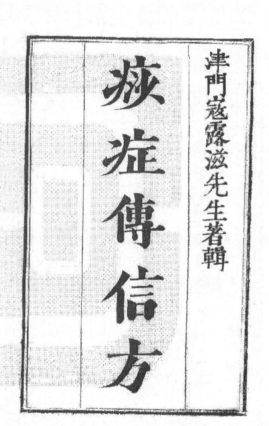

图1-1-30 《痧症传信方》

《痧证指微》将痧证病刮、放、药治疗三法，转变为以刮法和刺穴结合之外治法为主。将各痧按经络辨证，遵循针灸理论，结合经络循行部位和经穴功用主治，进行刮刺治疗，进一步细化了刮痧和放痧的方法。之后《痧症秘传歌诀》将该书内容编写歌诀以便记忆。

《验方新编》详细介绍了针刺放痧用具、操作过程、禁忌等，"针刺放痧当用瓷锋作针"，"痧毒太深，即用瓷锋在黑点上将皮略为刺一点，放出黑血，则病必松"，"至于结喉及两边，万不可用瓷锋刺也"。[215]

总之，清代放痧法主要有刺络放血、痧筋放血和穴位放血三种，放血工具主要有银针、痧针、痧刀以

及瓷锋等。

（3）焠痧法

清代焠法在痧证治疗中的地位提升，其操作方法仍是沿用前世之法。如《痧症全书》将焠法列为痧证三大外治法之一，用于肌肤痧且未出者：

治法者何？刮痧、焠沙、放沙是也。沙在肌肤有未发出者，以灯照之，隐隐皮肤之间，且慢。焠若即发出细细红点，状如蚊咬，粒如疹麸，疏则累累，密则连片，更有发过一层，复发两三层者。焠法：看头额及胸前两边，或腹上与肩膊处，照定小红点上，以纸捻条，或大灯草，微蘸香油点灼焠之，即时暴响。焠毕便觉胸腹宽松，疼亦随减，此火攻之妙用也。[216]

（4）灸法

灸法被用于痧证的治疗中，尤其是刮放药无效时，这与当时的医疗技术水平有关，多数疾病应用单一疗法无效后，也尝试选择其他方法，这一思想在目前的中医临床实践中也一直保留。如《痧症全书》在治疗脱阳痧时，书中记载"脱阳痧，小腹急痛，肾缩面黑，气喘出冷汗，名为脱阳，有似发痧。用连须葱白三茎研烂，酒四碗，煮二碗，作三服。又炒盐熨脐下气海穴，令气热，"[217]炒盐熨脐下气海穴，即为行之有效的温和灸法之一。

《注穴痧症验方》载："肢冷无脉，刮放服药，已过半日许，脉仍不出，用食盐铺脐下关元穴厚一分许，上安艾丸如龙眼大一枚，灸之，腹不觉暖，脉不出，再灸。"[218]

（5）推拿法

清代，推拿法广泛用于痧证治疗中，并出现了推拿治疗痧证的专著。《痧症全书》记载了使用按脊疗法治疗痧证："凡痧症属肝经者多，肝附于背第七骨节间，若犯痧，先循其七节骨缝中，将大指甲重掐入，候内骨节响方止，以盐涂之。如不响，必将盐重擦，必使透入，方能止疼。"[219]

黄鹤龄《痧证全生》（1846年）（见图1-1-31）将拿法、刮法、砭法列为痧证三大外治法，拿法使用方法为"病在肌肤，推法治之；病如在血肉之间，以揉法治之；恐入经络，定当以缠法治之"。[220]对于拿法黄氏认为"此证所以必拿筋者，因肝为周身诸筋之主，内寄相火，又当升泻，功能表里，既被寒热凝聚，阳气失于流行，故患此病。今与拿之，令肺脏相火即阳气也升降，阳气流行，表里通彻，气血疏畅，真阳复生，浊阴自解，而诸证可告痊矣，则拿筋治病之至简、至捷一大法门也"。[221]

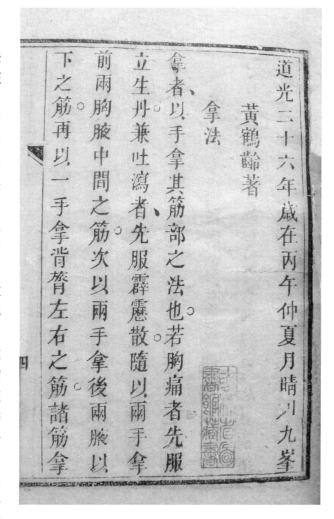

图1-1-31 《痧证全生》正文

在《痧症全书》基础上，有人将推拿法广泛应用于痧证治疗中，编成《一指定禅》，如腰痛痧"左右急揉三焦、命门、中魁"[222]，闭口痧的治法为"缠：水沟、素髎、兑端、囟会、百会、脑户、风门、疟门、七心。先推臂臑、间使、曲池、大陵、手部十指尖"。[223]此书被认为是"一指禅推拿流派的代表作"。[224]

（6）砭法

砭法，又叫打法，俗名打磁针，借助外物敲打穴位的方法，常用磁锋。《痧症全书》详细叙述了砭法的使用方法，"择细瓷碗，敲其锋利者一片，取竹筷方头，从中劈破寸许，夹住瓷片露分许，瓷锋向外，以棉线扎紧用滚水一碗，入麻油两匙，以手蘸水拍打尺泽穴紫红点起，即以两指捏定筷稍的按尺泽穴中，再用竹筷一双横敲线扎之头，使其刺入穴内一分，出血为妙。"[225]指出常用的穴位有少商、中冲、少冲、委中，砭少商以泻周身气分之浊邪，砭少商、中冲、少冲以泻气血分之邪，砭委中泻周身阳经之浊血。此外,《绛雪园古方选注》还记载了杨柳枝打法治痧:"西北人以杨柳枝蘸热水鞭其腹,谓之打寒痧。"[226]

(7)搐鼻法

搐鼻法是将药物研为细末,取少许吹入鼻孔,催嚏以达开窍目的的治病方法。在清代大量运用于痧证治疗中,如《痧症度针》记载了用卧龙丹、通关散等搐鼻取嚏治疗痧证:

> 至于毒气内攻,刮放不出者,急用卧龙丹、通关散之类搐鼻取嚏以开上窍,再服红矾、宝花、至宝丹之类,以开之降之,俟其少苏而刮放之,则毒邪自泄。[227]

《治痧全编》应用探吐、搐鼻取嚏与刮、刺相结合的方法,治疗阴邪痧秽所致痧证,以祛邪于外,因"如用清暑凉剂,则阴邪痧秽愈郁;如用消阴温剂,则腹中热邪益炽;或用痧药通气,虽不相背,亦不能发越阴邪,清降伏热":

> 治此症者急用烧盐散,焦盐五钱,调阴阳水或童便,随灌随吐,随吐随灌。如不吐,鹅翎探之,吐则内外双解,身自热,脉自出,腹痛自止矣。少缓则邪气互闭,手足胸腹皆变青黑,立时致毙。未探吐之前,先用痧药搐鼻取嚏,刺委中及十指,并刮背撮筋以通经络之气。若搐之无嚏,是痧秽壅塞肺窍,刺之无血,是痧秽壅塞隧道,则又当先探吐,而后用取嚏等法。[228]

在上述常用的外治诸法的基础上,还出现了其他的外治法,如拈痧法、吸痧法、鸡痧骑法等法。

《防疫刍言》(1911年)记载了"拈痧图说",论述了拈痧的手法、步骤:"无论左手右手,先将大指、无名指、小指,屈近掌内不用;次屈食指、中指,以两指第二节","拈痧人喉前颈皮、曲池、委中。"[229]此拈痧手法即是揪痧法。

冯兆张认为痧证由痧风引起,主张用角筒拔痧,兼以外用药治疗。"痧病者,惟岭南闽广之地,溪毒痧风,水弩射工,蜮短狐虾须之类,俱能含砂射人,被其毒者,则憎寒壮热,百体分解,似伤寒初发之状。彼士人治法,以手扪摸痛处,用角筒入肉,以口吸出其痧,外用大蒜煨捣膏,封贴疮口即愈。"[230]

《痧胀名考》《注穴痧证要方》等记载了治疗腹痛的鸡痧骑法,"取大公鸡一只,令病者仰卧,放肚上,鸡即伏好,痛止即跳下而愈。"[231, 232]虽然,书中声称"此法屡验",但是本法的科学性和真实的疗效不得而知。可能还是受沙子病为水虫病影响的原因。

4.饮食调摄

在注重内外结合治疗痧证的基础上,医家们也重视痧证的饮食和病后调摄。正如《痧症全书》所述:"痛时则不欲饮食,痛后亦有不喜者,有食而作胀腹痛者,其间饮食,最要斟酌,宜忌不可不慎也。"[233]列出痧证忌食生姜、圆眼、大枣、花椒、胡椒、辣酱、烟茶、火酒、热汤、醋、麦、豆粉、肉荤、鸡鱼、葱蒜、芥菜、瓜茄、糯米、团粽、糖食、果品、红菱。

> 发痧忌热汤、热酒、粥汤、米食。若饮热汤酒粥,轻者必重,重者必危。吃米食诸物,恐结成沙块,日久变出他症,难于救疗。始有食不消,不殒命者,亦幸耳。

> 沙后病症若松,胸中觉饿,或急进饮食,即复沙胀,立能变症,必忍耐一二日为准,方保万全。[234]

此外,还列出痧证食宜之品:黑砂糖、食盐、芋艿、灯心汤、芦粟汤、山楂汤、莱菔汤、阴阳水、荸荠、百合、莲藕、西瓜、河水滚水各半冲服。并强调"痛止后知饿,方可吃饭汤、清水、米糊汤,亦宜少用,且须冷吃,不然复发。"[235]《痧症发微》进一步强调到:"如真觉大饥,势不能耐,先煮挂面少许,待温食之,然后可进米粥,庶免食后复发。"[236]

《痧证指微》列出了复后三不治,以提示禁忌:

> 劳碌感冒,患痧治愈后,早行房事,复发者不治
> 痧后最忌行房,重者愈后须停百日,轻者愈后须停月余。
> 痧证治愈后饮烧酒后发者不治。
> 痧证愈后,误食豆腐浆,复发者不治。[237]

小结:发展至清代,文献资料所记载的痧证治法丰富多样,基本形成了系统的治疗法则。痧证方药拓展,具备完善的用药大法,提出了上百首痧证专用方。外治方法也得到了扩充与发展,一方面治疗方法不断丰富充实,如刮痧、放痧、焠痧、灸法、推拿、揪痧、砭法等法,另一方面更加重视方法的合理使用,各种方法的施术操作步骤、施术部位及宜忌明确。此外,还重视药食的忌宜,以防病后复发。痧证治法的进步、发展是在继承前人的基础上,不断地融进新的经验、方法,从而表现出了其历史发展的连续性。由于清代痧证与疫病的混杂,痧证治疗经验为当时疫病的治疗提供了一定的借鉴。

痧证各种简便、实用、良捷的治疗方法,从远古开始逐步积累,至明清时期形成并逐步完善。这些简便廉验的技法和方药广泛应用于临床,痧证治法丰富

了祖国传统医学的治疗学。也许正因为其疗效显著，医家们将凡是应用治痧方法获效的病症，均纳入痧证范围，而使痧证范围扩大，使一些杂症、常见病症以及疫病纳入痧证范畴。目前对痧证方药和相关病症外治法研究的较少，痧证治疗经验值得我们进一步挖掘研究。

第二章　痧证理论和刮痧疗法的认识

第一节　"痧"的内涵

痧证在客观存在的前提下，由于简于文字记载，痧证病名及其诊疗技术经验在早期古籍中备而不详，多附述于中暑、霍乱、疟疾等门。之后以"沙病"为其端倪，逐渐使用至今。自南宋《叶氏录验方》首次明确提出"沙病"概念后，痧证病名、病因、病机、症状表现、诊断治疗等论述逐渐详细起来。"痧"出现在历代文献中，内涵不一，痧证之所以有众多病名，与痧字含义宽泛不无关系。"痧"之含义主要有以下几种：

一指痧气，为民间称谓的暑热病症。指的是由于夏秋之间，感受到暑湿之浊气后，结于胸腹、经络之间，出现头痛、咳嗽、烦闷、头面肿痛、眩晕胸闷、手足肿痛、身体肿痛、脘腹痞满、恶心呕吐、腹泻等症，称之为痧证，又称痧气或痧胀。如《通俗伤寒论》所曰："日间触闻臭秽，夜间露宿贪凉，其大要也，夏秋最多。缓则寒湿凝滞于经络，或湿热郁遏于经髓；急则鼻闻臭毒而阻逆上气，或内因食积而壅塞中气，皆能气胀成痧，故统称痧气。"《痧胀玉衡》载："外感之症，不独风寒，即夏月暑热之气，时疫传染之气，秽恶触犯之气，一受于身，亦如外感。然则内伤者本病，外感者标病。故伤寒集中，有内伤外感之症，此之集中，有内伤兼痧之症。""或天气炎热，时行疫疠，感动肠胃，因积而发，亦致痧痛。"相当于西医学普通感冒的一种，中医多辨证诊断为暑湿感冒。

二指"痧"疹，即皮肤出现红点如粟，以指循皮肤，稍有阻碍为特点。如邵新甫在《临证指南医案》按语中言："痧者，疹之通称，有头粒如粟。瘰者，即疹之属，肿而易痒。"[238]张志聪《侣山堂类辨》曰："所谓砂者，身上有斑点如砂，或用麻刮之，则累累如砂，故名曰砂……故浅者刮之，深者刺之，使邪气外泄，而痛可止。"[239]痧疹是疾病在发展过程中，

反映在体表皮肤的一种表现。由于麻疹也有皮疹之表现，常与痧证混杂。在《痧胀玉衡》作者郭志邃的家乡，就把麻疹叫作痧子，所以郭氏特地指出说："麻疹在他方，有名疹子，有名蚤疹，在檇李则名痧子，而痧胀亦名为痧，不可不辨。"[240]并在书中设立专节加以辨析。有一些文献认为痧是麻疹的别称或视麻疹为一种痧证，如工具书《辞源》《辞海》《汉语大字典》《中医字典》《汉语大词典》等。痧疹相当于西医学一些有皮疹类疾病，如湿疹、过敏性皮炎等。

三指温病或疫病。即指由于感受瘟疠之邪或者感触秽浊不正之气所致腹痛、吐泻一类的病症。表现为先发吐泻后见腹痛者，从秽气痧发者多；先心腹绞痛而后见吐泻者，从暑气痧发者多；见心胸错闷，痧诞胶结者，从伤暑伏热痧发者多；遍身肿胀，闷痛难忍，四肢不举，舌强不言者，从寒气冰伏过时，郁为火毒痧发者多。故《痧胀玉衡》曰："痧者，天地间之厉气也。""痧者，暑热时疫恶毒之气，攻于里则为痰喘，为血痢，昏迷沉重，不省人事。若元气壮实，内不受邪，不入于里，即散其毒于肌肤血肉之表，为肿、为胀。"[241]"迩来四方疫气时行，即今丑寅年间，痧因而发，乡村城市之中，俱见有此等症。或为暗痧，或为闷痧，或为痧痛，或为落弓痧、噤口痧、扑鹅痧、角弓痧、盘肠痧，或又因伤寒、疟、痢与夫胎前产后等症，而痧兼发，甚至阖门被祸，邻里相传，不可重掉。"又称痧疫、痧秽、痧痢、痧胀等。相当于西医学的急性传染病，如流行性感冒、细菌性痢疾等，有一定的传染性。

四指"痧象"。即我们通常所说的"痧"，一般指"痧象""出痧"，即经刮拭后，在相应部位皮肤上所出现的充血性改变，如皮肤潮红，或红色粟粒状，或紫红色，或暗红色的血斑、血泡等出痧变化。"痧象"是许多疾病在发展变化过程中，经过刮拭后反映在体

表皮肤的一种共同表现，但依据体质、病性、病位、刮拭的部位、手法以及强度不同，而表现各异，许多疾病刮痧后都可以出现痧象，所以有"百病皆可发痧"之说。西医学认为，刮痧可能通过直接刺激体表，提高血流灌注量和皮肤温度，以及皮下血管充血、出血所产生的"痧"等作为刺激源，激活不同的生物学通路，发挥生物学效应，达到防病治病的效果。

"痧"为中医之特有病证名，其含义的变化是基于对疾病本身的观察和认识，以及医疗实践的基础而产生。在病因、病机、症状表现和辨证论治上历代各家对其有不同的看法，因此在确定痧的含义时，应该以历史的眼光来分析。宋元多把经挑刮治疗出现斑点的病叫"沙"，如溪毒、射工、沙虱等病；明代多指以腹痛闷乱、不能吐泻为主症的病症，即绞肠痧；清代"痧"是在之前"沙病"的基础上，结合当时瘟疫发病的某些特点而形成的疾病概念，多指痧疹和瘟疫类疾病；现代多指"痧象""出痧"，即刮拭后皮肤出现的颜色和性状的改变。

第二节　痧与刮痧的起源

一、"沙病"病名的由来

宋元至明清，在这漫长的历史发展进程中，痧证认识随着实践的深入逐步由简单到深刻，诊疗方法日渐丰富，经验日趋成熟。本书认为痧证类似病症的出现与痧证病名的形成并非在同一时期，分析早期"沙病"症状的表现可以看出，其症状表现并无特异性，以恶寒发热、头痛、手足厥冷等为主症，"似伤寒非伤寒，似疟非疟"的病症，在以前就有论及，且记载较多，至少与宋元以前论及的各种水虫病症状表现相似，只是没有冠以"沙病"之名称而已。如《肘后备急方》云射工"初得时，或如伤寒，或似中恶，或口不能语，或身体苦强，或恶寒壮热，四肢拘急，头痛，且可暮剧。"[242]足以说明具有恶寒发热、手足身冷、头痛、闷乱等症的疾病早就存在。仅是先辈对痧证的初始认识，限于当时的条件，在古籍中是以"沙病"及某些相应症状描述作为表达方式。因而可以说，在痧证病名形成之前，古人对痧证的认识是有一定基础的，只是在南宋首次提出"沙病"概念后，至明清才完善并逐步确定。

正如《痧症燃犀照》所曰："夫痧胀之病自古已有，痧胀之名自古未立。考之方书曰干霍乱，曰绞肠痧，曰青筋，曰白虎症，曰中恶，即皆痧胀病者也。特未专立痧胀之名，而其症亦偶一患之，未如近今之甚耳。故从古患此症者，北方多有，谓之曰青筋症，又曰马头瘟。今则南方遍行，谓之曰水痧，又曰水伤寒，江浙则为痧，闽广则曰瘴气，其实一而已矣。惟古已有此病，故凡方书所以治干霍乱、绞肠痧、青筋、白虎、中恶者，皆即治痧胀之方药。惟古未立此名，故凡后世焠、刮、放等法及所以治之之方剂，皆自古所未专详。后之医者因得藉口，以为古书之所

无，今人自不能治，以致患此症者，俱束手以视其毙，亦可憾矣！虽然皇古无医书，自轩岐创法，历代名人各有撰术，因而一切之病著，一切之治法亦备。痧胀之病，特古未遍行，故治法遂略耳。迨后世其病既盛，其法又何常不有人详论之耶！且痧胀至今时而始有人详论，不犹之一切病症亦为古略而后详耶！是亦理有，固然无足怪也！"[243]《痧症全书》作者王养吾也认为"古时不立沙胀之名，未经说破故耳"。[244]

二、"刮痧"名称的由来

据前论述，可以看出痧证的疗法，不仅仅使用刮痧，常配合使用艾灸、针刺、放血、药物等方法，这说明刮痧疗法同艾灸、针刺、放血、药物等方法一样，并非专门针对沙病的治疗方法，而是具有相同病机或者相似症状变现的一系列的疾病治疗方法。"刮痧"名称的出现可能是借义于沙病的概念，因其是痧证的主治方法之一，对痧证具有较好的疗效，如《本草纲目》所云："今俗病伤寒者，皆以麻及桃柳枝刮其遍身，亦曰刮沙，盖始于刮'沙病'也。"[245]

然而刮法的起源在先，沙病概念的形成在后。刮痧疗法的产生和运用究竟是在何时，目前还不能肯定的下结论，但是大多数医家认为刮痧疗法与古代之砭石疗法有一定的渊源。

《辞海》中将"刮"解释为"劀：搜刮，《周礼·天官·疡医》：'劀杀之剂。'郑玄注'刮，刮去恶疮脓血'。"[246]"刮"之本义即为刮去恶疮的脓血腐肉。在医学上最早的有关刮的医疗器具，应该是《山海经·东山经》中记载的外科手术器械——砭针，"可以为砥（砭）针，治痈肿者。"[247]《说文解字》注："砭，以石刺病也。"可见，砭石在远古时期是刮拭体

表、切开排脓的有效工具。[248]有研究者认为，刮痧及其相关技术作为一种保健技术、医疗技术，在2000多年前的《五十二病方》一书中，内容已经相当丰富，虽然还处在初级阶段，但已有了比较具体的技术要求。《五十二病方》多处论述的"布炙以熨""抚以布"，用布裹热盐"以熨头"等，可能是2000多年前的刮痧法雏形。与后世的棉线刮法、麻线刮法、油盐刮法、手擦法等刮痧方法相近。如郭志邃在《痧胀玉衡》一书中所述的头额、腿上痧刮痧法"用棉纱线或麻线，蘸香油刮之"，"大小腹软肉内痧，用食盐以手擦之，宜用油盐刮其皮肤"。[249]

刮痧疗法以砭石为开始，随后经过骨弓、苎麻、陶器、银器、水牛角等工具演变过程。汉唐以后，随着中医药学、方剂学的迅速发展，如《神农本草经》《伤寒杂病论》《千金要方》等以方药为主、主要用于内治的力作问世，均对各种朴素的外治法的发展有所冲击，使其日趋沉寂。

刮痧疗法起源甚早，虽然古医籍文献中有关刮痧起源的记载阙如，但我们可以这样说，刮痧法的起源比药物、针灸起源还早，是我国劳动人民在与疾病的抗争中发明的一种自然疗法。从医学运用的角度看，在当时的条件下，人们完全有可能将各种石块、动物骨骼等进行磨制加工，用于刮痧。刮痧疗法的产生经历了一个自由发展到自觉的过程。从先民们随手抓一块石头、树弓在患部下意识地刮擦，到根据需要选择精磨专用的器具，根据病情在人体特定部位施用特定手法，经历了漫长的历史时期，逐步创立了刮痧疗法。这也说明医药卫生的起源，主要是人类生产劳动的需要，是生产、生活的需要，决定了医药卫生的发生和发展。

总之，刮痧疗法是起源于民间、流传于民间、历史悠久的外治法，对于头痛、寒热、呕恶、腹痛、闷乱等病症具有很好的治疗作用。但是在古代并没有一个特定的名称，治疗的病症也没有特定的名称。直至"沙病"病名出现之后，应用于沙病的治疗，简洁方便而且疗效明显，刮法作为沙病主疗法之一，进而出现了"刮痧"之名。刮痧名称的出现来源于唐代的刮沙之义，是对沙病的借义，但是并非是刮痧法的最早起源。应该区别对待痧证疾病的存在和"沙病"病名出现的时间，以及刮痧方法的起源和"刮痧"名称的形成时间。

痧证诊治理论是中医传统疗法的一个重要组成部分，它的形成和发展与数千年中医理论认识方法密切相关。

第三节　痧证辨治理论认识在中医学术发展中的作用

为何痧证在民间妇孺皆知？因为痧证相关治疗方法简捷有效，在民间缺医少药的情况下发挥了巨大作用。尤其是在清代瘟疫流行时，大量瘟疫病症纳入痧证范围，甚至痧证成为瘟疫的代名词，痧证诊治理论对于瘟疫的抵抗也作出了一定的贡献。此外，痧书的大量刊印，也为进一步推广了痧证诊治经验的使用和传播。痧证理论及其治疗方法作为中医学中的一个重要组成部分，对于当时的民众健康起到了重要作用。学术的发展是一脉相承的，所以，考证痧证理论及其治疗方法在整个中医学术传承发展中的作用，对于完整地继承中医学具有一定的意义。

放痧疗法在痧证治疗中的广泛应用，促进了明清时期放血疗法的不断完善，尤其为放血疗法运用到瘟毒疫疠的治疗上积累了丰富的经验，因此郭志邃所著《痧胀玉衡》被认为刺血治疗急症的专著。[250]痧书中对常用放痧部位和各部位的操作要点的总结，对后世刺血术的发展影响极深。

《痧胀玉衡》《痧症全书》等痧证专著中，提出了气血辨证的方法，痧证辨证重视"在气在血"，"治之须辨经络、脏腑，在气在血"；治疗上也重视气血的关系，如"治痧先当治气"，"治痧必兼治血"，"气为毒壅，必兼伤血，行气中当活血；血为毒壅，气亦随之，行血中必利气。故治胀必治气，治气必治血"。血痧具有凝、壅、聚、结的不同，用药亦不同，"凝者，初犯之症；壅者，凝多而塞；聚者，血壅或左或右；结者，血滞一处。故痧毒中血分，结为重，聚次之，壅又次之，凝为轻。凝以红花、泽兰为主；壅以延胡索、桃仁为主；聚以苏木、茜草为主；结以五灵脂、降香为主。"

在郭志邃、王养吾之后，叶天士提出了卫气营血辨证理论，王清任提出了血瘀论，痧证气血辨治理论可能对其后叶天士的"卫气营血"和王清任的血瘀论有一定的指导作用。如王清任认为人体的正常生理活动主要在于气血的通畅，"无论外感、内伤……所伤者无非气血。"提出的久病多瘀、怪病为瘀、它法它药无效多为血瘀等无形之血瘀的思路，与"怪病为痧，它法它药无效多为痧"有一定的重合之处，可能是受到《痧胀玉衡》的启发而来。

此外，痧书中所列方剂多为芳香化湿和活血化瘀之药，其用药特点和药性认识，为之后的温热学派和王清任活血化瘀的组方用药可能有一定的指导作用。如痧方中银花、连翘的并用，桃仁、红花的使用等，均为温病条辨中银翘散和王清任各类逐瘀汤的使用提供了一定借鉴。例如《痧胀玉衡》全书银花、连翘并用者4方，单用银花者10方，单用连翘者8方，桃仁、红花并用者3方，单用桃仁者9方，单用红花者12方。

宋向元从用药特点、辨证、主治病症等方面分析，认为《痧胀玉衡》气血辨证给温热学派做了先导，又给王清任的活血化瘀法以很大启发。[251]

当然，痧证的辨证方法同温病学派相比，只能是初级阶段，还不可能很完整，是可以理解的。痧证各种简便、实用、良捷的治疗特点规律，从远古开始逐步积累，至明清时期逐步完善，形成了上百首治痧方药，其立法宗旨，用药特点，颇具特色。痧证治法丰富了祖国传统医学的治疗学，目前对痧证方药和相关病症治法经验研究的较少，值得我们进一步挖掘研究。

第四节　痧证理论发展影响因素分析

痧证认识和诊疗经验源远流长，在人类同疾病斗争的历程中，痧证的防治占据着一定地位。痧证理论在历史上有过辉煌的一页，起源于宋元，发展于明，兴盛于清代，尤其在清初中期痧证理论登峰造极，发展至"无人不痧，无症不痧"，在清末又迅速走向衰落，终未发展成为专科理论体系。任何疾病的发生与发展，应当与当时的社会背景、历史条件及人们的社会医疗实践活动相结合来看，似更容易与客观实际相符合。通过痧证源流考，试对痧证理论发展的时代背景、医学环境以及理论自身认识方法等分析如下。

一、时代社会背景造就了清代痧证理论的繁荣

中医理论的每一次突破性变化，均与社会环境和疾病谱变化有关。明末清初，朝代更替，气候变化，带来了空前的天灾与人祸。明清时期记载疫病流行的文献，远远多于中国以前各朝。据不完全统计，我国自公元2年至1911年共发生有文献记载的大疫266次，而仅明清两代约500年间就有367次大的流行。疫灾的逐渐增加并呈加速发生的趋势。据《明史》记载自永乐六年（1408年）至崇祯十六年（1643年），共发生大疫19次之多，死于病者达数10万。[252]《清史稿·灾异志》记载了清初到同治末年230年间有疫年份101年[253]，据美国Carol Benedict统计，19世纪的两广与福建，在鼠疫流行期间，大约有占总人口2%～7%的人死于瘟疫。[254]如此频繁而又杀伤力巨大的瘟疫势必引起古人对其重视。瘟疫流行的明清时期是痧证理论快速发展的重要历史时期，瘟疫从猖獗到没落之变化轨迹，与痧证理论由繁盛到衰落的轨迹不谋而合。此外，《中国疫病史鉴》研究显示，除"疫""病"以外，古代文献记载中已经被确认属于疫病的有"痘""大头瘟""羊毛瘟""烂喉痧""吊脚痧""鼠疫""疟疾""痢疾"等，另外"伤寒""时气""温病"中被注明传染或流行特点的也属于疫病范畴。"大头瘟""羊毛瘟""烂喉痧""吊脚痧""鼠疫""疟疾""痢疾"等疾病都曾一度进入过痧证的范围。痧证与瘟疫有着千丝万缕的关系。数千年来，瘟疫流行曾给人类带来了深重的灾难，但是中华民族运用中医学与瘟疫展开激烈的斗争，并取得了一次又一次的胜利。在这个过程中不乏痧证理论做出的贡献。

正如《痧胀玉衡》王庭序中载："癸未秋，余在燕都，其时疫病大作。患者胸腹稍满，生白毛如羊，日死人数千，竟不知所名。有海昌明经李君见之，曰：'此痧也。'挑之以针，血出，病随手愈"可见是明末燕京的大疫，促进了《痧胀玉衡》的成书。郭氏鉴于痧证为天地疫气所致，发病甚暴，变化甚速，辨治失宜则症转凶险，而世间却无专著论述，在博采众家医论和继承民间丰富经验的基础上，于书中首次对痧证因、证、脉、治等各方面做了系统而深入的总结与探讨，形成了相对独立的痧证理论。

此外，医学的起源、形成和发展总是与一定的地理环境密切相关。医家们对于疾病的认识及其诊疗技术方法的存在和发展，离不开防治本地常见病、多发病的实践。"岭南烟瘴，尤多痧病。"清代岭南是一个瘟疫发生相对频繁的时间区域，正是在这样的背景下，面对瘟疫的肆虐，前人的书籍中记载不系统，于是清代的医家开始摸索着前行，在诊治过程中，通过大量的临床实践，结合中医理论，总结出了许多行之有效的方法，最终逐渐形成了清代痧证理论的特色。

总之，痧证繁盛于明清时期的江南地区，是诸多因素共同作用的结果。气候、经济等因素促成了痧证

理论的发展。江南之域，阳盛之地，卑湿之所，人们易于感受湿浊温热之邪，易发湿热、温热之疾；炎热的气候，多变的天气，疫病广泛流行等都促进了痧证理论的发展。江南地区社会经济的富庶为痧证理论的成书成说，也奠定了一定的经济基础，终使痧证理论在明清这个纷繁复杂的时期里，浮出水面，而获得一定时期的昌盛。

二、医学发展限制了痧证理论研究的深入

任何理论体系及学说的形成，都是临床经验教训的总结，它既指导临床又逐渐落后于新的临床。遵循了实践—理论—再实践—再理论的发展规律，在发展的过程中，烙有深深的时代文化印迹，同时自然科学的发展也在促进和影响着中医学的发展。清末，我国的社会制度大变革，相关自然科学得到充分的发展，继而出现了类似西医成长的条件，中医学却在为生存而挣扎。至民国时期，政府甚至实行歧视、限制、消灭中医的政策，使中医理论的发展大大滞后于时代的发展，滞后于科学技术的发展，滞后于西医学的发展。痧证诊治理论带有浓厚的原始朴素色彩，并且在它的长期发展中，始终未能摆脱这种局限，所以其受到的冲击便更为严重。随着西医传染病学的传入，一些痧证的病原得到澄清，如猩红热、鼠疫、霍乱等西医疾病的明确诊断，使烂喉痧、吊脚痧等一些病症辨析脱离痧证的范围，而这些病症恰是当时痧证的主体。

痧证诊治理论在基本形成之后，它的发展就始终是量的变化，而没有发生质的飞跃。其次，在近代西学东渐之风的影响下，中医学以它独特的发展方式又产生了温病学派、汇通学派，而痧证理论在明、清时期，除著作的增加外，也无学术争鸣，明显地落后于时代。郭志邃之后，有许多医家曾试图补充完善痧证理论，也做了一些研究，但痧证为患变化迅速，传播极快，时段性强，不容延误，尤其没有规律可循，如今之"非典""禽流感"等。更重要的是，"痧胀理论"是一个新的创见，虽然突破用以前的医家对痧证病因所持有的沙虱说、瘴气说以及百病皆生于六气的论点，为中医理论注入了新的概念，但因其没有足够的引经

据典，如《黄帝内经》等经文的支撑，似乎"论据"不足。似乎中医学历来有一个不成文的规矩，任何理论、观点乃至学派，如果没有《素问》《灵枢》的理论支持，就难以被认可。更何况明清时期考据之风盛行，但凡著书立说必须引经据典作为理论依据。痧胀理论属新的概念，不像六淫、瘟疫为病有那样多的理论依据，故后世医家的研究大多浅尝辄止，不能深入，缺乏适合其理论继续发展的学术文化的大环境。此外，温病学说的兴起也给痧证理论以冲击，因为温病学家引经据典，著书立说，被奉为正宗，促进了痧证理论由一时的鼎盛而逐渐被温病理论体系所替代。

三、痧证理论认识的局限性

认识的起源不依赖于医学的形式，而医学的发展却依赖于认识的内容。早期对于疾病的观察和命名均出于一种本能的对自然、社会的认识。痧证理论的认识是基于对疾病表象的观察，在尚未认识病原的情况下，这种表形认识对于中医辨证具有重要意义，但随着科学的发展，认识的不断深入，尤其对疾病病因、机制和诊断分类的清晰和细化，中医学以症状命名疾病名称，用证候特点来概括疾病，对于疾病认识的局限性已不言而喻，值得深思。

尽管痧证诊治经验在维护中华民族的健康中曾作出了无可替代的贡献，但由于痧证理论自身的缺陷，如病因、病机认识不统一，见症亦多，名目纷繁，不是某一种病的专称，没有形成可以指导临床的辨证体系等，疾病概念的模糊性、病名的随意性、范畴的包容性、认识的局限性，使痧证理论冗多繁杂；并清中后期痧书缺乏学术争鸣，互相抄袭，致使痧证理论创新缺乏内在动力，从根本上妨碍了理论的发展，始终未能完善。以至于今天我们仍然只能说痧证是寒热、头痛、胀闷、腹痛、呕恶或有痧筋等一系列症状的疾病，而不能拿出具体的发病和治疗机制的理论分析。

由于时代背景、社会环境以及中医理论体系的特殊性等原因，清中后期痧证理论未能得到持续的发展，虽然在清代疫疠暴发流行时，发挥过重要作用，但却始终没有形成系统、全面的理论甚至发展成为一门学科。

第五节　古今刮痧法的传承与创新

痧证理论创始于民间，虽经前贤几次挖掘、整理，仍有些粗疏之处，这是可以理解的。但是刮痧

疗法的疗效确是不容忽视的。刮痧疗法的最大特点是简便易行，治疗广泛，疗效良捷，因而历数千年而不

衰，而且其技术亦不断提高。目前，刮痧已不仅为一种行之有效的民间疗法，而且已经被医务工作者，特别是中医工作者运用于临床，成为在中医经络腧穴理论指导下的非常有效的外治法。随着生活水平的提高，人们对健康的关注，刮痧保健越来越成为热门话题。古今刮痧法在刮痧工具、刮痧介质、刮拭部位、刮痧方法等方面都存在较大的差异，在传承中不断创新。本节主要从能体现刮痧特色的几个方面对其进行了整理、归纳与阐发。

一、刮痧工具

刮痧器具的使用与当时的科技水平和地理、气候环境有密切关系，如明清以前，人们多用砭石、竹叶、麻绳、苎麻、麻线、绵纱线，或桃枝，或铜钱，或磁碗、磁调，或刮子脚、或盐姜等；明清以来，多用铜钱，且南方多用水牛角。随着刮痧工具的改进，目前刮痧操作多选用水牛角、玉石、砭石刮痧板。这些材质具有光滑耐用、易于擦洗消毒和清热解毒、活血止痛、安神镇惊、润肤美容等作用。同时可制作成多种形状，如椭圆形、方形、缺口形、三角形以及刮痧梳子等，便于不同身体部位的操作和使用。

二、刮痧介质

明清以前较常用是水、药汁、香油、食用油、桐油、芫荽酒，猪脂等；随着技术的改进，以前的介质逐渐被淘汰，目前人们研制了新型的刮痧专用介质——刮痧油和刮痧乳（刮痧活血剂）等，具有清热解毒、活血化瘀、解肌发表、缓解疼痛、帮助透痧以及润滑护肤增效等作用。

三、刮痧部位

刮痧疗病的刮拭部位从古至今，不断扩大，由仅刮出痧疹的局部，到"两肘臂、两膝腕处"，之后增加"背心自上而下刮"，元代以后，从刮颈项、臂膊间、肘膝弯，扩大到整个的背部、胸胁、头额、肩臂、手足等，并逐渐精确到穴位。根据不同病证，刮拭的部位和多少有别，或胸腹、或肩背、或四肢、或头项、或在循经有关的经穴部位上，进行刮摩擦之……数百年来一直沿用，没有太大的变化。近些年，在辨证循经选位刮痧思想的指导下，身体大部分部位都可以刮痧。同时，人们对体表一些不适宜刮痧的部位也有了明确的解释和规定，如：凡体表有疖肿、破溃、疮痈、痣、斑疹和不明原因包块、

急性扭伤、创伤的疼痛部位或骨折部位、全身浮肿、皮肤溃烂或严重过敏者，禁用刮痧。孕妇的腹部、腰骶部禁用刮痧，心尖部以及体表大血管处不宜重力刮痧。人体之眼睛、口唇、舌体、耳孔、鼻孔、乳头、肚脐、前后二阴等部位禁止刮痧。

四、刮痧宜忌

古代在刮痧时主要有如下注意：①补充水分和盐分。如《痧胀玉衡》载有："用井水河水各一半同服；用食盐一撮白汤一碗冷服。"这与现代刮痧后注意饮用温开水或糖盐水一杯相似，以补充水液，促进血液循环，有利于扶正祛邪，增强治疗效果；②禁热酒与热汤："痧忌热汤与热酒，粥汤米食诸物。"因痧为热毒，应引用清凉饮料，避免以热济热，加重病情。③忌骤食与过饱："痧症略松，胸中觉饿，设或骤进饮食，即复痧胀，立可变重，是必忍耐一二日为则，用可万全。"有研究认为，痧证是机体的代谢（消化）功能受到严重破坏的体征。[255] 由于消化功能减退，骤食过饱，引起胃肠障碍，导致恶化或复发。所以古代认识的基础上现代刮痧多主张刮痧后忌食生冷瓜果和油腻食品，过度饥饱、过度疲劳者不可接受重力、大面积刮痧，否则会引起虚脱。此外还要求应避风，注意保暖，以防刮痧时皮肤局部汗孔开泄，风邪袭入，加重病情，这与叶氏饮艾汤暖卧取汗有一定的重合之处。

五、刮痧原理

尽管古代医家对痧证病名、症状、病机等方面有不同观点，然对其治疗方法"刮法"作用机制的认识基本一致。前述引文表明元代时孙仁存、危亦林已经点明了治痧原理，明代许多医家也都分别论述了刮痧法的机制。古代医家认为刮痧法的作用机制主要是开腠理、行气血、通经络、散邪毒。这与现代研究认为的刮痧改善微循环、调节免疫和加强新陈代谢等功能密切相关。

通观所搜集文献，在众多痧症治疗中，取穴多以背部及大关节部穴位为主，大关节部包括肘、膝、肩、腋等部位。有学者从现代科学理论分析，临床刮痧部位大多为气血汇聚之所，该处皮肤可能隐藏着某些免疫功能很强的免疫组织，刮痧刺激了该处免疫组织并促进了该处的血液循环，受到了刺激的免疫细胞，随着血液循环散布到全身各处可起到调血行气、疏经通络，活血化瘀，使病变部位得到营养和氧气的

补充，从而活化、恢复人体自身的抗病能力。

六、刮痧方法

古代刮痧的方向大多为自上而下，由轻渐重，并且是边蘸油水、药酒，边刮拭涂抹，反复多次，直到皮肤上出现大片、大量的紫红色或暗黑色的，形如沙粒的点子（痧斑、瘀斑）为止。即所谓"令小伤皮肤为佳"或"令血出"或"苎绳刮起红紫泡"或"胸背四肢刮透"或"觉病自松解"。对此《华佗神方》有较为具体的描述："患者寂无声息。宜先用瓷匕浸于热水与香油汁中，在背心自上而下刮之。始轻后重，俟刮之痧点起块乃止。"[256]但古代医家对刮痧的具体手法、时间以及疗程很少记载。

江静波于1960年著《刮痧疗法》一书，将刮痧、放痧、拍法等以"刮痧"概之，使刮痧由原来局限的"痧病"和"出痧"走上了学术论坛，为之正名。今天我们根据刮痧部位、刮拭力度、速度、接触面积等，将刮痧手法发展为近30种，如按刮拭力量大小分为轻刮法、重刮法，按刮痧板移动速度可分为快刮法、慢刮法、颤刮法，按刮拭方向分为直线刮法、弧线刮法、逆刮法、旋转法、推刮法，按刮痧板接触体表部位分为摩擦法、梳刮法、点压法、按揉法、角刮法、边刮法、双推法、平抹法、平推法、平压法等面部常用手法，弹拨法、拍打法、双刮法、揪痧法、挑痧法等刮痧特殊手法，以及刮痧配合方法刮痧拔罐法、刮痧按摩法等。如此不仅规范了刮痧操作，提高了刮痧的治疗效果，而且又保证了刮痧治疗的安全性。

七、刮痧应用范围的不断扩大

古代刮痧多用于治疗痧证。痧证相当于西医学的什么病？目前尚难确定。它是许多疾病在发展变化过程中，反映在体表皮肤的一种共性表现，许多疾病都可以出现痧象，痧是其共同证候，可统称之为"痧证"。古代医家推崇用"痧证"统领各种常见急危重症，对其进行概括和总结，形成痧证与杂病、伤寒等兼杂，加上常常根据症状来命名，使痧证病名繁多，这种现象清代尤为明显。清代各书以痧命名的病症多达百余种以上，内容包括内科、外科、妇科、儿科、五官科等疾病。这一方面说明了痧证病因复杂，临床极易混淆不清，同时也足以说明刮痧疗法的应用范围之广。

现代刮痧，根据中医经络理论辨证论治，常常配合针灸、拔罐、按摩、刺络放血等方法使用，效果明显。其适应症涉及到内外妇儿各科，如：头痛、感冒、发热、咳嗽、哮喘、胃痛、腹泻、便秘、痹症、痿症、失眠、高血压、动脉硬化、中风后遗症、颈椎病、肩周炎、痛经、月经不调、乳腺增生、腰腿疼痛、各种神经疼痛、软组织劳损、肥胖等等，尤其对于外感类疾病，骨关节疼痛性病变以及神经肌肉血管病变和病后康复等有比较好的疗效。同时由于其验、简、便、廉的特点，广泛应用于疾病预防和康复以及大众的自我保健。

纵观刮痧疗法古今发展过程，它已由原来粗浅、直观、单一的经验疗法，上升到有理论指导、有完整手法和改良工具、适应病种广泛的自然疗法之一。在理论上，由经验刮痧发展成为中医针灸经络理论指导，循经走穴，内症外治的辨证刮痧；在实践中，扩大了刮痧疗法的应用范围，由原来的治疗痧证发展到内外妇儿等科病症，并涉及到消除疲劳、减肥、养颜养容等养生保健领域；在机制研究上，从改善微循环、免疫调节、促进新陈代谢等方面进行研究。刮痧疗法作为古代痧证的主要治疗方法之一，已不仅仅是仍然流行于民间的特色疗法，因其对于外感类疾病，骨关节疼痛性病变以及神经肌肉血管病变和病后康复等有比较好的疗效，目前广泛应用于疾病预防和康复以及大众的自我保健，值得进一步推广应用和深入研究。

第六节　刮痧疗法现代应用发展之思考

痧证虽然逐渐淡出人们的视野，但是痧证的相关治疗方法却已被证明行之有效，尤其是刮痧疗法。刮痧疗法既有悠久的历史，又有新颖的创意，简便易行，治疗方法多样，适应证广泛，疗效显著，为人类的健康事业开辟了一条新途径。然而新中国成立以来对刮痧疗法的运用不均衡，主要集中在大众保健上，使该疗法的临床阵地呈萎缩之势，应加强刮痧疗法的理论研究和机制研究，完善其理论体系和治疗方法。

一、加强基础理论研究

刮痧疗法具有局部接触、刮板操作等独特作用方式，又有重经穴、明解剖等明显特点，因此在理论上、临床上都有其相对独立性。刮痧疗法的基础理论范畴不能完全被现行的中医基础理论所包含，在治疗不同系统疾病时，所运用的临床思维方法和诊断、治疗理论，出现了一种多元的现象，如治疗骨关节系统疾病时，基本上是采用现代解剖学、生理学、病理学等理论；治疗内科、妇科疾病时，基本上采用中医脏腑学说、经络学说的理论。如果这种多元现象长期不能融合起来，仍然会面临其他各学科的冲击和挑战。由于历史的原因，刮痧法虽然积累了众多的经验，其基础理论一直不完善。一门完整的学科应该是理、法、术的完美结合，因而要发展刮痧疗法，应该在理、法、术等方面分层次重建刮痧疗法，对于该疗法的理论发展和临床实践都有积极而深远的意义。因此有必要对传统刮痧的基础理论进行整理研究，应有其他专为指导刮痧实践的针对性较强、细化的理论范围，当然这细化的部分并不能脱离整个中医学理论体系的范畴，只是对它的发展与完善。

实际上，不仅刮痧法，整个中医外治法都存在理论不完善的问题，系统整理外治文献，完善外治理论体系，是目前的当务之急。应在系统归纳历代相关文献的基础上，以中医基础理论作为指导，梳理与诠释基础理论和内涵，用现代科学技术成果，进行更深层次的研究，挖掘其中的西医学内涵，充实其基础理论，使刮痧疗法这一医疗手段更好的为人类健康服务。

二、加强作用机制研究

不容否认，朝着西医学发展是刮痧未来的一个方向。要想成为一门与时代发展相适应的学科，还需经历一个痛苦的否定自我的过程。即用分析的方法否定原始的、粗线条的综合，以期达到向高级综合的升华。因此，当前应大力提倡用现代科学手段研究刮痧疗法。刮痧能治病是十分明确的，但它为什么能治病？通过怎样的途径？与其他疗法相比它所具有的优劣性是什么？这些正等待我们探微索隐。从形态学、生理学、病理学、免疫学等方面系统归纳、总结，探讨刮痧治病的温热效应、压力感传效应、微循环效应等，加强其作用机制研究，使之更好地传承与发展，为现代临床医疗服务。

时代在前进，科学在发展。医药学也在不断进步，各种先进的治疗方法相继出现。但随着化学药品的抗药性、毒副作用对人体的损害，"返璞归真"，追求自然疗法又渐被世人所重视，各种传统医药、传统疗法因为它们的简便性、无毒副作用等，又重新被人们所提出和使用。学习和使用传统疗法是我们的责任和义务。虽然我们不一定要按照旧的方式去照搬照用，但前人的经验以及这些疗法的原理我们应该认真研究，并在实践中不断创新、综合应用，这才是传统医药的发展之路。

刮痧是中医学的传统治疗方法之一，通过对经络穴位的刮拭刺激，经过经络系统多层次的连接作用，贯达全身各脏腑器官，发挥整体性、双向性调控作用，调动机休调节、抗病能力。具有加强经络脏腑功能，活血化瘀，改善微循环，扶正驱邪，增强免疫等功能，简单、实用、方便、廉价，是传统医学的宝贵遗产之一。目前在心身疾病、老年病、疑难病日益增多，医药费用昂贵，药物的毒副作用及抗药性更是日趋严重的情况下，进一步完善刮痧理论及治疗体系，加以推广显得尤其必要。

第三章　清至民国痧证专著传承关系研究

清代瘟疫流行，痧证中包含了大量疫病。病证变幻百出且迅速，痧证诊治方法简捷实用，能够满足缺医少药情况下的应急之需，同时也促进了痧证著作的产生和印行。随着痧证专著的不断涌现，刮痧的简、便、廉、验的诊疗技术特别逐渐推广开来，为清代对抗疫病提供行之有效的方法。继承和发扬这些经验，应该首先整理承载着这些经验的痧证专著。然长期以来，中医古籍整理工作较多地注重了经典理论文献的整理研究，而缺乏对中医相关治疗方法的医籍的整理。与同为中医外治法的针灸、推拿、拔罐等疗法相比较，刮痧疗法的基础理论研究和相关医籍整理工作较为滞后。

在《中国中医古籍总目》（简称《总目》）中列有"痧胀霍乱鼠疫"一节，关于痧证的专著近60种，其中清代近50种。由于痧证自身理论发展的缺陷，如病因复杂，病名繁多，症状不一，概念不清，与风疹、麻疹、惊风、瘟疫等病常相混杂，致使许多痧书的著录存在不妥之处，如其中有些书籍虽名以痧证，但其内容却与痧无关，如《总目》所录第一部痧书明·穆世锡《穆氏家传痧症辨疑全书》实为小儿麻疹之书；清·叶霖所撰《痧症辑要》实为《痧疹辑要》，也是一部记述小儿麻疹的专著；清·陈少霞《陈少霞痧症辑要》、清·昆山氏撰《痧症辨》均为小儿痘疹之作。甚至有些痧书为《痧胀玉衡》《痧症全书》等代表性痧书的翻版、改编、节要或增补等，使得痧书名称也如同痧证名称般繁多。现对《总目》中所列部分痧证著作的传承脉络梳理如下。

第一节　《痧胀玉衡》成书及其流传

一、《痧胀玉衡》

康熙十三年（1674年），郭志邃（右陶）著《痧胀玉衡》。书中王庭序曰："癸未秋，余在燕都，其时疫病大作。患者胸腹稍满，生白毛如羊，日死人数千，竟不知所名。有海昌明经李君见之，曰此痧也。"[257]可见明末燕京的大疫，促使了《痧胀玉衡》的成书。郭氏鉴于痧证为天地疫气所致，发病甚暴，变化甚速，辨治失宜则症转凶险，而世间却无专著论述，在博采众家医论和继承民间丰富经验的基础上，于书中首次对痧证做了系统而深入的总结与探讨，在痧证因、证、脉、治等各方面多有发挥，成书于康熙十三年（1674年），初刊于康熙十四年（1675年）。初刊时为上、中、下3卷，后郭氏有感于"两年来痧之变幻更有隐伏于别病中者，伤人最多，非惟世所罕识，犹余前书所未及，因又有痧刻之续"，[239]续刻成于清康熙十七年（1678年），名"痧胀看法"，补前撰之未备，列为"卷后"。这样全书合为4卷。卷上列"痧症发蒙论""玉衡要语""玉衡脉法"等篇，分为53节，主要论述痧证的病因、病机、证候、诊断、治则等基础理论，卷中与卷后共98节，主要结合实际治例阐发具体痧证的因、证、脉、治等，共载痧证45种，并录医案212则。卷下列"备用要方""药性便览"等5篇，论述痧证治疗的方药，载验方汤、丸、丹、散剂57方，另载便用七方、绝痧方，除失笑散、牛黄八宝丸、加味活命饮、绝痧方外，其余均是郭氏自创之方，各方之主治、用量、用法和随症加减论述甚详。"药性便览"录药96味，介绍主治病症、功效、用法、用量等。

书中以后记的形式论述了其治疗痧证的经验。提出了痧证治疗基本大法：病在肌肤时，刮之以祛邪于外，截断传变；病在血肉时，刺之以泄毒于外；病及脏腑经络时，则非药能生全。提出了气血辨证的方法，主张痧证治疗中要重视气血关系，"治痧先当治气""治痧必兼治血"。郭氏标新立说，定义痧症，辨证强调痧筋，治疗强调经络分治，刮方药兼用，长于攻邪，对刮痧、针灸放血疗法总结了许多可贵的临床经验，进一步促进了刮痧、刺血疗法在急症方面的应用，在扩大治疗病种和推广普及刮痧、放血疗法方面做出了重大的贡献，对后世产生深远的影响，堪称痧书之祖。此书还流传到日本，从享保八年（1723年）到宽保元年（1741年）期间，《痧胀玉衡》（见图1-3-1）刊刻4次。[258]然由于历史的原因，该书也存在一些不足之处，如对痧证分症过细，显得名目繁多、琐屑牵强。[259]

二、《治痧要略》

康熙三十九年（1700年），李菩（东白）编著《治痧要略》（见图1-3-2），全书一册。该书理论部分基本摘自《痧胀玉衡》，包括痧之所由发、痧证治要、用药大法、痧证有实无虚、痧证下宜早、痧证治法（刺痧筋、刮痧法、用针法）、痧证二便宜通、不治痧证、痧前后禁忌、用药总论、汤散丸方、便用十方；录《痧胀玉衡》15种痧证，增加"斑痧"，共记16痧。该书较《痧胀玉衡》简略实用，弥补了《痧胀玉衡》头绪繁杂的缺点，是较早的节要类痧证文献。

《治痧要略》还有同名之书，为乾隆五十九年（1794年）汉邑徐东皋梓行的《治痧要略》。文中载此书为欧阳调律集著，汉南罗星六抄授。本书内容较李菩之《治痧要略》内容丰富，理论部分也是基本上摘录了《痧胀玉衡》的所有章节，详论方药计21方，又附便用方3方，痧药摘计83味，杂症五十增要略七症（扑蛾痧、咳嗽痧、呃逆痧、紫泡痧、痧块、痧疯）、大症十六，增要略一症（倒经痧）。如书中序曰："郭右陶著《痧胀玉衡》一书，巴郡欧阳氏约之为《要略》一书，徐东皋梓以行世。"[260]由此，可以看出，欧阳调律撰的《治痧要略》，也是《痧胀玉衡》的节要类痧证文献。因此，有人认为《治痧要略》作者为郭右陶，如道光元年（1821年），高杲（亭午）著《治痧全编》，名为"增著郭右陶之书"，书中自序云："今

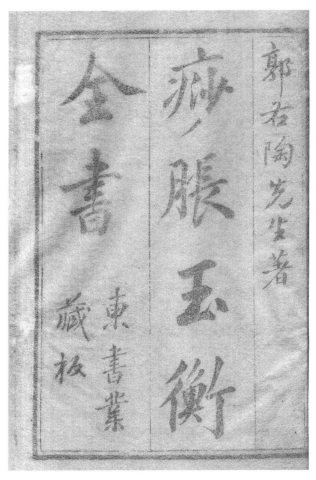

图1-3-1

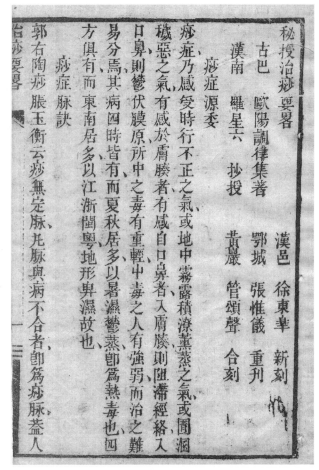

图1-3-2

年秋，得乡先辈手抄珍藏郭右陶先生所著《痧症要略》一卷，徂来朱蓼庄先生参订。"[261]然李菩之《治痧要略》雪鸿堂刻本书名"蓼庄参订治痧要略"，此处《痧症要略》可能指李菩之《治痧要略》。

以《治痧要略》命名的还有其他版本，其内容相差不多，在于理论详略的程度不同，如成书于1911年，徐德《治痧要略》抄本，分为上下两卷。

三、《治痧全编》

道光元年（1821年），高杲著，2卷。如上所述，高氏在《治痧要略》的基础上，"复于《时行痧疫经验良方》详论证候，补其未备，录为全帙，并具《铜人痧穴图》于后"[262]。书后跋写到："泛姚江折衷于高亭午先生，因出《新增痧编》一册以示余，原本顺治间郭右陶先生所著，徂来朱蓼庄先生参订者，再得增著以补未备。"[263]可以看出，本书也为《痧胀玉衡》的节略本，节选部分篇节，或者精简其内容，如从《痧胀玉衡》45种痧证中摘出14种，并增加吊肠痧、时痧、刺毛痧3种进行论述。不过本书也有高氏的发

挥，尤其是将用药分为汤、散、丸25方进行论述，与《痧胀玉衡》所载方药基本不同，并增列便用十方和备急四方两节。

四、《痧症发微》

《痧症发微》为《痧胀玉衡》的另一节略本，2卷。撰人不详，最迟撰于道光元年（1821年），马骧（裕庵）刊行，如在马传和序中写到："岁辛巳，越郡痧证流行。先叔祖裕庵公素好施药济人，得车伟人先生家藏《痧症发微》一书，相与捐资刊印施送，一时活人不少。"[264]卷上详述痧证的病因、病机、临床症状、治疗、饮食禁忌、挑治方法等痧证理论，均节录自《痧胀玉衡》；卷下从《痧胀玉衡》摘录15痧，阐述各种痧症的临床表现和治疗要点；后列方剂23首，汤方12首，丸、散11首，其中宝花散、冰硼散、化毒丹、救苦丹、荆芥汤、牛黄丸、三香丸与《痧胀玉衡》同，但是药物组成均略有差异；录药81味，其中与《痧胀玉衡》重合者56味；卷末附《张氏医通番痧》及《经验良方》1卷，介绍治疗疮疡、刀伤、小

儿惊风、痢疾等36验方。

五、《痧胀玉衡摘要》

嘉庆末年（1820年），宁慈盛朝扬辑《痧胀玉衡摘要》。该书"惜郭右陶先生已著有《痧胀玉衡》一书，遍行天下，照义理非冒以贯通，而方法不无繁杂，于是摘其间之易为人所晓者，并参以各书所载良方"[265]，将《痧胀玉衡》理论部分大为压缩，选录唇舌辨、痧脉决生死法、治痧救人脉诀、痧胀凶证、放痧不出治法、医家当识痧筋、辨痧筋、放痧有十、刮痧法、治痧三法、大小便宜同、痧前后禁忌，摘录钩脚痧、绞肠痧、闷痧、噤口痧、倒经痧、产后痧痛、胎前痧痛7种痧，方药只保留便用七方和绝痧方，并附试痧与治痧秘方。

第二节　《痧症全书》成书及其流传

一、《痧症全书》

《痧胀玉衡》刊行的十几年后，又出现了另一部痧证专著《痧症全书》。该书为王凯撰，字养吾，毗陵（今江苏常州）人。原序称"深山野人"林森曾向王氏面授痧书，复经王氏综合古今有关文献结合个人见闻编成此书。[266]成书于康熙二十五年（1686年），刊行于康熙二十九年（1690年），时称《晰微补化全书》。在清代痧证医籍中，《痧症全书》翻刻次数最多，达30余次，且不计合刻和改编为他书重梓的次数，其间或改编删订，或变更书名。除上述王氏本外，其流传过程中，主要还有其他3种版本，1798年，泰兴人何汾（丹流）改编"删订痧书"；1823年，江苏如皋人胡杰（云溪）增订《痧症全书》；徐氏本（已佚）。

全书2卷。卷上为痧证理论，卷下为诸痧证治法方药。王氏指出："古时不立沙胀之名，未经说破故耳，沙之属火明甚，如河间云：诸热瞀瘛、暴瘖、冒昧、燥扰、狂越、骂詈、惊骇、胕肿、疼酸、气逆冲上、噤栗如丧神守、嚏呕、疮疡、喉痹、耳鸣及聋呕涌溢、食不下、目昧不明、暴注卒泻、瞤瘛、暴病暴死，皆属于火。以上诸症，今时沙胀，十居八九。"[267]强调痧分阴阳，治疗要先明脉症，次审忌宜，更注对病汤丸。治痧莫要于善用手法，刮痧、焠痧、放痧为痧之要着。下卷首次提出将痧证分为正痧、变痧两类。篇末设放痧不用药不效治法和放痧不出用药不效治法两节，论述刮、放、药三法的关系，强调可刮即刮，可放即放，当药即药。

《痧症全书》为继《痧胀玉衡》之后的第二本痧科专著，与《痧胀玉衡》一起奠定了之后清代一系列痧书的基础。由于两书内容重合者较多，所以有人认为："更有王养吾者，将郭氏《痧胀玉衡》窃为己有，假托深山野人之秘授，编其原方为六十四卦，未免伤及事主。而沈芊绿不察，采入《尊生》；何丹流受愚，重灾梨枣。案虽未破，君子病之。"[268]现代也有不少医家认为《痧症全书》乃抄袭《痧胀玉衡》之书。[269]虽然《痧症全书》卷上理论部分中有多处与《痧胀玉衡》重合。但王氏有自己的创见，如增加"沙胀原始论""治沙务观起伏""治沙莫要于善用手法""参集诸名家""论表微论"；凡是节选《痧胀玉衡》的章节，王氏均做了按，论述了自己的看法，如"治沙须分表里""治沙宜看凉热""治沙当名百病""用药大法"四节，节后均有王氏的按注。卷下在《痧胀玉衡》50痧的基础上，删除其中的痧热、胁痛痧，补入24痧，将所得的72痧分为正痧、变痧两类，各36种。在《痧胀玉衡》57方的基础上，添加药方7首，计痧证64方，改以六十四卦命名，并将各方附于主治痧证后。其中药味及用量，二书完全相同者，共38方；药味相同，用量略有差异者，共5方；药物组成有一、二味出入者，共10方；增加35味药品，将药品、食品分为药忌、药宜、宜忌相半三部分，使其更加清楚明了。较之《痧胀玉衡》《痧症全书》简明扼要，传播较广，清代后期痧书对痧证的分类、病症名称等多宗此书。

沈金鳌将王凯的《痧症全书》录入《沈氏尊生书》（1773年），定名为卷二十一"杂病源流犀烛"。之后，经冯敬修将《杂病源流犀烛》改编后而单行，名《痧症燃犀照》。如冯敬修在序中所述："王养吾《痧症全书》即救时病之妙方也。康熙年间，曾刻板行世，沈金鳌又条贯而传之……余因是书传之不广，取王沈二君汇而刻之，题其颜曰《痧症燃犀照》。"在"痧胀源流"一节中也叙到："视余向之所论，殊为简而未赅矣，乃即养吾之言最精确者采辑而条贯之，以著斯篇。又恐人不知余斯篇之实，本于养吾而反没养吾也。因于此特申之，亦不敢掠人之美云。"[270]

此外，本书还冠以他书名，以抄本形式流传于世，如嘉庆6年（1801年）邹裕果抄本《痧科》实为本书。

二、《痧症燃犀照》

分上、下2卷，刊于道光元年（1821年）。此书在《沈氏尊生书·杂病源流犀烛》的基础上加标题犀照之，对艰涩之处稍加说明。上卷包括痧胀源流、痧胀辨证、痧胀治法、正痧三十六症、变痧三十六症。下卷列宜忌诸药及治痧胀六64方。其中"痧胀辨证"之内容是综合《痧症全书》"治沙须分表里""治沙宜看凉热"两节；"痧胀治法"内容摘自"治沙当明经络""治沙当明百病""治沙莫要于善用手法""放沙不用药不效治法""放沙不出用药不效治法"5节。72痧证病名和64痧方与《痧症全书》相差无几。现存清咸丰五年（1855年）乐安堂刻奉、清光绪三十二年（1906年）丛芝轩刻本。

三、《痧胀名考》《痧胀原由》

道光六年（1826年），庆氏金华刻本《痧胀名考》，其内容基本摘自《痧症胀全书》，署名"钦命太医院正堂镜湖氏钱松著"[271]，实为《痧症全书》的窃名刻本。虽然书中称参集诸家各论，撰写而成"痧胀原由"，主要内容为痧胀之名、痧胀之病因、治痧分表里、治痧看凉热、治痧观起伏、治痧明经络、治痧手法等，实录自《痧症全书》；书中所列36正痧和36变痧也与《痧症全书》如出一辙。但是书后参集陶节庵、缪仲淳、王养吾、诸家名论论述"痧胀原由症治"，是钱氏之总结。

此外，现存道光六年（1826年）钱松撰《痧胀原由》刻本一书，书中内容与《痧胀名考》完全一致，可见二书仅是同书异名。

四、《痧胀源流》

道光二十一年（1841年），《沈氏尊生书》卷二十一《杂病源流犀烛》改名为《痧胀源流》而单行。

第三节 《痧证指微》成书及其流传

一、《痧证指微》

天台普净撰，毗陵奚佳栋述，逸士邱天序辑，成书年代不祥，但最迟不晚于乾隆三十二年（1767年），因为书中孙玘序中记载了"丁亥春仲男元监患痧"的案例[272]，然该书至道光二年（1822年）才得以梓行。现存最早为道光抄本，存刻本十多种。

本书不分卷，主要为各痧证治，将痧证按病位和病势分类，分为上部痧、中部痧、下部痧和大痧证64种痧证，并列痧证可治的危证3条和不可治的复发3条。本书的特点在于略理论而详治疗，书前仅两篇理论，"奇经八脉总论"主要来自《难经》，"治痧当明经络"主要来自《痧症全书》；尤其主张各种外治法的综合运用和内外结合治疗，对于穴位的刮刺特点和应用特点有较详细的论述，并首次提出"出痧为度"，使"痧"的概念更接近于现代，即治疗后出痧为特点。

与其说本书是治疗痧证的专著，不如说本书是应用刮、刺、放等疗法治疗各种病症的经验总结。上、中、下三部41痧实为人体各部位常见病症，病名中均未带"痧"字，如：颠折、斜肩、缩脚。治疗颠折案："头摇痛如打折，面带麻木，颠摇。系感外邪，如久不治，邪走心经，并舌麻木，舌尖吐出，宜用钱蘸香油刮脑户穴下刮法皆同，用针刺风府穴。方用：砂仁、广藿香、槟榔、木通、芦粟梗各等分，河水、井水各一碗，灯心二十寸，煎八分服。凡用针，只宜浅而横，不可深而直，恐刺筋骨伤人。又高粱埽帚，即芦粟梗也。用之亦佳。"斜肩案："此系外皮受邪，左肩痛则左垂，右肩痛则右垂，延久不治，或误用药饵，成半身不遂之证。以三指拍两曲池穴，出紫块刺出毒血，再刮两臂臑穴。案拍现紫块，以热水蘸拍则易现。"[273]

大痧证23痧基本是沿用前世之痧证名称方式，病名中带有"痧"字，如羊毛痧、黑珠痧、红珠痧、痧伤、痧劳、气臌痧、水臌痧等。

本书还附经穴图三，列人体各部位常用穴位：头面部14穴，胸腹部9穴，背部35穴，手部20穴，足部12穴。书后附方中引用药性考。

《痧证指微》是在腧穴理论指导下应用刮痧、放痧疗法比较早的著作，之前刮痧、放痧的部位局限在人四肢、胸背部等部位，或是沿经刮拭，或是刺痧筋等。本书详细论述了人体各部位常用腧穴的刮、放、刺技术特点，堪称一部比较实用的常见病症的综合疗法书籍。本书还被改编为他书而刊行，或冠以他书名，以抄本形式流传于世。

二、《痧症秘传歌诀》

乾隆四十七年（1782年）杨文泰、杨益源记《痧证秘传歌诀》，实为节选《痧证指微》上部痧、中部痧、下部痧和大痧症64痧证部分，篇头用七言歌诀予以阐析人体各部位痧证名称及表现，各症治疗配以穴位示意图，篇尾附通治痧证主方、痧症通用点药方。

三、《痧症针刺法》

道光二十五年（1845年），普净撰，周国瑞刊《痧症针刺法》，实为《痧证指微》，仅是在书后附铜人针灸经一卷、刮治法一卷、牙痛仙方一卷。

第四节 《急救异痧奇方》成书及其流传

《急救异痧奇方》又名《急救奇痧方》《异痧杂证经验良方》，全书一卷，约于嘉庆二十五年（1820年）成书的《陈修园医书二十一种》收入了本书，撰人不详，究出何人之手，无从稽考。书中有"觉因道人识"字样："乾隆年间，黔中人多感异症，病发即立死，方书不载治法，有人丁丹平山得神授奇方，分四十九症，全活甚众。后此方传到关中，以治诸怪异急症，无不奇验。道光壬午年，粤东奇症多有相似者，偶得此方试之立效，当经刊布，今岁夏秋之间，浙中时疫俗称吊脚痧亦颇类此，爰急重梓以广流传……咸丰辛亥仲秋上浣觉因道人识。"[274]

该书收录痧之兼类变症54种及治法方药。与之前其他痧书不同的是，该书多将症状拟物化，并以其相似物命名，如乌鸦痧、蛇痧、虾蟆痧、蜈蚣痧等。内容简要，治法大多切于实用，主张刺法、拍法、点药、挑法结合应用，并强调痧要出透，且刺、挑、药不如刮擦之法能够使痧出透，"如应用擦鸡蛋清方时，用别药不如此方擦得透，用头发和蛋清擦，或用指头擦，亦不如手心擦得透。有七十二痧症，按经用刀针挑割，总不如此方擦之百发百中，且挑割不透，病根难除。"[275]

此外，本书还介绍了羊毛痧、霍乱、火疗、发斑、发狂、发渴、唇肿、舌肿、口烂各症、一切实火、虚火喉病、白喉症，喉中生包、生珠，喉痛破烂

日久不愈等异证治法，并附时疫结喉经验良方13方和附刻孚佑帝君救喉痛方、治缠喉风滴水不入奇效方等21方，涉及括痧、痢、伤寒、瘟疫、中暑、霍乱、喉症、外科、伤科、皮肤科等病证的治疗与方药。

《急救异痧奇方》在清后期流传较广，现存刻本达20种，并被多次改编或抄录，如咸丰元年（1851年）梓刻的《绣像翻症》，又名《新刊翻症图考》《七十二翻图说》，不著撰者。经考证，《绣像翻症》大部分内容与《急救异痧奇方》重合，仅是将"痧"写作"翻"，病症则由54痧增加到74翻，并配以人物及所拟物图像。虽书名七十二翻，然考书中正文绘图者共72症，即所谓七十二翻殆为约数，或是源于《痧症全书》七十二痧之说，如《急救异痧奇方》多处曰"七十二痧症"，然全书仅介绍54痧。《七十二翻图说》还被附于《（绘图）针灸易学》之后。

同治十年（1871年）刻《七十二痧症吕祖仙方》、光绪六年（1880年）贺兰俞留余堂藏板《经验神方》二书均为节选《急救异痧奇方》从"羊毛痧"到"喉痛破烂日久不愈"的部分。

光绪三年（1877年），龙宗树抄录《急救异痧奇方》，改名为《七十二痧症仙方》。

咸丰10年（1860年），《急救异痧奇方》以《觉因道人七十二痧治诸症急救良方》书名的形式附于《吊脚痧方论》之后。

第五节 《痧症要诀》成书及其流传

道光元年（1821年），暨阳蔡凤岐篆辑《治痧症穴法要诀》，简称《痧症要诀》，又名《扶急延生》。此书系"暨阳陈氏秘本，相传已久"，陈氏后裔陈汝銈认为"痧之为症，危而且急，苟非如法速治，鲜有不立死者，吾安得秘此以自珍"，[276]遂付诸梓人，刊行世上。该书采用症状命名痧证的方式，分述头疯痧、大头痧、缩脚痧、杰痧、弱症兼痧、挺尸痧、角弓反张痧、绞肠痧、跌打痧、鳖头痧、卷肠痧、吊肠痧、缠腰痧、食隔痧、钩头痧、塞心痧、

卷螺痧、按肠痧、扑鹅痧、翻肚痧、穿心羊毛痧、牛皮痧、哑瘟痧、直肠痧、结胸痧、头痛痧、闷心痧、坠肠痧、遍身肿胀痧、霍乱痧、胎前痧、产后痧、倒经痧、天吊痧、臌胀痧、欧肠痧、乌金痧、盘肠痧、拍脚痧、木痧、蓬头痧、腋痛痧、压舌痧、中恶癀44痧，"皆绘具图象，签明穴堂，无不了如指掌，并随症施治"。此书略理论，重治疗，主张刺痧、放痧、药痧结合治疗，每症分别绘图标明针灸穴位及辨证施治方法，图后附文字或说明进针方式

和针刺手法，或讲述该痧的症状、病因、病机和内服方药。是目前发现的第一部以配图格式著述的痧证专著。现存道光一年辛巳刻本、民国绍兴明达书庄石印本。

此外，《痧症要诀》还以他书名的抄本形式流传于世，如1946年《痧症抄底》，但本书较《痧症要诀》减少杰痧、卷螺痧、腋痈痧3痧，可能是传抄过程中遗漏之故。

第六节　《痧症传信方》

清·寇兰皋（字露滋）编，一卷。无刊刻年份，据卷首梅成栋作于道光十二年（1832年）的序中"今将付梓，嘱余为序"[277]之语考之，此书当梓行于道光十二年。寇氏自道光元年，即津门痧症大作始，潜心研究，"爰集古今痧书成方，参以己见"，历经十二年，著称此书。现存清道光十二年津门寇氏莼香堂刻本。

此书分痧证源流、痧证或问、治痧诸法、治痧诸方、预防痧证诸方、忌食诸物、痧证医案、先哲名谈，附治寻常霍乱诸方、《千金方》灸霍乱法、洪吉人先生《补注瘟疫论》中杂气二十九种、针灸图说十二章，论述颇详。如"痧证源流"一章，对痧证的病因、病机分析入微，认为痧"乃天地之疠气，从人口鼻而入，顷刻间内入于脏腑，外达于经络"，"痧气者，毒之偏于阴者也，属寒湿而挟秽浊者也，亦有寒湿成为燥火者"，"从人口鼻入，即直至胃腑，至胃腑必及于脾，而后由脾达于四肢，达于周身，若他脏腑虚者，邪亦得而乘之，以五脏六腑皆禀气于胃也"，"先病及中宫者居多"。指明病因乃疠气，病性属寒湿，病位在脾胃。寇氏认为痧症主要是寒湿所致，亦可由寒湿化燥火者，较之前多认为的痧证属热有所差别。"痧症或问"一章为痧症的辨证纲领，是为本书之精华所在。寇氏明确指出痧症的临床表现有在表、在里之别，并对身热、汗出、吐泻等每一症状都作了辨证分析，指出了鉴别要点和形成原因。"治痧诸

法"一章对于痧症之外治法做了很好的总结，可先用嚼生黄豆法、干烧酒法、捏指甲法试痧三法来辨其寒热，临证辨治，如为阳痧用烧灯火法，取灸之意；寒湿入经络者，可用拍打、刮痧、放痧之法治之；阴痧用熨脐法。寇氏总结了历代医家对拍打、刮痧、放痧诸法作用机制的认识，并提出了自己的见解，如认为刮痧法主要刮拭关节部位，以使出痧而名刮痧，刮则其血分皆分，住则复合，数数分合，动则生阳，关节通则气得转；放痧法可以分为腿弯痧筋放血法和刺络法，因为肘、腘部位为机关之宝，真气之所过，血络之所游，刺之具有通经络利关节使邪气恶血不得住留；并指出前虽有放痧十处之说，但寇氏认为百会、印堂、太阳、喉中两旁、两乳头垂下处五部分不可针刺，刺之必大害。"治痧诸方"载治痧方数首，包括藿香正气散、二陈汤合左金丸、救中汤等。这些方剂，寇氏自谓皆"屡试屡验者，其未经取效者，方虽良，不敢滥入"，于每一方下，均附有说明，对药理药性讲解彻。于"痧症医案"章，记录治愈医案30例，每例均写明其病症状及治疗方药。

本书虽采择古书所载、今之所传，并刮痧、放痧诸已效验诸法，汇为一册，但集解较祥，尤其是提出了与以前痧证理论不一致的认识，如痧之病性属寒湿而非热等，不单是对以前痧书的摘抄，实为清晚期一部比较有见解的痧证专著。

第七节　《痧证全生》

道光二十六年（1846年），黄鹤龄撰《痧证全生》，全书一卷。黄氏因"近世刻有痧证等书杂乱无章，头痛痧等诸痧及七十二名痧皆繁冗名目"，[278]特载拿法、刮法、砭法及方药之法屡验屡效，却无一误者而作本书。并指出所谓痧症不外乎古代之腹满腹痛、心痛、吐泻、

转筋腿痛、寒热身痛、神昏谵语等症，故本书总因痧证而作，未分诸痧证。全书对拿法、刮法、砭法的作用机制、治疗部位和穴位讲解透彻，列筋练指法、拿法图、刮痧图、砭穴图，载立生丹、霹雳散，附汤荡火烧方、止血不烂方、缩阴症方，是一部总纲性的痧病治疗著作。

第八节　《痧症度针》

同治十二年（1873年），胡凤昌"即《发微》一书衷多益寡，并举生平所目见耳闻得心应手者，汇成

一书，额曰《度针》"。虽然本书是在《痧症发微》的基础上编写，但是胡氏对于痧证理论的总结和创见之

处颇多。认为"张石顽《医通》载番痧、明季羊毛痧及《痧胀玉衡》所载之痧，与其所见痧证又多不符，故寻近时痧症之宝筏也而编书，尤其是尝师周宇宁之刺痧法"。[279]

全书2卷。上卷开篇首论痧之内涵，"因痧症血热者常发红赤斑，以油刮之，皆有赤黑细疹，故亦得以痧名之"。对痧证的病因，胡氏在以往的基础上增加瘀血一条，"凡因寒、因暑、因火、因食、因痰、因劳、因怒、因郁、因瘀血、因秽气此十者，皆痧之所由起"。

对于痧证的诊断，在《痧胀玉衡》观唇舌、脉象、痧筋的基础上增加辨痧斑，归纳为"痧科四诊"；痧证可见痛、胀满、吐泻、昏晕，概括为"痧科四症"。在"刮痧法"一节中提出了刮痧疗法的程度，"刮之使红紫斑痕外达，则毒气不致内攻矣""皆以痧痕外达为止""现出红斑紫晕赤点""以见红紫斑赤黑点为度"，使刮痧的概念比较接近于现代，并首次提出了现代应用比较广泛的"提痧"手法。

在"放痧法"一节中提出"痧针"和"痧刀"的概念及制备方法，并提出少商为"治痧第一要穴"，"印堂、人中、少商、舌底"是必刺之处。书中放痧经验丰富了放血疗法的应用。

上卷末附胡氏收集民间治痧单方若干，如吊脚痧初起用生姜汁灌加黄连、桂枝等，或用理中汤、建中汤、真武汤、吴茱萸汤、黄连汤等方加减。

下卷论述痧之忌口、忌药、忌食，详列痧症诸名状，在《痧症发微》15痧的基础上删除了痧块，增加了番痧、护心痧、绞肠痧、羊毛痧，共18痧；另载痧证药选87味，在《痧症发微》的基础上减蝉蜕、牛黄2味，增加陈香园、茺蔚子、蟾酥、藿香等8味；治痧汤方10首，治痧丸散15首，均出自《痧证指微》，但是胡氏将其改名，如荆芥汤改为消风清痧饮、正气汤更名为逐秽消瘀汤。胡氏还注出了部分痧症的别名，如番沙即黑痧胀，故又名黑痧；闷痧即木痧；瘟痧亦名痧疫，又名温痧；疯痧即痧疯；扑蛾痧又名烂喉痧等。

虽然该书对痧证的论述没有超出以往痧书的框架，但是对以往理论进行了详细的归纳和总结，加入了不少胡氏个人观点和总结性文字，如"《痧胀玉衡》云：脉浮芤者肺之痧；散而芤者心之痧；弦长而动肝之痧，芤大而滑脾之痧。至六腑受痧，皆以脉分别论治。以余试之，殊未必然，不如以伏结为主，而以浮沉、迟数、涩滑辨之。"

本书在痧的内涵、疾病范围、刮痧手法、程度和刺痧穴位等方面提出比较新颖的看法，比较接近于现代。在痧之诊断、症状表现、治法用药等方面做了比较好的归纳和总结，是清后期痧证代表性著作之一。现存清同治十二年照宝墨斋本，清光绪十九年（1893年）石印本等刊本。

第九节 《痧胀撮要》

1918年，汪欲济编《痧胀撮要》，全书不分卷。"痧胀撮要条列"总结归纳痧证病因、药食宜忌、辨痧法、痧脉要诀、痧胀凶证，将痧证用药大法和药性便览编成"痧胀撮要歌"，撮要养吾书十二经病症引药；"杂症类"节列咽喉肿痛、耳病、牙疳、齿痛、疝气、阳痿、小便不适等21种病症的针刺、艾灸之法，并指出"以上针灸诸症因痧兼发者，原本只载百会、廉泉、曲池、委中及手足十井各穴，今详考宋元明诸大家各集，能够挽回险要诸病者悉皆增入"。[280]本书虽冠以"痧"名，亦实为一本介绍相关病症治疗选经取穴之书。

随着西方医学传入的增多，在清代，整个中医学的发展呈现出"由博返约"的趋势，方法朝简单、安全的方向发展，许多书已不复引录或摘抄前人文献，出现以歌赋，歌诀等小型简要性、实用性的著作，这便是当时社会背景的产物。痧证专著也是如此，《痧胀玉衡》《痧症全书》清前期痧证著作多重理论，详细介绍痧证的因、症、脉、治，痧证名称也比较繁多；《痧证指微》《急救异痧奇方》《痧症要诀》《痧症传信方》《痧症度针》等后期痧证著作多轻理论、重治疗，论述各种病症治疗方法和操作要点；歌诀、图注式编著也增多。清代中后期还出现了一些对既往痧书的汇编与合刻本。

乾隆丙午（1786年）吴又可《瘟疫论》和郭右陶《痧胀玉衡》合刻，定名为《疫痧二症合编》，光绪十七年（1891年），刘松峰《说疫》并入，改称《说疫全书三种》。

道光元年（1821年），孙玘（鹤隄）编辑《痧证汇要》。本书系痧证诸书汇辑本，孙玘自云抄集郭氏《痧胀玉衡》及王氏、徐氏《痧胀全书》三书之要，如在跋中孙氏所曰："治痧专书郭右陶《痧胀玉衡》，于刮放医药之宜详哉。言之又有王氏、徐氏《痧胀全书》与《玉衡》本稍有异同，惜不能广其传，为不虞之备。偶汇三书，钞集其要。"[281]全书4卷。首卷言痧证刮、放之法，卷2～3论辨证治痧及痧症的鉴别及忌宜，卷4为备用药方及药性便览。孙氏旨在汇要，以《痧胀玉衡》为底本，分别补入王氏本和徐氏本之内容，论述殊少新意，并从《类经图翼》补入手足经脉图。如在"药宜"一节，自乌药至青黛66味录自《痧胀玉衡》，自丹皮至浮石6味从王氏本补，自赤芍至青黛17味从徐氏本补，从原方中补射干、山豆根、白扁豆、续断、桑寄生、石斛6味，新增樟木、芦粟、牛粪3味。道光元年（1822年），孙氏将普净《痧证指微》附于《痧症证汇要》后梓行，至此《痧证指微》得以刊行于世。

咸丰二年（1852年），管颂声将欧阳调律《治痧要略》与普净《痧证指微》合刻，定名为《痧法备旨》。

光绪九年（1883年），费山寿汇辑《痧症胀全书》《痧症发微》《痧症度针》《痧证指微》和《手足十二经针法》诸书内容而成《急救痧症全集》。正如书中自序所曰："广索我朝专治痧书，因知痧之源流，大略分经络、表里、阴阳、急慢、冷热辩论，指迷针式、刮刺、焠灸、用吐、用下诸法，又兼类变诸痧之名目，并增辑经络脉穴之部位、方寸药食之宜忌，以及汤饮、丸散、丹药济急等方，参订增补，汇成是编，名以《急救痧症全集》。"[282] 全书3卷。卷上论痧症之证因脉治，内容多录自《痧症胀全书》；卷中言72痧及人体上、中、下三部痧以及大痧症，还录简便方和83味中药，内容多来自《痧胀全书》和《痧证指微》；卷下载治痧六十四方，内容录自《痧症全书》。

光绪十九年（1893年），上海玉海楼铅印丛书《注穴痧症验方等四种》，编者佚名。其中《注穴痧症验方》为胡杰所校著之《痧症胀全书》；《华佗危急漫痧方》为普净《痧证指微》，将其各痧排列顺序改变，各痧治疗中增加穴位定位；《吊脚痧症方》为徐子默所著《吊脚痧方论》；《觉因道人七十二痧治诸症急救良方》为《急救异痧奇方》。本书也有创举之处，编痧症歌小引，如"痧症诸穴部位歌""痧症诸穴所属经脉歌""上部痧症治法歌""中部痧症治法歌""下部痧症治法歌"、"大痧症治法歌""症痧可治不治用药杂忌歌"。

光绪三十一年（1905年）陆乐山撰《养生镜》，又名《看痧要法》，其理论部分主要辑自《痧症全书》，各痧证治疗部分录自《痧证指微》。

宣统三年（1911年），《痧症要诀》与《惊风三十八症童人图》《急救异痧奇方》合刊，定名为《绘图痧惊合璧》。

1932年《痧症治疗》抄本，编者佚名。2卷，书上

卷录自《痧证指微》上、中、下三部痧和大痧证，论述各痧证治治；下卷理论部分录自《痧胀玉衡》，书后附"专治毒蛇疯犬咬伤奇方""疯狗咬良方""灵效癫狗神方""灵效癫狗外治神咒法"。据书后跋所载，本书为抄录《痧症摘要》而成，"民国壬申年，余馆于陡壹镇冯村之冯氏，东翁周卿先生虽出身钱业，而精于岐黄，家藏有《痧症摘要》一书，系前清光绪十六年闰二月全城恒记手抄本，纸已破损，余细读一过，觉其言浅而易效也。遂于课余之暇依样录之，其中鲁鱼亥豕仍其旧，俟觅得原本再从事校正云尔。"[283]

1935年，陈景岐编《七十二种痧症救治法》。本书实为选辑《痧证指微》《痧胀全书》及《痧证汇要》三书，重新编次而成。全书分上、中、下三编。上编为痧症总论，记载辨痧、治痧以及用药，其中间附陈氏见解，主要录自《痧胀全书》；中编介绍72种痧证治，录自《痧证指微》；下编为药方备要，分设痧证相宜之药、宜忌参半之药及相忌之药，将人参、升麻、麻黄、肉桂、茯苓等均列为痧证忌药，主要录自《痧证汇要》。现存1935年、1939年上海大通图书社铅印本。

小结：在"无人不痧，无症不痧"理论影响下，痧证成为清代最突出疾病之一，鉴于"古来治痧本无专书，又乏指迷善本"，痧书在短时间内大量刊印。清初《痧胀玉衡》系统论述了痧证因、证、脉、治，堪称痧书之祖；《痧胀全书》是在《痧胀玉衡》基础上成书的另一本代表性痧书，与《痧胀玉衡》一起奠定了之后一系列痧书的基础。清中后期痧书刊印甚多，创新较少，仅有《痧证指微》《急救异痧奇方》《痧症要诀》《痧症传信方》《痧证全生》《痧症度针》《痧胀撮要》为比较有代表性的著作，其他多为以上痧书的摘录、节要、改编或汇编甚至窃名本，如《急救痧证全集》《治痧要略》《治痧全编》《痧胀名考》《痧症发微》等（见图1-3-3、图1-3-4）。

清代之后，痧证各种外治法与经络腧穴理论结合的比较密切，如刮痧部位、放血部位均精确到具体穴位，针刺用于痧证的治疗也更加广泛。反映在痧书上，即后期痧书多附经穴图或附于针灸著作后，甚至书名冠以针刺，如《痧证针刺法》《针法穴道记》《治痧症穴法要诀》等。此外，由于医家见状呼名，使痧证成为多种病证的总称，后期痧书实为常见病证的综合治疗。痧书承载的治疗经验值得进一步挖掘研究，尤其是刮痧法、放痧法、焠痧法、推拿法、针刺法等外治法的综合运用经验。虽然清代痧证著作很多，但

是囿于《痧胀玉衡》的理论基调，争鸣较少，没有形成完善的理论体系。随着温病学说的成体系，瘟疫发病率的衰减以及西方医学的传入，痧证理论终于未经受住各种冲击，而日渐冷却。

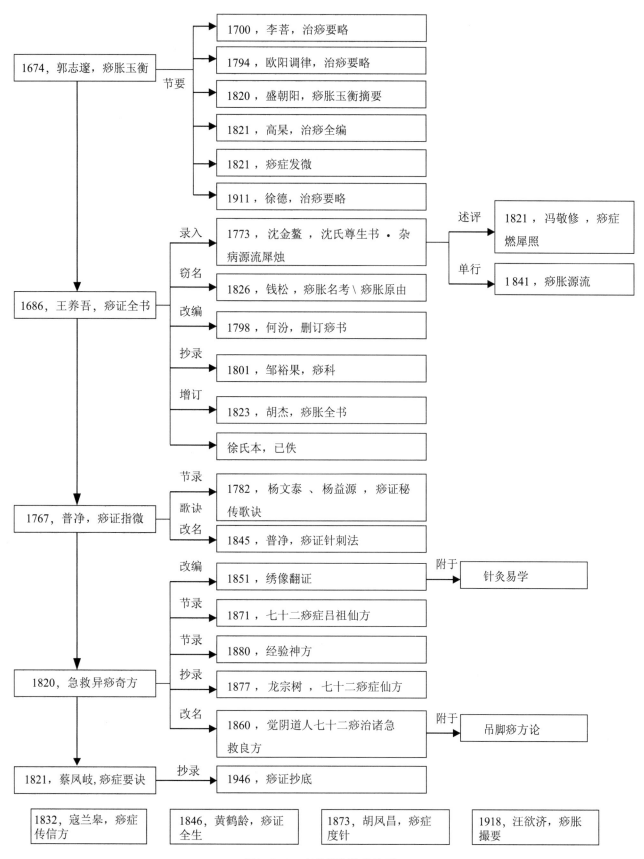

图1-3-3　痧书流传演变关系

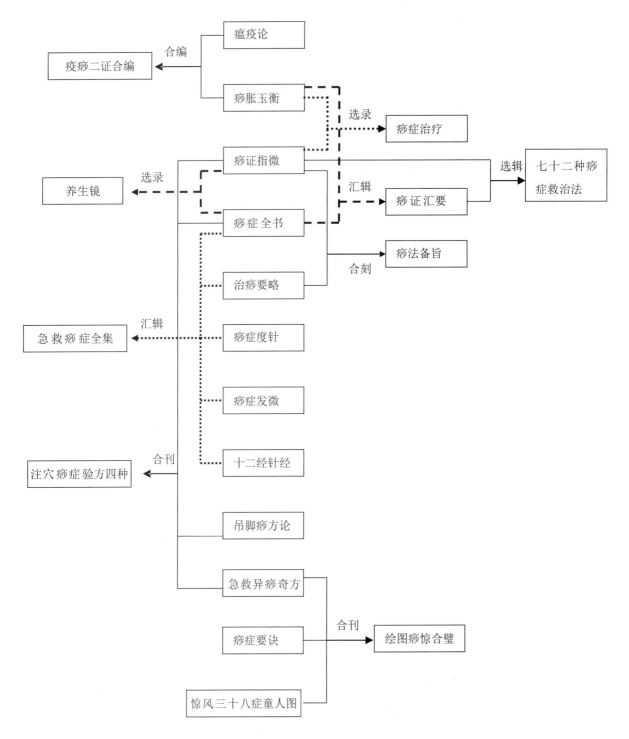

图1-3-4 汇编类痧书传承关系图

第四章 总 结

"痧"为中医之特有病名，在不同的时代具有不同的含义。"痧"含义的演化过程是基于对疾病本身的观察和认识，以及在医疗实践中所产生的经验。在病因、病机、辨证论治上历代各家对其有不同的看法，因此应该以历史的眼光来分析、判定痧的含义。宋元，多把经挑刮治疗后，出现斑点的病叫"沙"，如溪毒、射工、沙虱等病；明代，多指以腹痛闷乱、不能吐泻为主症的病证，即绞肠痧；清代，"痧"是在前代"沙病"的基础上，结合当时瘟疫发病的某些特点而形成的疾病概念，多指痧疹和瘟疫类疾病；现代多指"痧象""出痧"，即刮拭后皮肤出现的颜色和性状的改变。元明时期，通过各种外治法使皮肤出现痧点，即所谓"得沙"，与现代"出痧"和"痧象"的概念较为接近。

痧证的文献记载有沙、砂、疹、痧等形式，在综合分析相关文献之后，发现痧证名称最早出现在南宋，叶大廉《叶氏录验方》首次记载了"沙病"名称。元代，出现了"沙子病""沙子证""水沙""水伤寒""发痧"等病名，绞肠沙被纳入痧证范围；明代，出现了"瘴气""青筋""乌沙""沙惊"等病名；清代，大量疫病进入痧证范围，出现了"痧胀""臭毒""番痧""刺肋伤寒""阴阳毒""满痧""瘟痧""疫痧""斑痧""中恶""白虎"等异名，其子病名更多，以痧命名的病症多达百种以上，形成了察痧点、验痧筋、试痧方以及"怪病之谓痧"等诊断方法，痧证诊断方法的不精确性也进一步造成了痧证疾病范围的混乱。痧证辨证体系的缺乏，也阻碍了痧证理论的进一步发展。

痧证病名的出现与痧证的起源并非在同一时期。早期"沙病"症状表现并无特异性，恶寒、发热、头痛、腹痛、呕恶、手足厥冷等这种"似伤寒非伤寒，似疟非疟"的疾病在前代早有论及，且记载较多，至少与之前论及的各种水虫病症状表现相似，只是没有冠以"沙病"之名称而已。因而认为，在痧证病名产生前，古人对痧证的认识有一定的基础，痧证并非至南宋时才出现，仅是在南宋首次提出"沙病"概念。

元代医家提出痧由瘴气说。明代医家对痧证病因的认识主要集中在痧毒和瘴气，清代出现了秽气、疠气、疫气、臭毒、痧气、痧风、粪土沙秽之气、丝状物等不同病因，甚至将病因泛指为外感六淫之邪。病因认识的不清和病因范围的扩大是导致清代痧证病名众多，与伤寒、温病、杂病混淆不清，覆盖疾病外延较广的重要原因。

宋元时期，沙病的治疗方法较为单一，主要使用外治法，南宋时采用艾灸肌肤法以"得沙"；元代则出现了绳擦法、麻戛法、焠法。明代痧证的治疗方药较前世有所拓宽，刮痧、针刺、放血、焠法、推拿等外治诸法记载详细，改进较多，应用更加广泛。清代治疗方法不断丰富充实，形成了系统的治疗法则，出现了上百首痧证药方，提出了完善的用药大法；外治诸法也有了明显的扩充与发展，如刮痧、放痧、焠痧、灸法、揪痧、推拿等法大量应用到痧证的治疗中，各种方法的施术操作步骤、施术部位及宜忌明确，并且与经络腧穴理论结合的更加密切。

明末清初频发的瘟疫、江南地区的潮湿气候，尤其是治痧方法的简洁有效等因素促进了清初痧证理论的发展和痧书的印行。但由于痧证理论自身的缺陷，如病因认识不一，病症繁多，不是某一种病的专称，痧证概念的模糊性、病名的随意性、范畴的包容性、认识的局限性，使痧证理论冗多复杂，加之清中后期痧书缺乏学术争鸣，互相抄袭，致使痧证理论创新缺乏内在动力，从根本上阻碍了其发展。此外，温病学的兴起和西医传染病学的传入给痧证理论以巨大冲击，也促进了痧证理论在清末迅速走向衰落，终未发展成为专科理论体系。痧证理论兴起于宋元，发展于明代，兴盛于清代。

区别对待痧证与刮痧疗法的起源时间。刮痧疗法名称来源于"刮沙"之义，是对痧证名称的借义，但并非是刮痧法的最早起源。刮痧疗法起源于古代的砭石疗法，不是仅针对痧证的治疗方法。应区别对待与"痧"概念有关的"沙病"和"刮痧"等名称的起源、内涵和时代背景。

加强痧证治疗经验的挖掘与研究。由于医家见状呼名，将凡是应用治痧方法获效的病症均纳入痧证范围，使痧证中包含了一些杂症、常见病症以及疫病，甚至在清代形成了"无人不痧、无症不痧"的理论主张，痧证简便有效的诊治经验为当时疫病的治疗提供了一定的借鉴，丰富了祖国传统医学的治疗学，其是刮痧法、放痧法、粹痧法等外治法的运用经验。目前对痧证方药和相关病症的外治法研究较少，应该加强痧证治疗经验的挖掘与研究。刮痧疗法简单、实用、方便、廉价，是传统医学的宝贵遗产之一，在人类对抗疾病中发挥了一定的作用，值得推广应用和深入研究。应该进一步发展与完善刮痧疗法的理论及治疗体系，加强开展其作用机制研究。

本书通过系统整理历代痧证文献，理清了痧证理论之演变历程，提出痧在不同的时代具有不同的含义，应该以历史的眼光来分析；痧证名称最早见于南宋时期，但并非是痧证的出现时间；刮痧疗法的起源早于痧证名称的出现时间，并非是仅针对痧证的治疗方法，在现代应该加强推广应用。此外，本书还首次梳理了清至民国痧证专著的传承关系，可为相关古籍整理研究工作提供参考。总之，探讨痧证起源和理论演变过程有助于理解痧证理论的发展及理论构成，同时，对于未来按照中医理论形成规律及思维方法充实、完善痧证理论体系，对刮痧疗法进行创新性理论拓展，以及指导刮痧疗法的临床应用都具有一定的现实意义。

参考文献

［1］许慎．说文解字注［M］．段玉裁注，许惟贤整理．南京：凤凰出版社，2007：960.

［2］中国社会科学院语言研究所编辑室．现代汉语词典［M］．北京：商务印书馆，2008：1182.

［3］雷丰．时病论［M］．周选堂点校．武汉：湖北科学技术出版社，1987：9.

［4］王凯．晰微补化全书全书·删订痧书序［M］．刻本．泰兴耕道堂，1798（清嘉庆三年戊午）：36.

［5］郭志邃．痧胀玉衡·续叙［M］．刻本．书业堂，1675（清康熙十四年乙卯）：1.

［6］王凯．晰微补化全书·序［M］．刻本．泰兴耕道堂，1789（清嘉庆三年戊午）：3.

［7］王孟英．随息居重订霍乱论［M］．陈明见点校．北京：人民卫生出版社，1993：12.

［8］沈金鳌．痧症燃犀照·痧胀凡例［M］．刻本．丛芝轩，1906（清光绪三十二年丙午）：1.

［9］李时珍．本草纲目［M］．刘衡如，刘山永校注．北京：华夏出版社，1998：1575.

［10］葛洪．肘后备急方［M］．影印本．北京：人民卫生出版社影印，1982：139.

［11］朱橚．普济方·诸虫兽伤门［M］．影印本．北京：人民卫生出版社，1959：991.

［12］范行准．中国病史新义［M］．北京：中医古籍出版社，1989：279-292.

［13］唐慎微．重修政和经史证类备用本草［M］．影印本．北京：人民卫生出版社，1982：406-407.

［14］王焘．外台秘要［M］．影印本．北京：人民卫生出版社，1955：1133.

［15］胡凤昌．痧症度针·弁言［M］．刻本．赵宝墨斋，1873（清同治十二年癸酉）：5.

［16］叶大廉．叶氏录验方［M］．唱春莲，金秀梅点校．上海：上海科学技术出版社，2003：37.

［17］葛洪．补辑肘后方［M］．陶弘景，杨用道增补，尚志钧辑校．合肥：安徽科学技术出版社，1996：391.

［18］张杲．医说［M］．张宏校注．上海：上海科学技术出版社，1984：32.

［19］曹洪欣．珍版海外回归中医古籍丛书［M］．北京：人民卫生出版社，2008：319.

［20］危亦林．世医得效方［M］．王育学点校．北京：中国中医药出版社，1996：36.

［21］胡文焕．养寿丛书全集［M］．北京：中国中医药出版社，1997：117.

［22］黄龙祥，黄幼民．元代珍稀针灸三种［M］．北京：人民卫生出版社，2008：129.

［23］黄龙祥，黄幼民．元代珍稀针灸三种［M］．北京：人民卫生出版社，2008：364.

［24］戴原礼．秘传证治要诀及类方［M］．才维秋等校注．北京：中国中医药出版社，1998：89.

［25］虞抟．医学正传［M］．影印本．北京：人民卫生出版社，1965：20.

［26］江瓘．名医类案［M］．影印本．北京：人民卫生出版社，1982：47.

［27］皇甫中．明医指掌［M］．王肯堂汀补，邵达参补．北京：人民卫生出版社，1982：162.

［28］龚廷贤．寿世保元［M］．孙洽熙等点校．北京：人民卫生出版社，1993：605.

［29］陈实功．外科正宗［M］．吴少祯，许建平点校．北京：中国中医药出版社，2002：272.

［30］杨继洲．针灸大成［M］．影印本．北京：人民卫生出版社，1990：404-405.

［31］龚廷贤．小儿推拿方脉活婴秘旨全书·卷上［M］．刻本．保仁堂，1691（清康熙三十一年辛未）：35.

［32］龚信撰．古今医鉴［M］．达美君等校注．北京：中国中医药出版社，1997：163-164.

［33］裘庆元．珍本医书集成［M］．第二册．北京：中国中医药出版社，1999：401.

［34］郭志邃．痧胀玉衡·痧症发蒙论［M］．刻本．书业堂，1675（清康熙十四年乙卯）：2.

［35］王凯．晰微补化全书·上卷［M］．刻本．泰兴耕道堂，1798（清嘉庆三年戊午）：5.

［36］普净．痧证汇要·上卷［M］．孙玘订．承恩堂，1879（清光绪5年己卯）：14.

［37］郭志邃．痧胀玉衡·卷上［M］．刻本．书业堂，1675（清康熙十四年乙卯）：15

［38］郭志邃．痧胀玉衡·卷上［M］．刻本．书业堂，1675（清康熙十四年乙卯）：14.

［39］郭志邃. 痧胀玉衡·卷上［M］. 刻本. 书业堂，1675（清康熙十四年乙卯）：7.

［40］郭志邃. 痧胀玉衡·卷上［M］. 刻本. 书业堂，1675（清康熙十四年乙卯）：12.

［41］郭志邃. 痧胀玉衡·卷上［M］. 刻本. 书业堂，1675（清康熙十四年乙卯）：29.

［42］郭志邃. 痧胀玉衡·自序［M］. 刻本. 书业堂，1675（清康熙十四年乙卯）：1.

［43］郭志邃. 痧胀玉衡·卷中［M］. 刻本. 书业堂，1675（清康熙十四年乙卯）：1.

［44］郭志邃. 痧胀玉衡·卷上［M］. 刻本. 书业堂，1675（清康熙十四年乙卯）：1.

［45］郭志邃. 痧胀玉衡·卷后［M］. 刻本. 书业堂，1675（清康熙十四年乙卯）：6.

［46］郭志邃. 痧胀玉衡·王庭序［M］. 刻本. 书业堂，1675（清康熙十四年乙卯）：1-2.

［47］郭志邃. 痧胀玉衡·卷上［M］. 刻本. 书业堂，1675（清康熙十四年乙卯）：1.

［48］王凯. 晰微补化全书·上卷［M］. 刻本. 泰兴耕道堂，1798（清嘉庆三年戊午）：4.

［49］王孟英. 王孟英医学全书·随息居重定霍乱论［M］. 盛增秀校注. 北京：中国中医药出版社，2010：149.

［50］朱宇航，张森奉. 一场鼠疫与三个王朝［J］. 文史博览，2008（4）：54-56.

［51］俞根初. 通俗伤寒论·伤寒兼痧［M］. 铅印本. 上海：上海六也堂书药局，1932：不标页.

［52］张璐. 张氏医通［M］. 上海：上海科技出版社，1963：492.

［53］王孟英. 王孟英医学全书·随息居重定霍乱论［M］. 盛增秀校注. 北京：中国中医药出版社，2010：149.

［54］曹炳章. 中国医学大成［M］. 第五册. 北京：中国中医药出版社，1997：258.

［55］秦之桢. 伤寒大白［M］. 北京：人民卫生出版社，1982：199.

［56］吴谦. 医宗金鉴·订正仲景全书金匮要略注［M］. 闫志安，何源等校注. 北京：中国中医药出版社，1997：306.

［57］郭志邃. 痧胀玉衡·卷上［M］. 刻本. 书业堂，1675（清康熙十四年乙卯）：2.

［58］王凯. 晰微补化全书·上卷［M］. 刻本. 泰兴耕道堂，1798（清嘉庆三年戊午）：7.

［59］何京. 文堂集验方［M］. 刻本. 文堂，1775（清乾隆40年乙未）：24.

［60］郭志邃. 痧胀玉衡·卷中［M］. 刻本. 书业堂，1675（清康熙十四年乙卯）：29.

［61］陈耕道. 疫痧草［M］. 北京国民政府财政部印刷局，1947：1.

［62］高斗魁. 四明心法［M］. 刻本. 1725（清雍正三年乙巳）：37.

［63］王凯. 晰微补化全书·上卷［M］. 刻本. 泰兴耕道堂，1798（清嘉庆三年戊午）：39.

［64］曹洪欣. 海外回归中医古籍善本集萃［M］. 第一册. 北京：中医古籍出版社，2005：828.

［65］万全. 幼科发挥［M］. 影印本. 北京：人民卫生出版社，1981：32.

［66］普净. 痧证汇要·上卷［M］. 孙玘订. 刻本. 承恩堂，1879（清光绪五年己卯）：16.

［67］王肯堂. 证治准绳·杂病［M］. 吴唯等校注. 北京：中国中医药出版社，1997：799.

［68］佚名. 绣像翻证［M］. 刻本. 文林堂，1851（清咸丰元年）.

［69］祝补斋. 卫生鸿宝·卷一［M］. 石印本. 上海：上海江东书局，1911：23.

［70］郭志邃. 痧胀玉衡·后记［M］. 刻本. 书业堂，1675（清康熙十四年乙卯）：59.

［71］章楠. 医门棒喝［M］. 文昊，晋生点校. 北京：中医古籍出版社，1987：150.

［72］范行准. 中国病史新义［M］. 北京：中医古籍出版社，1989：289.

［73］杨清叟. 仙传外科秘方［M］. 影印本. 上海：上海涵芬楼，1935：16.

［74］丁凤. 医方集宜［M］. 影印本. 上海：上海科学技术出版社，1988：74.

［75］陆拯. 王肯堂医学全书［M］. 北京：中国中医药出版社，1999：2422.

［76］郑洪. 中医论治霍乱的寒热之争［J］. 浙江中医杂志，2005（12）：507-509.

［77］郭志邃. 痧胀玉衡·卷上［M］. 刻本. 书业堂，1675（清康熙十四年乙卯）：6.

［78］郭志邃. 痧胀玉衡·卷上［M］. 刻本. 书业堂，1675（清康熙十四年乙卯）：12.

［79］郭志邃. 痧胀玉衡·卷上［M］. 刻本. 书业堂，1675（清康熙十四年乙卯）：17.

［80］郭志邃. 痧胀玉衡·卷上［M］. 刻本. 书业堂，1675（清康熙十四年乙卯）：15.

［81］王凯. 晰微补化全书·上卷［M］. 刻本. 泰兴耕道堂，1798（清嘉庆三年戊午）：7.

［82］郭志邃. 痧胀玉衡·卷上［M］. 刻本. 书业堂，1675（清康熙十四年乙卯）：8.

［83］郭志邃. 痧胀玉衡·卷上［M］. 刻本. 书业堂，1675（清康熙十四年乙卯）：35.

［84］俞根初. 通俗伤寒论·伤寒兼痧［M］. 铅印本. 上海：上海六也堂书药局，1932.

［85］吴尚先. 理瀹骈文［M］. 步如一、张向群校注. 北京：中国中医药出版社，1995：423.

［86］雷丰. 时病论·卷四［M］. 石印本. 1904（清光绪三十年甲辰）：10

［87］曹洪欣. 珍版海外回归中医古籍丛书. 北京：人民卫生出版社，2008：319.

［88］丁凤. 医方集宜［M］. 上海：上海科学技术出版社，1988：74.

［89］王肯堂. 证治准绳·伤寒［M］. 吴唯等校注. 北京：中国中医药出版社，1997：55.

［90］姜典华. 刘纯医学全书［M］. 北京：中国中医药出版社，1998：523.

［91］王肯堂. 证治准绳·伤寒［M］. 吴唯等校注. 北京：中国中医药出版社，1997：799.

［92］戴原礼. 秘传证治要诀及类方［M］. 北京：中国中医药出版社，1998：89.

［93］王肯堂. 证治准绳·伤寒［M］. 吴唯等校注. 北京：中国中医药出版社，1997：45.

［94］张志聪. 侣山堂类辨［M］. 铅印本. 上海：上海千顷堂书局，1935：45.

［95］郭志邃. 痧胀玉衡·卷上［M］. 刻本. 书业堂，1675（清康熙十四年乙卯）：7-8.

［96］郭志邃. 痧胀玉衡·卷后［M］. 刻本. 书业堂，1675（清康熙十四年乙卯）：2.

［97］胡凤昌. 痧症度针·弁言［M］. 刻本. 赵宝墨斋，1873（清同治十二年癸酉）：5

［98］江涵暾. 奉时旨要［M］. 王觉向点校. 北京：中国中医药出版社，1993：67.

［99］王凯. 晰微补化全书·上卷［M］. 刻本. 泰兴耕道堂，1798（清嘉庆三年戊午）：6

［100］张璐. 张氏医通［M］. 上海：上海科技出版社，1963. P493.

［101］郭志邃. 痧胀玉衡·卷上［M］. 刻本. 书业堂，1675（清康熙十四年乙卯）：2.

［102］俞根初. 通俗伤寒论·伤寒兼痧［M］. 铅印本. 上海：上海六也堂书药局，1932年：不标页.

［103］曹炳章. 中国医学大成（五）［M］. 北京：中国中医药出版社，1997：258.

［104］郭志邃. 痧胀玉衡·卷中［M］. 刻本. 书业堂，1675（清康熙十四年乙卯）：16.

［105］雷丰. 时病论·卷四［M］. 石印本. 1904（清光绪三十年甲辰）：10.

［106］胡凤昌. 痧症度针·卷上［M］. 刻本. 赵宝墨斋，1873（清同治十二年癸酉）：3.

［107］邹存淦. 外治寿世方·卷一［M］. 刻本.：勤艺堂，1877（清光绪三年丁丑）：26.

［108］冯兆章. 冯氏锦囊秘录［M］. 田思胜等校注. 北京：中国中医药出版社，1996：287.

［109］沈金鳌. 沈金鳌医学全书·幼科释谜［M］. 田思胜. 北京：中国中医药出版社，2010：913.

［110］黄英志. 叶天士医学全书·临症指南医案［M］. 北京：人民卫生出版社，2004：306.

［111］沈金鳌. 痧症燃犀照·痧胀治法［M］. 冯敬修述. 刻本. 丛芝轩，1906（清光绪三十二年丙午）：13.

［112］王子接. 绛雪园古方选注［M］. 李飞点校. 上海：上海科学技术出版社，1982：112.

［113］郭志邃. 痧胀玉衡·卷上［M］. 刻本. 书业堂，1675（清康熙十四年乙卯）：3.

［114］李经纬等. 中医大辞典·医史文献分册［M］. 北京：人民卫生出版社，1981：245.

［115］郭志邃. 痧胀玉衡·卷上［M］. 刻本. 书业堂，1675（清康熙十四年乙卯）：10-11.

［116］郭志邃. 痧胀玉衡·卷上［M］. 刻本. 书业堂，1675（清康熙十四年乙卯）：16-17.

［117］王凯. 晰微补化全书·上卷［M］. 刻本. 泰兴耕道堂，1798（清嘉庆三年戊午）：3-4.

［118］郭志邃. 痧胀玉衡·卷上［M］. 刻本. 书业堂，1675（清康熙十四年乙卯）：15.

［119］郭志邃. 痧胀玉衡·后记［M］. 刻本. 书业堂，1675（清康熙十四年乙卯）：1.

［120］郭志邃. 痧胀玉衡·卷上［M］. 刻本. 书业堂，1675（清康熙十四年乙卯）：17.

［121］郭志邃. 痧胀玉衡·王庭序［M］. 刻本. 书业堂，1675（清康熙十四年乙卯）：4-5.

［122］郭志邃. 痧胀玉衡·后卷［M］. 刻本. 书业堂，1675（清康熙十四年乙卯）：1.

［123］郭志邃. 痧胀玉衡·卷上［M］. 刻本. 书业堂，1675（清康熙十四年乙卯）：33.

[124] 胡凤昌. 痧症度针·卷上［M］. 刻本. 赵宝墨斋, 1873（清同治十二年癸酉）: 13-14.

[125] 何京. 文堂集验方［M］. 刻本. 文堂, 1775（清乾隆四十年乙未）: 25.

[126] 郭志邃. 痧胀玉衡·卷下［M］. 刻本. 书业堂, 1675（清康熙十四年乙卯）: 40.

[127] 王凯. 晰微补化全书·上卷［M］. 刻本. 泰兴耕道堂, 1798（清嘉庆三年戊午）: 27.

[128] 钱峻. 经验丹方汇编［M］. 赵宝明点校. 北京: 中医古籍出版社, 1988: 14.

[129] 盛朝阳. 痧胀玉衡摘要［M］. 活字本. 清道光年间.

[130] 曹洪欣等. 温病大成［M］. 第一册. 福州: 福建科学技术出版社. 2007: 103.

[131] 管颂声. 痧法备旨［M］. 刻本. 新桥米船楼, 1852（清咸丰二年壬子）: 6.

[132] 陈念祖. 陈修园医书二十一种［M］. 铅印本. 上海: 上海图书集成印书局, 1892（清光绪十八年壬辰）: 4.

[133] 徐子默. 吊脚痧方论［M］. 刻本. 同善堂, 1864（清同治三年甲子）: 26.

[134] 郭志邃. 痧胀玉衡·卷中［M］. 刻本. 书业堂, 1675（清康熙十四年乙卯）: 28.

[135] 郭志邃. 痧胀玉衡·卷后［M］. 刻本. 书业堂, 1675（清康熙十四年乙卯）: 4.

[136] 郭志邃. 痧胀玉衡·卷后［M］. 刻本. 书业堂, 1675（清康熙十四年乙卯）: 26.

[137] 郭志邃. 痧胀玉衡·卷后［M］. 刻本. 书业堂, 1675（清康熙十四年乙卯）: 2-3.

[138] 时振声. 痧病初探［J］. 云南中医杂志, 1981（4）: 1-5.

[139] 费山寿. 急救痧症全集［M］. 刻本. 笠泽三省书屋, 1833（清光绪九年癸未）: 1.

[140] 虞抟. 医学正传［M］. 影印本. 北京: 人民卫生出版社, 1965: 20.

[141] 江瓘. 名医类案［M］. 北京: 人民卫生出版社, 1982: 47.

[142] 魏之琇. 续名医类案［M］. 影印本. 北京: 人民卫生出版社, 1982: 136.

[143] 王凯. 晰微补化全书·上卷［M］. 刻本. 泰兴耕道堂, 1798（清嘉庆三年戊午）: 39.

[145] 叶大廉. 叶氏录验方［M］. 唱春莲, 金秀梅点校. 上海: 上海科学技术出版社, 2003: 37.

[146] 张杲. 医说［M］. 王旭光, 张宏校注. 上海: 上海科学技术出版社, 1984: 32.

[147] 曹洪欣. 珍版海外回归中医古籍丛书［M］. 北京: 人民卫生出版社, 2008: 319.

[148] 危亦林. 世医得效方［M］. 王育学点校. 北京: 中国中医药出版社, 1996: 36.

[149] 胡文焕. 养寿丛书全集［M］. 北京: 中国中医药出版社, 1997: 118.

[150] 胡文焕. 养寿丛书全集［M］. 北京: 中国中医药出版社, 1997: 121.

[151] 虞抟. 医学正传［M］. 影印本. 北京: 人民卫生出版社, 1965: 20.

[152] 丁凤. 医方集宜［M］. 上海: 上海科学技术出版社, 1988: 74.

[153] 陆拯. 王肯堂医学全书［M］. 北京: 中国中医药出版社, 1999: 2422.

[154] 张介宾. 景岳全书［M］. 蒋文明等整理. 上海: 上海科学技术出版社, 1959: 443.

[155] 张璐. 张氏医通［M］. 上海: 上海科技出版社, 1963: 492.

[156] 周憬. 卫生易简方［M］. 绍兴: 医药学报社, 1916（民国五年）: 10.

[157] 龚延贤. 万病回春［M］. 北京: 人民卫生出版社, 1984: 164.

[158] 张璐. 张氏医通［M］. 上海: 上海科技出版社, 1963: 493.

[159] 万全撰. 保命歌括［M］. 罗田县万密斋医院校注. 武汉: 河北科学技术出版社, 1986: 193.

[160] 丁凤. 医方集宜［M］. 上海: 上海科学技术出版社, 1988. P74.

[161] 李时珍. 本草纲目［M］. 刘衡如, 刘山永校注. 北京: 华夏出版社, 1998: 1575.

[162] 张介宾. 景岳全书［M］. 蒋文明等整理. 上海: 上海科学技术出版社, 1959: 443.

[163] 杨清叟. 仙传外科秘方·卷十［M］. 影印本. 上海: 上海涵芬楼, 1935: 16.

[164] 虞抟. 医学正传［M］. 影印本. 北京: 人民卫生出版社, 1965: 110.

[165] 丁凤. 医方集宜［M］. 影印本. 上海: 上海科学技术出版社, 1988: 74.

[166] 龚信. 古今医鉴［M］. 达美君等校注. 北京: 中国中医药出版社, 1997: 64.

[167] 张璐. 张氏医通［M］. 上海: 上海科技出版社, 1963: 493.

［168］郑金生. 海外回归中医善本古籍从书［M］. 第一册. 北京：人民卫生出版社，2002：528.

［169］九州出版社编委会. 中华医学名著宝库［M］. 第一册. 北京：九州图书出版社，1999：546-547.

［170］杨继洲. 针灸大成［M］. 影印本. 北京：人民卫生出版社，1990：404-405.

［171］张洁. 仁术便览［M］. 北京：人民卫生出版社，1985：194.

［172］龚廷贤. 万病回春［M］. 北京：人民卫生出版社，1984：164.

［173］郭志邃. 痧胀玉衡·卷上［M］. 刻本. 书业堂，1675（清康熙十四年乙卯）：1-2.

［174］郭志邃. 痧胀玉衡·卷上［M］. 刻本. 书业堂，1675（清康熙十四年乙卯）：9.

［175］郭志邃. 痧胀玉衡·卷上［M］. 刻本. 书业堂，1675（清康熙十四年乙卯）：5.

［176］佚名. 痧症发微［M］. 刻本. 西鸿源堂，1845（清道光二十五年乙巳）：15.

［177］王凯. 晰微补化全书·序［M］. 刻本. 泰兴耕道堂，1789（清嘉庆三年戊午）：2.

［178］普净. 痧证指微［M］. 石印本. 1893（年清光绪十九年癸巳）：14.

［179］郭志邃. 痧胀玉衡·卷后［M］. 刻本. 书业堂，1675（清康熙十四年乙卯）：6.

［180］郭志邃. 痧胀玉衡·卷后［M］. 刻本. 书业堂，1675（清康熙十四年乙卯）：5.

［181］高呆. 治痧全编·卷下［M］. 活字本. 慈余堂，1821（道光元年辛巳）：4

［182］鲍相璈. 验方新编. 卷9. 痧胀全书［M］. 石印本. 上海：上海鸿宝斋书局，1911：21.

［183］郭志邃. 痧胀玉衡·卷上［M］. 刻本. 书业堂，1675（清康熙十四年乙卯）：24-25.

［184］钱松. 痧胀名考［M］. 刻本. 庆氏金华，1826（清道光6年丙戌）：7.

［185］郭志邃. 痧胀玉衡·卷上［M］. 刻本. 书业堂，1675（清康熙十四年乙卯）：14.

［186］郭志邃. 痧胀玉衡·后记［M］. 刻本. 书业堂，1675（清康熙十四年乙卯）：59.

［187］郭志邃. 痧胀玉衡·卷上［M］. 刻本. 书业堂，1675（清康熙十四年乙卯）：12.

［188］郭志邃. 痧胀玉衡·凡例［M］. 刻本. 书业堂，1675（清康熙十四年乙卯）：1.

［189］高呆. 治痧全编·卷上［M］. 刻本. 书业堂，1675（清康熙十四年乙卯）：11-12.

［190］郭志邃. 痧胀玉衡·卷上［M］. 刻本. 书业堂，1675（清康熙十四年乙卯）：26.

［191］郭志邃. 痧胀玉衡·后记［M］. 刻本. 书业堂，1675（清康熙十四年乙卯）：59.

［192］郭志邃. 痧胀玉衡·卷上［M］. 刻本. 书业堂，1675（清康熙十四年乙卯）：27.

［193］沈金鳌. 痧症燃犀照. 痧胀源流［M］. 刻本. 丛芝轩，1675（清光绪三十二年丙午）：5.

［194］王凯. 晰微补化全书·上卷［M］. 刻本. 泰兴耕道堂，1798（清嘉庆三年戊午）：12.

［195］沈金鳌. 痧症燃犀照. 痧胀源流［M］. 冯敬修述. 刻本. 丛芝轩，1675（清光绪三十二年丙午）：5-6.

［196］佚名. 痧症发微［M］. 刻本. 西鸿源堂，1845（清道光二十五年乙巳）：21-22.

［197］高呆. 治痧全编·卷下［M］. 活字本. 慈余堂，1821（道光元年辛巳）：16.

［198］寇兰皋. 痧症传信方［M］. 刻本. 1831（清宣宗道光十一年）：16.

［199］郭志邃. 痧胀玉衡·卷上［M］. 刻本. 书业堂，1675（清康熙十四年乙卯）：26.

［200］吴瑭. 温病条辨［M］. 影印本. 北京：人民卫生出版社. 1963：173-174.

［201］普净. 痧证指微［M］. 石印本. 1893（年清光绪十九年癸巳）：5.

［202］黄鹤龄. 痧证全生［M］. 刻本. 1863（清同治二年癸亥）：7.

［203］吴尚先. 理瀹骈文［M］. 步如一，张向群校注. 北京：中国中医药出版社，1995：423.

［204］戴天章. 重订广温热论［M］. 俞鼎芬，王改谱校. 福建：福建科学技术出版社，2010：29-30.

［205］曹廷杰. 防疫刍言［M］. 铅印本. 北京：京师警察厅，1918：15.

［206］鲍相璈. 验方新编［M］. 石印本. 上海鸿宝斋书局，1911：16.

［207］黄伟. 刺络放血疗法的源流与发展［J］. 中国民间疗法. 2008（9）：3-4.

［208］郭志邃. 痧胀玉衡·卷上［M］. 刻本. 书业堂，1675（清康熙十四年乙卯）：25.

［209］郭志邃. 痧胀玉衡·卷后［M］. 刻本. 书业堂，1675（清康熙十四年乙卯）：11.

［210］王凯. 晰微补化全书·上卷［M］. 刻本. 泰兴耕道堂，1798（清嘉庆三年戊午）：36.

［211］胡凤昌. 痧症度针·卷上［M］. 刻本. 赵宝墨斋，1873（清同治十二年癸酉）：23-24.

［212］胡凤昌. 痧症度针·卷上［M］. 刻本. 赵宝墨斋，1873（清同治十二年癸酉）：26.

［213］胡凤昌. 痧症度针·卷上［M］. 刻本. 赵宝墨斋，1873（清同治十二年癸酉）：25.

［214］寇兰皋. 痧症传信方［M］. 刻本. 1831（清宣宗道光十一年）：21.

［215］鲍相璈. 验方新编［M］. 石印本. 上海鸿宝斋书局，1911：16.

［216］王凯. 晰微补化全书·上卷［M］. 刻本. 泰兴耕道堂，1798（清嘉庆三年戊午）：23.

［217］王凯. 晰微补化全书·上卷［M］. 刻本. 泰兴耕道堂，1798（清嘉庆三年戊午）：17.

［218］胡杰. 注穴痧症验方·卷下［M］. 铅印本. 上海：玉海楼，1893：5.

［219］王凯. 晰微补化全书·上卷［M］. 刻本. 泰兴耕道堂，1798（清嘉庆三年戊午）：10.

［220］黄鹤龄. 痧证全生·序［M］. 刻本. 1846（清道光二十六年丙午）：2.

［221］黄鹤龄. 痧证全生·序［M］. 刻本. 1846（清道光二十六年丙午）：5.

［222］佚名. 一指定禅［M］. 油印本. 上海：上海中医学院附属推拿学校，1960：19.

［223］佚名. 一指定禅［M］. 油印本. 上海：上海中医学院附属推拿学校，1960：31.

［224］王子接. 绛雪园古方选注［M］. 李飞点校. 上海：上海科学技术出版社，1982：112.

［225］黄鹤龄. 痧证全生［M］. 刻本. 1863（清同治二年癸亥）：9.

［226］武学华. 论《一指定禅》对推拿治痧的探索［J］. 按摩与导引. 2002，17（1）：4-6.

［227］胡凤昌. 痧症度针·卷上［M］. 刻本. 赵宝墨斋，1873（清同治十二年癸酉）：6.

［228］高杲. 治痧全编·卷下［M］. 活字本. 慈余堂，1821（道光元年辛巳）：4-5.

［229］曹廷杰. 防疫刍言［M］. 铅印本. 北京：京师警察厅，1918：13.

［230］冯兆章. 冯氏锦囊秘录［M］. 田思胜等校注. 北京：中国中医药出版社，1996：287.

［231］钱松. 痧胀名考［M］. 刻本. 庆氏金华，1826（清道光6年丙戌）：18.

［232］胡杰. 注穴痧症验方·卷下［M］. 铅印本. 上海：上海玉海楼，1893（清光绪19年癸巳）：49.

［233］曹洪欣. 海外回归中医古籍善本集萃［M］. 第一册. 北京：中医古籍出版社，2005：484.

［234］王凯. 晰微补化全书·上卷［M］. 刻本. 泰兴耕道堂，1798（清嘉庆三年戊午）：38

［235］王凯. 晰微补化全书·上卷［M］. 刻本. 泰兴耕道堂，1798（清嘉庆三年戊午）：39.

［236］佚名. 痧症发微·卷上［M］. 刻本. 马氏西鸿源堂，1845（清道光二十五年乙巳）：16-17.

［237］普净. 痧证指微［M］. 石印本. 1893（年清光绪十九年癸巳）：212.

［238］黄英志. 叶天士医学全书·临症指南医案［M］. 北京：人民卫生出版社，2004：158.

［239］张志聪. 侣山堂类辨［M］. 铅印本. 上海：上海千顷堂书局，1935：45.

［240］郭志邃. 痧胀玉衡·卷后［M］. 刻本. 书业堂，1675（清康熙十四年乙卯）：2.

［241］郭志邃. 痧胀玉衡·卷上［M］. 刻本. 书业堂，1675（清康熙十四年乙卯）：14.

［242］葛洪. 补辑肘后方［M］. 陶弘景增补，杨用道再补，尚志钧辑校. 合肥：安徽科学技术出版社，1996：391.

［243］沈金鳌. 痧症燃犀照·痧胀源流［M］. 刻本. 丛芝轩，1906（清光绪三十二年丙午）：1.

［244］王凯. 晰微补化全书·治痧宜看凉热［M］. 刻本. 泰兴耕道堂，1798（清嘉庆三年戊午）：28.

［245］李时珍. 本草纲目［M］. 刘衡如，刘山永校注. 北京：华夏出版社，1998：1575.

［246］辞海. 上海：上海辞书出版社，1999：230.

［247］袁珂. 山海经校注［M］. 上海：上海古籍出版社，1980：103.

［248］许慎. 说文解字注［M］. 段玉裁注，许惟贤整理. 南京：凤凰出版社，2007：791.

［249］明岚. 刮痧法探源［J］. 中华医史杂志，2004，34（3）：152.

［250］黄伟. 刺络放血疗法的源流与发展［J］. 中国民间疗法. 2008（9）：3-4.

［251］宋向元. 漫谈《痧胀玉衡》的贡献［J］. 黑龙江中医药，1965，（2）：27-31.

［252］翁晓红，李丽华，肖林榕. 明清时期疫病的预防思想与方法［J］. 福建中医学院学报，2006，16（4）：57-59.

［253］张剑光. 三千年疫情［M］. 南昌：江西高校出版社，1998：424.

[254] 曹树基. 鼠疫流行与华北社会变迁（1580-1644）[J]. 历史研究，1997（1）：7.

[255] 华佗. 华佗神方 [M]. 杨金生，赵美丽，段志贤点校. 北京：中医古籍出版社，1991：69.

[256] 黄镇才，黄贤忠. 痧病诊疗手册 [M]. 桂林：广西民族出版社，1994：151.

[257] 郭志邃. 痧胀玉衡·王庭序 [M]. 刻本. 书业堂，1675（清康熙十四年乙卯）：1-2.

[258] 郭志邃. 痧胀玉衡·后记 [M]. 刻本. 书业堂，1675（清康熙十四年乙卯）：59.

[259] 薛清录. 全国中医图书联合目录 [M]. 北京：中医古籍出版社，1991：398.

[260] 周震，李岩. 论《痧胀玉衡》的学术思想及其贡献 [J]. 针灸临床杂志，2007，23（3）：7.

[261] 欧阳调律. 治痧要略 [M]. 刻本. 管氏黄邑新桥米船楼，1852（清咸丰2年壬子）.

[262] 高杲. 治痧全编·序 [M]. 活字本. 慈余堂，1821（道光元年辛巳）：2.

[263] 高杲. 治痧全编·跋 [M]. 活字本. 慈余堂，1821（道光元年辛巳）：27.

[264] 佚名. 痧症发微·序 [M]. 刻本. 马氏西鸿源堂，1845（清道光二十五年乙巳）：1.

[265] 盛朝扬. 痧胀玉衡摘要·序 [M]. 刻本.

[266] 王凯. 晰微补化全书·上卷 [M]. 刻本. 泰兴耕道堂，1798（清嘉庆三年戊午）：1.

[267] 王凯. 晰微补化全书·上卷 [M]. 刻本. 泰兴耕道堂，1798（清嘉庆三年戊午）：42.

[268] 王学权. 重庆堂随笔 [M]. 南京：江苏科学技术出版社，1986：33.

[269] 黄贤忠. 抄袭之书不宜介绍 [J]. 中医杂志，1982，（1）：79.

[270] 沈金鳌. 痧症燃犀照·痧胀凡例 [M]. 刻本. 1906：2.

[271] 钱松. 痧胀名考 [M]. 金华重刊本抄本. 1826（清道光六年丙戌）.

[272] 普净. 痧证指微·序 [M]. 石印本. 1893（年清光绪十九年癸巳）：：1.

[273] 普净. 痧证指微 [M]. 石印本. 1893（年清光绪十九年癸巳）：1-2，5.

[274] 觉因道人. 急救异痧奇方 [M]. 刻本. 1851（清咸丰元年辛亥）：1.

[275] 觉因道人. 急救异痧奇方 [M]. 刻本. 1851（清咸丰元年辛亥）：13-14.

[276] 蔡凤岐. 痧症要诀·序 [M]. 刻本. 1821，（清道光元年辛巳）.

[277] 寇兰皋. 痧症传信方·序 [M]. 刻本. 1831（清宣宗道光十一年）：3.

[278] 黄鹤龄. 痧证全生 [M]. 刻本. 1863（清同治二年癸亥）：4.

[279] 胡凤昌. 痧症度针·弁言 [M]. 刻本. 赵宝墨斋，1873（清同治十二年癸酉）：5.

[280] 汪欲济. 痧胀撮要 [M]. 铅印本. 太仓汪氏，1918：26.

[281] 普净. 痧证汇要·原序 [M]. 孙玘订. 刻本. 承恩堂，1879（清光绪五年己卯）：1.

[282] 费山寿. 急救痧症全集·急救痧证全集序 [M]. 刻本. 笠泽三省书屋，1833（清光绪九年癸未）：2.

[283] 佚名. 痧症治疗 [M]. 1932年抄本？

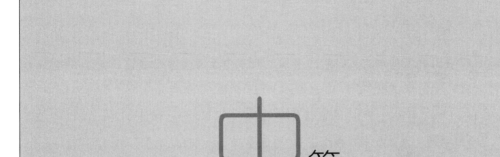

中篇

历代痧证古籍
点校整理和集萃研究

凡　例

一、本篇根据中国中医科学院、国家图书馆、北京中医药大学图书馆、浙江省图书馆、吉林省图书馆等所藏的《痧胀玉衡》《痧症全书》《痧证指微》《急救异痧奇方》《痧症要诀》《痧症传信方》《痧证全生》《痧症度针》《痧症撮要》《治痧全编》《痧症秘传歌诀》《痧症发微》《注穴痧症验方》《急救痧症全集》《吊脚痧症论》《痧胀名考》《痧证汇要》《痧症然犀照》《痧法备旨》《痧胀玉衡摘要》《瘟痧要编》《七十二种痧症救治法》著作22部，进行文献梳理，版本考证，补充残缺，系统考评，点校整理而成。

二、由于部分著作有数种不同版本，所以以最先刊行者为底本；若不同版本文字出入较大，以内容祥确者为准，相互进行考证和旁校。如《痧胀玉衡》现存清刻本近20种，本次校点选取最早的清康熙十四年乙卯（1675年）书业堂刻本为底本，以清康熙十七年戊午（1678年）扬州有义堂刻本为校本。本书所选版本均经系统考察，选用现存最佳本为底本。在搞清待校书版本源流的基础上选择校本。

三、为保证本书的点校整理研究质量，所选原著均为创新性较强的痧书，若没有原创意义，属于全盘抄袭的痧症古籍，如《痧症抄底》《七十二痧吕祖仙方》《痧症备要》等书，内容实为痧疹、惊风、瘟疫、霍乱为主，冠以痧名的《痧疫论》《瘟痧要编》《痧症辑要》《陈少霞痧症辑要》《痧症辨》等均不录入。有的著作目前既有丛书本，也存有单行本，然其单行本晚于丛书本，如《注穴痧症验方》。本次校点则选丛书中。

四、每部书均有一个"校后记"，简要概述内容特色，如作者简介、成书过程、体例结构、主要内容、学术特色、版本传承等情况，并说明本次校点选取底本与参校本的相关情况。

五、为便于读者阅读，使正文流畅，排版时将引述经文或作者原文排为大字宋体，作者注文排为小字；重订者或注解者的按语、注文排为楷体小字，并加方括号。

校点说明

一、本书采用横排、简体、现代标点。原著系繁体竖排，今一律改为简体横排，故原书方位字如"右""左"字，迳改为"上""下"，不出注。

二、对书中的假借字、异体字、俗体字迳改为通行字，不出校记说明，如"沙"迳改为"痧"、"傅"迳改为"敷"、"录豆"迳改为"绿豆"、"连乔"迳改为"连翘"、"枝子"迳改为"栀子"、"香茹"迳改为"香薷"等。书中明显的抄写错误也迳改不注，如"皷"迳改为"鼓"、"眠羊"迳改为"绵羊"。确有依据为讹误之处，方予以改正，并出校记说明；疑似之处，则不予更动，尽可能出校记说明。原书中中医名词术语用字与今不同者，一般改用通行或规范之名，如"藏腑"作"脏腑"、"足指"作"足趾"等。另外，古人常将"症""证"二字混用，为保持古书原貌，均未改动。

三、原著中缺漏空白或模糊不清之处，有据可考者，则予以补入，并加以校记说明；无据可考者，则保留空白，而尽量出校记说明。

四、为便于读者阅读，原书无目录者，点校时根据分卷目录或正文篇目补集而成；如底本原有目录与正文有出入时，一般依据其正文实际内容予以调整，力求目录与正文标题一致。

五、原底本中的双行小字，今统一改为单行小字。历代医家多"注而不述""以注带述"，为方便读者，区分不同来源的文字，排版时将引述经文或者作者原文排为宋体大字，作者注文排为宋体小字；重订者或注解者的按语、注文排为楷体，如有两种并存，则按成文先后顺序分别采用大字、小字；原书眉批栏中之字，根据其文义，插入正文相应的文字之后。眉批改为小字，前后用鱼尾括号（【 】）括注以标记。

六、原书插图均据原版图摹绘缩印，以存其旧貌。图中文字经辨认后均以规范简化汉字代替，以便阅读。

七、原著中的观点、理论，即便有可议之处，一律保留不动，以待学术争鸣。点校中，力求保持原书面貌，不轻易改动原文，凡图表中的繁体字亦不作改动。

八、原著中某些如今看来不宜内服的药物，诸如童便、硫黄等，均未作变动。由于受历史条件的限制，书中有一些不明确，或迷信之说，还望读者在阅读时能加以辨别，以取其精华，弃其糟粕。

痧胀玉衡

清·郭志邃 著

自 序

　　尝论一元运化，升而为天，凝而为地，人生其中，道配三才，惟其克佐天地之所不及也。所以大之兵农礼乐，小之屠钓工商，缺一不可。而况炎帝肇创，尝药疗病，尤斯人生死所系者乎。历代相沿，神医迭出，载籍纷纷，惟救苦疾。孰意痧胀一症，时有悬命须臾，兆变顷刻者，竟置不论。如云林龚先生，所志诸书，历有年矣，迄今诵法不衰，时多宗之，然云青筋，所谓痧也。惜自古今以来。从未论及，是以其疾往往不治。余窃以为生死甚大，望医如望拯溺，讵可听人之有是疾而不为之生全乎。余高曾以经术起家，箕裘累叶。余少列宫墙，读古惠鲜怀保，慨然有恫恤生民之志，尝愿为愁者解困，危者苏命。因遍阅仲景、东垣、丹溪诸先生论。而帖括所拘，有怀未展。鼎革以后，播迁不一，或羁留武水，或跋涉秦溪。每忆昔年寻章摘句，不过淹蹇一身，毫无裨益于世。既而旅食江淮，浪游吴越，所在时行痧胀，被祸不少。余心恻然，思得一术以济之，窃恐世人犯而不识，多有坐视其死者。故凡遇杏林先辈未尝不造而问焉；见松隐异人，未尝不就而请焉。即册籍所载，鲜不于晤对之间，互相参考，然于痧也，究不得一要旨。以后返棹檇李，搜求高僧所遗前贤诸秘草，有其传变难治异症，或定于濂洛大儒，或议诸楚奥高士。虽篇页零星，各有同异，皆透参《灵》《素》《甲乙》诸经，以推广仲景先生之意，惜专籍无传，沉埋日久，而古人精秘尚未出也。余日夕究心，始悟痧胀变端，总其大纲，撮其要领，遂得历历措施，无不响验。余特虑斯疾勿辨，贻祸无穷，故为之推原其始，详究其终，深悯斯疾之为害，不忍不有斯集也。虽然医者治疾，尤百工治事，此握一规，彼挟一矩，有一定之法，无一定之用。故余虽获遗言，尤必酌量于累黍之度，而神明其治法焉。此非惜人无是疾，今人始有是疾也；抑非昔人之病可略，今人之病当独详也。余所以念兹在兹，日孜孜焉从事笔墨间，惟此救人是论。要不外夫推己之心，俾天下咸慰及人之愿斯已耳。昔人有言：道之真，以治身，其绪余，以为天下。余独不敢云治身，与为天下有二也。盖医之为道，惟视人如己者乃可施。至于风气之强弱，年岁之多寡，精力之厚薄，必须以己为断，然后原疾量药，贯微彻幽，度节气而候温凉，参脉理而合轻重，始乃取应如神，捷于桴鼓。不然卤莽从事，是尤南辕而返北辙也，乌可得哉。

时大清康熙十四年岁次乙卯灯月檇李郭志邃右陶氏自序于裕贤堂

续 序

尝稽古今医学，备悉万病，独不明痧，因而人鲜其传，无奈世之患者比比也。既有此病，不可不求有以治之。余因以治之所验，悉其症之所由。于甲寅岁著《玉衡》一书，偕同仁互相参订，急而行之，亦济生之念所不得已也。书中凡述痧说，似已具详，两年来痧之变幻，更有隐伏于别病中者，伤人最多，非为世所罕识。尤余前书之所未及，因又有痧刻之续。凡以因时所犯，略采异验为集，夫亦谋诸同人，非敢以自矜也，幸天下不以多赘而忽诸。

大清康熙十七年戊午岁秋吉旦郭志邃右陶文载识

凡　例

一言有不实，治有不效者，一句不载。

一药有不当，用有不明者，一味不入。

一据症用治，立方制宜，非痧不录。

一按脉阅筋，恐人有误，详之有据。

一砭刺痧筋，必须紫黑毒血，据为实见。

一载杂症，仅取兼痧，诸病虚实，悉在所略。

一心腹痧痛，刮放即愈。不烦医药者，不多载入。

一治验不过一二三四，惟略见治法为准，余不多赘。

一余近地气禀柔弱，故方中分两，从乎减少，便能取效。此虽传示四方，不敢多加。

一制方分两甚少，若遇西北，风高土燥之地，刚强勇壮之人，其分两必须加倍，或加二倍三倍，方能有效。

一饮汤规则：云稍冷者，九分冷一分温也；云微冷者，八分冷二分温也；云微温者，冷者四分之三，温者四分之一也。

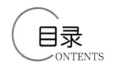
痧胀玉衡　卷上

痧胀玉衡　卷中

痧胀玉衡　卷下

痧胀玉衡　卷后

痧胀玉衡　卷上

清携李郭志邃右陶著述

鄞县曹赤电炳章圈校

痧症发蒙论

夫君子生于斯世，不屑为天下无所用之人，则必求为天下所必需之人，故君子不为良相，则为良医。盖良相济世，良医济生，其所以行我心之不忍者，事有相符，而道有相类也。余于伤寒、痘疹、惊风、疟、痢与夫胎前产后等症，俱所潜心，姑不具赘，独是痧之一症，缓者，或可迟延；急者，命悬顷刻。在病家必当诚心请救；在医者必当急为赴援，非若他症之可以迁延时日，姑且慢为调治也。迩来四方疫气时行，即今丑寅年间，痧因而发，乡村城市之中，俱见有此等症。或为暗痧，或为闷痧，或为痧痛，或为落弓痧、噤口痧、扑鹅痧、角弓痧、盘肠痧，或又因伤寒、疟、痢与夫胎前产后等症，而痧兼发，甚至阖门被祸，邻里相传，不可重掉。余尝遍此等症，临危急救，难以屈指。其治之大略，有三法焉：如痧在肌肤者，刮之而愈；痧在血肉者，放之而愈，此二者皆其痧之浅焉者也，虽重亦轻。若夫痧之深而重者，胀塞肠胃，壅阻经络，直攻乎少阴心君，非悬命于斯须，即将危于旦夕，扶之不起，呼之不应，即欲刮之放之，而痧胀之极，已难于刮放矣。呜呼，病濒于死，谁不伤心，痧症至此，信乎非药不能救醒，非药莫能回生。则刮放之外又必用药以济之，然后三法兼备，救生而生全，庶乎斯人之得有其命也。其如世有刮痧放痧之人，仅有刮之能而已，余俱非所长也。故痧有放之不出，刮之不起，便云凶，而且放痧数次不愈，刮痧数次不痊，便听命于天而垂毙者，往往皆然。若夫业医诸友，责在救人，推其心，岂非当世之所谓君子与。然其间或有云诸书不载痧名，满洲因而谓非药可疗，不知载籍之内，原有云绞肠痧者、有云干霍乱者、有云青筋者、有云白虎症者、有云中恶者，此皆痧之见于诸书，但略而不详，未有专家。然不见有云是宜绝药，诚彰明较著而可视也。况痧有为真头痛，朝发夕死，夕发旦死，寄于头痛之条；痧有为真心痛，亦朝发夕死，夕发旦死，寄于真心痛之例。此二症者，虽属不治，若知其原于痧者而疗之，亦可挽回。况痧有为头面肿胀，一似大头瘟；痧有为咽喉锁闭，一似急喉风；痧有为眩晕昏闷，少顷云殂，一似中风、中暑；痧有为暗哑沉迷，身体重痛，一似惊魂落魄；此皆其势在危急，刮放不急者，非药将何以救之乎。而况痧有头痛、寒热，类于伤寒；咳嗽烦闷，类于伤风；与夫因疟而兼痧，因痧而化疟；或又痢以痧发，痧缘痢生；而痧症百出，传变多端，更不特如此而已也。诸如鼻红、吐红、泻血、便血，由痧而得者有之。更有大肿、大毒、流火、流痰，由而生者有之。或又有胎前、产后、气郁、食郁、血郁、火郁，而痧之兼发者有之。或又有痧而手肿、足肿、手痛、足痛，连及遍身不能转侧者有之。或又有痧而胸胁肚腹结成痧块，一似痞闷，一似结胸者有之。或又有痧而吐蛔、泻蛔、食结、积结、血结者有之。或又有痧而心痛、胁痛、腹痛、腰痛、盘肠、吊痛、遍身疼痛，几不能生者有之。况痧尝有内症所伤，将濒于死者，男子犯此，一似蓄血，而血分之治法不同；女子犯此，一似倒经，而气分之治法亦异。盖痧之为病，种种不一，难以枚举，予特指其大略。而明其最要者，须看脉之真假，认症之的确，然后投剂必当，用药无虚。若痧在肌肤，当刮即刮。痧在血肉，当放即放。痧在肠胃、经络与肝、肾、脾三阴，当药即药。若痧气肆行，不拘表里，传变皆周，当三法兼用。务在救人于将危，而回生于将死。余之治此等症，随处救人，确有奇验。窃恐前人无论，难启后贤，因著为集，仍不敢秘，以公诸世。庶几其有以行我心之不忍，而幸不为斯世无所用之人欤。

玉衡要语

痧分表里辨

痧之初发，必从外感。感于肌表，人不自知，则入于半表半里，故胸中作闷，或作呕吐，而腹痛生焉。此可以刮痧而愈，不愈，用荆芥汤、藿香汤之类而选用之。痧感于半表半里，人不自知，则入于里，故欲吐不吐，欲泻不泻。痧毒冲心，则心胸大痛，痧毒攻腹，则盘肠吊痛。此可以放痧而愈，不愈，用陈皮紫朴汤、棱术汤之类而选用之。痧中于里，人不自知，则痧气壅阻，恶毒逆攻心膂，立时发晕，即欲刮痧而痧不起；即欲放痧而扶之不起，必不得放，即扶起放之，而发晕之时，气血不流，放之亦无紫黑毒血流出，即有些须，亦不能多，略见紫黑血点而已。此痧毒入深，大凶之兆。斯时病家求救甚切，方可用药。余但审脉辨证，的系风寒暑湿，气血、食积、痰饮，何因而施治，令其苏醒，气血流动，然后扶起放痧，渐以调治。如不醒，即择牛黄丸、三香丸、救苦丹之类以救之。如此重症，必需医者兹心大发，立时连进汤丸，方能有救，迟则必死。

治痧宜看凉热

痧犯太阳，则头痛发热；犯少阳，则耳旁肿胀，寒热往来；犯阳明，则面目如火，但热而不寒；犯太阴则腹痛；犯厥阴则少腹痛或胸胁痛；犯少阴则腰痛而皆身凉。犯乎肺则咳嗽痰喘微热，甚则鼻衄；犯乎心则心痛或心胀，其头额冷汗如珠，而身或热或凉；犯乎膀胱则小便溺血，甚则身热；犯乎大肠则痢下脓血，重则呕吐身热；犯乎肝则沉重不能转侧，晡热、内热，甚则吐血；犯乎三焦则热毒内攻，上则口渴，下则便结。治痧当辨身凉身热。盖身凉者、内热者，宜攻其里，表热者，宜透其肌。

唇舌辨

痧者，急症也。若昏迷不醒，口不能言，其心胸烦闷，一种难过之苦，将何以辨之？治宜先观其唇舌。色黑者凶；色黄者重；色淡红者较之略轻。盖黄色而知内热，黑色而知热极，淡红色虽热，用药不可太冷。又要看有苔无苔，其症始有治法矣。

大小便宜通

痧症危急，大便不通，急宜放痧而攻之；小便不通，宜放痧而分利之。

咽喉治法

痧症危急，若犯咽喉，则痰喘如锯，先放其痧，急用薄荷、鼠粘子、童便、山豆根之类以清之，或兼用冰硼散以吹之，然后，余症俱从缓治。

治痧当绝其根

痧之为害，治之虽愈，若一有未除，即复肆毒，又遍周身。如在表者已刮；在中者已放，而在内者少有未消，一吃米饭或热汤、热酒，痧毒即复，由内而攻表，遂遍周身。如在内者已治，在中者已放，而在表者未刮，即复由外而攻内。若表里具尽治矣，而在中者未放，亦复传遍表里。如此可畏之极，真生死所关，非杂病所得而比也，故治痧当绝其根。

痧原论

痧症先吐泻而心腹绞痛者，从秽气痧发者多；先心腹绞痛而吐泻者，从暑气痧发者多；心胸昏闷，痰涎胶结，从伤暑伏热痧发者多；遍身肿胀，疼痛难忍，四肢不举，舌强不言，从寒气、冰伏过时，郁为火毒而发痧者多。

治痧当分经络

腰背巅顶连风府胀痛难忍，足太阳膀胱经之痧也。两目红赤如桃，唇干鼻燥，腹中绞痛，足阳明胃经之痧也。胁肋肿胀，痛连两耳，足少阳胆经之痧也。腹胀板痛，不能屈伸，四肢无力，泄泻不已，足太阴脾经之痧也。心胸吊痛，身重难移，作肿、作胀，足厥阴肝经之痧也。痛连腰肾，小腹胀硬，足少阴肾经之痧也。咳嗽、声哑、气逆发呃，手太阳肺经之痧也。半身疼痛，麻木不仁，左足不能屈伸者，手太阳小肠经之痧也。半身胀痛，俯仰俱废，右足不能屈伸者，手阳明大肠经之痧也。病重沉沉，昏迷不醒，或狂言乱语，不省人事，手少阴心经之痧也。或醒、或寐、或独语一二句，手厥阴心包络之痧也。胸腹热胀，揭去衣被，干燥无极，手少阳三焦之痧也。

痧与杂症轻重不同

痧与杂症往往相兼而发，俱当首重治痧，兼医杂症，盖痧症急而杂症缓也。惟胎前产后有痧当并重处治，盖胎前宜补，痧症宜消；产后宜温，痧症宜凉也，故用药治痧，必须斟酌。

治痧三法

肌肤痧，用油盐刮之，则痧毒不内攻。血肉痧，看青紫筋刺之，则痧毒有所泄。肠、胃、脾、肝、肾，三阴经络痧，治之须辨经络脏腑，在气在血，则痧之攻内者，可消、可散、可驱，而绝其病根也。

痧前禁忌

痧忌热汤、热酒、粥汤、米食诸物。盖饮热汤、热酒、粥汤则轻者必重，重者立毙。吃米食诸物，恐结成痧块，日就变出奇疾，甚难救疗。如有幸而食消，不殒命者，不可以此为例也。

痧后禁忌

痧症略松，胸中觉饿，设或骤进饮食，即复痧胀，立可变重，是必忍耐一二日为则，用可万全。

痧胀凶症

痧有心胸高起如馒头者，不治。背心一点痛者，死。角弓反张者，死。腰肾一点痛者，死。心胸左右有一点痛者，不治。胁肋痛者，不治。四肢肿痛者，难治。鼻如烟煤者，死。舌卷囊缩者，死。环口黧黑者，死。头汗如珠，喘而不休者，死。昏迷不醒，放痧不出，服药不应者，死。痧块大痛，服药不应者，死。

痧有百病变症

诸几百病，势极伤人。然亦有未即临危，尚可绵延时日，而忽然变病，遂致倾危不治者，何也？盖百病之中，有或因病，而感夏月暑热时行之气，有或床第不洁，秽恶冲人，而兼之平时伏毒深藏，一时痧症均可乘隙窃发。所贵医者识窍，先治其痧，后理其病。所谓急则治其标，缓则治其本者，此类是也。

医家当识痧筋

痧症轻者，脉因如常，重者，脉必变异。若医家但识其脉，不识痧筋，势必据脉用药，而脉已多变，则实病变虚，虚病变实，诚不可恃。曷若取脉症不合者，从痧筋有无，有则据痧用药，无则据脉用药，乃无差误。故余谓医家当识痧筋。

放痧有十

一在头顶心百会穴；一在印堂；一在两太阳穴；一在喉中两旁；一在舌下两旁；一在双乳；一在两手十指头；一在两臂弯；一在两足十指头；一在两腿弯。

凡痧有青筋紫筋，或现于数处，或现于一处，必须用针刺之，先去其毒血，然后据痧用药，治其脾、肝、肾及肠、胃经络痧，万不失一。

放痧须放尽

尝见人犯痧症，延一放痧者放之，以为放痧之法，止于此矣。不知放痧之人，固有善于彼者，不善于此，亦有善于此者，不善于彼。使病家延一放痧之人，略知一二，未识其全，则血肉之痧，有放而未尽者矣。苟医者不识痧筋，见其痧之已放，而孟浪用药，药不能治及于血肉之分；或痧症复发，痧毒肆攻，而轻者变重。病家不明其故，归咎于医，医者之名，由兹而损，岂反不为放痧之人所误乎。故医家识痧，必须令其放尽。

痧有放刮不尽辨

痧毒所发，得善放者放之，未有不可尽，而亦有不尽者，何也？盖痧者，热毒也。或误饮热汤，则青筋、紫筋，反隐而不现。即略现青筋、紫筋而放之，其毒血亦不流；并刮痧亦不出，热汤为之害也。此当急饮冷水以解之，然后可再放而血流；再刮而痧出。或又有痧毒方发，而为食物积滞所阻，食积与痧毒凝结于中，即放之不尽，刮之不出者，食物积滞为之害也。此当先消食积，而再放刮。或又有痧毒瘀滞，热极血凝，而瘀血不流，阻于胸腹，故放之、刮之，有不尽者，此当先散瘀血而后放刮。或又痧毒方发，而兼遇恼怒气逆，怒气伤肝，则愈作胀，故痧气益盛，而放刮俱难尽，此又当先用破气之药以顺之，而再放刮。如此则痧毒皆可渐消也。

用药不效

凡病用药得宜未有不效，而痧症竟有得宜不效者，何也？夫痧者，热毒也。热毒用药宜凉不宜温，宜消不宜补。汤剂入口，必须带冷，冷则直入肠胃，而肌肤血肉之间，虽有良剂，安能得至乎？此治痧者，莫先于刮之放之也。如刮之放之，而肌肤血肉之毒已除，然后将肠、胃、脾、肝、肾、三阴之毒，用药以驱之，药固未有不效者也。然亦有刮之放之而药有不效者，是非药不效也。盖其时虽放，而放之或有未尽；虽刮，而刮之或有未到，则是肌肤血肉之毒犹在，故即用药，而药有不效耳。若刮已到，放已尽，而痧症犹在，则是痧毒惟在肠、胃、脾、肝、肾、三阴经络，非药将何以治之乎。

用药必效

痧症危极，昏迷不醒，即扶之不起，呼之不应，虽欲刮放而不可刮放，乃更有用药以救之，而能必其效者，何也？盖痧症用药，必须带冷，冷虽未能即周于肌肤血肉之间，而昏迷不醒，乃痧之热毒冲于心膈，放心不能自主而昏迷。若药带冷入口，即从心膈间顺流而下，则热毒之气在心膈间者，随药而消，故昏者复明，迷者复醒。即有不醒者，乃食积、血、痰所阻，若能攻而下之，未有不醒者矣。此余治痧，所以又用药而必得其效也。

用药大法

痧气壅遏，未有不阻塞于中，故作痛、作胀，用荆芥、防风之类，从表而散；用青皮、陈皮之类，从中而消；用枳实、大黄之类，从大便而下；用木通、泽泻之类，从小便而行；用山楂、卜子之类，所以治其食之阻；用金银花、红花之类，所以治其血之壅；作槟榔、蓬术之类，所以治其积之滞也。

痧有实而无虚辨

痧者，天地间之厉气也。人于气分，则毒中于气而作肿作胀。入于血分，则毒中于血而为蓄，为痧。凡遇食积、痰火、气血即因之阻滞，结聚而不散，此痧之所以可畏也。故人之壮实者，有痧胀之症，饮热酒、热汤而变者，固然；即人之虚弱者，有痧胀之症，饮热酒、热汤而变者，亦无不然。至如人有杂病，兼犯痧症，是为杂病变端，再亦畏夫热酒、热汤，人不知觉，遂遭其祸，则是痧之发，又何论人之虚实乎。夫惟人之实者犯之，团即以有余治之，而虚者犯之，亦当以有余治之。盖其有余者，非有余于本原，乃有余于痧毒也。论者以为人之实者，因可以有余治之，而人之虚者，以有余治之，则益虚其虚矣，而不知非然也。夫人有痧毒，如家之遇贼寇也，人有虚实，如家之有厚薄也，假若贼寇操戈已入于室内矣，而乃以家之资财之薄也，其贼寇可不驱而出之乎！吾见家有贼寇，必先驱之为是。人有痧毒，亦无不先驱之为是也。故痧发不论虚实，驱毒在所当先，温补必于收后，此痧之所以有实而无虚也。

怪病之谓痧

方书所载，怪病之谓痰，此古人之格言也。是以中风、痰厥、昏迷不醒及流痰、肿痛，具责之痰。然有治痰而痰得其治者，十中一二，有治痰而痰不为所治者，十有八九。是非痰之不可治也，盖因其症之凶危，医者胶于方书之语，咸谓其痰之使然。而中风、痰厥、昏迷之类遂有不可名言者矣。若余于中风、痰厥、昏迷之类，尝有治痰而得其效矣。讵敢曰一一非痰，然其间因痧而有是症者，虽云今之时气使然，何乃十有八九余切其脉而不洪滑，即有可疑。或症有口渴身热，脉变而为沉迟；或症有不渴身凉，脉变而紧数；此皆脉症不合。须识其痧，一取青紫筋色而辨之，自有确见。若医者惟执为痰以治之，便成大害。然则古人所谓怪病之谓痰，痰诚有其病之怪，而余则有见夫怪病之谓痧、而痧之为怪，更有甚于痰也。则是痧之为害，莫有大于此者，岂可付之不论不议耶。

痧筋不同辨

痧筋有现，有微现、有乍隐乍现，有伏而不现。痧筋之现者，毒入于血分者多乍隐乍现者，毒入于气分者多；微现者，毒阻于气分者多；伏而不现者，毒结于血分者多。夫痧筋之现者，人皆知刺而放之矣。其微现者，乃其毒之阻于肠胃，而痧筋不能大显，故虽刺而无血，即微有血而点滴不流。治疗之法，但宜通其肠胃而痧筋自现，然后俟其痧筋之现，刺而放之。若乃痧筋之乍隐乍现者，人又皆知俟其现而放之矣。至有伏而不现者，虽欲放而无可放，吾观善放痧

之人，亦未有能识其为痧者，所以痧症之祸，往往人受其害而不觉。若斯者，必从其脉之不合于症而辨之，必取其所发之病在缓，所见之症候更儵有其甚急者，即病与症之不合，又可辨其为痧，则痧毒之结聚不散者，自可细详。治疗之法，结于血者散其痧；结于食者，消其食而攻之；结于痰积者，治其痰积而驱之。则结散之后，痧筋必然复现，然后刺而放之，其痧可得而理也。如是之痧，亦有可治。若继余之业者，甚勿以其痧症之凶危，而弃之欤。

寒痧辨

痧症之发，未有其寒者矣。而亦有其痧之为寒，非痧之有真寒也，盖国世人知痧之热，而服大寒之饮，以至于是。然寒饮服于犯痧之人，有即愈者，有不即愈者，是何以故？夫犯痧症，必其无食、无积、无血所阻于中，方可服寒饮而得其效。若一有食、积、血阻于中，而服大寒之饮，则食不消、积不行、血不散，而痧毒反冰伏凝阻于中，未有得宁者矣。尝见高岩穷谷之中，山路迢遥，行旅感暑热之气，往往有一饮山涧之水而即毙者，是名寒痧。若幸遇放痧之人，乃得以识其痧而救其命。盖缘痧毒攻心，服寒饮太过，而痧毒随冰寒凝结于心胸，故有即毙者尔。若一遇放痧之人，毒血一行，便无凝滞，此人所以得有其命也。今近处往往有犯痧症，服冷水不愈者，此类是也。故方书所载，服阴阳之水，而不独取乎井水者，诚有见于此尔，是以久服凉饮之后，痧有未痊者，又当用微温之药以施之。余于是集方中，所载三香丸，又有略用附子、干姜之类，均稍冷饮之，诚为权宜之善剂欤。若其方书所云寒痧，谓当即以真寒治之，而骤多用桂、附、干姜、吴茱、参、芪之类，此诚有误，不可服也。

放痧不出治法

痧症危急，莫善于先放其痧。乃今更有放痧而血不流者，虽痧筋隐隐，无可如何，故放痧之人往往遇此便为凶。若余则不然，是其放痧虽血不流，而亦有可救者，即至昏迷不醒，势在临危，若审其无食积、血、痰阻滞于中，用宝花散冷服，或阴阳水，或泥浆水，或晚蚕沙水，或细辛水，或白沙糖梅水，择一方而用之，俟其稍醒，然后扶起，再行别法疗治。至如有因血痧而放之不出，用童便、桃仁、红花之类以救之。有因饭后便犯痧症，多用盐汤或矾汤冷饮，以吐去新食。食久痧胀，用卜子、山楂、麦芽之类以消之。有积痧阻，用槟榔、大黄之类以驱之，阿魏丸之类以治之。或痰血凝结，昏

迷欲死，不省人事，用菜油二两，麝香一钱，调下立苏，此为良法。如是先去食积、血痰之阻滞者，则痧筋自然复现，痧气自然散行，而后，可刮即刮，可放即放，当药即药。盖缘痧症初发，未攻坏脏腑故耳。乃知初起放痧不出凶症，未始不可以挽回也。医者甚毋以其放痧不出，昏迷如死，见为凶极而弃之欤。

放痧数次不愈

痧症愈则即愈，不愈须防其有内溃之忧，故治痧之法，刮法、放之宜愈，不愈即当用药以治之。至若杂症之兼乎痧也，亦宜刮、宜放，而急宜用药以治其痧为要策。此治痧者，不可一日无治法，亦不可一日无治药也。乃今有不用药而惟恃乎放痧，竟有其放痧数次不愈者，或乃曰彼无昏迷不醒之重症，可无害于事也。不知放痧数次不愈，则必日甚一日，内有伏毒，盘居脏腑，虽不见有昏迷不醒之事，而痧毒之攻击于脏腑间者，甚可危也。且放痧何以数次不愈乎？盖惟人有食积、血痰阻滞其毒，故痧虽放而不尽。设有能消除其食积、血痰，则痧毒无阻，尚乌有不愈者耶？惟其不用药而惟恃乎放痧，故痧毒不尽，势必攻坏脏腑。医者慎毋以放痧数次不愈为轻症，而忽视之欤。

数犯痧症

痧症有紧、有慢，人多不识。幸迩来南方砭刺有人，略晓痧症一二，然亦不克逐症详明，深可叹惜。故有云痧当砭刺，刺即救；有云痧不可刺，刺即多犯，此语一出，遂致误人不浅。然亦有可辨者，盖痧症之初犯者，邪气胜夫元气，虽人壮实而不免。痧症多犯者，由元气虚，则易感触夫邪气，是以有数患痧症之人，或有十日半月一发，或有一月二月一发，常患痧痛，非刮则放，所以有痧不可刺，刺即多犯之说尔。不知痧之易感，必由于胃气本虚，遂乃数犯。予尝用绝痧方，充其胃气则痧自断，又用参、芪大补之味以实之，痧未有不断者矣。然必痧症已痊之日，全无些须痧毒，然后可服，以绝其根。否则稍有痧气未除，此等之药，断不可服，恐其中有甘辛温热大补之味，反益助其邪毒尔。

痧胀昏迷与杂症不同

杂症若重，或至昏迷，均可以延时日，独痧症之昏迷，则有不容少待者，何也？夫杂症昏迷，不过痰、气、血涌，或虚极而发晕已也，故可以延时日。至于痧而昏迷不醒，仅是痧气冲心，尤有可解，若为痧毒所攻，则毒血一冲，势必攻坏脏腑，未有少延

者矣。故痧胀昏迷不醒者，须防生死。其毒血与食积、痰、气必结聚心腹胸膈之间，而经络不转，气血不运，虽欲放而血不流，欲刮而痧不显，此所以救之者，又必急用药以治之也。其治之之法，惟视其食、积、痰、血、气阻及暑热、伏热、秽气之类以治之。有食消食，有积消积，有痰血气阻，即散其痰血气阻，有暑热、伏热、秽气所触，即散其暑热、伏热、秽气，则胸膈一松，昏迷自醒，然后验其紫筋青筋以刺之，而或刮或药，惟其症之所发，以施其救人之术欤。

痧筋原于血中之毒

夫医首重望闻，次贵问切，人皆知之矣。至于痧，而望闻有所未明，问切有所未尽，医其可以已乎？吾观世有暗痧而人不识，往往多误，则曷不取痧筋以验之。盖针锋所刺，不过锋尖微微入肉，有痧毒者，方有紫黑血流；若无痧毒者，其锋尖虽刺，点滴全无。故痧有痧筋可辨，亦如别病之有别症可辨也。然则痧筋所现者，青紫之色，所原者，乃本于血中之有其毒欤。夫血中有毒，既无可消，自宜知放，放有不尽，则宜刮、宜药，审寒凉而权轻重，借草木以挽凶危。凡以驱夫痧毒之所留滞者，而救其大命焉尔。奈何有不信痧者，徒受夫痧症之实祸，而甘心于自毙乎。

慢痧必须速治

痧若紧者，只在顷刻，慢者，或期至十日半月而死，或期至一月二月而死，甚有期至三四月而死，此诚痧之慢矣。而余谓必须速治者，毋乃忧人之太过乎？而不知其非也。夫痧之致人于死者，虽有如是之久，而其痧毒蔓延于肠胃、经络间者，正多凶险之处，即如痧毒潜结于身之或左或右，或上或下、或里或中或表，既有若是之滞结者，必不尤然若是之滞结而已也。将且在内者，先坏脏腑，在中者，先损经络，在表者，先溃肌肉。虽未即毙，而其难治之形必然先见，若一不治，便成死症。慢痧之可畏也如是，安可以死日之慢，而不速为之早治乎？

痧症治要宜明

痧无食积、瘀血而痧气壅盛者，冷服。痧气壅阻于食积，而无血瘀者，稍冷服。痧有毒盛而血瘀者，微温服。痧入于气分而毒壅者，宜刮。痧入于血分而毒壅者，宜放。痧痛而绞动者，痧毒壅阻于食积之气分也。痧痛而不移者，痧毒壅阻于血分而有瘀也。痧发于头面上部者，痧之毒气上壅也。痧瘰于手足下部者，痧之毒血下注也。痧有上吐下泻者，痧之毒血上下冲

激也。痧有烦闷气胀者，痧气壅塞于心膈也。痧有恶寒发热者，痧气遏抑于肌表也。痧有胸膈偏痛者，毒血流滞于经络也。痧有结滞肠胃者，食积、血痧为肿为胀也。痧有吐血、便血者，痧血泛溢而忧溃败也。痧有咳嗽、喘急者，痧毒壅于气分而生痰逆也。痧有立时闷死者，痧之毒血攻心也。痧有手足软而不能运者，痧入于血分而毒注于下部也。痧有腰胁具痛者，痧阻于血分而有瘀也。痧有偏痛于半身者，毒注于半身而瘀血也。痧有身重不能转侧者，痧之毒血壅瘀而不能转运也。痧有变成肿毒溃烂者，毒血凝滞而攻坏肌表也。

治痧须先明百病

痧症不与杂症俱发则已，若与杂症俱发，医者但能治其痧症，不能治其杂症。假使杂症有害，不几误人于死者，不在痧症而在杂症乎？夫天下有能治百病而不能治痧者，余固素其有误于人矣。兹有犯杂症兼痧之疾，而业医治痧者，更不能治杂症，独可无责其有误人之罪乎！即如人有劳弱，本原不足之症，兼犯痧症凶危，延一治痧者治之，聆其言，则云我固善治其痧焉。始则用克伐之药，以治其痧胀之极，可谓有病则病受之，虽甚克伐，亦无害于本原矣。迨至痧已散去五六，尚存三四，则用药之法，虽宜尚重痧症，又当顾虑本原，惟在略用克伐而不伤本原者为是。若一过用克伐，便伤本原，岂不有误于不足之症乎！况痧气散去八九，惟是略存一二，用药尤宜保护本原，而稍治其痧焉。至于痧患悉平，惟有本原不足，则自应以补益为先，然后可云能治其病而无误也。若不先明本原不足之症，而用药失宜，投剂无法，则其误人之罪，其能免乎！即此一端，可例百病，故吾谓治痧，须先明百病。

刺腿弯痧筋法

腿弯上下，有细筋，深青色，或紫色，或深红色者肌肤白嫩者，方有紫红色。即是痧筋，刺之方有紫黑毒血。其腿上大筋不可刺，刺亦无毒血，反令人心烦。腿两边硬筋上筋，不可刺，刺之恐令人筋吊。若臂弯筋色，亦如此辨之。其余非亲见不明白，故不具载。至如头顶心一针，惟取挑破，略见微血，以泄痧毒之气而已，不可直刺。其指尖刺之太近指甲，虽无大害，当知令人头眩。若一应刺法不过针锋微微入肉，不必深入。

刮痧法

背脊、颈骨上下及胸前胁肋、两背肩臂痧，用铜钱蘸香油刮之，或用刮舌刨子脚蘸香油刮之。头额、腿上痧，用绵纱线或麻线蘸香油刮之。大小腹软肉内痧，用食盐以手擦之。

用针说

尝览古人遗言：东南卑湿之地，利用砭，所谓针刺出毒者，即用砭之道也。但放痧之人，具用铁针，轻者一针即愈，重者数次不愈，盖因痧毒入深，一经铁气，恐不能解。余惟以银针刺之，则银性最良，入肉无毒，以之治至深之痧毒，不尤愈于铁针乎？此余所以刺痧筋者，独有取乎银针也。

痧胀用药不厌多

凡伤寒杂症，所犯止有一症，用药不贵乎多。痧症凶暴非常，变幻百出。如犯在气分，有兼痰兼血；在血分，有兼食兼积，或又有兼外感内壅，往往皆然，不可执一。故用药治之，宜尽虑到，不然，一有不及，其祸不测，此所以下厌乎多也。

痧胀宜下辨

伤寒食未化，下之太早，反引寒邪入胃，变而为热，热邪固结所食，不能消化，乃成结胸。若痧胀新食，固宜以吐为先，至所食既久，骤然痧胀，虽所食消化未尽，下之无害。盖痧胀非有寒邪入胃，变成热结之患。但因痧毒在肠胃，则肠胃中肌肉作肿作胀，盘肠绞痛，遍及脏腑，故外宜用刮放以泄毒于表，内可即下以攻毒于里，则肿胀自当以潜消，而食积亦因之以通利，原无结胸之可忧也。然痧胀固非伤寒热结者比，但下之，必须内兼食积，又宜以渐而进，中病即止。

痧后治杂症宜知

痧退后，竟治杂症，固所宜然。但痧后余毒，或尚存些须，按脉而脉已不显，辨症而症已若清，此时用药，若即认为惟是杂症已尔，仅以治杂症之药治之，设使稍有相犯，吾恐斯人尚不得保其命也。盖痧后尤痘后，痘后之症，固不可舍痘余毒而单治杂症，痧后之症，又岂可舍痧余毒而单治杂症乎？此治痧后杂症，又不可不深虑，而于杂症剂中，更兼解毒活血乃能收全功也。

当知不信之误

凡人有病则宜治，将死则宜救，乃有犯痧不信夫痧者，是其智之所短，即其数之所尽也。故人有犯乎慢痧，尤可缠绵时月而病日深，若犯乎紧痧，未有不立时凶危而入于死。如此不信，真数尽之人也。即告之以痧症之祸，而彼仍茫然不觉，虽有热心，无益于事。故不信之误，人自当知。尝见一士不信痧，忽然犯紧痧暗症，咽喉疼痛，喘急如锯，发热沉重，胸中饱闷，吹药、服药喉中益痛，痛连耳际，或时在左，或时移右，痰胀昏迷，亡危之极，殆难尽述。幸而审明痧症，急为放痧，涌出毒血甚多，刮痧遍体俱有，服药至晚而安，痰胀亦消，喉痛亦止。缘不守痧禁，饮温酒热茶，立时复发而终，此真痧毒之为害也。呜呼惜哉！更见同时三女，一犯此症，刮痧而愈；一犯此症，放痧而愈；一犯此症，认为喉鹅，治之而死。信者如此，不信者如彼，痧其可忽也耶！

玉衡脉法

痧脉十二经辨

脉芤而浮者，肺痧也。脉芤而散者，心痧也。脉弦长而动者，肝痧也。脉芤大而滑实者，脾痧也。脉沉细而动止不匀者，肾痧也。大肠之痧，类于肺而长。小肠之痧，类于心而细。胆之痧，类于肝而数。胃之痧，类干脾而紧。膀胱之痧，类于肾而浮虚。三焦命门之痧，脉必怪异。

痧脉外感内伤辨

伤食之痧，脉多战动。伤血之痧，脉多芤滑。伤暑之痧，脉多洪滑而疾数。伤风之痧，脉多沉微。秽触之痧，脉多变异不常。伤气之痧，脉多沉伏，或形如雀啄。伤寒湿之痧，脉多沉细。

痧脉要诀

痧症之脉，与诸症之脉不同。如伤寒伤风，自有伤寒伤风之脉。若伤寒伤风，一兼痧症，其脉必变，病必凶暴是也。凡遇杂症有痧皆然。

治验：一用成屠兄夫人，忽然昏迷沉重，痰涎壅盛，已三日矣。延余往视，诊脉，洪大无伦，身不发热，口不干燥，惟不省人事。余曰：脉症不合，此痧胀也。刮痧胀醒，用沉香郁金散、荆芥汤加三棱、蓬术、枳实、紫朴、砂仁，微冷饮之，三剂而愈。

一忧云溪年老一子，七岁，发热五日，状类伤寒，昏迷沉重，服伤寒药，病势亦甚，将在临危。其婿吴彩云延余往视，诊其脉，形如雀啄，怪脉已现，不可复救，但细按左关，指下或时厥厥动摇，此暗痧而人不觉也。幸其年幼，可抱而起，视其腿弯，有紫筋三条，刺之，血流如注，不愈，用阿魏丸、大黄丸、清茶微冷饮之，又用荆芥汤加山楂、卜子、槟榔、细辛，微冷饮之。连服二头服，方知人事，次日脉复如常，痧气退尽，但身热未痊，乃用伤寒阳明胃经药，三剂而愈。未治痧不及具述，各举一二为例，以见痧症不可忽也。

余之痧脉要诀，至矣尽矣，痧症之脉，莫有外于此矣。议者以为余之秘夫脉，而不尽言其脉之所以然者，正在此也。嗟嗟，人之议余也，以余之论痧脉而脉有未明也。抑思余之刊刻是书也，将以晓天下之人，使天下咸识夫痧症之祸也，岂有所秘而不言者乎？即如伤寒自有伤寒之脉，非虚语也。夫冬月正伤寒，头痛恶寒，身热无汗，脉必紧盛，故见夫人迎紧盛之脉。若余月虽有头痛恶寒，身热无汗，总名伤寒，脉未有其人迎紧盛者，此冬月所以有正伤寒之脉也。假若冬月有正伤寒之症，不见有正伤寒紧盛之脉，或变而为沉迟，或变而为微细，是脉症之不合也多矣。而又取青筋、紫筋之色以辨之，则痧症之发可验而知也。且如伤寒有两手无脉曰双伏，一手无脉曰单伏，必有正汗也。此以汗之将来一时脉伏言之，非云时时脉伏而有汗也。若所犯伤寒症已如是，而脉之伏也日日如是，则是脉与脉伏正汗之说不合，独不可以验其痧症之因乎？又如伤寒传经热症，有云气口紧盛，伤食之验，若人症犯胸中饱闷，宜乎气口脉紧盛矣，及按其气口之脉，不见紧盛，反若空虚，是脉症之不合，更可以验其痧之发矣。若更取青紫筋色而辨其的确以治其痧，尚何疑乎？即此类推，余症可以尽知。

痧脉有似阴症辨

痧毒之气，阻抑于经络、血肉之间，故其脉多沉伏，即有别病兼痧者亦然。如人有伤寒，脉沉微无力，是直中三阴经之脉也，治以阴用热药，有何疑哉？然尝见有用之而愈者，有用之而不愈者。用之而愈，则人将曰：阴症之药，在所宜用。用之而不愈，则人又将曰：阴症之药，不可骤用。此岂其认脉之不真，而治伤寒之有未当欤。夫亦惟为伤寒兼痧，痧脉与阴症脉相似莫辨，故一服温补热药，痧毒变幻，而有此悔尔。余尝临症治伤寒，按之见有沉微或伏之脉，一似直中三阴经，而其外现症候，稍有不合于三阴经症，便取痧筋而验之，有则为痧，无则为阴，施治之药，或凉或热，万不失一。且放痧服药之后，血肉经络之分，通而无阻，即按其脉，便不复如前之沉微或伏矣。余然后按脉辨症，用药以治其伤寒，药未有不得其效者。至如杂病兼痧，有沉微或伏之脉，亦以此法验之，诚至当不易之论也。

痧脉似气血有余辨

痧之毒气，冲激于经络，血肉之分，故其脉多洪数，或沉紧，或大而无伦，或洪实有力，种种不一。若症脉稍有不合，便当审其痧筋有无，有则俟其放痧之后，再诊其脉之来复何如，以断其病之寒热虚实施治；若无，即以其脉断其寒热虚实用药。余尝治一劳弱吐红之症，其脉洪实有力，他医遇此，以为劳弱吐红，脉忌洪实，兼之症候凶危，谢事而去。余惟见其病势之暴而疑之，爰视其腿弯有青筋色，先放其痧，六脉遂和，症候亦平。又付散痧消食去积之药，气血无阻，凶暴潜消，饮食渐进，后用六味地黄丸及十全大补汤服之，劳弱不足之症亦愈。盖因其向来病气，俱从痧气而泄，所以一用补药遂得全效也。

方书脉句宜参

凡古人载籍，所以垂训者，不知几经筹划，几经笔削，乃著之于书。后人竟以一览不明，便置之高阁，毋乃有负古圣贤作书者之心乎？余尝博览遗言，若其有得于心，固然不忍释手，即令有疑于己，亦且数四徘徊，然后得一夕豁然洞灼而大悟也。有如方书所载"诸痛脉伏不可诊也"之句。余尝疑之，若以为治病之道，求所以辨明虚实寒热之法，斟酌轻重缓急之宜，惟脉是恃。若脉伏既不可诊，医者将何以断其病之属虚属实、属寒属热之所致，而于用药之际，更有可轻可重，当缓当急之定论乎？讵意古人之所以示我者，固有先得我心，而昭然笔之于书也。余是以一再思之，乃知所谓脉伏不可诊者，若谓必须求他症以辨之，方有其治法焉尔。故余于诸痛脉伏者，固推而验于筋之青者紫者，识其为痧。即于诸病不痛而脉伏者，亦必推而验于筋之青者紫者，识其为痧。盖缘痧毒气壅血阻于经络间，故脉有伏而不现尔，若以针刺之，血流而气亦泄，毒始无所壅阻，而脉乃复其常尔。至于痧之重者，伤在肠胃三阴，针刺有所不到，血流有所不尽，余惟从夫食积血痰所阻之毒以治之。脉且随药而复，则病有未愈者，始可凭脉以用其药，然后思古人之所谓不可诊者，信乎诸痛脉伏之不可诊也。古人之诏我者，诚有所见也哉。

脉贵审于几先

痧之重者，形之于脉，前言已概之矣。至如杂病兼痧，始发甚微，疑似莫辨，所谓审脉之遭，则又吾笔所难书，吾言所难罄。惟在医者临症之际，神明其意于切脉之中，斩截其痧于方发之始。盖痧之慢者，讵云日久必坏脏腑，损经络，溃肌表乎。即其轻而又轻者，虽不至骤伤其命，而于杂病之中，一有兼痧，不能审治，其病将缠绵难愈，即愈亦必数数复发，疾苦相连，此痧之所以可畏，当预审之于几先也。

痧脉决生死法

脉微细者，生；脉实大急数者，重；脉洪大无伦者，凶。一部无脉者，轻；一手无脉者，重；两手无脉者，死。六脉无根，放痧服药不应者，不治。诸怪脉现，放痧服药不应者，死。

此下细数发蒙论所不尽

凡属暗痧之类，人多不识，误中其祸，故悉列之于前，庶令人一开帙而注目焉。下卷痧症，人所易明，故姑置之于后。

暗痧辨

心中闷闷不已，欲食不食，行坐如常。即饮温热，不见凶处，更无心腹腰背疼痛之苦，但渐渐憔悴，日甚一日，若不知治，亦成大害，此痧之慢而轻者也，放之即愈。亦有头痛发热，心中作胀，类于伤寒，亦有寒热往来，似疟非疟，闷闷不已，亦有咳嗽烦闷，有似伤风，亦有头面肿胀，两目如火，亦有四肢红肿，身体重滞，不能转侧，此痧之慢而重者也。误吃热汤，热酒、热物，遂乃沉重，或昏迷不醒，或痰喘气急，狂乱见凶。如遇是症，必先审脉辨症的确，果系何因，在表者刮，在中者放，在里者或丸或散或煎剂，必须连进数服，俟其少安，渐为调理。

治验：一余三婶母寡居，四月间忽然昏迷沉重，不省人事，颜色俱变，渐渐黑色。二弟骧武次衡延他医治之，莫识其病。适余至视疾，诊之左脉洪大，右脉沉微，余曰此暗痧也。审其腿弯有青筋三条，刺之，紫黑血流如注，不醒；刮痧亦不醒，用沉香郁金散加砂仁，并荆芥汤稍冷服之；不醒，次日用宝花散、薄荷汤加大黄丸，为冷服亦不醒；至五日，复刮痧，用三香散加砂仁汤温下，而后醒，渐调理乃痊。

一余友朱其章一老仆，六月发热沉重，昏迷不醒，黑苔芒刺，舌短狂骂，不避亲疏。其章延余往视，诊其脉，六部俱伏。余曰：此痧之重极者也。彼亲中有厉姓，善放痧。使二人极力扶起，从腿弯有青筋处刺之，但微有紫黑血点而已，痧血不流，将入死地。余用宝花散、蒺藜散稍冷汤饮之，又用紫苏厚朴汤微冷服，次日痧退少苏。但身重如石，不能转侧，舌上黑苔芒刺不退，用红花汤合清凉至宝饮治之，以渐而愈。

一麓庵朱兄一婢，十二岁，六日不食，头面微肿。余适与于茂生至麓庵宅，即令婢出诊脉，冀立一消食方。余曰：脉微面肿，殆其痧乎。刺腿弯上一针，紫黑血流不愈，用宝花散稍冷汤饮之，一服而痊。

伤寒兼痧

凡伤寒头痛寒热诸症，或当暑天，或触秽气，或疫疠所感，忽犯痧胀，是惟认脉、看筋辨之，先治其痧，痧退之后，乃治伤寒。若误饮热汤、热药，慢者尤可，紧者立时见凶。

治验：一余甥坦卜文木长子十二岁，头痛身热无汗。他医皆治其伤寒，不应。余诊之，六脉微缓，乃知其伤寒兼痧者也。刺腿弯青筋三条，紫黑毒血涌出甚多，不愈，用防风胜金汤稍冷服二剂，痧退。服小柴胡汤而痊。

一车姓者，五月，伤寒十四日，忽尔发昏沉重，卧不能转。延余诊之，余曰：此伤寒犯痧，若不先治其痧，余不敢任。不信，延他医治之，益昏迷不醒。复求余，余曰：痧气冲心，故昏迷；痧毒入于血分经络间，故病不能自转侧。若先治痧，尚有廖也。即求余治，先放痧，不愈，用宝花散、圆红散及防风胜金汤，俱微冷服，痧退后，治伤寒而痊。

一余次女，四月间，头痛发热，属伤寒太阳经症，用羌活冲和汤加减治之，稍愈。至第四日，原照伤寒治之，不应，更面赤身热、心胸闷闷不已，六脉洪大无伦。余曰：此伤寒兼犯痧症，当看痧筋刺之。余女不信，至晚，疾益甚，始欲放痧，在左腿弯下，刺青筋一针，流紫黑毒血，余更有细青筋不甚现，是缘不信，多缠绵一日，痧气壅阻，故痧筋有隐隐者尔。服必胜汤三头服，稍觉身松，未愈。次日指上痧筋复现，刺血九针，服药未愈。侯至夜，右腿弯复现青筋二条，刺出毒血，服圆红散，乃少安。后又骤进饮食，复发热面赤，用山楂、卜子、柴胡、陈皮之类饮之，不应，脉仍洪大无伦，此因痧毒复发而然，刺两足十指青筋，去其毒血，用必胜汤稍冷服二剂未已。偶饮稍温茶，立刻狂言，此痧未尽散，因温饮而复发也。用冷井水三碗饮之，更冷服药五剂，然后痧气乃清，但病久身虚发晕，服参汤而苏，后用十全大补汤加减治之，调理二月而痊。

痧症类伤寒

伤寒集中，仅有四症类伤寒。至于痧症类伤寒，较之四症，尤为凶暴。而伤寒书内，从未载及，故医者不识。夫伤寒头痛、恶寒、发热，属足太阳膀胱经风寒，宜表，是寒从肌表而入，故宜发散为先。若痧症头痛，是痧毒之气，上攻头面三阳；不因外感寒气，其恶寒发热，虽在肌表，是时行之气所感，由呼吸而入，搏激于肌表之中；做为毒热，内热则外寒，故亦恶寒。治宜先刺颠顶，放

痧以泄其毒，用药惟在透窍解毒顺气为主。若误认伤寒足太阳膀胱经症，用羌活、麻黄、发表太甚，反助痧毒火邪，益张其焰，势必恶毒攻冲，作肿作胀，立时见凶。故痧症与伤寒，其头痛，恶寒，发热虽同，治之当异，要知痧症宜清凉，则痧毒可内解；伤寒宜辛散，则寒气可外舒。固不可以治痧症者治伤寒，更不可以治伤寒者治痧症也。

治验：一林管家长子，六月，发热五日，昏迷不醒。余诊之，病似伤寒，而脉沉微无力，实非伤寒症也。阅腿弯下痧筋，放紫黑毒血三针，指头九针，不愈，用阿魏丸并大黄丸凉茶饮之，昏迷遂醒，越两日身凉乃痊。

一车文显次子恶寒发热十二日，昏迷沉重，不省人事。适余至乡，延余诊之，见其面色红黑，十指头俱青黑色，六脉洪数，皆曰：新婚燕尔、症必属阴。余曰：非也。若以阴治，一用温补热药，殆迫其死矣。夫脉洪数者，痧毒搏激于经络也。十指青黑者，痧之毒血流注也。面色红黑者，痧毒升发于头面三阳也。及视腿弯痧筋，若隐若现，放之，微有紫黑血点而已。其父素知痧患，便云此真痧也。奈前因暗痧莫识，数饮热汤，毒血凝聚于内，放之不出，将何以救之。余用宝花散，晚蚕沙汤冷饮之，渐醒，痧筋复现于左腿弯二条，刺出黑血毒血如注，乃不复如前之昏迷矣。但发热身重，不能转侧，肩背多痛，用大剂桃仁、苏木、乌药、香附、白蒺藜末、泽兰、独活、山楂微温服之，渐能转运。尤身热不凉，大便不通，用卜子、麦芽、枳实、大黄、紫朴、桃仁，温服，便通热减，后调补三月而痊。

一方居安内室，正月头痛、恶寒、发热，心胸烦闷，口渴咽干，头汗如雨，痰喘面黑，十指头具有黑色，已五日矣。延余诊之，气口脉虚，时或歇指，左手三部，洪数无伦。余曰：非痧而有是脉，恐不能生矣。因看痧筋，幸其弟善放痧，见有青筋，曰：此真痧也。刺顶心一针，左臂弯一针，右腿弯一针，毒血已去，不愈。余想其饭后起病，即以矾汤稍冷多服，吐去宿食，烦闷痰喘头汗具除，余症未愈。次日其弟复为放痧，饮以阴阳水一碗，亦未愈。余用柴胡、山楂、连翘、红花、卜子、枳实、荆芥、花粉，加酒制大黄二钱，侯微冷服二剂，大便通而安。迨后十余日，腹中大痛，口吐涎沫，此又因秽气所触而复痧也。令其刮痧，少安，用藿香正气汤稍冷服之，腹痛顿止，后用补中益气汤、十全大补汤调理如旧。

一甄复先，恶寒发热，呕哕心烦，服他药，昏迷不

醒，或谓阴虚而然，余诊之，六脉沉微，手足大热，唇舌鲜红，身体重痛，余曰：痧毒冲心，入于血分瘀滞故尔。不信，连易三医莫任。复求余治，呼之不应，扶之不起，用晚蚕沙煎汤微冷服，次以宝花散、煎砂仁汤微冷送下，稍醒，然后扶起放痧数十针，未愈。用桃仁、延胡索，苏术、乌药、红花、香附、山楂一剂，始能转侧。后服小柴胡汤，寒热具除，调理两月而痊。

痧类疟疾

痧有寒热往来，类乎疟疾。或昏迷沉重，或狂言乱语，或痰喘不休，或心胸烦闷，叫喊不止，或呕少吐痰，睡卧不安，或大小便结，舌黑生芒。如此重极，脉必变异，不与疟同，宜细辨之。

治验：一沈日岩，七月间，日晡寒热，昏沉胀闷，大便不通，舌焦苔厚。延余治疟，左脉浮大而虚，右脉沉细而涩，愚意疟疾见凶，脉不应虚且涩，视其乳下有青筋，刺出紫血毒血二针，令其刮痧，不愈。用散痧消毒活血之剂，加大黄三钱，稍冷服之，大便通，诸症退，惟寒热未已，用小柴胡汤治之，后用四君子汤调治而痊。

疟疾兼痧

疟疾卧床，往往有因暑热相侵，心中迷闷，或时疫之气相感，兼犯乎痧，疟因痧变，势所必至，不可漫以为疟而忽视之也。疟之为害，尚可延久；痧之为害，必致伤人，即令痧之轻者，苟不知治，缠扰于身，不克骤愈，虽或幸愈，数复难痊。自非先治其

痧，决难全愈，兼痧之祸，可胜过哉。

治验：一钱拱宸内室患疟，发热不凉，痰嗽烦闷，口渴不食。余诊之，气口脉虚，左三部微涩而数，此兼痧之症也。令其放痧，用散痧顺气活血解毒药，不愈。次日又放痧，脉始弦数，又如前剂服之，不复烦闷矣。后用柴胡双解饮三剂，疟愈。止用消痰顺气药加童便饮五剂，痰嗽俱痊。

一余三子，五月间，患疟凶暴，左脉沉微，右手脉伏，验有腿弯、手臂青筋，刺出紫黑毒血，稍觉胸中爽快，用宝花散、沉香丸，稍冷服之，遂用大黄丸并服，可扶而起。次日复伤食又患兼痧，凶暴益甚，更放痧，凶暴始减，用散痧消食顺气解毒药五剂，稍安。后又伤食发热，用山楂、卜子、青皮、陈皮、紫朴、白芥子四剂，大便不通，加枳实、大黄，便通热减。惟病久虚极，时觉眩晕心跳，夜睡不宁，用枣仁、茯神、人参、黄芪、熟地加熟附子一二片，煎服，夜睡神安，调补四月而痊。

一沈恒生内室，六月间疟疾，日晡寒热已八日，忽壮热不已，昏沉不醒。延余诊之，左脉弦数不匀，右脉虚而沉涩，余曰：左不匀，右虚涩，非疟脉也。殆其为疟之变症，非痧而何。刺左臂青筋一针，紫黑毒血流出如花，不愈。服荆芥汤加藿香、卜子、紫朴、槟榔并化毒丹微冷饮之，稍醒。次日，复刺指头紫黑血三针，用荆芥汤加枳实、大黄，微冷饮之，热退后，用三香散，运动其气，调理一月而痊。

痧胀玉衡　卷中

清樵李郭志邃右陶著述
鄞县曹赤电炳章圈校①

各痧证状

遍身肿胀痧

痧者，暑热时疫恶毒之气，攻于里则为痰喘，为血瘀，昏迷沉重，不省人事。若元气壮实，内不受邪，不入于里，即散其毒于肌肤血肉之表，为肿、为胀。若误饮热汤热酒，便成大害，此痧之暗者，宜从脉异处辨之。

治验：一翰黄闻兄一婢，久生疮患，腹大如鼓，手足俱肿。延余诊之，左脉微数，右脉或时歇指。余思疮毒入内作肿作胀，其脉必然洪数有力，方见脉症相对，乃可治其疮毒。今左脉微数，右脉歇指，脉症不合，必慢痧为患也。视其腿弯，果有痧筋青色，刺五针，紫黑毒血流之如注，未愈。又刺指头毒血二十针，用宝花散并付桃仁红花汤八服，服后肿胀俱消如旧。

一翰黄闻兄长女，手足俱肿，将逮于腹。延余诊之，六脉弦细沉迟，知其为慢痧之变症也。云宜先放其痧，缘畏刺不放。余辞不用药，恐药气稍冷，不能治及于血肉之分也。越六日，肿胀益甚，复延余治，令其仆妇，为主女放痧三十余针，紫黑毒血已出。用宝花散稍冷服之，并用散痧解毒，消瘀顺气之剂治之。以其痧久绵延，难于速效，计服二十四剂，方得肿胀具消，安平如旧。

一贾峰青，遍身肿胀，服药不应。延余治之，余见心口将平，脐有青筋。余曰：危哉，诊脉无根，殆不可疗。然视其指上、腿弯青筋交现，刺出毒血甚多。彼又谓痧症不当服药遂已，后至二月余，终成真臌而死，惜哉。

一余邻许姓者，有子四岁，头面胸腹，手足遍身，俱肿胀红色，头汗如珠不绝。求余诊视，两关两尺，皆洪大滑实，两寸厥厥动摇，此伤食之痧，感

于脾经，故遍身肌肉肿胀。及看其痧筋不现，刮痧不起，此因误饮热汤，痧气内攻，壅塞冲心，故遍身作肿作胀。惟冲心，心脏不受其害，故上干头面，化而为汗，出之如珠，皆心液也。用紫朴汤加大黄丸，微冷饮之胀消汗止而愈。

闷痧

痧毒冲心，发晕闷，倒地。一似中暑中风，人不知觉，即时而毙，此痧之急者，如略有苏醒，扶起放痧，不愈，审脉服药施治。如发晕不醒，扶之不能起，必须审脉辨症的确，果系何因，先用药数剂灌醒，然后扶起放痧，渐为调治。

治验：一汪君美内室，六月间，发晕昏迷。延余诊之，两寸芤而散，余脉如常，但重按之，时见歇指，此暑热秽气触犯心经之痧也。扶之不起，先用宝花散、薄荷汤并藿香汤冷服。稍醒扶起，刺出毒血三针，不愈。用沉香阿魏丸、薄荷汤，微冷饮之，渐安。后用四物汤调理而愈。

落弓痧

倏忽昏迷不醒，或痰喘不已，眼目上吊，形如小儿落弓之症。此暗痧难识，必须审脉辨症，的是痧毒，看其身体凉热，唇舌润燥何如，然后治之。

治验：一盛洪烈子，九月间，发热口渴，昏闷不醒，两目上翻。延余诊视，六脉微细而伏，先用宝花散加砂仁汤，冷下而苏，扶起放痧十二针，去紫黑毒血，用救苦丹并细辛大黄丸加砂仁汤稍冷下，又用防风散痧汤加金银花、丹参、山楂、卜子而痊。

一陈公玉，八月间，时常身热，口中微渴，煎滚茶饮之，倏然沉重，昏迷不醒。余诊之，左尺沉细，动止不匀，右寸脉浮而芤，此肾虚而痧犯之。肾水之痧，逆行干母肺金，故痰气壅盛而发晕也。用独活红花汤入贝母、牛膝同煎，加童便饮之，更进圆红散而醒，然后扶起放痧，二日后，痧气清，用补中益气汤、六味地黄丸，调理而痊。

---

① 清……校：凡十九字脱，据他卷补入。

噤口痧

默默不语，语亦无声，形如哑子，此乃痧气壅盛，热痰上升，阻逆气管，故咽喉闭塞而然。治宜先放其痧，审其肺肾脾三经之脉为要，然后推详余经之脉，则知病之所本矣。

治验：一吴子瑞一女，十一月间，忽然痧胀，心中烦闷，昏沉不语。子瑞善放痧，稍醒，语更终日无声。余诊之，左关有力，右脉沉伏，伤气之痧也。此女日为后母所詈，故有此变，用陈香圆一丸煎汤微冷饮之，稍有声焉，未愈。次日，左脉弦长而动，余曰：怒气伤肝，痧气犹阻于肝经之故。刺腿弯紫筋三针，血流如注，又刺顶心、臂指二十余针，乃用三香散、陈皮厚朴汤加延胡索、香附微温饮之，乃痊。

角弓痧

心胸胀极，痧毒内攻，故头顶向上，形如角弓反张。是脏腑已坏，死症也，不可以治。

扑鹅痧

痰涎壅盛，气急发喘，喉声如锯，痛若喉鹅。但喉鹅之症，喉内肿胀，若痧则有如喉鹅之痛，而无喉鹅之肿胀。又形若急喉风，但喉风之症，痛而不移，若痧则痛无一定，且痧有痧筋；喉鹅无痧筋，此可辩也。

治验：一施三先痰气壅盛，吹吊痰药，益凶暴痛极。余诊之，脉多怪异，此三焦命门之痧也。阅臂指筋刺一针，腿弯有青筋，刺三针，出紫黑毒血甚多，不愈。用沉香郁金散、救苦丹清茶冷饮之，外吹冰硼散，又用荆芥银花汤，微冷饮之，三剂而痊。

一周龙生，喉痛之极，痰涎壅盛。延余，余曰：痧也。不信，饮热汤，至夕而殂。

伤风咳嗽痧

痧从时气所感，因而咳嗽，肺经受伤，不可以伤风治之，盖伤风以疏风为主，若痧则纯乎疏风，非其所宜，当刮痧为先，宜清喉顺气凉肺散痧为主。若专重疏风，纵非紧痧急症，亦必咳嗽日甚，缠绵不已，劳嗽等症，由此而成，慎之慎之。

治验：一徐茂公伤风咳嗽，日晡微寒发热。余诊之，右寸脉浮而芤，余脉虚而无力，时气所感，肺经之痧也。其弟为之放痧、刮痧，稍可。不服药，至十余日，咳嗽不止。余用射干兜苓汤加前胡、山豆，稍冷饮之，渐愈。

痘前痧胀

痘本先天，因时而发，必由外感。至若痧者，亦时疫之气所感作胀作痛。两胎元之毒，因之俱发，凡痘未见点之崩痧胀，必心胸烦闷，痰涎壅塞，甚至昏迷沉重，不省人事，此其喉也。其小儿滑疾之脉，类于痧症厥厥动摇之脉。虽若疑似难明，然痧有病筋可辨，宜先刺出毒血，而后用药清理之，则痧自退，痘自起矣。若痘点既形，触秽痘隐者，诸痘科自悉，不赘。

治验：一夏子亮幼子，五月发热，痰喘气急四肢战动，两目无神，不省人事，口热如炉，面有隐隐红紫细点。延余看痘，阅其腿弯有紫筋两条。余曰：两目无神，四肢战动，痘之候也。隐隐微点，痘之形也。口热如炉，红紫之色，热之盛也。但是，痰喘气急，有腿弯紫筋两条，必痘因痧胀而发。治宜先救其痧，后发其痘，则痘自起。用针刺出毒血，随用荆芥、连翘、防风、红花、青皮、桔梗、枳壳、山楂、卜子一剂，俟稍冷饮之，其痘即发，至十二朝乃痊。

痘后痧胀

痘后中气多虚，有感必伤，尤宜防护。尝有小儿痘后，收靥脱痂，安然无事，一遇暑热所侵，或秽恶所触，即成痧胀。往往有忽然生变，人多认为恶痘所致，即痘科任事者，亦以为然，竟不知其痧之为害有如斯也。

治验：一胡丹房子，七岁，八月出痘脱痂光洁，饮食如常，行步如旧。迫二十五朝，忽然叫喊不已，发晕欲死，皆以为恶痘余毒使然。求余治之，左右手六部俱微细而伏，余思恶痘余毒兆变，脉当沉紧有力，今微细而伏若此，脉症不合，视其痧筋，历历可指，刺出紫黑毒血，不愈。用荆芥银花汤合和脾宣化饮，稍冷饮之即苏。后小腹痛，变为痢疾，用当归五钱，山楂一钱，熟大黄五分，加童便微温饮之，稍安后，独有用当归、山楂四剂而痊。

一张可久女十五岁，痘后三十二朝，忽然发晕沉重，不能转侧。延余诊治，右脉微细，左脉洪大，时一歇止。视其指头黑色，青筋历历，刺出毒血，不愈。用降香桃花散合枳实大黄汤稍冷饮之，不愈。用三香丸微温服，而痊。后伤食，为秽气所触，腹痛，刮痧，服棱术汤加明矾二分，微冷饮之而安。

胎前产后痧

孕妇之痧，最易伤胎，产后之痧，须防恶阻，较之平人更甚，当急为救疗。庶于痧毒未攻坏脏腑之时，可以施治。若属暗痧，发于此时，胎前痧脉涸于有孕，产后痧脉杂于恶阻，又无心腹痛剧，痧从暗发。须当究其症候，察其声色，看有痧筋，急宜刺破，肌肤痧拥，尤重油盐，至若痧毒横行，肆攻脏腑，莫可挽回，慎毋草草以误人也。

治验：一赵方亨内室，怀娠六月，寒热交作，烦闷不安。延余时，痧在始发，脉固未现，初不觉其为痧，用药不应，忽尔昏沉。次日，余诊左手脉伏，面目微黑，乃识其痧，刺腿弯青筋六针，出毒血，少愈。用桑寄生、红花、香附、益母草、荆芥、细辛、卜子、神曲冲砂仁末，微冷服而安，后用小柴胡汤退热，又参苓归地健脾养血乃痊。

胎前痧痛论

胎前痧痛，毒气攻胎，尚惧胎孕绞动，伤胎殒命。况痧有毒血攻冲。胎孕娇嫩，决难安静，至如安胎，用白术、当归、茯苓之类，痧所大禁，若一误用，立时痧胀凶危。其痧胀所宜，惟是破血破气之剂，又胎孕所忌。愚尝斟酌其间，若刮痧放痧不愈，必欲活血解毒，用金银花、丹参、益母草、红花、桑寄生消痧而不损胎元，顺气用香附、陈皮、紫朴、砂仁，乌药行气而不伤胎气；散痧用荆芥、防风、独活、细辛透窍而不动胎孕；消食积用山楂、卜子、神曲、麦芽宽中而不伐胎性；采择于中，最为稳当。然痧毒势盛，此等之药，难于速效，或权用一二味克伐，又恐于胎有害，此予所以反复而不敢轻任也。

产后痧痛论

产后用药，必须温暖；痧胀用药，惟重清凉；此症属相反。处治之方，毋执产后，一于温暖，亦毋执痧胀，一于清凉也。愚尝遇此等症，窃以为消痧破血之药虽同，其余有不可通用者，是以制就一方，为临症之法。散痧用独活、细辛，破血用桃仁、红花，顺气用香附、乌药、陈皮；解毒用金银花、紫花地丁；消食用山楂、卜子、神曲、麦芽。如产后用姜炭、肉桂以温血，痧症所大禁。痧症利用荆芥、防风以散痧，连翘、薄荷以清热，产后所不宜。况痧症胀极，尤重大黄、枳实、槟榔以通其积滞，而产后之药，更不可不禁，恐用此伤产后之气分也。且产妇服药宜温，痧症服药宜冷。若痧而用温，胀者益胀；产而用冷，瘀者益瘀。故予临症，惟取微温之气，则既无害产后，而亦无助痧祸。若痧更凶极，微温之气，难于制治，加童便以清热消痧，产后、痧症，俱得其宜矣。

治验：一顾月溪内室，产后三日，腹中绞痛，胀大如鼓，恶露不通。延余诊之，余思产妇腹痛，当在小腹，大腹胀痛，亦仅微疼。今产妇大腹绞痛异常，非产妇本症。及按脉，洪数有力，余曰：此产后兼痧胀也，当取痧筋验之。不信，漫服产后药，益觉昏迷

不醒。复求余治，势已危极，痧筋不现，先取童便一杯饮之，少苏。阅十指筋，刺出紫黑毒血二十一针，然后扶起，放腿弯痧六针，绞痛稍定。用独活红花汤微温服之，迨痧毒消尽，胀痛尽止，恶露俱通后，调补乃痊。

一蒋南轩内室，产后八日，恶露去血过多，忽恶寒发热，胸中胀闷垂危。延余，脉洪大无伦。余思恶露不尽尤可，今恶露去尽，何以骤得此脉，因语之曰：脉甚凶，若兼痧可救。南轩善放痧，信余言，人视痧筋紫红色者二条，放毒血。余复诊之，不复洪大，又刺指臂出紫黑毒血三十余针。用独活、细辛、柴胡、金银花、丹参、益母草、牛膝、石斛、乌药、山楂、陈皮四剂，微温服之，寒热胀闷具除，后调补而愈。

一单公廉内室，产后六日，遍体疼痛，寒热如疟，昏闷异常。延余，六脉时有歇止，阅左中指、右无名指，微带黑色，乃知兼痧之症。刺指上紫黑毒血七针，臂上毒血一针，舌底下紫黑毒血一针，昏闷疼痛稍缓。用独活、桃仁、苏木、香附、童便、姜黄、山楂，微温服二剂，疼痛昏闷具除。但寒热未已，用金银花、丹参、益母草、艾、柴胡、独活、姜灰、牛膝、山楂，温服四剂，寒热乃廖，调补月余而健。

倒经痧

经行之际，适遇痧发，经阻逆行，或鼻红，或吐红，肚腹肿胀，卧床不能转侧者是也。肚腹不痛，亦为暗痧。若痧毒攻坏脏腑者不治。

治验：一沈弘先内人，经期发热，鼻血如注，昏迷沉重，肚腹作胀。延余诊之，脉伏。余曰：兼痧当经逆者也。弘先善放痧，刺腿弯二针，出紫黑毒血，不愈。余用桃仁、红花、独活、细辛、山楂、香附、青皮，加童便饮之，经行调理而愈。

痧热头汗痧、狂、谵语附

痧气壅盛，发为热症，或热而不凉，或日晡发热，或潮热往来，皆痧毒之气阻而不通，搏激肌表，发而为热。不识者，认为外感，传经热症，发汗温饮，即慢痧迟缓，势必痧气益盛，变出头汗发狂，种种重症。不知外感之脉浮数而紧；热症之脉，洪数有力；痧症之脉，终有不同，或有可疑，须看痧筋有无，辨之即明。

治验：一沈怀先，夏月，日晚发热，五日不凉，诸药不效，反益昏闷烦躁。余诊之，右三部及左关，俱微细无力。余见其病气有余，脉反若不足，知非真不足，乃痧脉之变者也。先令刮背上痧，又于十指臂

弯，刺出紫黑毒血三十余针，不愈。用冷茶送宝花散二服，又以陈皮厚朴汤主之，倍加玄胡索，香附煎汤稍冷服，四剂而痊。

一邵洪玉内室，日晡发热，头汗如雨。延余，六脉震动不常，故知其痧。刺出十指紫黑毒血二十针，不愈。煎紫朴汤稍冷服三剂，痧气已尽。用大黄三钱，枳实、陈皮、厚朴各一钱，煎汤温饮，下其结粪。热退身凉后，朝用补中益气汤，夕用六味地黄丸，调理而痊。

一诸元龙，夏月潮热往来，已六日矣，服他药，热极不凉，发狂谵语。延余，左脉俱微，右脉俱洪大，非痧脉不若是之异也。视其乳下青筋二条，刺出紫黑毒血，不愈。用桃仁、泽兰等分煎汤平服，神情始定，日渐调理，半月而痊。

痧烦痧睡

痧气冲于心胸，故心烦或嗜睡，此等之痧，俱属慢痧之类，轻而且浅，人多误以心烦嗜睡治之，日甚一日，倘日服热酒热汤热物，虽非骤然紧急，势必日渐凶险，故并录之以示戒。

治验：一王培元适会于其弟宋臣书室，云及心烦之甚，已非一日，将服他药。余诊之，脉症不合，止而不服，阅腿弯痧筋刺而放之，不药而痊。此等痧甚多，姑记一以为例。

一余弟瓖武，每心烦嗜睡，自识其痧，便欲刮放，不药而痊。此由中气虚，故易感痧患，虽轻之至，不足具述，然亦痧之一症也。始录之以广其说。

老弱兼痧

先有痰火咳嗽之疾，忽尔喘急痰涎喉声如锯，或头汗如油，喘而不休，心胸烦闷，莫可名状。虽云痰火危笃，往往有之，然亦有兼感时气或秽气所触，骤然势盛者，凡治必宜细细察脉按症，先清其痧，次治其痰，然后渐补气血，则标本兼得其理矣。

治验：一汪子建母，七旬有余，素犯痰火老弱之症，忽痰涎壅盛，喘急不休，喉声如锯。延余诊视，六脉不匀，有如雀啄，虽老弱痰火之脉，尝有歇指，亦不足怪，然视其骤然作变，病必有异。余曰：此兼痧症，尚可治也。阅其左腿弯下，有青筋二条，刺之紫黑血流如注，先用散痧消食豁痰顺气之剂，并进牛黄抱龙丸，病热渐安，后惟补其气血，乃痊。

一盛君和母，五十岁，痰火多年，忽面赤头汗，遍身俱肿，喘急烦闷倍常。延余诊视，余思老年痰火，固所宜然，何面赤头汗，遍身俱肿之骤也。及按其脉，又与症相合，不可据以为痧。然恐痧之为祸不小，若竟以老弱痰火治之，终觉疑而不安，细视其十指，有细红丝筋，历历可验，则其痧之为老弱变症也，明矣。先治其痧，刺指头二十余针，去其毒血，次用稍冷汤服宝花散，面赤头汗身肿俱除，喘急亦渐和缓，唯是老弱痰火为终身之疾。

疮症兼痧

疮痛者，心火血热所致，故火盛而脓肿作痛，然脓疮虽痛，必渐渐而极，非若兼痧之骤。故凡疮疡兼痧，其肿痛必多可畏处，况疮疡脉多洪数，兼痧脉固不同，其筋色又有可验也。

治验：一潘子亮女，十八岁，患疮已半载。忽一日饮酒后，脓疮大盛，或以其酒助血热，且食鸡鹅发毒之味，脓疮肿痛，由斯而极。治以凉血活血解毒托里之剂，更觉昏迷饱闷。延余治之，脉不洪数而反沉微。余曰：脉不对症，必痧使然。刺出指头毒血，又刺头顶心一针，神情方始清爽，但胸中饱闷，用顺气散痧消毒之味四剂，微冷饮之，兼外搭合掌丸，饱闷脓疮俱愈。

弱症兼痧

先有劳弱不足之症，或吐血时发；或微微干嗽，两颧唇口鲜红；或骨蒸发热不已，一触犯时气传染；或秽恶之气相犯，必兼痧胀。或多痰喘，或咽喉如鲠；或心腹胀闷，烦躁发热；较之平时不足之症，益觉沉重。此宜以痧为主治之，令痧毒退尽，方可治其本症，不然，劳弱未见凶危，痧祸已在目前矣。

治验：一妇人吐血干嗽，昼凉夜热已久，忽午后发热异常，胀闷沉重，他医以为怒气血虚，用养血化痰顺气之剂，病势益盛，昏迷痰喘，不省人事。延余，左关微缓无力，右关似紧非紧，余脉应指不匀。余思怒气填胸，左关必须有力；平时劳弱，脉亦自宜弦数；内有郁血，上中二部，亦当见芤；何脉不对症若是，看其左腿弯，有紫筋数条，历历可指，其为兼痧之症明矣，故昏迷痰喘。先刺其痧筋，出其毒血，倍用宝花散，清茶微冷饮之，方得神情清爽，不复痰喘昏迷、胀闷沉重之势。但劳弱由于本原不足，绵延未愈。

痧变劳瘵

痧症有恶饮热汤者，有反喜饮热汤者，惟其喜饮热汤，痧症益莫能识，慢痧所以变成劳瘵也。原其痧毒之始入于气分，令人喘嗽吐痰发热声哑，盖火毒伤肺，肺为娇脏，若不知治变成百日紧劳，轻者数年难愈，卒至危亡。痧毒之始入于血分，重者兆变在即，轻者岁月延捱。若乃毒瘀胃口，必须去尽而愈。毒瘀肝经，损坏内溃，吐血数发，势极多危。毒痧心包络，更加凶险，不待时日。毒痧肾经，腰脊疼痛，嗽痰咯血，日甚一日，不可得痊。凡痧毒遗患，总成劳瘵，治须识之于始，凡脏腑之病俱可治疗，莫咎其终。若一溃损脏腑便属不治。

治验：一王君瑞内室，咳嗽吐痰发热，左背疼痛，已年余矣。延余诊之，六脉浮紧洪数，脉症不合，又无痧筋，便用刮痧痛减，服散痧清热消痰顺气四剂而愈。

一杨音节痧胀不服药，惟放痧三次，胃脘间成一大块，咳嗽吐痰，发热不食，日渐尪瘦。延余诊之，右关脉芤而紧，余脉俱数。余曰：内有瘀血，必吐出而可解。用桃仁、苏木、泽兰、白蒺藜、香附、乌药，酒煎服之，吐紫黑血碗许，更用活血引下之剂，加童便酒服之而愈。

一左元峰痧胀，放痧三次，不服药，痧根不绝，变成劳瘵，咳嗽咯血，音哑发喘，骨瘦如柴，脉洪大无伦。余辞不治，又二月而终。

臌胀兼嘶哑

先有臌胀而痧气乘之，臌胀益甚，在臌胀不可先医，在痧气自宜早治。

治验：一江云甫肚腹胀急如鼓，脐突筋青，心口将平。余诊之，知为血臌之症，其指头黑色，此臌症之所无也。视指上有青筋，兼痧无疑，刺二十余针，又刺臂弯腿弯青筋五针，俱去其毒血，略松，用蒺藜散微温饮之，脐下青筋渐退，后用膨症之药，导去恶水，日服治臌香圆丸二月余，臌症尽平，永不复发。

痧变臌胀

痧者，毒也。慢痧之毒，迁延时日，留滞肌肤、肠胃、血肉之中，若不早治，即成真臌。

治验：一严天玉次子，气急作胀，胸腹饱闷，脐下有青筋突起，心口将平，此慢痧成臌也。刺腿弯青筋六针，出紫黑毒血甚多，又刺指头出毒血二十四针，脐上青筋即淡色，腹内觉松。用宝花散，微冷服，腹胀渐消，其后不复用药施治，但恐其根未除，日后复发，姑志之以例其余。

半身不遂痧

心主血，痧毒入于血分，故易攻心，此痧症所以发昏也。若痧之慢者，冲激迟缓，未逆于心，留滞经络，或在于右，或在于左，为半身疼痛，或麻痹不仁，如此半身不遂，总因痧毒之遗害也。治者，见有痧筋，急宜刺破，然后用药以散其毒，活血以消其痧，则痧根既拔，其症渐痊。若不知治，绵延日久，

痧毒益深，势不可遏，当又有变症难愈矣。

治验：一章道庵屡患吐血，发热不凉，左半身疼痛不已，行步艰难。延余诊视，初不觉其为痧也，细思脉症不合之处，检其痧哑刺之，用桃仁、泽兰、独活、乌药，煎二剂，微温服，吐血疼痛俱愈，永不复发。

一盛成年朝凉夜热。气急半年，服药不应，反加右半身疼痛，不能俯仰，咳嗽吐痰，饮食减少，成劳弱不足之症，棹舟迎余，脉不见弦数，而微细，时有歇指，脉症不合，阅其痧筋刺二十余针，用姜黄、旋覆花、丹参、橘红、赤芍、玄胡索、泽兰、山楂、角刺、穿山甲，二剂，微温服，疼痛吐痰俱除，后朝用六味地黄丸，夕用补中益气汤，朝凉夜热俱愈。

内伤兼痧

人有内伤，讵无外感。外感之症，不独风寒，即夏月暑热之气，时疫传染之气，秽恶触犯之气，一受于身，亦如外感。然则内伤者本病，外感者标病。故伤寒集中，有内伤外感之症，此之集中，有内伤兼痧之症。治法主意，先辨痧症治其标，后审内伤治其本。

治验：一曹洪宇子之外戚，争夺家产，涉讼公庭，有老妇造其家，互相争殴，发热沉重，咳嗽吐痰，胸中胀闷，诸亲戚惟恐毙于曹姓室中。延医青来王兄，更邀余往视，青来几不敢任。余怜悯此妇不治，人命重情，彼此俱败，若一救之，不特活妇一命，亦且保全两家，是亦大德。余为诊之，知其内伤兼痧症也。刺痧筋二十余针，付宝宝散微温服之，胀闷稍松。爰定一方，即于青来厢中取药，用桃仁、赤芍、泽兰、玄胡索、红花、陈皮、乌药、独活治其内伤。服后，下黑粪，瘀血俱消，诸症俱愈。但其旧有不足之症，非参不可，后青来用参芪大补乃健而归。

紫疱痧

痧症不内攻则外溃，余于发蒙论中，已略陈其概矣。无如痧症变异，更有难尽述者，即若为肿为毒之外，又有发为紫血疱者，此真痧之异者也。余故记之以例其余。

治验：一余邻许秀芝女，嫁为养媳妇，手足下半身俱肿，大腹亦胀，发出两腿足紫疱，如圆眼大，密难数记，皆云此烂疯之症，服药益甚。秀芝怜惜其女，载与俱归，求余治。视疱多可畏，及见有痧筋，发现于腿弯，方知痧者，犹树之根疱者，犹树之叶也。遂为放痧三针，又刺指头痧二十一针，尽去其毒血。复诊其脉，六部俱和，殆其痧毒之气已散，但存肌表紫疱而已，用苏木、红花、泽兰、桃仁、乌药、

桔梗、川芎、牛膝，二剂，温服，凡紫血疱尽收靥结痂而愈。

痰喘气急痧

先有痰喘气急而痧胀因之，先治其痧，后治其痰气。无令痧为本病之助，先有痧胀而痰喘气急因之，但治其痧其痰喘气急自愈。若痧有寒热不清，痰喘气急者，兼和解。痧有热无寒，痰喘气急者，兼清热。痧有食结不化，痰喘气急者，兼消食顺气。痧有大便不通，小便不利，痰喘气急者，急攻其里。痧有痢下脓血，或赤或白，痰喘气急者，急攻其积。痧有瘀血凝滞，小便利，大便黑，痰喘气急者，急消其瘀。痧有呕吐紫黑血，或鲜血，痰喘气急者，当虑痧毒攻坏脏腑，不痛者，可治，痛而不已者，难治，服药不应者，死。

治验：一祖南轩四月，发热头痛，胀闷昏迷，痰喘气急。延余，六脉无根。余曰：脉法，六脉无根者死。若为痧胀而然，则有救。其家善放痧，因阅痧筋放之，不愈。余用沉香郁金散、圆红散，稍冷服，又用化毒丹一服，昏迷即醒，胀闷痰喘气急俱平。更用防风散痧汤加青皮、连翘、山楂、卜子、熟大黄一钱，服之发热头痛俱已，六脉如旧。

一费道元内室，痰喘气急，胀闷不已。延余，左三部脉浮紧而数，右三部脉如无。余曰：痧胀暗发也。其兄善放痧，刺乳下，出紫黑毒血二针如注，六脉复旧。余用和脾宣化饮二服，稍冷饮之，痰喘气急胀闷俱痊。

一钱公肃子二月晚间，痰喘气急，发热身重，腹中绞痛。延余，脉沉微，刮痧放痧不愈。用藿香汤稍冷服之，又用棱术汤加大黄五分，微温服之，诸病俱痊。

痧疯

疯者，天地间疠气所感，发而为疯。盖恶毒之气，缠血肉，散于肌表，留于经络，以成疯症，最恶候也。若痧者，亦时行恶毒之气，变为大疯，尚何疑乎？余昔在秦溪，尝见一人犯大麻疯症，眉发俱脱，面目颓败，手足蜷挛。遇一老者，为之放痧三次，曰：此痧疯也。传汝一方，金银花六钱、黄芩一钱五分、皂角刺一钱、赤芍二钱、红花二钱、牛膝三钱、苦参四钱、生地二钱，水煎日服，日渐而痊。若余于此症，固未尝治及，不敢虚载治验。适余经见老者所治有然，固附录之，以见痧症之亦有是变焉。

痧重

痧症始发，势虽凶暴，未必身重，若饮热汤热酒，痧毒即阻塞于经络血肉之间，遍身重痛，不能转侧，放痧之后，治宜消痧解毒为先。初起易治，久则难治，放痧服药不效者死。

治验：一邵光先十二月，腹中微痛，呕哕酸水，以为胸中受寒，服姜汤一碗，遍身大痛，腹胀身重，不能转侧。迎余，右脉俱伏。放痧，用当归枳壳汤稍冷饮之，又用桃仁红花汤微温服，次日痧毒之气渐减，又放痧，服如前药而愈。

一莫乘云次子，头痛发热，胸中胀闷，饮热汤一碗，遍身疼痛，不能转侧，卧床不起，服他药，益昏沉。延余，右寸气口脉虚，左寸微细，关洪紧有力，知其痧也。刺指头，出毒血九针，少愈。用消痧活血解毒药，三剂而痊。

眼目痧

痧者，火毒也。若犯痧症，适与心主之火相合，故痧毒逆冲，最要防攻心之患。今少阴心君不受邪，逆犯厥阴肝母，故两目红肿如桃，甚则眼珠突出，最为凶险。然他症患目，惟在于目，若因痧为患，必然先觉心中烦闷而目疾因之。苟不知早治，则痧毒已参阳位，其火势之炎热，轻则坏目，重则殒命。治宜先刺巅顶百会穴，以泄毒气，当放者放，刮者刮，用清火活血顺气之剂，加牛膝、石斛以引火归原，诚为良法。

治验：一江道诚患心中烦热，头眩，忽两目红肿大痛，饮热茶热酒眼珠突出，左目尤甚，至晚即昏沉发晕。延余诊视，左脉微细无根，痧毒之为害也。放痧不愈，用金银花、茜草、连翘、黑山栀、枳壳、丹皮、赤芍、牛膝、石斛、草决明，加童便微冷饮之，眼珠始收，调理而愈。

瘟痧

寒气郁伏于肌肤、血肉之间，至春而发，变为瘟症，是名瘟痧。又暑热伤感，凝滞于肌肤血肉之中，至秋而发，亦名瘟痧。但春瘟痧毒受病者少，不相传染，时或有之。秋瘟痧毒受病者多，老幼相传，甚至一家数人犯痧，或一方数人犯痧。其发也，必恶寒发热，或腹痛，或不腹痛，似疟非疟，或气急发喘，头面肿胀，胸腹饱闷，或变下痢脓血，轻者牵连岁月，重者危急一时。治宜放痧消食积为主，俟痧毒已泄，然后和解清理，除其寒热，健脾养血，补其中虚。

治验：一洪公震九月，恶寒发热，吐痰咳嗽，胸中烦闷，口渴舌苔。延余诊之，左脉时有歇指，右脉沉而有力。刺痧筋，毒血不流，后卧床不醒，益觉沉重，此误饮热汤为害也。用阴阳水一碗，加明矾二分饮之，又用消食去积之药，加熟大黄一钱，微冷饮之，少愈。次日痧筋复现，刺臂弯一针，十指二十二针，去毒血，用活血解毒药，诸症渐松，调理而痊。

一公震内室，同时恶寒发热，头面肿胀，心胸烦闷，似大头瘟。诊之，六脉俱伏，此瘟痧也。放痧不愈，先饮微冷矾汤，次用透窍消毒下气之剂，加牛膝三钱同煎，微冷饮之，二服全愈。

一公震次子十月，寒热如疟，心腹绞痛，吐泻不已，六脉沉紧，亦瘟痧为害也。用沉香阿魏丸，清茶微冷下，并和脾宣化饮，入大黄一钱同煎，微冷饮之，次日再服如前，而愈。

头眩偏痛痧

痧气慢者，上开于三阳头面，常觉头眩内热；或半边头痛，心烦不安；宜刮痧，不愈，用清凉之剂治之。

治验：一钟仲宣数数头眩，日渐益甚，或时右偏头痛，脉症不合，刮痧，不药而痊。

一潘向峰苦头眩，或左偏头痛，服他药不应。延余，脉微与症不合，放痧不愈，用清热下气之剂而痊。

流火流痰痧

痧毒传变，不待时日，朝发于足而足肿痛，夕流于手而手肿痛；朝发于肌肤而肌肤红肿，夕入于里而痰喘不休。此等之痧，乍隐乍现，乍来乍去。按之脉，而痧脉或不现，最难识认。如痧毒所流及之处，热者似流火而非流火，肿者似流痰而非流痰，或痛极难忍，或痒痛不已，又痧之变者也。欲知此痧，须看病势凶暴，不比流痰流火之轻缓者，验之于痧筋，发现刺之无疑。然后凭脉，所犯风寒暑湿及食积痰血气阻，分治之，斯能有效。如或不觉，便成死症。

治验：一张宏原内室，日间左足小腿红肿大痛，暮即腹痛而足痛止。次日，左足小腿又复红肿大痛，而腹痛又止，来去不常，痛无一定。延余诊之，六脉如常，而微数，此平人之脉也。难据为痧，但症异凶暴，须看痧筋，发现便有实据，可从痧而理也。扶看腿弯有青筋三条，刺之，紫黑毒血流出甚多，反加痰喘，此放痧有未尽故也。用荆芥金银花汤加土贝母二钱，微冷服二剂，少愈。次日，左足腿弯下，又现痧筋一条，刺去毒血并刺巅顶一针，服前汤加牛膝三钱，二剂痧退，服红花汤，半月肿痛俱痊。

一葛隆生次子，清晨臂上红肿大痛。次日变为足腿上红肿大痛，乍来乍去。隆生以为流火使然。延余，诊其脉，厥厥动摇，数而又疾。余曰：脉异于常，而症多变，殆其痧欤。不信，服热汤，二日而殂。

一奚敬峰晚间，右大腿红肿痛方已，喉旁发肿而痛。延余，脉不见异，初不觉其为痧也。只见时症犯此者多，细看两臂痧筋，刺出毒血如注。诊气口脉洪实，用紫朴汤倍山楂、卜子，加大黄一钱，微冷饮之，食消便下而安。

咳嗽呕哕痧

痧毒之气上凌肺金，故气逆发呛而咳嗽，痰涎上涌，或呕哕恶心，或面目浮肿，或心胸烦闷，此痧毒入于气分，痧筋往往不现，治以刮痧为主。间有入于血分者，必有痧筋，然后刺。临症用药，宜理痧毒为主，若以伤风咳嗽治之则误矣。

治验：一俞仲嘉长女，五月发热咳嗽，呕吐痰涎，胸中胀闷，面目浮肿。延他医服伤风痰咳之药四剂，心中益胀闷，遂止不药，将及一月。余偶过，求余诊之，右寸脉虚，知其为痧之变症也。刮痧讫，用防风散痧汤加贝母、薄荷、童便，微冷饮之，即痊。

一王惟诚咳嗽，发呛不绝声，面目俱肿，呕痰不已，更吐鲜血。延余治之，六脉弦紧且数，此痧毒之气，搏激于筋脉间，故见脉乃尔。刺指头，出毒血三针，令多为刮痧。用宝花散加童便微冷服，又用圆红散微温服而痊。

霍乱痧

痛而不吐泻者，名干霍乱。毒入血分，宜放痧。新食宜吐，久食宜消食，下结宜攻。痛而吐泻者，毒入气分，宜刮痧。不愈，视有痧筋则放，宜调其阴阳之气为主。须知肠胃食积，宜驱不宜止，止则益痛。若吐泻而后痛者，此因泻粪秽气所触，治宜略用藿香正气冷饮。然必须除食积血滞，或消或攻或活血。山药、茯苓不可乱施；燥湿之剂，俱在所禁；温暖之药，未可乱投。

治验：一沈篆玉九月间，干霍乱，腹中盘肠大痛，放痧三十余针，又王君先为之刮痧，不愈。余用宝花散加大黄丸，清茶稍冷饮之而痊。

一彭君明晚间腹中大痛，吐泻数十次，痛益甚。延余诊之、左脉芤而滑，右脉弦细而涩，此宿食已从吐泻而尽，乃毒入血分，血瘀作痛也。放痧，不愈。用独活红花汤、圆红散微温饮之，吐泻腹痛少愈。次日，服前药吐泻腹痛俱已。

一童敬桥内室，吐泻腹痛，自刮痧，服阴阳水痛益甚。余用三香丸微冷饮之而安。

绞痛痧

心腹绞绞大痛，或如板硬，或如绳缚，或加筋吊，或如锥触，或如刀割，痛极难忍。轻者，亦微微绞痛，胀闷非常，放痧可愈。若不愈，必审脉症何因，辨暑秽、食积、痰血所阻施治，须连进数服，俟其少安，方可渐为调理。此症世多放痧数次不愈，听命于天，不肯服药，遂至痧毒攻坏脏腑，惟死而已，惜哉！

治验：一廉齐朱先生夫人，夏月痧痛危急，刮痧放痧不愈。更易三医莫敢任事，举家无措。宋臣王兄邀余往视，六脉微伏，治之未愈，其晚绞痛如前。明晨贤郎宋伊兄复邀余，右手脉伏，更放痧三十二针兼刮痧讫，用宝花散、沉香丸，清茶稍冷饮之，并用散痧解毒、活血顺气之剂。亲友尚恐无救，留余俟饭后，坦君云夏王兄曰：睡矣，何如？余曰：睡则神情已定，气血渐和，殆将安。越翼日，乃瘳。

一贾公清作泻腹痛如绳绞。延余，脉洪大数实，放痧不愈，用乌药顺气汤加大黄，下积而痊。

一故友麓庵朱兄夫人，公范母也。口吐痰涎，腹中绞痛，医治沉重，六日不愈。延余诊之，左脉做伏。余曰：痧也。令刮之，少安，用药不服。次日，复昏沉大痛，举家惊惶，亲戚填门。复延余，刺左中指一针，出毒血，兼令刮痧，不愈。用降香桃花散冲砂仁汤，微冷送下，并用防风散痧汤加山豆根、茜草、丹参、金银花、山楂、卜子，稍冷服而安。

一何君雅子正月盘肠绞痛。延余，脉伏，令刮痧，用沉香郁金散、棱术汤，冷饮之，稍愈。黄昏时复绞痛非常，叫喊不已。复邀余，用细辛大黄丸，清茶微冷饮之，又用紫朴汤而痊。

胁痛痧

痧症不忌食物，痧毒裹食，结成痧块于胁而痛。其痧块变症甚多，故为难治。且治痧惟在初发，若不识，或饮热汤，毒血凝结，即慢病不至胀急伤人，亦成胁痛，瘀之日久，势必难散。

治验：一朱子佩夫人，身热吐痰胁痛，饮圆汤，益喘呕不已。延余，左脉洪数，右脉似伏。余曰：痧也。子佩刺其腿弯痧筋二针，不愈，服童便，喘呕稍减。余用阿魏丸、大黄丸，白汤微冷下，身热、吐痰俱已。又用必胜汤微冷下，三服而痊。

一王养初，子佩母舅也。吐痰胁痛，误吃圆肉，放痧数次日久不愈。延余诊之，余辞不治，以痧毒裹圆，结成痧块，不可解耳。况日久攻坏脏腑，虽药无

益，后易数医，变喉旁发肿而殁。

痧痢

夏伤于暑，秋必疟痢。痢疾初发，必先泄泻，肠胃泄泻，必致空虚。内虚则易感触秽恶之气，即成痧痛。或天气炎热，时行疫疠，感动肠胃，因积而发，亦致痧痛。夫痢不兼痧，积去之后，便可得痊。即甚凶极，药无不效。若一兼痧，势必绞痛异常，止治其痢，用药无效。或变痢如猪肝色；或变痢如屋漏水；或变痢血红水；或变噤口不食，呕哕凶危；或变休息久痢，岁月绵延，常苦痢患。余惟先治其痧兼治其积，则痧消而积易去，积去而痧可清；凡遇痢疾，如此治之，无不奏功，诚为良法。

治验：一曾奉先，七月间发热，下痢血水。日百余次，肛门急迫，腹痛异常，呕哕不食。延余治之，六脉迟数不常，或时歇止，此痧痢也。刮痧放痧讫，痛乃减半。用沉香阿魏丸、砂仁汤稍冷饮之，用当归、山楂、红花、枳实、赤芍、泽兰、青皮、卜子、槟榔各一钱，熟大黄五分，加童便一钟稍冷饮，二服，痢下赤白甚多，诸症俱愈。

一余弟骧武下赤白痢，日数十余次，腹中大痛，大便窘迫。余诊之，六脉微细，放痧二十针，又刮痧，不愈。用宝花散、沉香阿魏丸，稍冷汤饮之，腹痛渐宁。用当归、山楂、陈皮、槟榔、红花、乌药各一钱，熟大黄八分加童便饮之，赤白俱下，痛赤渐安，后用当归一两，山楂二钱，服之，赤白痢全愈。

一奚仲嘉内室，腹中绞痛，喘急气逆。余诊，六脉无根，此痧胀也。放痧，不愈。用沉香阿魏丸，砂仁煎汤，稍冷饮之，痛遂止。次日，小腹痛，频下痢赤白，用当归、金银花、青皮、陈皮、乌药、山楂、卜子，加童便稍冷饮之，渐稀，用当归一两服四剂而愈。

一吴瑞云发热，胀闷沉重。放痧后，痢下紫血。他医以痧气已清，但治其痢，势在危笃，举家惊惶。延余，六脉洪大不匀，此痧气未清，痧毒尚盛也。令刮痧讫，用当归枳壳汤，入童便冷饮之，次以苏木、红花、五灵脂、茜草、乌药、香附、当归、赤芍以导其瘀乃安。后发余毒于肛门边，出脓而愈。

蛔结痧

痧毒攻胃，故蛔死入于大肠，与宿粪相结，腹中大痛，是为蛔结。

治验：一朱子佩女，痧发痛极，头汗如雨。延余诊之，脉芤而洪实，放痧不出，刮痧不起。用细辛大黄丸微冷服，又用荆芥银花汤稍冷服。又三日，痧筋

乃现，放之。服药如前，腹痛不止，至十九日，日用药加大黄，大便下死蛔三条，结粪亦下，痛尤不止，又现痧筋，放之，服前药，乃愈。

头痛痧

痧毒中于脏腑之气闭塞不通，上攻三阳颠顶，故痛入脑筋，发晕沉重，不省人事，名真头痛。朝发夕死，夕发旦死，急刺破巅顶，出毒血以泄其气，药惟破其毒气，清其脏腑为主。痧毒中于脏腑之血，壅瘀不流，上冲三阳头面肌肉，故肌肉肿胀，目闭耳塞，心胸烦闷。急刺破巅顶及诸青筋，出毒血。药宜清其血分，破其壅阻为要。

治验：一张显如，头痛发晕沉重，六脉俱伏，刺巅顶一针，余痧筋俱刺，少苏。复诊其脉，沉实而上鱼际，用清气化痰饮，冷服而安。

一江路真内室，头面红肿，发热头痛，心胸迷闷。诊脉，芤而疾。刺左腿弯三针，血流如注。冷服红花膏子半杯，用薄黄饮三剂而痊。

心痛痧

痧毒冲心，属之于气，则时痛时止，痰涎壅盛，昏迷烦闷，此其候也。治宜刺手臂，服顺气之剂为主。痧毒攻心，属之于血，则大痛不已，昏沉不醒，此其候也。治宜刺腿弯，服活血之剂为主。迟则难救。

治验：一郑延旦次子，心中暴痛，口吐痰涎，迷闷不能出声。延余，两寸沉而伏，关尺洪而紧，刺痧筋二十针，用乌药顺气汤，冷饮四剂而安。

一严瑞宇三女，饭时心中暴痛，昏沉不醒。日暮延余，六脉已绝，辞之，次日而殂。

腰痛痧

痧毒入肾，则腰痛不能俯仰，若误饮热汤热酒，必然烦躁昏迷。手足搦搐，舌短耳聋，垂毙而已。

治验：一黄敬宇内室，腰中大痛，强硬如板。误饮热酒，发热烦躁，昏沉痰涌。延余，左尺虚微，右尺洪实，脉兼歇指，痧中于肾也。刺腿弯痧筋，仅有紫黑血点不流。用降香桃花散微冷服，痧筋腿弯复现，刺二针，血流如注。又服二散，痧退痛减，调理而痊。

一伍恒生子，腰痛，放痧四次不痊。沉重大痛，连及胸胁。延余，左手无脉，辞之，六日而殂。

小腹痛痧

痧毒入大小肠，则小腹大痛不止，形如板推，绞绞不已，治之须分左右二股，屈伸为验。

治验：一盛成均子，小腹大痛，每每左卧，左足不能屈伸，太阳小肠经痧也。痧筋不现，用木通汤，微冷服四剂，方见左腿弯痧筋，刺出紫黑毒血二针，用红花汤冷下，痧退后调理而愈。

一范季廉小腹大痛，每每右卧，右足不能屈伸，阳明大肠经痧也。刺腿弯青筋四针，毒血成流，不愈。用枳实大黄汤，冷服，半夜痧退少安。后调理而愈。

一钟孟芳小腹大痛，放痧三次，不愈。延余治之，脉数而疾。余曰：痧毒已攻坏脏腑矣。辞之，半月而亡。

痧块

痧毒留于气分，成气痞痛；留于血分，成血块痛；壅于食积阻滞，成食积块痛。盖因刮痧放痧稍愈，痧毒未尽，不用药以消之之故。施治之法，在气分者，用沉香、砂仁之类治之；在血分者，用桃仁、红花之类治之；食积阻滞者，用卜子、槟榔之类治之；或气血二分俱有余毒者，当兼治之；若更兼食积所阻有余毒者，当并合治之。

治验：一王介甫内室，腹痛，放痧二次，忽左胁有块，屡痛不止，坐卧不安。延余，脉芤而沉微，此毒留滞不行之故。用苏木散并三香散合桃仁红花汤，微温服，块消痛减而痊。

一陈奉山腹中绞痛，放痧三次。变右胁下块，大痛不止，卧不能起。延余，脉沉实而弦紧，此食积为患，用阿魏丸并棱术汤加牛膝治之而痊。

一夏少溪内室，腹痛，放痧稍愈，左胁下变成块痛，口吐痰涎，卧床不起。延余，脉沉而微滑，用沉香阿魏丸加贝母、白芥子治之而痊。

一张弘先痧胀变为胸前左乳之上有一点痛，辞之，半年后吐血而殂。

痧变吐血鼻衄便红

痧毒冲心则昏迷；痧毒冲肺则气喘痰壅，甚则鼻衄；痧毒入肝则胸胁疼痛，不能转动，甚则血涌由吐而出；痧毒流于大肠，则大便血；流于膀胱，则小便血。治宜先清其痧毒之气，顺其所出之路，则气自顺而血自宁矣。若不知治，紧则变在顷刻，迟则变成劳弱，或时时便血溺血难愈。

治验：一孙盛元痧胀，放痧不服药，变筋骨疼痛。十日后，吐血甚多，疼痛不愈。延余，诊其脉芤，此痧气已退，尚存瘀血，用桃仁、红花活血之剂，四服而痊。

一潘国安痧胀鼻衄，是痧气由衄而泄，用清凉至宝饮而痊。

一周瑞亭子六岁，痧痛大便红。延余，令放痧，服散痧消瘀活血之剂而痊。

一何君叔女痧痛，溺血甚多。延余，令放痧，不愈。用荆芥薄荷汤加益母、金银花、牛膝、连翘治之而痊。

吐蛔泻蛔痧

痧毒入胃，胃必热胀，热胀之极，蛔不能存，因而上涌，乘吐而出，或蛔结腹痛，不大便，或蛔入大肠，由大便而出，与伤寒吐蛔，伏阴在内者不同，治宜清其痧胀为主。

治验：一蒋公尚次女，发热心痛，口多痰涎，吐蛔二条。延余，右关沉细而疾，余脉洪数，刮痧，刺腿弯一针，微有紫黑血点，服连翘薄荷饮三剂，痧退。服小柴胡汤，身凉而愈。

一沈存原痧胀，吐不止。延余，脉洪而紧，刮痧讫，用药加熟大黄一钱，微冷饮之，吐止胀消。后二日复痧胀，吐蛔一条，脉复洪紧，更用熟大黄一钱，微冷饮之，痧退而安。

一汤仲文，腹胀大痛。延余诊之，脉散乱无根，此蛔结也，痧实始之。放痧后，用散痧去毒之剂，加大黄二钱，微冷饮之，大便下死蛔二条并宿粪而愈。

痧变肿毒

痧毒不尽，留滞肌肉腠理之间，即成肿毒。宜先放痧，用散痧解毒之药，以除其根。然后审其毒之所发，照十二经络脏腑，分阴阳寒热处治。轻则消之，重则托之，虚则补之，实则泻之。着红肿甚者，属阳，用忍冬解毒汤，加引经药以治之。白色不红，平肿不易起发者，属阴，用参归化毒汤，加引经药以托之。毒有半阴半阳，用活络透毒饮，加引经药透之。穿破之后，皆用神仙太乙膏贴之。若肿毒无脓，只有毒水流出，或脓少血多，用飞龙夺命丹，研碎些须，填太乙膏中，拔去毒水血脓后，单用太乙膏贴之。毒口难收，用红肉散掺之。肉黑者，用代刀散，以棉花絮微掺之，即变红色，贴膏自愈。

治验：一姜云衢遍身疼痛，背发一毒，黑烂痛苦。求余视，诊之，脉沉微，指头黑色而恶热饮，此痧变恶毒，用冷围药而成背疽也。令去其围药，放痧讫，俟痧气已绝，用参芪桂熟附子温托之，外敷以代刀散，黑变红色，贴太乙膏而痊。

一苏成中长子，暑月吐泻，腹中绞痛，刮痧痛止，两臂红肿且痒。求余一方，用香薷饮一剂而痊。

一葛弘先内室痧痛，不吐不泻，盘肠绞绞，疼痛难忍，放痧后，头顶生毒，出脓而愈。

一赵公琰，寒热头眩，心胸烦闷，刮痧而愈。肛门边发余毒出脓成漏，为终身之疾。

痧胀玉衡　卷下

清樵李郭志邃右陶著述

鄞县曹赤电炳章圈校

备用要方

防风散痧汤　痧有因于风者，此方主之。

防风　陈皮　细辛　金银花　荆芥　枳壳等分

头面肿加薄荷、甘菊；腹胀加大腹皮、厚朴；手足肿加威灵仙、牛膝，倍金银花；内热加连翘、知母；痰多加贝母、瓜蒌仁；寒热加柴胡、独活；吐不止加童便；小腹胀痛加青皮；血滞加茜草、丹参；咽喉肿加山豆根、射干；食积腹痛加山楂、卜子；心痛加玄胡索、蓬术；赤白痢加槟榔；口渴加花粉；面黑血瘀也，加苏木、红花；放痧不出倍细辛、苏木、桃仁、荆芥；秽触加藿香、薄荷。

水二盅，煎七分，稍冷服。

荆芥汤　痧有郁气不通者，此方主之。

荆芥　防风各一钱　川芎三分　陈皮　青皮　连翘各八分

食不消加山楂、卜子；心烦热去川芎加黑山栀；有积加槟榔；痰多加贝母、白芥子；气壅加乌药、香附；血壅加桃仁、红花；郁闷不舒加细辛；食积加三棱、蓬术；大便不通加枳实、大黄；暑热加香薷、紫朴；小便不通加木通、泽泻；喉痛去川芎，加薄荷、射干、大力子，咳嗽加桑皮、兜苓。

水二盅，煎七分，稍冷服。

陈皮厚朴汤　痧有因于气阻者，此方主之。

陈皮　紫朴　山楂　乌药　青皮等分

痰多加白芥子、贝母；痧筋不现加细辛、荆芥；血瘀加玄胡索、香附、桃仁；头汗加枳实、大黄；口渴加薄荷、花粉。

水二盅，煎七分，稍冷服。

棱术汤　痧有因于食积者，此方主之。

三棱　卜子　蓬术　青皮　乌药　槟榔　枳实各一钱

水二盅，煎七分，稍冷服。

藿香汤　痧有因于秽气者，此方主之。

藿香　香附各四分　薄荷六分　枳壳　山楂　连翘各一钱

水二盅，煎七分，稍冷服。

薄荷汤　痧有因于暑者，此方主之。

薄荷　香薷　连翘各一钱　紫朴　金银花　木通各六分

水二盅，煎七分，稍冷服。

紫苏厚朴汤　痧有暑胀不已者，此方主之。

紫苏　香薷　紫朴　枳壳　红花　青皮　陈皮　卜子　山楂等分

水二盅，煎七分，冷服。

防风胜金汤　痧有因于食积血滞者，此方主之。

防风　乌药　玄胡索　桔梗　枳壳各七分　卜子二钱　槟榔　金银花　山楂　连翘　赤芍各一钱

水二盅，煎七分，稍冷服。

必胜汤　痧有因于血实者，此方主之。

红花　香附各四分　桃仁去皮尖　大黄　贝母　山楂　赤芍　青皮　五灵脂各一钱

水二盅，煎七分，微温服。

紫朴汤　痧有食气壅盛者，此方主之。

紫朴　山楂　卜子　山棱　蓬术　枳实　连翘　青皮　陈皮　细辛等分

水二盅，煎七分，稍冷服。

独活红花汤　痧有因于血郁者，此方主之。

独活　红花　桃仁去皮尖　蒲黄　玄胡索　白蒺藜炒，为末　乌药各一钱　香附三分　枳壳七分

水二盅，煎七分，微温服。

射干兜铃汤　治痧似伤风咳嗽。

射干　桑皮　兜铃　桔梗　薄荷　玄参　花粉　贝母　枳壳　甘菊　金银花等分

水二盅，煎七分，稍冷服。咳甚者加童便饮。

当归枳壳汤　此养血和中之剂。

归身　山楂　枳壳　红花　赤芍　青皮　茜草　连翘　丹参　续断各一钱

水二盅，煎七分，微温服。

荆芥银花汤　此治血滞之剂。

荆芥　红花　茜草　丹皮　金银花　赤芍各一钱　香附三

分 乌药五分 白蒺藜去刺，捣末，八分

水二盅，煎七分，微温服。

桃仁红花汤 此治血结不散之剂。

桃仁去皮尖 红花 苏木各一钱 青皮八分 乌药四分 独活六分 白蒺藜去刺，捣末，一钱二分

水二盅，煎七分，微温服。

清凉至宝饮 此清痧热之剂。

薄荷 地骨皮 丹皮 黑山栀 玄参 花粉等分 细辛倍加

水二盅，煎七分，稍冷服。

红花汤 此治血痧之剂。

红花 蒲黄 青皮各一钱 香附四分 贝母二分 枳壳六分

水二盅，煎七分，微温服。

如圣散 治痧咽喉肿痛，此方主之。

牛蒡子 苏梗 薄荷 甘菊 金银花 川贝母 连翘 枳壳各一钱 桔梗五分 乌药四分

水煎，微温，加童便冲服。

宝花散 此治痧之仙剂。

郁金一钱，凡方中用此味后有痧方，余议当阅 细辛三两 降香三钱 荆芥四钱

共为细末。每服三匙，清茶稍冷服

沉香郁金散 此治痧气寒凝之剂。

沉香 木香 郁金各一钱 乌药三钱 降香二钱 细辛五钱
共为细末，每服三分，砂仁汤稍冷服

圆红散 治血郁不散。

没药置箬内放瓦上，炭火炙去油，为末，三钱 细辛 降香三钱 桃仁去皮尖 玄胡索 白蒺藜捣，去刺，各一两

共为末。每服一钱，紫荆皮汤温服。

化毒丹 治痧痰气壅盛。

金银花 薄荷各一两 细辛 枳壳各五钱 川贝母二两
共为细末，每服六分，细茶稍冷下。

三香散 治过饮冷水，痧不愈者。

木香 沉香 檀香等分
共为细末，每服五分，砂仁汤微冷下。

三香丸 治过服冷水痧闷者。

木香 沉香 檀香各五钱 砂仁 卜子各八钱 五灵脂六钱
共末，水法为丸，微温白汤下。

救苦丹 此治痧气郁闷之剂。

枳实 卜子各一两 郁金二钱 乌药 连翘各八钱
共末，清茶稍冷下。

冰硼散 治痧咽喉肿痛。

硼砂 天竺黄各二钱 朱砂二分 玄明粉八厘 冰片一分

共末，吹入喉中。

牛黄丸 治痰涎喘急。

胆星 天竺黄各三钱 雄黄五分 朱砂五分 牛黄 麝香各四分

共末，甘草水为丸，如梧桐子大。每服二丸，淡生姜汤稍冷下。

细辛大黄丸 治痧大便干结。气血不通，烦闷壅盛昏沉者。

细辛 大黄 枳实 紫朴 麻仁 青皮 桃仁去皮尖，等分

共末，水发为丸。每服一钱，重者二钱，再重者三钱。淡姜汤下，稍冷服之。

和脾宣化饮 治痧气食结，胸中饱闷，腹内绞痛，此汤主之。

广皮 卜子 细辛 前胡 大腹皮去黑靨，黑豆汤泡洗 麦芽各二钱 山楂二两，煎汤代水

先浓煎山楂汤，煎六味稍冷饮之。

消疳解毒散 治痧后牙疳。

人中白三钱 儿茶 天花粉 官硼 青黛水澄，各一钱 薄荷 甘草 黄连各五分 冰片 牛黄 珠子各一分 雨前茶五分

研细，以无声为度。先用浓茶拭净，去其腐肉，吹之。

牛黄八宝丹 善化痧后诸般恶毒、恶疮，此丹有灵气。

雄黄透明者 玄参各五钱，瓦上焙 羌活炒 川黄连土炒 羚羊角 犀角 川贝母炒净 乳香出汗尽 没药各三钱 琥珀 青黛水澄，各二钱 珍珠四分 劈砂木飞，五钱 牛黄 冰片各二分

上十五味，如法制为细末听用，外将拣净金银花二两、甘菊一两、甘草五钱、胡桃肉二两、紫花地丁二两、长流水五碗砂锅内慢火煎至及半取汁，将渣绞干，以绵滤清，桑柴火熬膏，入炼熟老蜜盏许，再熬至粘筋。将前末和丸，每丸三分。年幼者，一丸；年长者，二丸。每日蜜调服。

活络透毒饮 治痧后热毒流连，余毒在所不免，却不易来者，以此汤预活之。

羌活 红花 荆芥 牛蒡子 木通 当归 牛膝 蝉蜕 青皮 连翘等分

水煎，温服。

忍冬解毒汤 治痧后余毒窍发者，以此消之。

金银花 土贝母 甘菊 荆芥穗 牛蒡子 红花 甘草 木通 连翘 紫花地丁等分 胡桃肉二枚

水煎，温服。

拨云散 治痧后余毒在肝，两目通红，甚至起瞕生翳者，以此散主之。

生地 黄连 木通 荆芥穗 谷精草 甘草 赤芍 羚羊角 大黄二分至六分 木贼草 甘菊 羌活 金银花 望月砂

加灯心、白芙蓉叶水煎，温服。

赛金化毒散 治痧后热毒流连，疼痛不已，发痈发疔者。

乳香 没药各出汗 川贝母去心，炒 雄黄 黄连 天花粉各一钱，生用 大黄二钱，半炒，半晒 甘草七分，生 赤芍二钱，炒 牛黄二分 冰片分半 珠子四分，研细无声为度

共为极细末，用蜜汤调服。

加味活命饮 治一切痧后留滞热毒发为肿毒疔疽，以此方消之。

穿山甲土炒 金银花 大黄各二钱 归尾 陈皮各一钱五分 花粉 薄荷 赤芍 甘草 生地 白芷 防风 贝母 乳香各一钱 皂角刺五分 没药五分

毒在背加皂刺一钱五分；毒在面加白芷一钱五分；毒在胸加瓜蒌仁二钱；毒在头面手足加金银花三钱。

水二大钟，煎八分，空心温服。忌醋并诸毒物，大人切禁房事。

参归化毒汤 治痧后余毒流连，气血虚不能即溃，以此化毒托出之。

人参 当归 黄芪 甘草 金银花 牛膝 贝母 红花 山楂 皂角刺 白芷等分

水二钟，加胡桃肉一个煎七分，空心温服。

奏凯和解饮 痧退之后调理和解者，此汤主之。

金银花 土贝母 牛蒡子 山药 白扁豆 山楂 荆芥 当归各一钱 人参四分 甘草三分

水二盅，加核桃肉一个、莲肉六粒，煎七分，空心温服。

参苓归术散 痧退之后痧气已绝，气血虚弱者，以此补之。

人参 白茯苓 当归 白术 白芍药 陈皮 黄芪 川芎 熟地黄 甘草

水煎，空心温服。

沉香丸 治痧气急，胸腹胀痛，迷闷昏沉。

沉香 槟榔各五钱 枳实 厚朴各七钱 三棱 蓬术 广皮 天仙子即朱蓼子，各六钱 白豆蔻 乌药各四钱 木香三钱 姜黄五钱

水发为丸，如绿豆大。每服三十丸，砂仁汤稍冷下。

沉香阿魏丸 治痧气壅血阻，昏迷不醒，遍身沉重，不能转侧。

五灵脂 广皮各一两 青皮 天仙子 姜黄 蓬术 三棱各七钱 枳实六钱 白豆仁 乌药各五钱 木香 沉香各二钱 阿魏一钱

如前，稍冷汤下。

丁香阿魏丸 治痧食积成块，痛而不已，推上移下，日夕叫喊，病久不愈者。

卜子 五灵脂 查肉 神曲 青皮 枳实各一两 蓬术 厚朴各八钱 三棱 槟榔各七钱 白豆仁 乌药 姜黄各五钱 木香 沉香各三钱 阿魏二钱 丁香一钱

水发为丸，如绿豆大。每服十丸，紫荆皮温汤下。

阿魏丸 治食积壅阻，痧毒气滞血凝，疼痛难忍，头面黑色，手足俱肿，胸腹胀闷。

玄胡索 苏木 五灵脂 天仙子各一两 蓬术 广皮 枳实 三棱 厚朴 槟榔 姜黄各七钱 乌药五钱 降香 沉香各三钱 阿魏二钱 香附四钱 卜子一两

水泛为丸，如绿豆大。每服十五丸，砂仁汤稍冷下。

苏木散 治痧毒血瘀成块，坚硬突起不移者。

苏木二两 白蒺藜捣，去刺 红花 玄胡索 桃仁去皮尖，各一两 独活三钱 五灵脂七钱 降香 姜黄 赤芍药各六钱 乌药 山棱 蓬术 陈皮 青皮 皂角刺 香附酒炒，各四钱

共为细末，每服二钱，温酒下。

蒺藜散 治食积、瘀血、痧毒凝滞成块日久不愈者。

白蒺藜捣，去刺，二两 泽兰 姜黄 卜子 楂肉 茜草 土贝母净，各一两 玄胡索 五灵脂各一两五钱 槟榔七钱 金银花八钱 乌药 青皮各六钱 桃仁去皮失，一两二钱

共末。每服一钱，温酒下。

探吐法 用盐汤或矾汤稍冷服，冷吐去新食以解痧毒所阻，必须多饮则吐。

当归枳壳汤 消食顺气和血之剂。

当归尾 枳壳 赤芍各一钱 山楂 卜子各二钱 紫朴八分

水煎，微冷服。

清气化痰饮 治痧痰气壅塞之剂。

贝母二钱 姜黄一钱 细辛 橘红各八分 青皮 紫朴各七分 荆芥六分 乌药五分

水煎，冲砂仁末五分，微冷服。

蒲黄饮 治痧毒，散瘀，引火下行之剂。

牛膝三钱 独活 枳壳 连翘 桃仁去皮尖 泽兰 赤芍 山楂 姜黄 蒲黄各一钱

水煎，微冷服。

乌药顺气汤 治痧气内攻之剂。

三棱 蓬术 卜子 白芥子 玄胡索各一钱 枳壳 青皮 乌药各八分 红花七分 香附四分

水煎，稍冷服。

降香桃花散 治痧毒中肾之剂。

降香五钱 牛膝二两 桃花 红花 大红凤仙花各七钱 白蒺藜一两

共末，黑砂糖调童便冲服。

木通汤 治痧毒结于膀胱之剂。

牛膝三钱 丹皮 细辛 连翘 金银花 泽兰 白及 蒲黄 木通 玄胡索各一钱

水煎，加童便微温服。

枳实大黄汤 治痧毒结于大肠之剂。

赤芍 青皮 枳实 桃仁去皮尖 金银花 槐花 黄芩酒炒 大麻仁 连翘各一钱 大黄三钱

水煎，微温服。

荆芥薄荷汤 治痧气血阻塞之剂。

白蒺藜捣，去刺，为末 荆芥炒黑 赤芍 薄荷 青皮 陈皮等分

水煎，微冷服。

连翘薄荷饮 治痧食积气阻之剂。

香附 卜子 槟榔 山楂 陈皮 连翘 薄荷等分 木香二分，磨冲

水煎，加砂仁五分，稍冷服。

失笑散 治痧后毒气退尽，尚留瘀血在胸膈间，积血作痛。

蒲黄 五灵脂等分

共为末，每服二钱，温酒下。

便用七方

一方用井水、河水各一半同服，治痧痛。

一方用泥浆水服之，治痧痛。

一方用白砂糖搅梅水服，治痧痛。

一方用细辛为末，同砂仁汤冷服，治痧痛。

一方用晚蚕沙为末，白滚汤冷服，治痧痛。

以上五方治痧症无食积阻滞者。

一方用明矾四分，白汤一碗冷服，治痧痛。

一方用食盐一撮，白汤一碗冷服，治痧痛。

以上二方乃吐新食阻痧毒之味，必多饮方吐，少则不效。

绝痧方 治数患痧症，必痧症已愈然后可服，以

绝其根。否则稍有痧气未除，断不可服，恐甘者作胀，热者助邪，反害之矣。

甘草 明矾 食盐各一两 川乌一钱 干姜三钱

其为细末，米饭捣为丸。每服五分，白汤服下。新犯痧者，一二服即愈，久犯痧者，十服全愈，不复发矣。盖用甘草以助胃，用干姜、川乌以充胃，用明矾以解毒，用食盐以断痧，诚为良方。但乌、姜性熟，恐人有宜、有不宜，故每服止用五分为则，惟取其能绝痧根焉。尔若人属虚寒者，必加倍多服，方能有效。

药性便览

荆芥 透肌解表，散痧毒。痧筋隐隐不发者，非此不现。用四分至八分止。

防风 透肌发表，为臣使之助。寒热往来，痧毒壅滞郁遏不发者，非此不清。用三分至七分止。

羌活 痧症忌其发表太过，若头痛或又因受寒而起，更兼痧症，欲用之引太阳经。止许用半分至二分。

连翘 消痧毒，解诸经火邪，清热而不滞，治痧之要药也。用七分至一钱。

陈皮、青皮 陈行痧气，青伐肝气。痧气壅阻郁结不行者，非此不利。用六分至一钱。

枳壳、枳实 破痧气、驱毒气、除胀气、下食气，积滞壅塞者，非此不开。但枳壳性缓，枳实性速，各有所宜。用五分至一钱五分。

桃仁 破瘀活血。痧为血阻，非此不流；痧为血滞，非此不顾。去皮而用，为皮味涩而阻血路也。用七分至一钱六分。

秦艽 活血驱风消痧毒。筋骨疼痛，壮热不清者，非此不解。用三分至六分。

川芎 上行头目，头角骨痛者必需；下通血海，肝脏不华者当用。用一分至三分，止恐提痧气上腾也。

桔梗 入肺经为诸药之舟楫，其性上而复下，故能引枳壳破胸中至高之气。用六分至八分。

香附 行血中之气，恐其香燥须用便制；欲其行血，必要酒炒，取其敛血在乎醋炒。用三分至八分。

木香 行滞气、燥湿气、驱寒气、开郁气、散结气，痧后腹痛不解者，此要药也。用一分至三分止。

檀香 痧后心腹疼痛不休，胸胁胀闷，寒凝气滞，得此而舒者，痧之始发当知忌用。用一分至

三分。

砂仁　顺气开郁，散痧消食，此始终之可用之要药也。用三分至一钱。

穿山甲　土炒为末，透痧消痰，破痧托毒，善走经络之神剂也，故经络有诸药所不到者，非此不达。用一分至五分。

童便　解痧毒，消痰降火最速。定痛治血痢，痢下血水，诸药莫及。

天蚕　能治血分之痰，佐山甲透经络，以破瘀毒。用须炒末。自一分至二分。

乌药　善行周身之气，凡痧气阻滞者，得此无处不到。用三分至五分。

红花、金银花、茜草　活血，解痧毒。用六分至一钱。

山楂、卜子、麦芽、神曲　痧为食壅，取其善消而不暴也。

大黄　大便不通，痧气闭塞，非此不能攻而下之。用五分至一钱五分。

木通、车前、泽泻　痧气郁阻，小便不利，在所当求。若热郁太重，不因小水，更在所禁。用二分至五分。

黄连、黄芩　冷性凝滞，痧中忌用。用须酒炒或姜汁制。

生地　凉血。血瘀者，非其所宜。

熟地、白芍　补血敛血，痧所大忌。

参、芪、白术、山药　用之恐补毒气，痧所大禁。

甘草　用之恐成痧块难治，在所忌用。

白茯苓　恐其渗湿，实其痧气，俱在禁例。

细辛　透窍、破血、散痧之要药也。用七分至一钱。

姜黄　其性虽温，善能消痰下气，破恶血，用二分至四分。

贝母　川者专消热痰，上者兼破瘀血。用一钱至一钱五分。

白芥子　胁下之痰，非此不达。用四分至六分。

半夏、白芷、苍术　性燥忌用。

竹沥　性寒，忌用。用须姜汁，方走经络。

雄黄、牛黄、胆星、天竺黄　消痰丸中宜用。

麝香　开窍散痧，功亦甚大。

当归　头身尾各有所宜，用须斟酌。

柴胡　和解表里，专治少阳胆经寒热往来。用六分至一钱。

干葛　散阳明胃经之邪，兼能解渴。用六分至八分。

前胡　疏风，消痰，治嗽，表热者，宜用。用六分至八分。

桑皮　治嗽泻肺。用四分至八分。

兜铃　泻肺嗽。用三分至五分。

杏仁　泻肺，润肠胃，利气，消痰涎。去皮尖用。用四分至一钱。

麦冬、天冬　润肺、消痰。一治其本，一治其标，去心用之。用七分至一钱五分。

三棱、蓬术　食积心疼，痧毒阻滞痞闷者。宜用六分至八分。

五灵脂　善消宿血，血块凝滞不散，非此不破。用五分至八分。

龟甲　去两肋，酥炙为末。破宿血胜于灵脂。在胸者用上半截，在下者用下半截。

苏木　败恶血新瘀者，莫及。用五分至一钱五分。

玄胡索　活血行气，气血凝滞作痛。用五分至一钱五分。

香薷　通上彻下，利水气，治暑气之要药。用五分至一钱。

紫朴　宽中治呕，消痰下气。用六分至八分。

牛膝　活血，引痧气下行。用八分至二钱。

木瓜、五味子　酸敛忌用。

升麻　禁用，恐提痧气上升，而难遏也。

肉桂、附子、吴茱萸　禁用，恐助痧毒立刻有变也。

干姜　过服寒冷之水，宜少用之，善散寒气也。若用之不当，亦能助热毒，当忌。

麻黄　发表太过禁用。

薄荷　辛凉利窍，消肿解毒，清气清喉。用五钱至一钱。

紫苏　疏风顺气。身热当用三分至六分。

明矾　解痧毒，消痰定痛。用之探吐宿食甚妙。

玄参　清气消痰，滋阴润肺。但色黑止血，痧有瘀血忌用。

花粉　性沉寒，止渴。痧毒未清者忌用，恐凝滞痧气也。

角刺　透毒，能引诸药至于痧毒血瘀之所，立奏其功。

牛蒡子　解痧毒，清喉，痧中要药。用七分至一钱。

乳香 消瘀血而不伤新血。痧症用之以治血结。用五分至一钱。

黑砂糖 活瘀血，解痧毒，故瘀血作痛者，得此则安。

没药 痧痛用之破瘀血。用四分至一钱。

食盐 解痧毒，定痛，用之吐去新食。

芋芳 治痧热，解毒。有痧患者，食之甘美。

晚蚕沙 解痧毒，治热。

阿魏 破积聚，逐恶血，其功甚大。

大麻仁 消大肠肠胃燥结者，宜用。其中分数，如遇西北强壮人，当加一二三倍，不可执一。

痧方余议

郁金 价贵时有换之以姜黄者，其二味温凉之性虽有不同，然以之治痧，下气消瘀，姜黄末为无效。若欲入心经，散郁消痧，则痧毒攻心者，非郁金不能立奏其功，姜黄有所不及，故方中所载郁金切勿以姜黄代之。

穿山甲 土炒用。凡痧毒瘀血壅塞阻而不通，得此透入经络，引诸药所不能到者，即到所犯经络血分之所。识者其留意焉。

黑丑 通上彻下，痧毒胀满，必须用此于丸散中，救人立功。凡破气之味俱莫能及，但耗散真气，恐人有宜有不宜，故方中不载。

大黄 治食积阻痧毒。余为丸以备急用，其功莫大。若痧胀之极，必须急服此以攻之，恐病有宜有不宜。故方中虽载，不及细加，惟审病症缓急轻重而行之。丑黄等分，粥丸三分，稍冷汤下。

评半夏、藿香止吐

凡治吐症，用半夏、藿香。独痧症作吐，半夏性燥，须防益助火邪，断不可用，若藿香惟取其正气，以治秽浊。然亦必痧毒无阻，乃可俟冷饮之。倘或痧气有害于中，骤用此以止吐，反有闭门逐盗之忧。如肠胃有食积血瘀，留滞痧毒，用藿香香燥止吐，适长其毒，是宜知忌。下通痧毒，其吐自止。

评荆芥、细辛、防风、独活

痧症寒热不由外感、往往毒从鼻吸而入，搏激肌表。羌活、麻黄俱在所禁，若用荆芥、细辛善能透窍。盖恶毒之气，由窍而入，故用之，以治痧胀亦由窍而泄。若防风乃臣使之味，仅取为透窍之佐，不比麻黄、羌活专攻发表，反有升宣火毒之虑也。至如独活发散治热。其性至颈而还，力不能过发，且可活血解痧毒，是痧症最要之味软。

痧胀玉衡　卷后

清樵李郭志邃右陶著述
鄞县曹赤电炳章圈校[①]

痧胀看法

痧胀看症法

治病须凭脉。若犯痧胀，则脉不对症，症不合脉，或云痧筋为据，亦为现外焉。且痧胀有为食积阻滞者，有为血痰阻滞者，或阻于上，或阻于中，或阻于下，又或阻于左，或阻于右，或阻于两腰胁，苟非辨症之确，求其中病也，难矣。故治痧胀，一见脉之不合，先看痧筋，次审气色，三听声音，四推犯病之由，其间或有食积血痰阻于上中下、左右各处之分，须细辨其病原，后用药不误也。凡痧脉有一部独异，有六脉俱异，即有异之中，亦有阴阳虚实，脉之神气可辨。要非一端可执，尚其审诸。

放痧辨

或曰子于痧也。有先用药而放刮者，有先放刮而用药者。非放与刮，治更无别法欤。曰放刮之法，犹犯伤寒太阳经症，必用羌活、麻黄等药，少阳经症，必用柴胡、黄芩等药。症有所犯，治有所宜。凡气分有痧宜用刮，血分有痧宜用放，此不易之法，至脏腑经络有痧，若昏迷不醒等疟，非放刮所得治，兼用药疗之无足怪也。

痧胀麻疹不同辨

麻疹之发，因伤风热故身体壮热，咳嗽烦闷，即是斑疹之候。麻疹在他方，有名𤺥子，有名蚤疹，在樵李则名痧子，而痧胀亦名为痧，不可不辨。麻疹因伤风，肌表必虚，则毒气乘虚而泄，故药虽或凉仍可用热饮。若痧胀，或因秽气所触，或因暑气所感，或动时行不正之气，或乘伏寒伏热过时而来。总不起于外伤风热，故肌表必实，实则热毒之气既胀于胸腹肠胃之中，若更用热饮，则热气适助其肿胀，无从而泄，故犯此者，有立时胀死，此不可不辨也。

痧胀治犹麻疹论

痧疹之发，必欲尽透。故治麻疹，须要见于肌表者多，多则毒气俱泄，然后肠胃不留余毒。治痧，在肌表者，用刮；在血肉者，用放。亦犹治麻疹，须尽透肌表之谓也。

痘麻秽触相同

痘疮为秽气所触，即时作变，痧胀也；麻疹为秽气所触，即时反隐，亦痧胀也；若暑气时行不正之气，感为痧者，讵无相类者欤。

治验：一陈姓婢十四岁，四月，壮热烦闷，腹痛身重，斑痧遍体，脉微而细，触秽之症也。阅腿弯痧筋，放七针，手指放十余针，俱紫黑毒血，烦闷稍松，用宝花散、阿魏丸、清茶微冷饮之。又付活血顺气之剂，腹痛遂止，斑痧渐散，身体轻快，痘即起发。视其形色，已四朝矣。后皆如期灌胀收靥而愈。可见痘中触秽因痧而隐者，比比也。

兼痧伤寒不同辨

犯伤寒者，有外感三阳之寒，有直中三阴之寒，兼痧者，非可俱兼也。痧者，热毒也，热毒入里，内作肿胀；热毒发外，肌肤肿胀，或升头面，或散四肢，此等恶疾，俱由热毒之气所攻也，若直中三阴之真寒症，无有兼痧者，盖三阴既已直中，则热气与寒气所拒，无由而入也。至于外感三阳，或先受痧而感寒，或先受寒而感痧，或痧毒骤发，热极而生寒战，甚至于手足厥冷，则俱有之。若先有痧而感寒者，知其慢痧，方可暂散寒邪而后治痧；先有寒而感痧者，痧症为重，当先治痧而后治寒。至如痧毒骤发热极而生寒战，手足厥冷者，紧痧也。若一误服用发散、升提、温饮之药，须防时刻凶危，急用凉水饮之，稍解胸腹中热胀之气，然后或刮或放，用药治之。

诸痛类痧辨

腹痛不一，有食、有气、有火、有冷、有虫、有积，俱似痧非痧，不可无辨。食者，先饥伤饱，聚中脘作痛，其症遇食即疼，胸膈饱闷，似痧者一，然按

脉气口必然有力可辨。若因冷食入胃，食与寒气相搏于中，则心脾郁结，胸胁满闷，中脘作痛，似痧者二，然按脉气口必然无力，但有嘈杂冲胸，暖气吞酸可辨。气者因怒气所伤，不得发越，胸膈气塞冲激心脾，呕逆恶心，吐不能出，其疼手不可按，坐卧不定，奔走叫呼，似痧者三，然按脉两关必然洪大，余部俱必应指，及刮之无痧，痧筋不现，可辨。火者，因热作痛，胃火上逆，呕吐酸水，必然口渴欲饮，饮入即吐，其症手足温暖，面带阳色，似痧者四，然按脉六部洪数，又与痧类，难以细分，必看痧筋，兼用刮法可辨。冷者，人属虚寒，沉寒作痛，其脉必然平软，似痧者五，但饮热则安，饮冷痛发可辨。虫者，胃脘疼痛有如刀触，痛极按心搔爬难定。兼之脉息无伦，徐疾不一，似痧者六，然虫必有因，各有所喜，如茶虫喜食茶叶，糖虫喜食糖物，或泥或絮，或酒或盐，其为虫也，必有一好，食之便安，若遇槟榔、五灵脂杀虫等药，或药性力薄，不能驱逐而出，势必咬齿翻动肠胃，更加疼痛，可辨。积者，旧有宿积，聚结肠胃，忽因行动，作痛作疼，似痧者七，然痧筋罕现，刮痧无影，可辨。如是辨之的确，方知痧痛详明，治之得法。然此诸痛，又有兼痧者，将论脉阅筋而加察焉，鲜有不得其理矣。

诸症不类痧辨

凡心腹胀痛因痧，既知之矣。痧症仍有不痛不胀者，或兼痧或暗痧，误饮温热，便致凶危等也。余窃谓：凡遇危症，病家不识痧筋，犹用刮痧可辨。医家或认脉不清，尚有痧筋寸详，若内人不便阅视，果缘痧胀凶极，脉未有对症者，以是辨之，百不失一也。

论胀

胀者，气之闭也。气为毒壅，故作肿作胀，所以治痧，先当治气。如食阻其气于上则吐之，食壅其气于中则消之，食化而结其气于下则导之，凡诸积之阻滞概然。凡下窍闭者，多上吐，或吐蛔或吐血，当导气于下。中窍闭则下泻，或泻水或泻蛔，当行气于中。上窍闭而复升则作闷，或头疼或上肿，俱当用清凉引下之。至如气为毒壅必伤血分，若乃血为毒凝，活血为上；血为毒壅，破血为先；血为毒聚且结，败血为要。故治痧必兼治血，盖血活毒气行，血破毒气走，血败毒气散。如是，毒气不留，治斯效也。

凝壅聚结辨

凝壅聚结，皆为血分痧毒恶症，其间有轻重之别。凝者，初犯之症；壅者，凝多而塞；聚者，血壅或左或右；结者，血滞一处。故痧毒中血分，结为重，聚次之，壅又次之，凝为轻。凝以红花、泽兰为主；壅以延胡索、桃仁为主；聚以苏木、茜草为主；结以五灵脂、降香为主。轻者用药不可重，重则恐伤本原，重者用药不可轻，轻则治之不效。

治验：一尹钧万咳嗽痰喘，有以紧劳治之，病日增，背鞠如弓，手足蜷紧，不能展动，咳则胸腹百骸吊痛。延余诊之，脉洪大无伦，此毒血壅聚也。兼又难刮、难收，先以圆红散微冷饮之，两手稍松，渐为放刮讫，又以圆红散加三七、郁金末微温饮之，更以苏木、茜草为主，多加顺气活血之类，如前饮之，计日放痧一次者四，日用药一服者五，遂痊。

一万君安内室，两胁如痞，按之则痛，心胃间高起，服药难疗。延余，左脉微细，右脉洪大，此慢痧，痧毒结聚也。计放痧三次，付以五灵脂、降香为主，加桃仁、延胡索及消食行气之类，日用一服，计十二剂如旧。

一陈弘业，寒热呕吐，苦难俯仰，腹中胀痛，夜不能寐，六脉弦细而紧数，刮放略松，用红花、泽兰、刘寄奴、茜草、桑寄生，并行气消食之药，微温饮之，二剂而愈。

治痧救人脉论

或谓余曰：古书所载，屋漏雀啄诸怪脉现者死，脉代者死，为五脏有绝也。见一部无咏，二三部无脉，焉得有生理乎。及览《玉衡》痧脉，止有六部无脉者死。即诸怪脉，必曰放痧服药不应者死。与古书所载不同，何欤？曰：古人论此等脉为死脉者，其常也；余论此等脉尚当救之者，因乎痧之变也。凡痧胀之脉都有类诸死脉者，余惟见此疾，实怜之，冀万有一可救者，因痧之变，不执常脉而轻弃之也。

治验：一陈见雅内室，怀娠发热，赤痢腹痛不止，服他药不效。余诊之，脉四动一止，代脉也。阅有痧筋，放二十余针，用宝花散微冷服之，付以桑寄生、益母草、连翘、苏梗、红花、金银花、山楂、卜子、当归、枳壳、青皮、黄芩，微冷饮，四剂而愈。

一张舜瞻侧室，腹疼、嗽痰、呕吐。延余，脉如弹石，知其患痧痛极，脉亦变也。令其婢放痧三十余针，用宝花散、救苦丹、砂仁汤稍冷饮之，付以独活红花汤加山楂、神曲、卜子、青皮，微冷饮，二剂而愈。

一傅纯宇，发热昏沉，脉如解索，先用阴阳水，捣芋苈汁饮之，放指臂痧三十余针，稍觉清爽，用细辛大黄丸，清茶稍冷饮之，付以荆芥银花汤加青皮，微温服二剂而痊。

一邬云公，头面红肿，目闭喉痛，六脉无根，知其痧气阻塞脉路也。刺腿足痧四十余针，流紫黑血甚多，又刺手臂痧二十余针，未愈。用清凉至宝饮减细辛，加山豆根、射干、牛漆、石斛、桑皮、枳壳稍冷饮，三剂而痊。

一金子近次子祖翼，九月间，适因劳动，饮食不时，忽壮热头痛。自以紫苏汤熏头而大汗，胸中胀闷，他医用药下之，反口吐白沫，时有议以为痧，乃更延医诊视，见舌苔灰色，以伤寒药治之。子近恐犯痧气，先以半小钟试服，少顷，即谵语，片时而止。热乃不解，愈觉沉重，脉有八至。遂连胃三医，皆云伤寒，三次服药，皆昏沉谵语如前。第五日，眼如红赤，唇若涂朱，鼻如烟煤，舌苔黑燥，枯干而短，声音不清，足冷至腹，阴囊卵缩，肉脱神昏，医者皆辞不治，已备后事。至七日，乃始放痧，因病势危笃，止放二针，唇眼舌声诸死症顿愈，阴囊二卵渐舒，脉竟平复，始现腹痛，乃知口渴，因惑人言痧症不可服药，止饮童便，服紫金锭而痛止，后又随病随服，继进饮食。大便干结，至十八日，用蜜导法，遂变下痢，日夜五六十次，凡六日，始服痧症药一剂即安睡，痢乃止。后延他医，调理补之不数日，睡时即发通身水晶痦瘰，觉时即隐，医家莫解其故。子近因刮穿颈额间痦瘰流出皆汗也。即盗汗不止，他医咸谓：久病虚脱，大用补剂敛汗，不惟无益，更加自汗且完谷不化，小便短赤频数变为砂淋，医又皆束手谢事。爰复放痧，用八正散二剂服之，痧气始转，身即壮热约有二更时，身凉汗止。惟日食生茨菇五六日，砂淋亦止而痊愈，祖翼之病，变幻迟久，总因止放二针，不服痧症药以除根之故也。究以治痧而得全脉而八至，死症虽多，其可弃耶。

一金子近长子权可，八月间，发斑通身如麻疹状，延他医视之，则曰：斑疹。复延幼科诊治，亦云痧疹。服药十日不退，脉仅二至，医家因疑其少年鉴衰，故而虚脱，欲用补剂。子近恐亦痧气不敢服，命权可起而视之，则遍身痧点，皆活动流注两腿皮肉红紫，因放腿弯痧一针，而皮肉白，又放腿弯痧数针，而皮肉皆白，惟小腿红紫未退。卧即复流动遍散于身，仍作稀稀斑点。缘脉犹二至，用川乌、草乌为一小丸服之，脉复如常，大汗出而全愈。

痧筋统说

或曰：前书放痧有十，今放痧者，奚不止于此？

余曰：遍身青筋，古有载矣。谓放痧有十者，不过就痧毒先达脏腑者明之尔，至腿弯痧筋，尤人易晓，余

详之为初学者便，推而广之，宁有暨乎。

伤风痧脉辨

或曰：前子伤寒辨痧详矣，若犯痧似伤风何如？

余曰：肺主皮毛，心主血，肝主筋，伤风犯痧三部见者居多。且风，阳也。风伤卫，仕表，故脉浮。伤风有汗，表虚也，故脉缓，有犯此症，脉不浮缓，反见沉紧或洪大，痧胀一验也。若伤风带寒，鼻塞畏冷，脉当浮而微紧，脉反沉伏或芤长，痧胀二验也。若伤风热，鼻塞声重，喉痛，脉当浮而微数，脉反沉紧或芤或伏，痧胀三验也。若伤风有痰，气急发喘，脉当浮滑，反微涩沉伏，痧胀四验也。以此推之，足矣。

治验：一骆叔源，伤风发热，咳嗽痰喘已半月矣。左脉沉伏，右脉涩而微数，此慢痧为患也。左腿弯放二针，紫黑血流至足。又刮痧，不愈。付宝花散加明矾末，稍冷汤饮之，用荆芥汤减川芎加苏子、红花、蒲黄、土贝母、乌药，微冷饮之而愈。

一高充谟，伤风鼻塞，肩背拘急，头顶疼痛，有以足太阳膀胱经药治之。头顶益痛，叫喊不已，甚至肩背沉重，时觉昏迷。延余治之，左寸微伏，右关芤大。先服圆红散，稍醒刺腿弯六针，不愈。用宝花散清茶微冷饮之，肩背稍转，头痛少安。询所服者，腹中觉冷，即用防风散痧汤减枳壳加羌活、川芎、紫苏、乌药，温饮，寒散而安。

一凌公远内室，伤风喉哑，胸腹饱闷，两关俱芤。余曰：芤者，瘀血，未有上下俱瘀，其痧乎。其家人刮之，紫痧甚多，饱闷即解。付独活红花汤加射干、前胡、薄荷、石斛、连翘、玄参三剂，微冷饮之，伤风喉哑俱痊。

眩晕痧脉辨

晕有血晕、气晕、痰晕、火晕、湿晕、暑晕，有血虚发晕，有气虚发晕，有风中而晕，有寒中而晕，有劳力而晕。今加之以痧晕，古人无治，古书无伦，何以知之？大都血晕脉芤，气晕脉沉，痰晕脉滑，火晕脉数，湿晕脉濡，暑晕脉虚，血虚发晕脉涩，气虚发晕脉微，风中而晕脉浮缓，寒中而晕脉弦紧，劳力而晕脉右尺浮洪，此晕脉之大略也。若病似血晕脉反短，似气晕脉反浮，似痰晕脉反涩，似火晕脉反迟，似湿晕脉反劲，似暑晕脉反实，似血虚发晕脉反滑，似气虚发晕脉反大，似风中而晕脉反沉紧，似寒中而晕脉反微缓，似劳力而晕脉反细实，是皆脉症不合，余历验之而信其为痧，此痧晕之治不诬也。

治验：一陈肃远，尝苦发晕，醒则日夜头眩。余往，候之脉，右虚左实，徐疾不常。余曰：此非放痧

不可。放腿弯上下放十余针，紫黑血流如注，指上亦放二十余针。用宝花散、沉香阿魏丸清茶稍冷饮之，付防风胜金汤加桃仁，红花稍冷饮之，后遂不复患眩晕。

一姜渭滨内室，正月间，骤然发晕，一日三次，举家惶恐。余见其脉沉而微紧，令其婢为指上放痧三十余针。用救苦丹加沉香末，清茶稍冷饮之，付荆芥银花汤加卜子、枳壳一剂而痊。

一梅君玉子三月间，吐蛔发晕，昏沉不醒，六脉俱伏，左右虎口脉青色。放指头痧一十八针，用细辛大黄丸清茶调黑糖稍冷饮之，渐苏，付蒲黄饮减姜黄加陈皮、乌药、红花，微冷汤，调黑糖饮之，乃愈。

一霍庭贤内室，四月间，壮热面赤，口渴唇焦，有以阳明胃经症药治之，遂发晕，终日不醒。余诊之脉，两寸弦细，两关沉微，两尺左大右紧。曰：脉症不合，痧毒内攻也。先用苏木散、砂仁汤微冷饮之，令其老妇放指上痧二十余针，血色墨黑，犹不醒，后令放乳边痧二针，乃苏。余症不减，用蒺藜散，微温汤饮之，付桃仁红花汤加枳壳四剂，下尽恶毒黑物而痊。

一盛思虞六月间饮酒，头汗发晕。脉寸关洪大无伦，两尺脉伏。阅痧筋，放十余针，皆紫黑毒血。付陈皮厚朴汤加干葛、山楂、卜子微冷饮之而醒，又用藿香汤加黄连、黄芩乃安。

痧胀舌苔论

或谓：全书载痧，论治俱备，舌苔仅存其名，岂痧胀舌苔无可治乎。余曰：非也。盖谓痧胀有别症之舌苔则可，谓舌苔即痧胀之症，是不识痧胀之适当其然，并不识舌之所以然也。诚以舌苔乃足阳明胃腑热病，故治痧胀，先理其痧，后治舌苔即安；若先理舌苔后治痧胀则危。盖舌苔乃胃腑热极气冲心胸，舌为心苗，故见苔则宜石膏、黄连、大黄、黄芩、黄柏之类。若不先治痧，恐此等药又寒凝血分，反成大患，故治此者，要看痧毒一退即治舌苔可也。

治验：一翁在兹，发热口渴，舌有黑苔，卧难转动，气急痰喘，六脉洪实，放痧三十余针，未愈。用圆红散、砂仁汤微温饮之，又付必胜汤，大便下黑粪，惟口渴黑苔未愈。加石膏、黄连二剂而痊。

一曹华宇长子，十一月间，犯伤寒兼痧，舌卷耳聋，舌上黑苔芒刺，大渴昏沉发热，身重不能转侧，胸中迷闷，泻痢清水，先以圆红散加郁金末，清茶稍冷饮之。放指上痧三十余针，未愈。用阿魏丸付以防风散痧汤，合棱术汤加桃仁、红花一剂，俱微冷饮之，舌卷耳聋渐愈，泻水即止，大渴稍解，但舌苔不退，胸中饱闷。询其腹中厌冷，痧气已绝。用和脾宣化饮减前胡，大腹皮加桃仁、红花、枳实、青皮、石膏、黄连、大黄微温饮之，食结饱闷俱消，黑苔芒刺皆退。惟大便不通，有大黄三钱、芒硝一钱，温饮之，大便通而愈。

一张旋庵内室，伤食饱闷，按之则痛，日晡发热，舌心焦黄芒刺。延余，脉微无力。余曰：痧也。放腿弯痧三针，流紫黑毒血。用紫朴汤，加柴胡、干葛，微冷饮之，后加石膏、黄连、大黄、黄柏，温饮四剂，大便下宿粪而愈。

一龚云涛，发热呕哕，舌有黑苔芒刺，起二大泡，蜷卧声重，迷闷几死。脉左弦紧，右微细。放腿上痧三十余针，用三黄石膏汤，微温饮之稍愈，骤进饮食，迷闷复发，用消食顺气之剂，后加大黄、芒硝，大便通而安。

麻疹兼痧胀

麻疹方，惟是升发清凉解利，兹竟有若此不治者，因不知麻疹中有痧也。盖麻疹乘虚而发，若痧气暑气，时行不正之气，亦可乘病而感。苟犯痧者，但先治痧胀，麻疹自发自散。盖麻疹兼痧胀，痧胀为难，麻疹反隐而难现，不可不辨也。

治验：一金权可，二月间，犯时行麻疹，心胸烦闷。延余治之，脉症不合。放痧后用宝花散并活血顺气消食之剂，俱调黑糖，候稍冷饮之，复刮痧讫，如前二剂，乃安。

一潘质黄子犯麻疹，脉微，放腿弯痧二针，血流紫色，又放指上痧三十余针，付圆红散并清凉至宝饮合红花汤，俱微冷饮之即愈。

一余弟骧武子八岁，正月间犯麻疹，胸腹胀闷，烦躁热渴，咳嗽气急，面赤身热，脉不洪大反见细数。放腿弯痧二针，付圆红散、沉香丸，用荆芥薄荷汤合枳实大黄汤，俱微冷饮之，麻疹即发透随散而愈。其时一仆妇亦咳嗽烦闷，同犯麻疹，如上治而痊。

一王曰斯女，壮热咳嗽，麻疹初现，气急面赤，脉症不合。放指上痧二十余针，付圆红散加沉香末，调黑糖汤，稍冷饮之，用清气化痰饮合蒲黄饮，均微冷饮之，即发透随散而愈。

痧胀兼麻疹

伤风咳嗽烦闷，为麻疹之候，然亦有麻疹未发，或触痧气，或感暑气，或吸时行不正之气，当即痧胀，或心痛腹痛，或胀闷喘急，或遍身疼痛，或发晕昏沉。一似麻疹不发，内攻心腹，痛及周身，使之认为麻疹之候，升发之，势必危殆。不知伤风咳嗽烦闷，虽有麻疹，发于日后，其痧胀内攻，即麻疹有现形者，因之反隐，更助痧胀为祸，况麻疹未形，痧胀沉重可不先救痧胀乎。

治验：一陆迪安内人，发热咳嗽，胸腹疼痛，叫喊非常，脉症不合，令其仆妇放腿弯痧未愈。先以宝华散、阿魏丸清茶稍冷饮之，付必胜汤减大黄加枳实、连翘、卜子二剂，微冷饮之，疼痛稍已。次日如前剂减五灵脂加荆芥、黄芩微温饮之，疼痛乃止。麻疹即发，再剂而痊。

一沈端肱女，咳嗽发热，胀闷不已，六脉弦紧，或时歇指，放指头痧二十余针，未愈。用宝华散加沉香末，稍冷饮之，付防风胜金汤加红花、荆芥治之，麻疹随发，用荆芥汤减川芎加黄芩、玄参、金银花微温饮二剂而痊。

一陈弘甫，伤风发热，咳嗽烦闷，脉左沉右洪。放乳上痧二针，用紫朴汤冷饮，麻疹渐现。次日为秽气所触，复隐隐不发，刮两臂肩背痧，用荆芥汤减川芎加黄芩、银花、红花、参、乌药，微冷饮之，麻疹即发，再剂而愈。

一高子良弟，四岁，正月间，伤风咳嗽烦闷，有以麻疹治之，不发，反吐血，发晕昏沉。延余，脉症不合，放舌下痧二针，付紫朴汤加黄芩，微冷饮之，麻疹始现。次日稍饮温茶半钟，麻疹复隐。余曰：痧胀余毒，复发内攻，故麻疹随之而隐。又刮痧毕，服必胜汤减大黄、五灵脂，贝母加黄芩饮之，麻疹即透，后惟清凉解毒而痊。

痧胀类麻疹

或谓余曰：痧胀之发，即麻疹也。子于痧胀，特多放痧之法尔，不知所放之痧，即放麻疹之胀气也。安得云麻疹非痧胀之标，痧胀非麻疹之本欤？余曰：我见麻疹从伤风咳嗽而发者，有矣，未闻有感秽气发麻疹，感热天暑气发麻疹者。岂非麻疹自有麻疹病，痧胀自有痧胀病乎。况痧胀既云即麻疹，何以有麻疹因秽气暑气所乘兼痧胀麻疹即隐而不发，必俟放刮后麻疹始发乎。乃知麻疹不与痧胀同。故刮者放者名痧胀，虽有刮出之痧，不可即认为麻疹，其痧胀亦不与麻疹同。必因伤风所发，始为麻疹实不同也。乃兹有痧胀不因伤风发热咳嗽所起。尝见刮放用药后，发出遍身形影如麻疹者，虽形似麻疹，实非麻疹，故名之为类麻疹焉。或曰：讵有非麻疹而形可同于麻疹者？曰：此亦犹痧毒发为肿毒，发为紫疱之类

尔，何疑乎。

治验：一闻德音内人，腹中疼痛，右脉微而弦，左脉细而涩。令其婢放腿弯痧三针，血流紫黑色，未愈。用宝花散、救苦丹清茶稍冷饮之，付以和脾宣化饮加茜草、桃仁微冷饮之，发出一身类麻疹者，余用防风散痧汤减细辛加连翘、红花、金银花、桃仁治之而痊。

一施均季孙女，发热咳嗽，腹胀昏沉，微有麻疹形影，大便泻黄水有用升发之药，不效。延余治之，脉上盛而下虚，乃知发热咳嗽，虽本伤风实非因伤风而有麻疹形影也。放指头痧二十余针，用圆红散调黑糖，微冷汤饮之，稍觉清爽用独活红花汤加山楂、卜子、泽兰治之，连送二剂，大便下尽黑物而愈。

一章涟漪三子，发热昏沉，腰胁间微有形影与麻疹相似，有用升发之剂，惟恐不透。次日，迎余，六脉歇止，余曰：麻疹之病，何遽尔歇止耶？虽昏沉气喘，喉无痰声，脉不合症，斯痧胀之类麻疹者欤。放头顶痧兼放左太阳及乳上痧三针，未愈。用荆芥汤加三棱、蓬术、白蒺藜，微冷饮之，发一身类麻疹者遂安。

一薛思高，发热迷闷，气不得舒，胸腹头面有麻疹形。余诊之，两关俱芤，此痧胀之类麻疹也。放痧十余针，又刮痧讫，用沉香郁金散，清茶稍冷饮之而痊。

一张省原子，胸腹饱闷，昏沉不醒、痧筋不现，但微有麻疹形。脉左寸关沉细如无，右寸亦伏。余思，麻疹脉不若是。令其家人，用灯心蘸菜油点火淬之，即醒。但饱闷未解，用宝花散加沉香、蒲黄，清茶微冷饮之，付奏凯和解饮减山药、人参、甘草加桃仁、红花治之而愈。

麻疹后复痧胀

问：痧胀，有愈而屡屡复发者矣。若麻疹，有愈而屡屡复发者乎？曰：无有。然则谓麻疹即痧胀，谬矣。使有犯麻疹复痧胀，乃即以治麻疹法治之，误莫大焉。故曰麻疹后复痧胀，不可不知。

治验：一王曰斯幼女，正月间，麻疹后，泻痢白色，治之稍安。骤然腹痛，脉短而微。余曰：此秽气新触作痛，非麻疹之故。放指上痧二十余针，未愈。用救苦丹，清茶稍冷服之。付藿香汤加卜子、红花、乌药、木通，微冷饮之，即痊。

一陶元升，麻疹后，忽壮热面赤，痰喘不已。两额太阳，抽痛异常。脉不洪滑反濡细，痧气阻塞脉路也；痰喘不已，痧气上壅也；两额太阳抽痛，痧毒上

攻三阳也；其面赤发热者，毒盛极而攻表也；均不因麻疹而然。启腿弯痧筋放六针，毒血墨黑，未愈。用清凉至宝饮减细辛加黄芩、干葛、红花、牛膝、木通微冷饮二剂渐安。但腹中饱闷，按之则痛，用丁沉阿魏丸，微温饮之，又付必胜汤，温饮四剂，下尽黑恶毒物而愈。

一受钧甫于，二月间，麻疹后遍身疼痛，不能转侧，有似麻疹余毒，治之反加沉重。延余，脉累累如贯珠，时一促疾。盖遍身疼痛不能转侧者，痧胀毒攻血分也；脉累累如贯珠疾促者，痧胀于中，筋脉缩急而然也；反加沉重者，误饮温热，痧毒内攻势盛也。放腿弯痧四针，及臂指痧二十余针，咸流紫黑血，未愈。用桃仁红花汤加牛膝、山楂、枳壳、磨降香，微温服，四剂而安。

麻疹夹痧胀蛔结

麻疹治法易明，若夹痧胀不放不刮，或犯痧胀之禁，麻疹亦随痧胀，反攻脏腑，蛔不能存，非吐而出，即从大便而下，否则，结于大肠，脐中作痛。治宜先施刮放，后用芒硝、大黄，攻其死蛔宿粪，令毒从大便而出，则痧胀乃愈。麻疹轻者自消，重者自发矣。

治验：一刘香仲孙女，二月间，伤风发热咳嗽，麻疹隐现不发，喉哑失音，脐腹疼痛，昏闷沉沉，前医不治。延余，左脉芤，右脉涩，时有歇指。以火照手背指上痧筋，放二十余针。用沉香丸，清茶稍冷饮之，付紫朴汤合荆芥银花汤俱微冷饮之，后连放指头痧二次。如前药，加黄芩、石膏、芒硝、大黄，微温饮之，喉稍有声，乃去石膏加黄柏温饮之，下死蛔四条，大便通而愈。

一刘姓婢，犯麻疹，发热咳嗽腹痛，脉洪大无伦，亦夹痧胀者也。放腿弯痧五针，紫黑毒血成流，又放指头痧二十余针。用桃仁红花汤减苏木合荆芥汤减川，芎加黄芩，微冷次之，下蛔二条而愈。

一过洪甫，发热咳嗽吐泻，麻疹视而复隐，口渴唇焦，鼻红泻血，舌有黄苔，绕脐硬痛，叫喊非常，医治不应。其弟德甫延余治之，左脉俱伏，右脉洪紧，放指头臂上痧三十余针，用独活红花汤加石膏、黄芩、芒硝，微冷饮二剂，泻下宿粪，死蛔六条，麻疹乃发。次用荆芥银花汤加玄参、黄芩、黄柏，微温饮之，三剂而愈。

一方原行次子，伤寒发热，咳嗽烦闷，腹中大痛，麻疹现而复隐，喉哑失音，六脉弦紧，放乳上，指臂痧二十余针，未愈。用射干兜苓汤减甘菊、花粉加石膏、桃仁、红花、大黄二剂，微冷饮之。下宿

粪、死蛔三条，麻疹始透。复放腿弯痧，腹痛余症俱瘥。

伤寒黄斑兼痧

读伤寒书，有发黄发斑，余以为有痧焉者。盖发黄发斑皆即伤寒现症也。或中痧气，或因暑气，或感时行不正之气，遂兼痧胀，即伤寒兼痧之说也。

治验：一孔叔元，伤寒传胃腑，口渴壮热，头汗发黄，舌苔芒刺，腹胀迷闷，舌短声重，气急发喘。余见脉左寸关伏，余脉弦紧。曰：痧毒阻于筋脉，脉气不宣，故微伏而弦紧。兼之胃腑热极，痧毒乘之，一饮热汤、热物，痧毒横行。攻击脏腑，故见此等恶症。先放头顶痧一针，次放指头痧二十余针，及乳上痧二针，迷间即松。付以乌药顺气汤加石膏、黄连、大黄、桃仁二剂，微冷服之。头汗舌苔始退，余症渐解。复放指上痧，付枳实大黄汤减槐花加红花、芒硝二剂，温服乃瘥。

一孙彦衢内室，壮热发黄，头汗如雨，大渴唇焦。左脉弦紧，右脉沉微。放手臂腿弯上下痧四十余针，流出紫黑毒血，未愈。付下大黄丸、沉香郁金散，微冷汤下。用桃仁红花汤加牛膝、石斛二剂，微温饮之乃瘥。

一梁钟素，伤寒六日，壮热发斑，大渴昏沉，余见脉洪大无伦，两太阳青筋，刺痧三针，放腿弯痧五针，出毒血，未愈。用荆芥红花汤合清凉至宝饮加石膏，稍冷送下四剂而愈。

一汤茂珍次女，八月伤寒，日晡壮热，口渴发斑，头痛如破，声重耳聋，吐蛔二条，迷闷几死，两寸脉微无力，两关弦细，两尺左滑右紧，放腿弯痧三针，略松。用清凉至宝饮加黄芩、牛膝、石膏、桃仁、泽兰、乌药、枳壳微冷饮之。不应复放痧，用熟大黄三钱、细茶一撮，煎服而痊。

痧类阴症

痧症类伤寒，不独类伤寒传经热症。观诸痧变脉候，更有不似阳而似阴者。几令人反疑为直中三阴真寒症，痧毒入深也。稍用热药热饮，便不可救疗。

治验：一章晋卿，发热沉重，口渴，两颧红赤，唇燥舌苔，两手震动，举家惊惶。脉沉微无力，时有用干姜、肉桂治之，有用附子治之，此则认脉为阴，而作伤寒三阴真寒症治之也，服之危笃。延余四子端英诊之，知其脉症不合，看腿弯痧筋放四针，流紫黑毒血。付石膏、黄连、黄芩兼活血顺气之药，稍热饮之一剂而松，再剂而安。

一杨馥音，发热呕吐泻泄，手足蜷挛，怕闻响

声，头汗如雨。有指为虚极而然，用大剂人参补之，反加昏闷。余按其脉，沉细无力。视其面，有戴阳之色。迫询所饮见热而拒，遇冷则喜。余思，此必内有痧症热毒，故脉症若斯。扶看腿弯痧筋二条，放之，流紫黑毒血如注。用桃仁红花汤加角刺、牛膝微温服四剂，用清凉至宝饮加黄芩，温饮二剂而痊。

一何心祝，身不发热，咳嗽吐泻，蜷卧沉重，手足俱冷，昏迷不醒，喉中痰声不绝。医者四人咸云床褥不谨，内中阴寒，用人参、黄芪、附子、干姜等药服之，病日增。余按脉，徐疾不常，时有歇指。探其气口，热如炉。看其舌，有黄黑苔芒刺。余曰：此非直中阴经真寒症也。其族兄争之不已。余曰：焉有阴症，而舌苔芒刺，口热如炉者乎？况服参芪姜附已有明征。若必欲以阴治，请辞。其家人固救，余先用阴阳水二碗饮之，遂觉稍醒，其弟二人竭力扶起，放腿弯痧六针。付以射干兜苓汤去甘菊加乌药、玄明粉、槟榔、卜子二剂，稍冷饮之。后减玄明粉加童便，六服而痊。

呃逆痧

呃逆俗名冷呃。有寒有热；有虚有实；有因痰火而发；有因血郁而成；有因食阻而得；有因气阻而生；有因病重发喘为呃，谓之喘呃。若一概认呃为冷，以丁香柿蒂主之，谬矣。故老弱气虚犯呃，非参不补；若虚极阴寒犯呃，非姜桂附子不温。即此冷呃治之亦异，而况痧胀为呃，有痰火血郁之分，有食阻气阻之异，有病重喘呃之凶。苟非细辨受病之原，用药稍或不妥，非惟不效，势必呃死，是用明痧之害焉。

治验：一徐望舒，伤寒变疟，呃逆三日夜，两寸脉微，余脉紧滑。余曰：呃逆，脉异，病后兼痧也。阅腿弯上下痧筋，放四针，紫黑血流，不愈。用细辛大黄丸，清茶稍冷服之，付清凉至宝饮，微冷下而痊。

一王彦甫内室，产后月余，发热呃逆，腹胀沉重，其长子谓余曰：老母产后，伤寒六日，沉重异常，忽发冷呃，将若何？余诊之，六脉弦细而疾，口渴畏热饮，痧症显然。放臂痧三针，血流如注，又放指上痧三十余针。用苏木散并付桃仁红花汤加山楂、卜子二剂，俱微温饮之乃愈。

一孙靖公，六月，心烦呃逆，两寸关俱细涩而数，且喜冷饮。余曰：痧脉已现，痧症昭然。刮痧放痧，不愈。用清凉至宝饮减细辛加香薷、黄连、童便、食盐微冷服，遂愈。

盘肠痧

痧毒肆行，盘转肠胃，虽不痛不疼，苦楚万状，

命在须臾，此紧痧之症也。

治验：一张方曦内人，十一月间，胸腹中气不舒畅，惟是盘旋绞绞于胸腹肠胃中，叫喊几死，将及半日。时晚延余，诊其脉洪大无伦，令其仆妇，放指头痧二十余针。用救苦丹、沉香丸，清茶稍冷饮之，未愈。付防风胜金汤加桃仁、红花，治之而痊。

一汪履公弟，三月，饭后骤然叫喊，腹中绞绞，述闷无极，六脉俱伏。放腿弯痧六针，紫黑毒血出如涌泉，未愈。用盐汤冷饮二大碗吐去新食，付清气化痰饮，稍冷服而愈。

一盛玉铉，炎月傍晚，胸腹述闷，苦不可言。自谓死期在即，举客惊骇。延余，右三部脉伏，左三部脉洪大无伦。放指头痧三十余针，未愈。用矾汤冷饮二碗，吐去新食，付蒲黄饮减姜黄加卜子，微冷服而痊。

自汗盗汗惊惶痧

自汗阳亏，盗汗阴弱，闻声而惊震，遇响而惶惧者，虚极之候。若因痧有是症者，固表固本在所大忌，务宜辨之。

治验：一陈肃达内人，本质素虚，几遇病非人参不效。四月间，心胸烦闷，汗流不绝，闻声惊恐。初病延余，脉未显，难辨。余闻素虚，虽不敢用参，付平剂，不应。延他医，付药加参补之，疾益甚。复拉余，按脉不见沉微反见浮洪紧大。余曰：痧也。三子叔杨为母放痧毕，余用宝花散，沉香阿魏丸微冷茶饮之，渐安。肃达恐虚实未明，停药二日，后用归身、山药、茯苓、麦冬、沙参、丹皮四剂而愈。

一潘中黄，心胸烦闷，睡即盗汗不已，先将腿弯痧筋放之，即发晕，不愈。越六日，延余，按其脉，不与症合。余曰：痧毒幸放，故无大害。其发晕者，适遇痧气冲心，是以得晕，非放痧之害也。复为放指上痧三十余针，未愈，用宝花散微冷饮之，用独活红花汤加卜子，调黑糖治之而痊。

一祝公庵次子，发热头疼，自汗如油，痰喘如锯，时觉昏沉。有以牛黄抱龙丸、生姜汤治之。更重延余诊之，脉上盛而虚。放乳边痧三针，腿弯上下痧六针，未愈。付桃仁红花汤加牛膝、石斛、细茶微温饮之，三剂而安。

一石敬村女，口渴盗汗，腹胀如鼓，有治之，不应。余按脉，弦细无力。放指头痧二十余针。用苏木散合宝花散、砂仁汤，微温饮之，付蒲黄饮加角刺、卜子温饮四剂，又用清凉至宝饮，二剂而痊。

痧类三疟

疟有一日一发，有间日一发，有三日一发，邪气

所凑，感受各有浅深。若三日一发者，所感独深，但痧毒乘之，阴受其祸，即有不测，焉能识之。迄于全书所记外，见有痧类三疟者，故续编之以彰其害焉。

治验：一陆淑韩祖，年近七旬，八月患疟，间二日一发，寒热甚重，心胸烦闷，将及半月。诊之，左脉微涩。余曰：不意斯疾亦有痧焉。刺腿弯痧三针，流血紫黑。用宝花散、沉香丸，清茶微冷饮之，付防风散痧汤加连翘、柴胡、橘红、胆星微冷服二剂，六日乃痊。

一怀惟贞，患三疟半年，忽烦闷沉重，坐卧不安，六脉俱伏。余曰：此三疟兼痧者也。刺腿弯痧二针，流紫黑毒血。用宝花散，清茶微冷饮之，遂松。后不服药，渐痊。

咽喉诸症兼痧

咽喉诸疾，亦有兼痧之症。与若云咽喉从古无兼痧论，试思古人治咽喉十八症，有刺少商穴法，此何异乎？夫少商穴属太阴肺经在手指爪甲内侧，刺之出血，以泻其毒，治惟一经尚有其效。若乃兼痧凡经络所伤，或上或下，随经刺放，以拔痧毒，乃反莫救于咽喉乎。余窍谓咽喉兼痧，痧毒内发，病必难愈。若按脉看筋，能先治痧，令痧毒一去，然后内服药饵，外用吹敷呵也。

治验：一余长孙，犯喉疳，脉虚而微数，阅腿弯痧筋，放三针，流紫黑毒血。吹冰硼散，用清凉至宝饮减细辛加射干、连翘、枳壳、牛膝、贝母等温饮而愈。

一陆思湖，犯喉癣危急，医治不应。余诊之，脉弦而紧，右寸脉伏。阅有痧筋，刺十余针，紫黑毒血，流如涌泉。吹冰硼散，用清凉至宝饮减细辛加山豆根、连翘、菊叶饮之而痊。

一缪瑞吾子，犯喉痹疼痛，脉两寸俱伏。余曰：症与脉异，殆必有痧。若止治喉痹恐难即愈。不信，辞之。他医调治，痛益甚。复延余，放指头痧三十余针。口噙冰梅，治其痰涎。用清凉至宝饮减细辛加射干、连翘，微冷饮之，即愈。

一潘象黄邻人，犯咽喉肿大，看有痧筋。云此宜刺放，然后医治则愈。尝对余谈及，余虽不临症治之，然即此一人，知天下犯咽喉肿大，必有同也。故并记之。

口舌兼痧

口舌有疾，适因感触犯，痧症虽发在后，治之不容或缓。即使口舌症凶，痧胀较之尤急，断不可先口舌而后痧胀也。

治验：一翁珍硕，舌下起重舌，苦难尽述，有以少阴君火治之，不应。余按其脉，左寸沉微，右关无力。若据脉宜补，据症宜凉，取痧筋验之，放腿弯痧十余针，皆此黑毒血。求余立方，余曰：向所服者，俱清凉之味，宜少加川连所吹者，俱引涩之物，宜多加冰片，即而奏效于所疾也。但服药不当温饮，略觉微温足矣，三日而痊。

一聂敏躬，口疳作烂，吹药益甚，放痧不愈。求余，右脉微缓，左脉沉伏。付清凉至宝饮减细辛加石膏、牛膝、乌药、枳壳、青皮稍冷饮之，用冰硼散加胆矾、儿茶，吹之，乃愈。

类疯痧

疯有真疯，有类疯，不辨其实，概将花蛇等药攻之误矣。余见痧胀多变，更有类乎疯者，故正其名曰类疯痧。

治验：一范嗣瞻，咳嗽气急，两颧唇口鲜红，有以不足症药治之，不应。余以痧疗之而痊，迨半年后，面颜上忽变出圆片红色高起，外科视之，认作大疯治。余按脉微而缓，曰痧也。阅痧筋，放腿弯下三针，紫黑色毒血成流，又放指头痧二十余针。用沉香郁金散，清茶冷饮之，付如圣散加红花、青皮，调黑糖汤，微冷饮之而愈。

黄气病兼痧

肠胃内热积滞气阻，成黄气病。往往有兼痧者，非先治痧，则黄气病终不能治也。

治验：一骧武弟妇犯黄气病，面色萎黄，腹胀如鼓，腿足俱肿，六脉微涩，令仆妇为之放痧三十余针，俱紫黑色毒血。用沉香郁金散，清凉至宝饮加青皮、乌药、槟榔、山楂、卜子、牛膝俱稍冷服，腹胀始松。后惟用黄气病本药，微冷饮四剂而痊。

一蒯香年犯黄气病，热渴唇烈，面黄腹胀，手足俱肿，食即作泻。及按其脉，徐疾不常，缘视腿弯上下痧筋，刺十余针，毒血成流。用阿魏丸、砂仁汤微冷饮之，胀气遂减。余即以治黄气病本药治之，六剂而痊。

一董临桥，腹胀如鼓，两足微肿，饮食不进，面色干黄，诸药不应。求余治之，脉不洪数，反沉迟。刺指臂三十余针，胸腹遂爽。即用治黄气病药，稍冷饮，四剂而愈。

翻胃噎膈痧

病有翻胃兼痧，有痧变翻胃；有噎膈兼痧，有痧变噎膈；其痧似慢，日渐凶暴，宜细辨之。

治验：一包世球年六旬余，患翻胃症，食即心痛呕吐不止。余按其脉，六部洪紧有力。乃阅痧筋，放手臂腿上痧二十余针。付以乌药顺气汤及降香桃花散，俱微温服，四日而痊。

一蔡爱山，胸中饱闷，欲食不食，食即胃脘不宁，苦楚万状。余诊之，后三部脉微涩。放腿弯痧二十余针，略松。日服苏木散，微温酒下二钱，六日而愈。

筋骨疼痛痧

筋骨疼痛，多延蔓终身。治此者，或风或湿，或气阻血凝，或流痰流火，如此而已。然有效有不效，或为痧暗相缠，令人莫识，此痧甚慢，不可不知也。

治验： 一董季连，筋骨疼痛，卧床二年，诸药不应。余诊之，右脉微弦，左脉沉细，阅痧筋放之，血流紫黑。用圆红散，微温汤饮之，付蒲黄饮加五灵脂、角刺温服六剂而痊。

一郝文仔，筋骨疼痛，步履艰难，吐痰气急，左脉微茫，右脉弦紧。放腿弯痧紫黑血三针。用必胜汤加角刺，微温饮之，渐愈。

鬼箭痧

世俗传鬼箭之说，有针挑、火焠、油发、艾桃揩诸法。不敢服药，疑真有鬼祸，非也。识者辨之谓，鬼箭是风，神箭是寒，床箭是湿。痛而转动者，气与痰也；痛而难转动者，血也，各有方治。然中亦有杂痧者，先治痧毒，后除杂症，亦箭亦须知也。

治验： 一曹叔恒，遍身走注疼痛，不能转动，或曰：此鬼箭也。以油发、艾叶揩之，以灯心蘸菜油点火焠之，不应。适见余，自述其病诊之，脉左虚右实，放痧三针，流紫黑血。用桃仁红花汤加穿山甲、天虫、香附，微温服，渐痊。

一钟洪武内室，腰背疼痛，卧床不起，有以为鬼箭之病，从痛处挑筋十余针，不愈。延余，脉徐疾不常。曰：痧也。令其婢刮而且放，刺腿弯痧二十余针，流紫黑毒血。用红花汤加穿山甲、泽兰、刘寄奴四剂，微温服乃痊。

久泻肉瘦痧

泻久则肉瘦，或健脾或燥湿，或消积或渗水，或补命门火，或平肝木气，治泻之药，不过如是。若慢痧之变，久泻肉瘦，病源不同，但宜治痧，则泻自止矣。

治验： 一姚公亶潘婢，久泻不已，不思米食，日渐尪瘦，大肉渐脱，脉反有力。放痧二十余针，紫黑毒血成流。付宝花散、阿魏丸，俱稍冷饮之即愈。

一莫电云，久泻不已，骨瘦如柴，唇红口渴，粥食不进，胸中饱闷，脉反微伏。放腿弯痧四针，毒血紫黑流出如花。用沉香丸，清茶稍冷饮之，付棱术汤加银花、泽兰治之而愈。

一巢茂公次子，久泻肉削，咳嗽不已，夜卧盗汗，目白微红。余诊之，脉寸伏关弦。放腿弯上下痧三针，复刮痧毕。付清凉至宝饮加山楂、卜子、银花，微冷饮之而痊。

妇人隐疾痧

妇人幽隐疾，多有兼痧，最难识认，惟在诊脉之人，指下明白，乃无差误尔。

治验： 一妇人患血淋三月矣，头面腿足俱肿，六脉洪实紧盛。余意血淋热症也。洪实紧盛，热脉也。何乃头面腿足俱骤肿，殆其痧乎。令其家人，放腿弯痧二十余针。多用清凉解毒之剂，治之而痊。

一妇人患血崩，其家人曰：痧也。引他妇阅之，果有痧筋，放之。用养血和中之剂，治之而愈。

脚气痧

脚气有因乎痧者，此慢痧缠绵腿足，或半年一年，或五年十年。其疾仅在腿足，上身气血流通。脉往往不现，但两尺脉微数有力而已。几遇杂病，切忌升提以防痧。若不知治，痧毒肆行，腿足红肿，痧筋一散，无从可放，所以四肢痧难治。

治验： 一老年人苦足底燥烈，以为气血衰微所致，不用药治之。阅有痧筋，放四针，毒气散行，腿足遂肿。次日放痧四十余针，其肿渐平。三日又放痧四十余针，足底渐滋润。惟是日当放痧，不服药而愈。

一王姓者，患脚气，腿足俱肿，看有痧筋，惧痛不治，缘世人犯此者多，故记之。

耳痛痧

耳孔甚微，肿痛最苦，若兼痧，其势必盛，治惟以痧为先，耳痛亦有验焉。

治验： 一郑惟和，左耳出脓，肿痛连左太阳及肩胁俱痛，右脉沉微，左关细涩。看痧筋，刺左腿弯十余针，其痛遂减。内用如圣散，稍冷饮之，外用羊粪一粒绵裹塞耳，即愈。

一翁左溪，右耳肿痛，日夜不宁，脉微而紧。放腿弯痧十二针，血流紫黑。用清凉至宝饮减细辛加牛膝、石斛，稍冷饮之而痊。

手臂痛痧

手臂有痧攻及脏腑者，为紧痧；不攻脏腑者，为慢痧。慢痧之症，惟刺手臂；紧痧之症，兼服痧剂。

治验： 一余右臂筋中作痛，阅有痧筋，刺三针，出毒血，臂痛遂愈。

一高松筠，左臂疼痛，医治不应，阅臂上痧筋，刺四针，出毒血，不药而愈。

肿毒夹痧辨

肿毒阳者，为痈；阴者，为疽。往往有夹痧而发，设使不先理痧，单去毒亦不效也。

治验：一王姓者，腰肾间白肿如盘，卧不转侧，痛苦万状，将及二月。余按脉弦紧而或伏。曰：夹痧之毒也。先放其痧，后理其毒，追半月出微脓而愈。

一人大腿红肿如瓜，先放痧，而治之愈。

一人左肾囊红肿独大，先放痧，而治之愈。

一人小腹痛极生毒，平肿白色，先放痧而治之愈。

一人右臂生黑疔，先放痧，而治之愈。

一人生右肾疽大如小盘墨黑，其孔数十，不知痛痒，发热不食。阅左腿有痧筋，放之，即身凉进食，四日而痊。

一人生悬痈，兼患双横痃。引一善放痧者，于尻尾骨上放六针，腿弯放七针而愈。

一人生鹅掌风，放痧而愈。

一人大麻风，手足拳曲，其形真可怜也。阅有痧筋，故记之。

刺蝥瘟痧

时有壮热烦闷，遍身痛如刺蝥所伤，乡俗相传，名为刺蝥瘟焉。以痧治之，可全也。

治验：一林悦溪，犯时疫瘟疾，壮热口渴，胸腹迷闷，以手抚摩之，即如刺蝥伤痛，遍体皆然。放腿弯痧二十余针，毒血成流。用穿山甲、天虫、角刺，加活血顺气之药，稍冷饮之而痊。

地葡瘟痧

时有北疾，村俗相传，名为地葡瘟者，阅之亦有痧也。治在前"遍身肿胀痧"条内。故不更载治验，但恐时人或误，故复记之。

痧变发颐　痧者，凶疾也。痧而发颐毒气上攻，尤凶之甚也。宜急治之，迟则难救。

治验：一汪云志，壮热目赤，口渴烦闷，谵语神昏，左脉沉微，右脉歇指，痧也。先服阴阳水一碗，神昏少清，谵语稍定，然后扶起，放痧讫。外用赤痘水捣敷围，内吹冰硼散，付以穿山甲、天虫、角刺、射干、山豆根、土贝母、连翘、乌药、枳壳、川连、牛膝，徽冷饮之，颐遂出脓些须，四日而愈。

急救逆痘要法

痘有顺、有险、有逆。险者尤可回生，逆者断难疗治，此不易之论也。然余观婴儿出痘，暗犯兼痧，

其痘未有不逆。故兼痧之痘，或难放标；或标而不分，颗不起发；或当起发，分颗而反隐；或发斑疹；或变焦黑；或见飞浆；或生血泡；或肉肿痘不肿；或下身先发，而脸额不起，顶不行浆；或琐屑细密，色泽晦暗；或一片如咽脂色。种种逆症，往往因痧毒恶血壅阻；以致殒命。愚尝先放其痧，随宜用药则毒血一行，壅阻俱散。逆者可转而为顺；难标者即标；难起者即起；当浆者即浆。无奈世人以痘不可放痧，误事不少。不知逆痘难疗，更无生路，惟兹一法可救。但恐痧助痘毒内攻甚速，迟难挽回。若逆痘始现，有痧即放，治之甚易。凡遇逆痘，急宜鉴诸。

治验：一金权可女四岁，十一月间，痘五朝，放标至足，面痘犹细如芥子，隐隐不发，其腰下痘，反有水珠色，真逆症也。阅左腿弯有痧筋，放一针；手指上痧，放十五针，俱紫黑毒血，面痘立时红活起发。余看痧气已绝，惟用十神解毒汤减大腹皮加天虫、大力子、山楂、青皮一剂，次日面有行浆之势。惟用养血托浆、清凉解毒之药五剂，痘即如期灌脓收靥而愈。

一金权可子三岁，十二月间，痘六朝，左腰痘密有蟢窠形，色如水珠。其面脸痘，紫赤满顶不发，服酒浆桑虫一条，反变两颧一片，如胭脂色。不分颗粒，左额见飞浆一粒，亦逆痘也。余为放指上痧二十余针，痘即分颗红活。余惟用痧痘可兼治之。药一剂治之，次日，痘即行浆。后惟用治痘常药，遂灌脓收靥而痊。

一汪扶摇子八岁，六月间，痘五朝，面上肉肿痘不肿，他医谢事。延余阅腿弯有痧筋，放四针，紫黑毒血成流。用宝花散兼圆红散，微温汤服，次日痘即起胀。后惟用大补气血药，助灌脓收靥而愈。

一褚隽甫女，十二岁，八月间痘四朝，遍身紫斑，他医莫治。延余，阅指臂上痧筋，放二十余针。用大黄丸稍冷汤饮之，斑退痘起，后惟用清凉解毒之药，即如期灌浆收靥乃瘥。

一詹福先子，六岁，九月间，痘四朝，大渴，舌心有黄黑苔，腰腹大痛，面部痘色焦紫过顶不发。延余，阅有痧筋，放腿弯、指头痧二十余针，痛不止。用细辛大黄丸清茶微冷饮饮之，痛稍减，付必胜汤加川连、石膏一剂，微温饮之，痛止苔退，痘渐起胀。犹大便不通，去川连、石膏，日服此汤，灌脓收靥，便通而愈。

痈症兼痧

痈，痈疾也。患此者，虽不即毙，然往往勿获长

寿。治惟疏风消痰清热，或温下之而已。不知亦有痧焉者，宜辨之。

治验：一朱建溪婢，犯羊痫疯三年矣。余诊之，六脉紧伏不匀。阅痧筋放之，付以沉香滚痰丸，微温汤饮之，遂愈，永不再发。

一盛昭先次子，患猪痫六年，脉伏紧而数，阅痧筋放之，脉遂平。付沉香滚痰丸，微温汤饮之，亦不再发。

麻木酸痒痧

麻木酸痒，古人论治宜遵，余不更述。但痧症变幻，时亦有之。

治验：一翁尚景，遍身麻木，腿膝酸痒异常，脉微而细，放腿足痧四十余针，指头痧六针，未愈。付圆红散，微温汤服之，用当归、金银花、连翘、秦艽、穿山甲末、僵蚕、角刺、红花二剂，如前服而痊愈。

头虚足肿痧

世俗相传，有云：男怕头虚，女怕脚肿。谓医治之难疗也。独是头虚之症，世岂无有消风热而得愈者乎。不知肿因风热，乃可治效。若不因风热而因痧者，奚可更用发散升提之味耶？惟是头面虚肿，实因痧毒上攻三阳。先宜放刮，后用清凉引下之剂治之，应无不愈，无令更变出凶险别病也。至若脚肿之疾，妇人犯此不数年而小腿肿，加之大腿亦肿，渐渐入腹，睡即腿足不肿，内发胀闷。若当起坐行动，胸腹乃松，足腿复肿。如此日复一日，更不数年，势必小便不利，大便亦阻，即成真臌。愚按：此因湿毒之气，蒸淫于足，伤其血分，变为慢痧。不由鼻吸而入，故吃热汤热物俱无骤害，脉亦有现有不现，及阅痧筋，或在腿，或在足面；或在足两旁。必多刺数次，出毒血为要。如不愈，当内服药饵乎。其气血为主，大忌升发，燥热之品，恐毒气上腾也。若此之痧，有患五六年而毙，有患十余年而毙，有患二十余年而毙。世鲜识者，受苦甚多，不可不悯，余故特为之著焉。

治验：一殳茂甫，骤患头面红肿，心胸烦闷，口渴唇焦，六脉俱伏。放巅顶痧及手指、腿弯痧二十余针，不愈。用清凉至宝饮减细辛加石膏、知母、茜草稍冷饮之，三服而痊。

一方士彦，患头面渐肿，眉发尽落，已二年矣。脉洪数而紧盛，放指臂痧及两太阳痧二十余针，腿弯痧四针。服清凉至宝饮减薄荷、细辛加穿山甲、天虫、乌药、续断、桑寄生、红花、归身，微温饮之，

十服而痊。

一秦馥生内室，素患脚肿及腿，渐升于腹，夜苦心中饱闷，饮食不宁，日间行动足腿复肿，十余年矣。诊脉细数，令其家人为之数放足面及两旁痧。用川楝子、金银花、木通、泽泻、槟榔、泽兰、青皮、枳壳、乌药、连翘，温饮，八服遂愈。

一张书瞻，病后足肿无力，少进饮食，两尺脉伏。阅足面痧及足旁痧、腿弯痧放之。用楝子、槟榔、金银花、连翘、白茯苓、泽泻、归身、续断、红花、白蒺藜、乌药而痊。

黄疸痧

黄疸之症，亦痼疾也。不用鲜草头方之迅利，则不效。然亦有效有不效者，讵黄疸有必不可治者耶。盖黄疸因内有实热而发，若痧毒所变，亦有然者，务宜先施刮放，后取黄疸方，选择而用，自可得痊。

治验：一夏月溪，目睛、爪甲、小便皆黄，四肢上下遍体黄肿，服他医诸方不愈。余诊之，脉微数而紧，若据脉宜补，据症宜清，不可中治。乃阅痧筋，放之渐松。用麦门冬四两、猪板油四两，煎服而痊。

一妇人黄疸，放痧后，用草头方，捣汁，酒冲服二次而痊。

小儿夜啼痧

小儿暮夜，啼哭不止。父母爱之，尝百计抚摩，忧疑无极，曾不得立时安静为憾，不知胸腹疼痛，故尔啼哭。若曰小儿无痧，吾不信也。

治验：一朱广函女二岁，时至夜半，忽然啼哭叫跳不住，意其胸腹作痛，将刷子蘸香油刮之痧起，不药而愈。

一汪洪甫子二岁，夜深啼哭，迨至清晨不歇。延余四子端英往视，其左腿弯有痧筋，放一针，流紫黑毒血。用防风胜金汤，多加麦芽，稍冷饮之，而安。

惊风痰热痧

小儿犯此，惟用疏风豁痰定惊之品，其常也。然竟有疏风而热不除，豁痰而痰不消，定惊而惊益甚者，得毋审其病原有未当乎。余尝见此，审其症候稍杂，阅有痧焉即以痧症治之，甚效。

治验：一岳瑞升幼子，发热面赤，痰喘不已，两目上视，困重沉沉，他医莫治。延余，脉紧而数。先用圆红散稍冷汤饮之。令其家人刮痧，痧起，未愈。用和脾宣化饮，研细辛大黄丸，微冷饮之，遂安。

一高子瞻女一岁，痰嗽身热，手足抽搐，昏迷不醒。端英子往视，虎口脉不现，六脉俱伏。阅腿弯痧，放一针，紫黑毒血流出。用救苦丹清茶稍冷饮

之，未愈。又用三香散，微冷汤下而痊。

死症痧

询治痧之法，凡人犯死症，亦有可救者乎？曰：有。余且无论百病死症，多有可救之实。惟据伤寒集中有云：赤斑五死一生，黑斑十死一生。阳症见阴脉死。阴阳毒过六七日不治。两感伤寒者死。汗后不为汗衰，谓之阴阳交者死。不得汗者死。发热，脉疾躁，狂言，不能食，谓之三死。咳逆不止者死。脏躁者死。厥阴，舌卷囊缩者死。脉代者死。少阴，吐利、烦躁、四逆者死。发热至七八日，肤冷而躁，无时暂安，曰脏厥不治。少阳与阳明合，必下利，脉长大而弦，名曰负，负者死。阴阳易病，头重眼花，四肢拘急，小腹绞痛，手足挛痛者死。脉阴阳俱虚，热不止者死。伤寒七八日以上，大发热者，难治。溲便遗失者死。循衣摸床，邪热内结，脉弦涩者死。喘而不休者死。柔汗发黄者死。唇吻反青者死。环口黧黑者死。鼻如烟煤者死。直视摇头者死。此等恶症，往往兼痧，以前治验，历历有据。然余所救者甚多，难以悉数。但人犯死症，如落深渊，利在见之早救之急尔。

羊毛瘟痧

此痧言远先生道之甚悉，所以垂救世人多矣。余实未见，不敢妄论。近又闻丹箴袁兄所述，自北方来亲见，此症胸前生羊毛数茎。北人又有用铜钱置病所，以艾火烧钱上，外将瓦罐或竹罐盒之，即时拔出汗水而愈。北人名为打火罐，并能治痧痛是也。抑又闻北方人，用手推背上二筋撮起，掐紧一时许，亦能治痧痛。此二法，余虽未经验，若为之，想亦有益无损，故并志之，以为穷荒僻野，无医疗治者，一生路焉。

痧胀破迷论

痧中禁忌，余虑不知痧，误犯之。尤虑知痧，罔识所忌。譬若昏夜迷途，高低莫辩，从步于岩谷间，鲜不颠仆者矣。盖痧受病，与杂症不同；见端与杂症相类。病家不信，以杂症治之，勿顾痧中禁忌，势必日甚一日，病人膏肓。即有进言刮放，一试焉无及矣。则受迷于痧胀之始者，此其一。亦有始即知痧，稍用刮放，便谓业既治痧当用别药。幸而不犯痧禁，或可收功。若痧气未绝，一犯所忌，愈眼愈危，身命难保，乃曰非因痧胀之故。则受迷于痧胀之终者，此其一。更有患痧不识，用别药不效，因而仅用刮放，不佐以治痧之剂，或仅投一二

剂，复投别症之药，致痧患复发，茫然不觉，乃曰治痧无效，不足信也。不知治痧用药，稍或不合，势必痧毒内攻而毙。则始终受迷于痧胀之害者，又其一。更不特如是已也。或痧症有时汗出如油，误服酸敛固表之味；或痧症有时寒热无汗，误用升提温散之方；或痧症有时足冷过膝，误服附子、吴茱、姜、桂之品；或痧症有时上吐下泻，误服香燥涩滞之类；或痧症有时恶寒畏冷，误服姜椒辛辣之物；更有痧症变为脉虚，误用温补之药；痧症变为脉旺，误用冰寒之药。或痧症变为怪脉，虽不皆生然，误认必死，弃而不救。而且痧症尝似气虚，误用参芪苓术以补气。尝似血虚，误用熟地、何首乌以补血。而且痧多死症，凶险非常，不复细审病源，以为别症将毙。而且痧症略松，食物太早，因而痧物相裹，结于心胸，难以解散。而且痧症未绝。痧毒尚仔，骤饮热汤、热酒，遂致痧症复发，凶危莫遏，每有变在顷刻，悔之无及。此等受迷，皆余所目击而心伤者也。若乃有见痧讳言痧，犯痧恶言痧，虽死于痧，勿知为痧之害者，其天下之所限乎，余固不得而强之。即有摈刮痧、放痧、治痧之方法者，余亦不得而强之也。尝观医林多士，业擅岐黄，深通古籍者，动辄援引《内经》，谆谆不已，竟不知黄帝始制九针之法以疗民病，多刺少药。即如《内经》有云：诸疟而脉不见，刺十指间出血，血去必已先视身之赤如小豆者，尽取之。又云：先其发时，如食顷而刺之，一刺则衰，二刺则知，三刺则已。不已，刺舌下两脉出血。不已，刺郄中即委中。盛经出血，又刺项以下侠脊者，必已。如先头痛及重者，先刺头上及两额、两眉间，出血。先项背痛者，先刺之。先腰脊痛者，先刺郄中出血。先手臂痛者，先刺手少阴、阳明十指间。先足胫酸痛者，先刺足阳明十指间出血。又如腰痛引项脊尻背如重状，刺其郄中太阳正经出血，刺解脉在膝筋肉分间，郄外廉之横脉，出血，血变而止。解脉令人腰痛如引带，如折腰状，善恐。刺解脉在郄中结络如黍米，刺之血射以黑，见赤血而已。经载煌煌，垂训万古，正后人之所当祖习者也。故痧多变，余不能尽述。凡在尔所不信者，试于清夜思之。苟遇斯疾，偶尔心迷，当刺不刺，当药不药，或误人，或误己，彼此不异，谅有同心。慎之！慎之！

《痧胀玉衡》终

后 序

　　康熙乙卯冬，或询余：痧症始发，何以即知，其为毒热而有瘀血乎？余曰：痧在肌肤者，利用刮，刮之见点于肌肤，有红、有紫，红者为热，紫者为热盛，犹之痘疹红紫色，当断之为血热矣。痧在血肉者，利用放，放之紫黑恶血流出，即知毒瘀于血矣。且痧筋有现有微现，有乍隐乍现，有伏而不现。其现者，放之而毒流。微现或伏者，必有瘀血恶毒攻击于脏腑间矣。余于是疾，往往兼用活血破瘀之味，固所宜然，不足怪也。若病在血分，而不知治，所谓失之毫厘，病家昧于所以便已差之千里。如此疾变，世俗易愚，哀哀莫救，余故再为之辞。

　　更见禅僧痧胀，愈后不复再发，以无荤腥故也。自今而后，凡遇痧患得愈者，当知所戒，即无屡发之患。

　　凡症属凶危，有似是而非，不识致毙。如似伤寒而非伤寒，似疟疾而非疟疾之类。或虚实难明，阴阳交错，往往有痧毒杂焉，俱当用看痧法辨之。如果真痧认之的确，急宜救疗。遇意天生君子，同此不忍，决不以予为妄而鄙之焉。

校后记

  清代医家郭志邃所著《痧胀玉衡》一书是中医古籍中第一部比较系统的痧症专著，开创了痧症研究的学术源头，也是刮痧疗法的基础性研究中不可或缺的一部主要文献。

  一、作者与成书

  《痧胀玉衡》的作者系清代医学家郭志邃。郭氏字右陶（一作有陶，又《川沙县志》作"名右陶，字志邃"），携李（今浙江嘉兴西南）人。郭氏出身于一个儒者世家，自其高祖以来，累世治儒。幼时克绍家业读书，及长胸怀大志，"愿为愁者解困、危者甦命"。由于身处明清朝代更迭之乱世，经儒治国之术无从施展，于是转重医学。他曾说："夫君子生于斯世，不屑为天下无所用之人，则必求为天下所必需之人，故君子不为良相，则为良医。盖良相济世，良医济生，其所以行我心之不忍者，事有相符，而道有相类也。"于是遍阅仲景、东垣、丹溪诸家医论，颇有所得。

  郭氏后因战乱流徙，至江淮、吴越一带，时行痧胀为祸却缺乏救治方法，他心中恻然，便萌发了研究痧证以济世的想法。于是他一方面虚心向杏林先辈、贤异隐人请教，另一方面又潜心钻研《内经》《针灸甲乙经》与仲景学说，但一时仍不得要领，其后返回家乡携李，继续广搜文献，终日究心参酌，终于豁然有得。他曾在回忆自己这段经历时说："余尝博览遗言，若其有得于心，固然不忍释手，即令有疑于己，亦且数四徘徊，然后得一夕豁然洞灼而大悟也。"如他对方书所载"诸痛脉伏不可诊也"的说法曾一度疑惑不解，认为治病之道，脉诊不可或缺，若脉伏不可诊，医生怎能辨治疾病呢？于是再三思索，领悟到在脉伏不可诊的情况下，必须根据其它症状来辨治。所以他在遇到痧证而脉伏时，即推而广之，以验青紫之痧筋有无，来鉴别是否为痧症。他深入研究了前人有关伤寒、痘疹、惊风、疟、痢与胎前产后等症的学术经验，着重以小儿痧疹之理为据，精心殚思，经过孜孜不倦的努力，终于总结出较为系统的痧症辨治规律，并验之于临证，收到了很好的效果。

  二、卷数与版本

  《痧胀玉衡》于清康熙十三年甲寅（1674年）撰成，初刊于康熙十四年乙卯（1675年），初刊时为上中下3卷，后郭氏有感于"两年来痧之变幻更有隐伏于别病中者，伤人最多，非惟世所罕识，犹余前书所未及，因又有痧刻之续"，续刻成于清康熙十七年（1678年），名"痧胀看法"，补前撰之未备，列为"卷后"，这样全书合为4卷。卷上列"痧症发蒙论""玉衡要语""玉衡脉法"等篇，分为53节，主要论述痧症的病因、病机、证候、诊断、治则等基础理论，卷中与卷后共98节，主要结合实际治例阐发具体痧证的因、证、脉、治等，共载痧证45种，并录医案212则。卷下列"备用要方""药性便览"等5篇，论述痧症治疗的方药，共录药78味，载方65首。书后以后记的形式论述了其治疗痧症的经验，"痧在肌肤者，利用刮，刮之见点于肌肤，有红、有紫，红者为热，紫者为热盛，犹之痘疹红紫色，当断之为血热矣。痧在血肉者，利用放，放之紫黑恶血流出，即知毒痧于血矣。且痧筋有现有微现，有乍隐乍现，有伏而不现。其现者，放之，而毒流。微现或伏者，必有瘀血恶毒攻击于脏腑间矣"。尤其是用药经验"余于是疾，往往兼用活血破瘀之味"。该书现有初刻本及其他多种清刊本，并被多种丛书收辑，新中国成立后有重印与排印本。

三、基本内容

《痧胀玉衡》是中医古籍中第一部比较系统的痧症专著，开创了痧症学术的源头，郭氏在博采众家医论和继承民间丰富经验的基础上，于书中首次对痧证做了系统而深入的总结与探讨，在痧证的因、证、脉、治等各方面多有发挥，如在病因上，他承袭明代吴又可"戾气自口鼻侵入人体"之说，认为"痧症寒热不由外感，往往毒从鼻吸入，搏激肌表"，是"时行之气所感，由呼吸而入"，感邪之后，可即时而发；亦可伏于肌肤、血肉间郁为伏热火毒，乘机而发，其至春、秋而发者，变为瘟症，又名瘟痧。强调痧症属火热之证，所谓"痧症之发，未有其寒者矣"。但同时也强调要注意鉴别热证转寒而成的寒痧之象或者真热假寒的情况。对痧症症候的叙述十分详尽，不仅从表里、脏腑、经络等角度进行较为系统的总结，又对各种具体症状反复加以详述，对证候传变及一些特殊痧症也多有例举，而对证候、症状的叙述又往往结合其相应病机加以阐释。痧症也多有例举。以气血而言，痧毒入于气分则闭不通，作肿作胀。入于血分则壅蓄为瘀，又有凝、壅、聚、结的轻重之别。从八纲的角度概括，痧症属里实热证。以脏腑而言，初感痧气，可见咳嗽，是肺经受伤，并非外感伤风。痧毒入于半表半里，可见胸中作闷，呕吐，并导致腹痛。入于里，可见欲吐不吐，欲泻不泻如果痧毒冲心，则心胸大痛；痧毒攻腹，则肠道大痛痧毒入深痧气壅阻可逆攻心胸见发晕昏闷。痧症最为常见的典型症状是腹痛吐泻，心烦昏闷，痰喘声哑，遍身肿胀或麻痹不仁，痧筋显现等。其脉象多洪数，或沉伏而紧，或大或洪实有力。除典型症状外，郭氏还提出了4个诊断要点：一是症属疑似。"凡症属凶危，有似是而非，……如似伤寒而非伤寒，似疟疾而非疟疾之类；或虚实难明，阴阳交错，往往有痧毒杂焉；俱当用看痧法辨之。"二是病症不合，病证性本属缓，而却发为倏急，"即病与症之不合，又可辨其为痧"。三是症治不效，"痧亦无定症，或感风、感时、感劳、感痰，而以本症治之不效者，皆为痧之症"。四是脉症不合，"痧症轻者，脉固如常；重者，脉必变异"。并提出痧似他证、他证似痧、他证兼痧等情况要详加鉴别。"肌肤痧，用油盐刮之，则痧毒不内攻。血肉痧，看青紫筋刺之，则痧毒有所泄。肠、胃、脾、肝、肾三阴经络痧，治之须辨经络脏腑，在气在血。则痧之攻内者，可消、可散、可驱，而绝其病根也。"郭氏指出"治痧先当治气"，"治痧必兼治血"。气为毒壅必伤血分，若乃血为毒凝，活血为上；血为毒壅，破血为先；血为毒聚且结，败血为要。用药则"凝以红花、泽兰为主；壅以延胡索、桃仁为主；聚以苏木、茜草为主；结以五灵脂、降香为主。轻者用药不可重，重则恐伤本原，重者用药不可轻，轻则治之不效"。

郭氏所提的"百会穴""太阳穴""舌下两旁""手十指头""足十指头""印堂穴""喉中两旁""双乳""两臂弯""两腿弯"等10个放血部位，为针灸放血疗法总结了许多可贵的临床经验，同时发展了刺血疗法在急症方面的应用，堪称痧书之祖。

郭氏标新立说，定义痧证，辨证强调痧筋，经络分治，刮药兼用，长于攻邪，在扩大治疗病种和推广普及刮痧、放血疗法方面做出了重大的贡献，对后世产生深远的影响。然由于历史的原因，该书也客观存在着一些不足之处，如对痧症分症过细，显得名目繁多、琐屑牵强。

四、校对说明

本次校点以清康熙十四年乙卯（1675年）书业堂刻本为底本，以清康熙十七年戊午（1678年）扬州有义堂刻本为校本。

痧症全书

清·王养吾　著

晰微补化序

　　医道十三科，自黄帝《素问》而后，名医国手、著作书籍，一切杂症怪病，分析辨别，就病立方，无不详明且备，独于痧胀一症罕言之，或有言者略而不详，亦未专门立方。后之医者偶遇此症，茫然不识，措手无策，往往病者卒死暴亡，冤哉！近有《神峰说疫》一书，内论痧胀之症甚明，立方亦妥，世人始知有此异症矣。然病形方脉犹有缺略，尽美而未尽善也。嘉庆辛未张子阳全于洮阳寻见《晰微补化》一书，抄录来山予阅之，系康熙年间毗陵王养吾先生所著，其议论痧胀情形，分别痧胀脉理，空立痧胀药方，细辨药饵宜忌，痧毒现于皮外者焠之，隐于肉内者刮之，结于脏腑者刺之，刺放不愈者药之，发古人所未发，传古人所未传，真寿世之奇书，救死之灵丹，尽美而又尽善矣。此书一行，人人知有此痧胀之症，人人知有此调治之法，或刮或刺或药，庶乎手到成功，药到病除。已危者能安，将死者得生，可无卒死暴亡之患矣。

嘉庆辛未夏月端阳日楼云山悟元山人序

晰微补化痧胀全书序

　　自宓羲制一画六书开文字之祖而儒教以立，农轩垂百草九针拯黎元之疾，而医道乃明，继而伊尹以元圣之才撰成汤液，仲景以长沙之守创发伤寒，然则《灵枢》、《素问》犹尧舜之典谟，《金匮玉函》同邹鲁之语孟，厥后河间东垣丹溪倍出，即濂洛关闽之诸书矣。故晦庵有云：孝子必欲知医，是儒而医者也。孙思邈神此证仙，许叔微德此登第，是医而儒者也。是范文正以良相良医并举，谓此两者方能济人，而陆宣公退居每好抄录方书，日以自课。至如苏文忠有言：吾无病而喜蓄善药投人，而病辄起，则吾为之体轻。可见儒者心存利济，必引医药为行仁择术之一端，岂非甚盛心乎。然圣哲之精蕴非载籍弗传，而载籍之奥旨微言非继世之英贤，莫能阐续耳忆。昔齐居肆业时，家严鞅掌王事，因祖母目眚得繁，接养吾王君频相往还，第见图书四壁，笔砚精良，阅所制诗赋古文词并及传奇诸作，富溢缥缃兼精妙，八分书法而稚度冲怀，不减儒林名士，知非溷迹长安市之庸流比也。嗣后予以备职兰臺，不暇留心药石，今膺简命。浙省衡文便道归里，近因养吾尽弃从前骚坛伎俩，殚精会神修厥世业，著书立言以垂永久。予喜而索玩，乃是迩时痧症，无书考核，无方救疗者，养吾独能究痧胀之原委，穷类变之情形，日试月探，经历万遍，因而裁制于心，笔之于纸，先明脉症，次审忌宜，更注对病汤丸，又附亲经治验，汇成一篇，名曰《晰微补化》，以授诸梓客。有莞尔言曰：今人每执一方珍之，若实不肯示人，兹若欲人尽得而知之为快者，此何故哉？则自有说：夫道有显晦，凡立名山钜业传之其人者，此吾儒乘时利用之学术也。时无古今，俾群黎百姓偏为尔德者，乃司命博施济众之仁心也。若私之一己，忌人之能，彼戈戈嗜利者所为，抑有卑矣。今养吾由儒而入医，进医之良，且不失其为儒，其利溥其功伟矣。至于晰几微之用，补造化之权，家岳翁已盛称于前姑不赘。昔扁鹊名闻天下，过邯郸闻贵妇人即为带下医，过洛阳闻周人爱老人即为耳目痹医，入咸阳闻秦人爱小儿即为小儿医，兹养吾悯郡邑郊野悉罹奇恙，遂为痧胀医药。樵云可与古人颉顽霄汉间，观此而益信。

康熙戊辰清和月之吉御试博学鸿儒提督、浙江通省学政、丁卯山东正主考左春坊、
左赞善兼翰林院检讨年家眷弟周清原拜撰

晰微补化序

　　窃惟天地之大德曰生，故帝王爱育民物，宰相燮理阴阳，俱以痌瘝一体拯救为怀。凡郡邑咸设药局以疗民疾，诚恐群黎天枉于沉痼疫疬间耳。今圣天子立极海宇熙和大赉，方新民安物阜，安得有灾眚疵扎之虞。然南北异宜，燥湿异性，寒燠异时，而且有古今异病。余来守是郡五载于兹，或因水土不齐暑中，悉多染恙，访医之良者，咸以老医王养吾焉。延之诊视，投剂辄应，虽困苦已极，无不立起。因询其由，则曰：痧也。此症迩来实繁，变态百出，方书所未载，时医莫能辨审。若治法稍谬，鲜有不毙者。养吾具此神手，而又有能不矜有术，不吝尽出其生平所经验者，勒为成书，颜曰《晰微补化》。或有议之者，谓医理精深奥衍。今遽云无微之不晰，天地之化极宏溥而罔漏区区。欲一医补之，且仅以十三科外痧症一条补之，似未可为确论，不知胸中未能明了洞晰，奚能指下奏功。若未有补偏救弊之方，又何能挽回造化？养吾是书，盖创自心裁，妙微奇验，则古者无传而得方，今人有备而无患，由此广播遐迩而垂奕，祀以寿世靡疆者，岂仅小补已哉。又闻王氏之以医世其家也，父若子俱受书于异人，有济世善术，何不属诸他人而独。於王氏耶夫医仁术也，必当体天地好生之心。今王氏不私其术，即以所受异人之秘公诸天下，意者仁心所感，得膺异人之任焉耳！载观药言刍言二册，则知其立善好修，孜孜自勉，真有惟日不足之思，而寓怀诗书，殚心施济，由有恒而进善人君子无难矣。余甚嘉之而乐为之序。

康熙岁次丁卯知常州府事三韩祖进朝撰

晰微补化序

　　愚固天壤间一大废人哉，幼不能善事吾父母而怀风木之恨，长不能仗剑杀贼徒拒草莽之愤，不能立德立功以表异于流俗，惟是寄怀吟咏，浪迹湖山，岁月虚淹，先业殒坠。然随地随时未常不携丹鼎药笼，借以惬吾立达之素愿。二十年来市上一橡藉此糊口，生平耻作谋利态陋者施之，丰者随其所赠，自谓乐道安贫之计得矣。独念痧胀一症多误于药，殂于枉。予设方救疗，危者顿安，死者立起。盖已有年，今老矣，一人之手足耳目有限，所疏秘本奇方什袭弗传，将令误者终误，而枉者尽枉，可乎！由是谋梓苦无资，幸得二三知己，共劝厥事发轫，丙寅后以费浩不支，故迟之又久，迄今方得告竣。或议我以好名，而实无名之可夸，复谛我以嗜利，而实无利之可获，只因德薄功亏无裨世，用举此一端，聊书立言之首。予虽废人，幸勿以人而废言，则畴昔立达人之素愿，盖充满而无遗憾焉耳。

康熙庚午夏日养吾道人王凯题，时年七十有二

补化引言

忆昔岁在丙午丁未，予曾卜药荆溪，恣游山水，尔时闾阎蔀屋间，无论稚叟男女悉皆染恙，倏然而生，叫号欲绝。识者曰：此痧也。或用焠，或用刮，或放血，继而有愈者，亦有不愈者。然究无药饵调治之法，设或误投煎剂误饮姜汤，其人隧毙，深可悯怜。予一日亦犯此症，第觉目眩头晕，心中迷闷，手足酸软，舌指俱麻，腹虽不痛而胸膈间殊觉撑胀之极。予意乱亦不敢投药，适有一深山野人突然而来，告以所苦，遂授予丸数颗，服之少顷，神思顿爽，病忽若失，予神之。因生于家，闻而求诊视觅丹丸者屡盈户。一人自谓被鬼箭所打，腰背伛偻，足不能前，野人熟视其疼处，用小针贯以红绿结线，就皮肤间穿过二三分许即拽断，亦不见血，其皮忽然露出如绒毛状。野人曰：此羊毛痧也。挑三四针后其人行走往还如驶，予更神之。迄庚戌年，予返毗陵，因有涤痧丸引之，刻而常城患此者亦复不少，丸方、手法验如应乡，犹无足奇。独至庚申岁，正当夏令，乡城远近尽染时行，其症大约相似，头疼体热，遍身骨节疼痛，自汗，自痢，烦躁口渴，或疼自小腹上攻心胸，即进饮食亦不觉大害，诊其脉俱左寸沉细关部弦，右寸洪大关扎涩，两尺常伏。奈何用药者欲退热而热不清，欲止疼而疼不减，腹疼渐加，日深一日。虽云气候使然，何乃十居八九。总之人尽徇末忘本，而不知痧胀为之祟也。大抵杂病作痧治，犹且不妨，若痧作杂病医，危在眉睫矣。痧兼杂症，先治痧而杂症自可渐愈；杂症兼痧，专攻杂症而遗痧，其病总不肯退矣。予每思著书立说以阐发其旨，今将百试百验审症用药之治法与夫群方医案一一录出，原非发蒙振聩之奇书无过，愚者千虑之一得云尔。

康熙丙寅清和月养吾山人王凯伟仙氏志

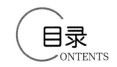

晰微补化痧胀全书　卷上

晰微补化痧胀全书　卷下

晰微补化痧胀全书　卷上

深山野人林药樵先生授

毗陵王　凯养吾　编

云阳张仲馨一庵订

晰微总论

人自母胎坠地，以至头白齿落，孰免生老病死之苦，然岂徒任其病，听其死而已哉。故宰相具调燮之能，至人导节宣之术，于是施补救挽造化，则医药针刺之功为大矣。语云：地无明医，君子不居。然明医宁易臻也耶，必德业兼优，抱实心而行其不忍，以博济斯民，庶无愧于其名焉尔。予不敏，有志未逮，然于内外大小方脉，俱所潜心，姑不俱赘。独是痧之一症，缓者或可迟延，急者命悬顷刻。在病家必当诚心请救，医者尤当急为赴援，非若他症可以迁延时日，慢为调治也。迩来四方疫气盛行，痧症广发，或为暗痧，或为闷痧，或为禁口、盘肠等痧，或因伤寒、虐痢，与胎前产后诸症，而痧兼发，甚至关门被祸，邻里相传，可不重悼。其治之大略有三法焉，如痧在肌肤者，刮之而愈；痧在血肉者，刺之而愈；其势虽重，其病犹轻，此皆浅焉者也。至若深而重者，胀塞肠胃，壅阻经络，直攻少阴心君，非悬命于斯须，即将危于旦夕，扶之不起，呼之不应。即欲刮放，而痧胀之极，已难刮放，痧至于此，则刮放之外，非药莫能救醒，必三法兼备，庶可回生。奈何世有刮放之人，仅守微能，或放之不出，刮之不起，便云是凶，且放数次不愈，刮数次不痊，遂听命于天而待毙者，往往皆然。至业医诸友，或云群书不载，不知载籍之内，原有云绞肠痧者，有云干霍乱者，有云青筋者，有云白虎症者，有云中恶者，此皆痧之见于诸书，但未有专家，略而不详，未尝见云宜断药也。况痧有头面肿胀，似大头瘟者；有咽喉锁闷，似急喉风者；有眩晕昏闷，少顷云殂，似中风、中暑者；有瘖哑沉迷，身体重痛，似惊魂落魄者，此皆势在危急，刮放不及者，非药将何以救之乎。又况痧有头痛寒热类于伤寒，咳嗽烦闷类于伤风；有因疟而兼痧，因痧而化疟；或痢以痧发，痧缘痢生。盖痧症百出，传变多端，如鼻红吐红，泻血便血，由痧而得者有之；更自大肿大毒，流火流痰，由痧而生者有之；或有胎前产后，气郁、食郁、血郁、火郁，而痧兼发者有之；又或手肿足肿，手痛足痛，连及遍身，不能转侧者有之；痧至胸肋肚腹，结成痧块，一似痞闷，一似结胸者有之；或又吐蛔泻蛔，食结、积结、血结者有之；或又心疼、胁疼、腹疼、腰疼、盘肠吊疼、遍身疼，几不能生者有之。况痧常有内症所伤，将邻于死者，男子犯此，一似蓄血，而血分治法不同；女子犯此，一似倒经，而气分之治法亦异。此特指其大略，而明其最要者，须看其脉之真假，认症的确，然后投剂，必当用药无虚。如痧在肌肤，当刮即刮；痧在血肉，当刺即刺；痧在肠胃经络，与脾肝肾三阴，当药即药；若痧气肆行，不拘表里，传变皆周，当三法兼用。务在救人于将危，而回生于垂死，得以行我心之不忍，庶不虚生天地间耳。

痧胀原始论

痧之为名，何自昉乎，由来名以义起。若名不正，则言不顺矣。故凡病症，有以形名者，如发斑疔之类是也；有以色名者，如赤白浊淋是也；又有以七情、六气名者，如五劳、六郁、伤风寒、中暑湿之类是也。至于痧亦因其形而名之，大抵发痧之候，或一日，或二日，必有细细红点，散于头面胸臂之间，甚至遍身两腿，如蚊咬，如痘，如疹，必待痧退热减，三五日后得没，用火焠之，作爆响声者是也。又有痧点不现者，用纸捻油，燃灯遍照，其红点隐隐皮肤之内，此痧毒入里，必用刺法，血出深紫，重则黑色者可验。夫痧则痧矣，又何以胀名也？盖发痧，或腹痛，或不腹痛，发于巅顶，则头晕眼胀；发于四肢，则厥冷战掉，手足十指俱胀；发于脏腑，自小腹胀于脐之上下，自胃脘胀于当心，自心口胀于胸膈咽喉之位，其毒气皆自下而上，故恶血攻心之症居多；更有发于背则背胀；发于腰则腰胀。犹如晕霍闷乱，则名霍乱。外宽内急，鼓之如鼓，则名鼓胀也。然此病从来有之，但自古及今，并未立方用药，所以医书多不具载。大抵北人多有，南人间或。今则南方遍地皆行矣，一名水痧，一名水伤寒，即俗说乌痧胀是也。有发寒热出恶汗者，亦有不寒热无恶汗者，有筋骨疼痛，亦有不疼痛者，有刮肠刮肚痛，亦有肠肚不痛者，有上吐下泻，有狂言乱语，有痴迷不醒人事者，其间病症种种不一。在北方则曰青筋症，又云马头瘟；在江之左右浙省则为痧；在闽广则曰瘴气，其实一而已矣。总之人一有病，先防其痧症可也。

治痧当明经络

古人云：不明十二经络，开口动手便错。痧症各有所属，不可不知。腰背巅顶连及风府胀痛难忍，足太阳膀胱经之痧也；两目红赤如桃，唇干鼻燥，腹中绞痛，足阳明胃经之痧也；胁肋肿胀，痛连两耳，足少阳胆经之痧也；腹胀极痛，不能屈伸，四肢无力，泄泻不已，足太阴脾经之痧也；心胸吊疼，身重难移，作肿作胀，足厥阴肝经之痧也；痛连腰肾，小腹胀硬，足少阳肾经之痧也；咳嗽声哑，气逆发呛，手太阴肺经之痧也；半身疼痛，麻木不仁，左足不能屈伸者，手太阳小肠经之痧也；半身肿痛，俯仰俱废，右足不能屈伸者，手阳明大肠经之痧也；病重沉沉，昏迷不醒，或狂言乱语，不省人事，手少阴心经之痧也；或醒或寐，或独语一二句，手厥阴心胞络经之痧也；胸腹热胀，揭去衣被，干燥至极，手少阳三焦经之痧也。予按十二经受病，即见十二经之症，有此症即有是痧，随症施治，其引经之药，亦不可少。

足太阳膀胱、手太阳小肠，藁本、黄柏；足阳明胃、手阳明大肠，葛根、石膏；足太阴脾，酒、白芍；手太阴肺，葱白；足少阴肾，独活、盐、酒；手少阴心：独活、细辛；足少阳胆、足厥阴肝、手少阳三焦、手厥阴心胞络，俱用柴胡、青皮。

十二经脉
手少阴心，循小指内侧出其端；手太阳小肠，起小指之端，循外侧上行；手少阳三焦，起无名指之端；手厥阴心胞络，又名手心主，出中指之端；手阳明大肠，起食指之端；手太阴肺，出大指之端；足厥阴肝，起大指聚毛上；足太阴脾，起足大指端，胃一

支亦入大指端；足阳明胃，起次指外间，足阳明胃，又一支入中指外间；足少阳胆，起四指间；足太阳膀胱，起足小指外侧之端。针刺手足，无如指端为妙。

治痧须分表里

痧之初发，必自外感。感于肌肤，人不自知，则入于半表半里，故胸中作闷，或作呕吐，而腹痛生焉，此可焠刮而愈。以否象方四号观象方五号选用。痧感于半表半里，人不自知，则入于内，故欲吐不吐，欲泻不泻，痧毒冲心，则心胸大痛，痧毒攻腹，则盘肠吊痛，可以放痧而愈，不愈以大蓄方十九、丰象方十四选用。痧中于里，人不自知，则痧气壅阻，恶毒逆攻心膂，立时发昏，气血不流，放之亦无紫黑毒血流出，即有些须，亦不能多，此痧毒入深，大凶之兆。但当审脉辨症，的系风寒、暑湿、气血、食积、痰饮，何因而施治，令其苏醒，气血流通，然后扶起放痧，渐以调治。如不醒，即择睽象方二十一、巽象方三十三、蒙象方四十五救之。如此重症，病家求救甚切，医者大发慈心，立时连进汤丸，方能有救，迟则必死。

按：痧无食积瘀血，而痧气壅盛者，药须冷服。痧气壅阻于食积，而无瘀血者，稍冷服。痧有毒盛而血瘀者，微温服。痧入于气分而毒壅者，宜刮痧。入于血分而毒壅者，宜放痧。痛而绞动者，痧毒阻于食积之分也。痛而不移者，痧毒壅于血分而有瘀也。发于头面上部者，痧之毒气上壅。缠于手足下部者，痧之毒血下注也。有上吐下泻者，痧气上下冲激也。有烦闷气胀者，痧气壅塞于心膈也。有恶寒发热者，痧气抑遏于肌表也。有结滞肠胃者，食积血瘀为肿为胀也。有吐血便血者，痧血泛溢而忧溃败也。有咳嗽喘急者，痧毒壅于气分而生痰逆也。有立时闷死者，痧之毒血攻心也。有手足软而不能运者，痧入于血分，毒注下部也。有腰肋俱痛者，痧阻于血分而有瘀也。有偏痛于半身者，毒注于半身而瘀血也。有身重不能转侧者，痧之毒血壅瘀，不能转运也。有变成肿毒溃坏者，毒血凝滞，攻坏肌表也。

治痧宜看凉热

痧犯太阳，则头痛发热；犯少阳，则耳旁肿胀，寒热往来；犯阳明，则面目如火，但热而不寒；犯太阴，则腹疼；犯厥阴，则小腹或胸肋疼；犯少阴，则

腰疼，已上皆身凉；犯肺，则咳嗽痰喘微热，甚则鼻衄；犯心，则心痛，或心胀，其头额冷汗如珠，而身或热或凉；犯膀胱，则小便溺血，甚则身热；犯大肠，则痢下脓血，甚则呕吐身热；犯肝，则沉重不能转侧，晡热内热甚则吐血；犯三焦，则热毒内攻，上则口渴，下则便结。此六经脏腑受病不等，故寒热之外，现有如此者。

又有痧气壅盛，发为热症，或热而不凉，或日晡发热，或潮热往来，皆痧毒之气阻而不通，搏激肌表，发而为热。不知者，认为外感传经热症，发汗温饮，即慢痧迟缓，势必益盛，变出头汗、发狂、谵语种种重症。不知外感之脉浮数而紧，热症之脉洪数有力，痧症之脉终有不同或有可疑，须看痧筋有无，辨之即明。

痧症之发，未有起于寒者，然亦有时为寒，非真寒也。盖因世人知痧之热，而服大寒之药以至此。夫痧症必无食积血阻于中，方可服寒饮而得效。若一有食积血阻，而饮大寒，则食不消，积不行，血不散，痧毒反冰伏凝阻，未有得宁者。尝见高山穷谷之中，山路遥远，行旅感受暑气，渴饮山涧之水而即死者，是名寒痧。盖缘痧毒攻心，服寒饮太过，痧毒遂凝结于心胸，多致不救。若幸遇放痧之人，血毒一行，便无阻滞，得其性命。故方书有服阴阳水者，不独取井水即此故耳。是以久服凉饮之后，痧有未痊者，又当以微温之药施之，略用三香温和之剂，诚为权宜之术。若骤用桂、附、干姜、吴萸、参、芪之属，则大误矣。

按：治痧当辨身热身凉。盖身凉而内热者，宜攻其里，表实宜透其肌，用药随时活变，故不立主方。

治痧务观起伏

古人谓怪病之为痰，而今谓怪病之为痧。如中风痰厥昏迷，咸知治以祛痰之药，及治之有效不效者，非痰之不可治也。盖因症见凶危，必观其症所由起与病之所由伏。若切脉不洪滑，即有可疑，症或口渴身热，脉变为沉迟，症或不渴身凉，脉变为紧数，此皆脉症不合，遂取青筋紫色辨之，自有确见。若执为痰治之，便成大害。大抵痧之为害，更有甚于痰者也，再取病源起伏概论之，如先吐泻而心腹绞痛者，从秽气痧发者多；先心腹绞痛而吐泻者，从暑气痧发者多；心胸昏闷，痰涎胶结，从伤伏热痧发者多；遍身肿胀，疼痛难忍，四肢不举，舌强不言，从寒气冰服过时，郁为火毒而痧发者多，又不可不深详之耳。

治痧当明百病

痧症不与杂症俱发则已，若与杂症俱发，医者即能治痧症，不能治杂症，假使杂症有害，不几误人于死乎。有能治百病不能治痧症者，无怪其然，若犯杂症兼痧之症，而治痧者更不能治杂症，其误一而已矣。

按：痧与杂症往往相兼而发，当首重治痧，兼治杂症。盖痧症急，杂症缓也。惟胎前产后有痧，当并重处治。盖胎前产后宜补，痧症宜消；产后宜温，痧症宜凉，此际最宜斟酌。

痧者，急症也。若昏迷不醒，口不能言，其心胸烦闷，一种难遇之苦，将何以辨之？宜先观其唇舌色，黑者凶，色黄者重，色淡红者略轻。盖黄色知内热，黑色知热极，淡红色虽热，用药不可太冷。又要看舌苔，然后方有治法。

伤寒食未化，下之太早，反引寒邪入胃，变而为热，热邪固结，所食不能消化，乃成结胸。若痧症新食，固宜以吐为先，至所食既久，骤然痧胀，虽所食消化未尽，下之无害。盖痧胀非有寒邪入胃变成热结之患，但因痧毒在肠胃部分，肌肉作肿作胀，盘肠绞痛，遍及脏腑，故外宜用刮放以泄毒于表，内可即下以攻毒于里，则肿胀自当渐消，食积因之通利，原无结胸之可忧①也，但下之必兼去食积，又宜以渐而进，中病即止。

痧症若犯咽喉，则痰喘如锯。先放其痧，用薄荷、牛蒡子、山豆根、童便之类清之，兼吹损象方二十，余症且从缓治。

尝见一人不信痧，忽犯紧痧暗症，咽喉疼痛，喘急如锯，发热沉重，胸中饱闷，吹药服药，喉中益痛，连及耳际，或时在左，或时移右，痰胀昏迷，凶危之极。幸而审明痧症，急为放痧，涌出毒血甚多，刮痧遍身俱有，服药至晚而安，痰胀消而喉痛止。更见同时三女，一犯此症刮而愈；一犯此症放而愈；一犯此症，认为喉蛾，误治而死。若以痧类杂症治之，害莫大焉。

痧症脉多微缓细涩，有时弦数，总浮大亦虚而无力，疾徐不伦，或有时六脉俱伏，亦无妨。若痧气既退，脉即渐还，假如头痛壮热，脉应洪实，而反微迟者，痧也。如厥冷不语，脉应沉细而反滑数者，痧也。大约痧脉与众脉有异，脉症不符便舍症而从脉，

---

① 忧：原文为"尤"，据文意改为"忧"。

凡诊痧此两言尽之矣。痧之毒气冲激于经络血肉之分，或脉多洪数沉紧，或大而无伦，或洪实有力。若脉症稍有不合，便审痧筋有无，有则俟放过之后，再诊脉之来复如何，以断病之寒热虚实施治。若无痧脉，即凭脉断其寒热虚实用药。

按：伤寒杂症，自有本脉，若一兼痧，其脉必变，病必凶暴。然兼痧之脉，自可细考而知。伤食之痧，脉多紧实；伤血之痧，脉多芤滑；伤暑之痧，脉多洪滑而疾数；伤风之痧，脉多沉微；秽触之痧，脉多变异而不常；伤气之痧，脉多沉伏，或形如雀啄；伤寒湿之痧，脉多沉细。或有痧脉如阴症者，不可不辨。盖痧毒之气，阻抑于经络血肉之间，故多沉伏。即有别病兼痧者亦然，如伤寒脉沉迟无力，是直中三阴经之脉，治用热药，又何疑哉？惟伤寒兼痧，痧脉与阴症脉相似，若服温补热药，痧毒变幻，悔无及矣。凡临伤寒症，见有沉微或伏之脉，似直中三阴经，其外现症候稍有不合者，便取痧筋验之，有则为痧，无则为阴。施治或凉或热，万不失一，且放痧服药之后，血肉经络之分通而无阻，即按其脉，便不是以前之沉微或伏矣。然后按脉辨症，治其伤寒，未有不效者。如杂症见有沉微或伏之脉，亦以此法验之，诚至当不易之论也。至于重痧伤在三阴，针刺有所不到，血流有所不尽，惟从食积血痰所阻之毒以治之，脉且随药而复，乃知痧症脉伏，乃为平常事耳。

治痧莫要于善用手法

从来有痧症无治法，今时有治法无治方。治法者何？刮痧、焠痧、放痧是也。治方者何？详脉、辨证、用药是也。脉不明不可乱用药，症不明不可轻用药。然手法不明，即药亦不能速取效矣，故手法为痧之要着。

一曰焠

痧在肌肤有未发出者，以灯照之，隐隐皮肤之间，且慢。焠若即发出细细红点，状如蚊咬，粒如疹麸，疏则累累，密则连片，更有发过一层，复发两三层者。焠法：看头额及胸前两边，或腹上与肩膊处，照定小红点上，以纸捻条，或大灯草，微蘸香油点灼焠之，即时暴响。焠毕便觉胸腹宽松，疼亦随减，此火攻之妙用也。

一曰刮

痧在皮肤之里有发不出者，则用刮法。若背脊项骨上下，及胸前胁肋两间臂弯，用铜钱，或碗口，蘸香油刮之；若在头额顶后、两肘臂、两膝弯，用棉纱线或苎麻绳，蘸油戛，见红紫血点起方止；大小腹软肉内痧，用食盐以手擦之，痧即刮出，痛楚亦轻矣。

一曰刺即放痧也

尝览古人遗言：东南卑湿之地利用砭，所谓针刺出血者，即用砭之道也。但放痧之人，俱用铁针，轻者一针即愈，重者数刺不痊。盖痧毒入深，一经铁器，恐不能解，惟以银针刺之，入肉无毒，又何惧痧患之至深乎。

放痧有十处

一在头顶心百会穴只须挑破，略见微血，以泄毒气，不用针入；

一在印堂头痛者用之，针尖微入肉中，不必深；

一在两太阳穴太阳痛者用之，针入一二分；

一在喉中两旁惟虾蟆、大头瘟可用；

一在舌下两旁惟急喉风、喉蛾痧可用，刺出血，吐之，莫咽下；

一在双乳乳头垂下尽处是穴，此穴不宜多用，不如在乳上下有青筋处刺之；

一在两手十指头其法用他人两手扐指，紧捏近脉息处刺之，或用线扎住十指根，刺指背近甲处出血。若刺指尖，太近指甲，令人头眩；

一在两臂弯曲池穴腿弯名委中穴，蘸温水拍打，其筋目现，然后迎刺；

一在两足十指头与十指同；

一在两腿弯委中穴腿弯上下前后有青筋曰痧眼，迎其来处刺之。如无青筋，拍打腿弯委中穴，此穴可深入寸许。

凡痧者有青筋紫筋，或现于数处，或现于一处，必须用针刺之，去其毒血。用针必当先认为痧筋，医者不识，孟浪用药，药不能到血肉之分，或痧复发，痧毒肆攻，轻者变重。病家不明起故，归咎于医，医者之名由此损矣。故放痧必须放尽，然亦有不尽者，何也？盖痧者，热毒也，或误饮热汤，其青筋紫筋反隐不现，即略现放之，或毒血不流，刮亦不出，热汤为害也，当急饮冷水解之，后可再放而血流，再刮而痧出。又有痧毒方发，为食物积滞所阻，与痧毒凝结于中，即放之不尽，刮之不出者，食物积滞为害也，当先消食积而再刮放。或有痧毒瘀滞，热极血凝，瘀血不流，阻于胸腹，刮放有不尽者，当先散瘀血，而后刮放。又有痧毒方发，兼遇恼怒，气逆伤肝作胀，故痧气益盛，而刮放俱难尽，又当先用破气之药，而再刮放。如此治之，痧毒皆可渐消矣。

痧筋不同，有现处，有微现处，有乍隐乍现者，有伏而不现者。其现者，毒入于血分者多。乍隐乍现者，毒入于气分者多。微现者，毒阻于气分者多。伏而不现者，毒结于气分者多。现者，人知刺放矣。其微现者，毒阻于肠胃，痧筋不能大显，虽刺无血，即微有血，点滴不流，治法但宜通其肠胃，痧筋自现，从而刺之可也。乍隐乍现者，待现而放之。至伏而不现者，虽欲放而无可放，必从脉不合症辨之，孰为所发之病在缓，孰为所见症候甚急，即症与脉相合，又细辨其何痧治法，结于血者散其痧，结于食者消其食，结于痰积者驱其痰积，迨结散之后，痧筋必然复现，然后刺放，则病可得而理也。

药品宜忌

痧与他症不同，用药一差，凶危立现。故有相宜者，有不相宜者，选其宜而去其忌，何虑病之颠危而有难救者哉。

药忌

参芪、白术、山药：用之恐补毒气，痧所大禁。

熟地、白芍：补血敛血，痧所大忌。

甘草：用之恐成痧块，一应甘甜之味俱不宜用。

茯苓、猪苓：恐其渗湿转实痧气。

半夏、白芷、苍术：性燥。

升麻：恐提痧气上升。

麻黄：恐其发表太过。

肉桂、附子、吴萸：恐助毒有变。

干姜：恐助热毒，过服冷水，宜少用之，善散寒气故耳。

五味子、木瓜：酸敛大忌。

竹沥：性寒，用须姜汁，方走经络，不如勿用为妙。

杜仲、补骨脂、枸杞：即腰疼不可用。

茯神、柏子仁、酸枣仁：即虚烦不寐勿用。

苁蓉、巴戟：尤所大忌。

半夏、藿香：止吐，独痧用之恐助火邪。藿香惟取其正气以治秽触，倘肠胃中有食积血瘀阻滞痧毒，若用此以止吐，反有闭门逐盗之忧矣。

药宜

陈皮、青皮：陈行痧气，青伐肝气，痧气壅阻郁结不行者，非此不利。

枳壳、枳实：破痧气，驱毒气，下食气积滞。

荆芥，透肌表，散痧毒，痧筋隐而不发者，非此不现。

防风：透肌发表，为臣使之助。寒热往来，毒痧壅滞郁遏不发者，非此不清。

柴胡：和解表里，专治少阳胆经寒热往来。

前胡：疏风消痰，治咳嗽表热者宜用。

干葛：散胃经之热兼能止渴。

厚朴：宽中止呕，消痰下气。

薄荷：辛凉利窍，消肿解毒，清气，清喉。

紫苏：疏风顺气，身热当用。

独活：发散治热，其性至颈而还，力不能过发，且可活血，解痧毒最要之药。

细辛：透窍，散痧之妙药。

桔梗：入肺经，其性上而复下，故能引枳壳破胸中至高之气。

香附：行血中之气，恐其香燥用童便制，欲行其血用酒炒，欲其敛血用醋炒。

元胡索：和血行气，理血气凝滞作疼。

五灵脂：善消蓄血，血块凝滞不散非此不破。

郁金：能入心经，散郁消瘀，痧毒攻心者非此不能奏功。

木香：行滞气，燥湿气，驱寒气，开郁气，痧后腹疼不解此要药也。

砂仁：顺气开郁，散痧消食始终可用。

乌药：善行周身之气，凡痧气阻滞得此无处不到。

秦艽：和血驱风，消痧毒，筋骨疼痛，壮热不清者非此不解。

连翘：消痧毒，解诸经火邪，清热而不滞，治痧之要药。

栀子：凉心去火，发斑并痧根红者可用。

贝母：川者消热痰，土者兼破瘀血。

白芥子：胁下之痰非此不达。

天冬、麦冬：润肺清痰。

杏仁：泻肺润肠胃，利气消痰涎。

桑皮、兜铃：治嗽泻肺。

赤芍：血热发斑者可用。

陈香元：破结气。

丹参：和血。

山楂、卜子、麦芽、神曲：痧为食阻，取其善消而不暴。

红花、茜草、金银花：和血，解痧毒。

桃仁：破郁，治痧为血滞。

苏木：祛恶血，新瘀者莫及。

三棱、莪术：食积心痛，痧毒阻滞痞闷者，宜用。

牛膝：和血，引痧气下行。

香薷：通上彻下利水，治暑伤要药。

牛蒡子：解痧毒，清喉。

刘寄奴：散瘀血，解痧毒。

紫花地丁：解毒化斑。

泽兰叶：解痧毒。

益母草：女子胎产俱宜。

地骨皮：退热，治阴虚、骨蒸劳热。

菊花：清心解热。

青黛：治痧妙品。

蚕痧：解痧毒清热。

穿山甲：透痧消痰，破瘀托毒，善走经络，土炒为末用。

乳香、没药：消瘀血而不伤新血。

阿魏：破积聚，逐恶血。

皂刺，透毒，能引诸药至于痧毒血瘀之所，立奏其功。

火麻仁，润大肠，肠胃结燥者可用。

雄黄、牛黄、天竺黄、胆南星：消痰丸中宜用。

麝香：开窍散痧。

明矾：解痧毒，消痰定痛，用之探吐宿食甚妙。

石膏：病痧暑天最多，自汗大渴用白虎汤即解。

龟板，破宿血，在胸者用上半截，在下者用下半截，去两肋酥炙为末。

僵蚕：能治血分之痰，佐山甲透经络以破瘀血，酒炒为末，用三分。

童便：解痧毒，消痰，降火，定痛，治血痢诸药莫及。

靛叶：解瘟毒。

小青草：俗名血见愁，清热除痧。

梅花：治痧上品，悬当风处阴干，桃花亦可用。

天仙子：即红蓼子，治痧块多用。

紫金皮：能消毒。

痧症寒热，不由外感，从口鼻而入，搏及肌表。羌活、麻黄俱在所禁。如荆芥、细辛，善能透窍。盖恶毒之气由窍而入，故用以治痧，亦由窍而出。若防风乃臣使之味，取为透窍之佐，不比麻黄、羌活专主发表，反有升发火毒之虑也。

宜忌相半

羌活：痧症所忌。若头痛，或受寒引起，更兼痧症，欲引太阳经，用半分至二分。

川芎：上行头目。头角骨痛者，必须下通血海，肝脏不华者，当用一分至三分止。

藿香：痧症作呕，取其正气以治秽触，然必痧毒无阻，乃可俟冷饮之。

沉香、檀香、丁香：痧之始发当知忌用。痧后心腹疼痛不休、胸肋胀闷、寒凝气滞用一分至三分。

生地：凉血。血热者可用，血瘀者非其所宜。

当归：头身尾各有所宜，须用斟酌，归尾不妨。

黄连：心脉洪实者可用，痧中忌用，用须酒炒。

元参：咽疼犯肿毒者可用。色黑止血，痧有瘀血忌用。亦能清气消痰，滋阴润肺。

花粉：口干渴，连引水不能止，可用。性沉寒，痧毒未清者忌，恐凝滞痧气也。

木通、车前、泽泻：痧气郁阻、小便不利，在所当求。若热郁太重，不因小水禁用。黑丑，通上彻下，毒痧张满，必须用此，丸药中奏效，凡破气之味，俱莫能及。

大黄：治食积，阻痧毒，为丸以备急用。若痧胀之极，必须急服此以攻之。

食品忌宜

痧时则不欲饮食，痧后亦有不喜者，有食而作胀腹痛者，其间饮食，最要斟酌，宜忌不可不慎也。

食忌

生姜、圆眼、大枣、花椒、胡椒、辣酱、烟茶、火酒、热汤、醋、麦、豆粉、肉荤、鸡鱼、葱蒜、芥菜、瓜茄、糯米、团粽、糖食、果品、红菱。

发痧忌热汤、热酒、粥汤、米食。若饮热汤酒粥，轻者必重，重者必危。吃米食诸物，恐结成痧块，日久变出他症，难于救疗。始有食不消，不殒命者，亦幸耳。

痧后病症若松，胸中觉饿，或急进饮食，即复痧胀，立能变症，必忍耐一二日为准，方保万全。

更见禅僧痧胀愈后再不复发，以无荤腥故也。今后凡遇痧病得愈者，当知所戒[①]，即无屡发之患。

伤寒不饮食，至一候、两三候无妨者，以邪气填胃口也。痧胀十日五日不饮食，亦不至饿坏者，以痧气塞满胸膈也，惟俟痧气退方与食。

食宜

黑砂糖：活瘀血，解痧毒。凡瘀血痛者，得此即安。

食盐：解痧毒，定痛。用之吐去新食。

---

① 戒：原文为"成"，据文意改为"戒"。

芋艿：治痧热，解毒。有痧患者生食之。

灯心汤：口渴者饮之，作药引可用。

芦粟汤、山楂汤、莱菔汤、阴阳水、荸荠、百合、莲藕、西瓜、河水滚水各半冲服。

痛止后知饿，方可吃饭汤、清水、米糊汤，亦宜少用，且须冷吃，不然复发。

痧胀随宜便用救急小方

惟痧起最卒暴，或有穷乡僻壤，或在旅店长途，一时妙药难寻，性命垂于呼吸。今搜辑简便群方以随其土宜，因所有而投，亦一方便事也。

一用荞麦，炒焦去壳为末，温汤调三钱服。

一用芦粟子或粟梗，煎汤，待冷服之。

一用阴阳汤，凉水、滚水各半碗是也。

一用井水、河水各半碗同饮。

一用细辛，为末，同砂仁汤冷服，治气阻受寒痧。

一用晚蚕痧，为末，白滚汤冷服。

一用羊粪一把，将滚汤泡一碗，对合一时，滤去渣，将上清汤待冷极服之。

一用白痧汤，搅梅水服。

一用童子小便，连饮数碗。

一用泥浆水，服之，路上受暑起胀，用仰天皮水搅清饮之。

一用绿豆，煎汤，温服，绿豆粉泔水亦可。

一用麻油一盏，灌下。

一用芦柴根，煎汤，微温服。

一用菜油二两、麝香一钱，昏迷不省人事欲死，调下立苏。

一用萝卜英子，煎汤饮之。

一用伏龙肝，泡水饮之。

一用生豆腐浆，吃一碗许。

一用陈樟木、陈皮等分，东壁土水煎，连进三四服。

一用银朱，播细，点眼角。

一用丝瓜叶，捣汁饮，又可止霍乱。

一用生黄豆，细嚼，不觉豆腥气可以试出。

一用芋艿，带毛生嚼，是痧便不麻口，可以试出。

又有探吐法：

一用盐汤待冷，不拘多少，灌下探吐，或用盐放铁刀上烧红淬水中饮之；

一用白矾为末，阴阳水调服二钱，亦可探吐，多则用至三钱。

以上两方，乃吐新食阻隔痧毒之法，必多饮吐。

诸方用之，亦皆有效，有不效，然而有益无损，随人选用可耳

附白虎症

白虎病一症，人皆未识。凡太岁后一位，名为白虎神，如太岁在巳，则白虎在辰；太岁在申，则白虎在未。其神所值之方，小儿不知禁忌，出入居处，稍有触犯，便能为病。其身微热或冷，有时啼叫，屈指如数物状，以集香汤治之。

沉香 降香 木香 乳香 人参 甘草 茯神 枣仁

水煎。临服入麝香少许，存渣，房内烧之。

参集诸名家论

医道之源，本于《内经》，由来尚矣。自黄帝而降，以迨仲景《金贵玉函》，为文简严，寓意渊广。伤寒卒病，析为六经，法有详略。凡为医者，所当祖述而宪章之也，明矣。然《伤寒论》中不及瘟疫，心窃疑焉，何况后世所云痧胀乎，不知其间。详者义例甄明，略者指趣该治，散之若截然殊科，融之则约于一贯，顾读而用之者何如耳。夫伤寒原为传经热病，盖因六气阴阳，同异不齐，风热火统乎阳，寒燥湿统乎阴，大抵六气由表及里，故云外感，乃肝胆脾肺肾与膀胱传变皆周，而病自解矣。至于痧有自外而入者，有由内而出者，亦有无端而起者，或发于脏，或发于腑，或犯兼症，或犯变症，但止于一经而不传。原不拘经之手足也，故内受邪，则绞刺为胀，急为闷乱；外显于症，则为隐疹，为斑黄，为泻吐，诚中形外，自然之理耳。吾辈须神而明之，博而约之，或表或里，随症施治，则思过半矣。究竟伤寒卒病诸症，种种情状，暗相符合，其意旨亦无不明，是在人之善于会悟可耳。

河间云：诸热瞀瘛、暴瘖、冒昧、燥扰、狂越、骂詈、惊骇、胕肿、疼酸、气逆冲上、噤栗如丧神守、嚏呕、疮疡、喉痹、耳鸣及聋呕涌溢、食不下、目昧不明、暴注卒泻、瞤瘛、暴病暴死，皆属于火。以上诸症，今时痧胀，十居八九。至如暴病暴死，河间但指中风痰厥，由今观之，其暴病暴死者，于痧胀最为酷肖。想古时不立痧胀之名，未经说破故耳。则知痧之属火明甚，然火有君相之别。手少阴经君火也，右肾命门为手心主，乃手厥阴胞络之脏。《经》言心之原出于天陵，凡刺天陵穴者，所以泻手心主相火之原耳。又有手少阳三焦合为表里，神脉同出现于右尺二经，代君行令，故相火之为病居多。皆因火性

最烈，其气上炎，以致三焦阻塞，六脉全乖[1]，昏冒口不能言，痰喘声如拽锯，然相火作病犹有可回，若犯少阴君火，确具死症，则殒在须臾，莫谓医工艺术之疏耳。

事必师古，何况于医。丹溪治杂症，以气血痰三者为先，盖三者成疾，人身最多。能谛观详审于三法之间，便可指下奏功。至于痧胀，又何能离此三者乎！痧有气塞者，为喘急，为胀满，为呕哕，为头眼胀，其痛阵紧，脉必洪数。阳气闭者为昏迷不语，口噤目翻，不醒人事，上下厥冷，虽痛口不能言，脉必沉伏，属阴。痧有血热者，为烦躁，为紫斑，为头面赤，为衄，口出红沫，脉必实大，属阳。有血阻者，腰痛胁痛，攻心而痛，手足青紫，脉必紧牢，乍大乍小，属阴。痧有痰壅者，喉口漉漉有声，吐咯不出，呕吐酸水清涎，脉必弦滑，属阳。有痰厥者，卒倒僵仆，手足厥冷，肌肤芒刺，遍身青筋，坐卧不能转侧，脉必微细，似有似无，属阴。凡气血痰之种害于痧，大约有如此者。亦不得谓阳痧则生，阴痧则死，总是阴痧又不比伤寒直中阴经症，遽用桂附参芪也。痧胀有脉伏三日，亦得救活者；四肢厥冷，刺血投剂后，即时温暖者；目闭牙噤，刺血投剂后，即时睁眼认人，而言其所苦者，医者能得其窍，则危者立安。失其机，虽得生全者，亦死矣，可不深究心乎。

异矣哉，今时痧胀之为害，至此极也。古有旦发夕死，夕发旦死之症。痧则夕不能待旦，旦不及至夕而死矣，救疗者稍缓，须臾亦死，即救疗稍不如法，亦死矣。予不得已，纂成是编，将欲救人得以不死，并欲令世人咸得救人，不至于死。诚恐一人之耳目识见有限，出而请质名公，幸不至为大方贻笑，又进我以宗古之说，因疏三两条，附之篇中，而愚之受益多矣，在祈高明不吝赐教，尤为幸中之大幸耳。

表微论

谨按是书，议论精详，方脉井井，可称全备，茂以尚矣。然观吾伯临症手法之外，先投丸散一二辄愈，不然则继以汤剂，再不然又另用丹丸。由此观之，则所云七十二症，六十四方，不既繁且复乎。不知人有受病之浅深，病有发作之善恶，治有平险之难易，药有先后之重轻。大凡受之浅者，刮亦可，小方亦可；受之深者，怪症百出，耳目未尝睹闻，高明所难测识。病之善者，受以丸可，散亦可，至犯恶症，百计于方，尚难救疗。治其平者丸散已足，治其险者费思殚力，莫能挽回者有之，以是知丸散者先锋之破敌，汤剂者后劲之成功也。更有病本轻，设或误投方药，反变而为重；病本重，服二三剂后，主家嫌无捷效，遂弃而他求，此种情弊，可胜道哉。又有痧症延至十日半月不愈，慢痧日深一日，一年半载难瘥，因痧变成他症，或累月一发，积至十余年之久，此皆世人未肯深信者也。自古仲景立法，代有伟人，迄今时异气殊，病情多变，在昔但患伤寒为横，于今独虑痧胀偏多。虽有智者，且以宗法无门，犹恐南辕而北辙也。幸赖是书，不蹈流弊，不袭陈言，妙莫妙于书晰治法之精微，神莫神于补救阴阳之造化。观其文，则异授通乎内典，而轩岐益剖；验其方，则心裁合于太易，与象数同明，可见有本之学，积之深厚。如此诚为疗病之至宝也，非知道者，其孰能与于斯乎。

锡山侄涵蕴中谨识

晰微补化痧胀书上卷终

---

[1] 乖：原文为"乘"，据文意改为"乖"。

晰微补化痧胀全书　卷下

毗陵养吾山人王凯伟仙氏著

世间何者为哲人、惟参透人情物理，便为之哲人。何者为良医、惟参透病源脉息，即为之良医。所云参透者，处处皆先一着耳，是疾皆然，于痧更切。夫痧各有受病之由，其原虽不离于六气，亦不尽关六气也；或有始于七情，然亦不尽系于七情也；或因粪秽所触而发；有因饥饱劳役而发；有因传染时行瘟疫而发。痧本无定脉，凡脉与所患之症不相应者，即为痧之脉；痧亦无定症，或感风、感食、感劳、感疫，而以本症治之不效者，皆痧之症也。既有是症，斯有其名，名症不合，则治法乱矣。今将各症名状治法详具于下。

用药大法

痧气壅遏，未有不阻塞于中，故作痛作胀。用荆、防之类，从表而散；用青、陈之类，从中而消；枳实、大黄之类，从大便而下；用木通、泽泻之类，从小便而行；用山楂、卜子之类，治其食阻；用银花、红花之类，所以治积滞也。

饮汤规则

用稍冷者，九分冷一分温也；云微冷者，八分冷二分温也；云微温者，冷者四分之三，温者四分之一也。

痧　候

风痧　其症头痛，腿酸，身热，自汗，咳嗽，腹痛。此因时气所感，不可同伤风治，纯用疏风药。当刮痧为先，用**乾象方**一号。

防风　陈皮　细辛　旋覆花　荆芥　枳壳等分

水二钟，煎七分，稍冷服。

头面肿加薄荷、甘菊；手足肿加威灵、牛膝、金银花；腹胀加大腹皮、厚朴；内热加连翘、知母；痰多加贝母、瓜蒌仁；寒热加柴胡、独活；吐不止加童便；小腹胀痛加青皮；血滞加茜草、丹皮；咽喉肿加

山豆根、射干；赤白痢加槟榔；食积腹疼加山楂、卜子；放痧不出加苏木、桃仁、倍荆芥、细辛；心痛加元胡、莪术；口渴加天花粉；面黑加红花、苏木；秽触加薄荷、藿香。以上加减法，大同小异，余可类推，后不具载。

暑痧　其症头痛，眩晕，恶心，自汗如雨，脉洪拍拍，上吐下泻，腹痛或紧或慢，用垢象方主之。暑胀不已者，遁象方加竹叶石膏汤，石膏五分、知母三分、甘草一钱、竹叶一撮、粳米一撮，或六一散俱可选用，滑石八分、甘草一分。

垢象方二号　香薷　薄荷　连翘各一分　银花　厚朴　木通各七分

水煎，冷服

遁象方三号　香薷　紫苏　厚朴　山楂　枳壳　青皮　陈皮卜子等分

水煎，冷服。汗多去紫苏。

阴痧腹痛而手足冷者是宜用火焠，或因秽气触，用**否象方**四号。

藿香四分　香附四分　薄荷七分　枳壳　元胡　连翘　山楂各一分

水煎，冷服。

阳痧腹痛而手足暖者，是宜出血即安，或郁气，用**观象方**五号。

防风　荆芥各一分　川芎三分　陈皮　青皮　连翘各八分

水煎，稍冷服。

食不消加山楂、卜子；心烦热去川芎，加炒栀；有积加槟榔；痰多加贝母、白芥子；气壅加乌药、香附；血瘀加桃仁、红花；郁闷加细辛；食积加三棱、莪术；大便闭加枳实、大黄；小便闭加木通、泽泻；暑热加香薷、厚朴；喉痛去芎，加薄荷、牛蒡子；咳嗽加桑皮、兜铃。

红痧　皮肤隐隐红点，如麻疹相似。痧在肌表，感受虽轻，热汤、热水亦不可犯，外用焠刮，内服观象方五号。

斑痧　头眩眼花，恶心呕吐，身有紫斑。痧在血

肉，用刮放，迟则入内，另生变症。用**剥象方**六号。

薄荷 山栀 丹皮 元参 花粉 地骨皮 细辛等分

水煎，稍冷服。

乌痧 满身胀痛，面色黎黑，有黑斑。毒在脏腑，气滞血凝，以致疼痛难忍。用**晋象方**七号，治食积痧毒疼痛，面黑，手足俱肿，胸腹胀闷。

元胡 苏木 灵脂 蓬莪术 广皮 天仙子各一两 枳实 三棱 厚朴 槟榔 姜黄各七分 乌药五分 降香 沉香各三分 阿魏 香附四钱 卜子一两

为末，水丸，如绿豆大。每服十五丸，砂仁汤稍冷下。

吐痧 汤水入口即吐。用伏龙肝研碎，水泡澄清，食之即定，若汤药亦以此水煎之，用否象方四号。

泻痧 水泻不止。不可下，又不可止，惟分理阴阳。用五苓散加减。

猪苓 泽泻 苍术 云苓 车前 木通

水煎，稍冷服。

紧痧 其痛紧急，即时昏倒，不消半刻即死。若知是痧，放痧焠刮，服涤痧丸，亦得救活。

慢痧 或期至十日、半月而死，或一月、二月、三四月而死，此诚慢矣，究竟必须速治，痧毒结于肠胃经络，症多凶险。如痧毒结滞于身，或左或右，或上或下，或表或里，在内者先坏脏腑，在中者先损经络，在表者先溃肌肉。若不早治，便成死症。宜选用归妹方六十四号治之。

晕痧 一时头晕眼暗，昏迷跌倒，盖因食血痰气结聚心腹胸膈之间，而经络不传，气血不通，欲放而血不流，欲刮而痧不显。治法：有食消食，有积消积，有痰血气阻，即散其痰血气阻，有暑热伏热秽气所触，即散其暑热伏热秽气。俟胸膈一松，则昏迷自醒，然后验其青筋以刺之。用大有方八号、坎象方九号。

大有方八号 治痧气胸腹胀疼，昏迷闷沉。

沉香 槟榔各五分 卜子 枳实 厚朴各七分 天仙子 三棱 莪术 广皮各六分 乌药四分 木香三钱 白豆仁四分 姜黄五分

水丸，如绿豆大。每服三十丸，砂仁汤，稍冷服。

坎象方九号 治痧气壅血阻，昏迷不醒，身重。

灵脂 广皮各一两 青皮 三棱 莪术 天仙子 姜黄各七钱 枳实六钱 乌药五钱 木香 沉香各三钱 白蔻仁五钱 阿魏一钱

水发为丸。每服三十丸，砂仁汤稍冷下。

绞肠痧 心腹绞痛，或如板硬，或如绳转，或如锥触，或如刀割，轻者亦微微绞痛胀闷，放痧可愈。如不愈，必审脉，辨暑秽、食积、血痰施治，先放痧后，用大有方八号，清茶服之，并用屯象方十一号。如吐痰绞痛，先刺指头出血，用既济方冲砂仁汤下，并用乾象方一号，如盘肠绞痛，脉伏，先刮痧，用革象方、丰象方饮之。如不愈，再用明夷方、师象方服之。

节象方十号 此治痧之仙剂。

郁金二钱 细辛一两 降香三钱 荆芥五钱

同为末。每服三匙，清茶稍冷服。

屯象方十一号 治痧气内攻之剂。

三棱 莪术 白芥 卜子 元胡各一钱 枳壳八分 青皮 乌药各等分 红花七分 香附四分

水煎，稍冷服。

既济方十二号 治痧毒中肾之剂。

降香五钱 牛膝二两 桃仁、红花 凤仙花各七钱 蒺藜一两

为末。每服二分，用黑砂糖调童便冲服。

革象方十三号 治痧气寒凝之剂。

沉香 木香 郁金各一钱 乌药三钱 降香二钱 细辛五钱

为末。每服三钱，白滚水冷服。

丰象方十四号 治痧因食积者。

三棱 莪术 卜子 青皮 乌药 槟榔 枳实各一钱

水二钟煎七分，稍冷服。

明夷方十五号 治痧大便结，气血凝，烦闷昏沉。

细辛 大黄 枳实 厚朴 桃仁 大麻仁 青皮等份

水丸。每服一钱，重者二钱，至重者三钱，灯心汤下，稍冷服。

师象方十六号 治痧食气壅盛者。

厚朴 山楂 枳实 三棱 莪术 卜子 细辛等分

水煎，稍冷服。

抽筋痧 两足抽筋痛甚，忽至一身青筋胀起，如筋粗，宜处处大放毒血。用艮象方十七号，治痧积成块，筋抽疼痛。

灵脂 卜子 山楂 青皮 枳实各一两 白豆仁五钱 莪术 厚朴各六钱 三棱七钱 槟榔七钱 乌药 姜黄各五钱 阿魏二钱 沉香三钱 木香三钱 丁香一钱

水丸，如绿豆大。每服十丸，紫荆皮煎汤，冷下。

暗痧 心中闷闷不已，欲食不食，行坐如常，即饮温热，不见凶处，并无心腹腰背疼痛之苦，但渐渐憔悴，日甚一日，若不知治，亦成大害，此痧之慢而轻者也，放之即愈。更有头痛发热，心中作胀，类如

伤寒；寒热往来，似疟非疟，闷闷不已；又有咳嗽烦闷似伤风；有头肿胀，两目如火；有四肢红肿，身体重滞，不能转侧，此痧之慢而重者也。误吃热物，遂乃沉重，或昏迷不醒，或痰喘气急，狂乱，如遇此等，必当审脉辨痧果系何因，在表者刮，在中者放，在里者服药，连进数服，俟其少安，渐为调理。

一妇，四月间，忽然昏迷沉重，不省人事，颜色变黑，刺腿弯青筋，出紫黑血不醒，用节象方稍醒，至五日后复刮痧，用贲象方大愈。

一老人，六月发热，昏迷不醒，舌上黑苔芒刺，狂骂不绝，六脉俱伏，此痧之急重者也。刺之血不流，用节象方十号、大畜方十九号，稍冷饮之，又用遁象方三号，痧退稍苏，但有舌苔不退，用剥象方六号愈。

一孕妇，下楼梯，坠扑于地，气绝不做声，延医治，以其受惊，药不效，恐其动胎，药之又不效。后延余至胎已下，儿已死，诊脉有如蛛丝，但四体温软，急放手足血，便作呻吟，投涤痧丸遂苏，更用大畜方并损象方二十号愈。

一小婢，六日不食，头面微肿，刺腿弯二针，流黑血，用节象方十号愈。

贲象方十八号 治过饮冷水痧不愈者。

木香 沉香 檀香等分

为细末。每服五分，砂仁汤微冷服。

大畜方十九号 治食积血瘀，痧毒结块。

泽兰 姜黄 卜子 山楂 茜草各一两 白蒺藜一两 元胡 灵脂各一两五钱 槟榔七钱 银花八钱 桃仁一两二钱 土贝母一两 乌药 青皮各六钱

为末。每服一钱，温酒下。

损象方二十号 治血瘀不散。

没药为末，三钱 细辛四钱 桃仁 元胡各一两 降香三钱 蒺藜去刺，三钱

同为末。每服一钱，温酒下。

闷痧 痧毒冲心，发昏闷倒，似中风中暑，人不知觉，当时而死。如略苏醒，放痧不愈，审脉服药。

一妇人，忽口闭牙噤，不知人事，手足俱冷，但胸前稍暖，忽然目睁，叫苦数声，仍如前状。予为放十指黑血，用涤痧丸，呻吟，再服，脉起，投以节象方十号、坎象方九号而愈。

落弓痧 倏忽昏迷不醒，痰喘不已，眼目上吊，如小儿落弓症。此暗痧难识，必须审脉辨证，再看身体凉热、唇舌润燥如何，然后治。

一人，发热口干，昏迷不醒，两眼上翻，六脉微细而伏。先用节象方十号，砂仁汤冷服而醒，扶起放痧，用明夷方十五号，痧气尚未尽，又用暌象方加银花、山楂、丹参、卜子而愈。

一人，时当身热，口中微渴，因饮热茶，昏迷不醒，左脉沉细不匀，右脉浮而芤。此肾虚痧犯，肾水之痧逆行于肺，故痰壅而发晕也。用履象方入贝母、牛膝同煎，加童便饮之，更用中孚方而醒，扶起放痧愈。

暌象方二十一 治痧气郁闷之剂。

枳实 卜子各一两 郁金二钱 乌药 连翘各八钱

为末，清茶，稍冷下。

履象方二十二 治痧因血郁之剂。

独活 红花 桃仁 蒲黄 元胡 白蒺藜炒 乌药各一钱 香附三分 枳壳七分

水煎，微温服。

中孚方二十三 治血痧之剂。

红花 蒲黄 青皮各一钱 香附四分 贝母二分 枳壳六分

水煎，微温服。

禁口痧 默默不语，语亦无音。此痧气壅盛，热痰上逆气管，咽喉闭塞而然。宜先放痧，后审肺肾脾三经脉调治。

一女，为后母所骂，痧胀闷烦，昏沉不语，左关有力，右脉沉伏，此伤气之痧。用陈香圆一筒，煎汤，微冷服之，稍有声，未愈，次日刺腿弯三针出血，又刺顶、心、臂、指十余针，乃用贲象方、渐象方加元胡、香附，微温饮之，乃愈。

渐象方二十四 治痧因气阻者。

陈皮 厚朴 山楂 乌药 青皮等分

水二钟，煎七分，稍冷服。

血瘀加元胡、香附、桃仁；头汗加枳实、大黄；口渴加薄荷、花粉；痰多加贝母、白芥子；痧筋不现加细辛、荆芥。

扑鹅痧 痰涎壅盛，气急发喘，喉声如锯，疼若喉鹅状，但喉鹅喉内肿胀，痧痛而喉不肿，形若急喉风，但喉风痛而不移，痧则痛无一定，且有痧筋可辨。

一人，痰气壅盛，脉多怪异。此三焦命门之痧，先刺臂、指、腿弯青筋，出黑血，未愈，用贲象方十八、暌象方二十一，外吹震象方，又用豫象方而愈。

一人，喉痛之极，痰涎壅盛，不信是痧，延喉科治之，且饮热汤致死。若用鲜象方，则必救活。

震象方二十五 治痧咽喉肿痛。

飞硼砂 天竺黄各二分 元明粉一分 朱砂一分 冰片半分

为末，吹喉中。

豫象方二十六 治血滞之剂。

荆芥 红花 茜草 丹皮 赤勺 刘寄奴各一钱 香附三分 乌药五分 蒺藜去刺，为末，三分

水煎，微温服。

鲜象方二十七 治痧症咽喉肿痛。

牛蒡 苏根 薄荷 甘草 银花 川贝母 连翘 枳壳各一钱 桔梗五分 乌药四分

水煎，加童便服。

角弓痧 心胸胀极，痧毒内攻，头项向上，形如角弓反张，是脏腑已坏，死症也。得一治法，急将毛青布一块蘸滴烧酒，抹其手足拘急处，再将真火酒口含喷遍身，少顷便觉舒展松动，然后用药，庶可回生，用节象方十号、贲象方十八号之类。

瘟痧 寒气郁伏肌肤血肉间，至春而发，变为瘟症，是名瘟痧。又暑热伤感凝滞于肌肤血肉中，至秋而发，亦名瘟痧。但春瘟痧受病者少，不多传染，秋瘟痧毒受病者多，老幼相传，甚至一家一方皆犯痧。其发也恶寒发热，或腹疼，或不疼，似疟非疟，或气急发喘，头面肿胀，胸膈饱闷，或痢脓血，宜先放痧、消食积为主，侯痧毒已泄，然后和解，分理其寒热，健脾养血，补其中虚。

一人，于九月恶寒发热，吐痰咳嗽，胸中烦闷口渴，舌苔芒刺，放血不流，此饮热汤之害。用阴阳水一大碗，加明矾一钱饮之，又用消食去积药，加熟大黄二钱，微冷饮之，少愈，次日复刺臂指出毒血，又用活血解毒药而愈。其妻同时恶寒发热，头面肿胀，心胸烦闷，六脉俱伏，放痧不愈。先饮微冷矾汤，次用透窍、消毒、下气之剂，加牛膝三钱同煎，二服痊愈。其子亦寒热如疟，心腹绞疼，吐泻不已，六脉沉紧，亦瘟痧也。用坎象方九号并恒象方加大黄一钱，次日再服而愈。

恒象方二十八 治痧气食结胸中，饱闷腹疼。

广皮 卜子 细辛 前胡 麦芽 腹皮黑豆汤下，各一钱

先将山楂二两，浓煎汤，次投六味煎之，稍冷服。

满痧 初起跌倒，牙关紧闭，不省人事，捧心拱起，鼻扇耳鸣。急为放痧，出血用晋象方七号、坎象方九号、升象方治之。

升象方二十九 治痧毒血郁成块，坚硬不移。

苏木二两 蒺藜去刺 元胡 桃仁去皮尖 红花各一两 独活三钱 降香 姜黄 赤芍各六钱 灵脂七钱 大黄五钱 乌药 三棱 莪术 陈皮 青皮 皂刺 香附酒炒，各四钱

为末。每服二钱，温酒下。

脱阳痧 小腹急疼，肾缩面黑，气喘冷汗，有似发痧。用连须葱白三茎研烂，酒四碗，煮二碗，作三服，再炒盐熨脐下气海穴，令热。

羊毛痧 腹胀连背心，或腰跨，如芒刺疼。

羊筋痧 腹胀浑身板痛，此二症或胸前，或腰背。当用小针穿皮，挑出筋毛即愈，只捡痛处，看其有毫毛聚起者便是，内服普济消毒饮补遗。

紫泡痧 痧不内攻则外溃，即若为肿为毒之外，又有发为紫泡血者，此真痧之异者也。

一女，手足下半身俱肿，大腹亦胀，发出两腿足紫血泡，如圆眼大，密难数计。遂为腿弯放痧五针，又刺十指，去其毒血，六脉俱和，此痧毒已散，用井象方二剂，紫泡结痂而愈。

井象方三十 治浑身紫血泡。

莪术 红花 泽兰 桃仁 乌药 桔梗 牛膝等分 川芎三分

水煎，温服。

疯痧 似大麻风，眉发俱脱，手足踡挛。有一老者为之放痧三次，曰此疯痧也，传一奇方，日日服之，以渐而痊。

附奇方

银花六钱 黄芩一钱五分 皂刺一钱 赤芍二钱 红花二钱 牛膝二钱 苦参四钱 生地二钱

水酒各半，煎服。

附虱痧 手弯钻痒无比。此症无药可治，惟有急破去虱，刮去皮一法。

血痧 胸中胀闷，饮食俱废，两肋痛甚，口中常涌出淡红血沫。用零香为君，佐以刘寄奴、茜草之类，治之即愈。

蛔结痧 痧毒攻胃，蛔死入于大肠，与宿粪相结，腹中大痛，是为蛔结。又有痧毒入胃，胃必热胀，热极蛔不能存，因而上涌，乘吐而出，或结腹内不便，或入大肠，由大便而出。与伤寒伏阴在内者不同，治宜清其痧胀，加熟大黄同煎服。

一女，痧发腹痛，头汗如雨，脉芤而洪实。刮放不出，用豫象方二十六，次日刮放，再用明夷方五十，大便下死蛔三条愈。

一妇，发热头疼，口多痰涎，吐蛔三条。用大过方愈。

大过方三十一 治痧食积气阻之剂。

香附　卜子　槟榔　山楂　陈皮　连翘　薄荷_{等分}　木香_{二分}

水煎，加砂仁末五分，稍冷服。

铜痧　浑身上下、头面、眼珠，如姜黄色者。

一羽士，犯时疫，七八日发黄，眼目直视，四肢僵直，六脉似有似无，大小便久闭。刺指臂出血，点滴如墨，两委中绝无，后以随象方服之愈。

随象方_{三十二}　治痧毒结于大肠。

赤芍　青皮　枳实　桃仁　瓜蒌　金银花　酒芩　茵陈　山栀　连翘_{各一钱}　大黄_{三钱}

水煎，温服。

铁痧　头面手足十指如煤，不治。不得已用火酒擦身法，刺十指臂腿，出紫黑血立愈。

痧块痧　痧毒流于气分，成气痞；流于血分，成血块；壅于食积，成食积块，疼痛难忍。盖因刮放之后，痧毒未尽，不用药消之。故治法在气分者，用沉香、砂仁之类；在血分者，用红花、桃仁之类；食积阻滞者，用槟榔、卜子之类；或气血之分俱有余毒者，兼治之；更兼食积所阻，当并治之。痧后最忌热物重食。

一妇，放痧二次，忽左胁有块，屡痛不止，脉芤沉微，此毒流滞不行之故。用升象方二十九与坎象方九号加贝母、白芥子，块消痛止而愈。

一人，身热，吐痰，胁痛，喘呕不已，左脉洪数，右脉似伏，此痧也。刺过二针，服童便稍减，用晋象方七号、润下丸_{补遗}，身热吐痰俱已，又用小畜方而愈。

巽象方_{三十三}　治过服冷水痧闷者。

木香　沉香_{各五钱}　砂仁　卜子_{各八钱}　檀香_{三钱}　灵脂_{六钱}

为末，水丸。每服五分，白汤下。

小畜方_{三十四}　治痧因于血实者。

香附　红花_{各四分}　桃仁　大黄　贝母　五灵脂　山楂　赤芍　青皮_{各一钱}

水煎，微温服。

身重痧　痧症始发，未必身重，因饮热汤，毒阻经络血肉之间，遍身重痛，不能转侧。放痧之后，宜消痧解毒，放痧不效者死。

一人，冬月腹中微痛，呕吐酸水，以为胸中受寒，饮姜汤一碗，遍身大痛，腹胀身重，右脉伏。放痧用家人方，痧渐减，又放痧，再服益象方而愈。

家人方_{三十五}　消食顺气活血之剂。

归尾　枳壳　赤芍_{各一钱}　山楂　卜子_{各二钱}　厚朴_{八分}

水煎，微冷服。

益象方_{三十六}　治血结不散。

桃仁　红花　苏木_{各一钱}　青皮_{八分}　乌药_{四分}　独活_{六分}　寄奴_{一钱}　蒺藜末_{一钱二分}

水二盅，煎七分，微温服。

心烦思睡痧　痧气冲于心胸，故心烦思睡，此慢痧也。若饮热汤，必至凶险。先刺血为主，可不药而愈。

遍身青筋痧　一人羸瘦，惯发痧症，数日一发，面色如靛，满身青筋胀起如筋，小腹疼，上攻胸胁。刺曲池、委中，黑血如注，得少醒，服涤痧丸绝根。

遍身肿胀痧　痧者暑热时疫之恶毒，攻于里则为痰喘，为血痧，昏迷不醒；散于肌肤血肉之表，则为肿为胀。若误热食，便成大害。此痧之暗，宜从脉异处辨之。

一人，手足俱肿，将逮于腹，六脉弦细沉迟，此为慢痧变症。刺二十余针，紫黑血已出，用节象方十号并散痧解毒顺气之药，服十余剂，肿胀俱消。

一妇，久生疮患，腹大如鼓，手足俱肿，左脉微数，右手歇止。夫疮毒入内，脉必洪数有力，今脉症不合，此慢痧也。腿弯果有青筋，刺五针出血，未愈，又刺指头十余针，用节象方十号并益象方三十六号，进五服遂愈。

以上正痧名目共三十六种，共计汤丸散三十六方。

夫医首重望闻次贵问切，人皆知之。至于痧，望闻有所未明，问切有所未尽，则将如之何？故痧有兼他症者，不可不审；有类他症者，不可不辨；有变他症者，不可不明。其审辨之法，惟看痧筋。痧筋见者，青紫之色也。痧症所原者，血中之毒也。夫血中有毒，即无可消，则百病生。治之自宜刮放，不尽则宜用药，先去其痧，后理其病，或当兼治者，或当预防者。须认的真，识得透，庶几回生，奏功指下，焉^①可妄试乱投，而轻人命哉。

伤寒兼痧　凡伤寒头痛发热之症，或当暑天，或触秽气，或疫气所感，忽犯痧胀，是惟认脉看筋辨之，必先治痧，痧退乃治伤寒。若误饮热汤生姜作引，慢者犹可，紧者立见凶危。

一人，伤寒十四日，忽发昏沉，卧不能转。先放痧，用无妄方疗之，痧退后，治伤寒而愈。

一女，头痛发热，用羌活冲和汤稍愈，至四日原照伤寒治之不效，更面目身热，胸中烦闷，六脉洪大

---

① 焉：原文为"乌"，据文意改为"焉"。

无伦，此兼痧之症。刺青筋一针，流紫黑血，有细筋隐隐，痧气壅阻之故。服小畜方三十四二服，稍松，次日痧筋大现，刺九针，服中孚方二十三少安。后又骤进饮食，复发热面赤，又刺两足青筋，用小畜方二剂稍愈。偶饮温茶，立刻狂言，急用冷水二碗饮之，更服数剂，痧气乃清，但病气虚发昏，服参汤愈。

无妄方三十七　治痧因于食积血滞者。

防风　乌药　元胡　桔梗　枳壳各七分　莱菔子二钱　槟榔　银花　山楂　连翘　赤芍各一钱

水煎服。

痧症类伤寒　伤寒集中，仅有四症类伤寒。至于痧症类伤寒，较之四症，尤为凶暴，而方书不载，故医者不识。夫伤寒头痛，恶寒发热，属足太阳膀胱经，是寒从肌表而入，故宜发散为先；若痧症头痛，是痧毒上攻头面三阳，不因外感，其恶寒发热，虽在肌表，是时行之气，由呼吸而入，搏击于肌表之中，作为毒热，内热则外寒，故亦恶寒。治宜先刺巅顶放痧，以泄其毒，用药惟在透窍解毒顺气为主。若误认伤寒太阳症，用羌活、麻黄发表，反助痧气，势必恶毒攻冲，作肿作胀，立时见凶。故痧与伤寒症虽同，治之则异。要知痧症宜清凉，则痧毒可内解；伤寒宜辛散，则寒气可外疏，固不可以治痧症者治伤寒，更不可以治伤寒者治痧症也。

一人，恶寒发热，昏迷沉重，不省人事，面色红黑，十指头青黑，六脉洪数，人皆以为阴症。天脉洪数者，痧毒搏结于经络也；十指青黑，痧之毒血流注也；面色红黑者，痧毒升发于头面三阳也。及视腿弯痧筋放之，有微黑血点，用节象方，以晚蚕沙汤饮之，渐醒，复刺出毒血如注，不复如前昏迷矣。但发热身重，用大剂噎嗑方，渐能运转，犹身热便闭，用卜子、麦芽、枳实、大黄、厚朴，便通而愈。

一妇，头痛，恶寒发热，心胸烦闷，头汗如雨，痰喘面黑，十指俱青，气口脉虚歇止，左手三部洪数不伦。遂刺顶心一针，臂腿数针，血去不愈。彼因食后起病，即以矾汤吐去宿食，烦闷痰喘头汗俱除。余症未愈，用颐象方二剂，大便通而安。十余日，忽腹中大痛，口吐涎沫，因秽气所触，又刮痧，用否象方四号，腹痛顿止。

噎嗑方三十八

桃仁　苏木　乌药　香附　蒺藜　泽兰　独活　山楂等分

水煎，微温服。

颐象方三十九　治先因伤食发热口干。

柴胡　山楂　连翘　红花　卜子　枳实　荆芥　花粉量酌

加酒制大黄二钱，微冷服。

伤风咳嗽痧　从时气所感，肺经受伤，不可同伤风治。当刮痧为先，宜清喉、顺气、凉肺、散痧为主。

一人伤风咳嗽，日晡微寒发热，脉芤虚而无力。乃时气所感，肺经之痧也。刮放稍可，不服药，十余日咳嗽不止，用蛊象方，加前胡、山豆根，饮之愈。

蛊象方四十　治痧似伤风咳嗽。

射干　兜铃　桑皮　桔梗　薄荷　元参　花粉　贝母　枳壳　银花　甘菊等分

童便，煎服。

咳嗽哕呕痧　痧毒之气，上凌肺经，故气逆发呛，而咳嗽痰涎上涌，或呕哕恶心，或面目浮肿，或心胸烦闷，此热毒入于气分，痧筋往往不现，当刮之间，有入血分者，待痧筋现，方刺之，宜理其痧毒。

一人，咳嗽发呛，面目俱肿，呕痰不已，更吐鲜血，六脉弦紧且数。此痧毒搏激于筋脉间，令多刮之，用节象方十号加童便微冷服，又用损象方十二而痊。

一女子，发热咳嗽，呕吐痰涎，胸中闷胀，面目浮肿。以风治益闷，遂刮痧，用乾象方一号加贝母、薄荷、童便，饮之即愈。

霍乱痧　痛而不吐泻者，名干霍乱，毒入血分，宜放痧，新食宜吐，久食宜消，下结宜攻。痛而吐泻者毒入气分，宜刮痧，有筋则放，宜调其阴阳之气。须知肠胃食积，宜驱不宜止。若吐泻后痛者，此因秽气所触，宜用藿香正气，须防食积血滞，或消或攻或和血，香燥温补之药大忌。干霍乱先放痧，用前节象方十号与润下丸补遗。

一人，晚上腹中大痛，吐泻数十次，痛益甚。此毒入血分作痛也，用履象方二十二、中孚方二十三饮之愈。

痧痢　夏伤于暑，秋必疟痢泄泻，必致内虚。内虚则易感秽恶之气，即成痧症，或时行疫气感动，因食积发痧。夫痢不兼痧，积去便轻。若一兼犯，必绞痛异常，若以痢治，即变屋漏、禁口、下血等症，惟先治痧，兼治其积，积去而痧可清矣。

一人，热燥，下痢血水，日百余次，呕吐不食，六脉迟数不常，或歇止。此痧痢也，刮放痛减，用坎象方九号，砂仁汤下，并用井象方三十而愈。

一人发热胀闷，痢下紫血，六脉洪大不匀。此痧毒甚盛，宜刮痧，用家人方二号，入童便饮，次以苏木、红花、灵脂、茜草、乌药、香附，以导其瘀乃安。

痧类疟疾　痧有寒热往来，类乎疟疾者，或昏迷沉重，或狂言乱语，或痰喘不休，或心胸烦闷，或大小便结，舌生黑芒。如此重症，脉必有变，宜细辨之。

一人，日晡寒热昏沉，大便不通，舌焦苔重，脉浮大而虚，右脉沉细而涩。视其乳下青筋，刺出紫黑血，用散痧消毒活血之药诸症退，又用润下丸二钱，大便通，寒热未退，用小柴胡汤而愈。大抵此症属热，用下药方愈。

疟疾兼痧症 疟疾因暑气相侵，心中迷闷，或痰气相感，兼犯痧，不可慢以为痧，非先治痧，疟必不愈。

一十四岁男，患疟凶暴，腿弯手臂青筋，刺出毒血稍轻，用节象方十号、大有方八号二剂，扶起。次日又伤食，兼痧益甚，更放痧，用消食顺气解毒药，三剂稍安。又伤食，用山楂、卜子、青皮、厚朴、白芥子四剂，大便不通，加大黄、枳实，便通热解。但因病久身虚，用枣仁、茯神、参芪、熟地之类，调补而愈。

一妇，日晡寒热，八日后，忽壮热不已，昏沉不醒，左脉不匀，右脉虚涩。此疟之变而兼痧，刺臂青筋出血，未愈，服观象方五号加藿香、卜子、厚朴、槟榔，并离象方，稍醒。次日刺指出血，用观象方加大黄、枳实热退，又用贲象方十八，运动其气愈。

离象方四十一 治痧痰气壅盛。

厚朴 青皮 紫胡 枳壳 槟榔 川贝母 藿香 知母 陈皮 葛根等分

水煎，微温服。

头痛痧 痧毒中脏腑，闭塞不通，上攻三阳巅顶，故痛入脑，昏沉不醒，名真头痛，朝发夕死，急刺巅顶出血，药惟败毒清脏为主。痧毒中脏腑之血，壅瘀不流，上冲三阳头面肌肉，故肌肉胀肿，目闭耳塞，心胸烦闷，急刺巅顶并青筋，药宜清血分、破壅阻为要。

一人，头痛发晕，六脉俱伏。急刺巅顶并痧筋，脉即起，服旅象方而愈。

一妇，头面浮肿，发热头疼，心胸迷闷，脉芤而疾。刺腿弯出血，令服红花膏子半盏，用鼎象方。

旅象方四十二 治痧痰气壅塞。

贝母二钱 姜黄一钱 细辛 橘红各八分 青皮 厚朴各七分 荆芥六分 乌药五分

水煎，冲砂仁五分，稍冷服。

鼎象方四十三 治痧散瘀血，引火下行。

牛膝二钱 独活 枳实 连翘 桃仁 石泽兰 赤芍 山楂 姜黄 蒲黄各一钱

水煎，微冷服。

心痛痧 痧冲心，属之于气，则时疼时止，痰涎壅盛，昏迷烦闷，宜刺手臂，服顺气药为主。痧毒攻心，属之于血，则大疼不已，昏沉不醒，宜刺腿弯，和血为主，迟则不救。

一人心中暴疼，口吐痰涎，昏迷不能出声，两手脉沉伏关脉洪紧。刺痧筋二十针，服屯象方十一而安。

腰痛痧 痧毒入肾，则腰痛不能俯仰。若饮热汤，必热烦躁昏迷，手足搐搦，舌短耳聋而死。

一妇，腰中大疼，强硬如板，误饮热酒，烦躁昏沉，脉兼歇止。痧中于肾也，刺腿弯筋，仅有黑血点，用既济方十二，痧筋复现，刺二针血流，再服二剂愈。

小腹痛痧 痧毒入小肠，则小腹大痛不止，形如板推，绞绞不已。治之须分左右二股屈伸为验。

一人，夏月小腹痛，或心腹俱疼，胀痧，不能屈伸。此暑火流注脏腑，故先小腹痛，偏及心腹，宜四苓散加香薷、木瓜、紫苏和散之，或正气散加黑栀，或炒盐和阴阳水，探吐痰涎可耳。

一少年，小腹大痛，每左卧左，足不能屈伸，太阳小肠经痧也。痧筋不现，服未济方三剂始现，刺左腿弯紫黑血二针，用中孚方二十三，冷服遂愈。

一人，小腹痛，每右卧，右足不能屈伸，阳明大肠经痧也。刺腿弯青筋四针，血流不愈，用随象方三十二，冷服而愈。

未济方四十四 治小腹痛大肠有结。

牛膝三钱 丹皮 细辛 连翘 银花 泽兰 白芨 蒲黄 木通 元胡各一钱

加童便，微温服。

头眩偏痛痧 痧气慢者，上升于三阳头面，头眩内热，或半边头疼，心烦不安。先刮痧，用清热下气药。

一人头眩，日渐甚，或时偏头疼，刮痧而愈。

流火流痰痧 痧毒传变无常，朝发于足而足肿疼，夕流于手而手肿疼；朝发于肌肤而肌肤痛疼，夕入于里而痰喘不休。此等之症，乍隐乍现，乍来乍去，痧脉又不现，最难识认。更有热者似流火而非流火，肿者似流痰而非流痰，或肿或痒，又痧之变者也。须验痧筋，发现刺之，然后凭脉所犯治之。

一女人，日间左足小腿红肿大痛，暮即腹痛足痛止。次日，右足小腿红肿大痛，腹痛来去不常，痛无一定。腿弯有青筋三条刺之，血甚多，反加痰喘，用豫象方二十六加土贝母二钱，二剂稍愈。次日左腿弯又刺，又巅顶一针，服前药加牛膝三钱即退，更用中孚方二十三，肿痛俱消。

一人，晚间左腿红肿，痛方已，喉旁肿痛。时症犯此者多，刺两臂痧筋出血，用师象方十六，倍山楂、卜子，加大黄一钱，服之食消便下而愈。

痰喘气急痧 先有痰喘气急，痧胀因之，先治其痧；先有痧胀，痰喘气积因之，只治痧而愈。若痧有寒热不清、痰喘气急者，兼和解；痧有但热无寒、喘急者，兼消食顺气。有大便不通、小便不利、喘急者，又有痢下脓血，或赤或白，喘急者，俱急攻里。有瘀血凝、小便利、大便黑、喘急者，当防痧毒攻脏。不疼者可治，痛而不已者难治，服药不效者死。

一人，发热头疼，闷胀昏迷，痰喘气急，六脉无根，痧胀有救，因放痧。用革象方十三、损象方二十稍冷服，又用蒙象方一服即苏，胀闷喘急俱平，更用乾象方一号加青皮、连翘、山楂、卜子、熟军，服之而愈。

一妇，痰喘气急，胀闷不已。刺乳下二针，出黑紫血稍可，用恒象方二十八，二服愈。

一人，痰喘气急，发热身重，腹中绞疼。刮放不愈，用否象方四号并丰象方十四，加大黄，服之愈。

蒙象方四十五 治痰喘气急。

胆星三钱 雄黄 朱砂各五钱 牛黄 麝香各二钱 天竺黄三钱，为末

甘草水为丸，如梧子大。每服二丸，淡姜汤稍冷服。

半身不遂痧 心主血，毒中于血分，故易攻心，此痧症所以发昏也。若痧慢者，未逆于心，留滞经络，或在左在右，半身疼痛或不仁。若见痧筋，急刺破，用药散其毒，和血消其瘀，则痧根可拔矣。

一人，朝凉夜热，气急，服药不应，且右半身不能俯仰，咳嗽吐痰，成痨弱之病。有痧筋，刺二十余针，用涣象方，疼痛吐痰俱除，后朝用六味丸，夕用补中益气，寒热愈。

涣象方四十六

丹参 姜黄 橘红 赤芍 元胡 旋覆花 泽兰 山楂 山甲 皂刺等分

水煎服。

鼓胀兼痧 先有鼓胀，忽痧气乘之，先宜治痧。

一人，腹胀如鼓，脐突青筋，心口将平，知为血鼓之症。其指头黑色，刺腿臂出血略轻，服大畜方十九，脐下青筋渐退，后用臌症之药去恶水，日服臌香圆丸，二月愈。

痧变鼓胀 慢痧之毒，留滞肌肤肠胃之中，即成臌。

一人气急作胀，胸腹饱闷，脐心下青筋突起。此慢痧成臌也，出毒血二十余针，脐下青筋即淡色，腹稍松，用节象方十号，腹胀渐消。

老病兼痧 先有痰火咳嗽之疾，忽喘急痰涎，喉声如锯，或头汗如油，心胸烦闷，莫可名状。虽是痰火危笃，然有时气所感，须宜察脉，先清其痧，后治其痰，渐补气血可耳。

一老妇，素抱痰火老弱之症，忽痰喘不休，喉声如锯，脉如雀啄。此兼痧症，刺出恶血，用散痧、消食、化痰、顺气药，并进蒙象方四十五，渐安，后大补气血而愈。

弱症兼痧 先有劳弱症，或咳嗽吐血，两颧唇口鲜红，或骨蒸发热，一遇时气，必兼痧症，或多痰喘喉鲠，或心腹胀闷，烦躁发热，较之平时沉重。宜先治痧，痧退方治本症。

一劳弱，吐红，脉洪实有力。此兼痧之症，先放痧，六脉和，症亦平。又付散痧消食去积之药，凶暴渐消，饮食渐进，后与六味丸、十全汤，弱症亦愈。

一妇，吐血干嗽，日凉夜热，因怒忽发热胀闷，痰喘昏迷，左关微缓，余脉应指不匀，脉不合症。兼痧之症，先刺痧筋，倍用节象方十号，清茶饮之，痰喘沉重之势俱去，后治本症。

内伤兼痧 人有内伤，讵无外感，一受暑热之气、时疫之气、秽污之气，此内伤兼痧之症也。宜先治痧症，后治内伤。

一妇，争夺家财相殴，忽发热，咳嗽吐痰，胀闷。此内伤兼痧症，先刺痧筋二十余针，付节象方十号服之稍轻，又用讼象方六十二治其内伤，下黑粪瘀血，诸症悉愈，后用谦象方六十二，并前虚症亦除。

讼象方四十七

泽兰 元胡 赤芍 桃仁 陈皮 红花 乌药 独活 丹参等分

水煎，温服。

痧变痨症 有恶热汤者，有喜热汤者。惟喜饮热汤，痧症莫识，慢痧渐成痨疾也。原其痧毒入于气分，令人喘咳吐痰发热，盖火毒伤肺，变为百日紧劳，轻者数年不愈。痧始入于血分，重者兆变在即，轻者延挨岁月。若乃毒瘀胃口，必须去尽而愈。毒瘀肝经，内溃吐血，数发凶危。毒瘀心胞络，更加凶险，不待时日。毒瘀肾经，腰脊疼痛，咳痰吐血。凡痧毒为患，总成劳疾，须识于始，莫究其终。

一人，痧胀不服药，放痧三次，胃脘间成一块，咳嗽吐痰，发热不食，右关芤而紧，余其数。此内有瘀血，必吐出方解，用桃仁、苏木、泽兰、蒺藜、香附、乌药，酒煎服，吐出紫黑血碗许，后用活血药，加童酒服。

痧变吐血鼻衄便红 痧毒冲心，则昏迷；痧毒冲肺，则气喘痰壅，甚之鼻衄；痧毒入肝，则胸肋痛甚，重则血涌吐出；痧毒流于大肠，则便血；流于膀胱，则尿血。治宜先清痧毒，顺其所出之路，气顺血宁矣。

一人，放痧不服药，变筋骨疼痛，十日后吐血，甚疼痛，不愈，其脉芤。此痧气已退，尚有瘀血，用益象方三十六。

一幼儿，痧痛，大便红，放痧，用同人方。

一女，痧痛，溺血甚多，放痧不愈，用坤象方，外加益母、银花、牛膝、连翘，治之而愈。

一人，痧胀，鼻衄，痧气由衄而泄，用剥象方六号。

同人方四十八 养血和中之剂。

归身 山楂 枳壳 红花 赤芍 青皮 茜草 连翘 丹参 续断

水煎，微温服。

坤象方四十九 治痧症气血阻塞。

蒺藜末 荆芥炒黑 赤芍 薄荷 青皮 陈皮等分

水煎，微冷服。

痧变发斑 有浑身红斑成片，发热头晕者，观象方五号主之。

痧变发黄 发黄者血热，攻于脾胃，土之本色，现于外也。脾为阴脏，主燥，胃为阳腑，主湿，湿燥熏蒸，如和面之状，故发黄也。

痧犯小便不通 痧毒结于膀胱，遂小便不利，胀痛难忍，用未济方四十四治之。

一八岁小儿，初起发热，眼窜不语。有以风治，有以伤寒治，皆不效，此痧症也。先以涤痧丸，灯心调灌，便呻吟，经数日，小便闭，小腹胀，用润下丸五分，小便利，再用五分，宿粪不计其数，愈。

眼目怪症痧 痧者，火毒也。若犯痧症，适与心主之火相合，要防攻心之患，令心经不受邪逆。犯肝母，故两目红肿如桃，甚则眼珠突起。若他症患目，惟在于目，至于痧症患，必然心中烦闷，而目疾因之，如不早治，轻则坏目，重则殒命。治宜先刺巅顶百会以泄毒，用清火、活血、顺气之剂，加牛膝、石斛引火归元。若心中烦热，两目红肿大痛，眼珠挂

出，左目尤甚，昏沉眩晕，用复象方，加童便服之始收。若两目通红，甚至起瞳生翳，毒在肝，用临象方，加灯心、白芙蓉叶，水煎温服。

一妇头疼发热，眼珠突出半寸，痛不可忍。为刺顶门一针，太阳、晴明、合谷三穴各二针，痛已减，投以痧药，珠遂收，痛已住。

复象方五十 治眼目红，眼珠突出。

连翘 黑栀 茜草 银花 枳壳 草决明 丹皮 赤芍 牛膝 石斛

水煎服，加童便。

临象方五十一 治两目红肿生翳。

生地 黄连 木通 荆芥 赤芍 羚羊角 生草 木贼 甘菊 大黄 羌活 谷精草 兔粪等分

水煎服。

痧后牙疳 用泰象方五十二神效。

儿茶 甘草各五分 花粉 官硼 青黛各一钱 人中白三分 薄荷 黄连 牙茶各五分 冰片一分 牛黄 珍珠各半分

研极细，先用浓茶拭净，去其腐肉，吹之。

痧后胸膈疼 痧毒难以退尽，尚有瘀血在胸膈，用失笑散治之补遗。

妇人倒经痧 经行之际，适遇痧发，经阻逆行，或鼻红，或吐红，肚腹胀肿，不能侧身，即肚腹不痛，亦是暗痧。若攻坏脏腑者，不治。

一妇，经期发热鼻血，昏迷腹胀，脉伏。此兼痧逆经，先放痧，用大壮方愈。

大壮方五十三 行经散痧之药。

桃仁 红花 山楂 独活 细辛 青皮 香附

水煎，加童便饮之。

胎前产后痧 产后之痧，须防恶阻，较之平人更甚，当急救之。若属暗痧陡发，则胎前痧脉溷于有孕，产后痧脉杂于恶阻，又无心腹痛据，须究其症，察其声色，看其痧筋。急刺破肌肤，碎刮兼施，至痧毒横行，攻坏脏腑，莫能挽回矣。

胎前痧痛 毒气攻激绞痛，殒命伤胎，岂为细故。宜和血解毒，用银花、丹参、益母、红花、寄生，消毒瘀而不伤胎元；顺气用香附、陈皮、厚朴、砂仁、乌药，行气而不伤胎气；散痧用荆芥、防风、独活、细辛，透窍而不动胎孕；消食积用山楂、卜子、神曲、麦芽，宽中而不伐胎性，采择于中，最为稳当。然此等药，势盛难于速效，权用一两味克伐，恐于胎气有伤，不可不慎。

一妇，怀孕六月，寒热交作，烦闷不安。痧在初发，未现，用药不应，忽而沉重脉伏，面目微黑，乃

刺腿弯六针少愈，用夬象方而安，后用小柴胡汤退热，又用参苓归地健脾养血而痊。

夬象方五十四 治胎前痧发热沉重。

红花 香附 荆芥 细辛 神曲 桑寄生 卜子 益母 等分

冲砂仁末服

产后痧痛 勿执产后一于温暖，亦勿执痧胀一于清凉。今制就一方，散痧用独活、细辛，破血用桃仁、红花，顺气用香附、乌药、陈皮，解毒用银花、紫花地丁，消食用卜子、山楂、神曲、麦芽，惟取微温之气，则两不相妨，更加童便使以清热消瘀，岂不为良法乎？

一产妇三日后，腹中绞痛，胀大如鼓，恶漏不通。夫产妇腹痛，当在小腹，今大腹绞痛，脉洪数有力，兼痧无疑。先取童便饮之，小苏，刺出毒血，绞痛稍定，用履象方二十一，痧症尽，恶漏通而痊。

一妇产后八日，恶漏去血过多，忽发寒热，胸中胀闷垂危，脉洪大无伦。若兼痧尚可救，视痧筋果有红紫二条，放过便不洪大，又刺指臂十余针，用需象方四剂，寒热胀闷俱去。

一产妇六月，遍身疼痛，寒热如疟，昏闷异常，六脉歇止，指甲带黑。此兼痧之症，刺指七针，舌底紫黑毒血一针，稍缓，用比象方四剂而愈。

需象方五十五

独活 细辛 柴胡 银花 丹参 益母草 石斛 乌药 牛膝 山楂 陈皮

水煎服。

比象方五十六

香附 姜黄 桃仁 苏木 山楂 金银花 丹参 益母 牛膝 艾叶 柴胡 独活

水煎，微冷服。

小儿夹惊痧 小儿一时痰涎壅盛，气急不语，眼目上翻，手足发搐，肚腹胀满。人尽作惊，治不愈。看有痧筋，遂为出血，额上现痧，用火焠，先令痧退，然后治惊，用蒙象方四十五可愈。

痘前痧胀 因时而发，必由外感。至如痧者，亦时疫之气所感，作胀作疼，而胎毒因之俱发。凡痘未见点之前痧胀，必心胸烦闷，痰涎壅塞，甚至昏迷不醒，此其候也。小儿滑疾之脉，类于痧胀，厥厥动摇之脉，虽若疑似难明，然有痧筋可辨，单用药清之自退，痘自起矣。

一幼儿，发热，痰喘气急，四肢战动，两目无神，不省人事，口热如炉，面有隐隐红紫细点，看腿弯有紫筋两条。予曰：两目无神，四肢战动，痘之侯也。隐隐红点，痘之形也。口热如炉，热之盛也。但痰喘气急，腿弯紫筋，必痘因痧胀而发。治宜先透其痧，兼治其痘。用兑象方一剂，稍冷饮之，其痘即发，至十二朝乃痊。

兑象方

荆芥 连翘 防风 红花 青皮 桔梗 枳壳 山楂 卜子

水煎服。

痘后痧胀 痘后中气多虚，有感必伤，尤宜防护。尝有小儿痘后安然无事，一遇暑热所侵，或秽恶所触，即成痧痘，往往忽然生变，即痘科任事者亦不知，痧之为害有如是也。

一子七岁，出痘脱痂，饮食如常，行步如就，迨二十五朝，忽然叫喊不已，发晕欲死。皆以为恶痘余毒。脉微细而伏，若余毒，脉当沉紧有力，今脉症不合，痧筋可指。用豫象方二十六合恒象方二十八，服之即苏。后小腹疼，变为痢疾，用当归五钱、山楂一钱、大黄五分，加童便微温饮食之，愈。

痘前痘后，见有痧筋，止可辨其为痧，用药治之，切忌针刺。

疮症兼痧 疮疼者，心火血热所致，故火盛而脓肿作痛。然脓疮之痛，必渐渐而来，非若兼痧之骤。故疮症兼痧，其肿疼可畏，况疮脉多洪数，兼痧之脉固不同，且筋色可验。

一女子，患疮半载，一日饮酒后，脓疮大盛，且食鸡鹅发物，脉不洪数，反沉微。必痧使然，刺顶心一针，指头数针，神情清爽，但胸中胀闷，用困象方、萃象方而愈。

困象方五十八 治痧后热毒流连不已。

羌活 红花 荆芥 牛旁 木通 当归 牛膝 青皮 连翘 蝉蜕 等份，

水煎，温服。

萃象方五十九 治痧后余毒窃发。

银花 甘菊 荆芥 牛旁 红花 土贝母 甘草 木通 连翘 地丁 等分 胡桃仁

水煎，温服。

痧变肿毒 痧毒不尽，留滞肌肉腠理之间，即成肿毒。宜先放痧散痧之药以除其根，然后十二经络脏分阴阳寒热治之，轻则消之，重则拓之，虚则补之，实则泻之。若红肿甚者，属阳，用萃象方五十九；白色平肿不起发者，属阴，用咸象方；半阴半阳，用困象方五十八。穿破后，用太乙膏贴之。若肿毒无脓，止有毒水，或脓少，用飞龙夺命丹研碎，些须填膏中，拔去毒水脓血，后单贴膏，毒口不收，红玉散贴之。

一人，遍身疼痛，背发一毒，黑烂痛苦，脉沉微，指头黑色，而恶热饮。此痧毒热毒，用冷围药而成背疽也。令去其围药，放痧讫。俟痧气绝，用咸象方温托之，外敷如前法，另有蹇象方选用。

咸象方六十 治痧后余毒流连，气血不能即溃。

人参 当归 黄芪 甘草 银花 牛膝 红花 贝母 皂刺 白芷 山楂等份，胡桃仁一个

水煎七分，空心温服。

蹇象方六十一 痧毒后，热发疮发疔，疼痛不已。

乳香 没药 川贝去火炒 雄黄 花粉 黄连各一钱 大黄半炒半晒 赤芍各二钱 生草七钱 牛蒡子二钱，炒 山甲炒，八钱

为末，蜜汤调服五分。

痧退之后，痧气已绝，宜调理气血，虚弱者用谦象方，并小过方以补之。

谦象方六十二

人参 云苓 当归 白术 黄芪 白芍 陈皮 川芎 熟地 甘草

水煎，空心服。

小过方六十三 痧退调理之剂。

银花 土贝 牛蒡 山药 山楂 白扁豆 当归各一钱 人参四分 甘草三分 莲肉六枚 胡桃去壳一个

空心服。

归妹方六十四 治痧症痊愈后方可服，未愈忌之。

明矾柘 食盐炒，各一两 甘草 川乌炮，各五钱 干姜三钱

为细末，米饭为丸，如粟米大。每服一钱，白温汤下，犯痧一二服即愈，久犯痧者十服痊愈。人属虚寒，必加倍多服，方能有效。

以上辨痧名目共三十六种，共计汤丸二十八方，医案四十五条。

补遗应用群方

普济消毒饮 治疫疠初觉憎寒状热，身重，次传头面肿胀，目不能开，上喘，咽喉不利，舌干口燥，俗名大头伤寒。

黄芩酒炒 黄连酒炒，各五钱 橘红 元参 生草各一钱 牛蒡三钱 连翘二钱 马勃一钱 板蓝二钱 僵蚕炒 升麻 柴胡各七分 桔梗三分 薄荷五分 大黄三钱 川乌 防风各八钱

共为细末，半用汤调，时时服之，半用蜜丸，时嚼化，服尽愈。或用水二盏煎至一盏，食远温服。

郁金丸 平常痧症腹痛者神效。

五灵脂一两，醋炒 元胡八钱 木香三钱 砂仁炒，五钱 郁金三钱 生白丸

雄黄三钱为衣，神曲糊为丸，如莱菔子大。每服十五丸，自已津液化下。

润下丸 专治二便秘结，痧毒壅盛。

大黄四两，酒炙 黑丑炒头末，二两

用牙皂煎汁，调二味为丸，如凤仙子大。每服二钱，或一钱五分，至二钱，只用灯心汤下。

炼石丹 痧胀通用。

陈石灰水飞，一两 琥珀三钱 滑石水飞，二钱

水酒为丸，表热烦躁者青黛为衣，眩晕心闷者朱砂为衣。每服二钱，垂头芦粟汤下。

失笑散 治血迷心窍，产后心腹绞痛，及腹中积聚瘀血，男妇惯发痧胀。

五灵脂工炒 蒲黄炒，等分

为末。每服一二钱，温酒调下。

香园丸 或水，或食，或气，俱治。

陈皮 三棱 莪术皆醋炒 泽泻 云苓各一钱 香园用者四两 香附醋炒，三两 卜子炒，六两 山楂去子 青皮各一两

神曲糊为丸，豌豆大。每服五六十丸，米饮下。

祛瘴避瘟丹 治时气瘟疫，痧瘴传染。

厚朴 苍术 羌活 防风 陈皮 牛蒡 枳实 香附各一钱 槟榔 白芷各八分 藿香 川芎各五分 细辛四分 生草三分

姜葱煎服。无汗加苏叶、薄荷；口渴加花粉、葛根；身重汗出加防己、石膏；温症加紫胡、半夏；遍身疙瘩加蓝叶、大黄、僵蚕；头痛加川芎；身发红黑紫斑加元参、大青、连翘；大便闭加大黄；先中湿又中暑加石膏、香薷；风温灼热加芩连、栀子；咳嗽昏眩加荆芥、金沸草。

加减圣效散 治伤寒时行瘟疫风湿，阴阳两感，表里未辨，或外热内寒，或外寒内热，肢节拘急，浑身疼痛，呕逆恶寒，喘嗽鼻塞，及饮食伤胃，胸膈饱闷，肠鸣泄泻，小便不利等症。

厚朴 防风 苍术 蒿本 藿香 柴胡 独活 泽泻 枳壳 细辛各五分 槟榔八钱 石蒲菖五钱 陈皮 元胡 砂仁炒研 卜子各八钱 草蔻十个，去壳

共为粗散。每服五钱，水一盏半，煎至一盏温服，不拘时，微汗即愈。时气不和，空心服之，可避邪疫，此方原名圣散子，即东坡莅杭时，见民多疠疫，投剂全活无数，今治痧症亦效。

华佗危病方 治痧症疼痛，欲晕死。

吴萸 木瓜 食盐各五钱

同炒焦，用痧锅盛水三盅，煮令百沸，随病人冷热，服之即苏。

益元散 消暑热，利小便，止渴除烦，降火利窍。

滑石六两，飞 粉草一两

夏月凉水调饮。

加朱砂名辰砂六一散，治小儿身热咳嗽带惊风，用灯心汤调服神效。

大羌活汤 治两感伤寒，内外俱病。

防风 羌活 独活 防己 黄芩 黄连 苍术 白术 细辛 炙草等分 知母 川芎 生地倍之

每服一两五钱，水煎，得清汁一大盏热饮之，不解再服，此两感神方也。若痧症与此仿佛，亦宜加减而选用之。

解㑊症 解者，骨节解散；㑊者，筋不收束。其症似寒非寒，似热非热，四肢困倦，烦懑腹疼，呕吐酸水，俗呼痧症，《内经》名为解㑊。其因或伤酒中湿，或感冒风寒，色欲过多，女人经水不调，皆能得此症。与痧症相同，误认伤寒者非。治宜先用热水蘸搭臂膊，以苧麻刮之，甚者更以针刺十宣及委中出血，或以香油灯照视身背有红点处烙之，能使腠理开通，血气舒畅而愈。又宜服苏合香丸。

按：肌肤痧，用盐油刮之，则痧毒不内攻。血肉痧，看有青紫筋刺之，则痧毒有所泄。肠胃脾肝肾三阴痧，须辨经络脏腑，在气在血，则痧内攻者，可攻、可散、可驱，而绝其病根。

放痧不用药不效治法

痧症危极，莫善于放痧。有放而血不流，虽筋隐隐，无可如何，然血虽不流，亦有可救者，即昏迷不醒，势在临危。若审其无食积血痰阻滞于中，用阴阳水，或泥浆水，或晚蚕痧水，或细辛水，或白砂糖梅水，择一种用之，俟其稍苏，然后扶起，再行别法。有血瘀放不出血，用桃仁、红花、童便之类；有因食后犯痧，多用盐汤，或矾汤，冷饮以吐去新食；食久痧胀，用卜子、山楂、麦芽消之；有积痧阻，用槟榔、大黄驱之，晋象方七号治之；或痰血凝结昏迷欲死，用菜油二两、麝香一钱，调下立苏。如是先去痰血食积阻滞，则痧筋自然复现，痧气自然散行，而后可刮即刮，可放即放，当药即药。盖因痧在初发，尚未攻坏脏腑耳。

射工伤人状如伤寒，热寒发疮，偏在一处，方用

红苋茎叶捣汁，饮一升，日再服，又用马齿苋，以渣敷患处。

山岚瘴气，若受其毒，即腹痛寒热，唇脸指甲青紫，急用平胃散。陈皮、厚朴、苍术、炙草，加槟榔、紫苏、半夏、葱姜煎服，出汗为度。

加味和命饮 治一切痧后留滞热毒发为恶疮之症。

穿山甲土炒，三钱 银花二钱 大黄三钱 归尾酒洗，一钱五分 陈皮一钱五分 花粉 薄荷 赤芍 生草 生地各一钱 白芷 防风 乳香去油，各一钱半 贝母一分 皂刺五分 没药五分，去油

毒在背，加皂刺一钱五分；毒在面，加白芷五分；毒在头面手足，加金银花五分；毒在胸，加瓜蒌仁去油五分。

水二大钟煎八分，空心温服，忌醋、发物。

玉枢丹 一名太乙紫金锭。治瘴气、中毒、中恶、痧胀、诸疮等症。

山慈菇俗名金灯笼，去皮焙，二两 五倍子焙，二两 千金子去绒油，取末，一两 大戟去芦，焙干，一两五钱 麝香三分

除千金、麝香外，三味为末，后入千金、香研匀，糯米汁调和，木仰内杵千余下，分作四十锭，端午日修制，勿令妇人鸡犬见之。每服一锭，生姜汁薄荷煎汤研服，并花水研服，亦得通利两三次无妨，用温粥补之。

无名肿毒初起，用凉水研涂，并服之。伤寒昏迷狂言乱语，胸膈不宽邪毒未发，并瘟疫瘴气，痧胀腹疼，用冷水入薄荷叶同研下。急中风，鬼胎鬼气，无灰酒下。自缢水溺，心头温，及鬼迷惊死未隔宿者，冷水研灌下。蛇犬蜈蚣伤，水研涂患处。诸般疟疾临发时，桃柳枝煎汤研下。小儿急慢惊风，五疳二痢，蜜水薄荷煎汤研下。牙疼，含药少许吞下。新旧头疼，酒研涂纸上，贴太阳穴。

诸般癫痫中风口眼㖞斜、牙关紧闭，并手足骨节疼痛，一切风气，皆用酒研下。

硫矾丸 治年久慢痧不愈。

明矾四两 硫磺四两

先将二味入罐内，用豆腐浆煮一昼夜，取去豆腐渣，仍入罐熬至干燥，封口埋在地泥内，深三尺许，三昼夜取出，矾硫化为紫金色，最下一层有泥渣不用，取净者合后药。

云苓三两 山药三两

二味同在锅内蒸，取出晒干。

当归酒洗，炒，四两 白蒺藜酒浸一宿，炒，四两 乌药炒，三两 杏仁去皮尖，焙，一两五钱 半夏水浸一宿，次日入姜汁二两、

矾五钱、皂刺切碎一两, 多用水同煮干, 三两　橘红一两　小茴香炒, 一两

为细末, 枣肉为丸, 如绿豆大。每早盐汤吞一钱五分, 临卧白汤吞一钱。

有人病痧十年, 或十日半月, 或一季半年, 发则疼, 不可忍, 随即晕死, 或用醋炭薰鼻, 或盐汤探吐, 并用华佗危病方, 略得解醒, 后服此丸除根。此病已入骨髓, 百无一救。今幸吾师心法, 造就此方, 予每用此方, 多奏奇功, 真神方也。

琥珀辰砂丸　治角弓痧, 并怔忡、癫痫、健忘。

远志　茯神　橘红　归身　山药　柏仁　麦冬各一两　枣仁一两　胆星六钱　菖蒲　炙草各五钱　琥珀灯心研末不见星, 五钱　辰砂研细, 猪心血和, 扔入猪心内, 湿纸包, 煨至心熟, 取出晒干, 五钱　半夏一两, 用姜汁半碗、牙皂白矾各三钱, 煮透心, 晒干, 用八钱

同为末, 枣肉为丸, 梧子大, 金箔为衣。每服三十丸, 临卧圆肉灯心汤下。

羊毛痧奇方　用烧酒瓶头泥, 打碎研细末, 又用烧酒和为大丸子, 带潮滚于痛处, 少顷, 即有细细羊毛滚在泥丸上, 疼即止, 真奇方也。

白虎汤　治温病身热、自汗、口渴、脉来洪大, 霍乱伤暑, 发痧神药。

石膏煅过, 五钱　知母三钱　生草一钱　粳米一撮
水煎服。有汗者可服, 无汗者当戒。

放痧不出用药不效治法

痧症危急, 莫善于放痧。有放而不出血, 虽筋隐隐, 无可如何, 便云凶症。不知血虽不流, 亦有可救者。若审其无食积血痰阻滞于中, 用阴阳水, 或泥浆水, 或蚕痧水, 或细辛水, 或白砂糖梅水, 择一种用之, 俟其稍醒, 然后扶起, 再行别法治之。有因血瘀放之不出, 用桃仁、红花、童便之类; 有因食后犯痧, 多用盐汤, 或矾汤, 冷饮吐去新食; 食久痧胀, 用莱菔子、山楂、麦芽消之; 有积痧阻, 用槟榔、大黄下之, 晋象方治之; 或痰血凝滞, 昏迷欲死, 不醒人事, 用菜油二两、麝香一钱, 调下立苏。如是先去食积血痰之阻滞, 则痧筋自现, 痧气自行, 而后可刮即刮, 可放即放, 当药即药。因其痧胀初发, 未攻坏脏腑耳。

按: 肌肤痧, 用油盐刮之, 则痧毒不内攻。血肉痧, 看青筋刺之, 则痧毒有所泄。肠胃脾肝肾三阴痧, 须辨经络脏腑, 在气在血, 则痧内攻者, 可消、可散、可驱, 而绝其病根也。

校后记

　　《痧症全书》作者王凯，字养吾，毗陵（今江苏常州）人，书中自序其术得自于深山野人林药樵，故或著录此书为"林森（药樵）授"，成书于清康熙二十五年（1686年），刊行于康熙二十九年（1690年），初刻本为张仲馨订本，时称《晰微补化全书》。1737年，无锡人沈金鳌将该书收入《沈氏尊生书》内。1786年，红宁（今南京）有重梓本。1789年，泰兴人何汾（丹流）又改编"删订痧书"。1832年，江苏如皋人胡杰（云溪）增订《痧症全书》行世。清同治年间各地的刻本有6种。光绪年间的刻本更是达到10种以上。近代各地的刻本也不下10种。本书在传承过程中，除通用名"痧症全书"外，曾使用过"晰微补化（全书）""痧科""沙胀全书""痧胀源流""痧胀然犀照""痧书""林药樵沙书""痧症""注穴痧症验方"等名。

　　正文分两卷，卷上为痧证理论，卷下为诸痧证治方药。正如楼云山悟元山人序"议论沙胀情形，分别沙胀脉理，空立沙胀药方，细辨药饵宜忌，沙毒现于皮外者焠之，隐于肉内者刮之，结于脏腑者刺之，刺放不愈者药之"。上卷开篇阐释了"胀"字的由来，"夫痧则痧耳，又何以胀名也？盖发痧，或腹痛，或不腹痛，发于巅顶则头晕眼胀；发于四肢则厥冷战掉，手足十指俱胀；发于脏腑，自小腹胀于脐之上下，自胃脘胀于当心，自心口胀于胸肠咽喉之位。其毒气皆自下而上，故恶血攻心之症居多。更有发于背则背胀，发于腰则腰胀，犹如挥霍闷乱，则名霍乱；外宽里急，鼓之如鼓，则名鼓胀也"。可以看出所指的"痧胀"，是以具有"作肿作胀"特征的疫病为主。认为痧之为害甚于痰，多从秽气、暑气、伏热、寒气郁为火毒发。强调"痧莫要于善用手法"。因为"从来有痧症，无治法；今时有治法，无治方。治法者何？刮痧、焠痧、放痧是也。治方者何？详脉、辨症、用药是也。脉不明，不可乱用药；症不明，不可轻用药；然手法不明，即药亦不能速取效矣。故手法为痧之要着。"王氏把焠法加入外治大法中，用于痧在肌表已发出者，刮法用于"痧在肤里发不出者"，而刺法（即放法）则用来放毒血。将药品、食品分为药忌、药宜、宜忌相半三部分，使其更加清楚明了。

　　此外，王氏还指出古时不立痧胀之名，未经说破故耳，痧之属火明甚，如河间云：诸热瞀瘛、暴瘖、冒昧、躁扰、狂越、骂詈、惊骇、胕肿、疼酸、气逆冲上、噤栗如丧神守、嚏呕、疮疡、喉痹、耳鸣及聋呕涌溢、食不下、目昧不明、暴注卒泻、瞤瘛、暴病暴死，皆属于火。以上诸症，今时痧胀，十居八九。强调痧分阴阳，治疗要先明脉症，次审忌宜，更注对病汤丸。

　　下卷首次明确提出将痧证分为正痧、变痧两类，各36种，其中变痧包括痧胀的兼症、类症、变症。72种痧症子病名的命名方法实际上与《痧胀玉衡》是一脉相承，王凯几乎全盘接受了《痧胀玉衡》卷中及卷下共50痧，只删除了其中的"痧热"，并把"胁痛痧"并入"痧块"。再将所剩的48痧分为16正痧和32变痧，最后再补入20正痧和4变痧。王氏列六十四方附于各痧证之后，药方以64卦命名的方式，实与《痧胀玉衡》药物组成一致，又附亲经治验71条。篇末设放痧不用药不效治法和放痧不出用药不效治法两节，论述刮、放、药三种治法之间的关系，强调可刮即刮，可放即放，当药即药。

　　《痧症全书》为继《痧胀玉衡》之后的第二本痧科专著，与《痧胀玉衡》一起奠定了之后清代一系列痧书的基础。客观地说，《痧症全书》的写作的确是建立在《痧胀玉衡》的基础上，理论部分等多处与《痧胀玉衡》重合。但是，王氏也有自己的创见和贡献，故其书传播甚广，清代后期痧书对痧证的分类、病名等多宗此书。《痧症全书》自问世以来，经数十次翻印，其间或改编删订，或变更书名，其形式、内容屡经变迁，版本流传错综混乱，致使该书原貌渐失。

　　本次校点以清嘉庆十九年甲戌（1814年）栖云山藏板刻本为底本，以清光绪二年丙子（1876年）刻本为校本。

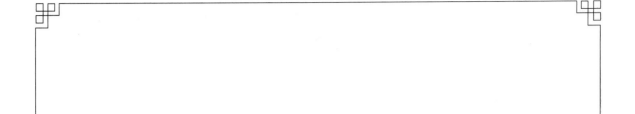

痧证指微

清·普净 撰

序

    人得天地之气以生，故周身一天地也。正气流行，邪气无自而入，故清升浊降，六气和平，如天地阴阳寒暑之得其正已。正气不足则邪气乘之，清不升，浊不降，六气舛如冬雷夏雪，山崩水竭之失其正已。此理之常，夫人而知之也，独怪夫感之暂、发之暴，可以死人者，莫甚于痧证。而治痧者不诊脉、不服药，手擦、针刺，轻者应手立痊，重则数日可愈，余甚异焉，而未敢轻以为信也。丁亥春仲男元监初患伤风，既似疟疾，续成伤寒兼痢，汤药无效，饮食不沾，舌硬唇焦，眼光直视，医者皆袖手。适友人金兆行来问疾，云：得毋痧证乎？甥某壮年强健，霎时昏晕，面赤身僵，医者不下药，有奚佳栋者视之，微笑曰：痧也，针刺钱刮而愈。邻某亦霎时头眩眼昏，身不蒸热，僵卧不语，已至七日，医称阴痧难疗，佳栋针之而愈。因嘱余延奚，余不可强请视之。奚至曰：此亦痧证也。其始虽不由腹痛，然痧固不必尽由于腹痛也，幸感冒轻微，本原尚固，错投药饵，闭塞邪气，故备见凶象而未有害，随用针刺，流出暗血，睛转舌软而脉起矣，始食陈米粥几匙，三四日后渐进饮食，调息一月而愈。余于是而知有痧也，知有治痧之法也。深叩之，谓传自天台老僧普净，辩论精微，条分缕析，经络不同，重轻或异，非可杂然施治。今之视疾者，概为感冒风寒表邪，发汗姜葱妄投，何异拯溺者之不援，以手而投之石也。有识痧者不诊脉，不用药耗元气，不费厚资，追索病根，按穴针刮，刻时平复，真有起死回生之功。理宜德之、尊之，而每轻之、薄之，何也？服药者靡费千百而不痊，治痧者不费分文而即愈。虽云小技，生死存亡系焉，而轻之、薄之，是何？视医药甚重，而视性命反轻也。宜乎，医者不屑为，为之者多畦丁里媪也，苟能医者为之浊，其腠理佐以汤剂，活人之功可胜道哉？呜呼！余非敢附会，因其屡治屡验，且观书之所自传言之合乎理，乃赘一言以为序，庶几福田之一端，亦医者之一助云尔。

    此序不知作于何人，亦不识岁月书，孙邱天序辑详叙，普净佳栋殆即出于辑者之手，与较之《痧胀玉衡》，虽方药简略，而针刮之法实足以补其不逮，因并录之。

道光二年壬午仲春月上浣孙玘识

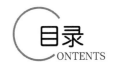
痧证指微

痧证指微

天台山僧普净　著

昆陵　奚佳栋　述

逸士　邱天序　辑

太仓　孙玘　订

上　部

颠折

头摇痛如打折，面带麻木，颠摇。系感外邪，如久不治，邪走心经，并舌麻木，舌尖吐出，宜用钱蘸香油刮脑户穴下刮法皆同，用针刺风府穴。方用：

砂仁　广藿香　槟榔　木通　芦粟梗各等分

河水、井水各一碗，灯心二十寸，煎八分服。

凡用针，只宜浅而横，不可深而直，恐刺筋骨伤人。又高粱埽帚，即芦粟梗也，用之亦佳。

双丸

两太阳痛，或左太阳痛，或右太阳痛。此系身受寒邪，如久不治，邪走肺经，心肺俱胀，满身麻木，

两眼酸痛，饮食不思，口吐酸水，宜刮两悬厘穴。

蟹眼

两眼睛定，凸出作痛。此感受外邪并头眼胀，先用大拇指抵住两眼眶上，少顷微针印堂穴。又法以指头两个，捏出红斑或紫斑，用针浅刺出血为妙。

头风

头脑疼痛，系感外邪，先用两手指捻印堂穴，再针两丝竹空穴。

蛇舌

舌吐出如蛇舌，伸缩不止。系心经触受外邪，呕吐酸水涎痰。先刮两肩井穴，用针刺舌尖上。如久不治，则善笑，笑后心偏而成颠证矣。

羊舌

舌斜伸左边，则眼亦偏左边，舌斜伸右边，则眼亦偏右边。此系肺经受邪，因脱衣时先脱左，左受邪，先脱右，右受邪。初起心膈间痛，延久不治，则风气下降，满身胀紧，多笑而成痴呆矣。用针刺舌，再刺肩井穴。若斜左刺左，斜右刺右。

耳震

耳内声如钟鸣，鸣即聋。此系肾经受邪气，脉不顺。用针刺风府穴，刮悬厘穴。

脑后

此系脑门受邪故脑痛，如误用发表药则死。宜针风府穴，刮两肩井穴。

黑眼

眼白变为黑色。系受外邪，用豨莶草、皮硝各一钱，阴阳水煎汤，洗二三次即愈。若日久不治，则邪传肾经，两目昏暗，迎风下泪，怕目羞明，渐成外障。宜刮两悬厘穴，针手小骨空穴。

白眼

眼珠白膜遮睛。此肾经受邪，用前方煎汤，洗三五次即愈。若延久不治，倘遇恼怒伤肝，身体发

热，眼成内障，若将黑珠内外水煎干，则失明矣。治法同上。

黑齿

牙齿变为黑色。此系肾经受邪，日久不治，则毒气入骨，大寒大热而难治。宜针水满穴，刮两臂臑穴。

黑舌

舌上变为黑色。此系心经受邪，日久不治，则舌焦而硬，为不治之证矣。宜针舌上中间出血，刮两臂臑穴。

锁喉

耳上颈项胀痛。此系外皮受邪，因卧枕漏风，喉下胀痛，难进汤物。针颃息穴，可刮可灸，左痛刮左、灸左，右痛刮右、灸右。

鹤顶

眉心红绝，刺刺作痛。此系心经邪热，上动如凸起，变为黑色者不治。微刺印堂穴。

樱桃[①]

舌上生紫疱。此系心经受邪，刺破出血而愈。

黑疱

舌上生黑疱。此系心经受邪甚重，毒气动肺经。刺破血出而愈，稍迟不救。

鼻准

有左鼻塞，右鼻塞，有两孔俱塞，此系外皮受伤。用灯心取嚏，再刺水满穴。

天顶

头心胀痛。此系外皮受邪，延久不治，或误用药饵，必成摇头痼疾。刮前顶穴不愈，用蒜瓣垫穴上，以艾灸七壮。

以上诸证用药与颠折同。

中 部

斜肩

此系外皮受邪，左肩痛则左垂，右肩痛则右垂，延久不治，或误用药饵，成半身不遂之证。以三指拍两曲池穴，出紫块刺出毒血，再刮两臂臑穴。

按：拍现紫块，以热水蘸拍则易现。

肤刺

此感受外邪，满身皮肤刺痛。宜刮两臂臑穴、两曲池穴、两间使穴、两大陵穴，针两中魁穴、两骨空穴。

阴阳

此感受外邪，或半身冷，或半身热，或半身麻木难动，延久不治，必成半身不遂。宜刮两臂臑穴、两肩井穴，针两中魁穴、两骨空穴、两五虎穴。

天疱

此系肺经受邪，证有三等，或寒证，或热证，或寒热兼证。初发在间使穴或大陵穴，总在手臂上，如黑痣大，或二三粒，或七八粒，渐渐长开，如围棋子大，以手捋之，往上往下活动，痛楚非常。若移至曲池穴，臂臑穴，直至紫宫穴，则不治。急用油线系住间使穴，刺出血而愈。

白线

此感受外邪，将两臂弯上下推捋，皮内有隐隐白色如线者。宜刮两曲池穴，针两中魁穴。

红斑

此系外邪攻入腠理，则发红斑，其证尚轻。若攻入脏腑，变为紫斑，证为更重。治法宜刮两臂臑穴、两间使穴、两大陵穴、命门穴、百劳穴、两膏肓穴，拍两曲池穴、两阳交穴，现出紫斑，刺出毒血。

对胸

此系肺经受邪，当胸有硬筋，或青红或紫黑。用钱蘸香油刮筋上即消。不消，以针横刺三针愈。

穿胸

此亦肺经受邪，咳嗽，鼻流清涕，胸梗梗钻痛。刮两缺盆穴，针大骨空穴、小骨空穴、紫宫穴。

穿膈

此肝经受邪，左右斜痛，如闪烁之状。治法同上。

钻心

此系肝、肾二经受邪，自上钻下痛者顺而轻，忌热食；自下钻上痛者逆而重，至出声不得者死。此系

寒邪上逆，不妨食热物，刮紫宫穴、中庭穴、膻中穴、中脘穴、章门穴、膏肓穴、心俞穴、魂门穴、命门穴，针中魁穴、大骨空穴、小骨空穴。用药前颠折部方中，加青皮、陈皮、木香各等分，余俱同上部颠折。

迸血

此系肝经受邪，血逆上行，迸在心内，无伤者口吐鲜血，有伤者口吐紫血。刮两间使穴、大陵穴，仍刺出微血。如心痛者，先用滑石末一钱、麻油一两，调和服之，呕出血痰，心不痛者不必用。再用砂仁、芦粟、槟榔、广藿、陈佛手等分，阴阳水煎服。

下 部

盘脐

此系肾经受邪，脐上盘旋，悠悠作阵痛。刮膻中穴、中脘穴、气海穴。如不止，针两中魁穴、小骨空穴。

盘肠

此系肾经受邪，在脐下盘旋作阵痛，此痛一紧难忍，口中叫号。治法同上。

缩脚

此系肺经受邪。有四种，小儿患者最多，满身经络收缩，手足拘挛，或左手或右手，或左足，或右足收缩。先以手拍两曲池穴、两阳交穴，刮两臂臑穴，刺两阳交穴、两曲池穴。

痢疾

此系腹内受邪，泄泻无度，腹中疼痛，或红或白，或里急后重。刮两肾俞穴、两大肠穴、两小肠穴，针两手大小指尖。上膈有食积者，方用：

陈皮 石榴皮 山楂肉 芦粟梗 石菖蒲各五钱

共炒研细末，赤砂糖调，捻为丸，藿香汤送下。如无食积，腹胀脐凸，而泄泻不止者不治。

如白泻，用：

陈米囤草底 伏龙肝 芦粟 山楂 木香 灯心

阴阳水煎服。

疟疾

此系感受外邪，寒热往来。刮两间使穴、两大陵穴，刮出痧为度，针两手同上，痧散尽后，以姜汁少许，和热酒饮之，出汗而疟亦愈。

肚胀

此系脾家并大小肠受邪，饮食不思，腹中气胀紧痛。刮紫宫穴、膻中穴、中脘穴、中庭穴，针两中魁穴、两大骨空穴、两小骨空穴。方用：

木香 砂仁 广藿香 芦粟 槟榔 豆蔻 青皮 陈皮元胡索等分

灯心二十根，阴阳水煎。

大肠

此系大肠积热，小肠胀痛，小便如常者轻，闭塞者系重证。拍两阳交穴，现暗块即刺之。用：

砂仁 藿香 槟榔 枳壳等分

灯心二十根，阴阳水煎。

小肠

此系小肠受邪，小腹内胀而不痛。用豨莶草、枳壳，炒热绸包熨脐处。方同上，减枳壳，加木香。

穿骨

此系肾经受邪，腰间骨痛如打，渐至周身骨节俱痛。于痛处刮出黑块，即以针刺出血。

斜腰

此系肾经受邪，两腰间痛。将钱刮痛处，以手拍两阳交穴，针两手大小指尖、中指尖。

膈食

又名胃寒痧，此系脾胃两家受邪，兼之停食，以致汤水不下，欲呕不呕，时时酸痛。先用滑石一钱、磨油一两，调和服之，呕出积滞，用钱刮紫宫穴、膻中穴、中庭穴、中脘穴、背后膈俞二穴、肝俞二穴，针两手中指尖、大小指尖。

膈气

此系心膈两经受邪，又名夹板痧。因恼怒郁结，猝受邪气，两相搏击，一要出，一要入，以致气喘经脉胀直，不知痛痒，日夜叫号。刮紫宫穴、膻中穴、中庭穴、中脘穴，针两手十指尖，微出血。不愈，再用枳实末一两和麸皮半斤，炒热绢包熨胸前。

重 症

羊毛痧

此因天气郁勃，潮湿酷热，夜不能睡，将暑露体承凉，风中有丝，乘虚易入，无论头面手足胸背，猝入则满身刺痛，一刻紧一刻，痛至半夜，自皮入心，咆哮跳跃，面色渐黄而死。治法不用针刮，将现贮烧酒瓮土泥头敲碎，水调，捻成泥团，向周身滚转几遍，剥开泥团，见有丝如羊毛，色亮则邪气滚出自然平愈，此仙法也。

按：羊毛痧见《痧胀玉衡》，酒泥一时不便，针挑之亦可手指黑。此系外邪攻入脏腑，故十指甲内全黑，三日不治则死，若指甲内发黑斑点者，稍轻。治法：针两十指尖。

脚趾黑

此系肾经受邪，腰先微痛，毒气坠下，故脚趾俱黑，小便出血，甚至出血块，一周时不治则死，针十脚趾出血，并针两阳交穴，此名五紧痧，五脏俱受毒也。

黑珠痧

此系元气不足，感触秽气，身体暴躁，正出汗时遇风邪停止闭塞于内，猝然发于头面及身体，形如斑疹，黑痣初发，与肤齐平，速治可救，稍迟则舌上生黑点，满身虚胀，黑珠绽凸不治。治法：先刺十指尖及两曲池穴、风府穴，下部有黑珠，刺两阳交穴，刮两间使穴、两肩井穴。俟黑珠少退，用前方加红花，阴阳水煎服。方见上颠折门。

红珠痧

此系天时郁结，受重秽气，正欲出汗，遇风邪闭塞不能发泄，猝然周身毛孔内透出红点，如珠色亮，初发与肤齐平，刮针同前黑珠痧法。用药前方加木香。如红珠绽凸，满身肿胀，痛极口不能言，睛不能转，不省人事。急用灯心蘸香油，向膏肓二穴、魂门二穴、胃俞二穴、命门穴、肾俞二穴各将灯煤焠上，其火自然爆息，而人苏醒矣。倘不醒，再用蒜瓣垫胸前膻中穴，以艾团置于其上，灸七壮无有不醒，照前针刮，服药而愈。

痧伤

此在小儿患痧，愈后感冒风邪，大人因痧愈后，或酒醉房事伤神，或速行饥渴、劳烦所致。总因下部受伤，不红不肿，或一腿痛起，或两腿俱痛，渐渐连小腿脚跟一并甲痛。初起饮食如常，身不寒热，至二四日后，则筋骨收缩，日夜俱痛，不能坐立。痛时头眩眼花叫喊，饮食减少，满身发热，医认为阴证必致不治。治法：先于痛处刮出黑色，即于黑色处刺出黑血，外用晒干母猪粪、红花、木香、 牛膝等分、红枣七枚、灯心十根、阴阳水煎服。连针七日，渐自愈矣。

痧劳

此证初起乍寒乍热，误认感冒风寒伤食疟疾等证，过用发表药及葱韭之类，以至热势不退，满身筋骨疼痛，饮食减少，口干便溏，此为痧劳，如不早治，骨髓蒸枯而死。治法：用针刺背部，元气薄者，每日刺两三穴，以退热不痛为度；若平日禀气厚实，每日针刺四五穴，逐日针视，不可遽等，务刺出微血，宜横浅不宜深直。背部穴如肺俞二穴、膏肓二穴、心俞二穴、膈俞二穴、肝俞二穴、脾俞二穴、胃俞二穴、命门穴、大肠俞二穴、小肠俞二穴、长强穴、膀胱俞二穴、白环俞二穴是也。每日用红枣二两、童便二碗，煎至将干，惟食红枣而愈。

按：肺俞、肝俞等穴，皆不可轻刺，详下背部穴内，非长于针法者，慎勿轻试。

反弓

此系肾经受邪，小儿患者甚多，头仰后脚亦缩后，胸腹凸出，延久不治则死。急拍两曲池穴，现紫块刺出毒血，刮两肺俞穴、两肾俞穴，方见颠折门。

黑线

此证系肾经受邪，先发于手，如先发左手，则左腰腹微痛，左手即不能举，先发右手亦如之，毒气上动，寒颤后火烧壮热，将患者手臂推挤，有黑色如线一条，隐隐在皮肤间，自手臂间使穴起胀为第一关，至曲池穴为第二关，至臂臑穴为第三关，胀过三关为阴证。若黑线至肩井穴，穿至紫宫穴者，不治；男发左手，女发右手者，不治；两手俱发者，不治；起已周时，不治。治法：先刺中魁穴，刮曲池穴、间使穴，次认黑线起处刺之，再刺间使穴、曲池穴、臂臑穴、肩井穴各刺断黑线，出暗血。方用：

砂仁、广藿香、槟榔、枳实等分　灯心二十根

阴阳水煎服。

黑斑

此外邪深重，直攻脏腑，故发黑斑不急治则口吐暗血而死。急刮两肩井穴、两臂臑穴、命门穴、两肾俞穴、两膏肓穴、膻中穴、中庭穴、白环俞二穴，拍两曲池穴、两阳交穴出黑块，针出黑血，针两手中指尖，大小指尖，务要出血，并刺两间使穴，无血不治。此亦五紧痧也，方同上。

气臓痧

此系服药过多，忽然腹痛，或胃脘痛，小便痛，口唇指甲俱暗色。初热尚微，渐如火烧手足麻木，脉息沉伏，识痧者不医臓而医痧，痧痊而臓亦愈矣。治法：第一日，刺手十指尖、两曲池穴、两肩井穴；第二日，刺前顶穴、印堂穴、水满穴；第三日，刺风府穴、肺俞二穴；第四日，刺膏肓二穴、心俞二穴、膈俞二穴；第五日，刺魂门二穴、脾俞二穴、胃俞二穴；第六日，刺肾俞二穴、命门穴、大肠俞二穴、小肠俞二穴；第七日，刺膀胱俞二穴、白环俞二穴、长强穴；第八日，刺悬厘二穴，以上皆各一针；第九日，刺阳交二穴、十足趾尖各一针。第一日用广木香、槟榔、芦粟各一钱，阴阳水煎服，再用红枣二两、童便二钟，煎至半碗，并红枣服，后每日用木香、芦粟梗各一钱，阴阳水煎服，服至半月后，不但痧消而气臓亦愈矣。

水臓痧

此证初因腹痛而起，误认饮食停滞，受寒受湿，服药过多，至周身发热不退，皮肤肿胀，手足绽开，不能缩握，色亮如水晶，若再迟延，必然胀死。治法：先以钱蘸香油刮委中二穴，用针刺出清水，务将

二手往下顺挤，则水流下，不挤则水止而不出，若过一夜，则针眼没而水干，明日下委中穴一寸五分，针阳交二穴，亦往下顺挤，流出清水。又明日下阳交穴二寸五分，针承山二穴，亦往下顺挤，流出清水又明日下承山穴二寸五分，针跗阳二穴，亦照前挤出清水，共四处八穴，四日一周，周而复始，不可多针，久病恐泄元气，共刺七十二针，计三十六日，刺之出血为度。如刺久无血者不治。每日服童便煮红枣一碗，又将红花河水煎汤，不拘时以代茶饮。外用窄头葫芦一个，将刀旋开上顶，剜去子瓤，以童便灌满，仍将葫芦顶盖上，用砂罐煮此葫芦，使水与葫芦平为度，不可过满，滚沸后，水浅即添煮，五个时辰为度，倾出童便，服之。明日将煮葫芦剥碎，同藿香、槟榔、砂仁、红花各一钱、芦粟一大枝，搓碎、灯心二十根，阴阳水煎服，共用三个葫芦，依此法服之。再自出水后忌食盐，至三十六日，水放尽血出愈。后将陈酒十斛、红花三两、牛膝一两，入磁罐封好，外用河水方锅内煮熟，炷香为度，每日空心照量服。服毕，方可食盐，则永不发矣。

半身麻

此系受风寒湿气瘀毒，积而成痧，发时半身热半身不热，至半边不能举动，医家误认为偏坠中风，用药无效，致成不治之证。幸口中无涎滤出，因此知是瘀痧。治法：患左针左，患右针右，每日须针二十一针，如患左须针左丝竹空穴、肩井穴、曲池穴、左手五指尖各一针，左风门穴、膏肓穴、魂门穴、胃俞穴、肾俞穴、膀胱俞穴、委中穴、跗阳穴，并左脚五趾尖各一针。患右亦如之。针后过三日再针，一月共十次，初刺无血，惟有清水或涎痰，以后冷者渐热，水者渐成鲜血，不必服药，将红花、木香浸酒，每日空心照量服，自然愈矣。

阴户胀

此系癸水来时，感冒风寒秽恶，或郁火无由发泄而成，处女患者最多。初起阴户微胀，小便不通，小腹上凸起青筋，四五日后阴户紧胀如鼓，饮食不进，身热如焚[①]，用利小便退热凉血等药，更增加呕恶，虽呕出痰水，下截仍然闭塞，过八九日不治。治法：令婢女等将阴户揭开，用针向上针入二分，切不可向下刺与横刺，但针至渗出微血，水便随手而出，甚至往上直瀑，出尽则人顷刻爽快而热退矣，再以阴户两旁刮出紫块，泄去邪气，以除病根。如腹上青筋胀紧，

---

① 焚：许世堂刻本为"林"，据正谊山房合刻本改为"焚"。

一时不能平复，须用枳实一两，铜器内炒热，绢包在腹上往下熨捋，又用温汤洗澡，先上身，后下身，阴户内亦能渗出紫黯涎痰水而愈矣。但此等病证，病家不便向医者言，医者亦不便向病家问，而小便不利，腹上青筋凸起，要不妨问，及有病此者，可以书示之，病家自知所治矣。

阴阳痧

此证猝然从腰腿起，心腹骤痛，上半身热下半身冷者，急治可活，如上半身冷下半身热者不治，过一周时不治。治法：令健旺人，将热手尽力向下顺捋，并熨足心，急用油钱刮两委中穴，刮出痧点，用针刺出涎水，再针十足趾尖出血。如无血，须再拍，再捋，再刮，再针，以见血为度。即用滑石末一钱、麻油一两服之。服后呕出涎痰宿食，自然大小便俱通，下身渐热矣。如心腹痛仍不减，方用：

伏龙肝 槟榔 藿香 木通 枳壳 芦粟 砂仁等分 灯心三十寸 阴阳水煎服。

烂肠痧

此系痧邪入于胃口，血不能行，以致胁肋悠悠痛起，纽结则痛愈紧，痛极则发寒热，邪欲外攻不能出，欲上攻不能透，则胃口烂，延烂脾家及小肠等处，饮食不进，大小便出血，脾胃绝而人死矣。治法：急以滑石末一钱、麻油一两服之，外按明痛处，将墨点说明，置蒜瓣于上，用蕲艾灸七壮，自邪气散达而愈矣。

痘前痧

此证因出痘正在见点，或灌浆之时，猝然感冒痧邪，初则腹痛口干，胸膈不宽，身体暴躁，坐卧不安，脉息沉伏，正痘忽陷，稍有迟延，毒攻周身，热甚如火，势必精血煎干，元气逐尽而死，治法：先十手指尖、十足趾尖，各刺出紫黑血，再用鲜芦根三两，洗净捣汁约三碗，芦粟三钱煎服；外于锅内文火煨枣核，放被窝内熏之，则痧邪自散，仍起点灌浆而归正痘矣。

痘后痧

此系出痘后余毒未尽，痧邪乘虚而入，先则腹痛身热饮食不思，或大小便涩，或泄泻初起，面红渐变而黑，脉绝，手指甲俱黑者不治，如红紫者可治。治法：先刺十指尖，再刺两间使穴、两大陵穴、两曲池穴、水满穴。如泄泻者用下方服之，随下宿粪。如三五次不止，速饮陈米汤补止，不可过泄元气。

木香 芦粟各二钱 藿香一钱 槟榔 甘草各五分 煎服。

阴痧

此证有四，俱猝然而发。

一自头至周身四肢冰冷，手足颤摇，牙关紧闭，眼定不言，手足而上渐渐变黑，六脉全无，此元气已脱，不治。如虽有此证，而头面手足未经变黑者，急针人中穴，并舌尖、十手指尖、十足趾尖及曲池二穴，出毒黑血，再服童便一碗，庶几挽回。

一身热暴躁，头摇脚掉，牙关紧闭，眼定身僵，六脉全无，手足面变黑色者，不治。如虽有诸证，手足面部未变黑者，先用麻油一两，撬开牙关灌入，再以菜豆粉汁一碗服之，必苏醒能言，再刮两臂臑穴、两曲池穴、两肩井穴、风府穴、两膏肓穴、命门穴，而愈。

一伤寒未愈，又感痧邪，身冷如冰，不语，脉沉，面黑，针刮同前。用：

砂仁 藿香 木香 槟榔 青皮 广皮 灯心二十根 阴阳水煎服。

一伤寒未愈，又感痧邪，腹痛泄泻，渐渐发热，不语，针刮同上。用：

芦粟五钱 土伏龙 石榴皮 广木香 江鱼背脊各三钱

共为末，蜜丸，每日空心服二钱，泄泻止而伤寒亦愈矣。

乌痧

此系先冒风邪未经发泄，又受寒邪，病发时寒战，龃牙，眼白俱黑，若周身四肢胀痛入腹者，半日内不治。治法：先以手三指拍两曲池穴，一路往上拍至臂臑穴，拍出暗血块，一一刺出黑血。有寒热二证，热证用麻油二两、滑石一钱，研细和服，服后呕出臭水而愈；寒证用鸡翎羽向喉咙搅，转出涎痰而愈。如腹仍痛，大便闭者，用蜜箭插入粪门，出大便而止。无论寒热证，俟针刺呕吐后，用方见上颠折门。

闷痧

此系心、肝、肺三经受邪，因气而致。刮紫宫穴、膻中穴、中脘穴、中庭穴，针间使两穴、大陵两穴。用：

延胡索 陈皮 木通 木香 青皮 芦粟梗 砂仁 广藿香 槟榔 引用佛手或陈香圆、灯心二十根 阴阳水煎服。要坐直，切不可睡。

热痧

此系受热邪，发热狂躁，过周时不治，死。刮两臂臑穴，拍两曲池穴，见紫块刺出微血，并刺两手中指尖及大小指尖，再服菜豆泔半碗愈。

寒痧

此系受寒邪，身发潮热。刮两臂臑穴，针法同上，方见颠折门。

危证三可治

凡看痧如舌硬身僵，手足不动，七窍闭塞，六脉沉伏，但身有微温，手足不冷，虽属死证可治，用开四门法。舌上居中一针开七窍泄毒，软肌肉，人中一针理元气，醒脾胃，膏肓二穴各一针膏肓穴百脉皆从此经过，无病不治，手第四指指头正面一针，反面指甲下二分一针男左女右，醒六脉。凡额角下起黑滞色至鼻准下者不治。如黑色过半鼻梁，未过鼻准者可治，用开四门法。

凡患痧证，误服药饵，六脉将绝，人事不知，尚有可治，用滑石末一钱、麻油一两，调服。呕出痰水，而痧气见矣，再视病何经络治。

复后三不治

一劳碌感冒患痧治愈后，早行房事，复发者不治。痧后最忌行房，重者愈后须停百日，轻者愈后须停月余。

一痧证治愈后，饮烧酒后发者，不治。

一痧证愈后，误食豆腐浆，复发者不治。

经穴图

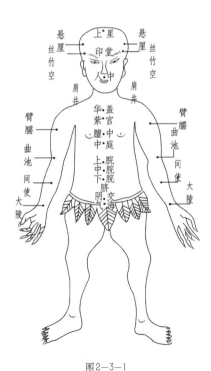

图2-3-1

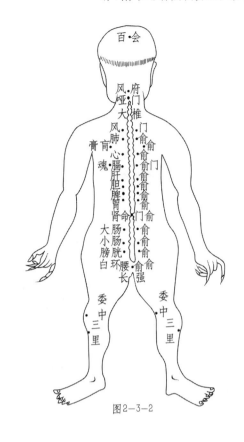

图2-3-2

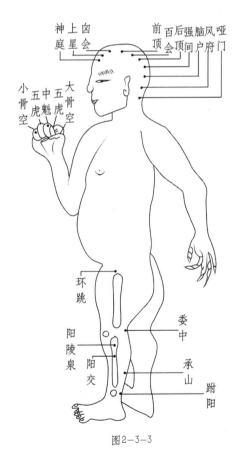

图2-3-3

头面部诸穴

人中—名水沟

在鼻下陷中，刺三分留三呼。主治：中风口噤，牙关不开，卒中恶邪，鬼击，不省人事，癫痫卒倒消渴多饮水气，遍身浮肿，瘟疫，口眼㖞斜，风水面肿。针此一穴，出水尽即愈。

按：古尺，短于今用之尺，五分约今三分。

上星

在鼻直上，入发际一寸陷者中。取准法：用手掌后横纹，按鼻尖上，中指尽处。穴刺二分留六呼—云针一分延皮向后，略出血为度。主治：头风，头痛，头皮肿，面虚恶寒，咳疟寒热，汗不出，鼻血臭涕塞，不闻香臭，目眩晴痛，不能远视。以细三棱针刺之，即宣泄诸阳热气，无令上动头目。

囟会

在上星后一寸陷中。禁刺，俗云性命堂。

前顶

在囟会后一寸五分，骨陷中。取准法：以线在眉心中间量起，量至顶后发际间，以线折为两段，以一段自眉心中量至顶上是穴。俗云：头顶心，刺二分。主治：头风目眩，面赤肿，颈项肿痛，兼水满治面肿虚浮。

脑户

在枕骨上陷中，一曰在发际上二寸。头有风寒，邪热刮之即愈。禁刺，刺中脑户，入脑立死。

风府

在顶上入发际一寸，大筋内宛宛中。疾言其肉立起，言止其肉立下，刺三分留三呼。主治：中风舌缓暴瘖不语，振寒汗出，身重偏风，半身不遂，伤风头痛，项急不得回顾，目眩反视，鼻衄，咽痛，感冒风寒，呕吐不止。此穴在哑门之上，脑门之下，相悬五分。哑门、脑户俱禁刺，医者不可忽略。

按：为医者尚云不可忽略，况不能为医者。故凡头面胸者，不宜轻下针处，只可用刮，用针宜浅、宜横。俗云飞针是也，或医不及延治，人万死一生时可不论。

哑门

在项后入发际五分，宛宛中仰头取之，禁刺，刺则失音以上俱属督脉。

悬厘二穴

在耳前曲角上下陷是穴。俗云：太阳内是也。属足少阳胆经。

印堂

在两眉中间。只宜手捻，不宜针刺。属奇俞。

颅息二穴

在耳后间青络脉中。刺一分，一云禁刺，出血多则杀人。主治：小儿呕吐，惊恐，发痫身热，头痛不得卧。

丝竹空二穴

在两眉稍眉毛骨陷中，筋脉动处是穴。刺三分留三呼。主治：头痛目赤风痫，戴眼发狂，吐涎沫，偏正头风。以上属手少阳三焦经。

胸腹部诸穴

紫宫

在胸前第三支肋骨陷中，仰而取之。刺三分。主治：胸胁支满，喉痹咽壅水浆不入，咳逆上气。

附：华盖穴

第二支肋骨是。肺不清，胸胁满痛，饮食不下，呕逆上气，心烦，必须刮此穴。俗云胸膛内是也。

膻中

在胸前第五支肋骨中，横两乳间陷中，仰卧取之。俗云上膈禁刺，令人夭。

中庭

在膻中穴下一寸六分，第六支筋骨陷中，仰而取之。俗云中膈。

中脘—名胃脘

在脐上四寸，居岐骨与脐之中。取准法：以线量之，自乳头上下至脐口折为两段，居中是穴。刺八分。主治：心下胀满，伤饱食不化，翻胃不食，心脾烦热，疼痛伤寒，饮水过多，腹胀气喘，温疟霍乱吐泻，寒热不已。

气海

在脐下一寸五分，宛宛中。有积滞痛，大小便闭者，必须刮此穴，刺入八分。主治：下焦虚冷，上动心腹或为呕吐不止，小肠膀胱症瘕结块，阴证伤寒卵缩，四肢逆冷。以上俱属任脉。

缺盆二穴

在肩上横骨陷者中。俗云琵琶骨。属足阳明胃经。

章门二穴

在脐上两旁肋骨尽处，以肋屈垂下点到是穴，又在脐上二寸，横取六寸，侧卧屈上足伸下足，举肩取之是穴属足厥阴肝经。

背部诸穴

百劳—名大椎

在背后第一椎上，平肩陷中。刺五分留五呼。主治：风劳食气，咳疟久不愈，肺胀胁满，呕吐上气，背膊拘急，项颈强，不得回顾。

命门

在十四椎节下间，伏而取之，一云平脐，用线牵而取之。刺五分。主治：头痛如破，身热如火，骨蒸汗不出，腰膝引痛，里急后重。

长强

在背脊骶尾骨尖，伏地取之，即尾巴骨也。刺二分。主治：腰脊不可俯仰，大小便难，肠风下血。以上俱属督脉。

风门

在二椎下二旁开各去脊中二寸，正坐取之二句下皆同。刺五分留三呼。主治：伤寒头痛，项强目瞑，鼽嚏胸中热呕逆，气喘卧不安。自此以下俱兼左右二穴。

肺俞

在三椎下，又以手搭背，左取右右取左，当中指末处是穴。刺三分留七呼。主治：咳嗽呕吐，虚烦口干，目眩支满汗不出，腰脊强痛，与心俞、肝俞、脾俞、肾俞四穴俱主泻五脏之热。《素问》云：刺中肺，三日死，宜慎。

心俞

在五椎下。刺三分留三呼。主治：偏风半身不遂，食噎积结寒热。《素问》云：刺中心，一日死，宜慎。

膈俞

在七椎下。刺三分留七呼。主治：膈胃寒痰暴痛，心满气急，咳逆，四肢肿痛，热病汗不出，食不下，腹胁胀满。

肝俞

在九椎下。刺三分留六呼。主治：胁肋胀满，咳引两胁，脊背急痛不得息，转侧难，反折上视，疝气筋痉相引，转筋入腹，《素问》云：刺中肝，五日四，宜慎。

胆俞

在十椎下。刺五分留七呼。主治：头痛振寒，汗不出，心腹胀满，口干苦，咽痛呕吐，翻胃，食不下，胸胁痛不能转侧。《素问》云：刺中胆，一日半死，宜慎。

脾俞

在十一椎下。刺三分留七呼。主治：腹胀痛，吐食不食，饮食不化，泄痢。《素问》云：刺中脾，十日死，宜慎。

胃俞

在十二椎下。刺三分留七呼。主治：胃寒吐逆翻胃，霍乱腹胀支满肠鸣，腹痛不嗜食，脊痛筋挛，水肿臌胀，气膈不食。

肾俞

在十四椎下，与脐平。刺三分留七呼。主治：脚膝拘急，身热头重，振寒，心腹滇胀，两胁满痛，引少腹洞泄，食不化，身肿如水。《素问》云：刺中肾，六日死，宜慎。

大肠俞

在十六椎下，去脊中二寸，伏而取之二句下皆同。刺三分，留六呼。主治：脊强不得俯仰，腰痛腹胀，绕脐切痛，肠澼泻痢，食不化，大小便不利。

小肠俞

在十八椎下刺三分留六呼。主治：便赤不利，小腹胀满疼痛，泻痢脓血，脚肿，心烦短气。

膀胱俞

在十九椎下。刺三分留三呼。主治：小便赤涩，遗尿泄痢，腰脊腹痛，阴疮脚膝寒冷无力。

白环俞

在二十一椎下。刺五分。主治：腰脊痛不得坐卧，疝痛手足不仁，二便不利，温疟筋挛痹缩，虚热闭塞。

魄户

在三椎下，去脊中各三寸半，正坐取之。刺三分。主治：肩膊胸背连痛，项强喘逆，烦满呕吐。

膏肓俞

在四椎下五椎上，去脊中各三寸半，正坐曲脊取之，又以手搭左肩上，中指稍所不及处，按之酸痛是穴。灸之，治百病。

魂门

在九椎下去脊中各三寸半陷中，正坐取之。刺五分。主治：胸背连心痛，食不下，腹中雷鸣，大便不节，小便黄赤。以上俱属足太阳膀胱经。

手臂部诸穴兼左右手

肩井

在肩缺盆陷中，大骨前一寸五分，以三指按取之，当中指下陷者是穴。刺五分。主治：中风气塞涎上不语，气逆头项颈痛，臂不能举，脚气上攻。刺深令人闷倒，速补三里，须臾平复。又孕妇禁针。属足少阳胆经。

附：三里二穴

属足阳明胃经，在膝眼下三寸，胫骨外廉大筋内宛宛中。坐而屈膝，低跗取之，极重按之，则跗上动脉随止是穴。刺五分，刺深令人手不能举。若刺肩井，须刺三里，不刺，气不能调。

臂臑

在肘上七寸，腘肉端，肩髃下一寸，两筋两骨罅宛宛陷中，平手取之。刺三分。主治：臂痛无力，寒热瘰疬，颈项拘急。

曲池

在肘外辅骨屈肘曲骨之中，以手拱胸取之。刺七分。主治：伤寒振寒，余热不尽，胸中烦满热渴，肘中痛，偏风半身不遂，臂膊痛，屈伸不便。以上属手阳明大肠经。

间使

在掌后三寸两筋间陷中。刺三分。主治：中风气塞，昏危不语，霍乱干呕。

大陵

在掌后骨下横纹中两筋间陷中。刺三分留七呼。主治：热病汗不出，舌本痛，喘咳呕血，心悬如饥，善笑不休，头痛气短，胸胁痛，肘臂挛痛，小便如血。以上属手厥阴心包经。

凡视痧证，必先刮臂臑以下四穴。如刮透痧仍不清，再于四穴刺出毒血即愈。

大骨空

在手大指第二节背间原注在大指尖，去爪甲三分。

按：十指尖皆可针刺。《类经图翼》云：大骨空穴在手大指第二节前尖上，屈指当骨节中，禁针。勿泥大骨空之名，针大指尖可也。

小骨空

在小指第二节背间原注在两手小指尖或小指第二节间。

按：小骨空之名，《类经图翼》缺。

五虎

二穴在食指、无名指第二节间原注在食出爪甲二分。

按：《类经图翼》云：五虎穴在手食指、无名指背间前骨尖上，握拳取之，主治手指拘挛。

中魁

在中指第二节背间原注在中指尖，去爪甲三分。以上俱属奇俞。

按：《类经图翼》云：中魁穴在手中指第二节骨尖上，屈指取之。而中指尖并无中魁穴之名，以上诸穴，竟针十指尖为得。

足部诸穴兼左右足

环跳

在髀枢中，侧卧伸下足屈上足取之。刺一寸留十呼。主治：冷风湿痹不仁，胸胁相引，半身不遂，腰胯酸痛，膝不得伸，遍身风疹。

阳陵泉

在膝下一寸外廉陷中，尖骨前筋骨间，蹲坐取之。刺六分留十呼。主治：偏风半身不遂，足膝冷痹不仁，脚气筋挛。

阳交

在两足臀后外髁骨上七寸，俗云腿弯下外侧边是穴。刺六分留七呼。主治：胸满喉痹，膝痛足不仁，寒厥惊狂面肿。上属足少阳胆经。

委中

在腘中央约纹动脉陷中，伏卧屈足取之。刺五分留七呼。主治：头重转筋，腰脊背痛，半身不遂。此主泻四肢之热，衄血不止，脊强反折，足热厥逆，不得屈伸，取其经血立愈，春间不宜出血。

承山

在兑腨肠下，分肉陷中，一云腿肚下尖分肉间。刺七分。主治：头热鼻衄，寒热癫疾，疝气酸痛，腰背痛，膝肿胫酸，跟痛，霍乱转筋，战栗不能行立，凡有邪热者可泻之。

跗阳

在足外踝上三寸，太阳前，少阳后，筋骨之间。刺五分留七呼。主治：霍乱转筋，腰痛不能立，髀枢股胫痛，痿厥风痹不仁，头重项痛时有寒热，四肢不举，伸屈不能。以上足太阳膀胱经。

方中引用药性考

砂仁

辛温香窜。除霍乱，止恶心，却肚痛，温脾胃。治水泻消食，破结滞，止痢。

藿香

辛甘微温。理霍乱，止呕吐，开胃口，消风肿。

槟榔

辛温。破滞气，消宿食。治后重，辟瘴气，散邪痰，止痛，杀虫。

木通

甘淡。降心火，清肺热，通关节。治拘挛，导湿止痛。

芦粟

即稷也，甘平。益气和中，宣脾利胃，专主消痧。

青皮

辛苦而温。消坚癖，破滞气，消食宽胸，疏利肝邪，达下最捷。

陈皮

辛苦而温。消痰利滞，补胃和中，止咳逆，利小水，解酒毒，杀三虫，达上甚速。

白豆蔻

辛热。利三焦，暖脾胃，散滞气，消酒积，除寒燥湿，化食宽膨。按：《痧胀玉衡》中末及豆蔻，岂以辛热之品，非痧证所宜与。

延胡索

辛苦而温。活血利气，通小便，治诸痛。

木香

辛苦而温。理气散滞，消食去瘀，除瘟辟邪。

山楂

酸甘咸温。健脾行气，消食积，化痰瘀。

黑山栀

苦寒。泻火祛热。

枳实

苦酸微寒。破气行痰，消食积，除胀痞。

灯心

甘淡而寒。降心火，清肺热，利小肠，通气止血。

香橼、佛手柑

皆辛温而酸。俱下气除痰，陈者良。

猪粪

性寒。解热毒，治惊痫。

伏龙肝

辛温。调中止血，消肿湿，治咳逆。

石菖蒲

辛苦而温，芳香而散。开闭窍，除痰湿，疗毒痢，消积宽中，止痛解毒。

石榴皮

酸涩而温。涩肠止泻痢。

陈米草囤底

按：辛甘热无毒。米囤底未详，殆以久沾米气，能暖脾胃止泄痢，故用之与。

江鱼背脊刺

即石首鱼，甘平，作干鲞。治暴痢，消宿食，除腹胀。脊刺未详。

京方红灵丹①

专治时疫转筋霍乱呕泻，四肢麻冷，骤然肉削，神脱者必服此丹，每用一分，白滚汤下，孕妇忌服。

大劈沙五钱 真犀黄 真璇珠 上沉香各一钱 白月石 当门子 大梅片各五分 大真金叶五十张

熨脐妙方

专治脚麻腹泻疼痛。

倭硫磺一钱 麝香三分 上肉桂 丁香 吴茱萸

上药共研细末，每用二分，青葱汁调匀，置脐中，外贴一小膏药，炒热麸皮熨之。

足麻腹痛洗方

辣蓼草捣烂，八两 宣木瓜四两

上二味同福珍酒二斛，加水煎汤，乘热揩手足及遍身，即时立愈已，验多人。治时疫转筋第一良方也，但此症一昼夜之中，忌进投食米饮汤。

按：辣蓼草，即水红花之别一种，其叶狭小而光，两面皆绿，茎梗微赤，有节，其味甚辣者方是。此草即酒店用之赤料也。

痧证指微终

---

① 本部分内容许世堂刻本有，正谊山房合刻本无。

校后记

　　本书为天台普净撰，毗陵奚佳栋述，逸士邱天序辑。但该书至道光二年（1822年）才得以梓行。现存最早为清道光抄本，存刻本十多种。此外，本书还被修改为他书名而刊行，道光二十五年（1845年）周国瑞刊《痧症针刺法》即是本书；还以书名各异的抄本形式流传于世，如《挑痧要穴》《痧症摘要》等，传抄年代均已不详。

　　原书不分卷，主要为各痧证治，按病位和病势分类，分为上部痧、中部痧、下部痧和大痧症64种痧证，并详列可治的危证3条和不可治的复发3条。其中，大痧症为痧证中之最重者。书前仅两篇理论，"奇经八脉总论"理论主要来自《难经》，"治痧当明经络"来自《痧症全书》。本书中所列痧名与抄于乾隆四十七年（1782年）《痧症秘传歌诀》重合较多，歌诀的主要内容是根据上、中、下部痧及大痧症的子病名编缀而成。书中还列经穴图，论述头面部、胸腹部、背部、手部、足部95穴的定位、刮刺法、主治以及使用经验，并于书后列书中所引用方药性考。

　　本书所列各种痧证的治法多为拍法、刮法、刺法、药法、焠法、灸法结合，尤其刮痧的部位较前痧书详细，精确到穴位，前期痧书多为刮治背部、胸胁、头额、肩臂、手足等，如红斑"治法宜刮两臂臑穴、两间使穴、两大陵穴、命门穴、百劳穴、两膏肓穴，拍两曲池穴、两阳交穴。现出紫斑，刺出毒血。"强调治疗的程度，以"出痧为度"，以达到如"于痛处刮出黑块，即以针刺出血""拍出暗血块，一一刺出黑血""刮出紫块，泄去邪气，以除病根""自邪气散达而愈矣"。

　　本书的特点在于略理论，而详细列各种痧证的治疗方法，尤其主张各种外治法的综合运用和内外结合治疗，对于穴位的刮刺特点和应用经验有较详细的论述，并首次提出"出痧为度"，使"痧"的概念更接近于现代，以治疗后出痧为特点。本书于咸丰二年壬子年（1852年），咸丰二年与欧阳调律撰《治痧要略》合编为《痧法备旨》，被翻刻多次。流行较广。

　　本次校点以清·光绪十二年丙戌（1886年）无锡许世堂刻本为底本，以清光绪三十三年丁未（1907年）正谊山房《痧证指微》《吊脚痧方论》合刻本为校本。

急救异痧奇方 附经验良方

撰人不详

神授急救异痧奇方

　　乾隆年间，黔中人多感异症，病发辄立死。方书不载治法，有人于丹平山得神授奇方，分四十九痧，全活甚众。后此方传至关中，以治诸怪异急症，无不奇验。道光壬午年，粤东奇症多有相似者，偶得此方，试之立效，当经刊布。今岁夏秋之间，浙中时疫，俗名吊脚痧，亦颇类此。爰急重梓，以广流传，至原抄本内字书容有一二讹脱之处，无从考证，姑仍其旧，以俟知者。

　　咸丰辛亥仲秋上浣，觉因道人识。

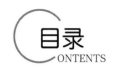

乌鸦痧 狗痧

二症同治。其症头疼，头重，头麻，眼黑，恶心，发搐，指甲青后遍身青，上吐下泻，不能言语，小腹疼痛，不急治则死。牙关不闭则已，若闭，急用箸撬。今病者卷舌，视之舌根下或有红、黄、紫、黑等泡，急用针刺破出血，雄黄点之即愈。如不愈，再以松皮、猪牙皂、石竹花子煎汤服之，盖被出汗。忌风、忌米汤三日。【指牵掣疼，又动而痛也。】

白眼痧

其形常翻白眼。治法：将顶门上灸三艾，如不愈，再灸三艾即愈。

蛇 痧

其形乱滚，肚胀痛。治法：先挑肚脐三针，次挑顶门一针，左右脚心各一针，用烟油拭之即愈。

哑巴痧

得病着地不能言语。用鞋底蘸凉水，轻打顶门，女人分发，用手蘸凉水拍之即愈。

虾蟆痧

其症肚胀。治法：肚脐圆圈挑七针，小肚挑三针即好。

凤凰痧

其形股肱摇摆。急用鞋底打脚与腰，再以雄黄水饮之。

珍珠痧

其病身上起泡似珍珠形。用针刺破，出血即愈。

羔羊痧

得病如羊声，满口吐沫。用雄黄、白矾、蝉蜕合姜汁，凉水饮下即愈。

鱼 痧

其症恶心，多饮水，肚中疼胀。用鱼骨烧灰存性，黄酒调服，出汗即愈。

血流不止痧

得病血流不止。治法：用指甲、头发各三钱，煅黄为细末，黄酒送下。不论何处，流血即此症。

鹿 痧

其症口吐血，浑身上发紫斑，似梅花形。用针刺破，次用鹿角胶合黄酒送下。

象 痧

得病流鼻涕，心痛，昏迷。针挑两肩膀尖出血，雄黄点之即愈。

狮子痧

其症心慌，头疼，浑身起大泡。用针刺破，雄黄点之，再用盐醋水饮之。

蜈蚣痧

得病头出冷汗，恶心，吐黄水，细看脊骨、两膀有紫筋。用针刺，雄黄点之。

蜜蜂痧

其症哭声不断，恶心，上吐下泻，舌下有紫疔。针刺破，用盐点之即愈。

母猪痧

其形拱地。先针舌根，又两手除大指外，将其余指甲边肉上各刺一针，后用猪食盆内剩泔水灌一大碗即愈。

兔子痧

其形走荒野，脚走不停。即用火药卷舌擦，止许走着治，勿令坐卧，或用湿土制如帽戴头上，使闻土气即愈。

老鼠痧

其形唇黑紫肿疼，咽喉痛，或胸膈膨胀。发鬓角、眉心各口挑一针，见血即愈。【各口二字当是错误。】

鹊子痧

其形胸背肿痛，小腹饱胀，口渴身热，见食即呕，心中顿跳。挑两大腿腋折见血，一针即好。

羝羊痧

其形胀满，似困似睡，眼闭，身转呼吸俱疼。将尾巴骨上挑二针，见血即愈。【尾巴骨即是尾脊骨。】

狐狸痧

其形头疼，干呕，不思饮食，头仰，浑身出汗，张口胡言。针挑咽喉、前后心窝，见血即愈。

醋猪痧

其症心热，四肢厥冷，浑身打战，心疼，舌下有紫疔。刺破，小盐点之。

莽牛痧

其症肚腹胁胀，心疼。将唇掀起挑，沿唇上牙床及唇外面，见血即愈。

猿猴痧

其症坐卧不安，心腹胀满，口舌、指甲色青，小腹疼。用针挑阴囊即愈。

缠丝痧

其症肚腹胀，头疼，心烦，前后心或有紫点、或

黑点、黄点。用针挑破，以醋擦之即愈。如觉遍体麻木，无此点子者，即是心痧症。将胳膊弯、腿弯青筋针出紫血，用炒盐煎汤，服之即愈。【胳膊弯即是肘弯。】

蚰蜒痧

其形浑身打战，两手张翼。用扫帚着面、顶一拍，即愈。

血腥痧

其症食时即闻血腥气。看舌下有紫泡，夹指窝亦有紫泡，刺破，雄黄点之。

老鹳痧

其症恶心，舌根硬强，呕吐不止。舌下有紫疔，刺破，火药点之。

猫 痧

其症鼻吞，两手扣地，恶心。用针挑两鬓角出血，以雄黄酒饮之。

鹅 痧

其症长身伸脖。用鹅尖三根，烧灰，水饮之。

鹰 痧

其形蹶嘴，心疼昏迷。用针刺臂膊弯出血，雄黄点之。【臂膊弯即是肘弯。】

螳螂痧

其症头斜，心疼昏迷。将臂膊弯挑破，用老鹳嘴稞烧灰点之。

蚊虫痧

其症吐痰昏迷。用烧酒拍心口至红住手。

蜒蝣痧

其症头疼，腿肿，咽喉肿疼，口内麻木。用生姜

汁和凉水饮之。

鸭子痧

其症拌嘴摇头。用针刺外咽喉，出血即愈。

鸡子痧

其症如鸡鸣，心慌不宁。用鸡胵皮煅黄为末，黄酒送下。

喜鹊痧

其症心疼，头疼，眼黑，浑身疼，舌下有紫疔。刺破，雄黄点之，再以雄黄酒饮之。

鹌鹑痧

其症声如鹌鹑，舌下有紫疔。用针刺破，用死过鹌鹑网烧灰，黄酒送下。

野雀痧

遍身发红，前后心有红黑紫点，头疼，胁胀。腋下三针，发际一针，见血即愈。

鹁鸪痧

肚痛，头晕，眼黑，心胀。用白矾水灌之，再用针挑前后心及两耳，稍见血即愈。

黄鹰痧

肚腹之下反搅疼痛。伸出胳膊，用红丝绳捆住两大指甲，各指甲边肉上各刺一针，见血即愈。

海青痧

头疼打滚。用带将头箍住，以针在耳根、眉际、咽喉窝、前后心挑之。忌风三日。

鹰嘴痧

浑身发烧，热不可忍，心口有块滚上滚下。针挑

脐下并两乳各一针，见血即愈。

蝎子痧

其症扒地挺腿，似蝎子蹶尾一般拥心。用蝎虎子爪，焙黄为末，黄酒送下。

蝎虎痧

其症摇头摆手，舌下有紫泡，或口角强硬。刺破，烟油抹之。

蛐子痧

其症扒地，拥心，心疼，两手捧腮，两腿屈不能伸。用老鹳嘴稞煅黄为末，黄酒送下。

秋蝉痧

其症四肢筋青，脑后有紫筋。刺破，用老鹳嘴裸煅黄为末，黄酒送下。

蚯蚓痧

其症摇头摆尾，上吐下泻。用蚯蚓粪和黄酒送下。

鳝鱼痧

其症肿头肿腮。用鱼网烧灰和黄酒饮之，出汗。

脚鱼痧

其症病人自言头搐，又言头似核桃大。用旁一人回言曰：打破出血，病人少愈。当时仍前说，旁一人打脚心，病人自言曰：解解解，即愈。

蚂蚁痧

其症手足麻木。用盐水炒麸子，遍身擦抹。

豆喉痧

其症咽喉肿痛，不能饮食。即用针刺大指甲旁

半韭叶出血。用蜘蛛网一个，连蜘蛛夹枣肉，煅黄为末，以竹筒吹入鼻内。

夯牛痧

其症如牛抵人，心烦不宁，用麦秸水灌之，或嚼麦秸。

雷公救疫丹【此方专治各种异痧，其效如神】

牙皂三钱五分　朱砂二钱五分　明雄二钱五分　细辛三钱五分　麝香二钱　广皮二钱，霍香二钱　桔梗二钱　薄荷二钱　贯众二钱　防风二钱　半夏二钱　白芷一钱　生甘草二钱　枯矾一钱五分

此药照分秤足，共研细末，装入瓶内，可治诸痧异症。此病来时脉散，牙关紧闭，发慌，手足麻木，闭目不言，喉肿心疼。医多不知，误认喉风，治之必死。此症名曰朱砂症，又名曰经疔。即将此药称三分，吹于鼻内，再用一钱姜汤服之，后用红纸捻，照前后心窝，见有红点，即用针刺破，挑出命内面红筋，可保无事。倘不在意，在须臾，不可不慎也。

又方用香附末、食盐、生葱捣烂，共炒极热，用布二块换熨，冷者再炒，分两包，痛止为度。熨后不可受寒，专治一切寒热，腹泻，腹痛不可忍者，及胃气痛，无不立效。如香附、葱一时无有，单炒盐熨亦效。

治羊毛痧七十二痧症，时症麻木、瘟病、火疗、发斑、发狂、发渴、唇肿、舌肿、口烂、喉痛等症经验良方。

羊毛痧

又名羊毛疔、羊毛瘟、心经疔、朱砂症。此症及七十二痧症，或头痛肚痛，或手足直硬麻木，身发寒热，或不寒热而心胸胀痛神昏，或喉痛，腰腹作胀，或腰中如一带捆住，或指甲青黑，上吐下泻，或不青黑，不吐泻，此极热症。亦有受寒，或食生果而起。看头顶有细红毛急拔去，一面用多年熟烟筒又名旱烟袋，取筒中烟屎油不是洋烟屎，冲水食，如味甜而不辣，或不甜不辣，即是对症，多食为妙。此方能散热毒，如寒热相兼者亦能解散，真是仙丹。凡七十二痧症，霍乱吐泻症、火疗、发斑、发狂、发渴、唇肿、舌肿、口烂喉痛，用之皆有神功。如食之味辣者，即不可

用。又后有喉病满天星草方，亦治各项热症，使火从小便出。

以上各症，忌食粥饭，即米汤下咽难治。又米粉、粘米、糯米、糕饼、汤圆、粽子等物均不宜食。只可食荞麦即荞麦，又名三角麦、细粉条、藕粉、百合、黄瓜、绿豆、豆腐、薯芋等物，亦不宜多。

又方如醋入瓦钵内，用烧极红赤木炭或瓦、砖、石、铜、铁均可，冲入醋钵内，向鼻熏之，可散内热如神，然必擦鸡蛋清方，以除病根，并服雷击散为妙。

擦鸡蛋清方

新鲜鸡蛋，在蛋壳顶开一小孔，用蛋清不用黄，亦不用鸭蛋擦前心、背心、两腰眼、尾脊骨离粪门不远即是共五处，每处擦三四次，每处用蛋清三四分放手心，用轻力擦完为一次。如有胀痛，即在胀处擦之，如擦后又胀，再擦自安。擦出黑白毛，或鸡毛管样，不可拔动，用新棉花铺毛上，又用油子捆好，其毛自落棉上。擦后量力放生，方免复发。用别药不如此方擦得透，用头发和蛋清擦，或用指头擦，亦不如手心擦得透。有七十二痧症，按经用刀针挑割，总不如此方擦之百发百中，且挑割不透，病根难除。此方多擦①为佳，别方不能拔出毛管。

雷击散

乾隆元年间，贵州省瘟疫盛行，忽于丹平山，有雷火击书，此方活人无数。凡羊毛痧七十二痧症、瘟病时症、软脚瘟，屡用如神。

北细辛　牙皂各三钱半　上朱砂　明雄黄各二钱半　薄荷　霍香各三钱　枯矾　白芷各一钱　桔梗　防风　木香　贯众　陈皮　法夏粒　生甘草各二钱

共研细末，收入磁瓶，用蜡封口，免泄气。随带身旁，用二三分吹鼻中，再用一二钱姜汤冲服，睡片时，汗出即愈。有由脚麻木至心而死者，名麻脚瘟，又名软脚瘟，急服此药，并照前羊毛痧方治之，迟则难救。若痧症瘟病有受寒者，照后霍乱症，炒盐饮方，寒热皆吐出，立效如神。

霍　乱

上吐下泻，名霍乱症。要吐不吐，要泻不泻，名

---

① 擦：原文缺失，今据文义应为"擦"。

干霍乱。如兼两腿转筋，名霍乱转筋。均用前烟屎方，食之最妙。又方生盐大半酒杯，放无油瓦钵内炒红，入童便或用大人小便亦可大半茶杯，煮一滚，勉强饮尽，或灌入口中，越吐越妙，寒热立除，务要多饮下喉，虽转筋入腹，霍乱已死，皆有起死回生之功。如服少未下喉，吐不尽必死。若用此方，可以不用烟屎，至前鸡蛋清方，必须用之，以除病根。

火疔症此不是杨梅疔

凡火疔发寒热，或不发寒热，多与斑相同，头发内、耳后、耳内、眼下、舌下、肩胛窝、手弯、脚弯、心、肾囊、阴户、粪门，通身细看，或细如蚊咬，或如眼如钱疔外有数小疔者病轻，或嘴唇四围数疔此毒重在头面者亦重，或有红丝、青丝，若丝走至心即死，急将丝头挑破若在眼皮、眼珠上，不能挑，不必挑，用前烟屎油点之，丝即退缩，再用烟屎四围涂敷，仍内食烟屎油，或用后满天星草方均神妙，并用前鸡蛋清方，以去病根。有丝、无丝火疔，皆极神效。或用油灯草在丝头烧之，丝亦退散，惟头面生疔切不可烧。

又方用大蒜切断，磨常行走门脚土，在丝头敷之，并敷疔头四旁，丝退而疔亦愈，如治不得法，或夫妻同房犯著，或夜梦遗精，疔形缩陷，或发狂乱语，或不知人事，名曰走黄。细看觉有小小芒刺，即是疔头，先用烟屎在四边涂敷，再用铁针挑破，挤尽黑血，见红血为止，仍服用烟屎，并用前蛋清方以除病根。

若火疔或发斑色淡红，平塌不肿起者，此是虚火，若服凉药必死，惟用烟屎试之，食之不辣即对症，食之辣者，即不可用。或用真高丽参一钱用项上党参四钱亦可、元参三钱、北五味六分、麦冬半钱、制附子一钱、干姜一钱，水煎服。火疔淡红不起，误服凉药，神昏气喘者，服之亦效，此皆阴寒虚火，必用此药方，可以救性命，屡试如神。不必以姜附太热，迟疑自误也。

火疔与发斑，热极无脉者，**加味参麦散**主之。

生党参一钱，洋参亦可 麦冬三钱 北五味七分 牛蒡子四钱 元参三钱

水煎服，神效。

火疔与发斑

眼珠突出，手足冰冷。此心火热极，四肢齐来救，心无血以养手足，故冰冷也。其疔色、斑色必红赤明亮浮起，用前烟屎方及下满天星草方最为对症，仍擦鸡蛋清以除病根。如火疔与发斑愈而复发者，其根必深而难出，最为凶险。用巴豆一粒，去壳、饭一粒，捶烂，贴疔头、斑头，过两三时，其根自出。根大者，多用一二粒为妙。

发斑症

斑如蚊虫咬伤，或如点、如钱、如云即是，又有如龙眼、凤眼，或如小疮、小疖，此即火疔。而广东各处曰斑头。斑外四围有小斑者轻，若大而色紫者重，无论是斑是疔，皆是风火，同一治法。有热极无脉者；有斑色淡红平塌不起，神气虚弱者；淡红不起，误服凉药，神更昏，气更弱，或气喘者；又发斑眼珠突出，手足冰冷者，均照前火疔各方治之，最稳最妙。发斑热极，色紫黑者，用满天星草又名鹙干草，遍地金钱形如芽菜叶而小，又似如意式，其叶深绿色有光，似微有毛，贴地而生，平地花盆随处有之。每用六七钱放粗碗内，捶数百下，不使汁水走散，再加洗米水冲入，去渣饮之，渣敷疔头、斑头，毒从小便出，屡用如神。其性太凉，斑色疔色淡红，平塌不起者，万不可服。

发狂发渴

发斑而兼发狂，或兼口渴不止，此是实火。照前满天星草方，使火毒从小便出，并照前烟屎热醋方以解内热，仍必用前蛋清方，以除病根。如寻常发狂发渴，并非因火疔发斑而起者，但见登高而呼，披发弃衣，狂走大叫大骂，阻压不住，面色发赤，时时饮水，亦是实火，照满天星草、烟屎热醋、蛋清各方治之。如发狂阻压得住，或口渴而不喜冷水，或要饮不饮，或言语气若无力，眼光无神，面色白，此是虚火，万不可用满天星草及各凉药，以免祸生不测，急用前引热下行法，并热醋、蛋清各方，以去虚火，仍请明医治之。

唇肿舌肿口烂各症

嘴唇突然肿大如猪嘴，又有舌尖肿硬，或黑，或白，均是大热症。舌白生毛者难治，必要用刀在唇肿、舌肿各处割破，用银簪刮尽黑血，见红血为止，不可畏疼误事。如舌下生小舌，或生白块，亦要刺

破，惟舌下正中处断不可刺。此两症急服前烟屎方以解内毒，急擦鸡蛋清以除病根。至口中破烂或生白点，轻者挑破，用锅底黑烟又名百草霜敷之，重者亦用前烟屎、蛋清两方治之。

一切实火喉病不论何名

咽喉肿痛，或生单蛾，或生双蛾，痰壅气闭，牙紧面红，此多实火。细看头顶有小红毛，急拔去，又于鼻上看至脑后及两手虎口大指、二指之间即是，如各有红紫，或胸心有红筋、青筋筋色紫黑难治，要在红紫处刺出恶血，急用前烟屎方、热醋方治之，用鸡蛋清方擦之，以除病根。又用巴豆捶烂，用纸卷成筒，烧烟熏鼻，喉肿即破，牙紧即开。又用烧酒拍打后颈窝，以家用白麻一大皮，从上往下顺刮百数十下不可倒刮，见有红泡子或飞蛾形，刺破出血，取常行往来门脚泥涂敷，立愈。或用铜钱沾水，在后颈窝刮之不可倒刮。

一切虚火喉病不论何名

喉病忽然而起，面与舌多白色，痰在喉中，如睡卧呼鼾声，或如牵扯锯木声，喉肿痛，或不大肿痛，或喉中无痰，皆是虚火。喉病，其病寒盛于下，虚火上炎，又名格阳症。若误服凉药难治，宜用前引热下行法，先用强而有力之人，自将两手心搓擦极热，然后擦病人两脚心，擦至大热为止，乘脚心热时速用吴萸一钱、生附子二钱共为末，用少许灰面粉和顶好醋，做成两饼，或加麝香一分更妙，蒸微温热，贴两脚心，安睡两三时，或半夜脚心发热则火气下①行，病自渐愈。

又方：

熟地 麦冬 山萸肉各一两 制附子 车前子 北五味各一钱

水煎一服，立愈。此《石室秘录》仙方。

一人喉痛半月，头面咽喉俱肿大，气紧声哑，口中生疮，痛极而不能睡，此虚火上热下寒，即是格阳症。用上引热下行法，又用前熟地、麦冬等药，一服而愈。

以上虚火喉病，用前巴豆、热醋、蛋清三方，均有神功。

白喉症

恶寒发热，头痛背胀，周身骨节痛，喉痛或不痛，有初起即现白点、白块，有二三日方现者，满喉皆白，虽属风热，不可用麻黄、桂枝、细辛、羌活、升麻、柴胡、苏叶等药，急用烟屎方、蛋清方，百无一失。

喉中生包生珠

包即瘤也。有血瘤、痰瘤、胀瘤、粉瘤之分。切不可用刀针，用前引热下行法，并巴豆、热醋、蛋清各方，仍分别虚实治之。

又有鼻中生一红线，悬一黑泡，子如珠样，垂挂喉门。误用刀针即死，用前烟屎油数点，滴鼻内二三次，半刻珠破丝断而安。或用前巴豆、热醋方，及引热下行法均神妙。

喉痛破烂日久不愈

名烂痧喉。此虚寒，照前虚火喉病治之。又方苋菜根烧枯，加顶上真冰片一二分，吹入即收口痊愈。

时疫结喉经验良方原序

喉间起白如腐一症，其害甚速。乾隆四十年前，无此症，近来患此颇多，小儿尤甚，且易传染，误治不救，虽属疫气，究医之未当也。按：白腐即白缠喉。诸书未载，惟《医学心悟》言之。症发于肺肾，凡体质不足，遇燥气流行，多食辛热，感触而发。初起，如发热、鼻干、咳嗽等症。鼻通者轻，鼻塞者重。声音清亮、气息调匀易治，音哑气急难治。近有无知辈，遇症于喉间，妄刮其白并乱用刀针，益伤其喉，岂不谬哉。治法总不外肺肾二经，宜以养阴清肺为主。

养阴清肺汤此方屡试极验，必须并服数剂，始见功效，切勿迟疑自误

大生地二钱 麦冬二钱二分 元参一钱五分 丹皮八分 生甘草五分 贝母八分 薄荷五分 白芍八分，炒

不用引。体虚加熟地；热甚加连翘，去炒白芍；燥甚加天冬、茯苓；小便赤加木通；数日不大便加元明粉；如有内热及发热，切忌发表，即照此方连服，其热自除。症重酌加分两。药味平淡，用当通神。

吹药方 瓷瓶收固，切勿走气。

---

① 下：原文为"不"，今根据文义改为"下"

青果炭二钱 黄柏一钱 儿茶一钱 薄荷一钱 川贝母二钱 冰片五厘 凤凰衣五分，即初生小鸡壳内之衣

上药共研细末，再加冰片细乳临症吹患处。喉间起白，用药切忌者如麻黄、桑皮、防风、杏仁、牛蒡、山豆根、黄芩、射干、花粉、羌活、荆芥，皆大苦寒凉，表散下降之药，切不可服，最能误病。又凡喉症，最不可发表，而虚弱者，尤不宜破血，是在临症三思。

丑乙年，余家患喉症死者十人，后得刘仙舟兄此方，服之甚效。因抄传亲友家皆验，不敢自秘，敬刊济世，兼广仙舟兄之德云。同治五年春月，大兴周敬一印送丁卯冬月重刻《续刊喉症秘方》。丁卯孟冬月，周敬一志。丙寅春，得刘仙舟录传养阴清肺汤诸方，刊印行世，救人颇效。今复出原本，见示书名《重楼玉钥》，系古歙郑瀚枢扶氏所撰。余喜仙舟公世之诚，亟欲全刻广传，惟集方甚多，力所不及，兹择简便者续刊十余方，以为救时之助，使治方愈备，疫气全消，诚所愿也。至刊布全书，更所望于同志者与有力诸君子。

紫正散

紫金皮二钱 荆芥穗八分 北防风八分 北细辛四分，去毛

地黄散

小生地二钱 京赤芍八分 苏薄荷六分 牡丹皮八分 苦桔梗八分 生甘草六分引加灯心二十节

以上紫地二散，每症合用勿离，用开水泡药蒸服。如热盛加连翘、犀角；鼻塞加开关散即抚芎一钱，白芷八分；烦渴加银锁匙即花粉八分，元参一钱；潮热加柴胡、黄芩；咳嗽加麦冬、知母；小便涩加木通；大便秘加元明粉；热壅肺闭气喘加麻黄五分，先用水煎去末，再入药同蒸；痰稠加贝母；孕妇去丹皮，加四物汤。

辛乌散一名角药散 收入瓷瓶，勿走药气。

赤芍梢一两 草乌一两 桔梗五钱 荆穗五钱 小生地五钱 赤小豆六钱 甘草五钱 柴胡五钱 连翘五钱 紫荆皮一两 细辛五钱 皂角五钱

以上诸药，不经火，置日色内晒干燥，共为细末。临用以冷水调合口内，极为开风痰之圣药。如痰涎极盛加入灯心炭五分，用川乌尖，乳钵内磨浓汁，调含速效。凡项颈及口外红肿，用水调外敷，立消，或用荆芥煎水调药频洗，洗后仍敷。

捷妙丹 治双单蛾神效。

牙皂一两，打碎 丝瓜子一两二钱

新瓦文火炙干为细末，加冰片少许。用时吹鼻

中，患左吹右，患右吹左，鼻中双患并吹，取嚏数次即消。

严氏赤麝散 专治一切喉痹、缠喉、单双蛾，又喉恶症，吹之立吐痰涎，取效如神。只虚症喉癣、咽疮不治。

真血竭五钱 巴豆七粒，去壳 明矾一两

用新砂锅炼至矾枯，加梅冰片三分、硼砂二钱，共研极细末，收固。临用时，冷茶漱口，吹患处，立效。

雄黄解毒丸 治一切喉痹极危症。

明雄黄一两 川郁金一两 巴豆十四粒，去壳，去油

共研细，醋煮面糊为丸，绿豆大。每服七粒，清茶送下，吐出痰涎，立效。如至死者，心头犹热，撬口灌之，下咽可活。

火刺仙方 治一切喉痹、缠喉，命在顷刻，急须制用，能起死回生。

用巴豆油涂纸上，捻作条子于火上点着，烟起即吹灭，令病人张口，急刺于喉间，俄然吐出紫血，即时气宽能言，并可立啖粥饮。盖咽喉一症，最为危险，顷刻肿闭，水米难下。虽用针刺、吹药，恐一时难泻毒热，惟此巴油火刺可救危急。因热则宣通，故以火治之，火气热处，使巴油可到，以火散结，以巴油泻邪热，以烟吐出痰涎，此诚一举三善之捷法也，病轻可即愈矣，症重亦可容再服诸药。

绛雪 治喉肿、喉癣、口舌生疮。

寒水石二钱 硼砂一钱 辰砂三钱 大梅片三分 儿茶三钱

共研极细末，用少许放舌上，津液咽之，或吹患处。

金锁匙 治喉痹、缠喉、痰壅口不开，水不下。

焰硝一两五钱 硼砂五钱 片脑三分 雄黄二钱 白僵蚕一钱

共研极细，收固，临用少许吹患处。

真功丹 凡孕妇患喉症宜此。

大梅片一片 真熊胆一钱，临用乳拌 芦甘石一钱，用羌活煎，湿煅七次，飞去沫，晒干 硼砂一钱 牙硝二分

研细吹患处如肿平，即去牙硝。

万益丹 误用刀致血流不止，宜敷此。

滴乳香一两，去油 真血竭一两 硼砂一两 没药一两，去油

研细，用少许吹刀患处。

附 刻

孚佑帝君救喉痛方

陈皮 贝母 竹茹 木通 当归 连翘 炙草 乳香 没

药 防风各二钱 引灯心三钱

水煎。

治缠喉风滴水不入奇效方

用雄黄 白矾 牙皂去皮 黎芦去心，各一两

共研细末，先令病人含水一口，用药少许吹鼻内，即将水吐出，少时涎出立愈。

黄瓜霜 专治喉症奇效。

牙硝八成 白矾二成

将大黄瓜瓤取出，纳硝矾于内，悬风处，俟霜出，刮下，加冰片少许，研细。用时吹患处，立愈吹药时，不可又服别药。

普济散方

倭硫磺五钱 上上摇桂心三钱 母丁香二钱 四十九制香附二钱 当门子一钱

以上各药共研极细末，用磁瓶封藏。凡患吊脚痧者，以此散一分五厘，纳入肚脐中，外用暖脐膏药封贴。如症重逾时不效，再用草纸三四张铺于膏药面上，以微火熨斗熨之；或于膏药面上，铺用食盐，加生姜一片，以蕲艾灸之，无不立愈。此药峻猛，断不可吃，孕妇忌用。

道光初年，浙中多患急症，俗呼吊脚痧，以此散治之，立效。今岁时疫相似，用特刊传。咸丰辛亥仲秋，觉因道人识。

神妙经验痧药良方

茅山苍术三两，米泔浸软，切片，晒干为末 麻黄三两六钱，根节细剉晒干为末 明天麻三两六钱，切片，晒干为末 甘草二两四钱，去皮，微炒为末 锦纹大黄六两，切片，晒干为末 公丁香六两为末 真蟾酥九钱，上好烧酒化 朱砂三两六钱，研细，水飞为衣 麝香三钱，要上好者为末 雄黄三两六钱，透明者研成末

上药各研细末，以好烧酒斤半和之丸，如萝卜子大，朱砂为衣，候干，磁瓶收贮，封固备用。能治一切中暑、中寒、中风、痧疹及各杂症。每服九丸，重者十三丸。虚人、孕妇忌用，小儿轻用。

展子明传接骨方

旱公牛角一个，火上炙干，一层刮一层 榆树皮白裹不拘数 杨树叶不拘数 黄米面不拘数，莜面亦可 花椒七粒

共为细末，以数年陈醋熬成稀糊，青布摊贴，薄木片缠住时刻，闻骨内响声不绝，俟定即接。如牛马跌伤及树木被风刮折亦能接上。

神验刀疮药方

生白附子六两 羌活五钱 生南星五钱 天麻子五钱 白芷五钱 防风五钱

共为细末，过箩，破处敷上。伤重者，黄酒浸服

五分；重甚者，再服五分。青肿，白酒调敷。一切破烂，干敷亦愈，其效如神。

神验治牙陈方①

青盐五钱 石膏五钱 补骨脂四钱 花椒一钱五分，去目 白芷一钱五分 南薄荷二钱五分 旱莲草二钱五分 防风二钱五分 细辛一钱五分

共为细末，每早洗脸后，擦牙用水频漱吐之，治牙陈方甚多，苦无大效。昔有人四十后病齿，大牙已脱三个，遇德州卢南石相国之弟，传此方用之，动者复固，齿病遂除。即冬月食火锅并煎炒等物，牙缝里出疙瘩，用此末多擦一二次，旋即消减，真第一效验方也。若于三四十岁即用之，无间断，可保至老不脱，并免牙患，有此神方，诸方可废矣。

治痔疮毒方

翻白草一两 荷叶一张

煎汤薰洗。

治鼠疮方

豆腐灰一钱 黄豆末五钱 水银五分 人言三分半

共为细末，用香油调擦，过六日起去药，再贴膏药，开列于后。

鼠疮膏药方

香油半斤 定粉二两 头发四钱 黄丹四钱

先将油熬滚，再下头发，煎枯黑，去渣离火，入黄丹，再入定粉成膏，用绢纸上摊贴患处，十八日全好。

治猪羊癫疯时常跌倒不省人事，竟成废人，二付除根。

奇效仙方

皂矾一两，煅红 鱼胶一两，切断面炒 铅粉一两，炒黄 朱砂三钱

以上研极细末，每早空心陈酒浸服三钱自愈，经验。

解吞鸦片生烟毒神方

凡吞鸦片烟中毒者，用硼砂一钱五分，以凉水调和灌下，轻则一吐而愈，重则从大便泻出。此方前从陕西传来，昨嘉兴有中鸦片毒者照服，已救数人，真神方也。祈流布或贴示为祷。

同治十年十一月，雪门许瑶光识

哮喘奇方 贴肺俞穴、背脊中骨第三节风府门。

川乌六钱 连翘八钱 当归六钱 白芷八钱 木别子八钱 白及六钱 官桂八钱 大芩六钱 赤芍八钱 草乌六钱 白薇八钱

---

① 本方名原书无，据方之功效补入。

牙皂五钱 桑枝五钱 枣枝五钱 乌药六钱 桃枝五钱 柳枝五钱 槐枝五钱

上药同麻油三斤浸药一宿，熬焦去渣，入飞黄丹一斤如麦色，急以桃柳棍二根，搅至滴水成珠，入乳香、没药细末各四钱收膏，摊贴三伏、九九，其病可以除根，神效。

仙传百草霜丸神方　治一切吐血、鼻血及七窍流血、失血怪症，迟者不治。

百草霜三两 陈墨二两 姜黄一两 桑叶二两 三七一两 连翘一两 灯心炭一两

各为细末，糯米粥取汁为丸，如栗米大。每服一钱，白温水送下，神效。

腹泻初起方

陈茶二钱 烧核桃仁五个 生姜三钱 红糖三钱

水煎服。食下即响，响而即泻，红柿核纸包水湿，灰火煨熟食，四五个即止。

又治腹泻痢疾方

生车前子 熟车前子 生山楂 熟山楂各两

共为细末，用红白糖、红白蜜滚水调服二钱。如白痢用白糖蜜，红痢用红糖蜜，若红白痢白红糖蜜均用。若泻之不出者，多加蜜即效。

午时茶方

茅术十两 陈皮十两 柴胡十两 连翘十两 白芷十两 川朴十五两 枳实十两 楂肉十两 羌活十两 前胡十两 防风十两 藿香十两 甘草十两 陈茶二十斤 桔梗十五两 麦芽十五两 苏叶十五两 建曲十两 川芎十两

研细末拌匀，宜五月五日午时合糊成小块，每服三钱。

治腹痛腹泻方①

专治一切风寒感冒、停食水、不服水土腹泻腹痛等症。服时加葱姜少许，煎热服，汗出即效。

当归一钱 陈皮一钱 草果一钱 知母一钱 川芎一钱 苍术一钱 半夏一钱 真乌梅五钱，烧熟打碎 防风一钱 杜仲一钱 常山一钱 槟榔一钱 荆芥一钱

共研末，将药放锅内炒熟，于疟未发时用稀布包裹，捆扎脐上，脐内先以药末三分填满，其发必轻，再炒再捆，无有不效，闭口疟更效。轻者一次，重者两服必愈。年老人不肯服药，用此最效。

万应琥珀膏　专治一切癣疥、结核、疮疖，初起已破，擦之生肌止痛，并治刀伤出血及腐烂者，擦之即可合口定痛，神效无比。

全当归五钱 大黄四钱 上血竭四钱 川黄连四钱 小生地八钱 黄芩四钱 真琥珀四钱，另研极细末 生甘草四钱 大枫子肉四两 黄柏四钱 枯矾四钱

用好麻油一斤，将药十味熬枯，油色紫红去渣，入琥珀末并黄蜡二两，候化开离火，用槐枝一根搅匀，冷定成膏，不可太老，埋入土地，退去火毒，一七取出。用时加黄色三仙丹少许调匀，随时擦之。看疮轻重加之，轻以少为妙，重稍多加，不可太多金两，伤则不必加三仙丹。此膏愈陈愈妙。

化郁膏

归尾六钱 龟甲八钱 巴豆四钱，研 黄连四钱 三棱四钱 莪术四钱 山甲一两二钱 指甲一钱

以上诸药，用麻油一斤半、净丹半斤熬膏。

硼砂四钱 硒砂四钱 阿魏六钱，炒，研 麝香一分 高丽参四钱 三七四钱 肉桂八钱 水蛭二钱【水蛭一味，宜于黄梅世界令乡人收取，焙干研末，存留配用。水蛭黄色者不用，有一种色黑，较蚂蟥较润大者便是。】

上药共为细末，搀入膏药内，用狗皮摊贴如无狗皮用布亦可，贴时用皮硝熬水，棉花蘸擦患处，令透拭干，再切生姜片搽擦，然后贴膏。忌食一切无鳞鱼、荞麦、马齿苋、黄瓜生冷之物。如系血块，另加臭虫四十二个，用香油浸透，捣烂和入膏药内，摊贴无不内效。

治癣方

雌黄为末，入轻粉和猪膏擦之。

又方，豆腐干以麻油煎，取油涂之。

又方，皂荚入醋，煎三日夜，干为末，敷之【此方得效最速，而疼痛无比】。

又洗癣方

生地二钱 陈皮二钱 麦冬二钱 赤苓二钱 竹茹二钱 远志一钱制 柳枝十寸 甘草一钱 灯心一束

浓煎频洗。

合邑无名氏敬送三百本

合邑不留名敬送一百五十本

肥西叶乐善堂敬送五百本

合邑陇西郡敬送二百本

---

① 目录：原书无总目，据正文篇目补。

校后记

　　《急救异痧奇方》又名《急救奇痧方》《异痧杂证经验良方》，全书一卷，约于嘉庆二十五年（1820年）成书的《陈修园医书二十一种》收入了《急救异痧奇方》，撰人不详，书前简介有"觉因道人识"字样，究出何人之手，无从稽考。书中有闽长乐陈念祖原评云："乾隆年间，黔中人多感异症，病发即立死，方书不载治法，有人丁丹平山得神授奇方，分四十九症，全活甚众。后此方传到关中，以治诸怪异急症，无不奇验。道光壬午年，粤东奇症多有相似者，偶得此方试之立效，当经刊布，今岁夏秋之间，浙中时疫俗称吊脚痧亦颇类此，爰急重梓以广流传……咸丰辛亥仲秋上浣觉因道人识。"

　　该书收录痧之兼类变症54种痧证名称及诊治方法和痧证、喉科急症的治法方药，以及单验方的配制使用法度。与之前其他痧书不同的是，该书多将症状拟物化，并以其肖似物命名，如乌鸦痧、蛇痧、虾蟆痧、蜈蚣痧等。内容简要，治法大多切于实用，主张刺法、拍法、点药、挑法结合应用，并主张痧要出透，刺法、挑法、用药不如刮擦之法能够使痧出透，"如应用擦鸡蛋清方时，用别药不如此方擦得透，用头发和蛋清擦，或用指头擦，亦不如手心擦得透。有七十二痧证，按经用刀针挑割，总不如此方擦之百发百中，且挑割不透，病根难除"。

　　此外，本书还介绍了羊毛痧、霍乱、火疗、发斑、发狂、发渴、唇肿、舌肿、口烂各症、一切实火、虚火喉病、白喉症、喉中生包生珠、喉痛破烂日久不愈等异证治法，并附时疫结喉经验良方13方和附刻孚佑帝君救喉痛方、治缠喉风滴水不入奇效方等21方，包括疟、痢、伤寒、瘟疫、中暑、霍乱、喉症、外科、伤科、皮肤科等病证的治疗与方药。

　　该书传诵一时，现存刻本20多种，并且多次改编或者抄录，在同类书中，"痧"或写作"翻""挣"，如咸丰元年（1851年）梓刻的《绣像翻症》，又名《翻症图考》《七十二翻图说》，实际上是从《急救异痧奇方》演化而来，病症则由54痧增加到72翻，并配以人物及所拟物图像。该书亦被附于《（绘图）针灸易学》之后，或收入《疔痧二证挑法》中。同治十年（1871年），刻《七十二痧症吕祖仙方》，此即是《急救异痧奇方》中从"羊毛痧"到"喉痛破烂日久不愈"的部分。光绪三年（1877年），湖南船米客龙宗树抄录该书，名《七十二痧症仙方》。光绪六年（1880年），该书由贺兰山人俞政卿复刻，书名改作《时症痧症喉症经验神方》。光绪二十七年（1901年），徐元芳印《痧症仙方》，将李庚馀刻《治痧经验良方》（即《急救异痧奇方》）加以"缕述前人名论用药，合为一编，光绪二十一年（1895年），学库书房刻《痧症全书》，实即《急救异痧奇方》。

　　宣统三年（1911年），《痧症要诀》和《惊风三十八症童人图》合编，取两本书的第一个字而命名《痧惊合璧》，后加之《急救异痧奇方》的全部内容，总称《痧惊合璧》。全书共分4卷，计16000余字。现存清·宣统三年辛亥（1911年）绍兴明达书庄石印本、1917年千顷堂书局石印本、广新书局石印本。

　　本次校点以清光绪十年甲申（1884年）书锦堂刻本为底本。

痧症要诀

蔡凤岐　编纂

序

　　《痧症要诀》一书，系暨阳陈氏秘本，相传已久，共四十有四症，皆绘具图象，签明穴堂，无不了如指掌，并随症施治，屡试屡验，真医中之仙术也。兹值番痧陡发，流入岭南，而于吾浙为尤甚，城市彷徨，莫知所措。乃陈氏后裔有汝钰先生者，慨然有济世之心，痧之为症危而且急，苟非如法速治，鲜有不立死者。吾安得秘此以自珍，遂付梓人，刊行世上，而山陬水澨略识之无者，可以照书医调，无不立效。其于济世安人之策，岂无小补云。

道光元年八月暨阳蔡凤岐纂辑

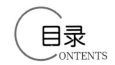目录
CONTENTS

头风痧

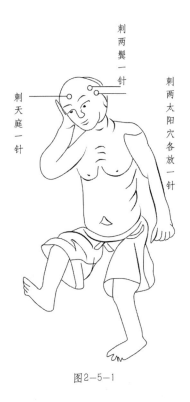

刺两鬓一针
刺天庭一针
刺两太阳穴各放一针

图2-5-1

即名头眩偏痛痧。此症痧气慢者，上升三阳头面，常觉头眩内热，或半边头痛，心烦不安。放痧不愈，用清凉之剂治之。

大头痧

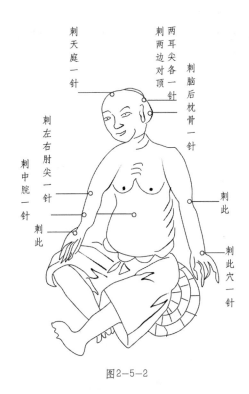

刺天庭一针
两耳尖各一针
刺两边对顶
刺脑后枕骨一针
刺左右肘尖一针
刺中脘一针
刺此
刺此
刺此穴一针

图2-5-2

缩脚痛痧

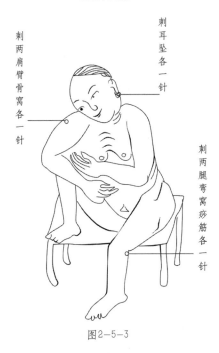

刺耳坠各一针
刺两肩臂骨窝各一针
刺两腿弯窝痧筋各一针

图2-5-3

此症无脉者，手足指尖有紫色，如脚上足底有红痕，自下而上即以油头绳扎住，皆用银针放其恶血。又有两足麻木，寒冷筋抽，急用布将膝下扎住，恶血不得上行，热盐汤洗之。用：

宝花散 郁金二钱 细辛三钱 降香三钱 荆芥四钱 加砂仁汤，冷下而醒。

救苦丹 郁金二钱 乌药 连翘各八分 枳实 莱菔子各一两 为末，清茶稍冷送下。

杰痧

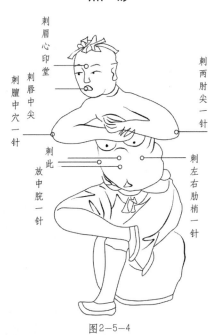

刺眉心印堂
刺唇中尖
刺膻中穴一针
刺此放中脘一针
刺两肘尖一针
刺左右肋梢一针

图2-5-4

195

弱症兼痧

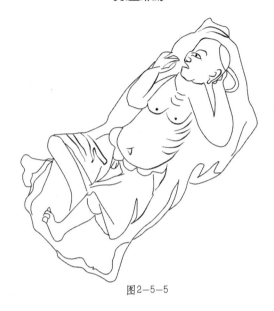

图2-5-5

此症劳弱之症。或吐血时发，微微干嗽，两颧唇口鲜红，或骨蒸发热不已。触犯时气传染，或秽恶之气相犯，必兼痧症，或多痰喘，咽喉如哽，或心腹胀闷，烦躁发热。且治其痧，方可治本病。劳弱未见凶危，痧祸已在目前矣。内有瘀血，上中二部脉亦当见芤，自左腿弯有青筋数条，故昏迷痰喘，先刺其痧筋，出其毒血，倍用宝花散，微冷饮之，方得清爽。

宝花散 郁金 降香 荆芥 细辛

挺尸痧

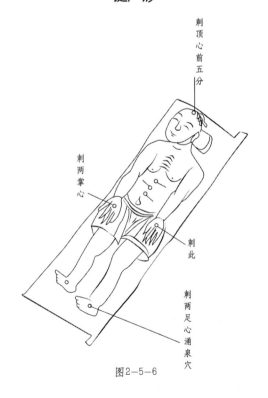

图2-5-6

角弓反张痧

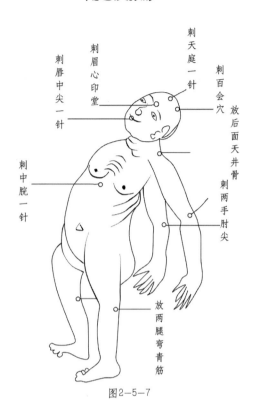

图2-5-7

即名落弓痧。此症倏忽昏迷不醒，或痰喘不已，眼目上吊，形如小儿落弓之症。此暗痧难识，必须审脉，辨证的是痧毒，看其身体凉热、唇舌润燥何如，然后治之。用：

宝花散 郁金二钱 细辛三钱 降香三钱 荆芥四钱 加砂仁汤冷下而醒。

救苦丹 郁金二钱 乌药 连翘各八分 枳实 莱菔子各一两 为末。

细辛大黄丸 大黄 枳实 厚朴 细辛 麻仁 青皮 桃仁 共为末，水法为丸。每服一、二、三钱，淡姜汤稍服之。银花、丹参、山楂、卜子，大便不通，烦闷昏沉用之。

防风散痧汤 荆芥 防风 陈皮 枳壳 细辛等分。头面肿加薄荷、甘菊；腹胀加大腹皮、厚朴；手足肿加威[1]灵仙、牛膝，倍银花；内热加连翘、知母；痰盛加贝母、蒌仁；寒热加柴胡、独活；吐不止加童便；小腹胀加青皮；咽喉肿加山豆根、射干；心头痛加延胡、莪术；赤白痢加槟榔；口渴加花粉。

---

① 威：原文为"菉"，据文意改为"威"。

绞肠痧

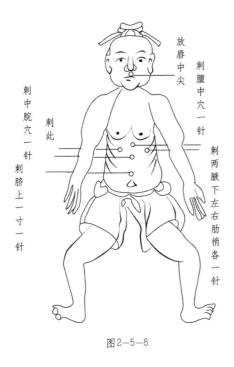

放唇中尖

刺膻中穴一针

刺此

刺中脘穴一针
刺脐上一寸一针

刺两腋下左右肋梢各一针

图2-5-8

跌打痧

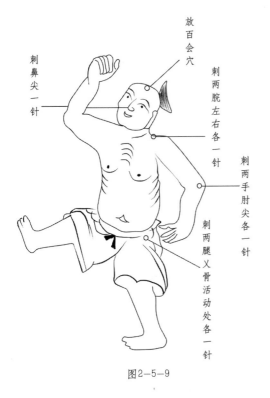

放百会穴

刺鼻尖一针

刺两脘左右各一针

刺两手肘尖各一针

刺两腿义骨活动处各一针

图2-5-9

此症见物即毁，其人如狂，延至二三时即死，当速救之。

鳖头痧

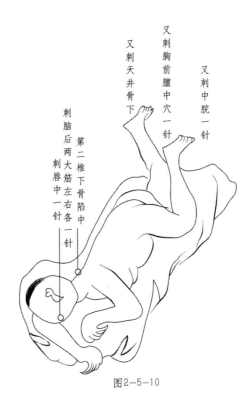

又刺天井骨下

又刺胸前膻中穴一针

又刺中脘一针

刺脑后两大筋左右各一针

第二椎下骨陷中

刺唇中一针

图2-5-10

刺唇中一针，刺脑后两大筋左右各一针，又刺天井骨下，第二椎下骨陷中，又刺胸前膻中穴一针，又刺中脘一针。

卷肠痧

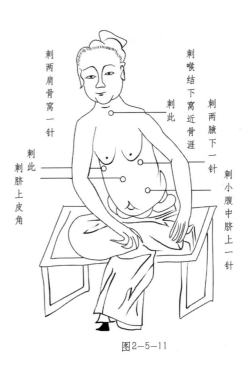

刺两肩骨窝一针

刺喉结下窝近骨涯

刺此

刺两腋下一针

刺此
刺脐上皮角

刺小腹中脐上一针

图2-5-11

此症肚痛，面色青，眼白多，珠少，腰眼胀痛，小腹锁紧，胸突，大小便不利。

此症面青，两颧红，肚痛至腰，两边锁紧。

吊肠痧

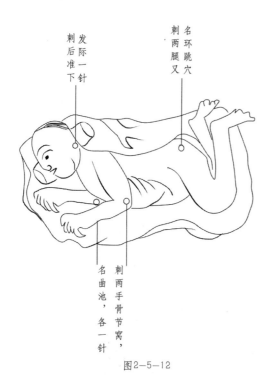

发际准下刺后一针

名环跳穴刺两腿又

刺两手骨节窝，名曲池，各一针

图2-5-12

食隔痧

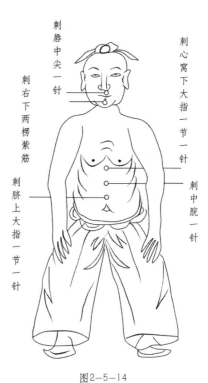

刺唇中尖一针

刺右下两楞紫筋

刺脐上大指一节一针

刺心窝下大指一节一针

刺中脘一针

图2-5-14

缠腰痧

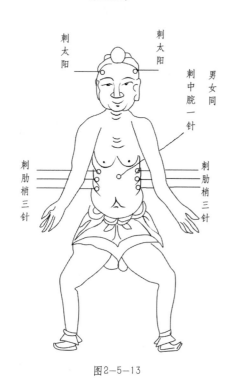

刺太阳

刺太阳

刺中脘一针 男女同

刺肋梢三针

刺肋梢三针

图2-5-13

钩头痧

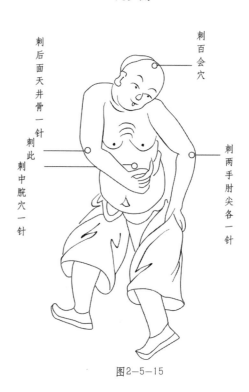

刺后面天井骨一针 刺此刺中脘穴一针

刺百会穴

刺两手肘尖各一针

图2-5-15

塞心痧

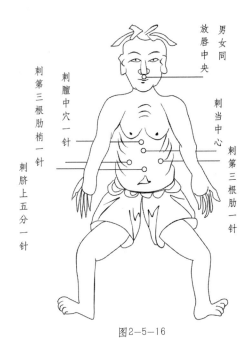

男女同
放唇中央
刺膻中穴一针
刺第三根肋梢一针
刺脐上五分一针
刺当中心
刺第三根肋一针

图2-5-16

此症面色黄，气从上塞，似痞、似块，攻痛难忍，治宜和血调气。顶心有红发，红至尖梢者，不治；如红不至梢，顶心可刺之。

卷螺痧

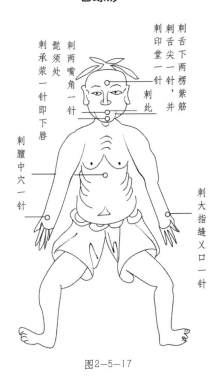

刺舌下两楞紫筋
刺舌尖一针，并刺此
刺印堂一针
刺两嘴角一针
髭须处
刺承浆一针即下唇
刺膻中穴一针
刺大指缝乂口一针

图2-5-17

刺印堂一针，刺舌尖一针，并刺右下两楞紫筋，刺两嘴角一针，刺承浆一针，即下唇髭须处，刺大指

缝乂口一针，刺膻中穴一针。

此症舌卷，面红，满口痰涎壅盛，气急痛，身热。

按肠痧

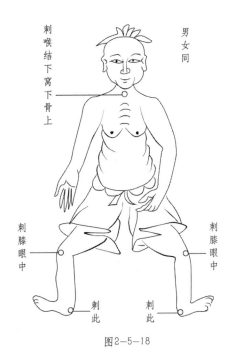

男女同
刺喉结下窝下骨上
刺膝眼中
刺膝眼中
刺此
刺此

图2-5-18

此症目瞑，手按小腹痛甚，两颧红色，心头烦闷，小便不利。阴囊皮厚收敛者，不治。

扑鹅痧

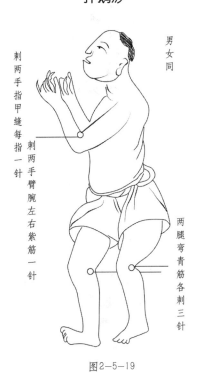

男女同
刺两手指甲缝每指一针
刺两手臂腕左右紫筋一针
两腿弯青筋各刺三针

图2-5-19

此症痰涎壅盛，气急发喘，喉声如锯，痛若喉鹅，但喉鹅之症，喉内肿胀，若痧则有喉鹅之症痛，而无彼之肿胀。又形若急喉风，但喉风之症，痛而不移，若痧则痛无一定，且痧有痧筋，喉鹅无痧筋，此可辨也。治用沉香郁金散、救苦丹，茶清冷饮之，外吹冰硼散，又以荆芥银花汤微冷之剂而痊。

救苦丹 川郁金一钱 枳实一两 乌药 连翘各八分 莱菔子二两 为末，清茶稍冷送下。

沉香郁金散 沉香 木香 郁金各二钱 乌药三钱 降香二钱 细辛五钱 共为细末，每服三分，冲砂仁汤稍冷送下。

冰硼散 硼砂 天竺黄各二钱 硼砂二分 元明粉八厘 冰片三分 共细末，吹喉中。

荆芥银花汤 荆芥 红花 茜草 丹皮 赤芍 银花各二钱 香附三钱 乌药五分 白蒺藜八分 水煎，温服。

翻肚痧

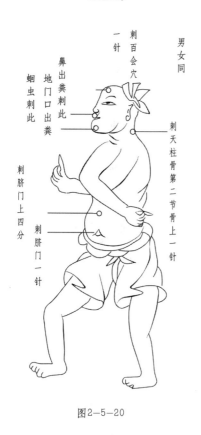

图2-5-20

此症鼻昂口张，胸腹高突，小腹收敛，其手峧者，名翻肚痧也。大粪从口鼻出者，皆不治也。

穿心羊毛痧

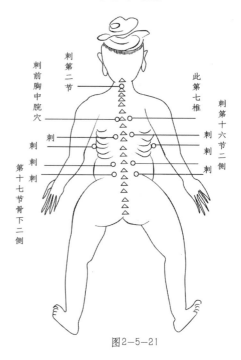

图2-5-21

此症皮黄燥，荣毛坚如毛管。有紫粟者，不治。

牛皮痧

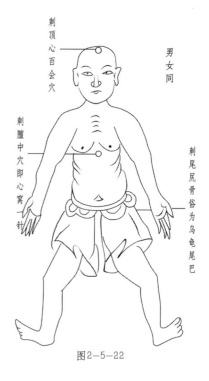

图2-5-22

此症面白唇青，遍身皮硬，心头胀满，手足皆直。

哑瘢痧

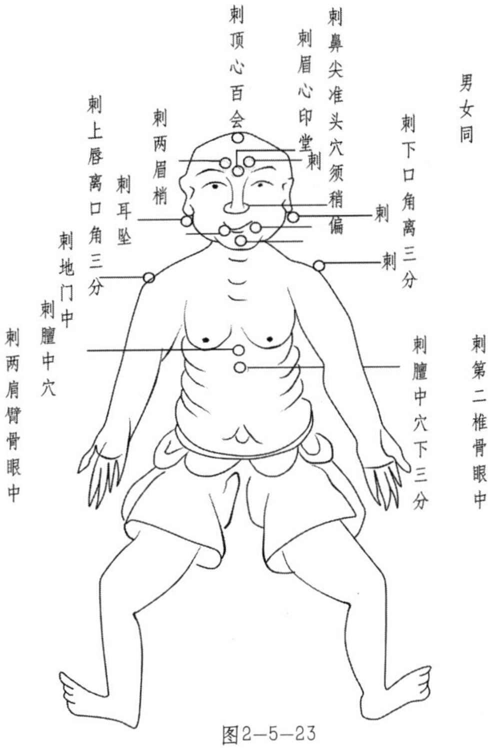
刺顶心百会
刺鼻尖准头穴须稍偏
刺眉心印堂
男女同
刺上唇离口角三分
刺两眉梢
刺耳坠
刺下口角离三分
刺
刺
刺地门中
刺膻中穴
刺两肩臂骨眼中
刺膻中穴下三分
刺第二椎骨眼中

图2-5-23

又刺后天井骨中，再刺舌两楞，并舌尖、舌下紫筋。如妇可服羚羊角散、加减犀角地黄汤。

此症脸二颧红，眼突，唇厚红，吐舌胀大吃齿，其喉肿大，痰涎壅盛，手足搐搦，头痛如斧劈，痛甚目晕，时时痰壅发厥，忘言谵语，大便不通，此症之谓也。

直肠痧

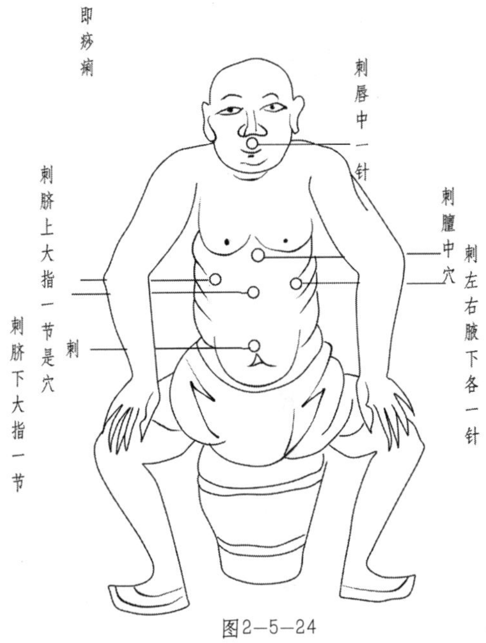
即痧痢
刺唇中一针
刺脐上大指一节是穴
刺膻中穴
刺左右腋下各一针
刺
刺脐下大指一节

图2-5-24

即痧痢。

结胸痧

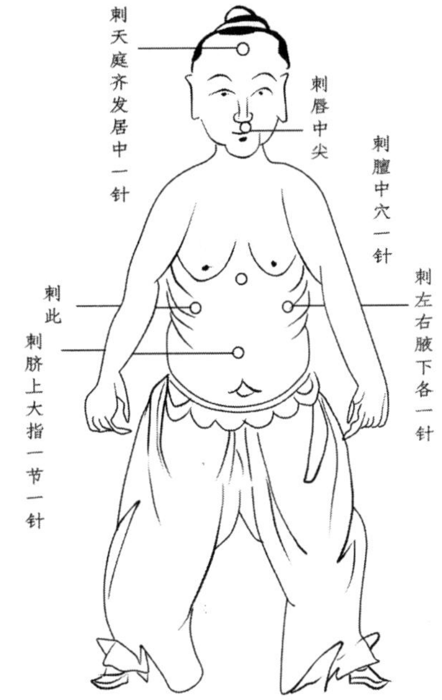
刺天庭齐发居中一针
刺唇中尖
刺膻中穴一针
刺此
刺脐上大指一节一针
刺左右腋下各一针

图2-5-25

后背饭锹骨缝上下居中，左右两针，骨下脊横各开两针。

此症食与气相搏，故血不行所致而成痞满，于心胸胀痛。有心胸高起如馒头者，不治。

头痛痧

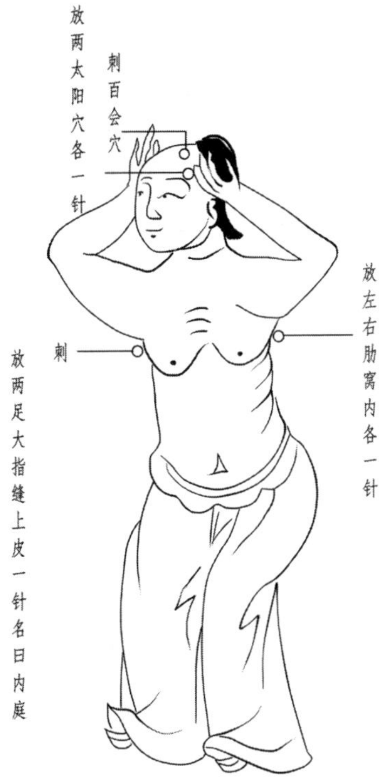
放两太阳穴各一针
刺百会穴
放左右肋窝内各一针
刺
放两足大指缝上皮一针名曰内庭

图2-5-26

此症痧毒中于脏腑之气，闭塞不通，上攻三阳颠顶，故痛入脑髓，发晕沉重，不省人事，名真头痛。朝发夕死，夕发旦死。即刺破颠顶出毒血以泄其气，药惟破其毒气，清其脏腑为主。痧毒中于脏腑之血，壅瘀不流，上冲三阳，头面肌肉，故肌肉肿胀，目闭耳塞，心胸烦闷。即刺破颠顶及诸青筋毒血，药宜清其血分，破其壅阻为要。

闷心痧

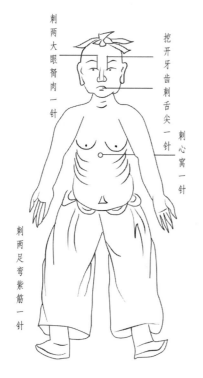

图2-5-27

此症痧毒攻心，发晕闷倒，一似中暑、中风，人多不知觉，即时而毙。此症之至急者，如略有生机，可扶起放痧，先放眷肉二针，有泪、有血方可施治，若无泪、无血，则无挽回矣。

坠肠痧

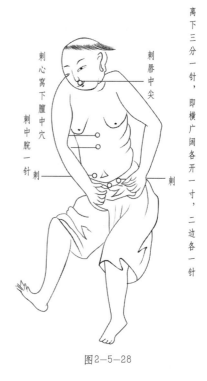

图2-5-28

此症面青眉绉，小腹痛坠。

遍身肿胀痧

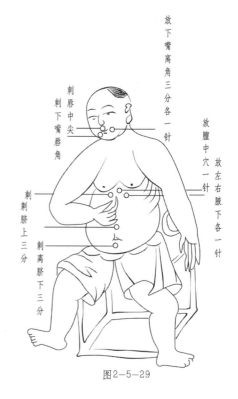

图2-5-29

此症因暑热、时疫、恶毒之气，攻于里则为痰喘、为血瘀，昏迷沉重，不省人事。若元气壮实，内不受邪，不入于里，即散其毒于肌肤血肉之表，为肿、为胀。若误饮热汤热酒，便成大害。此痧之暗者，宜从脉异处辨之。一按刺腿弯青痧筋五根，出紫黑毒血，又刺指头毒血二十针。先服宝花散，并服桃仁红花汤而愈。

桃仁红花汤 桃仁 红花 苏木 青皮 乌药 独活 白蒺藜

霍乱痧

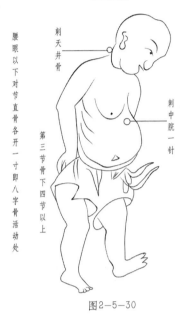

图2-5-30

此症痛而不吐泻者，名干霍乱，毒入血分，宜放痧。新食宜吐，久食宜消，食消下结宜攻。痛而吐泻者，毒入气分，宜刮痧。不愈，视有痧筋则须放。肠胃食积宜驱不宜止，止则益痛，治宜略用藿香冷饮正气散，余用宝花散加大黄丸，清茶稍冷饮之而痊。

胎前痧

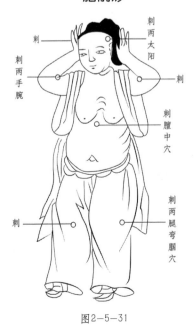

图2-5-31

孕妇之痧，最易伤胎，较之平人更甚，当急为救疗，庶于痧毒未攻坏脏腑之时，可以施治。若属暗痧，发于此时，胎前痧脉，溷于有孕，看有痧筋，急宜刺破，肌肤痧壅尤重，油盐刮之。至若痧毒横行肆攻脏腑，莫可挽回。治用桑寄生、红花、香附、益母草、荆芥、细辛、莱菔子、神曲，冲砂仁末，微冷服之，后用小柴胡汤退热，又以补剂调理而愈。

产后痧

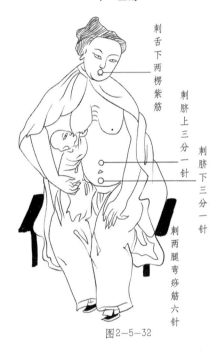

图2-5-32

余按：制就一方，为临证之法，独活、细辛以散痧，桃仁、红花以破血，香附、乌药、陈皮以顺气[1]；解毒用[2]地丁、银花；消食用山楂、莱菔子、神曲、麦芽，如性温，姜桂等药慎之。

倒经痧

行经之痧际，适遇痧发，经阻逆行，或吐血，或鼻红，肚腹肿胀，卧床不能转侧者是也。肚腹不痛，亦为暗痧。若痧毒攻坏脏腑者，不治。

治验：一沈宏先内人，经期发热，鼻血如注，昏迷沉重，肚腹作胀。延余诊之，脉伏兼痧，而经逆者也。宏先善放痧，刺腿弯两针，出紫黑毒血，不愈。余用桃仁、红花、独活、细辛、山楂、香附、青皮、童便饮之，经行，调理而愈。

---

① 以顺气：原文无，据文意补入。
② 用：原文无，据文意补入。

臌胀痧

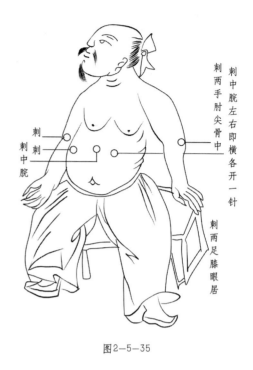

刺中脘左右即横各开一针

刺两手肘尖骨中

刺

刺中脘

刺两足膝眼居

图2-5-35

此症腹胀肚痛，气急痰壅，皮肤肌燥，小便缩。

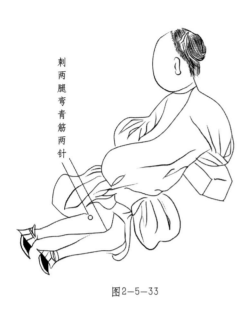

刺两腿弯青筋两针

图2-5-33

天吊痧

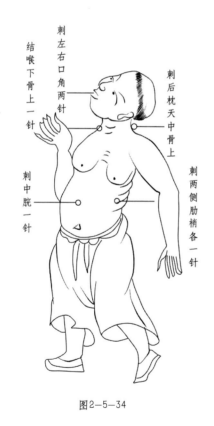

刺左右口角两针

结喉下骨上一针

刺后枕天中骨上

刺中脘一针

刺两侧肋梢各一针

图2-5-34

此症头仰面青，牙关紧急，肚痛者是也。

欧肠痧

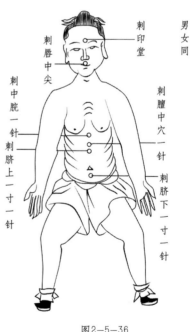

刺印堂

男女同

刺唇中尖

刺膻中穴一针

刺中脘一针

刺脐上一寸一针

刺脐下一寸一针

图2-5-36

此症面青，气逆上冲，大便不通，口吐黄水。下用蜜尖导法，泻出紫黑血。便后痛仍不止者，不治。

乌金痧

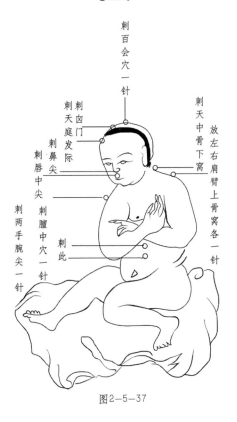

刺百会穴一针
刺囟门
刺天庭发际
刺鼻尖
刺唇中尖
刺膻中穴一针
刺两手腕尖一针
刺天中骨下窝
放左右肩臂上骨窝各一针
刺此

图2-5-37

放两手指甲缝八针，小指不刺；放两脚指甲缝八针，小指不刺。

盘肠痧

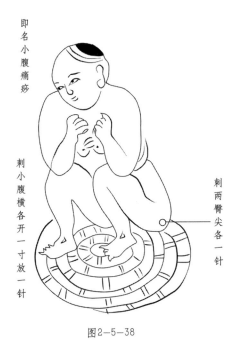

即名小腹痛痧
刺小腹横各开一寸放一针
刺两臀尖各一针

图2-5-38

此症肚痛，心乱，忽时遍身紫黑，不省人事，头面黑起，眼睛上视，面不转声，速宜放之。黑至足者，不治。

即名小腹痛痧。此症痧毒入于大小肠，则小腹大痛不止，绞扭不已，左足不能屈伸，大肠小肠经之痧也。痧筋不现，用木通汤，微冷，四剂，方见。左腿弯痧筋，用针刺出紫黑毒血二针，用红花汤冷下，痧退，调理而愈。

按：小腹大痛，每每右卧，右足不能屈伸，手阳明大肠经也。刺腿弯青筋四针，毒血成流。不愈，用枳实大黄汤冷服，半夜痧退，少安调理而愈。

木通汤 丹皮 牛膝 细辛 连翘 白芨 蒲黄 木通 泽兰 银花 元胡 水煎，加童便温服。

枳实大黄汤 赤芍 银花 枳实 青皮 桃仁 槐花 黄芩 麻仁 连翘各一钱 大黄三钱 水煎，温服。

拍脚痧

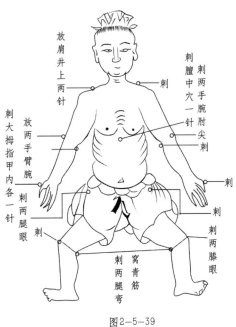

放肩井上两针
刺膻中穴一针
刺两手腕肘尖刺
放两手臂腕
刺大拇指甲内各一针
放两腿眼
刺
刺两腿眼
刺两膝眼
刺窝青筋两腿弯

图2-5-39

此症面色有黄痧，牙关紧闭，手直脚拍，不知人事，肚痛而肠缩。

木痧

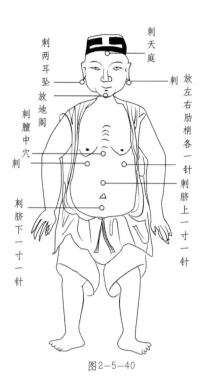

刺天庭
刺两耳坠
放左右肋梢各一针
刺放地阁
刺膻中穴
刺脐上一寸一针
刺
刺脐下一寸一针

图2-5-40

此症头大面肿，肚胀，阴囊缩，木痛，心闷烦延久，手足细弱，形如臌胀。

蓬头痧

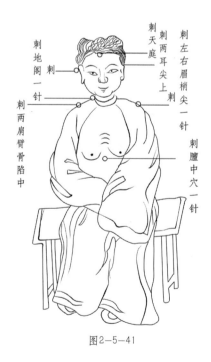

刺天庭
刺两耳尖上刺
刺左右眉梢尖一针
刺地阁一针
刺
刺膻中穴一针
刺两肩臂骨陷中

图2-5-41

腋痛痧

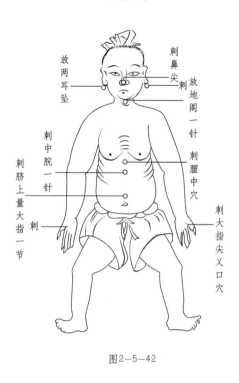

刺鼻尖
放两耳坠
放地阁一针
刺膻中穴
刺中脘一针
刺脐上量大指一节
刺
刺大指尖乂口穴

图2-5-42

压舌痧

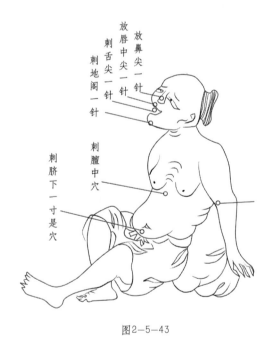

放鼻尖一针
放唇中尖一针
刺舌尖一针
刺地阁一针
刺膻中穴
刺脐下一寸是穴

图2-5-43

校后记

道光元年（1821年），暨阳蔡凤岐纂辑《治痧症穴法要诀》，简称《痧症要诀》，又名《扶急延生》。此书系"暨阳陈氏秘本，相传已久"，陈氏后裔陈汝铨认为"痧之为症，危而且急，苟非如法速治，鲜有不立死者，吾安得秘此以自珍"，遂付诸梓人，刊行世上。

该书采用症状命名痧证的方式，分述头风痧、大头痧、缩脚痧、杰痧、弱症兼痧、挺尸痧、角弓反张痧、绞肠痧、跌打痧、鳖头痧、卷肠痧、吊肠痧、缠腰痧、食隔痧、钩头痧、塞心痧、卷螺痧、按肠痧、扑鹅痧、翻肚痧、穿心羊毛痧、牛皮痧、哑瘿痧、直肠痧、结胸痧、头痛痧、闷心痧、坠肠痧、遍身肿胀痧、霍乱痧、胎前痧、产后痧、倒经痧、天吊痧、臌胀痧、欧肠痧、乌金痧、盘肠痧、拍脚痧、木痧、蓬头痧、腋痈痧、压舌痧、中恶癫44痧，"皆绘具图象，签明穴堂，无不了如指掌，并随症施治"。此书略理论，重治疗，主张治疗以刺痧、放痧、药痧为主，每症分别绘图标明针灸穴位及辨证施治，图后或附文字，说明进针方式和针刺手法，讲述该痧的症状、病因病机或内服方药。治疗以针灸为主，方药为辅。是首本以图文并配的格式著述的痧证专著。现存道光元年辛巳刻本（名《扶急延生》）、民国绍兴明达书庄石印本。

宣统三年（1911年），《痧症要诀》始与《惊风三十八症童人图》《急救经验良方》（即《急救异痧奇方》）合刊，总称《痧惊合璧》，全书共分4卷，计16000余字。现存清·宣统三年辛亥（1911年）绍兴明达书庄石印本、1917年千顷堂书局石印本、广新书局石印本。本书选取民国六年春月上海文益书局出版。

本次校点以道光元年辛巳刻本《扶急延生》为底本，以宣统三年辛亥绍兴明达书庄石印本《痧惊合璧》为校本。

痧症传信方

清·寇兰皋 著辑

痧症传信方序

　　盈天地之间者皆气也，人在气交之中，一呼一吸，犹鱼之吞吐水而活也。第气有正有邪，风寒暑湿燥火此六者，当其时为正，不当其时为邪，六邪之中，又以寒湿为甚，以寒湿属阴，阴主杀也，然虽曰邪也，犹是正中之邪耳，何则？六气迭乘，当热而寒，当燥而湿，无时无之，至若疫气之所感，属寒湿而挟秽浊，沿门阖户杀人于俄顷之间，亘千百年仅一见焉，此岂可以常情测乎？故此气之来，庞塞于天地之间，无声无臭，使人防之不及防，避之无可避，犹之施鸩毒于尺泽之中，彼泳游于是者，其何以堪。于此欲因症裁方，殆非易事也。道光辛巳，痧症流行数省，医药罔效者累累。吾友寇露滋先生天资高旷，专业于诗书，深于轩岐，于医者无所不读，错综融贯，处方调剂立起沉疴，今将其应手医方录而成集。先生学品兼优，仁心仁术，久着津门，兹复梓是书以济世。古称以良相之心行良医之事，先生殆其人，于是为序。

山阴鲁楷式齐氏谨识

痧症传信方序

瘟疫者天地间之阳毒也，痧疠者天地间之阴毒也。阳毒之杀人尚需时日，阴毒之杀人其惨又加速矣。道光辛巳，自夏至后，天气暴凉，如行秋令，早暮之间，须着棉衣，至七月中旬，天气徒热，而痧症大作。盖积阴既久，为亢阳所搏结而为毒，其中人也，溃脏腑，血凝筋缩，意乱心慌，医治稍迟，须臾莫救。越十二年，岁在壬辰，夏秋之间，其气候相同，其得症相同，其死者之速亦相同，余固知为阴毒无疑也。余友寇君露滋茂才夙抱仁心，兼通医理，慨然以救世为心。爰集古今痧书成方，参以己见，分其条理，溯厥渊源，载其治验，因症立方，按方治症，使人展卷了然，如同面语，真寿世之慈航，良工之苦心也。今将付梓，嘱余为序，余为略陈管见，使览是书者，知寇君之心，足以维持气化于万一耳。

道光壬辰重阳吟齐愚弟梅成栋拜题

自 序

　　道光元年，七月初六日，津门痧症大作，先传言有瘟疫自南而北，其势甚盛，不论人之老幼强弱，但遭之者死，触之者亡。余未之信，越数日果见有一二时而死者，有一二日而死者，最迟在三五日之内，人心惶惶，各不自保。余甚恐，谢绝世事，焚名香，嗅香药，闭户二十余日，仅乃得免。至月余后，统计吾邑之死者，已数万人矣，噫甚矣哉！夫上帝以好生为德，其杀人如何是之残酷，毋亦因人之宿孽未蠲，故被其劫者众。苐念在劫而病者，固难以药而活，不在劫而病者，犹可以药而苏，此前人所以著书立说，乘医方于来世，救性命于俄顷也。乃前人之方试之今日有效有不效，使概为收取，窃恐有治病之方，无对症之药，反令人靡所适从矣。因是采择古书所载，及今人所传之方，并刮痧、放痧诸法，皆已经效验者，汇为一册，详为集解，外录医案数十条，先哲名论十余条，欲后人以为观法，庶有所依据而已。至于审时令之热寒，酌体质之强弱，观病机之变动，用活法以治之，则存其乎人，固不能以预定也。是岁十月望前二日，津门寇兰皋露滋氏书于崇质堂。

凡　例

据郭石陶所云，痧症甚伙，共有七十二种，如所患不因秽浊，或因秽浊而非寒湿者，当另有取法，不必于是集中求之。

痧症甚速，杀人于俄顷之间，多有不及延医而归殒者，是书之编，欲人家藏一本，按法施治，庶有备而无患。

古人之方，试之不效者，非古人立法不善，或医不识症，张冠李戴，或分量减少，病重药轻，均未可知。是集之所载，皆余所亲见屡试屡验者，其未经取效者，方虽良，不敢滥入。

针法微妙，非其人不能学，兹集所载，特人所易知易能者，果针法精通，自宜另出手眼，不必拘拘于是也。

方解出自前人者，必标其姓字于首，其出自心裁者，则以皋按二字别之，非敢比肩前贤，诚恐碔砆乱玉，鱼目混珠也，识者鉴之。

方无注解者，余妄为增补，欲人开卷了然，然支离谬戾，实不堪一哂，祈高明正之。

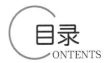

痧症传信方

痧症传信方

津门寇兰皋露滋先生着辑
同郡柴溶飞泉、云阳何景瑜蕴山同参

痧症源流

皋按：发痧一症，古人言之者甚少，惟沈芊绿之《尊生》书、郭右陶之《痧胀玉衡》书，及吴鞠通之《温病条辨》三书言之特详。沈氏即郭氏所言，但其以痧症为热毒，与时下之症不合，若吴氏，则固就寒湿言之矣，然其中亦有微不同者。如云不得吐泻，名为绞肠痧者，其症为最重，至吐泻则症似较轻，今则吐泻而症反重矣。所云寒湿在下，足腓为之转，俗名转筋火者，今则足腓转而手复蜷屈矣。所云寒湿伤脾，四肢厥冷者，今则厥冷而更兼麻痹矣。大抵今兹之症其秽浊为寒湿之毒，其毒甚盛为古今所稀有，属阴人死后指甲肌肤皆青，非瘴毒而何，乃天地之疠气，此气甚酷甚烈，从人口鼻而入，顷刻间内入于脏腑，外达于经络疫从口鼻入，内至膜原，膜原在夹脊之前，肠胃之后，属半表半里，邪至此，内可入于脏腑，外可浮于经络，痧症则不然，其气甚悍，从人口鼻入，即直至胃腑，至胃腑必及于脾，而后由脾达于四肢，达于周身。若他脏腑虚者，邪亦得而乘之，以五脏六腑皆禀气于胃也，其邪之着于人也，先中于血，则血先病，气次之，先中于气，则气先病，血次之。痧为阴，血亦为阴，以阴从阴，故先中于血者居多，故其见症在表为身热阳为阴郁故身热，为冷汗出阳虚不固，故冷汗出，为四肢厥冷脾主四肢，痧邪伤之故厥冷，为四肢重痛湿盛则重，寒盛则痛，为四肢麻木气不运行则麻，血不流通则木，为四肢肿胀土受邪伤，脾湿不化，发于四肢则为肿胀，为四肢无力阳盛正虚，故无力，为通身厥冷麻木此亦痧邪伤脾所致，为两手足蜷屈脾主四肢，寒湿伤脾，邪中于筋，故手足蜷屈，为足肚筋转足肚属阳明，痧邪袭伤脾胃，阳不能温筋而筋急，故筋转，为面色灰暗或青黑心为阳，主血脉，其华在面，痧为阴毒，滞于血脉，故灰暗，甚则青黑，为头重寒湿中停，邪复助之，气壅于上，故头重，为头眩邪滞中宫，阻其升降之路，疫气逆则上实，故头眩，为目胀目为肝窍，肝邪上壅，故胀，为舌强舌通心，痧邪熏心，其毒上冲，故强，为舌卷囊缩肝主筋，前阴者宗筋之所聚，阳明主润宗筋，痧邪伤胃，宗筋失润，又寒则收引，故囊缩，舌为心苗，包络代心行事，两厥阴同气而皆禀气于胃者也，痧邪伤胃，厥阴无所禀受，又肝脉络舌本，肝绝脉不上行，故舌卷，为蜷卧不语阴主屈，又主静，邪入少阴，阴盛故蜷卧不语等症，在里为吐邪伤胃阳，胃气上逆则吐，为泻脾阳困闭，欲泻不能，为心腹绞痛邪正相争则痛，为胸腹胀满邪气壅塞于中，或兼食血痰饮诸积，故胀满，为大小便不通阳不下行，故大小便不通，为昏迷不醒，为心慌[①]意乱痧毒冲心，重则昏迷不醒，轻则心慌意乱，为内热阴虚生内热，为烦渴心火盛则烦，火盛烁金故渴，为大渴欲饮吐泻损伤胃津，求救外水，故大渴，阴虚生内热，故欲饮冷。此上三症亦因痧毒化热之故也，为喘嗽邪入肺，肺气不利则嗽，上逆则喘，为聋哑肺属金，金破则不鸣，故聋哑，为惊痫邪入于肝，肝热生风，故惊痫等症。盖邪之中伤，每随人脏气而化寒热，如人阳不虚，而感邪轻者，则化为阳症虽曰阳症，初病时不可纯用苦寒药，以所感者阴邪也，阳稍虚而感邪稍重者，则化为半阴半阳症，阳甚虚而感邪又最重者，则化为纯阴症，其阴阳半者，又各有偏多偏少之不同（此不过言其概耳，如人阳不甚虚而感邪极重，阳甚虚而感邪却甚轻者，又不可胶于是也）治此症者，宜用试痧法、刮痧法痧在肌肉则宜刮、放痧法痧在血脉则宜放、烧灯火法痧现皮肤则宜烧、搐鼻法机窍不利则宜搐、熨脐法痧入肠胃，则宜熨。此外则用药，吾见医者治是症也，有用刮痧放痧诸法不用药而即愈者，有用药不用刮痧放痧诸法而亦愈者，有用刮痧放痧诸法必兼用药而始愈者，其所用之药亦不同，总之不出乎辛香以开窍，辛苦以利气，辛温以解表，芳香以逐秽恶，辛热以开沍寒，或间用甘寒以佐辛温，数法之外而已，至用大苦大寒以治燥热，此特末路之传变，非初病时之正治也，此症又须急治，始能取效，设因循观望，迟至一半日，使邪气充塞于中，正气不行，营卫阴阳之机已息，药虽当亦无及矣。

---

① 慌：原文为"忙"，据文意改为"慌"，下同。

或　问

或问于余，曰：痧何气也？余应之曰：疠气也。余闻之吴又可曰：天地有正气，有杂气，疫气者，杂气之一也，其气非风、非寒、非暑、非湿，乃天地间别有一种异气，犹之草木有野葛巴豆，星辰有罗计荧惑，昆虫有毒虫猛兽，土石有雄硫硇信，其毒能杀人，故不必谓之曰杂气，而可谓之曰疠气。彼痧者，亦若是而已矣。

痧邪之属寒湿者，何也？曰：疫气者，毒之偏于阳者也，痧气者，毒之偏于阴者也。盖天地之道，阴阳而已矣，阴阳之性，寒热而已，寒热之最著者，莫如水火，火性热，杂以土之湿，则为热中湿矣，水性寒，杂以土之湿，则为寒中湿矣，是知寒湿之气，即水土之气也，水土之气，即地之气也。彼痧虽疠气，要不能出乎天地之外，即不能失其阴阳之性，特其寒为冱寒，湿为秽湿，无些微生生之气，故其毒为最甚也。

然则痧皆阴毒乎？曰：吾非敢谓痧皆阴毒，但就元年痧症论，则固属寒湿也。

元年痧症亦有成为燥火者，何也？曰：此寒湿之所化也。痧为阴邪，最伤人身之阳，阳之重者，令人阳气顿消，伤之轻者，令人阳气顿郁，郁则生热，热极则通，通则内外皆热，久则阴气消而阳独盛。观于水火同居，水盛则火减，亦火盛则水干，可知寒湿化燥火，非异事也。

人之病是者，何也？曰：邪之所凑，其气必虚。亦不必大虚也，但微有所伤，邪即从此入焉，以其气甚强甚悍也，当其着于人也，如大水横流，但随地之坎科而灌注焉，其人表阳素虚，则表症居多，里阳素虚，则里症居多，至入于里入腑犹可，入脏则九死一生之症也。

患痧者多穷人，何也？曰：穷人食力者居多，空腹早行，冒风露，劳筋骨，故邪易入，设以富人而若此，亦必不免也，况雨时病者岂尽穷人耶。

幼童多不病，何也？曰：痧，阴翳也，日为众阳之宗，日出则阴翳消。幼童多晏起，又为纯阳之体，非恣饮凉水及多食瓜果等冷物，邪不易侵，故多不病也。

痧从口鼻入，何也？曰：痧属阴，地气也，地气通于嗌，口者，嗌之门。痧为外邪，外邪之至，无不兼风。风，天气也，天气通于肺。鼻者，肺之窍也。然风为正气，痧为邪气，邪气能伤人，而正气则

否，故先病及中宫者居多，间有先注于上者，必其人肺素虚逆故也。

痧，一气耳，人之症不同，何也？曰：痧虽一气，人之脏腑经络不同，如某经虚则邪入某经，即现某经之症，故有不同，此不属痧症然也。

病人身寒热者，何也？曰：风为百病之长。凡外邪之至，无不兼风。卫阳也，营阴也，卫在脉外，营在脉中，常相和协，故身常温和，至风入于卫则卫气强，始不与营和矣，寒湿入于营，则营血泣，始不与卫和矣，不相和，斯相争，阳胜阴则热，阴胜阳则寒也。

有但热而不寒，但寒而不热者，何也？曰：邪入于表，令人玄府不通，阳即郁而为热，若里阳复盛，则中外皆热矣，此所以但热而不寒也，邪入于里，令人阳气顿消，阴即凝而为寒，若表阳复虚，则中外皆寒矣，此所以但寒而不热也。

然则热者即为阳症乎，寒者即为阴症乎？曰：亦非也。有格阳于外而热者，此内真寒而外假热也，有格阳于内不及于表而寒者，此又内真热而外假寒也，此当合他症及脉参观，不可执一而论也。

有有汗者，有无汗者，何也？曰：痧，寒湿气也，湿气乘脾宜有汗，然湿兼寒，寒入营，主固秘，又宜无汗，其有汗者，必其人湿素盛，或卫气素虚也，至邪并于里。若大吐大泻后汗亦大出，诚以阳气顿消真元失守故也。

汗有冷，复有热，何也？曰：此视人阴阳之盛衰何如耳，阳虚者阴必乘，故身冷而汗亦冷也，阴虚者阳必凑，故身热而汗又热也。

有大汗出而病转加，有大汗出而病即解者，何也？曰：阳明主肌肉。痧毒化热，蒸腾胃中津液，从肌肉而出，虽大汗淋漓，而烦渴愈甚，此汗出而病转加也。痧入内，使人阴阳不和而交争，迨痧邪去，阴阳和，斯甘泽降矣，此汗出而病即解也。

有病至寒战者，何也？曰：阳明，盛阳也。痧为寒湿之毒，阴气也。阳盛而阴气加之，故洒洒振寒也。

有鼻流清涕者，何也？曰：初病患此者多属肺素虚寒，又为风邪所鼓，气不能四布，因之冲逆于脑，故金津与脑液同降，若因吐泻后而然者，此痧伤胃肠，土虚不能制水，而水亦虚而益寒，因以开邪入太阳之路，盖太阳寒水脏也，痧寒湿气也，邪必从其类也，太阳之脉，从巅入络脑，邪在太阳，致经气不能循经，上冲于脑，故下为清涕也。

有项强者，何也？曰：《金鉴》曰，项为太阳之

专位，太阳之脉，从巅入络脑，还出别下项，连风府，邪客于此，有所障碍，不能如常之柔和，故强也。

有初病腹似微痛，止后额颅连两太阳作痛者，何也？曰：头为六阳之位，额颅痛，此阳明头痛也，太阳痛，此少阳头痛也。盖邪至中府，本欲作祟，因中焦正气尚能胜邪，或上焦先有所伤，因之上乘阳位，阳明脉至额颅，与少阳会于厌额悬颅等穴，故额颅连两太阳作痛也。

麻冷者，何也？曰：子问之师曰，麻冷症其理不一，总属湿寒痰三者，外邪有感，内伤斯作。盖湿则泥经，寒则凝结，痰则阻气，有入四肢者，有得之通身者，其状不一，要皆归于气虚不能运化，试以痧症言之，轻者刮则外现紫豆，内即觉松畅，重者必须刺出紫黑血，方得苏活，此皆寒入血而成死血，寒入气而为结气，寒遇湿而作冷闭，若人气足，何能为寒所害。

六淫之邪，寒湿所伤不过日重而已矣，痛而已矣，兹更以麻闻者，何也？曰：六淫之邪，正中之邪也，痧，戾气也，寒湿而挟秽浊，毒甚盛也，毒盛故作麻木也，况更有痰以阻其气乎。

有人四肢者，有得之通身者，其不同，何也？曰：子闻之师曰脾主四肢，又主通身肌肉，又为五脏之中宫，主动又主静，得之水者入四肢，得之食者入肌肉，总之脾受邪而已。

有四肢麻冷，唇外亦麻冷者，何也？曰：脾胃者，仓廪之本，营之居也，其华在唇四白，唇外正四白之处也。痧邪伤脾，阳不达于唇口，邪即客之，故唇外亦麻冷也。

麻冷先从脚起者，何也？曰：腿以下至脚皆三阴部位，总统于少阴而为之经络。少阴者，肾也，寒水脏也。痧者，寒湿气也，寒先入肾，故麻冷先从脚起也。

麻冷先从手起者，何也？曰：从手起者，必其人下焦阳不虚，邪不易入，是以不传下而传上也。

麻冷有从足拇指起而色青，又有从手拇指起而色黄者，何也？曰：脾为足太阴，肺为手太阴，两太阴同气者也，脾病则肺即不能独治。足太阴之脉起于隐白，手太阴之脉终于少商，故麻冷皆从拇指起也，其青黄不一者，皆血瘀之色也，特阴毒有微甚之不同耳。

麻冷有从背起者，何也？曰：人之阳气从胸中转行于背，胸中者，肺之部也，痧邪入胃，上注于肺，袭伤胸中之阳气，不上达，故麻冷从后背起也。

其但冷而不麻者，何也？曰：卫气虚则麻，外邪既加气滞不行亦麻，气滞总由于气虚，故气足者不麻，然曰麻犹有活动之意，即痧邪伤表，卫气未全去之验也。若邪既入里，令中下之阳气顿消，是卫气之源已绝，源绝则卫气之在外者先亡，故亦冷而不麻也。

有四肢不麻冷而热者，何也？曰：四肢为诸阳之本，其人火素盛，痧毒化热，复助之阳愈盛，故四肢不麻冷而热也。

有四肢不麻、不冷、不热，但肿胀者，何也？曰：饮入于胃，游溢精气，上输于脾，脾散精于肺，而后通调水道，下输膀胱。今脾病，肝复乘之，不能为胃行其津液，则湿停中焦，注于下，则为洞泄，发于四肢，则为浮肿，然此症间有之，不数数观也。

有老年不作麻冷，但浑身作痒者，何也？曰：老年气血本虚，痧入营血，则脉泣，脉泣则血益虚，血虚不能荣于腠理，故作痒也。又或老年正气已亏，痧复伤之，正不胜邪，致血中之毒游行皮肉，血味咸，故作痒也。

有四肢倦怠，身重难以行者，何也？曰：脾主四肢，主肌肉，而与胃为表里者也。痧邪伤脾，脾气不运，故四肢倦怠肉痿，故身重也。难以行者，胃脉在足也，盖阳明主润宗筋，宗筋主束骨而利机关者也，今机关不利，故难以行也。

痧必吐泻者，何也？曰：胃气本下行，伤则上逆矣，脾气本上行，伤则下溜矣。痧从口入，先伤脾胃，是以吐泻交作也。其但吐而不泻者，必其人暑热多，以暑热属阳，阳主升也。但泻而不吐者，必其人寒湿多，以寒湿属阴，阴主降也。

有初病但泻不吐，后又但吐不泻者，何也？曰：初作泻者，此脾阳虚，脾阴盛也。后作吐者，此胃阴伤，胃阳亢也。盖寒湿中停，又为阴邪所干，故作泻，泻多则伤液，液伤则火起，火性上浮，故又作吐也。

便色如白矾水者，何也？曰：此寒也。《原病式》曰：泻白为寒，青黄红赤黑皆为热也。盖泻白者，肺之色也，由寒水甚而制火，不能平金，则肺金自甚，故色白也，如浊水凝冰，则自然清莹而明白。

有吐黄水者，有吐绿水者，何也？曰：黄者，中也，土之色也。痧毒入胃，扰乱中宫，使胃土之气偕胃中津液，奔迫而上行，故吐黄水也。若夫绿者，间色也，则又为木悔土之症也。

所吐之水，有味苦者，有味酸者，何也？曰：从火化，故味苦，从木化，故胃酸，要之皆属热也。一云肝火冲胃故口酸，胆火冲胃，故口苦也。

有不吐不泻或吐泻止后，但恶心者，何也？曰：此痧毒泛逆胃口之所致也。

有作泻而生者，有作泻而死者，何也？曰：六腑者，传化物而不藏者也，五脏者，藏精气而不泻者也。邪入于腑，虽扰乱不宁，其症似重，然邪随化物而出，故多生也。邪入于脏，虽静默无语，其症似轻，然邪与精气俱泻，故多死也。

痧邪入胃腑，作泻者十居八九，何死者比比也？曰：痧虽伤胃，亦必伤脾，是脏腑俱病也。脾传肾，肾传肝，久之三阴皆下泻。泻多则阴绝阳无所附，或阴阳双绝，故又主死也。

腹痛者，何也？曰：此邪正之互争也。邪欲越而入，而正拒之，正欲逐之出，而邪格之，两相格拒，故痛也。

痛必在脐上下者，何也？曰：脐上下者，肠胃之部也，邪从口入，直至胃腑，至胃腑必下及于肠，以痧邪属阴，阴性就下也。

有腹但冷者，何也？曰：邪入于里，滞于中焦，则作胀痛，窜于上下，则作吐泻。今不吐不泻不胀不痛，但腹冷者，必其人胃肠虚，又必感邪微，故腹但冷也。

有手足厥冷，自觉胃脘旁一块冷渐如冰者，何也？曰：此必素有寒痰，留于胃腑，寒痰属阴，痧亦属阴，以阴从阴，故冷如冰也，其手足厥冷者，则固脾胃之阳不行于四肢也。

有胸膈喘满，喉中气塞不通者，何也？曰：喉咙者，气之所以上下者也，肺者，气之本而行呼吸者也。邪客于肺，遏抑肺气，不得下降，填塞胸膈之间，或肝气郁逆复自下而上冲，故胸膈喘满，喉中气塞不通也。

有咽中热肿及舌麻者，何也？曰：上焦者，心肺主之，邪入上焦，肺气逆而不降，心火因之上炎，心脉挟咽系舌本，故咽中热肿及舌麻也。凡麻者，皆邪气之所伏也。

有心恼、心跳、心热之不同者何也，曰心藏神，痧毒熏心，神不安，故恼，其跳者必其人平素心气虚，热者必其人平素心阳亢也。

有心掣者，何也？曰：痧虽阴邪，能化燥火，火邪乘之，故心掣也。

有舌强、舌短之不同，何也？曰：舌为心苗，痧毒冲心，邪气盛则强，正气虚则短也。

神昏不语者，何也？曰：痧伤心阳，心藏神，阳伤则中无主，故神昏，心主言，阳伤则虚，故无语也。

有少妇素多病，初患痧即觉两腿渐及浑身之筋抽痛者，何也？曰：三阴三阳之筋，皆从腿上行，散于周身，此必肝血素虚，本不足以濡筋，痧复伤其阳气故耳。盖阳气者，柔则养筋，阳伤则筋寒，筋寒则劲急，劲急则短缩，短缩故抽痛也。

有先受惊恐后发痧，足心作痛者，何也？曰：足心涌泉穴，为肾之井，乃经脉所由出也，恐则伤肾，肾伤则经脉不充，邪入其经，不能借经脉上行，滞而不通，故作痛也。

足心突然深陷者，何也？曰：三阴之脉集于足下而聚于足心，邪入三阴令人阳气倏亡，则阴气自盛，阴气盛则下利必多，下利多则精气必损，精气暴损，不能外充于脉，故足心突然深陷也。

目眶突然深陷者，何也？曰：五脏六腑禀气于胃，其精气皆上注于目，痧邪伤胃，则脏腑失所禀，其精气不能上注，故目眶突然深陷也。

有作泻一半日即形体枯削其瘦如柴者，何也？曰：人身之气血津液，虽所以濡筋骨丰肌肉，然喜温而恶寒，至痧入于胃而成泻泄，则五脏六腑之阳气皆消，阳气消，气因之而大泄矣，血因之而倏凝矣，津液因之而暴竭矣，是以形体枯削其瘦如柴也。

泻利至转筋时多不救者，何也？曰：胃为水谷之海，五脏六腑皆受气焉，然胃之能腐熟水谷者，以有阳气故也，至阳不能温筋而筋转，是胃中几无阳气矣，无阳气是无胃气也，无胃气故多不救也。

痧症至聋哑时多不救者，何也？曰：肺主气，声音之标也，肾藏精，精生气，声音之本也。聋哑者，必因吐泻大损胃肾之阴，大伤元气，致燥气得以乘之，此肺、胃、肾三经俱败之候，故多不救也。

有平人不烦不渴，作泻二三次即手足筋挛，身体蜷屈，不一二时而死，此何速也？曰：此痧毒直中三阴之症也，中太阴则不烦不渴而泻矣，中厥阴则手足筋挛矣，中少阴则身体蜷屈矣，必其人阳素虚受邪又极重，能令阳暴绝，故不一二时而死也。

以上五十余条，皆余见闻所及，故特书于上，以备参考，其未经耳目者，尚不知几许也。医者临症，当各求其因，若按图索骥，则误矣。

治痧诸法

试痧法

令病人嚼生黄豆，不腥者为痧，觉有豆腥气者非痧。

皋按：黄豆，脾家之谷也，脾和始能辨味，痧毒伤脾，令脾不和，故嚼生豆不醒。

又法

用干烧酒灌病人左右手心，如渗酒者为痧，不渗酒者非痧。

皋按：痧为阴，先入营血，酒为阳，急走诸经，且痧邪属寒湿而带秽浊，阴毒也，火酒味辛甘而性大热，阳毒也，以毒从毒，阴气遇阳气则吸，故渗酒。

师曰：此法惟阴症可用。

又法

捏病人手指甲，色青滞者为痧，色红活者非痧。

皋按：手足为诸阳之本，痧邪伤阳，阳亡而阴存，故指甲色青。

袁养源曰：指甲色青，血已瘀矣，血瘀则症即非轻，两手必凉，指肚必拘急，用辛温利气、活血之药可愈。

皋按：试痧三法，试之有验有不验，大抵症有阴阳，病有重轻，故不能一致耳。

烧灯火法

治四肢发热，身上有红点名为阳痧，其法用大灯草或纸捻蘸麻油照看其头面、额角及胸前、腹上、肩膊等处，凡皮肤间隐隐有红点发出，或如蚊迹，或累累坟起，疏密不同，层次难定，一经照出，轻轻灼而焠之，爆响有声，则病者似觉轻松而痛减。

皋按：此亦用灸之意，南人每用之，天津人多不善此，因系成法，试之亦效，姑存此法以备采用。

拍打法

其法用无根水造成阴阳水，加香油，打左右胳膊弯中及脑后筋间，并左右腿弯中，拍打出青紫泡，用针挑破，若见红线亦挑破即愈，若仓猝不能造成阴阳水，即用鞋底或青麻秸等物轻轻拍打亦可。

皋按：痧毒入于经络，使人气血凝滞，轻轻拍打亦活动气血之一法也。

刮痧法

其法用铜钱，或旧油头绳，或磁碗口，蘸姜汤，或麻油，或盐与麻油，刮其关节，刮处必现红点，红紫如沙，故名为痧，如有青紫泡出，用针挑破，血出即愈。

吴鞠通曰：刮其血皆分，住则复合，数数分合，动则生阳，关节通则气得转，往往有随手而愈者，但刮后须十二时不饮水，方不再发，不然则留邪在络，稍受寒发怒，则举发矣。

张景岳曰：痧症虽有两臂刮痧之法，亦能治病，

然毒深病急者，非治背不可，盖五脏之系咸附于背，故向下刮之，则邪气亦随而降。凡毒气上行则逆，下行则顺，改逆为顺所以可愈。

放痧法

其法令病人俯卧，一人用两手，将病人大腿近腿弯处向下捋数十把，用带束紧，又将病人腿肚向上，亦捋数十把，恶血聚于腿弯，必现青紫疙瘩，遂用针刺破，令出血。次令病人仰卧，将病人臂弯亦如是治法左右同。

皋按：《经》以两腘、两肘，两腘即两腿弯，两肘即两臂弯为机关之室，真气之所过，血络之所游，故刺之，所以通经络，利关节，使邪气恶血不得住留也。

一说视其遍身，但看其络脉有青紫如筋，或有青紫疙瘩，即刺之出血，愈。

沈芊绿曰：前人刺其痧，其可放之处有十：一在头顶心百会穴，只须挑破，略见微血，以泄毒气，不可针入；二在印堂，头痛甚者，用针锋微微入肉，不必深入；三在两太阳穴，太阳痛甚者，用之针入一二分许；四在喉中两旁，惟虾蟆瘟、大头瘟可用；五在舌下两旁，惟急喉风，喉鹅痧可用，急令吐出恶血，不可咽下；六在两乳，乳头垂下尽处是穴，此处不宜多用，不如看有青筋在乳上下者，刺之；七在两手十指头，其法用他人两手扐下，不计遍数，捏紧近脉息处刺十指尖出血，一法用线扎住十指刺指背近甲处出血，随人取用，若刺指尖太近指甲，当令人头眩按：古人治痧多刺十井，十井在人手足，如能晓明穴道，按穴刺之更妙；八在两臂弯，穴名曲池，先蘸温水拍打，其筋自出，然后迎刺；九在两足十指头，与刺手指同法；十在两腿弯，穴名委中，先看腿弯上下前后有青筋所在，名曰痧眼，即用针迎其来处刺之，如无青筋，用热水拍打腿弯，即刺委中，惟此穴可深入寸许。

又曰：或谓刺腿弯痧筋法，细看腿弯上下有筋深青色，或紫红色者，即是痧筋，刺之方有紫黑毒血，其腿上大筋不可刺，刺亦无血，令人心烦，腿两旁硬筋上不可刺，刺之筋吊，臂弯筋色，亦如此辨之，此说参看可也。

皋按：头顶心百会穴、印堂、两太阳穴、喉中两旁、两乳头垂下尽处，此五处，非善针者，不可刺，若妄用针刺，必有大害，慎之。舌下两旁，如有青紫泡，刺破亦可，但不可太深入，常见今人治痧，皆刺舌上下，令血大出，不知出血过多，病后必有心虚诸症。

再按：痧即霍乱中感秽浊极重者也，以其为天地之疠气，邪在六淫之外，故不曰霍乱，而曰痧，痧毒最盛，当其初在血脉，即令人手足麻冷，心慌意乱，有欲吐欲泻之势，故宜刮放，以泻其毒，如无里症，即可霍然起矣，若寻常霍乱，多抵六淫之邪，无甚大毒必至入里，人始觉其为病，此宜辨其偏阴偏阳，急用药以疗之，不可听信巫婆，专恃刮放，致因循惧症也，尤不可任其刮放，令气血大伤，不能托邪外出，因之殒命也。

熨脐法

治四肢冰冷，腹痛不止，顷刻吉凶难定，名为阴痧。

其法将盐炒热，用黑布包好，分作二包，先将一包放在脐上熨之，稍凉再易一包，以痛止为度。

皋按：肾主一身之阴，肢凉腹痛则已有阴而无阳矣，食盐味咸入肾而走血分，黑水色，包以黑布，并能引火气达于病所，故治痧症之属阴者。

治转筋法

男子以手挽其阴，女子以手牵其乳近两旁，筋即不转。

皋按：《经》曰：前阴者，宗筋之所聚。挽宗筋，则诸筋皆理，足肚筋自不得而转。《入门》曰：女人属阴，阴极则必自下而上冲，是以乳房垂而阴户缩，男人属阳，阳极则必自上而下降，是以阴茎垂而乳头缩。盖女人之乳，同于男人之肾，牵两乳殆亦挽前阴之意焉耳。

针法禁忌 见后灸法

治痧诸方

藿香正气散 治时受秽浊，寒热吐泻，兼治外感风寒，内伤饮食，憎寒壮热，头痛呕逆，胸膈满闷，咳嗽气喘，及伤冷伤湿，疟疾中暑等症。

藿香一钱半 紫苏一钱半 白芷一钱半 桔梗一钱 厚朴一钱 大腹皮一钱半 陈皮一钱 半夏曲一钱 云茯苓二钱 白术一钱，炒 生甘草一钱 生姜两片 大枣二枚

水煎服。病重者日二三服。一方无白术，一方加木瓜木瓜气脱能收，气滞能和。

汪讱庵曰：此手太阴、足阳明药也。藿香辛温理气和中，辟恶止呕，兼治表里，为君；苏、芷、桔梗散寒利膈，佐之以发表邪，厚朴、大腹行水消满，陈皮、半夏散逆除痰，佐之以疏里滞，苓、术、甘草益脾去湿，以辅正气，为臣使也。正气通畅，则邪逆自除矣。

皋按：令人患痧，无不服藿香正气散，不知症之轻者，原有可愈之理，若重病服此，恐无大效，即轻症亦宜加减用之。如无表症则不必用芷苏，已入中焦即可去桔梗，湿多加猪苓、泽泻、苍术等药，寒多加干姜、吴茱萸等药，转筋加木瓜或加桂枝、薏米、防己，兼食加砂仁或再加焦曲、谷芽、山楂诸如此类，对症加减方为合法。

胃苓汤 治满闷胀痛，上吐下泻或口渴便秘及停饮夹食等症。

苍术二钱，米泔浸 厚朴一钱，姜炒 陈皮一钱 云茯苓一钱半 猪苓一钱半 白术一钱半，炒 泽泻二钱 桂五分 姜三片 大枣二枚

水煎服。停饮加半夏，夹食加焦曲、麦芽或枳实。

汪讱庵曰：苍术辛烈，燥湿而强脾。厚朴苦温，除湿而散满。陈皮辛温，利气而行痰。甘草中州主药，能补能和，蜜炙为使，泻中有补。此平胃散足太阴、阳明药也。湿盛加五苓，取上下分消其湿之义也。

二陈汤合左金丸方 治痧症厥冷、麻木、吐泻、心慌等症。

半夏二钱，姜制 橘红二钱 云苓二钱 甘草一钱 吴茱萸一钱 黄连一钱

水煎服。

皋按：痧从口入，先伤脾胃，故令人吐血不止。二陈汤祛湿痰，利中焦气分之剂也，气机通利，寒湿去，吐泻止矣。痧为阴邪，必入于肝，木火通气，故令人心神不宁。左金丸清肝经气分郁火之剂也，火郁即去，血脉自和，浊秽出，心神宁矣。痧伤脾胃之阳，肝复乘之，扰于内则作吐泻，发于外即作麻冷。二陈合左金，则温中下气之力速，清金制木之功倍，吐泻止，神志宁，而厥冷麻木等症亦除矣。

理中汤 治邪入太阴，自利不渴，寒多而呕，腹痛粪溏，脉沉无力，或厥冷拘急。

人参三两 术三两炒 炙甘草三两 干姜三两

每服四钱。水煎服，日三服。若脐上筑者，肾气动也，去术加桂四两，吐多者去术加生姜三两，下多者还用术，悸者加茯苓二两，渴欲饮水者加术半倍，腹中痛者加人参半倍，寒者加干姜半倍，腹满者去术加附子一枚。服汤后如食顷，饮热粥一升许，微有汗，勿发揭衣被。

汪讱庵曰：此足太阴药也。人参补气益脾，故以为君。白术健脾燥湿，故以为臣。甘草和中补土，故以为佐。干姜温胃散寒，故以为使。以脾土居中，故

曰理中。

皋按：是方之得力处，全在人参。若无人参而以党参代之，恐无大效。再者，痧兼秽浊，此方及上二方再加逐秽药方善。

明嘉靖甲子年间，梁宋之地，人多患此症，自脚心麻至膝，死者不计其数。时大方伯赵公出示，令民服理中丸，患者咸蒙其惠。此取土能塞水之义。据言者若易丸为汤，不效。

四逆汤 治脉沉厥逆等症。

甘草三钱炙 干姜二钱、生附子一钱半，去皮脐 水煎，温服。一方加人参。吴鞠通曰：诸阳欲脱，中虚已极，不用人参，何以固内，柯韵伯《伤寒论》中已论之详矣。

《金鉴》曰：方名四逆者，主治少阴中外皆寒，四肢厥逆也，君以甘草之甘温温养阳气，臣以姜附之辛温助阳胜寒，甘草得姜附鼓肾阳，温中寒，有水中暖土之功，姜附得甘草通关节，走四肢，有逐阴回阳之力，肾阳鼓，寒阴消，则阳气外达而脉升手足温矣。

救中汤 治卒中寒湿，内挟秽浊，眩冒欲绝，腹中绞痛，脉沉紧而迟，甚则伏，欲吐不得吐，欲利不得利，甚则转筋，四肢厥逆，名曰发痧。

蜀椒三钱，炒去汗 淡干姜四钱 厚朴三钱 槟榔二钱 陈皮二钱

水五杯，煮取二杯，分二次服。兼转筋者加桂枝三钱温筋、防己五钱驱下焦血分之湿寒、薏米三钱扶土抑木治筋急拘挛、厥者加附子二钱祛寒。

吴鞠通曰：中阳本虚，内停寒湿，又为蒸胜秽浊之气所干，由口鼻而直行中道，以致腹中阳气受逼，所以相争而为绞痛。胃阳不转，虽欲吐而不得，脾阳困闭，虽欲利而不能。其或经络亦受寒湿，则筋如转索，而后者向前矣。中阳虚，而肝木来乘，则厥矣。以大建中之蜀椒，急驱阴浊下行。干姜温中，去人参、胶饴者，畏其满而守也，加厚朴以泻湿中浊气，槟榔以散结气，直达下焦，陈皮通行十二经之气，改名救中汤，急驱浊阴，所以救中焦之真阳也。

皋按：欲吐欲泻，犹有升降之机，即邪有欲出之势，因其势而利导之，故药用温通即可。若邪滞中焦，胀痛之至，此其固结已深，似非攻下不可，但攻下多凉药，必须热下，如《外台》走马汤等类，方为合适。

附《外台》走马汤

巴豆二枚，去心皮，熬 杏仁二枚

二味以绵缠槌令碎，热汤二合，捻取白汁饮之。

当下老小强弱量之。

沈目南曰：中恶之症，俗谓绞肠乌痧，即秽臭恶毒之气，直从口鼻，入于心胸肠胃，脏腑壅塞，正气不行，故心痛腹胀，大便不通，是为实证，非似六淫侵入，而有表里清浊之分，故用巴豆大毒极热峻猛之剂，急攻其邪，佐杏仁以利肺，使秽从后阴一扫尽除，则病得愈。若缓须臾，正气不通，营卫阴阳机息，则死矣。此取通则不痛之义也。

再按：元年痧症，心腹胀痛，亦有用凉药攻下得愈者，但必有脉数身热燥渴等阳症，又佐于温利药中，故效。非如此之肢厥脉伏也。

再按：往日痧症，以不吐不泻，心腹胀痛为重，以吐泻为轻。今日痧症，反有以吐泻为重者。此因阴毒过重，令人阳气顿消，胀痛犹是邪正争。至不胀痛，或并吐泻亦无，惟泻清水，是正气已败，以任邪气窃据于中，而无敢与之相拒矣。故治此症急以助阳逐秽为第一事。

再按：痧症为阴邪，最伤人身之阳，然人身之阴亦不可伤矣。尝见今人患痧，至肢厥脉伏，或通体皆厥，阳已垂绝之时，犹作燥渴，此因吐泻，大伤胃阴，致阴阳两绝。此际欲救阳有碍于阴，欲救阴有碍于阳，有终归死亡而已。故治此症，一面护阳，即宜一面顾虑胃阴，又不得专以救阳为急也。

师曰：病至体厥脉厥，犹作燥渴，用药当视人之强弱，强者于温热剂中少佐寒凉，弱者纯用温热，阴虚佐以滋阴等药。如因呕吐，格拒阳药，又当煎好待冷，与服。

五苓散去桂名四苓散，亦可煎服 治小便不利，脉浮热微消渴者，脉浮数烦渴者，及渴欲饮水，水入则吐者。

云苓二钱 猪苓二钱 白术二钱，生 泽泻三钱 桂一钱

共为散，以白水和服二三钱，日三服。

《金鉴》曰：是方也，乃邪入太阳之腑，水气不化，膀胱表里药也。一治水逆，水入则吐。一治消渴，水入则消。水入吐者，是水胜于热也。水入消者，是热胜于水也。二者皆小便不利，故均得而主之。然小便利者，不可用，恐重伤津液也。君泽泻之咸寒，咸走水府，寒胜热邪，佐二苓淡渗通调水道，下输膀胱，并泻水热也。用白术之燥湿健脾助土为之堤防，以制水也。用桂之辛温，宣通阳气，蒸化三焦以行水也。泽泻得二苓，下降利水之功倍，小便利，而水不蓄矣。白术须桂上升，通阳之效捷，气胜津化，而渴自止矣。

吴鞠通曰：五苓散，通前阴，所以守后阴也通前阴者，利小便也，守后阴者，实大便也。盖太阳不辟则阳明不阖太阳者膀胱也，阳明者胃大肠也。

皋按：五苓散为利小水之剂，在初病津液未伤时可用。若痧邪入胃，至大吐大泻后，胃中津液大伤，虽有小水不利之症，此或因阴虚阳无以化而然，若复用五苓，是重竭之也。然因津液伤，饮水过多，致胃中湿热复聚，或水入则吐而成水逆，或水入不消而成胀满等症，五苓散仍宜用之。

导赤散 治心热小便黄赤，茎中作痛，热淋不利。

生地 木通 甘草梢

等分，水煎服。一方加灯草灯草降心火利小肠。

《金鉴》曰：赤色属心。导赤者，导心经之热从小肠而出，以心与小肠为表里也。然所见小便黄赤，茎中作痛，热淋不利等症，皆心热移于小肠之症，故不用黄连直泻其心，而用生地滋肾凉心，木通通利小肠，佐以甘草梢，取其直达茎中，则痛可止，热可除矣。此则水虚火不实者宜之，以利水而不伤阴，泻火而不伐胃也。若心经实热，须加黄连、竹叶黄连入血分泻心火，竹叶入气分清心热，甚者更加大黄大黄之用走而不守，能推一切实火，亦釜底抽薪之法也。

皋按：导赤散与五苓散，均为利小水之剂，用者须有攸分。当津液未伤时，则多宜五苓，以湿滞中焦，用五苓泻其湿，烦渴自止也。至津液即伤后，则多宜导赤，以阴亏阳旺心热移小肠，用导赤泻丙火，即所以泻丁火也，丙火小肠火也，丁火心火也。

白虎汤 治阳明症，汗出，渴欲饮水，脉洪大浮滑，不恶寒，反恶热。

石膏四钱 知母二钱，生 甘草一钱 粳米一钱

水煎服。

柯韵伯曰：阳明邪从热化，故不恶寒而恶热。热蒸外越，故热汗自出。热烁胃津故渴欲饮水。邪盛而实故脉滑，然犹在经，故兼浮也。盖阳明属胃，外主肌肉，虽有大热，而未成实，终非苦寒之味所能治也。石膏辛寒，辛能解肌热，寒能胜胃火，性沉降，辛能走外，两擅内外之能，故以为君。知母苦润，苦能泻火，润以滋燥，故以为臣。用甘草、粳米调和于中宫，且能土中泻火，作甘稼穑，寒剂得之缓其寒，苦剂得之平其苦，使沉降之性皆得留连于胃也，得二味为佐，庶大寒之品无伤损脾胃之虑也，煮汤入胃输脾归肺，水精四布，大烦大渴可除矣。

皋按：痧邪入胃多令人作渴，但用四苓散利水，使湿热从小便而去，其渴自止。至末路大热大渴，热

蒸汗出，的系寒湿化燥火，方许酌用此方。

再按：时贤有誉用黄连、麦冬及食西瓜等凉物，治渴欲饮水之霍乱者，此为寻常霍乱寒湿多者，又在初病津液未伤时云然。若痧症至吐泻后，胃中津液大伤，如人阳未绝减，必作燥渴，况阳素盛者，加以余毒未净，如火上浇油，其火愈烈。此时非用大苦寒之药，及食诸凉物，济其燥热，其焰何以熄，惟用过食，乃有可议耳。

再按：今人患痧，有阳素盛又感邪甚微，或先受暑热之邪，当初作吐泻，即燥渴之至，此与寻常霍乱偏于暑热多者，无甚大异。其人吐必多，脉必数，即宜用辰砂六一散，或桂苓甘露饮，加减治之。此又不必待吐泻大作，津液大伤，始用寒凉也。

左渗方

黄连 柴胡 吴茱萸 麻黄各一钱

水煎服。

右渗方

沙参二钱 拣麦冬一钱 陈皮一钱 杏仁二钱 桔梗一钱 甘草五分 麻黄一钱

水煎服。

并治痧症，筋抽腿转，上吐下泻，或呕而不吐，并手足麻冷，心慌意乱等症。先用干烧酒，灌于两手心，如左手心渗酒，即用黑豆解毒、生姜通神明，去秽恶煮汤，洗左胳膊胳膊弯为人身之蹊谷，气血所注，煮汤热洗，使结滞之邪得以流通，可以随汗而解也，服左渗方。如右手心渗酒，亦用黑豆、生姜洗右胳膊，服右渗方。

皋按：左属血，肝主之，右属气，肺主之。左渗方，用黄连以清少阴之火。少阴者心也，而为肝子，邪入肝，则肝实，实则泻其子。佐以吴茱之行气开郁，则木得平于内矣。更用柴胡以散少阳之风，如以麻黄之开腠祛寒，则邪得散于外矣。右渗方，用沙参以滋肺气，麦冬以清肺气，杏仁、陈皮以利肺气，桔梗以宣肺气，甘草以和肺气，气机流畅，邪自无所容矣。是方亦用麻黄者，亦欲使毒从汗解也。

再按：时贤论治痧，以麻黄、羌活为大禁，余意不然。夫痧邪伤人无拘表里，如表症多者，非佐以麻黄等药驱之使从汗解，其毒何由而出。尝见今人患痧，多有从大汗淋漓而愈者，此以知用麻黄等药，无可厚非也。

时疫神验方 近闻江南浙东，均有此症，初从脚麻起，渐腹痛神昏，仓猝不救，急服此方可愈。

藿香二钱 土贝母二钱 金银花二钱 酱香五分 砂仁一钱 生甘草八分

水煎服。

皋按：此辛温利气，芳香逐秽之剂也。藿香理肺脾之气兼能逐秽。砂仁理脾胃之气而能调中，土贝母降气开郁，并能涤热烦，金银花疗风养血，更能解热毒，降香辟恶气，甘草和中州。痧症非纯阴者服之无不效。

麻油饮 治黑色自额而下，昏迷不醒，诸药到口即吐，名黑痧。

麻油一大碗

顿服之，吐出黑水即愈。

皋按：额，心部位也。黑，肾水色也。黑色自额而下，水克火，阴胜阳也。阴盛故不宜寒，阴盛格阳，又不宜热，且诸药必用水煎，水又能助阴，故诸药到口即吐也。麻油味香而性微寒，香能辟秽解毒，其质非水，又不助阴，性微寒，则不若阳药之格拒，故取效为最捷耳。

木瓜饮 治足肚筋转

木瓜一两 乌梅五个 青铜钱九十六文

水煎服。

皋按：足肚属阳明胃，以四肢皆禀气于胃也。然胃气不能至经，必因其脾乃得禀也。寒湿袭伤脾胃，阳虚不能温经，故筋转。盖土虚则金衰，金衰不能克木而木盛，肝木主筋，故劲急而短缩。木瓜酸温，能敛脾肺之气，使土强以御木，金强以制木，而酸又走筋以平肝。乌梅，脾肺血分之果，亦能敛肺。青铜钱色青而质重，色青入肝，质重下行，能入下焦，通血脉，亦取金能制木之义也。

阴阳水 治痧症吐泻

沸汤 井水

各半钟和服。一方加食盐三钱。

汪䏟庵曰：此中焦分理阴阳之药也。阴阳不和而交争，故上吐下泻而挥霍撩乱。饮此辄定者，分其阴阳使和平也。

皋按：加食盐者，以其味咸润下，能通大小便，又能解毒定痛也。盖阴阳分，二便利，毒秽除，中焦不治而自宁矣。

袁养源曰：食盐虽系日用寻常之物，然用之亦宜审量。余曾见有服盐汤及童便者，服后吐益甚，脉伏肢厥，两手俱青而死。盖盐味咸，性寒，施之于纯阴之症，大非所宜。

兑金丸即塘西痧药 治卒中寒湿，骤然腹痛，阴阳反错，睡卧不宁，转筋吐泻，手足厥冷，并吐泻不出，猝然难过者。

茅苍术三两，切片，米泔水浸晒干 丁香六钱，不拘公母 明天麻三两六钱，切片晒干 麻黄三两六钱，去节，细剉晒 锦纹大黄六两，切片晒干 麝香三钱，上好者 甘草二两四钱，去皮，微炒 真蟾酥九钱，好烧酒化开 雄黄三两六钱，明透者水飞 朱砂三两六钱，水飞为衣用

共为细末，择天医吉日，于净室中虔制，以蟾酥烧酒化为丸，如药不能胶粘，酌和以糯米粥浆。丸如萝卜子大，朱砂为衣。丸好，将两碗封合，用手摇掷，丸在碗内磨荡，自能坚实而光亮。用时先将二丸研细末，吹入鼻内取嚏，或纳之舌下，待发麻时吞下，再灌六丸，用阴阳水送下。

皋按：苍术补脾燥湿，升阳散郁，能辟恶气，故治痧症吐泻。痧由胃寒，丁香可以暖胃。痧邪助肝生风，天麻可以散肝。痧毒冲心，使人神志不宁，朱砂可以镇心。痧邪能闭诸窍，麝香可以通窍。痧为寒湿之毒，雄黄可以败毒。痧邪凝结表里，蟾酥能拔毒，又能走络脉。痧邪先伤脾胃，甘草能解毒，又能和中州，更用大黄以推荡于下。麻黄以表散于外者，此为邪寻出路也。兼治各症列后。

——中暑头昏眼黑，及绞肠腹痛，一时闷闭，不省人事者，治法如前。

——山岚瘴气，夏月途行，及空心触秽，口含三丸，邪气不侵。

——感冒风寒，恶心头痛，肚腹饱胀，及风痰等症，治法照前。

——痈疽疔毒，及蝎蛇毒虫所伤，捣末，好酒涂敷，立见消愈。

——小儿发痘不出，闭闷而死，及痰涎壅盛并老年膨胀噎膈等症，灯心汤或凉水，加倍调服俱能有效。

——小儿急慢惊风，两脚已直，两眼反白，牙关紧闭不能服药者，即将四五丸，研末吹入鼻内，即刻醒转。随以此药末，调阳灌之，无不立愈。

——遇有自缢之人，轻轻解下，速将药丸研末，吹入鼻内。若胸口尚温者，皆可复生。

——凡跌死、打死、惊死、喝死、魇魅死，及气闭死、溺死、痰厥、冷厥，不省人事者，只要略有微气，皆可将此药研末，吹鼻灌口，可冀复活。即活之后，仍请名医调理。此系救急仙方，如将药贮一小瓶，常佩在身，随时救济，自更有益。

闽粤治痧症方

真珠五分 牛黄一钱五分 血珀一钱 朱砂一钱 冰片一钱五分 麝香五分 龙涎香六分 人中白六分 川贝母一钱五分

熊胆五分 薄荷一钱 猴枣五分，此药未详

共为极细末，每服二三分，童便或阴阳水调服。无猴枣，以蝉蜕代之。

皋按：痧，阴毒也。血，阴液也。以阴从阴，多中乎血分，终及心肝二脏，以肝藏血，心主血脉故也。邪入于肝，则头眩目胀、厥逆惊痫等症作矣。邪入于心，则舌强心慌、昏沉不语等症作矣。治法总以清心为主，何则？心藏神，不急治之，神亡则死。又凡邪在心者，皆邪在心包络也，两厥阴同气，治心包，即治肝也。然火以水为体，是方以真珠、牛黄为君，以朱砂、琥珀佐之，真珠感月而胎水清所孕，能入心镇心，牛黄得日月之精，通心主之神，又能散火清痰解毒通窍，二味合用，所以安心体也。加以朱砂之定惊泻热，琥珀之散瘀安神，则心得其养矣，心得其养则肝木亦平矣。痧毒闭塞诸窍，惟香物能解毒，能通窍。冰片为木之香，麝香为精血之香，以二味为臣，佐以龙涎之敛收其气，则秽浊除，机窍开矣。然欲开窍逐秽，必先清肺。人中白入肺经血分，能降火散瘀。川贝母入肺经气分，能泻热散结。肺气通畅，邪自不得住留矣。邪随风至，气通于肝，入肝则能化热。熊胆泻热可以清肝，使以薄荷之升浮，蝉退之轻浮，入肝经宣散风热，俾邪从肝入者，仍从肝出也。然是方也，惟邪入心肝者，有起死回生之功。若邪初入脾胃，及在经络者，服之恐无大效。

立生丹 治痧症，兼治疟痢泄泻，心痛、胃痛、腹痛，吞吐酸水，及一切阴寒之症，结胸、小儿寒痉。

母丁香一两二钱 沉香四钱 茅苍术一两二钱 明雄黄一两二钱

共为细末，用蟾酥八钱，铜锅内加火酒一小杯，化开，入前药末。丸如绿豆大，每服二丸。痧症重者，服三四丸，或四五丸。小儿一丸痧症重者二丸，温水送下。又下死胎如神。凡被蝎蜂蜇者，调涂立效。惟孕妇忌之。

徵以园曰：此方妙在刚燥药中加芳香透络。蟾乃土之精，上应月魄物之浊而灵者，其酥入络以毒攻毒。而方又有所监制，故应手取效耳。

局方至宝丹 治痧邪已入心包言语乱者。

犀角一两，镑 朱砂一两，飞 琥珀一两，研 玳瑁一两，镑 牛黄五钱 麝香五钱

以安息重汤炖化，和诸药为丸一百丸，蜡护。

吴鞠通曰：此方荟萃各种灵异，皆能补心体，通心用，除邪秽，解热结，以共成拨乱反正之功。

急痛速效丹 治一切急痛症。

真蟾蜍一钱 真母丁香一钱 朱砂一钱 苍术一钱二分 百草霜一钱二分

共为末，用黄酒合面糊为丸，如绿豆大，朱砂为衣。临用时，将药一丸，押在舌下，随津化咽。如觉麻，不可吐出，如人牙关紧闭不能化咽者，用开水研化灌下亦可。

皋按：苍术燥脾，脾阳复则泻可止矣。丁香暖胃，胃阳复则吐可除矣。朱砂泻心热，心清则神志宁矣。蟾乃土之精，其酥能拔毒，能入络。百草霜从火之化，其性能入血，能化积。是方也，虽不必专治痧，然痧症服之，吐泻止，神志宁，毒解积化，气血调和，邪自无矣。

熏洗方 治脚麻。

青铜钱十四枚 朱砂七钱

煎汤向麻处熏洗，再看腿背后，或有红线一道，即用针刺破，出血即安。

皋按：朱砂镇心神，通血脉，解秽毒，青铜钱走下焦阴分，散凝滞之气血，开壅塞之道路，煎汤热洗，使气血流通，邪欲不散得乎。

预防痧邪诸方

搐鼻方

藿香四钱 藜芦四钱 白芷四钱 川芎三钱 牙皂二钱 丹皮二钱 延胡索二钱 雄黄三钱 辰砂三钱 细辛二钱

共为细末，用瓷瓶收好，用少许吹入鼻中取嚏，日三四次，已病未病皆可用。

皋按：肺为人身之橐籥，一呼一吸，五脏六腑之气皆通。浊秽填塞诸窍，气不能利，气不利，血亦因之不流矣。藿香理肺气，辟秽恶，雄黄搜肝风，解痧毒，朱砂安心神，通血脉，藜芦入口即吐，能通脑，白芷芳香透窍，上行头面，细辛达精气，川芎通阴阳，丹皮入血而通经，延胡活血而利气，皂角辛咸性燥，气浮而散，入肺经，吹之导之，则通上下关窍，使人立时作嚏，嚏作则窍开，窍开则气通，气通则血通。已病者可以为服药之助，未病者亦可为预防之计也。

平安散

朱砂一钱五分 雄黄一钱 冰片二分 麝香二分 火硝少许

共为细末，时时嗅之。一方加荜茇、硼砂。

皋按：冰片、麝香，通窍避秽。朱砂、雄黄，解毒安神。火硝辛温，能升散上焦火郁。调和脏腑虚寒加荜茇、硼砂者，亦以散头面之浮热也。

熏鼻药

苍术三钱　大黄三钱　冰片一分

共为粗末，装布袋内，时时嗅之。

皋按：苍术散郁升阳，辟一切恶气，大黄推陈致新，逐一切秽浊，合之冰片之通窍，嗅之能使开关节通，气机利，毒秽除，邪自无从入矣。

煎汤代茶药

金银花三两　黑豆八两　生甘草二两　黄土五两

煎汤代茶，频频饮之。

皋按：黑豆、甘草、黄土，三味皆能解毒，故可频服。金银花虽能解毒，然性凉，如人寒湿多者，宜少用，或去之。

浸水缸药

雄黄　花椒　赤小豆

将药三味装布袋内，入水缸中浸之，烧茶煮饭即用此水。

皋按：花椒、雄黄、赤小豆，三药并能解毒，而花椒辛热纯阳，又能入肺，发汗散寒，入脾，暖胃，燥湿。赤小豆禀下行之性，又能行水散血清热。雄黄得正阳之气，又能化血祛湿散风。浸水常服，故可防痧邪之为害。

焚室内药

乳香　苍术　细辛　甘松　川芎　真降香

各五两，共为末，于室内焚之。

皋按：香乃天地之正气，正能胜邪。是方药多芳香，又性多升散刚燥，朝夕焚之，能辟除秽恶，使邪不敢侵。

忌食诸物

凉水、生菜、瓜、果及一切寒冷之物，痧症愈后，禁饮食一二日，一云痧后忌食生姜、麻油。

痧症医案

一人患痧，初觉手足麻冷，心慌意乱，即用放痧法，挤出恶血，立愈。

数人患痧，症与上同，有服塘西痧药者，有服立生丹者，有服急痧速效丹者，俱愈。

一人忽觉左手指冷麻，渐上行至臂，意是痧症，适有极热茶在案，遂恣饮六七碗，卧热炕上，厚覆而眠，及醒，大汗淋漓，其病如失。

一人患痧，心慌意乱，喉中气塞不通，浑身作痒，冷汗大出。又一人患痧，心慌意乱，遂作吐泻。又一人患痧，四肢厥冷，腹中亦冷渐如水。又一人患痧，头痛目眩。又一人患痧，喉中热肿及舌麻。又一人患痧，四肢发热，心内亦热甚。又一人患痧，两足心作痛。又一人患痧，初病即两腿及浑身之筋抽痛。俱用刮痧放痧法治之而愈。

一人患痧，憎寒壮热，上吐下泻，扰乱不宁，刮放后病减，连服藿香正气散数剂，遂全愈。

一人患痧，上吐下泻，扰乱不宁，渴欲饮水，刮放后，用藿香正气散，去苏、芷、桔梗，加四苓散治之而愈。

数人患痧，俱病手足逆冷，亦有麻者，上吐下泻，鲁式齐用胃苓汤，加干姜、吴茱萸等药，治之俱愈。

一人患痧，气色灰暗，上吐下泻，手足麻冷，渐通体皆麻脉亦伏，初病不渴，吐泻后亦微作渴，刮放不应，急投附子理中汤加藿香等药，病遂痊。

一人患痧，上吐下泻，后吐少泻多，腹微满胀，四肢厥逆，刮放不应，服理中汤加藿香而愈。

一人患痧，症与上同，刮放不愈，服理中汤加藿香亦不愈，莊敬六令于前药中加冰一块煎服，病遂痊。

一人患痧，初时吐泻，后不泻，但觉满闷，胸间格拒，渴欲饮水，水入则吐，刮放俱不愈，用四苓散加藿香、厚朴、陈皮等药，治之遂愈。

一人患痧，初时吐泻，后不吐不泻，但觉满闷，大小便不通，因服药不当，后遂胀满异常，扰乱不宁，心热汗喘而亡。

一人年逾六旬，先患痢，痢止发痧，初作泻，便如清水，后作吐，泻止吐愈甚，大小便不通，渴欲饮水，心热，扰乱不宁，未作喘，刮放不愈，用藿香正气散、四苓散、导赤散三方合服，去紫苏、白芷、桔梗、术地，加瓜蒌、车前子、川连，一昼夜连服五剂，稍定，更服药五六剂，遂愈。

一人患痧，刮放后，吐泻止，惟心热甚，小便不通，用导赤散加川连、车前子等药，治之而愈。

一人患痧，吐泻饮水，手足热，后大渴饮冷，汗大出，服白虎汤而愈。

一人患痧，吐泻身热，烦躁不宁，其后大热大渴，服药不效，后食冰而愈。

一人患痧，心慌意乱，手足微凉，后身亦渐冷，初作吐泻，后泻止，吐大作，烦渴，内热之至诸药到口即吐，刮放不应，亦食冰，一日内热稍减，吐少止，身渐温，又静养十余日而愈。

一人患痧，症与上类，刮放不应，服药亦不效，热渴之极，强夺井水，恣饮满腹，是夜大汗淋漓而愈。

一人患痧，初作吐泻，后吐泻止，胸腹胀满，浑身冷汗，体厥脉伏，刮放不应，投救中汤而安。

一人患痧，先泻清水数次，其后不吐不泻，亦无胀痛，但蜷卧无语，气色灰暗带青，刮放数次不愈，此宜用四逆等汤加减，大剂急投之，尚有生机。伊家又因循一二日，遂致不起。

一人患痧，黑色自额而下，昏沉不语，急投麻油饮，吐出黑水数碗而愈。

数人患痧，刮放后，吐泻止，神志宁，俱惟觉胸腹满闷，时时恶心，用二陈汤加竹茹、藿香、香附、厚朴等药，治之俱愈。

皋按：痧症愈后，多有胸腹满闷者，此余邪不净，仍宜利气逐痧为主。即有痰食诸积，只可略兼消导而已，不可恣用硝黄。尝见有服大黄丸而死者，不可不知。

一人患痧，初觉脚麻，即用朱砂、铜钱煎汤熏洗，遂发出红点无数而愈。

一人患痧，两腿筋转，服木瓜饮而愈。

一人患痧，上吐下泻，手足冷而不麻，足肚筋转，袁养源用四苓散加桂枝、薏米，治之而愈。

一人患痧，四肢麻冷，头重目胀，心慌意乱，左手心渗酒，即服左渗方，服后汗出愈。

一人患痧，症与上同，右手心渗酒，即服右渗方，亦汗出愈。

数人患痧，上吐下泻，手足厥逆麻冷，目胀头眩，心慌意乱，何蕴山用二陈汤合左金丸方，加藿香、苍术、厚朴。泻甚者再合四苓散，治之皆痊。

一人患痧，杂药乱投，致中气虚逆，呃逆不止，以二陈汤加丁香、柿蒂、党参等药治之，遂定。但移时复起于胸前上下，复用刮痧法，服前药，遂不复发。

皋按：此即右陶所谓刮放不尽，余毒肆攻者。

一人患痧，吐泻厥冷麻痹，刮放后，服藿香正气散数剂，稍安，后吐蛔不已，何蕴山以为乌梅丸方见伤寒论加减治之，遂不复吐，后于解毒利气剂中，加温养脾胃药，服二三十剂遂大愈。

一人居海上，晨起见黑雾起者三，极臭秽，近海居民遂皆病痧，初腹痛，渐至舌卷囊缩而亡，死者不计其数。伊亦病手微麻冷，脐腹绞痛异常，适有清宁丸即蒸晒十余次之大黄，服八九钱，遂作泻，下黑物如海参者五六条，痛遂大减，厚覆而卧，微汗而愈。

一人患痧，腹微痛，大泻清水无粪。其人素在关东，习闻蒸脐之法。遂自己以意治之，用蕲艾灸脐下数壮，又脐旁各开二寸许，亦灸数壮，随手而愈。

一人患痧，初吐泻，渐至体厥脉伏，灸百会穴，体渐热，又服药数剂，遂愈。

先哲名论

缪仲淳曰：绞肠痧，属胃气虚，猝中天地邪恶秽污之气，郁于胸腹间，上不得吐，下不得泻，以致肠胃绞痛异常，胸腹骤胀，遍体紫黑。头顶心必有红发，急寻出，拔去之，急以三棱针，刺委中穴，在两腿弯，挤出恶血，可立苏。

郭右陶曰：痧症先吐泻，而后心腹绞痛者，此从感秽气而得者也，今日之症是也。若先心腹绞痛而后吐泻者，从暑气沙发者多；心胸昏闷，痰涎胶结，从伤暑伏热痧发者多；偏身肿胀，疼痛难忍，四肢不举，舌强不言，从寒气冰伏，过时郁为火毒而痧发者多，与此不同。

又曰：凡气分有痧宜用刮，血分有痧宜用放，此不易之法，至脏腑有痧，若有昏迷不醒等症，非刮放所得治，必兼用药以疗之。

又曰：凡痧有青筋紫筋，或现于数处，或现于一处，必须用针刺之，先去其毒血，然后用药。

又曰：尝见人犯痧症，放痧不尽，便孟浪用药，药不能治及血肉之分，或痧症复发，痧毒肆攻，轻者必重，重者必死矣，故放痧必令其放尽。

又曰：痧症愈则即愈。不愈，须防其有内溃之忧。故治痧之法，刮之放之。不愈，即当用药以治之。

又曰：治痧不论人之强弱，皆当以余治之，盖其有余者仍有余于痧毒也，故驱毒在所当先，温补必于其后。

又曰：人先有病，而后患痧者，宜先治痧，后治本病，如痧与杂症并发，宜一面治痧，亦宜一面顾虑杂症，不可务此而忘彼也。

又曰：痧退后有杂症，竟治杂症，固所宜然。但痧后余毒尚在，于治杂症剂中兼用解毒药，乃能收全功也。

又曰：尝见放痧之人俱用铁针，不知痧毒深入，一经铁气，恐毒不能解，惟以银针刺之。银性最良，入肉无毒，以之治至深之痧，不尤愈于铁针乎。

皋按：此言以银针为善，而非必欲如是也。

又曰：痧症略松，胸中觉饿，设或骤进饮食，症必复起，是必忍耐一二日，乃为万全。

吴鞠通曰：卒中寒湿，内挟秽浊，眩冒欲绝，腹中绞痛，脉沉紧而迟，甚则伏，欲吐不得吐，欲利不得利，甚则转筋，四肢欲厥，俗名发痧，又名干霍乱。转筋者，俗名转筋火，古方书不载。蜀椒救中汤主之，九痛丸亦可服。语乱者，先服至宝丹，再与汤药。

又曰：前人治干霍乱，有盐汤探吐一法。盖闭塞至极之症，除针灸之外，莫如吐法通阳最速。夫呕、厥，阴气也；寒、痛，太阳寒水气也；否，冬象也。冬令太阳，寒水得厥阴气至，风能上升则一阳开泄，万象皆有生机矣。

汪瑟菴曰：此症亦有不由触秽受寒但因郁怒而发者，其宜急攻下气，与触秽同。

附治寻常霍乱诸方

阴阳水
方见前。

汪讱菴曰：霍乱有寒热二症，仓猝患此，脉症未审，切勿轻投偏寒偏热之剂，惟饮阴阳水为最稳。

藿香正气散 此上二方治霍乱之通剂。
方见前。

二香散 治霍乱暑偏多者_{暑多者，吐必多。}
藿香正气散合香薷饮。_{香薷饮即香薷、厚朴、扁豆、黄连四味。}

汪讱菴曰：香薷辛温香散，能入脾肺气分，发越阳气，以散皮肤之蒸热。厚朴苦温，除湿散满，以解心腹之凝结。扁豆甘淡，能消脾胃之暑热，降浊而升清。黄连苦寒，能入心脾，清热而除烦也。

加味藿香正气散 治霍乱湿偏多者_{湿多者，泻必多。}
藿香正气散加苍术。_{苍术甘温辛烈，能补脾燥湿升阳。}

辰砂六一散_{一名益元散}
滑石_{六两} 甘草_{一两} 辰砂_{四钱}
共为细末，水调服，多寡量病轻重服之。

汪讱菴曰：滑石气轻能解肌，质重能清降，寒能泻热，滑能通窍，淡能行水，使肺气降，而下通膀胱，故能祛暑住泻止，烦渴而利小便也。加甘草者，和其中气，又以缓滑石之寒滑也。加辰砂者，以镇心神，而泻丙丁之邪热也。

桂苓甘露饮 此上二方，并治霍乱偏于暑热多者_{暑热多者，必有齿燥烦渴、小便短赤、大便臭秽等症。}
滑石_{四两} 石膏_{一两} 寒水石_{二两} 甘草_{二两} 茯苓 白术 泽泻_{各一两} 猪苓 肉桂_{各五钱}
每服五钱。

汪讱菴曰：此即五苓散_{方见前}、六一散_{方见前}之合剂，加石膏、寒水石以并清六腑之热也。

乌附理中汤 治霍乱寒极者_{寒极者必有肢厥脉伏等症。}
理中汤_{方见前}加炮川乌、炮川附_{炮川乌性轻疏，温脾逐风，炮川附性重峻，温脾逐寒。}

皋按：霍乱肢厥脉伏，亦有属暑热内伏而然者，药不可用温热，亦不可用寒凉，惟升阳散火为宜。

六和汤 治夏月多食瓜果，及饮冷乘风，以致食留不化，因食成痞，膈绝上下而成霍乱者。
砂仁 藿香 厚朴 杏仁 木瓜 扁豆 赤苓 半夏 人参 白术 甘草 生姜 大枣

汪瑟菴曰：此足太阴阳明药也。藿香、砂仁、杏仁、厚朴，香能舒脾，辛能行气，而砂仁、厚朴，兼能化食。木瓜酸能平肝舒筋。扁豆、赤苓淡能渗湿清热，而扁豆又能散暑和脾。半夏辛温，散逆而止呕。参术甘温，补正以匡邪。甘草补中，协和诸药。姜枣发散，而调营卫，皆所以和之也。

七气汤 治七情郁结，五脏六腑互相刑克，阴阳不和，吐泻交作，非关六淫而成霍乱者。
半夏 厚朴 白芍 茯苓_{各二钱} 桂心 紫苏 橘红 人参_{各一钱} 生姜_{七片} 大枣_{一枚}
水煎服。

汪瑟菴曰：此手足太阴药也。气郁则痰聚，故散郁必以行气化痰为先。半夏辛温滑痰，茯苓甘淡渗湿，此以化痰。厚朴苦温散满，橘红辛温降逆，此以行气。郁久肺气必虚，人参甘温，以壮主气之脏。郁久肝火必胜，白芍酸寒，以制谋虑之官。诸气膹郁，皆属于肺，故又以桂心、紫苏之辛苦通心利肺，使气机宣畅，则痰去气行，结散郁开，而诸症平矣。

止渴汤 治烦渴。
人参 麦冬 瓜蒌根 葛根 茯苓 泽泻 炙甘草 桔梗_{各五钱}
为细末，每服二钱，蜜①汤调下。

皋按：烦渴由于伤损津液，人参佐甘草，以之泻火，即以之大生胃津为君。麦冬、瓜蒌根甘酸化阴，葛根鼓舞胃气上行，最能生津，故以之为臣，湿热去而后津液生。茯苓、泽泻能泻热去湿，故以之为佐。渴而烦，肺热也；桔梗能载药上浮，以归于肺，故以

---

① 蜜：原文为"蜜"，疑为印刷错误，据文意改为"蜜"。

之为使也。

桂枝汤 治霍乱吐利止后身痛不休者。

桂枝二钱 芍药二钱,炒 炙甘草一钱 生姜三片 大枣二枚,去核

水煎，热服，须臾啜稀粥，以助药力温覆，取微似汗，不可令如水淋漓。

《金鉴》曰：凡风寒在表，脉浮弱，自汗出者，皆属表虚，宜桂枝汤主之。桂枝辛温，辛能散邪，温从阳而扶卫；芍药酸寒，酸能敛汗，寒走阴而益营；桂枝君芍药，是于发散中，寓敛汗之意，芍药臣桂枝，是于固表之中，有微汗之道焉；生姜之辛，佐桂枝以解肌表；大枣之甘，佐芍药以和营里；甘草甘平，有安内攘外之能，用以调和中气，即以调和表里，且以调和诸药矣。

张景岳曰：凡霍乱吐泻止后，身热不退，脉数无汗者，宜酌其虚实，于治本病药中，加柴胡主之。非风寒甚者，不可用麻黄、桂枝。

茯苓泽泻汤 治霍乱吐泻后烦渴饮水。

茯苓八两 泽泻四两 白术三两 桂心 炙甘草各二两

每服四钱，生姜三片同煎，食前服。一方有小麦五两小麦属火，心之谷也，性微寒，能除烦。

皋按：此方即五苓散略为加减，以泻上焦之湿热也。吐泻后烦渴，必因吐泻，损伤胃阴，饮水过多，致湿热复聚，故加减五苓散方，泻去其湿热，津回烦渴自止。加甘草者以和中州，加生姜者以宣肺气，去猪苓倍茯苓者，以邪滞上焦，不必利下焦也，以桂心易桂者，取其入上焦，宣畅气血，令肺得以通调水道，下输膀胱，而湿热可从小便出也。

麦门冬汤 治霍乱已愈，烦热多渴，小便不利。

麦门冬 白茯苓 法半夏 橘皮 白术各一钱五分 人参 炙甘草 小麦各一钱 乌梅少许 生姜五片

水煎，不拘时服。

皋按：此损伤脾胃之所致也。胃阴虚，故烦热多渴，脾阳虚，故小便不利，用麦冬、乌梅之酸甘化阴以治渴也，用小麦之养心以治烦也。用六君子加生姜，无非宣补肺脾之气，使脾得复其散精之常，肺得行其下输之令，则水道通行，小便不治而自利矣。

白术汤①

白术 茯苓 人参 藿香各半两 葛根一两 木香两钱半 炙甘草一两半

为细末，每服两钱，白汤调下。烦渴甚者，加滑石

---
① 汤：原书为"散"，据前文目录改为"汤"。

二两。

皋按：懒食由于脾虚，恶心由于余邪不净，口干多渴由于津液不足，参、苓、术、草，此四君子汤也，以补脾虚。加藿木之芳香，以逐余秽，加葛根鼓舞胃气上行以生津止渴也。烦渴甚者加滑石，以清六腑之热也。

乌梅散 治霍乱后利不止，冷汗出，腹胁胀。

乌梅肉微炒 黄连微炒 当归微炒 附子炮去皮脐 熟艾已上各七钱半 阿胶捣碎炒令燥 肉豆蔻去壳 赤石脂已上各一两 炙草半两

为细末，粥饮调下二钱，不拘时服。

皋按：霍乱后下利不止，而冷汗出，腹胁胀者，此气血皆虚，病及于肝也。前人以肝为厥阴之脏，其本阴，其标热，故以乌梅扶其所主，而即以黄连泻其热，然黄连能治其阳，不能治其阴，故又以附子助阳而退阴，肝藏血，以当归、阿胶之温润，加以熟艾之温通，无非调其肝血使和平也。加甘草者，以协和诸药，加豆蔻、石脂者，以利在下焦，取涩以止脱之意也。

黄连丸 治霍乱后下利无度，腹中疼痛。

黄连去须，微炒 黄柏微炒 厚朴去皮，生姜汁涂炙令香，以上各七钱半 当归微炒 干姜炮 木香不见火 地榆以上各半两 阿胶捣碎炒黄燥，一两

为末，炼蜜，和捣二三百杵，丸如桐子大。每服二十丸不拘时，粥饮送下。

皋按：霍乱本阴阳不和，病后下利无度，腹中疼痛，是寒热犹未调，气血犹未协也。黄连、黄柏泻火燥湿以平其热，炮姜温脾暖胃以祛其寒，木香、厚朴疏肝和脾平胃以调其热，当归、阿胶、地榆补阴润燥止脱以理其血，寒热调，气血协，则腹痛下利之症自除矣。

止血汤 治霍乱后下利见血。

当归焙 桂心 续断各三钱 生地黄焙 干姜炮，各四两 阿胶炙令燥 蒲黄 甘草炙各二两

共捣筛，每服三钱，水煎服。

皋按：下利见血，是邪已入下焦阴分矣。当归、桂心诸药能补能通，能和能润，能止能行，使血脉宣通，凝结自化，疾欲不瘳得乎。

霍乱吉凶

霍乱偏身转筋，肚痛，四肢厥冷欲绝者，其脉洪大，易治；脉微，囊缩舌卷，不治。霍乱之后，阳气已脱，或遗尿而不知，或气少而不语，或膏汗如珠，或大躁欲入水，或四肢不收，皆不可治也。

干霍乱吐方 治干霍乱欲吐不得吐，欲泻不得泻，腹中大痛者。

烧盐 热童便

三饮而三吐也。

汪讱菴曰：此足太阴、阳明药也。吐泻不得，邪结中焦，咸能软坚，可破顽痰宿食，炒之则苦，故能涌吐。童便本人身下降之气，引火下行，仍其旧路，味又咸寒，故降火甚速。盐涌于上，溺泄于下，则中通矣，方极简易，而有回生之功，不可忽视。

皋按：干霍乱，一名绞肠痧，古人谓此症因脾土郁极而不得发，以致火热内扰，阴阳不交而然，治法不可过用热剂。故此方仍附于霍乱诸方后，以见火郁之痧，与元年寒湿之痧症治迥不相侔，医者临症宜细辨之。

附《千金方》灸霍乱法

原文十八条

皋按：今人患霍乱，偏于寒者多，用灸最宜。如吐少泻多，不作渴烦阴盛格阳。亦有渴者，然其小便必清，舌苔必润。阴盛格阳，烦必兼躁，又先躁而后烦，未有单烦者，兼有拘急厥逆，冷汗，面色灰暗青黑等症，皆宜以此法治之。

论曰：凡霍乱灸之，或虽未能立瘥，终无死忧，不可逆灸。或先下后吐，当随病状灸之。凡灸病，必分上下阴阳，如上下经皆灸者，宜先灸上后灸下，阴阳经皆灸者，宜先灸阳后灸阴，反之为逆。

若先心痛及先吐者，灸巨阙七壮，在心下一寸。不效，更灸如前数。

《金鉴》曰：巨阙穴属任脉，从脐上上行五寸至上脘穴，复从上脘穴上行，在两岐骨下二寸，即其穴也。又曰：灸巨阙穴，不可过三壮，艾炷如小麦粒，恐火气伤心也。

若先腹痛者，灸太仓三七壮，穴在心厌下四寸脐上一寸不止，更灸如前数。

皋按：任脉之中脘穴，一名太仓，其穴在脐上四寸，非一寸也。脐上一寸，系任脉之水分穴，主治水肿胀痛，小便不利等症，与治腹痛不合。心厌未详。

《金鉴》曰：中脘穴孕妇不可灸。

若吐下不禁，两手阴阳脉俱疾数者，灸心蔽骨骨名，在胸骨之下岐骨之间，俗名主心骨下三寸，又灸脐下三寸，各六十七壮。

《素问》曰：鸠尾下三寸胃脘，注鸠尾，即心蔽骨也。胃脘，即上脘穴也。

《金鉴》曰：上脘穴孕妇不可灸。

皋按：脐下三寸，系任脉之关元穴，乃足三阴及任督交会之所也，故治吐下阴阳脉之急数者。但《金鉴》谓灸七壮，此云灸六十七壮，或恐有误。病者宜先灸七壮，不瘥，更灸如上数。

若干呕者，灸间使各七壮，在手腕后三寸两筋间。不瘥，更灸如前数。

《金鉴》曰：间使穴，属心包络脉，从肘内廉大筋内侧横纹头下陷中动脉，曲泽穴下行，去腕三寸，两筋间陷中，即其穴也。

若呕哕者，灸心主各七壮，在掌腕上约中。吐不止，更灸如前数。

皋按：心主，即心包络也。心包络经脉从腋下入肘中，下臂行两筋之间，入掌中。腕上约中，必大陵穴，以大陵主治呕哕无度故也。

若手足逆冷，灸三阴交各七壮，在足内踝踝，骨名，在足面上两旁突出之高骨，在外者为外踝，在内者为内踝，直上三寸廉骨际。未瘥，更灸如前数。

《金鉴》曰：三阴交穴，属脾脉，在内踝踝尖上行三寸，夹骨陷中，即其穴也。

若先下利者，灸谷门二七壮，在脐旁三寸，男左女右，一名大肠募。不瘥，更灸如前数。

皋按：胃脉之天枢穴，一名长溪，一名大肠募，一名谷门，盖一穴而四名也。主治内伤脾胃，泻痢等症，与治下利症相合。惟部位，《金鉴》谓在脐旁二寸许，《经》谓侠脐广三寸，微有不同。意《千金》必据《经》而言，故曰三寸，然古法于《金》或不同，学者从《金鉴》为是。

《金鉴》曰：《千金》云魂魄之舍不可针，孕妇不可灸。

若下不止者，灸大都七壮，在足大趾本节后内侧白肉际。

《金鉴》曰：大都穴属脾脉，从足大指内侧端后，去爪甲如韭菜叶许。隐白穴，行足大指内侧，次节末骨缝赤白肉际陷中，即其穴也。又曰：大都穴孕妇、产妇俱不宜灸。

若泄利所伤烦欲死者，灸慈宫二七壮，在横骨骨名，在少腹下毛际，其形如盖，故俗又名盖骨两旁，各二寸半。

皋按：慈宫即冲门穴也，属脾脉，其穴在横骨两端，约纹中动脉去腹中行，旁开各三寸半。《针灸大成》又谓去腹中行各四寸半。此云二寸半，或传写之误。

转筋在两臂及胸中者，灸手掌白肉际在掌外侧之上陇起，其形如鱼之处七壮，又灸膻中、中府、巨阙、胃脘、尺泽，并治筋拘头及足，皆愈。

《金鉴》曰：膻中穴，属任脉，在两乳间，从巨阙穴上行三寸六分，即其穴也。中府穴，属肺脉，在任脉中行，华盖穴旁直开去六寸，乳上三肋间陷中动脉应手，仰而取之，即其穴也。胃脘穴，即任脉之上脘穴，从脐上行五寸，即其穴也。尺泽穴，属肺脉，在肘中约纹上，屈肘横纹筋骨罅中，动脉动手即其穴也。

皋按：肺脉鱼际穴，即在手掌白肉际。《金鉴》谓此穴与尺泽穴俱禁灸。

走哺转筋，灸后踵俗名脚底板踝白肉际即外踝下，各三七壮，又灸少腹下横骨中央，随年壮如年二十则灸二十壮，年三十则灸三十壮。

皋按：后踵踝白肉际意即膀胱脉仆参、申脉之分，以仆参为阳跷之本，申脉为阳跷所生，仆参主治霍乱转筋吐逆等症，申脉主治逆气腰髋冷痹、脚膝屈伸难等症，与走哺转筋症相合也。

转筋四肢厥，灸两乳根黑白肉际，各一壮。

《金鉴》曰：乳根穴属胃脉，从乳头之中乳中穴下行一寸六分，旁开中行四寸，仰而取之，即其穴也。

转筋灸涌泉六七壮，在足心下，当拇趾大筋上又灸足大趾下约一壮。

《金鉴》曰：涌泉穴属肾脉，在足心陷中，伸腿屈足卷指宛宛中，即其穴也。

转筋不止，灸足踵聚筋上白肉际，七壮立愈。

皋按：足太阳之筋循足外踝，结于踵，足少阴之筋并足太阴之筋，俱结于踵，与太阳之筋合，故转筋宜灸此处，即仆参、申脉之分，仆参穴在足跟骨下陷中，申脉穴在足外踝下五分陷中容爪甲许白肉际。

转筋入腹，痛欲死，四人持手足，灸脐上一寸半，四壮，自不动，勿复持之，又灸股里大筋，去阴一寸。

皋按：足太阴之筋结于脐，手少阴之筋系于脐，足阳明之筋聚于阴器，足三阴之筋皆循阴股，聚于阴器，故转筋入腹，宜灸之。脐上一寸半，即下脘、水分之间。

霍乱转筋，令病人合面正卧，伸两手著身，以绳横量两肘尖头，依绳下侠脊骨，两边相去各一寸半，各灸一百壮，无不瘥，此华佗法。

霍乱已死有暖气者，灸承筋七壮。起死人，取绳量围足，从趾至跟，捻取等折一半以度，令一头至踏地处，引延上至度头即是穴，以盐纳脐中，灸二十七壮。

《金鉴》曰：承筋穴属膀胱脉，从腘中委中穴下

行腨肠中央陷中，脚跟上七寸，即其穴也。

灸法宜遵

灸法坐向

《金鉴》曰：春宜向东，夏宜向南，秋宜向西，冬宜向北。四土旺月，宜向四维，以迎生气。针法同。

灸法点穴用火

《金鉴》曰：凡灸法，坐点穴则坐灸，卧点穴则卧灸，立点穴则立灸，须四体平直，毋令倾侧，若倾侧穴即不正。其炷所用之艾，必用蕲艾，艾令干燥，入臼捣，去净尘屑，作炷，坚实置穴上，用葱涎粘固，遂用香火烧之。

皋按：古人用灸，艾炷大如雀粪。兹不言大小者，以人病有不同，灸非一穴，故不敢预定之耳。然灸头面四肢皮肉浅薄处，或分日灸之，或隔日灸之，艾炷宜小，灸背腹下皮肉深厚处，艾炷宜大，此又不易之法也。

灸法早晚

《金鉴》曰：凡灸百病，原为温暖经络，宜在午时阳盛之时，以火气易行也。

灸疮调治

《金鉴》曰：凡灸百病，灸疮应发不发，是其气血大亏，不必复灸，即灸亦多不能愈。过七天之后，艾疮发时，脓水稠多，其病易愈，以其气血充畅，经络流通也。发后贴膏药者，防其六淫外袭也。如灸疮黑痛，浓汁污秽，乃艾火毒盛，必用薄荷、黄连、葱皮、芫荽煎汤洗之，自愈也。

灸疮膏药方

黄芩 黄连 白芷 郁金 南星 甘草 乳香 竹叶 当归 薄荷 川芎 葱白

以上药味各等分，用香油煎药，去渣，再下铅粉，熬成膏，专贴灸疮。

针灸避忌

行针前

大风雨勿针，风雨晦明人之气血，即凝滞而不调。大饥勿针，大饥者气虚。新饱勿针，新饱者气盛。大醉勿针，大醉者气乱。大怒勿针，大怒者气逆。大渴勿针，大渴者液少。大劳勿针，大劳者气乏。大惊勿针，大惊者气散。

皋按：以上诸忌，缓病可遵，急病不必过拘。行针后忌与上同，尤当远房帷，此最要紧，须保养百日，否则邪气留，症必不起。

用灸前

脉数者勿灸，以其有热也；病新愈者勿灸，以其

虚也。

用灸后

忌同针后，尤当禁食一切生冷，及醇酒厚味等物。

四季人神所在禁忌针灸

《金鉴》曰：人神所在之处，谓人之神气初动之处，同乎天地之流行也。禁针灸者，恐伤生气也。

春在左肋左属肝，肝主升也，秋在右肋右属肺，肺主降也，夏在脐脐属脾，脾主化也，冬在腰腰属肾，肾主藏也。

逐日人神所在禁忌针灸

初一日在足大指，初二日在外踝，初三日在股内，初四日在腰，初五日在口，初六日在手，初七日在内踝，初八日在腕，初九日在尻，初十日在腰背，十一日在鼻柱，十二日在发际，十三日在牙齿，十四日在胃脘，十五日在遍身，十六日在胸，十七日在气街，十八日在股内，十九日在足，二十日在内踝，二十一日在手小指，二十二日在外踝，二十三日在肝及足，二十四日在手阳明，二十五日在足阳明，二十六日在胸，二十七日在膝，二十八日在阴，二十九日在膝胫，三十日在足跗。

二十时人神所在禁忌针灸

子在内踝、外踝，丑在头，寅在两耳，卯在面，辰在胫项，巳在两乳、两肩，午在两肋，未在大腹、小腹，申在胸膈，酉在两膝，戌在腰背，亥在两股内外。

附刻洪吉人先生补注《瘟疫论》中杂气二十九种

尚友山人曰：一友人传予急救异症良方，不下二十种，症名为翻，皆各处针刺见血得愈。谓之翻者系彼处土语，亦取扰乱不宁之义，尤南方之所谓痧，北方之所谓猴，皆杂气入人也。方下注云，命悬呼吸，急按法救治，无不立效。予录之备用，不以其言欠雅驯而忽之。

一名**乌鸦翻** 头痛恶心，两手发抽，指甲色青，上吐下泻，小腹沉痛，甚至六脉不起，身出冷汗，牙关紧闭此最易认为中寒而用姜附矣。用箸分开，视舌下有红黑紫青泡者，急用针刺破，见血点雄黄末，再用白滚水调雄黄末服之，盖棉被出汗，忌风三日。

一名**长蛇翻** 肚腹胀痛，就地打滚，先刺肚脐三针，顶门一针，左右脚心各一针，见血即愈。

一名**缠丝翻** 肚胀头疼心烦，前后心有紫黑黄眼，以针刺破，用醋搽之，如遍身麻木毒散不聚，然麻木不得认为血虚也，无此眼者，以心沙法治之，刺手腕、足腕各一针，炒盐煎汤服之即愈。

一名**白眼翻** 两目反白上视，用艾丸灸顶门三壮，如未愈，再灸三壮即痊。

一名**哑叭翻** 得病不语，用鞋履蘸凉水，轻打头顶，女人有孕者，将发分开，手蘸凉水，扑顶门即愈。

一名**母猪翻** 得病头拱地，先刺舌根一针，再除二大指外八指在指甲边肉上，各刺一针，后用猪食盆内剩泔水，灌一大碗。

一名**虾蟆翻** 肚腹胀痛，将脐周围挑七针，小腹三针即愈。

一名**兔儿翻** 得病直走荒郊，脚步不停，急用炮药水灌之，只可走着治之，不可令卧，或用湿土埋其头，使闻土气，亦愈。

尚友山人曰：此翻宜以炮药水灌之，但炮药水有良有毒，不容不分。余谓炮药水，不如甘草、绿豆、桔梗、防风、党参、芭蕉等味为上。又云或以湿土埋其头亦愈。夫如是使拙者为之，不能以意逆志，果以湿土埋其头，不已闷绝乎。方下云宜走治之，不可令卧。则知是揉湿土，制如帽壮，令戴之，再捧湿土，令嗅之，得闻土气自愈。夫土也者，万物之母也，稼穑作甘，擅益脾解毒之长，即灌以土汤，亦可以愈。

一名**野雀翻** 遍身发红，前后心有红黑紫眼，头疼胁胀，腋下三针，发际一针，见血即愈。

一名**鹁鸽翻** 肚痛头晕，眼黑心胀，用白矾水灌之，再用针挑前后心及两耳梢，见血即愈。

一名**黄鹰翻** 肚腹之下反搅疼痛，撼出胎脐，用红丝绳捆住两大指甲，各指甲边肉上俱刺一针，见血即愈。

一名**海青翻** 头疼打滚，用带将头箍住，以针在耳根、眉际、咽喉窝、前后心挑之，忌风三日。

一名**鹰嘴翻** 浑身发烧，热不可忍，心口一块滚上滚下，针挑脐下并两乳各一针，见血即愈。

一名**老鼠翻** 唇黑紫肿，咽喉疼痛，或胸中膨胀，挑鬓角、眉心，见血即愈。

一名**雀子翻** 胸背肿痛，小腹胀满，见食即呕，心中跳跃，挑两大腿腋折，见血即愈。

一名**羊眼翻** 肚腹胀满，似倦似睡，眉眼不睁，转身呼吸俱痛，挑尾巴骨，见血即愈。

一名**狐狸翻** 头昏仰，干哕，不思饮食，遍身汗出，张口乱呼，用针挑咽喉、前后心，见血即愈。

一名**猿猴翻** 坐卧不宁，心胸胀满，口舌指甲青色，小腹疼痛，挑阴囊即愈。

一名**莽牛翻** 肚腹胁胀心疼，将唇掀起，挑沿唇上牙花，见血即愈。

猴　人有猝然恶心，烦扰闷乱，或喉中痰响，或四肢厥逆，甚且昏愦不知人者，此非中风，亦非中痰，捻其胸腹背颈有核，即猴也。用手拿住其核，以针刺之出血。凡有核，即刺，至无而止。少顷，人即苏如常。其名猴者，猴性不定，此核流走不定如之，故取以名。

尚友山人曰：此系疫毒陡入而不得泄，杀人迅速，刺之出血者，泄其毒也。疫毒属火热，觜宿猴[①]火也，诸疮毒属心，心亦火也，则以猴名者，岂第义取流走不定哉。闻之拿猴者，谓最忌抓心，若不速治，内入于心，顷刻人亡，无可救援。次忌抓额，毒涎结聚，气道不通，水饮难下，亦死。又窜至巅顶，谓之猴上山，则狡捷难制。以头诸阳之会，毒火得阳助，其势愈盛，岂不类痘证之毒参阳位耶。且头内为脑髓，枭毒外邪，直入泥丸，为真头痛，朝发夕死，夕发朝死，无法救治，与真心痛等。见有瘟证，不现斑疹，不为疮痢，独头痛如破，解散之，清利之，滋润之，总无一愈，缠绵二十余日，终至昏迷不能言而死者二人，安知非猴上山之说耶。瘟毒盘踞巅顶，既不外散，复难下泄，无路以出，不归脑，则归心，势所必至耳。

锁肚　小儿大小便闭，腹胀欲死，令妇人以温水漱口，吸咂儿前后心并脐下手足心，共七处。每一处，凡三五次漱口吸咂，取红赤为度，须臾自通。凡儿有此症，知此法，可得再生。

旺河　人无病，或坐或卧或酒席间，或酒席后，陡然即死者，为旺河，将本人口用铁物揹开，以簪刺舌上两旁小青筋，血出即活，切不宜刺舌下正中处。

棺材疔　起于舌下，见宜早治，迟则杀人，皂矾一味，不拘多少为末，吹之即愈。

喉管伤寒　凡喉中作痒难过，不可吃茶酒汤水，将薄荷二分、麝香一分，作极细末，吹入喉中，待其气通，吐出涎水碗许，然后吃陈黄米汤半茶杯，即愈，若不知者，竟吃茶酒，便不可救。

闹心内疔　一友人云，山东某县春月染一种异症，人一时冷战闹心，即刻而毙，竟无治法，死者累累。后遇一人云，此名闹心内疔，传一方，用银朱一钱、白矾一钱为细末，老葱三根，黄酒一大钟，以酒熬葱滚开，冲调银朱、白矾细末，温服之。

螺蛳疔　丹台玉案书云：此症恶寒发热，胸膈作闷，身发红点如蚊迹者，类乎伤寒，此点起之于手，沿至于心前，其人发狂，闷乱而毙。不知者，但以伤寒发斑治之，百无一生也。治法以三角针，刺其红点之首尾处，出血，外用锈铁钉磨水敷之，内服犀角地黄汤，立愈。

尚友山人曰：予因此知牙痛之极，有起疔毒者，不知有疔，急为挑破，出血，而第以为胃火，大剂石膏清热，因至疔毒炽盛入心，往往致毙。史搢臣《愿体集》书有云：痈疽宜灸，疔毒宜针，明疔易治，暗疔难疗。生于口耳眉目鼻者，显而易见，生于身体四肢者，令人难防。及至发作，每每误认为伤寒，半日不治，毒必走黄入心，人即昏愦。若知觉早者，急用镀针或磁锋入二三分许，挤去恶血，当插立马回疔丹，于针孔之内。恐立马回疔丹一时难觅，可用蜗牛、连翘捣拦敷之，或家菊花根捣烂敷之，内服梅花点舌丹，或蟾酥丸一二服，俱用菊根汁和热酒送下，出汗即愈。屡见患此症者，多畏疼痛，不肯针刺，殊不知一染疔毒，皮肉即僵，虽针宜不觉痛，须放胆速针，切勿迟延而误时刻也。予见一书有云：凡疔之起，必有其根，其根除去，其疮自愈矣。其根在肩骨下四寸许，用水洗净，细看即有黑点子，用针针破，出紫血，或黄水亦可，其疮用带须葱，捣烂敷之。凡疔毒，不治之，必走心者。《内经》云：诸痛疮疡，皆属于心。况心为丁火，而毒以疔名，尤有气类应求之义，易谓水流湿，火就燥，不其然乎。

黄耳伤寒　耳中策策痛，恶寒发热，脊强背直，荆防败毒散，再添蝉蜕、黄芩、白芍、紫金皮，外治用苦参磨水，或用猴姜根汁，或用苦薄荷汁、土木香汁，滴入耳中。

赤膈伤寒　胸赤肿痛，发热恶寒，头疼体痛，荆防败毒散，加入黄芩、黄连、瓜蒌、元参、赤芍、升麻、紫金皮。大便燥实，加大黄，外治用三棱针，刺肿出血。

尚友山人曰：瘟有大头捻颈等类，此黄耳病，即疫气由鼻传入之聚毒于耳者。耳为肾之开窍，而耳之前后属少阳部位，肾火为相火，少阳亦为相火，毒流注于此，与火合势，故病耳肿痛。赤膈病，即疫气由口鼻传入之聚毒于膈者，疫气可注于头而为大头瘟，可注于颈而为捻颈瘟，安必不可注于耳而为黄耳瘟，注于膈而为赤膈瘟乎？

阴阳毒　《金贵要略》曰：阳毒之为病，面赤斑斑如锦纹，咽喉痛，吐脓血，五日可治，七日不可治，升麻鳖甲汤主之。阴毒之为病，面目青，身痛如被杖，咽喉痛，五日可治，七日不可治，升麻鳖甲汤去

雄黄、蜀椒主之。

升麻鳖甲汤

升麻 鳖甲 当归 甘草 雄黄 蜀椒

以上六味，以水四升，煮取一升，顿服之，老小再服取。千金阳毒升麻汤，升麻半两，当归、川椒、雄黄、桂枝各一两，每服五钱，水一钟半，煎一盏，温覆手足取汗，得吐亦佳。阴毒甘草方，甘草、升麻各半两，当归、川椒、鳖甲各一两，服同前。

李士材曰：二症俱用升麻鳖甲汤。在阳毒之热，反加蜀椒，在阴毒之寒，反去蜀椒。其叙阳毒，不过目面赤，咽疼唾脓血而已，并不言亢阳极热之壮也，其叙阴毒，不过目面青，咽痛身如被杖而已，并不言至阴极寒之状也。其所用药，不过升麻、甘草、鳖甲、当归而已，并不用大热大寒之剂也。乃知仲景所谓阳毒者，感天地恶毒之异气，入于阳经，则为阳毒，入于阴经，则为阴毒，故其立方。但用解毒之品，未尝以桂、附、姜、黄治阴，芩、连、硝、黄治阳也。后世名家不深察仲景之旨，遂以阳毒为阳症之甚者而用寒凉，阴毒为阴症之甚者而用温药，殊不知仲论疗阳症状极其热而药极其寒，论疗阴症状极其寒而药极其热，已无遗蕴而何必别出名色乎？至其治阳毒反投蜀椒者，椒本解毒之物，从其类而治之也，阴毒反去蜀椒者，为升麻、鳖甲即属清凉，祇觉蜀椒为赘矣。若以阳毒为极热，何不投凉剂，反而入蜀椒耶？若以阴毒为极寒，何不投温剂，反而去蜀椒耶？故必深思明辨，庶入仲景之室耳。

针灸图说[1]

中指定同身寸[2]

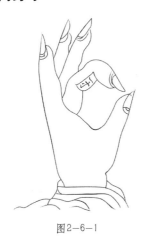

图2-6-1

行针取分寸法

行针取分寸之法，以周身寸法为准，男左女右，以手中指第二节屈指两纹尖相去为一寸，取稻秆心，或薄竹量。童稚亦如之，随人身有长短，体有肥瘦，入针之分数不一。而身形之长者，其指节亦长，身形之短者，其指节亦短，但随其长短以取分寸则自准矣。

刺痧正面名位图

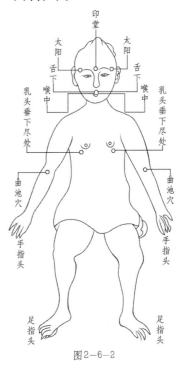

图2-6-2

刺痧背面名位图

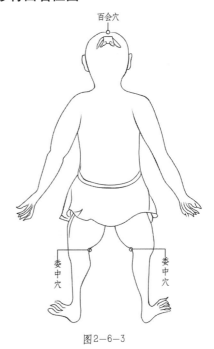

图2-6-3

---

[1] 针灸图说：本标题原无，据原书目录补入。

[2] 中指同身寸：本标题原无，据原书目录补入。

治痧针刺十处名位解

印堂穴

《针灸大成》曰：印堂穴，属经外奇穴，在两眉中陷中。

太阳穴

《针灸大成》曰：太阳二穴，属经外奇穴，在眉后陷中，太阳紫脉上是穴。针法先用帛一条，紧缠其项颈，紫脉即见，刺出血，立愈。

舌下两旁

皋按：舌下两旁，意是金津、玉液二穴。按《针灸大成》曰：金津、玉液二穴，属经外奇穴，金津穴在舌下左边紫筋上，玉液穴在舌下右边紫筋上，皆卷舌取之。

喉中两旁

皋按：喉在咽前，通肺，主出气，即肺之管头也，两旁无穴。惟肺、大肠、胃、肾脉循喉咙，心脉走喉咙，三焦脉由喉，任脉至于喉，冲脉会于喉，督脉入于喉。

乳头垂下尽处

皋按：乳头垂下尽处，疑是乳根穴乳根穴注见前。

曲池穴

《金鉴》曰：曲池穴属大肠脉，从手三里穴在肘下二寸上行二寸，肘中横纹头陷中，即其穴也，以手拱胸取之。

手十指头

足十指头

百会穴

《金鉴》曰：百会穴属督脉，从后发际哑门穴上行七寸，直两耳尖顶陷中，即其穴也。

委中穴

《金鉴》曰：委中穴属膀胱脉，从委阳穴下行腘中央，约纹动脉陷中，即其穴也，令人仰颊至地，伏卧取之。

任经穴图

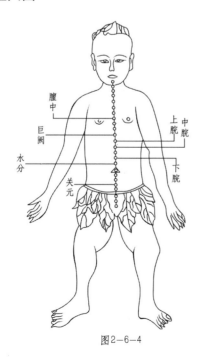

图2-6-4

心包络经穴图

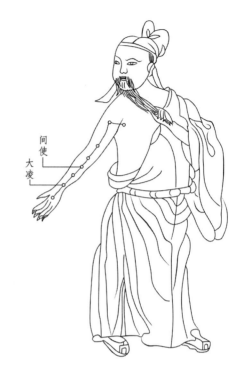

图2-6-5

肺经穴图

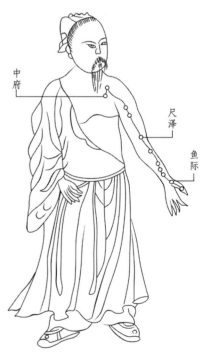

图2-6-6

脾经穴图

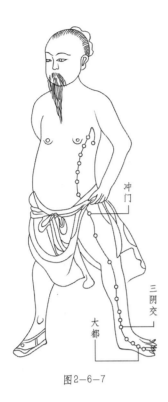

图2-6-7

肾经穴图

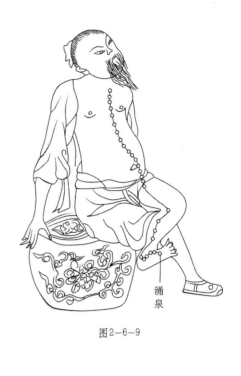

图2-6-9

胃经穴图

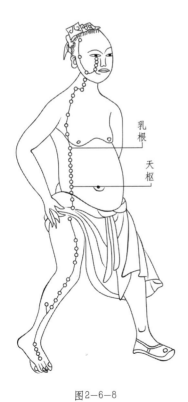

图2-6-8

膀胱经穴图

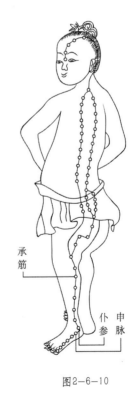

图2-6-10

人神所在正面名位图

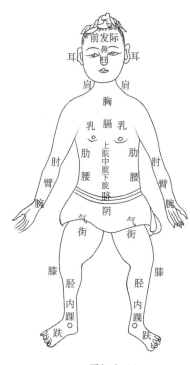

图2-6-11

人神所在背面名位图

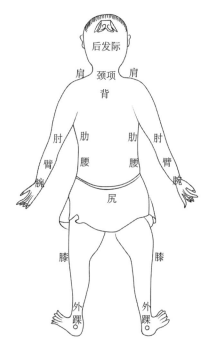

图2-6-12

人神所在周身名位解

头 头者，人之首也，凡物独出之首，皆名曰头。

发际 发际者，即头上前后有发之际也。

面 凡前曰面，凡后曰背，居头之前故曰面。

鼻柱 鼻者，司臭之窍也，两孔之界骨名为鼻柱。

耳 耳者，司听之窍也。

口 口者，司言食之窍也。

牙齿 齿者口断所生之骨也，俗名曰牙。有门牙、虎牙、槽牙、上下尽根牙之别。

胸 胸者，缺盆下、腹之上有骨之处也。

膈 膈者，胸下腹上之界，内之膜也，俗名罗膈。

乳 乳者，膺上突起两肉，有头。妇人以乳儿者也。

胃脘 胃脘有三，上脘在胃之上口，中脘在胃之中央，下脘在胃之下口，一云：胃脘即胃脘穴。

大腹小腹 大小腹者，膈之下曰大腹，脐之下曰小腹，俗名大肚、小肚。

脐 脐者，人之初生，胞带之处也。

肝 肝者，五脏之一也，居膈之下，附着脊之第九椎。

气街 气街，即气冲，为阴阳交会之所，其穴属胃脉，在腿班中肉核直上一寸动脉。

阴 阴即男子之前阴，女子之阴户也。

肩 肩者，两肩俗名胳膊之端也。

腕 腕者，臂掌骨交接处，以其宛屈故名也。

手 手者，上体所以持物也。

手小指 指者，手指之骨也，第五指为手小指，三节在外，本节在掌。

胁 胁者，腋下至肋骨尽处之统名也。

颈项 颈项者，颈之茎也，又曰颈者，茎之侧也，项者，茎之后也，俗名脖项。

背 背者，后身大椎以下腰以上之通称也。

腰 腰者，尻骨以上，脊骨十五、十六椎旁之处也。

尻 尻者，脊骨尽处之骨也，俗名尾巴骨。

股膝胫 股者，下身两大支之通称也，俗名大腿、小腿，中节上下交接处，名曰膝，膝之下曰胫。

足 足者，下体所以趋走也，俗名脚。

外踝内踝 踝者，胻骨之下，足跌之上，两旁突出之高骨，在外者为外踝，在内者为内踝。

足跌 跌者，足背也，俗名脚面。

足大指 足大指者，足之大趾也，属内之首，其指节与手指节同。

手阳明大肠经循行图

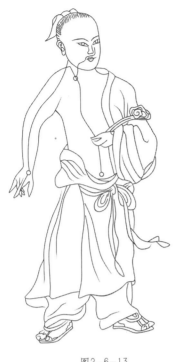

图2-6-13

足阳明胃经循行图

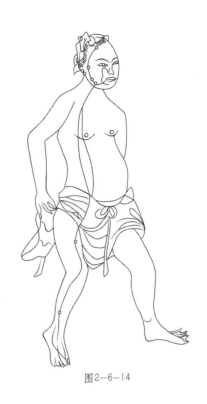

图2-6-14

手阳明大肠经循行经文

《经》曰：大肠，手阳明之脉，起于大指、次指之间大指之第二指即食指也，循指上廉，上廉犹言上边，出合骨两骨之间合骨，本经穴名，在手大指、次指岐骨间，俗名虎口，上入两筋之中阳溪穴，循臂上廉臂，俗名胳膊，入肘外廉肘肐膊中即上下骨交接处，上臑外前廉臑，肩膊下内侧对腋高起软白肉处，上肩出髃音鱼骨之前廉肩髃骨，又本经穴名，在肩端两骨间，俗名肩头，上出于柱骨之会上天柱骨，膀胱经至此会于大椎，俗名锁子骨，下入缺盆缺盆在肩下横骨陷中，即锁子骨上陷中又足阳明胃经穴名，络肺大肠与肺为表里，下膈膈，胸下腹上界内之膜，俗名罗膈，属大肠。其支者从缺盆上颈俗名脖项，贯颊颊，耳前颧侧面两旁，入下齿中，还出挟口，交人中人中，在鼻柱之下，唇口之上，左之右，右之左，上挟鼻孔，至本经迎香穴而终，《经别篇》又云循喉咙，本篇后又云其别者入耳合于宗脉。

足阳明胃经循行经文

《经》曰：胃足阳明之脉，起于鼻之交頞中頞即鼻梁，旁约一作纳，太阳之脉睛明穴之分，下循鼻外，入上齿中齿即上齿，还出挟口，环唇，下交承浆任脉穴名，在下唇陷中，胃阳明之脉与之会，却循颐后下廉腮下为颔，颔下为颐，出大迎大迎，本经穴名，在腮下分骨陷中动脉处，循颊车颊车在耳下曲颊端，又本经穴名，上耳前过客主人客主人，胆经穴名，在耳珠下动脉听会穴上直行一寸，循发际，至额颅发际之下，两眉之上，为额颅。其支者，从大迎前下人迎本经穴名，在结喉两旁各一寸五分动脉，可以候五脏之气，循喉咙《本篇》又云：上络头项下络喉嗌，入缺盆缺盆在肩下横骨陷中，即锁子骨上陷中，下膈膈，胸下腹上界内之膜，属胃络脾胃与脾为表里。其直者，从缺盆下乳内廉，下挟脐，入气街中气街，本经穴名，在腿班中肉核直上一寸动脉。其支者，起于胃口，下循腹里，下至气街中而合与前脉相合，以下髀关，抵伏兔股内为髀，髀前膝上六寸肉起处为伏兔，伏兔后交纹中为髀关，下膝膑中大腿、小腿中节交接处为膝，挟膝筋中为膑，下循胫外廉小腿为胫，下足跗跗是足面，入中指内间。其支者，下廉三寸而别，下入中指外间。其支者，别跗上，入大指间，出其端，至历兑穴而终以交于足太阴经。《经别篇》又云：上通于心，循咽出口，上頞頞，还系目系。

校后记

　　全书一卷，清·寇兰皋（字露滋）编。无刊刻年份，据卷首每成栋作于道光十二年（1832年）的序中"今将付梓，嘱余为序"之语考之，此书当梓行于道光十二年。寇氏自道光元年，即津门痧证大作始，潜心研究，"爰集古今痧书成方，参以己见"，历经十二年，著称此书，堪称津门治疗痧证的名医。现存清道光十二年津门寇氏莼香堂刻本。

　　此书分痧症源流、痧症或问、治痧诸法、治痧诸方、预防痧症诸方、忌食诸物、痧症医案、先哲名谈、附治寻常霍乱诸方、附《千金方》灸霍乱法、附刻洪吉人先生《补注瘟疫论》中杂气二十九种、针灸图说十二章，论述颇详。如"痧症源流"一章，对痧证的病因病机分析入微，"乃天地之疠气，从人口鼻而入，顷刻间内入于脏腑，外达于经络""痧气者，毒之偏于阴者也，属寒湿而挟秽浊者也，亦有寒湿成为燥火者""从人口鼻入，即直至胃腑，至胃腑必及于脾，而后由脾达于四肢，达于周身，若他脏腑虚者，邪亦得而乘之，以五脏六腑皆禀气于胃也""先病及中宫者居多"。指明病因乃疠气，病性属寒湿，其病变主要在脾胃。"痧症或问"一章为痧症的辨证纲领，是为本书之精华所在。寇氏明确指出痧证的临床表现有在表在里之别。在表为身热，冷汗出，为四肢厥冷、重痛、麻木、肿胀、无力，为通身厥冷麻木，两手足屈、足肚筋转，为面色灰暗或青黑，为头重、头眩、目胀、舌强，为舌卷囊缩、卧不语等症。在里为吐，为泻，为欲吐不吐，欲泻不泻，为心腹绞痛、胸腹胀满、大小便不通，为昏迷不醒、心忙意乱，为内热烦渴、大渴饮冷，为喘嗽、声哑，为惊痫等症。并对每一症状都作了辨证分析，指出了鉴别要点和出现原因。寇氏认为痧证主要是寒湿所致。亦可由寒湿化燥火者。"治痧诸法"一章对于痧证之外治法做了很好的总结，可先用嚼生黄豆法、干烧酒法、捏指甲法试痧三法来辨其寒热，临证辨治，如为阳痧用烧灯火法，取灸之意；寒湿入经络者，可用拍打、刮痧、放痧之法治之；阴痧用熨脐法。寇氏对历代医家拍打、刮痧、放痧诸法的认识和作用机理做了详细的论述，并提出了自己的见解，如认为刮痧法主要刮拭关节部位，以使出痧而名刮痧，刮则其血分皆分，住则复合，数数分合，动则生阳，关节通则气得转；放痧法可以分为腿弯痧筋放血法和刺络法，因为肘、腘部位为机关之宝，真气之所过，血络之所游，刺之具有通经络利关节使邪气恶血不得住留"；并指出前虽有放痧十处之说，但寇氏认为百会、印堂、太阳、喉中两旁、两乳头垂下处五部分不可针刺，刺之必大害。"治痧诸法"载治痧方数首，包括霍香正气散、二陈汤合左金丸、救中汤等。"治痧诸方"一章详备方药，载有藿香正气散、胃苓汤、二陈汤合左金丸方、理中汤、四逆汤、救中汤、左右渗方、时疫神验方、麻油饮、木瓜饮、阴阳水、兑金水、闽粤治痧症方、立生丹、急审速效丹、搐鼻方等。这些方剂，寇氏自谓皆"屡试屡验者，其未经取效者，方虽良，不敢滥入"。其所用之药，可概括为以辛香之品开窍，以辛苦之品利气，以辛温之品解表，以芳香之品逐秽，间用甘寒苦寒，以佐辛温。强调大苦大寒之品，于初病之时用之不宜。寇氏于每一方下，均附有说明，对药理药性讲解彻。于"痧症医案"一章，记录治愈医案30例，每例均写明其病症状及治疗方药。

　　本书虽采择古书所载、今之所传，并刮痧、放痧诸已效验诸法，汇为一册，但集解较祥，尤其是提出了与以前痧证理论不一致的认识，如痧之病性属寒湿而非热、放痧部位等，而不是对以前痧书的摘抄，实为清晚期一部比较有见解的痧证专著。

　　本次校点以清道光六年丙戌（1826年）津门寇氏莼香堂刻本为底本。

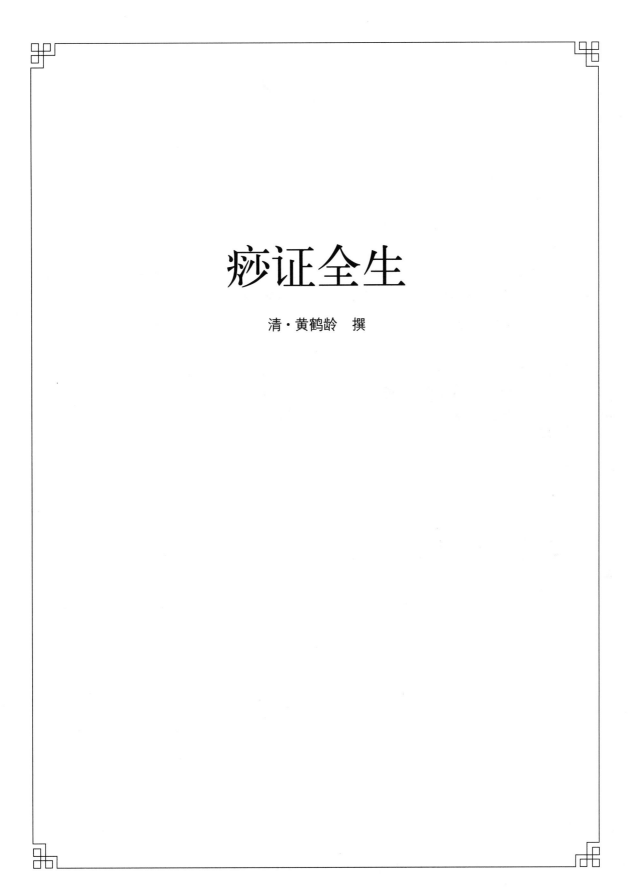

痧证全生

清·黄鹤龄　撰

痧证全生序

夫人之病，证分缓急。凡患缓证，穷能治愈，医者可以凭证下药。凡患急症，惟有痧证从俗名也，老《金匮》腹满、腹痛、心痛、寒疝等篇自明之患最多，感则伤人于倾息之间。前于道光壬寅秋令燥金司权之候，武汉三岸感斯症而误毙者甚多，是时阴阳脱，眼眶忽陷，气绝，六脉全无，毒重唇面青黑，胃倒药不下咽等逆恶等证。其余之治者，俱获全生。故而目睹心伤，特集屡验屡效，确无一误者，方敢笔之于书，其内载拿法、刮法、砭法及方药等法，一一条分缕晰，集成《痧证全生》一书。幸蒙凝和堂刊板印送，遍行海内，冀其家喻户晓，不诊脉理，不授师传，而且便于易学易精，人人俱可照法施行，照方投服，可使病者有再生之幸，无枉死之灾，盖此书只可治于暴发之胃疼、腹痛、肋疼、少腹痛及干霍乱、湿霍乱等痛，倘遇缓起之血瘀痛、气滞痛、痰饮痛、食积痛、肠痈痛、胃痈痛、胸痹痛、虫痛、火痛、虚痛、男子久疝痛、妇人癥瘕痛、一切六淫即风、寒、暑、湿、燥、火也，邪陷入里等痛，俱当内科调治，不与本集相涉也。考虑痧证，前贤著述虽广，总不如《医宗金鉴》所注，《金匮·阴阳毒》篇内刺法，吴瑭《燥论》《寒湿》等篇方法，景岳《腹痛篇》内刮法、罗氏的拿法，且诸家云，此症多见胃腹疼痛，吐泻即霍乱证，非杂病吐泻等证，或欲吐不能吐，或欲泻不能泻即干霍乱，俗名绞肠痧，或转筋腿痛即霍乱转筋，或手足麻木即俗名麻脚瘟，或手足厥逆即手足如冰，或渴或不渴，或饮水不知冷，或搧扇不知凉，或烦躁即心烦身躁、面赤即面色发红，或神昏即昏迷不觉、谵语即言乱多语，以上二十七字俱属真寒假热之候，宜细阅古今医书自知，或寒热身痛，以上种种见证，宜照以后之法，次第施行，可有回生之功矣。盖是书本为粗俗之作，总因痧证而著，故而未分俗传之头疼痧、闭口痧、鲤鱼痧、搐筋痧、红痧证、乌痧胀、缩阴症、麻脚瘟、羊毛疔、急痧、慢痧、凉痧、火痧及七十二名之痧，此皆烦冗名目，实系不知医者妄称，不足稽考。近世刻有痧证等书，杂乱无章，亦系不知医者妄著，亦不足稽考。大凡熟于内科之医，自知其非，但前后之论，本为不识医者，与医者不明拿法、刮法、砭法及忽拿、忽刮、忽砭者而设也，愿其同道者详之。

道光二十六年岁在丙午仲夏月晴刘九峰 黄鹤龄著

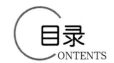
目录
CONTENTS

拿 法

拿者，以手拿其筋部之法也。若胸痛者，先服立生丹，兼吐泻者，先服霹雳散，随以两手拿前两胸腋中间之筋，次以两手拿后两腋以下之筋，再以一手拿背脊左右之筋，诸筋拿毕，再以两手拿两季肋之筋，此二筋必须拿定至呼吸二百候为度，其痛可止。若腹痛者，或少腹痛者即小肚子疼，宜先服立生丹，兼吐泻者亦先服霹雳散，随以一手拿脐下内隐之筋，次拿两季肋之筋，亦如前数呼吸之法，拿后再拿前后腋胸背脊等筋，其痛可止，甚重者兼用刮法、砭法，或多服霹雳散数次，以愈为止。所以此症必拿筋者，因肝为周身诸筋之主，内寄相火，又当升泻，功能表里。既被寒湿凝聚，阳气失于流行，故患此病，今与拿之，令肺脏相火即阳气也升降，阳气流行，表里通彻，气血舒畅，真阳复生，浊阴自解，而诸证可告痊矣，则拿筋治病之至简、至捷之一大法门也。

胸腋、季肋、脐下三部之筋已载明，其余拿法照图施行。

拿筋练指法

医者，必要常常削去指甲，朝夕以大指对二指、中指，紧拿十余斤重寸厚杉板，至呼吸二百候方歇，练至年余，临证拿之方有准的，其患易解。如若指未练者，拿之亦可止痛，但不及练者效速耳。故余拿法与众不同者，实得练指之功，二百呼吸之妙也。但拿两季肋之筋，宜定呼吸，其余之筋，不过提拿而已。

背身拿筋图

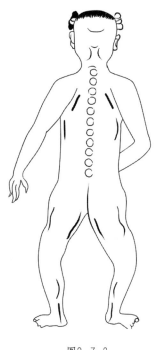

图2-7-2

正身拿经图

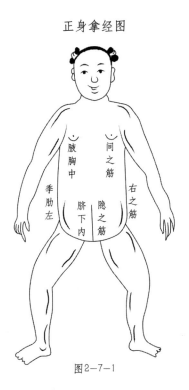

图2-7-1

刮 法

刮者，刮其背骨两旁脊肉之际，其法取光滑细口磁盖碟二个，以为开刮之用，另用菜碗一个，内盛滚水，加入麻油二匙，然后将盖碟浸油汤内，令其暖而且滑，以手覆执其碟，与病人脊骨第三椎从上数下两旁脊肉轻向下刮，至腰眼以下为止，由渐加重，碟若干冷，更换暖碟再刮，以脊肉红紫为度，其痛可止。痛若不止，其患甚重，再用砭法，或多服霹雳散数次亦可。盖此刮法所以得效最捷者，与世不同者，因人脏腑各俞俱紧于背，又足太阳膀胱经脉，由背上行。膀胱者，诸阳之首，刮则气血数分数合，使表里阳气流行，而一切凝结之邪自解矣。

刮痧图

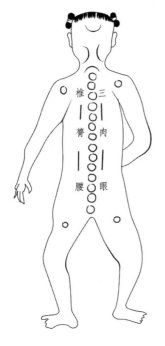

图2-7-3

砭穴图

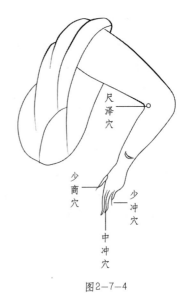

图2-7-4

砭穴图

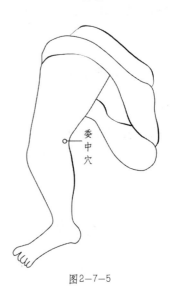

图2-7-5

砭 法

砭法，即俗名打磁针之法也，需择细瓷碗敲其锋利者一片，取竹筷方头，从中劈破寸许，夹住瓷片露分许，磁锋向外，以棉线扎紧用滚水一碗，入麻油二匙，以手蘸水拍打尺泽穴_{此穴在肘中横纹间筋骨当中空穴之内}，紫红点起，即以两指捏定筷梢，的按尺泽穴中，再用竹筷一双横敲线扎之头，使其刺入穴内一分，出血为妙；再以磁针砭少商穴_{肺经脉至此}、中冲穴两旁_{膻中络脉至此}、少冲穴两旁_{心络脉至此}，俱砭小半分，但此三穴，俱在指甲、甲根肉际，相齐两旁，各离一韭菜叶是也，再以拍法、砭法_{二法俱照尺泽穴}；砭委中穴_{此穴在膝后横纹间筋骨当中动脉之内}。盖尺泽穴者，系手太阴肺经所过之脉，故主周身气化之病，砭而泻之，则周身气分、浊邪由此泻矣；少商、中冲、少冲三穴者，系手三阴心、膻中、肺经络所止之脉，故主气血之病，砭而泻之，则气分、血分浊血由此泻矣；委中穴者，系足太阳膀胱经所过之脉，故主周身阳气之病，砭而泻之，则周身阳经浊血由此泻矣，且以上七穴，宜砭手足左右，俱不禁忌人神所在之中。

以下少商、中冲、少冲俱刺，指甲甲根肉旁相齐两旁。

立生丹

治干霍乱、胸疼、腹痛等证_{若兼吐泻者用后方}。

母丁香_{生研，一两二钱} 上沉_{生研，四钱} 明雄_{水飞，一两二钱} 麝香_{当门子，二钱} 蟾酥_{八钱} 朱砂_{水飞，八钱，留半为衣} 茅苍术_{炒研，一两二钱}

上为细末，取蟾酥，用火酒一小杯，共入铜锅内化开，入前药末，和丸绿豆大。大人每服二三丸，小儿减半，温水送下，孕妇忌服，若孕妇患此症者，只宜外治等法亦愈。

霹雳散

治湿霍乱吐泻，胸疼腹痛，甚则四肢如水转筋，脚疼腿痛，四肢麻木，起卧不安，烦躁不宁，再甚则六脉全无，阴毒发斑即遍身斑色淡红，或青，或黑，暴发疝即小肚子疼，痕（及腹内硬块作痛）等证，并一切凝寒积聚之痛。寒轻者不可多服，寒重者不可少服，以愈为止。惟热证痛者忌之，孕妇亦忌之。

桂枝生研，六两　公丁香生研，四两　小茴炒，四两　薤白晒干，四两　茱萸取梗研，四两　广木香生研，四两　煨草果仁忌铁器，二两　糖灵脂酒飞晒干，二两　石菖蒲去毛微炒，二两　槟榔生研，二两　北细辛生研，二两　川椒炒，五两　降香生醋研，五两　荜茇生研，五两　苡仁生研，五两　良姜陈壁土拌炒，研，三两　乌药炒研，三两　干姜生研，三两　汉防已生研，三两　大附子切片微火炒研，三两　明雄黄水飞，五钱

上为细末，开水和服，大人每服三钱，病重者五钱，小儿减半，并甚重者连服数次，以痛止厥回即四肢冷者转为温暖，吐泻止筋不转为度。按：以上之证，愈后宜忌晕油、生冷、坚硬等物，三日可免复病之危。

以上所用磁针并立生丹、霹雳散，务必预先备就随身佩藏，以免临证耽延之咎，轻病转重之灾，仁者详之。

前载拿法，若遇跌打气闭者，或食后怒恼，或受暑湿寒邪，及一切急刻气闭昏迷人事不知者，俱可依法拿之，立时即苏醒，醒后任请专科调治，可免内闭外脱怠毙之灾。

汤荡火烧方

用生地榆磨粉，香油浸透，以鸡毛蘸扫，立刻痛止，三四次全愈。若火毒太重，欲入内者，其人必心烦身燥或神昏谵语，宜服清解表里汤，即羌活、防风、当归、赤芍、连翘、炒栀、生甘草各一钱五分、银花、元参、麦冬生、首乌各三钱、石菖蒲、川郁金各二钱、竹叶一钱二分、灯草一子、熟军三钱，便溏者勿用水煎，分二次服，或二剂、三剂，量人患之轻重虚实，合宜而服。若溃烂不饮者，用真灶心土火煅研细，水飞晒干，用人乳调敷，早晚更换，五六日全愈。

止血不烂方

用杉木炭研末装瓷器内，入青鱼胆泡透，若藏日久干燥，再加青鱼胆为妙。凡遇损伤血出不止者，即取火纸四层载药，以手按贴伤处，外以布条紧扎，不论伤痕大小，其血立止。以后不肿不烂可代符帅之功矣。

缩阴症方

用雄鸡溏粪，以阴阳瓦烘枯，研细末，加四六冰片研细末。

以上二味用开水冲服，立刻阴出即效，妙方大有奇验，慎勿轻视。

痧证全生终

不书名印送五十本慎勿亵渎
板存汉镇永宁巷正街上首
陈名德大房刻刷善书老坊
乐善印送每本制钱十六文

校后记

　　道光二十六年（1846年），黄鹤龄撰《痧证全生》，全书一卷。黄氏因"近世刻有痧证等书杂乱无章，头痛痧等诸痧及七十二名痧皆繁冗名目"，特载拿法、刮法、砭法及方药之法屡验屡效，却无一误者而作本书。并指出所谓痧证不外乎古代之腹满腹痛、心痛、吐泻、转筋腿痛、寒热身痛、神昏谵语等症，故本书总因痧证而作，未分诸痧证。全书对拿法、刮法、砭法的作用机理、治疗部位和穴位讲解透彻，列拿筋练指法、拿法图、刮痧图、砭穴图，载立生丹、霹雳散，附汤荡火烧方、止血不烂方、缩阴症方，是一部总纲性的痧证治疗著作。

　　本次校点以清道光二十六年丙午（1846年）刻本为底本。

痧症度针

清·胡凤昌　编撰

《痧症度针》序

　　痧毒一症肇自明季历，国朝二百年来流行遍天下，一不善治则戕人如草，深可畏。巳夏五金朴斋外舅，自湖上归患痧闭，鼾睡达旦，奄奄一息，气势极垂危，诸医束手无策。姚江胡先生芸谷，_{鹏旧}雨也，以孝廉留都二十余载，为当代名医，年老归来侨寓杭城三元地，杜门不出久矣。间有至好者求之，诚许一诣焉，非若今之庸庸辈可呼之来也。_鹏破晓敦请。先生诊脉毕曰：尚可不死，一针挑之，愈矣。家人胆怯，疑以为未可。先生曰：存亡顷刻，迟则无及。不得已，请姑试之。乃按穴施针，血出如墨，如是者四五铢，觉喉间微有声息，移时霍然，群惊以为奇。外舅神其技，感其德，拱手作谢，曰：先生活我，此恩同再造也。敢问症何由起？先生谓：痧无定症，凡用本病药治之未愈者，皆痧也。亦无定脉，但脉与症不合者，亦即痧也。近来人不知医，数厥生平读不了几卷书，得一知半解便称医生，临症少把握，动辄人云亦云，有牢不可破之习，杀人利于用刃，无怪乎世人患小恙实不甚害，一经误投方药，酿成大祸，而卒归于死。噫！此匪特病家梦梦，医家亦苦于梦梦耳。即此痧之一端，在庸医，寻常视之，无关轻重，以至失手尤多，其所以然者，盖古来治痧本无专书，又乏指迷善本，故知之者稀。道光纪元，吾越车君林一有《痧症发微》一编，好善者广为分送，全活不胜计，自遭兵焚，旧板销沉。仆老矣，无能为役，偶于故篋中捡得此，不敢秘参，以闻见所及试验甚应者，汇成二卷，额曰《度针》。君能出资刊刷，以广流传，俾穷乡僻壤间家喻户晓，庶不至为痧毒所杀，是亦活人之一法也。外舅拜而受之，付诸梓人而嘱为校勘，因识其缘起如此时。

同治十二年岁在癸酉季夏仁和高鹏年瀣垞氏谨序

《痧症发微》原叙

　　痧症古无专书，而患之者甚众。去年夏秋之交，吾越此症大作，率一昼夜而亡，今春转剧，有不及一日者，村邑中比户皆是，甚者家丧三四人，或云番痧流入中原，或云海瘴延入内地，纷纷迄无定论。里有刊送方药者，服之或应或不应，至针砭之法类，皆口授且秘不传人。山陬海澨欲求一治，人往往不可得，卒至坐以待毙。吁！可哀也。已砚友车君伟人，世精医业，尝告余曰：痧症古书罕见，《玉机微义》《张氏医通》虽略载而未备，家有《痧症发微》一书，乃先君子林一先生所珍藏者。先太君向患此，依方调治辄痊，以之救人，屡有奇效，久欲公之于世而力有未逮，因循至今。予索而观之，其中经络之辨，脉象之精，刮放之工，方药之妙，莫不推阐无遗，发前人之所未发，洵痧证之指南车也。乃力劝刊以救困苦，且愿助其役，车君亦踊跃，不半月即成。余惟林一先生以邑诸生而晚隐于岐黄，有名医之目，是书经先生审定，志在活人，虽未及刊于生前，未尝不有望于后嗣。今予友克继先人之志，不忍私为枕中秘而刻之以公同好，其用意亦良厚。吾知此书一出，将海内之业医者，皆援以为治而应手，取效于人必多所全活，是诚吾越人之幸，抑不独吾越人之幸也，是为序。

道光元年辛己六月下浣会稽马骧裕庵甫谨序

《痧症度针》弁言

古无所谓痧也。李氏《纲目》载：滇广山涧中，沙风能蚀人肌，又名射工，朝涉者惮之。此沙毒之始，然非今之所谓痧也，痧字从沙，其义显然，大约天之疠气，地之恶气，郁结于沙碛之中，偶值六淫之偏胜，秽浊之熏蒸，触人口鼻，中人肌肤，辄令腠理闭遏，营卫不通，或由表而及里，或自胃而入肠，虽见证无多，而其发也甚暴，其死也甚速。明知天行之沴厉，而治之不早，顷刻丧残，依山傍海之家，被祸尤烈，洵平生灵之一大厄。余少时性嗜岐黄，至老弥笃，所观方书、医说、口吟、笔录何止盈车，年来临症既多，无论怪状沉疴，苟得审查几番，庶不至为游言所夺，独于痧毒一证。传闻始于明季，发时偏身疮肿，中有白毛数茎，不治则半日死，有砭出恶血得生者，其殆。丹毒、瘟毒、疬毒之类欤？乃因向无是病，所以治鲜良方，医无专科而书亦少善本矣。张石顽《医通》详载番痧，即黑痧，此与明季羊毛痧皆为天行沴毒。偶一见之，非近年常有之痧症，不足资治。郭氏《痧胀玉衡》条分类析，颇极精深，但头绪分歧，徒炫人目，且其论症故为深奥，核与余所见痧证又多不符，徒使临症徘徊，坐视其颠连而莫之救也。道光癸卯夏，杭越多痧症，缘治之无术，夭枉极多，余于秋围后得《痧症发微》二卷，乃会稽车君林一所著，其书论证则分列诸经，论治则力持三法，虽词多重赘，而汤丸针穴，简易可师，真近时痧症之宝筏也。至用针之法，工拙悬殊，认穴不的，便致眩厥烦呕之虞，入肉太深转成血沥筋枯之患。惟吾乡周先生名邦盛者，性好善工针法，远近患痧者悉往就针，针之所到痧解而人不知疼，此其手法精超不易得也。余幸承先生口授，差得一斑，试之甚效，亦自喜小道之可观。今先生往矣，车君书版亦付之兵焚矣。而余留此残编，怀抱利器以往来于江淮河朔诸州，所遇痧毒害人，命悬呼吸间者，辄按症刺之，调以丸散，即起垂危，三十年来全活者不胜数。迩年归老杭州，犹得以刺痧之法，岁岁活人，而因叹车周雨先生之不我欺，而其造福诚无量也。余既以暴亡为可悯，尤恐良法之将湮爱，即《发微》一书衰多益寡，并举生平所目见耳闻得心应手者，汇成一书，额曰《度针》。盖反唐人莫把金针度与人之意尔。书成欲付梓而限于资钱塘金朴斋先生，好善士也，告以意，跃然从之，遂手录一通，以成善愿。余尤念山村海澨之间，雨夜孤衾之内，忽感痧毒，医药难求，其饮恨于九泉者，不知凡几。若得仁人君子捐资刷印，广为施送，俾得家置一编，互相援救斯人，同登仁寿之域，岂不快哉。小孙澜世医术，即命校正，毕而序数语于其端，示不忘所由来云。

同治癸酉六月余姚胡凤昌云谷氏自识

252

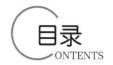

痧症度针　卷上

痧症度针　卷下

痧症度针　卷上

姚江胡庐叟芸谷甫辑

孙澜海帆校正

痧症源流

吴中以小儿出疹，谓之痧子，此即吾浙之瘄子，非今之所谓痧也。因痧症血热者常发红赤斑，以油刮之，皆有赤黑细疹，故亦得以痧名之，而证之凶暴有十倍于疹瘄者。考古方书皆无证治，不知起于何年，《发微》云，明季癸未燕京始患此，有疮，有白毛，砭出恶血则愈，否则即死。或言康熙初登莱诸郡瘟痧盛行，人马多暴死，是皆兵荒之际，毒疠伤人，有人所不能避，医所不能辨者。《经》曰：大气入于脏腑，虽不病而其人卒死是也。张石顽云：凡触犯臭秽，即腹痛呕泻，俗以瓷器蘸油刮脊上随发红斑者，谓之痧。甚者欲吐不吐，欲泻不泻，干呕绞痛者，曰绞肠痧，杀人尤易。又有腹痛卒倒，面胀而黑，半日死者，曰番痧。近年变证无常，如闷痧、木痧、护心、噤口、羊毛、鱼眼等痧，悉数不能终也，救之不速，朝发夕死。相传此证初由沙漠之地流入中华，故字从沙。其暴厉之状，与岚瘴、海氛、瘟疫、霍乱相近，亦与风寒、暑暍、直中相似，而实则不同也。昔人未得病情，治以外感等法，服之皆死。本朝二百余年来，天灾流行，所在皆有，而濒海跨山等处，窃发尤多，士人设法救援，传方济急，众思集益，始得津涯。大抵痧之为病，变状虽多，究厥本原，总不外夫表里二字。表者，肌肤也。肺主皮毛，恶毒异气，由鼻吸入，则邪毒袭肺，肌肤闭遏成痧矣，此表邪为病，利用火焠瓷刮而痧清。里者，肠胃也。胃主肌肉，臭秽浊邪，从口入咽，则毒气犯胃，脏腑沸腾作痧矣，此里邪为病，利用针刺血出而痧解。明此两端，而更以诸前哲经验妙法、施送良方参之，治痧何难哉？

痧症序略

《经》曰：暴病非阳。此指直中风寒言也。《活人书》云：暴病多属火，怪病多属痰。若痧症骤发，腹痛如绞，上吐下泻，或昏倒不省人事，及暗痧、闷痧、落弓、噤口等证，亦甚属怪异，或视为痰火，则药入即毙。盖痧本天地厉毒之气于人之血气凝滞而成，虽其间不无痰之胶、火之郁，而不得以痧为痰火也。《发微》云：此当先辨其脉，大抵火脉必数，实痰脉必洪滑，若证似痰火而脉非滑数，反沉迟涩伏者，便是痧。郭右陶先生所谓审脉与症不合者，即为痧脉是也。且痧毒之发，亦无一定之证，或吐或不吐，或泄或不泻，或发热恶寒，或并无寒热，或胀痛，或不胀不痛，皆无定症可据。凡因寒、因暑、因火、因食、因痰、因劳、因怒、因郁、因瘀血、因秽气此十者，皆痧之所由起，以本病治之不应反增剧者，痧也。明乎此义，则痧症易知亦易救矣。

凡痧由秽浊之气逼入肠胃者，先吐泻后腹痛，由暑湿之气袭入脾胃者，必先心腹胀痛而后变吐利。若热毒直犯三焦膻中者，初起即胸膈痞胀，痰食内滞，懊恼不安，或腹胁搅痛，面垢目赤，或汗出如油，势难久耐矣。其有外寒包裹内火郁结成痧者，多见肢倦舌蹇，遍身肿胀，或为痛楚之候。其他夹食、夹痰之类发为痧证者，必当先清其痧，然后各随所夹而理之，庶可有济。

痧分十二经

张长沙治伤寒，按足六经三阳三阴分证施治，不及手经。痧毒秽邪由表入里，则手足十二经无所不到，可谓暴且烈矣，如痧入足太阳膀胱经，则头颈胀痛，下连风府、腰脊，上窜顶颠是也；入足少阳胆经，则腹胁胀疼，肿连耳际，口苦晡热是也；入足阳明胃经，则胸胃胀痛，两目赤肿，唇干鼻燥，口渴引水是也。上足三阳经痧毒不治则传三阴，谓之阴痧。亦有暴病直中阴经者，如邪入足厥阴肝则两胁胀或痛，不得转侧，或腹胁吊痛之类；入足太阴脾则为腹胀板痛，泄泻肢懒之类；入足少阴肾则为小腹胀硬痛，连腰脊之类。以上足三阴经痧症。此足六经之痧症也。其有痧毒举发，证见咳嗽声哑、喘逆上气或吐衄者，痧入手太阴经也肺。有半身疼痛、麻木不仁、左足不能屈伸者，痧入手太阳经也小肠。有半身胀痛，俯仰不利，左足不能屈伸者，痧入手阳明经也大肠。有昏迷不省，或谵妄不知人事者，痧入手少阴经也心。忽醒忽昧，或独言一二句即默默昏睡，呼之始应者，手厥经之痧也心包络。胸腹热胀，干燥、烦躁不能安枕者，手少阳经之痧也三焦。此手六经痧症，向来痧书皆宗此说。

愚按：霜降后春分前，感冒外邪多是伤寒、张仲景以足六经分证论治，后人不能异其说，以寒为阴邪，阴主降，故传足不传手；若立春以后至处暑节，凡有外感如春温、风温、暑湿热等症，皆阳邪也，阳从上，故传手不传足，此时医所鲜知者。痧症客邪卒发，如天行时疫之类，未必按经而入，如仲景、叶天士诸法，但就发痧时审其兼证，便知毒入何经矣。又按：海乡痧证盛行之际，老农村媪以针刺之即愈，愈后亦不尽服药，何论传经？愚治痧三十余年，未见有按经为病者，询之痧科，大约以发热头痛为大肠痧，寒热往来、口苦、耳肿为少阳，面热渴烦、但热不寒为阳明，至于腹痛身重则为太阴，小腹痛或胸胁痛不可转为厥阴，腰痛恶寒倦卧为少阴，此因痧而兼察足经之症如此。亦有毒入手六经者，如痧见咳痰喘衄，则理太阴肺。见心痛或胀，额汗冷而不流，身或热或凉，则理少阴心。如见小便不利，身热溺血，则理太阳小肠经。见身热呕吐，或下利脓血，则理阳明大肠经。而胸腹热胀，睡卧不安，鼻干齿燥者，手厥阴心包络有痧也。上为口渴，下为便闭，升降不常者，手少阳三焦有痧也。此手足十二经之证。痧毒之发，或见一二，或见二三，俱未必鉴鉴印定眼目，惟于脉症不符之际，藉为依傍，似胜于空中捉摸也，治痧者可不熟审之欤？

痧分表里

六气伤人，皆曰外感。痧气发于春夏秋三时，风寒暑湿火五者，皆能为患。初起袭人肌表及半里之间，便觉胸中烦满，头痛目昏，或呕或吐，兀兀不安，此表证也。在表失治则邪毒入里。里者，经络也，脏腑也，脾胃三焦也。痧毒入之则欲吐不吐，欲泻不泻，腹中大痛，甚至痧毒上升则心胸胀痛，毒下

注则盘肠吊肚。若不急加刮放，则表里壅遏，毒攻心脊，立时昏仆矣，斯时气血不通，刮放不出，邪气深入，死往须臾。此宜速用妙药，或吞或吸，先与开通，俟气血周流再行刮放，迟则必无及也。

大抵痧证，先身热或恶寒而里不病者无吐泻腹痛等则里不病，以透表为先，达之，使毒外出也。身凉而内热者，以清里为先，疏之使毒内散也。邪气初客于肌表者，利用刮，更以荆芥、防风、薄荷之属散之。邪已入里者利用针，兼以陈皮、厚朴、柴胡之属疏之。至于毒气内攻，刮放不出者，急用卧龙丹、通关散之类搐鼻取嚏以开上窍，再服红矾、宝花、至宝丹之类，以开之降之，俟其少苏而刮放之，则毒邪自泄。盖痧症头绪虽繁，经络俱到，而治法总以刮放为主，随其表里、经络见证而各加引药以治之，无不见功。

痧分阴阳

阴痧，俗称冷痧。人当夏月乘凉于深堂广厦之中，消暑于冰雪瓜桃之类，遂致遏郁清阳，阴寒内冱，伤脾败胃，凝结成痧者有之，又或寒凉败脾，食痰内滞，或夜凉失被，触犯外邪，又如暑天行路骤饮冰浆，酷日操劳多啖生冷。发则呕泻腹痛，面白唇青，汗出肢冷，甚则衄[1]血唾血，寒逼热溢，阴极似阳，或为盘肠、吊脚等痧症，死者不知凡几也。若以时令温热，辄用寒凉，无不立毙，是当以脾胃为主，疏散温通以开结滞，加以刮放自安。若司天在泉，六气之中适逢寒水淫土，亦可从阴寒例用药，如仲景真武、理中之类，亦无不可。

阳痧，即热毒郁结之痧。多因冒暑耕耘，趋炎奔走，或怒劳郁勃，或醉饱迎凉，皆能成痧。发则头痛眩晕，恶心腹痛，面赤目红，甚则护心噤口，汗出如油，治之不速，不半日而毙。凡见此等热痧，其四肢必温暖，脉心暴数，或沉伏，与阴痧不同。切不可饮热粥热汤，尤最忌姜汤、烧酒之类，反致不救。法当先刮后放，并鼻搐卧龙丹，调服痧药以开闭塞而通结滞，或令饮冷水，亦可解毒回生。

痧分急慢

急痧者，如风雨骤至，其发甚暴，证必霍乱吐泻，腹中绞痛，或哑声，或噤口，或头面肿大，或咽喉紧痛，或卒然昏倒、四肢厥逆，或汗出如沐，状似

---

① 衄：原文为"畜"，据文意改为"衄"。

中风、中暑、中毒、中喝等证。宜辨得真切，果是急痧，速宜刺出恶血，一二次后，令吸服各痧药，庶可回生，迟则无及。

慢痧，犹小儿之慢惊。其症行坐如常，不知所苦，但胸中闷闷、欲食不食，虽饮温汤亦不见重，惟日加憔悴，或兼见他症，似痧非痧，此慢痧之轻者，刮放之可愈。若发热头痛胸满，似伤食，亦似伤风，又似夹疟夹泻，甚或面肿目赤，胸胁不宽，四肢肿赤，或身重不可转侧者，皆慢痧之重者也，宜刮、放数次，按证服药，不可轻视也。

痧科四诊

一看唇舌

痧者，急病也。发之重者，立时昏迷不醒，口不能言其苦，脉多隐伏不可辨。仓皇失措之时，莫若先看其唇，以唇为脾之外候也。唇色淡红而润者生，白者虚冷，黄为食滞，紫为热毒，青黑者凶。再看其舌。凡腹痛恶心而舌比常人浮大者，痧也。舌上苔色淡红，虽有内热亦轻，药不宜过凉；若舌色深红则内热已炽，药不宜香燥；舌淡白者多痰，宜利气化滞；苔黄而厚腻者，食积化火也，清之导之，甚者攻之；至于舌苔燥黑则肠胃如燔火，极似炭之象也，真水内竭，虽保生还，或于刮放后，再视之黑色渐退者生，否则不治，此定理也。

二辨脉理

痧证脉多沉伏不现，或涩，或歇止。《经》曰：诸痛脉伏，痛定则脉起矣。又曰：痛不嫌代，以痰食阻滞，气血不得流通，故脉来涩伏，结止如代也。伤寒两手脉伏曰双伏，一手伏曰单伏，此必将汗之时暂见脉伏耳，汗出则脉自现也。若时时脉伏而汗出如珠者，痧也。痛缓而脉仍伏者，痧也。郭右陶云：凡病证与脉不符者是痧，宜舍脉从证为主。

按：《痧胀玉衡》云：脉浮芤者肺之痧，散而芤者心之痧，弦长而动肝之痧，芤大而滑脾之痧。至六腑受痧，皆以脉分别论治。以余试之，殊未必然，不如以伏结为主，而以浮沉、迟数、涩滑辨之。

《发微》云：脉经以浮缓为伤风，沉迟为感寒，沉细为湿，浮虚为暑，浮洪有力为热，又以战动为食积，浮滑为饮痰，沉弦者怒未平，芤涩者血内瘀，若脉来变幻不常是为秽浊上蒙。痧证如夹上项诸证，则脉必兼见，理或然亦未必抱定如是也。

愚按：痧症当胀痛暴作之时，脉息俱不足凭。然毒邪由鼻吸入，先伤肺气，热邪主火，必先入心络，肺为气之主，心为血之宗，毒邪外袭，上焦之清气必蒙，故患痧之人两寸脉多不现，不现则阳气不升而头眩昏仆矣，中宫闭塞而胀痛呕吐矣，上下关格而吐泻不得出矣，心阳郁遏则迷闷而小便不通矣。余尝以右寸伏者为气分之痧，先以卧龙丹之类取嚏，再用刮法。不愈，则刺少商穴各一针，脉现则愈。以左寸伏者为血分之痧，亦用刮法刺少商穴，并刺十指尖，亦以脉出为愈。

凡痧初起，脉微细者，生；实大急数者，重；洪大无伦者，凶。一部无脉者，可治；一手无脉者，难治；两手无脉者，不治。六脉按之无根，刮放服药俱不应者，死。诸怪脉现，刮放不应者，死。若病久脉有神者，生；沉细无力者，死。此脉象生死攸关，治痧者不可不熟记也。

三辨痧筋

《治法汇》曰：痧症辨脉后，若脉不现，或与症不符者，当看痧筋。凡两臂、两腿弯上下有细筋如丝深青色，或紫，或深红，或淡红者，痧筋也。以针刺之，必有紫黑血出，则痧毒泄矣。惟腿上大筋不可刺，刺之心烦；腿两旁硬筋亦不可刺，刺之则筋缩；臂弯亦然。如细筋不现，宜手蘸温汤，于手足弯上拍之约五七下，则筋现矣。

按：周宇宁先生于痧发而手麻痛者，刺臂弯内缝居中之筋边是穴，不可伤硬筋。又令病人手按胸膛，看其臂弯横纹尽处是曲池也，刺之有益。于足筋酸痛，或吊脚者，刺两足委中穴在两腿膝后横缝居中便是，勿刺大筋、环跳在臂下两腿根，以足跟向后跳着处、足三里平坐，以手掌心按定膝盖上面，即以中指向外廉指尖到处是，令各出血，大效无比，但用针宜轻浅耳。

痧筋有隐者，有显者，有乍隐乍显者，有隐而不显者。其显者，毒入血分者也。乍隐乍显者，毒在气分者也。其微微现者，毒流气分，被食阻滞故也。隐而不现者，毒结血分，为积所遏也。行气散血，消食破滞而痧筋无不现矣。

四辨痧斑

张洁古谓：脉伏心烦，谓之欲斑。凡病人心烦不安，或身痛如束，或耳聋，或手冷，或咳，或呕者，皆是发斑之候。若发痧之人里气充实，毒邪不能内攻，乃遏郁于肌肉之分，郁久生热，遂发痧癍，亦曰斑痧。当其欲出不出之时，脉伏心烦，咳呕并作，此宜用火照看。若隐隐在皮里肉外，形如黍米者，当以药透达之，则毒随斑出，而内火自清。近法用麻油灯草，燃火焠斑上，则必作爆爆，后即觉胸膈一宽。凡春夏之交，外寒包裹内热，则往往发斑，治法如前。

愚按：病人若表里皆热，自觉肌肉间湮湮如有汗出，而视之并无汗者，斑也。可细认之，此春夏湿热暑温病，皆如此痧斑，谅亦相同存参。

痧科四证

一辨痧痛

食、痰、怒、火、虫、块六者，皆令人腹痛。惟痧症之痛，多见汗出脉伏，腹中如绞，按之更甚，且其痛必暴，有不可久耐之势。医不悟及痧毒，辄以食、痰、怒、火、虫、块诸痛疑之，必致增剧。岂知食滞作痛，必饱满嗳腐，痛在中脘，得食则痛加，右关必滑实有力也。若新食夹寒，则痛必隐隐，然脉见弦迟矣。痰痛者，或其人平素肥白多痰，痛时腹中走注，按之濡软，脉浮滑或弦滑者是也。怒气腹痛者，必因愤结伤肝，其痛不暴，或连两胁下，抵少腹，或兼呕恶，面青脉弦，痛有作止者是也。火痛者，胃火上冲，口渴引饮，饮入即吐，或吞吐酸水，脉必洪数滑实，外有火象者是也。虫痛则胃脘痛如刀割，外见厥冷，面或青或白，痛有作止，发则搔把不定，口吐清水，脉起伏不常，痛定则病若失，且别无所苦者是也。块痛则向有宿瘕聚结肠腹，偶因怒劳触发，痛不可近，但其痛必有常处，或摸之有形者是也。以上六者，皆与痧痛大不相同。如无故暴痛，审无前项六症，而痧痛可决矣。

愚按：《内经》痛病十三条，属火者一，属寒热者一，属寒者十有一。以寒则凝滞，所以痛也。痧痛属热者多，但属寒者亦间或有之。昔人论寒滞腹痛，多主仲景足三阴经求治。若夫形寒饮冷，膈下隐隐疼痛，或四肢厥冷，恶心泄泻，痛时喜暖喜按，脉沉迟无力，饮冷物更甚者是为寒痛，即为冷痧。若非此作痛，则多属阳痧矣。又按：寒痛多缠绵，火痛必急暴；寒痛唇面必淡白，舌苔必淡红，若火痛则面赤唇紫，舌苔黄黑粘浊，更以喜冷、喜热辨之自明。

凡痧毒内攻肠胃，一团邪逆之气与秽浊之气扰乱不宁，故阵阵作痛。有痛一阵泻一阵者，有吐泻不出而绞痛者，有得泻而痛缓者，有痛而厥逆者，如斯之类，急宜先行刮放，用药开通，所谓通则不痛也。

二辨痧胀

《痧胀玉衡》一编，首言痧证之作，胸膈必先胀满，以山瘴海氛直犯上焦，故蒙蔽而作胀。是胀者，气之闭，火之逆也。气为毒壅，火因毒升，故胸中痞结不舒，头目亦为之昏胀，所谓痧不离胀，胀即为痧是也。急以卧龙丹之类取嚏，以通上窍，刺手少商穴以泄肺气，更以药疏之、开之，则气行火降毒散，而痧乃清也。且痧之为胀，多因食阻，或因暑邪食滞上焦者吐之，中脘者消之，入下焦者攻之、导之，食去则胀亦消。若暑气从口鼻吸入，先犯肺胃，清窍必蒙。凡上窍闭而火升者，必作痞胀，或头目不清，两太阳胀，甚宜清凉开达，引之降之。中焦闭则多下泻，清阳不升故也。散之行之，则脾郁升矣。下焦闭则多致涌吐，或痰、或血、或蛔，皆由地道不通，故激而上越，导之和之则安。

按：气为毒所壅，则成痧胀，必于利气药中兼活其血，以血活则气行，血破则痧走，血败则痧散，而火亦因之而降，毒亦因之而消净也。

三论吐泻

夏月中暑、中暍，多致霍乱吐泻，以暑中夹湿、夹食，更以秽浊不正之气，由肺气逼入肠明，于是上冲咽道则吐，下注大肠则泻矣。饮以阴阳水、黄土汤、地浆，或六一散、正气散、胃苓汤皆愈。惟痧症吐泻，必见胀痛，脉症不相符。虽有因寒、因火、因秽气之分，但不得概以中暑、霍乱之药混治，以暑邪缓，而痧毒则急且暴也，以刮放施之，更服痧药及和中逐秽药则安。

按：吐泻之痧，因热者尚轻，因寒湿者尤重。道光癸卯秋，吾姚患此者极多，朝发则夕死，夕发则午死。曾见腹中大痛，吐泻三四次，便觉冷汗如油，目窠内陷，大肉脱去，即喘促肢冷而绝者甚多，或有饮生姜汁一大瓯而幸免者，此亦寒痧之重者欤。

四论昏晕

头目昏晕，有气、血、火、痰、暑、湿六者之别，及气虚、血虚、中寒、中风、中暑热、暴怒、劳力，皆能致之，此当辨之。以脉区之，以证方不贻误。至痧毒发晕，必忽然而至，脉症多不合，是由痧气上冲，或痧气内壅使然，但上升者其晕必暴，内郁者晕必微。此皆不必治晕，惟刮放后清理痧气，痧毒清而昏晕自止。

痧证有实无虚

痧为时行厉气，入气分则胀，入血分则痛，入经络则变现无常，攻脏腑则凶危立至，此皆毒气壅遏使然也。气体壮实之人，固以散邪通滞为主，即稍涉虚者，亦必以清理痧毒为先，以痧症有实无虚也。故清解驱散在所宜先，调补滋培在所当后。余曾见缙绅之家、膏粱之子，暑月患痧，自谓向来体虚，服桂、附、地黄即死者有，服人参、桂圆、肉面而死者，皆犯痧症之忌也，可不戒哉。

论痧块

痧毒初入气分，随气聚散，以气分药疏理之而易愈；至毒结血分，则为凝、为壅、为聚、为结，皆成痧块、痧鳖之类。大抵初起之时，但为之凝，凝多则壅，壅则上下左右流走不定，则谓之聚，至滞于一处则谓之结。凝为轻，壅为重，结聚则更甚也。昔人治凝，以红花、泽泻为主，治壅以桃仁、延胡为主，治聚以茜草、苏木为主，治结以山棱、莪术、降香、灵脂为主。块轻者药不宜重，重则血络受伤，块坚者药不宜轻，轻则留邪为祸，亦一定之理也。

痧结气分曰痞，结血分曰鳖，夹食积痰饮曰块，皆能留患作痛，时作时止，日甚一日。治法：在气宜沉香、砂、蔻之类，在血宜桃仁、红花之类，夹食痰宜莱菔子、苏子、山楂、厚朴、槟榔之类。此证多见于痧发之后，若不除根，留为后患，受苦无穷也。

痧症指迷

看痧宜分气分、血分。初起邪气多客于气分，久则渐入血分，然亦有直中血分者，当以症察之。大抵毒阻气分而夹食者，其痛必绞动；毒壅血分而夹瘀血者，其痛不移处。毒气上冲，则发于头面上部；毒邪下走，则发于下部四肢。暴气冲射，则上吐下泻；恶气闭结，则胀闷心烦。甚或恶寒发热者，邪气遏抑于肌表；也有胸胁掣痛者，邪毒留滞于经络也；有外肿内胀者，表夹风寒里有积滞也；有吐血便血者，痧毒泛滥，须防溃决也；有咳嗽痰喘者，痧毒上壅于肺位也；有卒仆暴厥者，毒入血分而攻心包也；四肢软弱或僵直者，毒邪流注于血络也；腰胁板痛不可转侧者，毒邪于经络也；痧块攻毒者，毒留脏腑而血凝气结也；有变为肿毒溃烂者，毒血阻遏外蚀肌肉也。凡此等症，不可殚述，而治法大纲总以毒在气分则用刮毒，入血分则用放，而用药开通亦分气血两门，为治毒消而诸证自解也。

治痧大略

初起痧气壅闭，若审无食痰瘀血停滞者，药宜冷服；有食积而无瘀血者，稍冷服；有瘀血，微温服，以痧症最忌热汤，故服药宜慎也。

治痧三法

痧在气分宜刮。何谓气分？如初起时邪客肌表，觉胸头痞闷，或恶心头晕，或微恶寒不知饥饱之属，此痧之入人尚浅，其症尚轻，刮之使红紫斑痕外达，则毒气不致内攻矣。然其间有风、寒、暑、火之异，感食痰、怒郁之相杂，法当精察而兼治之，此一法也。何谓血分？痧毒由气分传入，便觉懊恼不安，为痛为泻，腹胁胀滞，间或发热呕吐之类，此邪入渐深，痧毒较重，用针刺之，或瓷锋砭之，则痧毒随紫血外泄，不致内攻。然亦有夹杂外感及痰食者，皆当兼理此二法也。更有痧毒内陷，留阻于肠胃脏腑经络之间，则必内服汤丸先行驱散，外施刮放以泄毒邪，庶不致闭遏杀人，此三法也。

刮痧法

郭氏法用细瓷碗口，蘸麻油或云苔菜子油，油内略入食盐几粒，以手执碗，向病人胸前、两肩、两臂弯、背心居中及两足弯徐徐自上刮下，每处各刮十余下，以刮出红紫斑及见朱砂点，为痧毒外透云。至头额及两腿，则用棉纱线或苎麻蘸油刮之其大腹小腹软肉处，宜手蘸油摩擦之，皆以痧痕外达为止。

余见乡姬刮法，凡痧毒浅在肌表气分者，先以清水漱口，乃含温汤半口，于病人胸心、背心、两肩胛、上臂弯、腿弯凡五处，各呃十余口，吐去浊水，但见呃处现出红斑紫晕赤点者，为毒从外泄，屡见奇功。

苏杨杭绍风俗，患痧者令仆人以指抉其咽喉两傍及项下胸前，作菊花样，谓之揪痧。此因南方体弱畏痛，故用此法。然痧毒深重者，无益也。近法用温水一碗，入香油一小匙、盐数粒，用瓷飘润，温汤刮之，先从项颈前后左右刮向下去，次胸前，次夹背脊，各开一寸许，次脐上下，次手臂弯、腿弯，各刮一二十下，以见红紫斑赤黑点为度。

放痧法

古人用砭法，以细瓷器碎之，取有锋者，夹缚竹箸头上置穴上，另用一箸就瓷片上轻轻击之，得血出为毒泄也。今人多用痧刀刺之，出血更易。其刀比外科刀稍窄，亦较细。旧法刺十穴。

一刺百会 穴在头顶上正中陷处。此穴切不可直刺，亦不可深入，但宜斜刺，只取挑破外皮，略透血影以泄毒气而已。

二刺印堂 在两眉中间，比眉头略高一分许。但刺一针，见微红即止，头晕痛者尤宜刺。

三刺两太阳穴 在两眉外梢，去眉梢二三分，以指重按之，觉酸者是也，各一针。

四刺喉旁 在喉结两旁，各开寸许，各一针，咽喉痛闭者宜刺。

五刺舌下两边 近边各刺一针，针不可深，但取血影可矣。

六刺舌底两边黑细筋 舌滑不易取，一手用布或纸包定舌尖，翻之令向上去，右手用针，看有青紫细筋绊舌，则轻轻刺之，若舌底大黑包，切不可刺，误刺则血流不止而死，余曾目睹。

七刺两乳头 在黑晕内上边，各一针。

八刺手十指尖 穴在指甲后正中，各去甲一韭菜许。昔人云各离甲三分，此乃身上分寸，与官尺不同，不可拘泥。又刺足十指尖穴，与手指尖相同，亦各去甲后三分许，不可太近，近则令人头晕恶心，手指上亦然。凡欲刺指尖宜先从上向下捋①五六次。

九刺两臂弯 宜于弯之内边宛宛中看有细筋，或淡红，或深红，或紫色者，刺之各一针，取紫黑血点为妙，切不可刺大筋，亦不可刺硬筋，误刺伤人。

十刺两腿弯 横纹中间，即委中穴也。痧症宜认腿弯上下有细痧筋，却于细筋又内针出恶血，以泄其毒。若大筋、硬筋皆不可刺，切记切记。

以上十处，虽痧毒深重者，刺之必愈，非空言也。妇女可隔单绢衫刺之，若少年怕针者，不必如数。余尝师周宇宁翁刺法，先刺百会一针，次取印堂一针，次取人中穴唇上白肉处居中一针，次取两太阳各一针，鼻准尖上一针，更刺两手少商穴各一针，以通肺气。此穴在手拇指尖内侧甲角，去甲角各一韭叶许，以爪甲掐之甚酸，针入有声者是，此治痧第一要穴，切不可误刺外侧，亦不可离甲角太近，反令人眩。痧重者并刺十指甲角，及足十指甲后三分各一针；足酸或吊脚者，取两腿上委中各一针；腹痛甚者，刺绕脐共六针；呕甚刺足跗阳穴，在足背上小儿系鞋带处正中各一针。重极者亦刺舌下，如前法；其轻而浅者，但刺印堂、人中、少商、舌底凡四处，而

痧痛已平。

凡用针不可太重，入肉不过一二分，取微微红血点以泄毒气，庶不使负痛伤元。若杭城薛家刺法，入肉不外三五分，流血满地，亦大泄元气矣。

痧针宜小而极利，长二寸余，口不宜阔，须日日于羊肝石上磨得锋尖，收藏身边，勿使黑锈，临用再磨五七下。以两指撮定针尾，看准痧穴凌空刺之，如用朱笔点书一样，则入肉浅而泄毒自易。如一次不愈，息一二时辰，再刺一回，大约三次出血。虽势在危笃者，亦可回生也。

二百余年来海内病痧者殆无暇岁，即以痧殒命者不可胜计。而时俗且以痧毒为虚名，以针刺为末务，以致讳痧忌刺，束手待毙。岂知黄帝制九针之法，以疗民病，用针实在用药之前。《内经·刺疟论》言：诸疟而脉不见，刺十指间出血必已。夫脉不见，即伏也，即痧症脉不合之谓。刺指出血必已，即放痧泄毒之意。昔之名医如扁鹊、仓公、华佗，元之李杲、罗谦甫，明之滑伯仁，皆以针法济人，刺痧何虑乎？

痧针，古人用瓷锋，取其入肉浅也，今人改用金银针，取其解毒也。然锋利不及钢针，或嫌铁气着肉，痧毒难消，总不如生银针。乡人有取山土中多年旧铁钉子炼成者，更为清快。

痧毒刮放不出法

痧为热毒，误饮热汤、茶、酒则助毒上升，痧筋必隐而不现，刮之、放之，痧亦不泄，且无痕无血也，火酒、姜汤为害尤重。此当令先饮凉水，使毒气下降，然后再刮再放，必斑透血出也。阴阳水、地浆水、晚蚕沙汤之类冷服，宝花散、卧龙丹皆宜吞服，以泄痧毒。有因血瘀而不出者，童便、桃仁、红花之属开之。有饱食后发痧放血不出者，以炒盐汤、矾汤饮而涌吐之。食久积滞腹痛者，莱菔、山楂、麦芽之类消之，积甚者，枳、朴、军、槟下之。痰血凝结，昏迷不省，刮放不出者，宜先饮真云苔菜油一小杯，必不作呕，然后刮之、放之，则毒自出。又有痰涎与痧毒胶结，毒气上冲，致咽喉肿痛闭塞，或喘促者，尤易杀人，急刺少商穴并喉结两边，以泄天气，服山豆根、射干、牛蒡、薄荷、僵蚕、童便之类凉之、降之，或以冰硼散吹之，此急则治标之意也。

按： 食痰瘀秽皆能阻遏经络不得通达，故刮之癍不现，刺之血不流，医家概认作死证，委之不治，因而绝命者多矣。有一婢犯此，将弃诸野，闻其口渴呻吟，乃以井水恣其吞咽，移时即苏。盖热毒内焚，食阻血结，阳亢已甚，以天一之水清降滋阴，则毒消火

---

① 捋：原文为"将"，据文意改为"捋"。

降而气血乃得流通也。

痧用吐法

新食后发痧，或已受痧又过饱者，其食尚在上脘，宜吐去之。《经》曰：高者越之。成无己曰：吐中有发散之意。用淡盐汤或白矾汤，待稍冷，任其多服，服至胸中觉有聚水，乃以指探入，吐而去之。

用下法

痧毒每多上壅，故大小便往往不利，刮放固不可缓，尤须服药清降，令毒气不得逆升为患，且痧症有实无虚，自当有泻无补，下法不妨酌用也。

伤寒病下早则引邪入胃成结胸。若痧症胸中胀闷，如审系新食在上，则涌吐之；如果为宿食凝结不化，则用药攻下之。盖痧毒本由肌表而渐入肠胃，盘旋绞痛，脏腑大受其冲激矣。若不急下，则变在须臾，是宜刮放以泄经邪，攻下以通腑气，则二便通，胀痛止，痧毒清矣。惟中病即止，不可过剂以残其元。《内经》云：下不厌迟。又曰：脉浮禁下。皆司命者所当知也。

治痧赘言

痧非四时常见之病，不但病家不知，即业医者亦不甚悟及此也。明季痧毒流入京都，死者无数，后用荞麦面调服得痊，此天赐之方也。按：痧毒初起时，有昏愦不省，脉多沉伏不出，或浑浑不清，虽腹痛足冷，切不可误作阴寒，妄施温热。如荞麦急不可得，或食之无效，即宜先理滞气，局方香酥饮加荆芥、薄荷，是辛凉透表法，参以利窍辟邪，无不应也。有宜解毒安中者，仲景栀子豉汤加大力子、生甘草主之，或吐，或降，皆宜之。又若表热甚者，急宜解肌以退热，仲景黄芩汤加连翘、木通之类。若腹胀烦扰，脉来数疾，急宜泄火，凉膈散去姜加竹叶，则热毒下泄矣。至如热极神昏，虽合三黄亦不能救，近人用紫雪散、至宝丹之类救之，亦间有得生者。其阳明热毒如焚致烦渴引饮，目赤遗尿，则以白虎汤加葱豉，使从表而化，亦良剂也。然皆十救二三之法，谈何容易。若病家疑信参半，或信僧巫，或听旁议，则不可轻治，诚以痧毒内攻杀人甚速，倘变生仓猝，恐口众我寡，悔之晚矣。

吊脚痧论

吊脚痧者，即方书所谓霍乱转筋也，燕赵间谓之

缠腿肚。刘河间《原病式》云诸寒收引，注云寒湿之化自下而上，用温手摩之，热汤渍之，筋平则愈，故转筋非痧也。先霍乱吐泻腹痛而后转筋，俗乃见其发之暴，死之速，故亦以痧名之，实与热毒之正痧反，如冰炭。道光辛巳、庚辰，江浙始见此症，死者甚多。癸卯秋，吾越复患此，死在旦夕，后亦往往见之。同治初，燕都盛行吊脚痧，死者一日七百余人，医不能救，救亦不及，院医谓是在泉胜复之化两间毒疠所中，甚于瘟疫，莫能强也。愚见此证，多卒发于夏末秋凉之后，黎明昏夜之时，卒然上吐下泻，或吐而不泻，腹痛或不痛，胸胀或不胀，但两腿大筋抽掣内吊，酸痛异常，愈吊则愈痛，亦愈觉霍乱，不过一二时辰即肉削目凹，声嘶气促，或大渴引饮_{阴逼阳越}，或冷汗如油，阳气外脱，或六脉全无，不半日而殂。或曰足冷转筋，入腹即死者，恐不尽然。近年此证南北省皆有，发则沿门比户，似相传染，竟有一家连毙四五命者。《经》曰暴病非阳，则其为阴寒湿毒无疑。又曰寒中于暮，湿中于下，则其两足掣痛，暮夜呼号，浊阴上僭乘阳则亡，亦无疑矣。俗因其腹痛卒死，概以为痧，投以寒凉，其死更速。又以时逢暑月，不敢任用辛温，故但恃刮放等法，亦有应有不应，至于汤丸煎药则向无良方，故全活者十中不过五六，殊堪怜恻。愚于友人处得施送《吊脚痧》书一帙，不知何处印定，亦忘其施主姓氏，而书中方论则专主直中三阴治法，所施辄效。惜此书为他友携失，而治方大略犹能记忆，故因辑《痧症度针》而附识于后，亦济人之一助也。

吊脚痧初起，即取肥生姜三四两，沸汤泡过，捣烂绞汁一碗，徐徐灌下，如再吐加黄连五分，再吐加桂枝八分、乌梅肉八分，浓煎和姜汁半碗，待冷灌之，其吐必止。外用古砖一二块，炭火烧极热，布包，定于胸腹及腿后筋上摩之熨之，宜自上而下_{手炉、熨斗皆可}。一面令人揉捻敲摩，若病人烦躁不愿敲摩，不可听从，务劝其忍痛受敲，切勿放手。用药以张仲景理中汤、大小建中、桂枝、四逆、真武、吴茱萸汤、乌梅丸、黄连汤等方出入加减，十救七八。盖此证吐泻属太阴，腹痛太少二阴，厥逆筋缩属厥阴，故以三阴证方治之，无不立效。若疑信参半，观望迁延，至于汗溢神昏，六脉断绝，不可救矣。

按：吊脚痧者，即霍乱吐泻转筋也。发则多见腹痛厥冷，痰壅汗出，气冷欲绝等候。初起切不可饮热汤、火酒、热粥之类，急用通关散或卧龙丹嗜鼻，有嚏则可治，无嚏则窍闭而神败不治。治渴甚，宜用乌

梅生姜汁煎汤，令徐徐咽下，切不可再食生冷，必待吐泻已定，手足已温，约一周时后，方可进锅焦汤，安则渐加，但吐泻一二日内，不可食粉面油腻及鱼、肉、虾、蟹、鸡、鸭、蛋、菱、芋各豆诸发物。

良　方

用蒜头捣如饼，贴两足心_{愈后即洗去}，或用以擦足心，令热即安。更以冷水吞下一瓣。

吴茱萸、食盐各三两，炒热布包，熨脐下丹田，危急将脱者，食盐填入脐中，艾灸其上二七壮即苏，后服四逆汤。

旧砖两块烧赤，重布包之，置地上，令足踏之即安。

酒调金脐墨二三钱灌下。

红蓼茎叶二握煎汤，乘热浸两足。

扁豆叶一握，生捣如泥，入米醋少许，绞汁灌之。

食盐二三斤炒热，以布包作二包，以一包熨胸腹_{令热气透入}，以一包熨背心，俟手足渐温，乃用白豆蔻、丁香等分为末，生姜二两捣汁，煎汤服一钱，效。寒甚者，不过三服愈。《纲目》转筋最怕入腹，唯多饮山岩泉水则免，谓之洗肠，然虚寒人不宜多服尔。

荒居暮夜，忽患霍乱转筋，医药难得，有家者用炒盐熨法救之_{见前}，否则用沸汤浸其足，冷则再添，令热气熏入即瘥，更以绵软布或棉花团浸沸汤透热，向筋上熨之，自安也。

简便法

暮夜转筋，无人刮放，男子自以手挽其肾囊，女人自以手挽其两乳，令分向两旁，凡证轻者无不立愈。或问其故，余答之曰：肝为筋之府，肾子、乳头皆厥阴肝脉所过也，挽其肝络则筋舒。

痧症度针卷上终

痧症度针　卷下

板存浙省洋坝头平津桥赵宝墨斋刻字店凡乐善君子印送每部竹纸工料钱七十八文

发痧忌食方言谓之忌口

凡发痧时最不可饮热汤、热粥、热酒，即药物亦宜冷服，一有不慎，轻者重，重者危，或致结成痧块，为终身之患，故宜稍温冰冷，切勿恣意妄投也。

食物切忌黏滞油膻辛热肥甘之类，如桂圆、南枣、白膳、沙糖、饴、蜜、豆粥、湿面、荸荠、熟藕、火酒、泡饭、河鱼、海虾、鳖、蚌、鳗、蟹等起痧物。葱、韭、姜、蒜、椒、梅、猪、羊、牛、犬、鸡、鸭、鹅等肉汤，煎炒炙煿、荤腥油酱之类皆当严禁。犯之，缠绵不愈，终成痧块、痧鳖。能于痧后清斋三日方佳。

痧症忌用诸药

辛、温、热勿服，甘温、酸温勿服。最忌人参、沙参、熟地黄、玉竹、当归、炙芪、龟鹿诸胶、枸杞、芡仁、肉桂、干姜、胡椒、白芍、元参、炙甘、丹参、附子、桂枝、河车、鹿茸及一切油润黏腻辛热酸收之药，皆不得沾唇。

凡痧证汗出如淋，禁用酸收固表之药；发热无汗者，禁用温散升汤之药；足冷过膝者，勿误用附桂；渴饮谵语者，勿误用芩连；吐泻者，勿用止涩，尤禁香燥；呕恶者，勿用热辣，更怕椒姜；中气似虚，勿用参芪甘草；本元虽弱，勿用萸地归茸。一药不中，增病伤人，可弗慎欤。

又：凡痧证用药，脉虚迟者，间或参以温补，脉数实者，亦不得纯用阴寒。大要总以开通为急，清痧解毒，必俟大势削平，然后徐图调理也。

痧后进食

痧气渐平，腹中自然知饿，此时若骤进米食、粟饭、豆粥、切面，或烧酒、热汤之类，必至毒火复燃，后患莫测。必须忍耐一二日，大便清通，乃可进食。如一日后饥不可耐，只可用挂面、筒面少许清煮，候稍温食之，勿用糖蜜荤腥，次日再进米食，庶免后患。

痧科凶危不治之症

痧毒发作甚暴，杀人甚速，向来医无专门，书无善本，一遇痧证大行之候，则泛求能治者刮放之，而其间有可救有不可救者，非但病者不自知，即医治者亦不知也。盖痧毒之轻浅者可治，深重者不易治，极重者不可治。若不一一指明，恐以多情召谤，后悔何追乎。兹查揭古人不治等症，并余生平所阅历试验各条列下。

痧发脉洪大无伦者，死。

两手脉绝者，死。姑刺出血再诊之。

痧起六脉无根者，死。

诸怪脉见者，死。

刮放而痧不出者，死。

气急痰潮者，死。

胸腹大胀实者，死。

胁肋大痛者，不治。

角弓反张者，不治。即落弓痧。

四肢肿痛者，难治。

鼻孔如烟煤者，死。肺绝。

舌卷囊缩者，死。心肾绝。

环口黧黑者，死。

额汗如珠不流，喘不休者，死。

神识昏迷刮放不应，死。

四肢不收持者，死。

针刺皮肉如泥直入不知痛者，死。

胸前高起如馒头者，不治。

胸背心或有一点痛者，死。

腰间左右有一点痛者，死。不治。

痧症误药日久痧老血凝，不治。

毒盛元虚者，难治。

痧久入肠泻痢者，难治。

痧泻大孔如筒者，不治。

痧痛目陷色夺者，死。

痧起身面青黑肿者，不治。

上凡不治症二十六条，皆治痧者所当切记。若一遇死症，便须先告病家，洁身以保名，勿食功以召谤也。况疹痧中人，年年变化，不可以常病测也，可勿思患预防乎。

痧症诸名状

番痧一，即黑痧

按张石顽云，近有番痧一症，起自南番沙碛之地，流入中国，发则卒然昏倒、腹痛、面色黑胀故又名黑痧，不呼叫，若不急治，两三时即毙。此症有微发寒热，腹痛呕恶，麻瞀神昏，或漐漐出汗，或隐隐见癍者，此毒发于肌表。亦有发即泻泻腹胀，厥逆无脉者此毒伏于内。其证甚暴，往往不及见癍而死。治当于初觉时将纸捻点火焠头额，即用荞麦焙去壳研末三钱，温汤调服，重者少顷再服必安，唯既服荞麦，以后不得服绿矾，犯者胀死。其毒甚而面黑者，急于两腿后之委中穴，砭出恶血，以泄毒气。盖骤发之病弗虑其虚，非此急夺则束手待毙而已。服荞麦时又忌茶茗。

闷痧二，即木痧

痧毒冲心，忽然闷倒不省，此急痧也，暑月多见之。急刺两腿弯出恶血，饮菜子油一小杯，得吐则毒泄，不吐则痧亦稍解矣。再服童便，佐以止痛清痧。俟少苏，服药透窍解毒、活血顺气可也。

又，热闷痧者，夏月中喝卒倒是也。先与卧龙丹取嚏以开上窍，次用刮放，服药同。

护心痧三

亦闷痧之类。其症胸胀腹痛，汗出如油，四肢麻木，头目昏沉，不省人事，呼之不应者是也，但诊其脉，必伏而不出，或与症不合者为准。急令饮真云苔菜子油一杯必不吐，再刺少商、少冲在手小指下甲角及腿弯、舌底诸穴。此法亦治黑痧。

绞肠痧四

凡痧症腹痛胀满，吐不出，泻不出，兀兀不安者是也，俗称干霍乱。急用开水一瓶，搅入食盐一撮，再加皂荚末三分，待冷灌下，得吐即生。又法用食盐一钱，炒热入河井水各半调服。近人用明矾末一钱搅入沸汤内，候冷灌入，必吐，更刺十指尖出血，又刺腿弯即安。

盘肠痧五

痧毒遏郁，盘结于肠胃之间，似痛胀而非痛胀，内若筋吊，牵连胸胁，懊恼不安，甚至迷闷不省。治法与护心痧相同。

噤口痧六

痧起必默默不言，即语亦无声，此痧毒壅遏肺窍，火痰上升阻隔气管而喉咙遂闭也。急刺舌底、少商、人中，更用陈香橼一个，水煎，冷服，俟稍有音再治。

瘟痧七，亦名痧疫，又呼温痧

痧夹瘟疫也。病在春月者，由风寒伏于肌表之间，乘春气而升发为痧也；发于秋月者，由暑热积于肌肉之分，感秋凉而内结为痧也。证皆恶寒发热，腹痛气喘，或头目肿胀，胸腹饱闷，或下痢浓血，或似疟非疟等。症轻则迁延不愈，重则立刻捐躯，沿门比户，老幼传染，无异于天行之瘟疫，故曰瘟痧。急宜放刮，以药消毒活血、除积清痧，愈后理脾可矣。

按：此症颇似时行疫疠，但时疫必互相传染，有里党邻居同日告毙者。若瘟痧，则有传有不传，竟有一人暴发，不待半日即死，无须迁延时日者，以此辨治。

疯痧八，即痧疯

疯为阳邪，痧为热邪，两邪相合，遂搏结于肌肉经络之间，名曰疯痧。状似大疬疯，眉发脱落，面目颓败，手足拳挛，此恶症也。宜频加刮放，以泄毒血。方用金银花六钱、苦参四钱、荆穗、防风、牛膝各三钱、生地、赤芍、红花各三钱、黄芩一钱半、皂刺一钱，煎服，渐愈。

落弓痧九

此痧发则卒倒，如弓反张，目上视，喉中痰声如曳锯，六脉微细无神，或伏或数动一止。治之稍缓即死。宜先刺人中、印堂、少商、十手足指尖，以通关散取嚏，服药以消痰降气、凉膈清痧。

按：落弓痧发时，若心胸胀极，头项向后，是毒已入脏矣，不治。

羊毛痧十

痧发则头身俱赤，遍体发出红晕，状如粟米，内有细白毛无数，自觉腹痛心闷，不治则毒气攻心，半日即死。予于北京德军校之女见之，吸痧药及刮放皆不效，乃令吃生莱菔数个，更以荞麦粉水和作团，于遍身擦之，但见红晕内皆有短白毛出来，粘在粉团之上，又见肌肤毛孔内有无数细石砂，脱落几席间，其病若失，可谓毒重而效奇也。

刺毛痧十一

刺音辣，毛虫名，生白杨树上，其毛因风吹散，中人肌肉，刺痛不可忍。此痧发时，壮热烦闷，遍身走痛，如辣毛也。以刮放治之，应手而效，亦可以荞麦粉擦之。

鬼箭痧十二

海乡有毒风，伤人肌肉筋骨，痛楚号叫，俗称曰鬼箭风。向用针刺火焠，油头发搓，桃叶、艾叶擦之，法师巫念心经，并以手拍病人臂腿上，以青紫现为毒散，皆不用药。一说鬼箭是风神箭，是寒状箭。夜卧起病者是湿，亦揣摩之陋说，或云痛而走动者风也、痰也、气也，痛不移处者血痧也。然其中亦有夹痧者，即鬼箭痧，宜刮宜刺，服痧药即愈。

眼痛痧十三

先觉胸中烦闷，即见两目红肿如桃，甚则眼珠突者，是以目疾治之不效，宜先刺百会穴，再服清肝活血、降气消痧之药。

呕逆痧十四

俗名呃忒。有虚实、寒热、食痰之别，有血郁、气逆之分。但呃自中宫起者为胃呃，其病轻；自丹田起者为肾呃，其症重，不得概用丁香柿蒂也。至痧症发呃，多因暑热秽气自口吸入，客于胃脘，更以食痰阻滞，郁勃不舒，遂成呃逆。当以清凉痧药散之降之，加入菁蒿、泽泻之类，令邪毒下从小便出，再刮胸前，使逆气下行则呃止。

咳嗽痧十五

痧者，无形之毒气。人由鼻中吸入，则肺中受痧，滞结而为咳嗽。惟伤风之咳嗽，必鼻流清涕，或鼻塞声重多痰。若此症则胸中痞闷，鼻干多汗，脉症多不合，不可纯用疏风散表之剂，宜先刺少商，刮肩背上，再服润肺宽胸、顺气散痧乃愈。

扑蛾痧十六，又名烂喉痧

痧发喘急，痰涎壅结，喉内作声，咽痛如蛾子状是也，失治则喉中闭塞而死。同治初，燕京患此症甚多，不及二时辰即面黄如金，瞪目无言，鼻流血水而死，以利刃刺喉内，坚硬如石，即不可救。或以斑蝥一个，炙研，入麝少许，和匀，置颌下，盖以膏药，约两时辰即起小白疱，乃去膏药，用针刺破白疱而愈。

按： 此证似喉蛾，但喉蛾则咽喉胀痛，此症虽痛而不肿胀也。又似喉风，但喉风之痛不移处，扑蛾痧之痛走无定也。急刺两手少商穴出血，再看两腿弯，如有细痧筋则刺之，吹以冰硼散，内服清降痰火，佐

以疏风凉血之品，牛蒡、天虫之类主之。

紫疱痧十七

凡痧毒郁遏，若不内攻，必致外越肌肤阳明，痧①毒日久则发为紫疱，大如圆眼，或小如蚕豆，溃则流出紫血，中有一坑。此当于十指尖、臂腿弯刺之，出尽恶血，内服苏木、泽兰、金银花、牛黄之属清之。

倒经痧十八

妇人临经发痧，毒邪阻遏经隧，必致心腹胀痛，卧难转侧，经水逆行，上溢口鼻矣。此宜先行刮放，内服行血顺气、清热散痧之药，加桃仁、红花，或先饮童便一杯，内加生姜汁一二滴亦可。不得概认为血证，误服归地之类。

按： 新产后亦有发痧致恶露上冲者，治法颇同。

以上十八证，或采诸方书，或访之父老，或得之生平所经历，虽大同小异，然各因其病状以立名，若治之失当，皆足杀人。司命者但能顾名思义，先以清理痧毒为主，各随其见证而佐使之，使两邪不致并结而诸症自瘳也。

痧夹杂病

《经》曰：大气入于脏腑，虽不病而卒死。此即痧毒之类也，治之不速，或不合法，半日即殂，而其间有夹杂他病者，尤可不辨明论治。即如伤寒夹痧，变证最多。治法：凡先受痧而后伤于寒者，宜先散寒邪后解痧毒，作慢痧治可也；若先伤寒复受痧者，宜先散其痧后除寒邪。《经》云：先病为本，后病为标，急则治标之理也。若因其寒战厥冷，妄用温热，则反手杀人矣。夹他症者视此。

痧夹杂症者，当先治痧，以痧毒一日不清，则杂症亦一日不愈也。惟胎前产后患痧，治法大宜斟酌。盖胎前宜养血，痧气宜活血，产后宜温补，痧毒宜清凉，是当求其万善之法治之也。

虚弱人患痧，不得仍用温补，自当急清其痧，惟清至七八分后，即宜照顾本原，必俟痧毒廓清，然后再行温补，庶无后患。

有宿疾迁延之人，忽然变重，势甚危笃者，此或有风寒暑火时行不正之邪，或酒食秽浊之气，偶然感触，乘虚内陷为痧尔。若不详加审察，而仍治本病，立见凶危。此必先用刮放，服药清理，俟痧毒净后，

---

① 痧：原文为"服"，据文意改为"痧"。

方治本病为安。

痧辩疑似

痧毒婑发于表，亦见憎寒壮热，头痛微汗及麻木昏晕，或发斑疹者，似乎外感风寒温暑之候。若痧毒攻里不能外达，则一发便作吐利，胸闷腹痛，或厥逆无脉，昏仆不省，状似中寒、中风、中暑者。又有暴触异气似岚瘴疫疠者，有撩乱吐泻似暑湿者，有不吐不泻似关络者，有喘咳涕泪似伤风者，有潮热晡热似劳疟者，亦有腰痛足寒似虚损者，有头汗自汗似气虚，心痛心烦似血虚者，他如胀满似伤食，昏沉似中酒，烦躁不眠似虚火，闻声惊惕似阳明症，种种似痧非痧之症，不一而足，辨之不明，治之反剧。《发微》云：痧有头面忽然肿大，则似大头瘟；有咽喉忽然紧急，则似锁喉风；有昏迷暗哑，身肢僵直，则似中恶失魂；有流火流痰，左右上下肿痛，游走不定，则又似贼风。至于变痢、变疟、变喘、变胀末流之患，更不可不防。辨之法，必问其平日之病机、时气之触冒，但脉与症不相符合者，便当先治其痧，后治他症。若以痧为小恙，置为缓图，则病将日甚，不可救矣。

屡次患痧论

苏杭人畏针，皆曰痧不可放，放之则屡次发痧矣。又南方地卑而聚湿，风俗皆信巫鬼，每於痧症腹痛吐泻者，辄疑为冒犯土神，谓之土气。且云犯土气者见血即死，最忌用针。二说盛行，遂令患者狐疑恐惧，不复有生理矣。岂知屡次犯痧之故，皆由元气过虚，肺胃太弱，阳气不能卫其表，则毒邪入之甚易尔。《经》云：邪之所凑，其气必虚。譬如人家屋漏不修，门破不补，则雨雪风霜之飘泊，虎狼盗贼之窥探，莫可禁止矣。法宜于放刮之时绝其萌蘖，放刮之后固其墙垣，安有屡次患痧者乎？至云见血即死，此僧道妇人之言，更似痴人说梦矣，岂待辩哉？

痧症用药不效

凡煎药热服则升，冷服则降。痧为热毒所凝，用药自宜清凉，然凉药热服，多不见功，且能加病，以犯痧科之禁也。况治痧之法，未经刮放则经络脏腑尚未流通，而骤进汤药，岂能入乎？即刮放已过，而痧毒未净，骤进热汤，不适令死灰复燃乎？惟刮放至毒去八九分，然后进药，或冷服，或稍冷服，则邪毒自然下降矣。

治痧救急简便法

阴阳水 生水半杯、百沸汤半杯和匀服。

地浆 于墙阴掘地作坑，深二三尺，去污泥，入新汲水一二桶，搅之，俟澄清取饮，去痧。

陈佛手煎汤 或陈香团更妙。

二蚕沙煎汤 止痛清痧。

荞麦面开水调 待冷服，或荞麦煎汤服。

白矾汤 止呕，又引吐，或和锅底煤服。

热童便 温服，凉血行血止痛。

蚱蜢汤 亦温服，治痧胀。

青蒿汁 井水和服，治暑痧。

鲜扁豆叶汁 和童便服，治一切痧。

云苔菜子油 取农家真者，饮一小杯，如系暗闷痧，必不恶心，且能败毒清心。

生芋艿嚼食之 甘美不腥者，痧也。再生食一个更妙。

用药大意

痧感四时不正之气，用药当以驱邪利气为先，养正在后。盖痧毒结滞，药宜疏散，不宜重表；痧毒上升，药宜下降，不宜升提；痧由热毒，药宜凉解，不宜辛热；有实无虚，药宜清理，不宜涩滞，宜消导，不宜滋补，宜开通，不宜收敛，宜行气活血，不宜黏补。惟解毒清火，行气以消其胀，行血以逐其邪，此痧科之大旨也。

痧症药选

荆芥穗 辛，温，香

足厥阴肝、少阳胆、阳明胃经气分药也。主散风活血，透肌解表。治头风、喉风、热风、湿风，最能消痧毒达斑疹。凡痧筋隐隐不现者，非此不彰。忌鱼。

防风 辛、甘、温

入手足太阳小肠、膀胱，又行足太阴脾、阳明胃二经，色黄，微甘气分药也。亦主搜肝风，泻肺气，散头目滞气，除经络留湿。治外感头痛目眩，项强脊痛，去周身骨节酸痛 宜合葱白、上部风症血症；尤能散脾胃二经之风湿，领邪上升，托邪从毛窍出，为痧毒壅滞郁遏之要药。虚劳人忌，火升亦忌。

前胡苦、辛、甘，寒

手足太阳小肠、膀胱、阳明经胃、大肠药。沉阴性降，专能下气，气下则火降而痰消。凡实热痰嗽哮喘，呕逆霍乱痞膈者宜之，痧症痰壅气升者降之。且辛香行气，能舒胸腹之滞，散膀胱之邪，开皮毛之间，故外感风寒，发热恶寒，头痛骨疼邪在膀胱经者亦用之。无外感忌，非实热亦忌。

薄荷辛、苦、甘，凉，升

入手足太阴肺、脾、手少阴心经气分。发汗，宣郁开滞，疏逆和中。外散风热，上清头目，搜肝气而抑肺盛，清耳目口齿咽喉，平痰嗽惊热，通关节，定霍乱，消宿食，散滞血。痧症用以快膈疏气（虚人少用）。

秦艽苦、辛，温

入足阳明经胃，亦疏肝胆之气。辛散风，苦燥湿，即以清阳明之热，活血荣筋，为风药中之润剂，消三痹，除挛急。治手足酸痛寒热阳明湿、日晡嘲热骨蒸阳明有热也及壮骨痛者，亦利大小肠痧症，以之行气活血、消热清痧。二便滑者忌。

煨天麻辛、甘，温

入足厥阴肝经气分。祛风化痰，通血脉，利周身。治诸风眩掉、头晕眼黑、语言不遂，风湿拘挛群痹，妇女肝风郁冒，小儿急惊诸痫，痧症痰晕筋挛。血液少者忌，或合当归用。

葛根甘、辛，平

入阳明经胃、大肠气分。轻扬升发，鼓胃气上行以生津止渴，发汗解肌退热，清胃大肠火。治伤寒阳明头痛，止泻痢清气下陷者，除温疟肠风，托痘疹疮毒，散郁火，利二便。痧毒热邪伏于肌腠间者宜之。上盛下虚者忌，表虚多汗亦忌。

香薷辛、甘，温

入足太阴脾、阳明胃、手少阴心经。为夏月阴暑解表之药，散水和脾，解心腹之凝滞，散皮肤之热蒸，清肺消暑而小便自行。凡呕逆、水肿、口臭、脚气皆用之。又散郁火，彻上彻下，单服治霍乱转筋，为暑邪专药。热服令人呕吐。

广陈皮辛、甘、苦、酸，温，降

入太阴肺、脾、足阳明胃经气分。辛散甘和，苦降而燥，为肺脾胃之圣药。降逆快膈，导滞消痰，定喘嗽，平呕哕，破癥结，利水道，快气散寒，能健运脾胃，疏利脏腑。凡痧气壅遏经络，气郁不宣者，以此为最。去白名橘红，主发表散寒；去红名橘白，主消滞通络。

小青皮苦、辛、酸，温，降

色青，气烈。入足厥阴肝、少阳胆气分。疏泻东方逆气入厥阴下截，破积削坚，消痰散痞，引诸药而破肝气之郁积，久疟、多怒、胁胀、疝痛、目疼、乳肿皆肝胆经病。亦入脾经而消痰癖，下积食。痧为食痰怒气遏抑者，非此不除。最能发表，气虚多汗者忌。去瓤切片，醋浸炒以酸泻肝也，且不透表。

香附苦、辛、甘，温

生用升，炒用降。通行十二经八脉气分，乃血中气药也。为气病总司，开通郁滞而调血脉，既达表又通里。散积聚胀满、一切郁滞、心腹攻痛，为痧症要药。生用达表，熟用下行，多服散气血。

广木香辛、苦、香，温、燥

入手足太阴肺、脾、手阳明大肠、足厥阴肝四经气分，及诸经之有气者，而升之、降之、调之。治一切胀痛、呕逆霍乱、泻痢后重、气结痰壅里急。散癥块，消肿毒，御瘴雾，醒脾胃散郁，安胎，燥湿气，散寒气，行结气，健脾气。痧后胀痛者，尤必用之。畏火，宜磨汁冲服。

广藿香辛、甘，微温

入手足太阴经肺脾。快气和中，散上中二焦邪滞，去四时不正之气，逐秽止呕，消滞开胃。治霍乱吐泻、心腹绞痛。胃有虚火者忌

檀香苦、辛，温

入手太阴肺、足阳明胃、少阴肾三经。散结气，除寒气，伏邪气，壮胃气。凡痧后胀痛未止者，用之。白入气分，紫入血分。研泥用，痧初发时忌。

降真香辛、甘，温

活血降气，辟邪。痧毒为血所凝结者宜之，亦治天时疫疠之邪。

缩砂仁甘、苦，温，香，涩

入手足太阴肺、脾、阳明胃、大肠、太阳小肠、膀胱、少阳胆、三焦，入经气分，兼通心肾三焦，以舒郁滞之气上焦之气逆而不降，中焦之气滞而不舒，下焦之气遏而不升，皆可用之，奏效甚速，因而降逆开郁，止痛化膨，消痰下食，散寒滞，辟秽邪。痧症胀呕痛泻始终可任也。上行酒炒，下行盐炒。口渴火亢者忌。

金银花甘，平

解火毒而甘可补虚，凉血活血，止渴。治风湿火邪致筋脉受病，平热毒血痢、脚气痹痛、痈疽疥癣、杨梅结毒、五种尸疰，为血热痧毒之要药。一名忍冬。鲜者力大，多用方效。

连翘壳苦、辛，平、凉，去心

入手足阳明胃、大肠、少阳胆、三焦、手少阴心经。

解毒，散诸经湿火留邪，破血凝气结，利水通经，排脓消肿止痛，杀虫，为十二经疮家之圣药。诸痛疮疡皆属心火，连翘形似心而平心与包络之结热故也。清热而不寒滞，升清而不耗阴，大清痧毒。若痧夹他症者，奉为金丹。疮痘溃后忌。

天花粉甘、辛、淡，寒，微酸

入太阴肺、脾、足阳明胃经。主降火，润燥生津，通经凉血，清热化痰。治天行热狂、黄疸胃火、痈毒。止痛排脓，生肌止渴，清阳明郁热成痧。寒不伤胃，大宜于虚热口渴之人。胃寒作呕忌。

瓜蒌仁苦、甘，寒。俗作瓜蒌仁

入手少阴心、太阴经肺。能清上焦心、肺之火，使痰气下降而喘咳以平。又主清咽滑肠，荡涤胸中垢腻郁热，即以生津下乳，通便消肿。治胸痹、结胸、酒疸、热痢、火嗽切药、痈毒皆效。凡食痰垢腻滞于气分，积于中脘而为痧者宜之，亦治脾胃燥热郁而成痧。用宜去油槌净，名瓜蒌霜。寒胃滑肠食少便泄者忌，畏干姜。

山豆根大苦，寒

入手少阴心、阳明肠、胃。去肺、大肠风火而除脾胃之郁热。专降邪火，清咽喉，下结热。消喉风、喉痈、龈肿，止腹痛、泄痢、疮痔、虫毒。大有凉血败毒之功。

威灵仙辛、咸，温

性善走，泄水气，宣利五脏，通行十二经络。逐风止痛，理顽痹麻木四肢不遂，下痰水，消结痕，通二便，消宿脓，去浮肿，疗风水冷痛。性极峻利，治年久沉疴有捷效。横行直走痧毒，可作引经。大耗真元，涉虚少用。忌茶，砂糖酒煎服消咽中骨哽如神。

茜草苦、酸、咸，温

入厥阴经肝、心包血分。色赤也走血行滞，消瘀通经宜酒煎一两。治风痹、畜血发黄、血崩血晕跌扑、痔瘘疮疖、痧毒结于血络中，皆凉血破血之功。一名茹芦，即血见愁根。能破结，热痰火伏结于肺中者，服之奇效。茜根烧炭能止一切血，治吐衄良。吾越下方桥陈氏每用之。忌铁。

益母草苦、甘，温

入厥阴血分心包、肝，行瘀血而不伤新血，因而养血，产后血滞胀痛者宜之。性善行走，凡痧为血滞而胀痛者宜此。忌铁。

茺蔚子苦、甘，平

益母之子。入厥阴心包、肝血分。行血凉血，即以益血比益母草，走性大减。若痧毒遏于血分致斑点深

赤者，浓煎，少加生蜜一匙，温服有功。

牡丹皮辛、苦，微寒，香，酸

入手足少阴心、肾、厥阴心包、肝。泄血中伏火，凉血和血以生血。通经脉，破癥结，止吐衄血凉则安，除烦热。治惊痫瘈疭，理疮痈凉血行血，退无汗之骨蒸，下胞胎。虚寒慎之胎前忌。

丹参苦，微寒

入手少阴心、厥阴包络。亦去血中伏热，功同四物汤，去瘀生新，调经通脉。忌铁。

延胡索辛、苦，温

入手足厥阴心包、肝、太阴肺、脾经。走而不守，生用破血，行血中气滞，上下内外诸痛，产后血晕，暴血上冲。破疝癖，除风痹，理崩淋，调月候。治折扑积血，通经络，止心腹胃胁卒痛胀痛及痧气疠痛者。炒用调血，酒炒行血，醋炒止血。产前服之堕胎，虚人宜慎。

苏木甘、苦、咸，温

入手少阴心、足厥阴肝、阳明胃。下恶血，破新血。痧毒阻滞血络，血气内壅，致心腹搅痛、口噤牙紧、欲作痉者，宜此。

苎麻根甘，寒

浓煎服。治天行热病发狂。治痧有凉血解毒之功，故捣敷，小儿赤遊丹毒，大人痈疽发背无名肿毒。

赤芍药苦，寒

入手足太阴肺、脾、厥阴心包、肝。泄肝火凉血，清湿火，消积血，散血分郁火、一切血中痧毒，利小便，除腹胁痛，消血痹坚积、经闭、肠风、目赤、疝痕、痈肿。功专散泻，行血中之滞。与白芍不同。

郁金苦、辛、甘，香，温，上行

一作寒。上行心与心包络，兼入肺经具性轻扬。凉心以清热，散肝以破郁，下血破气。治血气诸痛、胸胃胁腹胀结攻痛。凡痧与血气痰火郁遏不行及痧毒攻心者，非此不可。

泽兰叶苦、辛、甘，温，香

入足太阴厥阴脾、肝血分。行血破血通经，化血中伏湿，独入血海，攻泻稽留，故能通丸窍，利关节，舒郁结，散水肿，消血癥涂痈。治产后血沥腰痛亦破瘀之意，为妇科要药。亦消身面浮肿、吐衄、目痛、头风、跌扑瘀痛。功专破血，而甘香性缓，尚有和血利水之能。叶上有毛，气香者真，忌铁。

省头草苦、甘、辛，平

入手少阴心、太阴肺、脾气分。消痰利水，止消渴，醒脾气，逐秽气，消痧杀虫。

京山棱苦、平。亦作荆三棱

入厥阴血分心包、肝。破血中之气，散一切血瘀气滞、坚积老块、宿食停痰，消肿止痛，下乳堕胎。功近香附而力峻。虚人忌。时珍云：宜佐健脾补气药用之。

蓬莪术苦、辛，温，香

入厥阴肝经。散肝经聚血，行气以消瘀积化食，逐痰通经止痛。治心腹一切痛，冷气吐酸，奔豚痃癖及中恶鬼疰。痧毒阻滞，胸胁痞胀，或食积胃脘胀痛，牵引背胁不能转侧者，宜之。有拔邪反正之功，同荆山棱，俱能救急定危，不可畏葸也。无瘀血者忌。

明乳香一名薰陆。苦、辛，香窜

通行十二经。调气活血，祛风伸筋。治心腹诸痛、口噤、耳聋、颠狂、泄利。理产难，折跌疮毒，用以托里护心香入疮孔，能令毒气外泄，不致内攻于心。痧症亦如之。亦能止痛生肌溃后忌。

没药苦、辛，平，香

通行十二经。散结气，通滞血，消肿定痛，破癥下胎。治目赤翳盲，产后瘀血作痛及金疮杖扑、恶毒痔瘘等痛。虚人及疮溃后忌

桃仁苦，微平

入厥阴心包、肝血分。破瘀活血凉血，即以生新血能缓肝之急。凡血滞、血痢、血燥、血痞、大肠血闭皆治之。又治热入血室，或畜血如狂，或咳逆上气，或月水不通，或折伤瘀痛，或皮肤瘙痒，或寒热似疟皆肝经病，皆能见功。若痧毒为血阻滞，刮之斑不出，刺之血不流者，非此不行，且能辟鬼邪。生用力更峻，去皮尖炒研则略缓。

红花古名红蓝花。辛、苦、甘，温

入厥阴经肝、心包血分。凉血行血，润燥逐瘀，消肿止痛。治经闭、便难、喉痹、胎死腹中、新产血晕、口噤、痘疮、血滞。大抵少用则活血，多用则破血。痧症用以行滞最妙。若入解表药中能行血助汗也。过服则血行不止而毙。

大黄大苦，寒

入阳明胃、大肠、厥阴肝、心包、足太阴脾五经血分。性沉降，走而不守。主荡涤肠胃，下有形燥积热结之物，因而凉血逐瘀，下食堕痰，利水清热，泄血中伏火，推陈致新。主治伤寒时气，发热谵狂，及诸瘟疫瘴疟，毒痢腹痛里急，积聚癥瘕，黄疸、水肿、吐衄、痞胀，二便燥结不通，损伤血积肿痛，六脉沉实有力之证用之。痧毒闭结，大便不通，胀满燥实者，用此攻下。《经》曰：大实大聚，其可犯也，衰其半而止。病在气分而误用之，是为诛伐无过；邪毒在上部至高之分，宜

用酒浸上行，此仲景法也。

童便甘、微咸，寒，降

入太阴肺、脾、少阴心、肾经。既济阴阳，清和气血，泄心火引至小肠而出，因而凉血清热，降火消痰。凡暴病热毒冲心，吐血昏迷，肺痿失音，产后血晕，败血上冲心肺，及阴虚火嗽，跌扑血瘀，皆饮此。褚澄谓其降火甚速，降血甚神也。痧毒上冲，吐之不出者，必用此清降之。虚寒忌，取十二岁已上者用，宜稍温，行痧加姜汁，破血入韭汁，冬月宜汤温之。

山楂肉甘、酸，微温

入足太阴脾、阳明胃血分色赤，亦走气分。消食磨积，行乳化痰，行气健脾，儿科珍之尤发痘疹。又破瘀血，止产后儿枕痛恶血为患及小肠疝痛同茴香用。痧因食阻者用为缓消，且去油腻进谷食也无积者忌，小者良。

百草霜辛、苦，温

入三焦而清结热。消脏腑间瘀血，除食积取清化意，止动血黑止赤。治伤寒、阳毒、发狂、疟痢、膈疸、咽喉口舌白秃诸疮吹之涂之，以此药于灶烟囱内取也。痧毒为寒积阻滞者宜之。

黄土甘、平。掘三尺以下取用

《本草》云：治腹内热毒绞结作痛及下血、泄痢、冷热赤白，解一切毒毒入土即化。钱乙又以治皇子瘛疭升土即以制木。痧症、霍乱、转筋、腹痛者，宜取净土一块置井华水内，俟其化入澄清，服之。**按**：黄土水治吐泻甚效，旧本俱失载。

食盐甘、辛、咸、苦，寒

通行上下表里十五经。润下走血软坚，泄心益肾解毒，降逆和阴回阳，引痰化食，止痛定疝。主治极繁。痧症作汤饮，以探吐新食。

明矾即白矾。酸、咸，寒，涩

燥湿祛风，降浊化痰，止血定痛，解毒杀虫，通二便，去腐生新，收下脱，定喘逆。治中风语涩，癫痫昏迷，产后失心。痧症用以吐去宿食，有降浊消涎止痛败毒之功。

雄黄苦、辛，温，有毒

专入厥阴肝、心包经气分。搜肝气，散肝风，能化血为水，消痰破积，燥湿败毒，杀虫辟鬼。治惊痫眩晕，暑疟泄痢，劳疳积聚，疮毒蛇伤。又入足阳明胃经，消暑毒，散痧毒，善除阴凝留闭之邪。血虚者忌，明者良。

滑石甘、淡[1]，寒

入手太阴白人肺、足太阳膀胱。上入肺以清化源，

---

[1] 淡：原文为"痰"，据文意改为"淡"。

而下走膀胱以利水道。通九窍，疏六腑，滑窍利湿热，消暑降火，散结通乳，滑胎。治暑热、呕吐、烦渴、黄疸、水肿、脚气、淋闭、水泻、热痢、吐血、衄血、诸疮肿毒皆效。合甘草为六一散，为清暑利湿要药，时行痧毒热渴皆服之。精滑气陷者忌，表症亦忌。

木通 苦、辛，凉

入手少阴心、手足太阳膀胱、小肠。泄肺金之郁，利气通窍，上行心气，下达小肠，渗郁火，降痧毒，行气分湿热之邪，因而止痛醒睡。亦降肺、通膀胱、化津液、利血脉关节，理烦热，治拘痛。泄三焦火，清咽喉，下产乳，破血排脓。气虚、精滑、有胎均忌。

车前子 甘、苦、淡，寒

入手太阴肺、足厥阴肝、太阳膀胱经。而泻其风热，利其湿火，开溺窍，即以固精窍，故令人有子。而渗利之功则治目赤肿痛、湿痹、五淋、暑湿泻痢。又主催生。性专下行，痧阻小便闭者用。肾虚脱者忌。

海金沙 甘、淡，寒

除小肠、膀胱血分之湿热专入太阳经。治肿满、血淋、茎痛。

葶苈子 辛、苦，大寒，峻下

大破肺中水湿，以行膀胱之气而逐其水。治肺气膹郁、胸痞积聚、痰水喘嗽、症结留热肿胀，通经利便。苦者性急，甜者力缓。或用酒，用炒。仲景用大枣护之以泄肺。

牵牛子 黑丑、白丑。辛，热，泄

泄肺脾经气分之湿热，达右肾命门，走精隧而通下焦之郁遏及大肠气秘、风秘，亦利小便，逐水下痰，消水肿喘满、疝癖气块，堕胎，杀虫，除积消胀。一切气滞食痰闭塞肠胃胀痛者，入丸散中服之，彻上彻下，救人最效，下咽即行。凡痧由气阻甚者宜之。黑丑力速，胃虚肺弱，及病在血分不可用，宜佐以木香。

莱菔子 辛，温

生用汁吐风痰，散风寒，托疮疹；炒熟下气，有冲墙倒壁之功，故能定喘咳痰逆，消食除胀，止内痛，调下痢后重。气虚者忌。痧为食阻面积者宜之。

白芥子 辛，温，烈

入手太阴肺。通行经络，发汗散寒，温中开胃，利气豁痰，痰在胁下皮里膜外，非此不能达，因而消肿止痛。治喘嗽、反胃、痹木、脚气、筋骨诸痛。痧为寒凝气结者宜之。阴虚火亢，气虚久咳者忌。

牛蒡子 苦、辛，凉。即大力子

入手太阴肺、足阳明胃经。下气开结，除风痰，解风热，利咽喉，通大肠。痧毒阻遏于肌表之间者开之壅滞，于肠胃之间者降之，痧科之圣药也。凡热毒必

上冲，急顾咽喉。气虚泄泻者忌。

甘菊花 甘、苦，凉

入手太阴肺、足厥阴少阴肝、肾。清心以熄火，制木肝以熄气，兼祛十二经风热，养血明目，去翳，除游风丹毒，解疗肿湿火诸结毒。黄白俱用。

刺蒺藜 辛、苦，温。白蒺藜

肝、肺二经药。主泄肺气，散肝风，破血，胜湿，通乳，消癥，催生下胎。清痧由血滞者。

青蒿 辛、苦，凉

得少阳之气，色青，故清甲乙肝胆火。清热散结，急气明目，祛风，理瘰疬、乳痈、鼠瘘、坚癥，以其凉血而去伏火也。痧由暑气者宜。亦治骨蒸，捣汁良。

山栀子 苦，寒

轻象肺，苦入心，泄心肺二经邪热；屈伸下行，从小便出，而三焦之郁火以解。治热厥心痛、心烦懊恼不眠合豆豉用，吐衄、崩淋、血痢炒黑止血、五疸、五淋、赤目、紫癜、白疠、疱疹、疡疮。按：山栀子入手太阴肺、少阴心、足阳明胃、厥阴肝四经，而泻其火，清心肝伏热，凉血退蒸。内热用仁，表热用皮，生用泄火，炒黑止血，姜汁炒止烦呕。虚寒忌。

马兜铃 苦、辛，寒，轻降

降肺气以清肺热。治喘促咳痰、血痔疮瘘，并泄大肠经热。去筋膜用子，蜜炙。肺虚气寒大忌。

桑白皮 甘、辛，寒。桑根皮

专入手太阳肺经。泄肺火，降气下痰，平喘嗽，除胀满、唾血、热渴。又下肺经积水，利大小肠，治水肿胪胀，并散瘀血，能使高原水火从小便出。肺虚而寒及外感寒邪者忌，蜜炙略和。

川贝母 甘，凉，微辛。去心捣

润心肺二经，为化燥痰要药，以苦泄心火，辛散肺郁也。故以治虚劳、烦热、咳嗽、上气、吐血、咯血及肺痿、肺痈、喉痹、目眩，亦治项瘿、乳闭、产难。功专散结，清热舒郁，故又敛疮口。胃寒忌。

象山贝母 大苦，寒。去心

泄时感风痰。别有一种土贝母，味苦败毒，入外科，亦消痰火毒，形大性沉寒，亦去心捣入药。痧为肺胃中毒痰结滞者用之。张景岳同连翘、金银花治一切肿毒。

竹沥 甘、苦，寒，滑

降火清痰。凡痰在经络四肢皮里膜外者，非此不除，故治中风、口噤、痰迷、大热、风痉、卒狂、自汗、消渴、反胃、烦闷、牙齿卒痛。又通行十二经、奇经别络，利窍滑痰，宜入生姜汁行之。新者良。

细河柳 桎柳，一名三春柳，又名人字柳。甘、苦、平，微温

入手太阴肺、少阴心、足阳明经。凉三经之血色赤，故入血络，达温疹，解痧毒。凡痧毒起于肺胃之间，发于皮毛之分，因风寒外触，风火血燔而致甚者，正宜苦凉轻散之药托毒散邪，故始终可任也。人家园亭种之。《本草》不载。

厚朴苦、辛，温

入足太阴、阳明经脾、胃。泄实满苦、降，散湿痞辛温散之，消痰下食，平胃和中，行水结，散风寒皮能走表，破宿血。治客寒犯胃，湿气侵脾，如反胃、喘嗽、冷痛、呕恶、泄泻、痢疾，皆奉为仙药。痧症内因寒饮冷食者宜之。中虚有火者忌，孕妇亦忌。川产方效，或姜汁炒。

槟榔苦、辛，温

泄胸中至高之气，使之下行至极，性如铁石西北人何以常食此。破滞散邪，攻坚去胀，消食行痰，除风下水，醒酒杀虫。凡痰癖癥结，瘴疬疟痢，水肿脚气，二便气闭，里急后重。按：此为降气破气之总司，故痧气表里皆可任也。气虚切忌。

枳实苦、酸，凉。面炒

入阳明胃、大肠、足太阳膀胱经。推除肠胃结滞之气，消食行痰，消胀止痛，降逆化癥。泄痢后重、淋闭、水肿、肠风、痔疾皆能除之。故痧毒气逆阻于气分者用之，有冲走下行之力。

枳壳苦、辛、酸，凉。面炒

入手太阴肺、足阳明胃经。主开豁胸膈，下气宽中，下食行滞，定喘化痰，消胀满，除胁肋刺痛，有清痧散结之功，亦能通大肠。

苦杏仁苦、辛、甘，温。去皮尖

泄肺降气，利胸膈气逆，去积行痰，除风散气亦达表，解肌热，通大肠凡仁皆润。治上焦风欬逆上气、时行头痛。开魄门，除痧嗽，杀虫涂疮，制锡毒，化狗肉积，消索粉。炒研，发汗宜连皮尖生研。恶黄芩、葛根、黄芪。虚咳者忌。

大麦芽甘、咸，凉。炒

入阳明胃、肠、足太阴脾经。消水积，除胸满腹胀，开郁结，通乳汁，利大肠，又能开胃进食，凉血，止渴，止泻。痧为食阻者宜之。

荞麦甘，寒。面

能炼五脏垢秽渣滓，磨积滞，下气宽中，除肠胃沉积、酒食积。治绞肠痧腹痛作泻，闭塞不通，得此即降然。惟气盛有湿热者宜之，脾胃虚寒不用。外擦羊毛痧，敷痘疮溃烂、汤火灼伤，灸头风眼。忌一切荤油。

丝瓜甘，寒。或用衣

清暑热，凉血解毒，祛风化痰，通经络，行血脉，消浮肿，利湿火。治肠风、崩漏、疝痔、痈疽，下乳，滑肠。痧因暑毒入络者用之，然能痿阳，发痘疮。鲜者捣汁，清血热；老者入经络，亦可烧炭用。

独活苦、甘、辛，温

入太阴肺、脾、少阴心、肾、足厥阴、阳明肝、胃凡六经。行气亦活血，祛风散寒除湿。治头项不能俯仰，腰膝不能屈伸。贼风百节攻痛者，非此不除。痧症用以流通气血，亦要品也。虚者忌。

龟板咸、辛，凉

入足少阴肾经。酥炙研末，专破痧中宿血，胜于灵脂，亦能利大肠。

黑砂糖甘，温

行瘀血，解痧毒，平滞痛。凡痧毒为血所凝结者，得之即安。或痧为洋烟所练结，放刮不出者，用此拌山楂肉五钱，服之其痛即减，亦可放刮得生也。凡痧忌白糖，以其腻守不行也，惟黑砂糖粒粗色黑不粘，故用之。本车伟人书宁波有卖此糖，切勿用近地红糖宜嘱。

陈香团苦、甘、辛、酸，平。陈者良

入太阴肺、脾、阳明胃、大肠。去肠胃中恶浊之气，消食下气，快膈化痰，散肺气之膹郁，除酒客之口臭，定喘逆，平呕哕。解痧毒为酒所助增剧者。

猪苓甘、苦、淡，平

入足太阳膀胱、少阴肾经。能渗肌表之湿，又能利小肠之水。故痧症头面肿青以消，湿热阻满者可除，乃转旋气化之材也。

乌药苦、辛，温。酒炒

入足阳明胃、少阴肾经。善行周身之气，性甚温，利痧为寒气凝郁阻滞者，服此则无处不至。夏月热痧勿妄用。

西牛黄苦、辛，寒，香

入手少阴心、足厥阴肝。驱风痰，开心窍，清热解毒，除痰火迷心，神志不安。凡痧毒攻心，不省人事，热邪内炽，汗闭不出，甚至有作狂者，用以降毒清心，热随汗解矣。不可多服。

麝香辛、苦、甘，温，香散走

入手少阴心、足太阴脾。兼行十五经，开窍散痧，通达表里，使毒邪自内出外。无论皮肉筋骨诸窍，为寒火食痰气血所闭，致痧毒滞不通者，用此立开。故痧症吸食诸丸散中皆用之。以当门子为尤良。

蟾酥辛、温，麻，有毒。酒化

能烂人肌，善开窍，发汗。外科方惟治疔毒，或服二三厘，取其以毒攻毒也。痧毒闭结不通者亦同，

麝香作丸散，服少许即通。

梅花冰片 辛，温，香散。一名龙脑香

入心、肺、脾经。遍走十五经诸络，通九窍，如油入面，无所不到。能散郁火，除风湿，化痰消滞，去瘀止疼，杀虫逐鬼。凡邪毒伏结于骨髓中者，用此引之出外，如神。虚人大忌。

上选八十三种，专为痧证治疗，余药不载。

痧证汤方

消风清痧饮 治痧因冒风者。

荆芥 防风 陈皮 金银花 泽泻各八分 蝉蜕五分 红花三分

水煎，稍冷服。

加减法：如前症头面肿加薄荷；腹胀加厚朴；四肢肿加威灵仙，倍金银花；小腹痛加青皮；寒热加独活；内火盛加连翘；吐血因寒加砂仁，若因热加童便；痰多加杏仁、僵蚕；咽痛加山豆根、薄荷；心胃痛加香附、延胡索；胸腹胀满加二蚕沙、枳壳；赤白痢加槟榔；口渴加葛根；面黑血瘀也加茜草、桃仁；面红血热也加童便。此大略也，当更察兼症与后数方参酌互用。

寒痧散表汤 治外感寒邪发痧，外见寒症者。

荆芥 防风 独活 陈皮各一钱 香附 砂仁各三分 银花 红花各五分

水煎，稍温服。重者加细辛三分。

暑痧薷蒿汤 治因暑成痧。

香薷 青蒿 薄荷 泽泻 木通各七分 连翘 银花各八分

渴加花粉。

水煎，将冷服方不吐。

涤秽消痧汤 治触冒秽浊不正之气发痧，致胸膈痞满、痰滞气逆等症。

瓜蒌 牛蒡子 僵蚕各一钱 薄荷 泽泻各五分 陈皮 银花

水煎，冷服。

或酌加二蚕沙、香附、郁金、青蒿、砂仁之类各数分。

降火清痧汤 治邪火发痧，热气上升。

连翘 山栀 薄荷 木通 银花 香附 二蚕沙 泽泻 青蒿各一钱

水煎，稍冷服。

顺气逐痧汤 治痧因于气郁者，从阳分治之

香附炒 枳壳 荆芥 陈皮 薄荷 延胡 红花 郁金各

八分 前胡四分

水煎，稍冷服。

按：痧症因气郁者居多，此方主之。如夹食加莱菔子炒；痰加白芥子；暑加青蒿；腹痛加延胡；气壅加乌药；血壅加桃仁、银花；烦热加山栀；咳逆加杏仁、桑白皮；呕吐加竹茹姜汁炒；头痛加菊花；大便闭加大黄、枳壳、枳实；小便闭加金沙、车前子；放痧不出血加细辛，倍荆芥。

痧痛活络煎 治痧症胀痛因于血瘀血滞者，妇人经前产后及痧痛日久者常患此。

桃仁 红花 银花 五灵脂醋炒 山楂 香附 泽兰各一钱 木通五分

水煎，微温服。

痧胀破滞煎 治痧症胀痛为食所阻者准此。

厚朴姜汁炒 槟榔 山楂 麦芽各八分 香附 荆芥 薄荷 泽泻各五分

水煎，稍冷服。

如头汗加枳实、大黄；胸胀加枳壳、郁金；腹痛加降香。

三因导滞汤 治痧因食积与气血交阻为病。

莱菔子炒 槟榔 山楂 香附 银花各一钱 红花八分 陈皮 桃仁各五分

水煎，稍冷服。

翘丁金贝煎 治痧毒侵入肌肉经络之间发为肿毒疔疮者，以此解毒清痧，其效如神。

连翘 紫花地丁 金银花 土贝母 大力子 川山甲炙 菊花 木通各二钱 青蒿一钱

加胡桃仁一枚，水煎，温服。

如毒在背加皂刺；在面加白芷；在胸加瓜蒌、僵蚕；在手足加银花、桑枝、柳枝。

痧证丸散济急方

宝花散 治一切痧证仙方。

真川郁金二钱 荆芥穗四钱 降香三钱 辽细辛八钱，土辛不效

共为细末。每服三钱，用清茶汁调服。

矾红丸 治一切痧气攻痛。

白明矾三钱 矾红一两

共研细，以浓米泔丸如芡实大。每服一丸，薄荷汤候冷调服。

仙传救苦丹 治痧气郁结胀痛气逆毒闭等证。

莱菔子生捣，引吐 枳实炒，各一两，攻下 郁金散滞 乌

药调气, 三钱 连翘清火毒, 六钱

共研。每服五分, 茶叶稍冷服。

泻红散 治痧毒为血阻郁结滞不散。

刺蒺藜炒 延胡 桃仁各一两 辽细辛四钱 降香 没药去油, 各三钱

共为末。每服五分, 茶清调, 稍冷服。

痧毒控痰散 治痧毒为痰涎壅滞等症。

银花 僵蚕 薄荷各一两 细辛 枳壳 瓜蒌去油, 各五钱

共为末。每服六分, 茶汁稍冷服。

温经辟痧丹 治痧症因过饮寒凉, 致痧毒阻遏结伏不出等症。

真川郁金 沉香 木香各一钱 乌药一钱 北细辛五钱

共研细末, 饭丸如芡仁。每服三四分, 砂仁汤稍冷服。

一方去细辛, 加檀香、五灵脂、莱菔子炒、砂仁。为末, 水法丸如梧桐子。每服五分, 温茶下。

清心牛黄丸 治痧毒为痰涎壅结, 喘促上气, 不省人事, 刮放不应等症。

丸制胆星 天竺黄三钱 明雄黄 飞净朱砂各五钱 麝香 京牛黄各三分

共研细, 浓米汤丸如小豆。每服二三丸, 灯心汤稍冷送下。

天中十香丸 治感触暑湿热秽污不正之气, 致痧毒犯胃入肠, 上吐下泻, 胸腹酸痛, 或憎寒壮热, 于冒时邪成痧者。

公丁香 木香广 茅术 沉香 明雄黄 飞朱砂 蟾酥各一两八钱 牛黄四钱 麝香二钱四分 大戟一两二钱

其十味为末, 丸如芥菜子大, 朱砂为衣。每服十粒, 温汤送下。重者两服必效。好善之家能于端午日午时修制, 其效如神。

紫金锭 治山岚瘴毒、海氛疠气、一切气凝血结胸胀腹疼。痧毒内结, 并服之立散。外涂疮毒疔肿、一切蛇咬蝎螫, 皆效。

红芽大戟一两五钱 山慈菇 川楞子各二两 千金子肉一两 明雄黄 飞朱砂 麝香各三钱

共七种, 研细, 米饮和匀, 入石臼中杵万下, 印定, 每锭重二钱, 朱砂为衣。临症用茶汁磨一锭, 冷服。治症甚多。

冰月散 治痧毒上冲, 咽喉紧急肿痛, 食不能入, 气不能出, 势在危困者。

天竺黄 煅人中白 月石各二钱 梅花冰 元明粉各一分

共研极细, 吹入。

红灵散 治一切痧症、胀痛呕泻等症。

飞辰砂一两 明雄黄一两半 梅冰 麝香各二钱 蟾酥三钱

共研末, 瓷瓶封固。临症茶调服一二分, 亦可吹鼻。今三江施药局往往用此救人, 保全无数。

卧龙丹 即行军散。治痧毒闭闷胀痛。

灯草灰五钱 荆芥穗 闹洋花各二钱 梅冰 牙皂各一钱 麝香三分

共研至无声, 吹鼻得嚏则愈。

塘西痧药 治寒热痧症奇效, 天下闻名。

锦纹大黄六两 麻黄 雄黄 朱砂各三钱六两 茅术三两 天麻三两六钱 蟾酥九钱, 酒化 甘草二两四钱 公丁香六钱 麝香三钱

上十味研极细, 以烧酒化开, 蟾酥为丸, 如芥子大, 朱砂为衣。每服十粒, 清茶稍冷送下。

霹雳散 即通关散。治痧毒闭结, 七窍不通, 经脉阻滞, 吐不出, 泻不出, 胀满绞闷, 及中风、中恶、中气、中暑、中毒, 一切昏仆不省人事者。用少许搐鼻, 有嚏则生。夏月宜随带身旁, 以济困苦, 功德不可量。穷乡僻处, 家家修备以应昏暮之求, 价廉而益人多也。

北细辛五钱 生半夏 皂荚八钱 鹅不食草 茅山术 灯心灰各二钱

共六味, 研细, 瓶收封固。临用以灯草一条蘸少许刺搐鼻孔中, 即得嚏矣。古法先令病人噙凉水一口, 然后以少许, 搐鼻可也。

痧后消疳散 治痧后余毒上冲, 牙疳臭腐。

煅人中白三钱 儿茶 花粉 蓬砂 青黛各一钱 黄连五分 梅冰片 珍珠各一分 薄荷 雨前茶各五分

上共研细, 封固。用时先以浓茶洗牙净, 以软帛拭干, 取此药日掺二三次即愈。

至宝丹

紫雪散 二药肆中可买用。

上治痧救急丸散, 计十七种。如有好善乐施者捐资修合, 广为施送, 令山野村庄穷民无告之家, 藉以救命回生, 其好生之德岂有限量哉!

痧症见闻录并序

世之所患在病多, 医之所患在法少, 此通论也。但病变虽多, 不出三因之外, 治法虽少, 都归四诊之中。惟痧症一门, 古书罕见, 治者亦无专科, 当其卒然发作, 悉由邪毒秽恶之气, 触冒而来, 暴逆反常, 病机叵测, 斯时加以四诊而望之则赤黑互形, 听之则雌雄迭变, 欲问症则昏厥者不能自言, 欲切脉则呕

痛者每多隐伏仓皇论治，皂白难分，投药偶差，去生已远，可勿慎思之明辨之乎？余尝考之残篇，询之故老，并数十年临症以来所目见耳闻者约举数条，附存于《痧症度针》之末。前车覆辙，后车鉴焉，或亦病家医家之一助欤。

张石顽云：一商，初客吴中，畅饮酣歌，席间忽呕恶，腹大痛。索生姜汤一瓯，饮未尽即烦躁死。

薛生白云：一朝士来金闾泊舟，河下觅混堂洗浴，甫入水目眩晕，呕哕，仆扶出，饮热茶二杯，腹大痛，不能立，急舁至舟中，汗出如雨，气已绝矣。

毗陵市医某，饭后忽寒热腹痛，自谓晨起感寒，煎姜汤一大碗，顿食之，即昏沉不省人事，至晚而殂，身面青晦矣。

《医通》载：一少年新娶，夜半腹痛，浑身皆麻瞀，妻令饮烧酒，尽半壶，痛更烈，头额皆胀，身发赤斑，喘逆几殆矣。邻有寺，适一游僧闻其状，劝服水芦根汁二三升，始得保全。

《玉衡》载：一皂班，性贪食。邻人宴客令作倍，时方酷暑，具衣冠坐，热极生痧，苦腹痛，忍之就席，大嚼酒肉过量，忽大叫一声，昏仆不省，众骇然不知何病。医皆不能救，继而尸，身指甲皆青黯，唇黑肿，至晚即臭秽不可近，始悟其食裹痧也。

一文学周某，由乡至扬作吊，归途腹痛，行坐不自支，语无伦次，六脉模糊，自疑本体过虚，良由辛劳致此，囊有人参二钱许，嚼服之，移时遂不能语，身如槁木，针之亦无血，夜半而殂。

大名镇一马卒，姚姓，夏月刈刍，得痧症，呕恶，腹胀痛，强饮高粱烧酒半斤，又食肉，痛更剧，吐泻不得出，待毙而已。有同伙者，欲救之，乃取新鲜马粪一大块，河井水各一碗盆中和匀，入黑沙糖约三两，入粗布袋内，绞取清汁先绞汁后入沙糖，冷灌之，须臾即活。后以此方治痧，无不奇效。今河北营中，皆呼马沙汤。

又，江夏黄子丹，卒患腹痛，鼻衄口燥，身发红斑，医用竹叶石膏汤，脉伏，神益昏，或与童便饮之，得稍瘥，医乃用葱白香豉浓煎，仍和童便，缓缓服之，得吐，遂汗出而愈。

刘户曹心亭，卒患呕痛，刺之无血，次日遍发赤斑服化斑汤色愈紫。一老医曰：此痧毒入血分，宜芫蔚一两浓煎，稍冷入生蜜少许，恣饮，诸症皆平，以其专能下恶血故也。更以生莱菔汁凉血散血尤妙。

道光末，京都三里河客店内中秋夜宴，次早暴死者三，循例官为验殓，尸皆青肿。胥役以服毒告，乃拘客店主逮狱，众无以辨，不数日里邻暴死颇多，尸亦肿，有酒家傭亦患腹痛，口噤，面青，躁烦欲死。适有南货客见之，曰：此木痧也。取囊中塘西痧药，令搐之，得嚏三五，牙关即开，并以冷水送服三分，大泻二次而愈。众以白官，店主乃得免。

唐笠山言：常熟翁天成，卒病寒热，头痛，恶寒，无汗。医用麻黄汤，咽大痛，音遂哑，周身斑点赤肿，延笠山至已溘逝矣。

石门一孩子，方五岁，感暑秽成痧，肌热口渴，胸痞神昏。幼医误认为麻疹浙人呼为瘄子，用桂柳、樱桃核浓煎服，次早咽喉急痛，语不出声，遂死。

山右番痧盛行。一广文停食感寒，患胸胀腹痛，间亦呕恶，神色昏惨。医以为时气痧毒也，大剂白虎汤倍石膏，阴寒入腹，逼阳外浮，反揭去衣被，烦渴躁扰而绝。

赤峰巡检陈乐之妇，夏月新产，腹痛寒热，时昏瞀。医以为虚寒血痧，用姜附丁蔻，一服病大剧。延余诊，六脉模糊，胀闷欲绝。《经》云：阳症见阴脉者，死。但脉证不符，恐是痧症。命刮之，黑斑缕缕，乃刺人中、印堂、少商等三十余针，便觉胸背俱宽，至夜病若失，更服破血药，三日愈。

蒙古萨总戎，暑月腹胀洞泄，痛如绞，坐卧不安，其兄疑为感寒，即用俗法之麦面二斤、高粱一斤同煮，顿食之，夜半大叫而死。

嘉庆庚辰，杭越多患痧，暴死者无数，药多不应。中秋又患吊脚痧，其症多吐泻，或吐泻不出，腹痛如绞，不及半日，即汗喘而死，沿街比户，触发甚多，乡里相戒弗入。诸治罕效，惟针刺人中、少商及委中等穴者立愈，重者刺二三回方效，内服痧药阴阳水，得生者十五六。若放血过迟，则血不出，或肉败如泥，皆不可救矣。痧重者刺舌底最妙，然亦宜谨慎。余乡一谢姓妇，病吊脚，吐泻交作，夜请邻翁刺之，误刺舌下大紫黑疱，大叫一声，流血不能止，天明即死。一邻人病吊脚痧，土医刺腿弯，误伤大筋，血如注，不能起立，调治三月余，一足竟跛，可勿慎乎！

奉化孙茂才，夏月忽患呕恶，腹中隐隐作痛，自念素体虚寒，服桂附地黄极宜，遂浓煎一大剂，服后胸腹胀痛不可忍，吐血数口，奄奄一息，至夜即死。

以上救急方法，皆愚数十年来询诸明哲，得之见闻，虽未能全备，然仓猝转筋，得此数法，或不至束手无策也。

痧症度针卷下终

校后记

清·胡凤昌（字云谷）编，孙谰（字海帆）校正。胡凤昌根据《痧症发微》，"哀多益寡，并举生平所目见耳闻得心应手者，汇成一书，额曰《度针》"，成书于清同治十二年（1873年）。认为"痧毒一证，传闻始于明季"，与丹毒、瘟毒、疠毒、岚瘴、海氛、瘟疫、霍乱瘔子、痧子、风寒、暑暍、直中相似，而实则不同也。张石顽《医通》载番痧、明季羊毛痧及《痧胀玉衡》所载之痧，与其所见痧证又多不符，故寻近时痧证之宝筏也而编书，尤其是尝师周宇宁之刺痧法。

全书2卷。上卷开篇首论痧之内涵，"因痧症血热者常发红赤斑，以油刮之，皆有赤黑细疹，故亦得以痧名之，"首次提出了比较接近于现代的痧证概念。并指出沙风、射工、沙毒非痧之范围，"李氏《纲目》载：滇广山涧中，沙风能蚀人肌，又名射工，朝涉者惮之。此沙毒之始，然非今之所谓痧也，痧字从沙，其义显然，大约天之疠气，地之恶气，郁结于沙碛之中，偶值六淫之偏胜，秽浊之熏蒸，触人口鼻，中人肌肤，辄令腠理闭遏，营卫不通，或由表而及里，或自胃而入肠"。

对痧证的病因，胡氏在以往的基础上增加瘀血一条，"凡因寒、因暑、因火、因食、因痰、因劳、因怒、因郁、因瘀血、因秽气此十者，皆痧之所由起"。

本书还首次提出了"痧毒"的概念，痧毒由表入里，则十二经脉无所不到，故亦可用表里阴阳急慢进行辨证，治法总以刮放为主，随其表里、经络见证而各加引药以治之。对于痧证的诊断，在观察唇舌、脉象、痧筋的基础上增加辨痧斑，归纳为"痧科四诊"。胡氏认为痧证可见痛、胀满、吐泻、昏晕等症，概括为"痧科四证"，并且论述了此四症的鉴别要点和治疗要点。如："惟痧症之痛，多见汗出脉伏，腹中如绞，按之更甚，且其痛必暴，有不可久耐之势。医不悟及痧毒，辄以食、痰、怒、火、虫、块诸痛疑之，必致增剧"；"痧不离胀，胀即为痧是也。气为毒所壅，则成痧胀，必于利气药中兼活其血，以血活则气行，血破则痧走，血败则痧散，而火亦因之而降，毒亦因之而消净也"；"不必治晕，惟刮放后清理痧气，痧毒清而昏晕自止"。强调"看痧宜分气分、血分"，治法大纲"总以毒在气分则用刮毒，入血分则用放，而用药开通亦分气血两门，为治毒消而诸证自解也"。且宜早下、急下，"刮放以泄经邪，攻下以通腑气，则二便通，胀痛止，痧毒清矣"。大便清通，乃可进食。

在刮痧法一节中提出了刮痧疗法的程度，使刮痧疗法的概念跟接近于现代，"刮之使红紫斑痕外达，则毒气不致内攻矣""皆以痧痕外达为止""现出红斑紫晕赤点""以见红紫斑赤黑点为度"，并首次提出了现代应用比较广泛的"提痧"手法。

在放痧法一节中提出"痧针"和"痧刀"的概念及制备方法，并提出少商为"治痧第一要穴"，"印堂、人中、少商、舌底"是必刺之处。

卷末附胡氏收集民间治痧单方若干，如吊脚痧初起用生姜汁灌加黄连、桂枝等，或用理中汤、建中汤、真武汤、吴茱萸汤、黄连汤等方出入加减。

下卷论述痧之忌口、忌药、忌食，详列痧证诸名状，在《痧症发微》15痧的基础上剔除了痧块，新增番痧、护心痧、绞肠痧、羊毛痧，共18痧，另载痧证药选87种，治痧汤方10首，治痧丸散15

首。胡氏还注出了部分痧证的别名，试图将异名同痧进行合并。如番沙即黑痧胀，故又名黑痧；闷痧即木痧；瘟痧亦名痧疫，又名温痧；疯痧，即痧疯；扑蛾痧，又名烂喉痧等。

　　虽然该书对痧证的论述没有超出以往痧书的框架，但是对以往理论进行了详细的归纳和总结，加入了不少个人观点和总结性文字，如"《痧胀玉衡》云：脉浮芤者肺之痧；散而芤者心之痧；弦长而动肝之痧，芤大而滑脾之痧。至六腑受痧，皆以脉分别论治。以余试之，殊未必然，不如以伏结为主，而以浮沉、迟数、涩滑辨之"。

　　本书在痧的内涵、疾病范围、刮痧手法和程度和刺痧穴位等方面提出比较新颖的看法，比较接近于现代。在痧之诊断、症状表现、治法用药等方面做了比较好的归纳和总结，可以说本书是继《痧胀玉衡》《痧症全书》之后又一本痧证代表性著作。现存清同治十二年照宝墨斋本、清光绪十九年（1893年）石印本等刊本。

　　本次校点以清同治十二年癸酉（1873年）浙江赵宝墨斋刻本为底本。

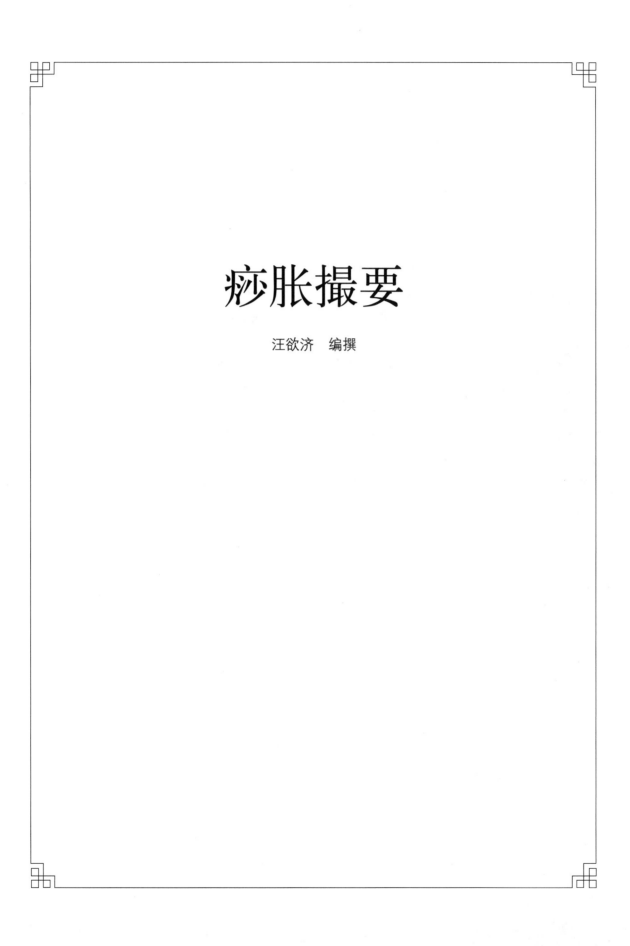

痧胀撮要

汪欲济　编撰

痧胀撮要一卷

　　《痧胀撮要》一卷，伯兄欲济先生所辑。兄幼喜浏览群籍，究心岐黄，尝于趋庭之暇，闻诸先大夫曰。王父太守公官粤西时，郡县遭兵灾，时疫盛行，王父于军书旁午之际，出所学以拯人者不可胜数。兄益信医之为用甚大。吾家珊渔从祖少寅，从父先后以医鸣于时。兄侍几席获闻绪余，于是发箧陈书，将王父所遗者悉心探讨。初未尝出以问世也，既而筮仕鄂省，于役浔阳，知交僚友之患病者，每试辄效。辛亥国变，兄澹于仕进，游燕四载。徇同乡故旧之请，悬壶津沽，凡疑难危急之症，罔不应手。甲寅仲冬，武以痰阻胸膈得辟谷症两阅月，兄走京师视之，先服温通，继以微温微凉之剂，后以益气消痰诸丸治之而廖。中表王屏华学部中风逾月，奄奄待毙，兄以散风开中，既以气血为主，兼投滋润丸散，得以向愈而归。乃知兄之专心数十年，得力于王父书者，实匪浅鲜。乙卯之夏，天津痧胀流行，医家迫不及救，兄甚悯之，为之载稽往藉，分析致病之原，曰风毒，曰温痰，曰食积，曰暑热，曰血壅气塞，以药味病状编成歌诀，附以妇婴诸原方，并注十二经针灸之法，名曰《痧胀撮要》。东吴曹君直同年见之，而喜为之校正，谋付剞劂。嗟乎！士君子生丁末造，遭逢世变，怀才不遇，未偿博济宏愿，退而遁迹于医，以行其道。古之人又行之者，李东垣是也。兄身丁鼎革，遭遇与东垣同。东垣尝谓乱世多热症，武每谓伤心人别有怀抱。今津沽痧胀证以东垣之言其信然欤。武不知医，披诵斯篇，乃知抉痧胀之原，探养吾之精义，言简意赅，大有功于斯世。养吾有知，当喜悟道之有人，即王父在天之灵亦幸家学赖以不坠也。虽然伯兄之志即东垣之志也，岂徒继述而已哉。

岁在丙辰七夕同产弟会武志于燕京上斜街寓卢

题 词

汉阳周贞亮子干

上医乃医国医人之常况，脱肘后印而悬肘后方。汪子擅鸿术秘笈探青囊，朝饮玉液水，夕餐红霞浆酝，兹百草精一剂名清凉。昔医疾痿痹，今医疾癫狂，岂但解医人医国当云良。此术古未有，无乃君长桑。南风起天末，氛浸正飞扬闻道，兵所指满目成痍疮，壶中有灵药，腔中有热肠，安得借君手一起群膏肓。

珠申延鸿远臣

搜秘偏从海外方，千年宝笈失青囊，流行时疫寻常事，磔鼠传闻最渺茫。

狂瞀沉酣浊世深，可怜无病自呻吟，一针血与三年艾，已了先生济众心。

武进赵椿年剑秋

火热悲斯世，心危始著书，张王应却步，卢扁此权兴。术已侔良相，人犹号隐居，不龟吾未学，只欲老耕锄。

湘潭阳昭俊潜盦

闭户研寻肘后方，耻将灵药献君王，秋风燕市苏耽宅，几度来闻橘井香。

太仓杨宝森玉书

风淫暑湿酿沉疴，妙手能回说缓和，绝学而今谁究习，针砭古术已无多。

脏腑先教洗濯清，笼中药物备宜精，活人功自同良相，可惜疮痍苦战争。

仕隐归来静闭门，青囊一卷养生论，凭谁医国推神技，尽抉膏肓固本根。

燕市重逢话劫尘，羡君三折更通神，孤寒八百齐蒙福，橘井流甘著手春。

吴县杨赓元梁父

深情潭水说汪伦，一卷奇书仙佛身，花市斜街问岁月，囊中别有太和春。

归田漫作陶彭泽，市隐聊为韩伯休，此是龙威新宝笈，香风橘井满园秋。

太仓陆长佑孟孚

灵枢素问溯炎黄，贯学如君古未尝，宦退一身成市隐，禅参三指悟空王。三指禅，医书名。

青囊泄秘神乎技，白袷耽吟老更狂，欲为苍生工说法，不徒草木辨温凉。

留的沧桑百劫身，骄人自古未嫌贫，伤时诗有呕心句，医国天成著手春。

不泥师传成法化，肯离王道别途遵，他年采药深山去，争羡逍遥世外民。

太仓陆增炜彤士

养吾医术此薪传，韶语如披急就篇，灵药由来能继命，长生何事学神仙。秘要精明比外台，北方医士陋衔推北方市医谓之衔推，见放翁老学庵笔记，热中谁清清凉散，心死人生最可哀。

欲仿龙门传扁仓，奇书一卷著青囊，自惭典籍罗今古，祖德难稽集验方远祖宣公谪忠州日，著有今古集验方五十篇示乡人。落笔如飞论细辛，回春妙手羡高淳高淳王君麓铭癸巳得解元后，到娄谒房师吴粤生，先生一日饮于余家，适汪谱薰夫人患痧危甚，王君素精医，因延往治，处方用细辛三钱，病家不敢服，君即席援笔论细辛之不能不多用，累数百言遂服而愈。王君又尝于坊，如表兄所藏《验方新篇》上大书某方治痧最灵，余不复忆，今王君没已五年矣，安得以此书质之，超超元箸流传少，为读君书忆故人。

吴县王季烈君九

中原龙战血元黄，疾苦频年已备尝，击楫江流空念祖，移家辽海且随王，桃园喜遇同心侣，药石能医举国狂，最是别来相忆处，清谈共坐北窗凉同居津沽四载，客岁分离。知君卢扁是前身，家有奇书不患贫，橘井泉甘能祛疬，杏林花满正逢春，邵因肘后方难尽，为制指南路易遵，良相良医功业等，惟期衽席纳斯民。

太仓吴廷祁侣伊

不堪龙战值元黄，世味酸辛况备尝，骚客诗情如孟贾，儒生医学见钟王，热心救济谁能喻，触目疮痍病若狂，劫后相逢何所赠，饮和一服觅清凉。

抽簪汉上乞闲身，但得工诗不计贫，医国也留千载业，游仙曾著六桥春，经传甲乙针砭度，派别东西典籍遵，一纸洛阳标治本，斯人矩获见先民。

时大清康熙十四年岁次乙卯灯月樵李郭志邃右陶氏自序于裕贤堂

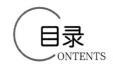

痧胀撮要条例

是篇撮痧胀之大要，其发生者不外风寒暑湿痰积六种，以致气滞血壅，遂成种种之险象，重要者由篇中提出故名撮要，至各项痧名省笔纪载。

妇女患痧与男子同，所不同者，行经与胎前产后，另立原方于后，不详歌诀婴孩同。

痧胀药味忌补、忌甜、忌热汤，篇中药味切需注意，然病情变幻莫测，神而明之存乎其人。

针灸各穴，凡于每穴之下未曾添注者，或针或灸均由医家相机施治。

辨痧之法，以黄豆两粒试嚼，味甜者是痧，生青气者非痧。或用生芋芳嚼亦可，麻辣非痧，不麻辣者是也。更验腹背有无青紫筋，有者重痧发现之候。

痧证脉象，有一部伏者、有两部伏者、一手伏者重，两手俱伏者凶。

痧证之脉与寻常各症异，脉症不符便需察视痧筋，按穴针灸。痧气一退然后按脉定药。

不治之症，胸前高突形如拳石者死，角弓反张者死，腰肾一片痛者死，昏迷不省放痧无血者死，有血而不应药者仍死，鼻如烟煤者死，舌卷卵缩者死，环口熏黑者死，头汗如珠喘息不休者死。

痧胀撮要歌

散痧第一散风毒，防风荆芥细辛独独为独活，调气陈砂乌药宜为陈皮、砂仁，更需香附与川朴行气以导湿，如云食积加山楂，菔子槟榔并神曲，血壅桃仁佐红花，丹参茜草归翘续归身、连翘、续断，解毒金银花地丁谓紫花地丁，又有童便必需服。消痰贝母瓜蒌霜，或入胆星同天竺，和血蒺藜荆芥炭，青陈薄荷连赤芍青陈谓青皮、陈皮。暑热香茹继紫苏，木通栀子江枳壳，纵或厥逆辨阴阳，先看冷热两手足，冷者藿附枳薄荷藿香、香附、枳壳，连翘山楂延胡索，热者气郁用青陈，芎防荆枳并香藿防风、川芎、荆芥、藿香。亦有奇痧往上冲，唇干鼻燥赤眼目，栀子茜草牛膝翘，决明赤芍金石斛，甚则生翳不见光，谷精生地羚羊角，木贼大黄望月砂，黄连甘草杭甘菊。更有肿痛在咽喉，痰声如锯喘急促，郁金乌药重细辛重用细辛，三香自是绛沉木绛香、沉香、木香，更投寄奴刺蒺藜，茜红丹赤乌莱菔茜草、红花、丹皮、赤芍、乌药、菔子。最难兼症伏伤寒伤寒总名词也，寒热头

痛三阴伏宜先清痧后治伤寒，姜附误投立见凶如附子理中汤之类，驱除痧毒宜先觉香附、红花、桃仁、大黄、贝母、山楂、赤芍、五灵脂、青皮各等分。痧症总由杂症来，脉象离奇多反复，凭筋青紫定方针，投以药石分清浊。症脉细推十二经，病虽复杂不为恶，年来闻见总伤神，莫起沉疴误投药。我今撮要养吾书，痧胀庶几有把握。

十二经病症引药附针砭各穴

咳嗽声哑，气逆发呛，其脉起大指端引葱白、桔梗、白芷，灸天突任、肺俞督兼膀胱、合谷大肠，如鼻衄兼颅会、上星任。

半身胀痛，俯仰俱难，右足不能屈伸，其脉起于手食指木瓜、青皮，刺委中出血膀胱、行间刺肝、中脘灸任、气海灸，任。

如便血下脓痢，长强针督、中脘灸任、气海灸任、命门(灸督)

腹胀板痛，四肢无力，泄泻不止，其脉起足大指酒白芍，百会督、脾俞膀胱、承满肠鸣者，胃、天枢胃、神阙虚寒腹痛者，以上俱灸。如兼呕吐，十指拘挛，灸足外踝骨上七壮。

目睛赤突，唇干鼻燥，腹中绞痛，其脉起足大、次、中指外间葛根、川朴、白芷，

肝俞灸，膀胱、膈①俞灸，同上、外关刺，三焦、曲池刺出血，大肠、合谷刺，大肠

一法于背上第七节骨突上，按之极重觉痛者是穴。

或醒或寐，谵语一二，其脉起中指端丹皮、柴胡，期门无汗，肝、章门肝、日月俱刺，胆②。

胸腹热胀，揭衣去被，干燥无极，其脉起无名指川芎，大椎督、中脘任、外关三焦、风池督。

昏迷厥逆，或热或凉，不省人事，其脉起小手指内侧独活、细辛，百会督、水沟督、曲池大肠、少冲俱刺，心、气海。

半身疼痛，麻木不仁，左足不能屈伸，其脉起小指羌活、肩俞任、腕骨小肠、曲池、少泽小肠、委中、足三里俱刺，胃、年未满三十禁。

心胸吊痛，身凉板重作胀，其脉起于大指丛毛间青皮、柴胡，上脘任、委中、大冲肝、大敦肝。如吐血，肺俞、心俞、肝俞、肾俞、脊骨以上皆督、外关三焦、

---

① 膈：原文为"膽"，据文意改为"膈"。

② 胆：原书为"膻"，疑为印刷错误，据文意改为"胆"。以下同

足三里。

如胁肋肿胀及其两耳，其脉起于足四指青、柴、芎，乳根胃、日月胆、阳陵泉胆。痛连腰肾，小腹胀硬，身凉，其脉起足小指独活、盐酒，肾俞膀胱、关元任、照海肾、复溜肾、气海任。

腰背疼痛及于风府，其脉起足大、中、小指足外侧藁本、黄柏、腰俞膀胱、委中。

杂症类

如咽喉肿痛，合谷大肠、少商肺、后溪俱刺，小肠。

耳病，翳风三焦、听宫小肠、肾俞俱灸。

牙疳，颊车胃、承浆任、廉泉俱刺，任。

齿痛，肩髃小肠、列缺肺、颊车针灸俱可，胃。

风烂眼，肝俞、胆俞、肾俞、腕骨俱灸，小肠。

头风正偏，百会督、上星督、神庭督、率谷胆、风门膀胱、列缺肺。如中痧头颠猝痛者不治。

小便不通，三焦俞膀胱、小肠俞同上、中极兼腹痛，任。

如不禁，气海任、关元任、阴陵泉脾。

大便闭结，章门肝、阴交任、气海任、足三里胃、照海刺，胃、太白刺，脾。

疝气，关元任、三阴交肝、脾、太溪寒，肾、大敦肝、隐白脾。一法于关元穴各开三寸灸三，肝。

木肾偏坠，在阴茎根各开三寸，针一寸半，灸二十七壮。

阳痿，命门、肾俞、气海。

阴挺，太冲肝、然谷肾、照海胃。

茎中痛，列缺肺、行间肝。

白浊，脾俞、小肠俞、章门、气海、关元、中极。

淋症，膈俞、肝俞、肾俞、脾俞、石门任、间使心包、三阴交脾、复溜肾、大敦肝。

遗泄，心俞、肾俞、命门、白环俞膀胱、中极任。

妇女痧证

倒经痧、行经痧 二种上行则鼻红、吐红，或肚腹肿胀，或痛或不痛，不能转侧，是暗痧症。若毒攻脏腑，不治。急放痧刺穴与男子同。药投桃仁、红花、山楂、独活、细辛、香附、青皮。

胎前痧 孕妇犯痧最易伤胎，误用白术、当归、茯苓之类以安胎，为痧症所忌，若用破气破血又为胎孕所忌，养吾先生斟酌活血解毒之剂，尤当先刺痧筋可保无恙。服药益母草、桑寄生、香附、砂仁、荆芥、细辛、神曲。

产后痧 产后用药以温暖为宜，痧证则偏于清凉，似属相反，然制治之方不可执一。养吾先生用微温轻清之味，使两无妨碍则病可去矣刺法与男子同。

服药独活、细辛、丹参、柴胡、牛膝、乌药、山楂、金银花、益母草、金石斛。

小儿痧证

夹惊痧 痰涎壅塞，气息不语，手足抽掣，眼目上翻，肚腹胀满，速视痧筋放血，先令痧退，然后治惊为妥。

服药天竺黄、陈胆星各三钱、雄黄、朱砂各五分、麝香、牛膝各三分、甘草，汤泛丸，栀子大，每服三四丸。

慢急惊风 百会五七壮、总会、上星、水沟、尺泽、合谷、太冲。

初生小儿脐风撮口 承浆、然谷。

一法：脐风若成必有青筋一道，自下上行至腹生两岔，即灸青筋之头三壮。若见两岔，即灸两处筋头各三壮，十得五六者生，否则上行攻心必死。

以上针灸诸症因痧兼发者，原本只载百会、廉泉、曲池、委中及手足十井各穴，今详攻宋元明诸大家各集，苟能挽回险要诸病者，悉皆增入冀患重症者，作万一之想耳。

校后记

1918年，汪欲济编《痧胀撮要》，全书不分卷。"痧胀撮要条列"总结归纳痧证病因、药食宜忌、辨痧法、痧脉要诀、痧胀凶证，将痧证用药大法和药性便览编成"痧胀撮要歌"，撮要养吾书十二经病症引药；"杂症类"节列咽喉肿痛、耳病、牙疳、齿痛、疝气、阳痿、小便不适等21种病症的针刺、艾灸之法，并指出"以上针灸诸症因痧兼发者，原本只载百会、廉泉、曲池、委中及手足十井各穴，今详考宋元明诸大家各集，能够挽回险要诸病者悉皆增入"。本书虽冠以"痧"名，亦实为一本介绍临床常见各种病症采用刮痧、针刺、艾灸等法治疗的选经取穴之书。

本次校点以1918年太仓汪氏铅印本为底本。

治痧全编

清·高杲　编辑

序

　　人身五脏六腑，四肢百骸，非气不生，非血不行。故营卫调而经络顺，阴阳错而疾病生。错者何？春夏之交，阳燠阴湿，二气相搏，寒热交攻，阴阳错矣。此痧症所由起也，有先中阳燠之邪，后中阴湿之邪；有先中阴湿之邪，后中阳燠之邪。此皆感天地乖戾之气，复益以臭秽恶毒，所以发也。壅阻经络，胀塞肠胃，筋缩吊痛，直刺心腹。正气悉成邪气，营血皆化恶血。半邪半正而毒在气分者，势犹稍缓；痧发纯邪而毒伤血分者，命悬顷刻。余谓斯症，膏粱子弟异于力役经商。膏粱深处广厦，力役之人胼胝烈日之中，经商贸易，道路崎岖，水浆不洁，酒炙多腥，起居饮食固已乖度，一触痧秽，宜其发也，愈暴。夫寒暑失序，疫疠荐臻。比年来，痧症复炽，死者枕籍。第前贤不详症状，粗工又不知治法，杀人如麻，是可慨叹。余自蹭蹬秋闱，留心轩歧，学二十年来，未敢自信。今年秋，得乡先辈手抄珍藏郭右陶先生所著《痧症要略》一卷，徂来朱蓼庄先生参订，缄縢扃镭，几二百年不至终湮，蠹简盖有数存焉。反复审阅，论精详而法简易，按证施治，捷如应响，洵度世津梁也。余复于《时行痧疫经验良方》详论证候，补其未备，录为全帙，并具《铜人痧穴图》于后。俾仓卒得所藉，手颜之曰"治痧全编"。庶几治是症者，蓬心揭而迷径指矣。于戏此真轩岐来未有之书，急付梓人以济天札，并述其缘起，以弁诸简端。

道光元年仲秋望日馀姚价船高杲书于慈馀堂之南轩

288

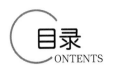
治痧全编　卷上

治痧全编　卷下

治痧全编　卷上

檇李郭右陶先生要略
姚江高　杲亭午增著
慈溪陈启怀清远纂辑

分表里治法

痧之初起，必由外感凑于肌表。人不自觉，渐入半表半里，以致胸中作闷，或呕或吐，兀兀不安，此可以刮痧而愈，不愈，用荆芥防风汤之类解之。由半表半里，不知早治则入于里，欲吐不吐，欲泻不泻，而腹痛生焉。至痧毒上升则心胸大痛，痧毒下郁则盘肠吊痛，此可以放之而愈，用陈皮厚朴汤之类清之。若入里失治，则痧气壅阻，恶毒直攻心膂，立时发晕，此时气血不行，刮放不出，邪气深入，危在旦夕，脉亦莫辨。惟当用宝花散、矾红丸之类降之，令其苏醒。俟其气血流动再行刮放，迟则不救。此痧分表里之治也。

分经络治法

痧感太阳，则头痛发热；感少阳，则耳旁微肿，寒热往来，或耳聋；感阳明，则面目如火，但热不寒；入太阴，则腹痛作胀，或身重；入厥阴，则小腹痛，或胸胁痛，不能转侧；入少阴，则腰痛，或恶寒蜷卧；入肺经，则咳嗽痰喘，微热，甚则鼻衄；入心经，则心痛或心胀，头额冷汗如珠，而身热或凉；入小肠经，则小便癃闭，甚则溺血，或身热；入大肠经，则下痢脓血，或呕吐身热；入三焦经则升降不常，上则口渴，下则便闭。此痧之感于手足三阴三阳而见症者，然脉症必不相应。故知痧气之为病也，身凉而内热者，宜清其里热，而在表者，宜透其肌，刮放在所，必施引经，当知分别。

论痧之所由发

凡痧症先吐泻而心腹绞痛者，由秽气发痧者多；先心腹绞痛而吐泻者，由暑气发痧者多；心腹窒闭，气不能舒，或痰涎胶结，或懊恼不宁，由吸热发痧者多；遍身肿胀疼痛难忍，四肢不举，舌强难言，由外寒郁内热发痧者多。更有夹食、夹痰、夹血、夹气，随症变见，各宜体察。

痧症治要

痧症初发之时，内无食积瘀滞，只有痧气壅闭者，药宜冷服，但夹食积而无血瘀者，稍冷服，兼血瘀者，微温服。痧入于气分而毒壅者，宜刮痧；入于血分而毒壅者，宜放。痛而绞动者，痧毒壅阻于气分而有食积也；痛而不移者，痧毒壅阻于血分而有瘀滞也。发于头面上部者，痧之毒气上冲也；发于手足下部者，痧之毒气下注也。有上吐下泻者，痧之暴气冲激也；有烦闷胀满者，痧之恶气闭塞也；有恶寒发热者，痧气遏于肌表；有胸膈偏痛者，痧毒滞于经络；有为肿为胀者，外兼风寒，内夹食积，而表里受病者也；有吐血、溺血、便血者，痧毒泛滥而忧其溃败者也；有咳嗽喘急者，痧毒壅于气分而致痰逆也；有立时闷倒者，痧毒壅于血分而致攻心也；有手足软而不能运动者，痧入于血分而毒注四肢也；有腰腿痛而不能转侧者，痧阻于血分而瘀滞经络也。甚有结为痧块疼痛者，毒血凝结而内伤脏腑也；有变成肿毒溃烂者，毒血抑遏而外腐肌肉也。临症者，当随病兼治，而不可以一端泥也。

用药大法

痧气用药之法，必须因病制宜，用荆芥、防风之类者，从表而散也；用陈皮、青皮之类者，从中而治也；用枳实、大黄之类者，从大便而下也；用木通、泽泻之类者，从小便而行也；山楂、莱菔之类，所以治其食之阻；槟榔、蓬术之类，所以驱其积之滞；香附、砂仁之类，所以开其气之闭；红花、金银花之类，所以活其血之凝。此治症用药之大法也，神而明之，存乎其人。

因症分经

头项腰脊连风府上巅顶，胀痛难忍者，足太阳膀胱经之痧也；胁肋肿胀，痛连两耳，足少阳胆经之痧也；两目红肿如桃，唇干鼻燥，胸中闷痛者，足阳明胃经之痧也；胸胁吊痛连两肋，作肿作胀，身难转侧，足厥阴肝经之痧也；腹胀板痛，泄泻不已，四肢无力，足太阴脾经之痧也；痛入腰肾，小腹胀硬，足少阴肾经之痧也；咳嗽声哑，气逆发疮，手太阴肺经之痧也；半身疼痛，麻木不仁，左足不能屈伸者，手太阳小肠之痧也；半身胀痛，俯仰俱废，右足不能屈伸者，手阳明大肠经之痧也；病势沉沉，昏迷不醒，或狂言谵语，不省人事，手少阴心经之痧也；或醒或寐，或独语一二句，默默昏睡，叫之则应，手厥阴心包络之痧也；胸腹热胀，干燥无比，不能安枕，手少阳三焦经之痧也。

治痧三法

气分有痧必用刮，血分有痧必用放。盖痧在肌肤，或作胀作呕，或微晕，或微恶寒，不知饿。因感之微甚，而症亦有微甚之分。此痧气在表而先入于气分者，刮之则毒不致内攻，但有风寒暑热之异感，食积痰气之异伤，所当因症而兼治者也。若痧入血分，或痛，或泻，或懊恼不宁，或发热，或两胁胀痛，此痧气入里而传于血分者，放之则毒气得以外泄，亦有风寒暑热之宜分，食积痰气之宜辨，所当随病而兼治者也。痧气入深则滞于肠胃、脏腑、经络之内，必须内用汤丸以消散而驱除之，外兼刮放以疏通而透泄之，则毒气不使其炽，而病亦不虞其变矣。

痧兼杂症治法

痧症与杂症相兼而发者，当先治痧气，后理杂症。盖痧气急而杂症缓，况痧气不清而杂症亦不能除。惟胎前产后有痧当并治之。然胎前宜养血，痧症宜活血；产后宜温补，痧症宜凉解，必须斟酌，

不可轻投。即弱症人患痧，必于痧退七八分后，方可兼治本病，至痧气悉平，即当调补。举此，余可类推之。

百病变痧治法

有旧病绵延之人忽然变重，势甚危急者，须细察病中。或感暑热风寒时行不正之气，或触秽恶不洁之邪，乘虚而入，变为痧症。人所不知，医师不察，仍用本病药治之，未有不伤。其生者，当审脉症合与不合，先行刮放兼痧药治之，俟痧气已退，方可治其旧病。百病中多有之，不可不变通以疗人也。

刮放不尽之因

痧乃热毒，若一饮热汤，不特能助毒气上升，即痧筋亦隐而不见。或略见筋色，放之，血亦不流，刮亦不出，乃因热汤之为害也，当急饮凉水以解之，然后再放而血流，再刮而痧出。又有痧症发时，内为饮食积滞所阻，而刮放亦不能尽，当先消食积而后刮放。又有痧毒凝结，热毒血燥，血亦不流，当先清热活血而后刮放。又有痧气正发，忽动恼怒，肝气上逆，愈胀愈闷，当先用顺气之剂而后刮放。所以刮痧、放痧之法，一次不尽，不妨至再至三，以尽为度。

用药不效之故

凡治病用药，若得其宜，未有不效者。乃痧症有用药得宜而不效，何也？缘痧属热毒，宜凉不宜热，所以汤药入口，必须带冷，冷则下降，热则上升，故得宜之药而热服则不效矣。亦有不先行刮放以泄其毒，而药亦不效。又有刮放之后而药仍不应者，是刮放未尽故也。总当求之冷服，求之刮放而自效矣。

暴病怪病为痧

《经》曰：暴病多属火，怪病多为痰。此固确论也。今观痧症，暴病多属痧，怪病多属痧，亦非虚语。然当何以别之？火症脉必数，痰症脉必滑。如遇此暴怪之症，脉不见滑数而反见沉迟隐伏，所谓脉症不合，即痧症也。是痧之为暴为怪，更有甚于为痰为火者，可不辨乎？

慢痧轻重辨

有心中闷闷不已，欲食不食，行坐如常，别无痛苦，即饮温热，不见凶处，但渐渐憔悴，日甚一日，若不知治，便成大害，此痧之慢而轻者，放之可愈。有头痛发热，胸前作胀，似乎停食外感；有寒热往来，胸中恶烦，似乎三阳疟疾；有咳嗽烦闷，怯寒恶风，似乎伤风；有头面肿胀，面目如火，胸次不爽；有四肢红肿，身体沉重难以转侧，此痧之慢而重者，皆人所易忽者也。

放痧不出治法

痧症危急，莫善于先放其痧。然有放痧而血不流者，将何法以治之？须审其无食积痰血阻滞于中，即用宝花散冷服，或阴阳水、泥浆水、晚蚕沙汤，择而用之。服后俟其少醒，再为刮放。如有因血瘀而不出者，先用童便、红花、桃仁之类行之。有因食后即犯痧者，多用淡盐汤或矾水以吐其饮食。若食久而痧胀者，用莱菔、山楂、麦芽之属消之；夹积者，用槟榔、枳实、大黄之属下之。或痰血凝结，昏迷不醒，用菜油二两、麝香一钱调下，立醒。然后再为刮放，则痧自出而血自流。此放痧不出之治法也。

痧症用药不厌多

痧症每多兼发，如在气分，有兼痰、兼食、兼风寒者；在血分，有兼积、兼瘀、兼气恼者；有外感兼饮食者；有内伤兼外感者。用药亦须兼治，方能并清。故药味不厌多，但分数不宜重。若西北壮实之人，又当倍用之，庶无病重药轻之失。

痧胀下宜早

伤寒症食未化者，下之太早，反引邪入胃，而成结胸。若痧胀有新食者，固宜先取吐，以去其食。如所食既久，虽未尽化，下之无妨。盖痧郁于肌肉，壅于胸胃，盘结绞痛，冲激脏腑，不为速治，变幻莫测。须外用刮放以泄其毒于表，内用攻下以泄其毒于里，则胀痛可除，结滞可通，痧毒可解，无结胸之可虑也。但中病则止，不宜过剂致伤元气。

论数患痧

痧症人多不识，置而不讲，间有挑痧者，类非医士，不克详明。有云痧当放血，放即救人，有云痧不可放，放则屡发。斯言一出，误人不少。不知屡患痧症者，非放痧之故。由于患痧之人元气虚，胃气弱，所以易于感受。惟于病痧之时必除其根，清痧之后必固其本，使元气充足，胃气强旺，自无屡患之虞矣。

寒痧辨

痧症属热邪，然亦有寒者，非痧之有真寒也。因人以痧病为热，过用寒凉以致寒凝痧伏，变而为寒。故痧症无食积血痰阻滞者，方可竟用寒饮凉剂。若有所阻滞，任意寒凉，不知变通，痧毒反凝结而不散矣。见夫夏月行路之人，骤饮溪涧冷水而死者。因劳役之时，气必上升，血随气转，亦皆上壅，冷水一激，则凝而不能复下矣，轻则蓄血吐血，甚则随毙，职此故也。是寒痧之变，人实为之，非痧之有真寒也。间有寒症，必是外感风寒，药宜疏散理胃为主，若竟用温热之剂，无此法也。

痧筋当识

痧症轻者，脉固如常，重者脉必变异。若只据脉而不识痧筋，则因脉治常病则可，因脉治痧症则不可。盖痧症之脉，多不应病，当从症不从脉。故看脉症不合者，即当视其痧筋之有无，有则据痧用药，无则据脉用药。所以治痧者，当识痧筋。

刺痧筋法

看腿弯上下有细筋深青色，或紫色，或深红色，或浅红色，即是痧筋，刺之方有紫黑毒血。其腿上大筋不可刺，刺则令人心烦；腿两边硬筋不可刺，刺则令人筋吊。臂弯筋色亦如此看之。头顶百会穴惟取挑破，略见微血，以泄痧毒之气而已，不可直刺。其手足指尖，须离甲三分，不可太近，近则令人头晕，用针不过微微入肉一二分，不必深刺。

刮痧法

背脊、颈骨上下及胸前、胁肋、两肩臂，俱用汤碗口蘸菜油刮之，油内入盐少许。头、额、腿，用棉线或苎蘸油盐刮之。大小腹软肉处，用油盐以手擦之。

用针法

古人云：东南卑湿之地利用砭。今之刺血，亦砭之类也。然用磁锋，其意可思，乃挑痧者多用铁针，恐铁气入肉，痧毒难清。当以银针刺之，方为得法。

痧筋不同治法

痧筋有显见，有微见，有乍隐乍见，有隐而不见。显见者，毒入于血分者也；乍隐乍见者，毒入于气分者也；微见者，毒留于气分而为食所阻也；隐而不见者，毒结于血分而为积所滞也。入于气者，开之；入于血者，行之；阻于食者，消而降之；滞于积者，驱而破之。则无不见之痧筋，无不治之痧症矣。

痧脉诀

痧脉多沉伏，有似阴症者，言其概也。痧气多入肺，由鼻吸入者，言其始也。至十二经脉，亦须分辨，指下既明，用药有据。脉芤而浮者，肺痧；芤而散者，心痧；弦长而动者，肝痧；芤大而滑者，脾痧；沉细而动不匀者，肾痧。大肠之痧类于肺而长，小肠之痧类于心而细，胆之痧类于肝而数，胃之痧类于脾而紧，膀胱之痧类于肾而虚浮，三焦之痧脉多怪异，当分而治之。

痧脉外感内伤辨

伤风之痧脉多浮缓，伤寒之痧多沉迟，伤湿之痧多沉细，伤暑之痧多浮虚，伤热之痧多浮洪，夹食之痧多战动，夹痰之痧多沉滑，夹气之痧多沉弦，夹血之痧多芤涩，触秽之痧多变异不常。

论伏脉

《经》云：诸痛脉伏。言脉随痛减，痛定则起。《伤寒》有两手伏曰双伏，一手伏曰单伏。此正汗将发，一时脉伏，汗出则起。若时时脉伏而有汗者，痧脉也。痛缓而脉亦仍伏者，痧痛也。

痧脉决生死诀

初起脉微细者，生；实大急数者，重；洪大无伦者，凶。一部无者，轻；一手无者，重；两手无者，死。病久脉有力者，生；沉细无力者，凶。六脉无根，放痧服药不应者，不治；诸怪脉见，放痧服药不应者，不治。

验唇舌法

痧者，急症也。若一时昏迷不醒，口不能言，脉多隐伏，安危莫辨。宜先看其唇色，黑者死，紫者重，红者生，白者多气，黄者多食。再看其舌，黑者凶，黄者重，淡红者轻，深红者内热，淡红者痰气。盖色黑则热极而水竭；色黄则内热而有食；色淡红则热微，药不可太冷；色深红则热重，药不可香燥；色白则痰凝，药当清痰理气。又须分苔之有无、厚薄而治之。

痧症二便宜通

痧症有实而无虚。故痧症之急，毒气上壅，大便不通者，即宜放痧，用药以通之。小便不通者，即宜放痧，用药以分利之，使痧气下降，不致冲塞也。

痧症咽喉为急

痧犯咽喉，则痰涎胶腻，或痛，或喘，闭塞不通，岂可缓视？急用牛蒡、薄荷、僵蚕、山豆根、童便之类以清之，或兼用冰硼散吹之，再刺喉两旁以泄之。此急则治标之法也。

不治痧症

心中高起如馒头者，不治；背心一点痛者，不治；腰肾间一点痛者，不治；心中左右有一点痛者，不治；胁肋大痛者，不治；角弓反张者，不治；四肢肿痛者，难治；鼻管如烟煤者，死；舌卷囊缩者，死；环口黧黑者，死；额汗如珠，喘不休者，死；昏迷不醒，放痧不出，服药不应者，死；痧块大痛，口不绝声，服药不应者，死；四肢不收，两手脉伏者，死；肉如烂泥、针刺直入不知疼痛者，不治；元气素弱，误服药饵，日久痧老血定者，不治。临症者详之。

治痧全编卷上终

治痧全编　卷下

檇李郭右陶先生要略
姚江高　杲亭午增著
慈溪陈启怀清远纂辑

痧兼伤寒不同治

伤寒有外感三阴症，有直中三阳症，有传经热症，治之各有方法，一兼痧气则方法不同矣。或先受痧而感寒，或先受寒而感痧，或痧气暴发，热极而生寒战，甚至手足厥冷，似乎阴症。若先受痧而感寒者，谓之慢痧，可先散寒邪而兼治痧；若先受寒而感痧者，痧症为急，当先治痧而后治寒。《经》曰：先病为本，后病为标，标病急而本病缓，急则治其标也。若痧气暴发之症，紧痧也。即饮以凉水，施以刮放，治以痧药。倘见其寒战厥冷，用阴症之剂，则杀人甚于刀矣。

诸痛类痧辨

腹痛之症不一，有食、有气、有火、有寒、有虫、有积食者。中脘作痛，遇所伤之食即疼，其胸膈饱闷，有似于痧，然气口脉必有力，可辨。若因新食停滞，复感寒气，寒食相搏，隐隐作痛，其胸胁胀满，有似于痧，然必嘈杂不安，嗳气吞酸，气口脉见沉迟，可辨。气者，恼怒所伤，愤闷郁结不得舒畅，心胸隐痛，作止不长，其胸膈塞滞，呕逆恶心，吐不能出，疼不可按，有似于痧，然脉必两关沉弦，可辨。火者，胃火上逆，呕吐酸水，口渴欲饮，饮入即吐，虽似于痧，然手足温暖，六脉洪数，可辨。寒者，形寒饮冷，寒气内郁，或胃口隐痛，或下部作疼，必喜手按，遇热则减，脉必迟沉无力，但饮热则安，饮冷则甚，可辨。虫者，胃脘疼痛犹如刀触，痛极厥冷，搔爬不定，或吐清水，脉必无定，起伏不常，然痛定则安，别所无苦。积者，旧有宿积聚结肠胃，因触而发，痛多不移。逐一分辨，而痧痛之症自然迥别，不致混淆也。

诸晕类痧辨

晕有血、有气、有痰、有火、有暑、有湿，又有气虚、血虚、风中、寒中、暴怒、劳力而晕。然而血晕脉芤，气晕脉沉，痰晕脉滑，火晕脉数，暑晕脉虚，湿晕脉软，气虚脉微，血虚脉涩，风中者脉浮缓，寒中者脉沉紧，暴怒则左关弦大，劳力则右关浮洪，此晕脉之大略也。若脉与症不合，骤晕无因者，必痧气上冲而晕，或痧气内郁而晕，上冲者其晕甚，内郁者其晕微。再以刮痧验之，重则看痧筋别之，可以燎然无疑矣。

论痧胀

痧胀者，气之闭也，火之逆也。气为毒壅，火为毒升，故胸膈作胀，头目不清。治痧者，必先开其气，降其火，而后胀可消。若食阻痧气于上则吐之，食壅痧气于中则消之，食结痧气于下则导之。凡下窍闭者，多上吐，或吐痰涎，或吐血，或吐蛔，当导气于下；中窍闭者，多下泻，或溏泻，或泻水，或泻蛔，当行气于中；上窍闭而复升者，则作闷作胀，或头痛，或面肿，当用清凉调气之剂引而下之，疏而通之。至如气为毒壅，必兼伤血，行气中当活血；血为毒壅，气亦随之，行血中必利气。故治胀必治气，治气必治血。盖血活痧自行，血破痧自走，血败痧自散，而降火亦在其中，此治痧之要术也。

论疫痧腹痛不吐泻、腹痛吐泻症

腹痛不吐泻，即绞肠痧、干霍乱之类。腹痛吐泻，即霍乱、吐泻之类，此则加厉耳，皆有贪凉太过，恣啖生冷。一朝痧积乘之，郁遏脾胃中伏，热则身冷脉伏，而腹痛攻刺，两足坚硬，甚则吐泻转筋，阳明受伤，风木乘脾，宗筋不润而挛缩也。治此症者，如用清暑凉剂，则阴邪痧秽愈郁；如用消阴温剂，则腹中热邪益炽；或用痧药通气，虽不相背，亦不能发越阴邪，清降伏热。急用烧盐散，焦盐五钱，调阴阳水或童便，随灌随吐，随吐随灌。如不吐，鹅翎探之，吐则内外双解，身自热，脉自出，腹痛自止矣。少缓则邪气互闭，手足胸腹皆变青黑，立时致毙。未探吐之前，先用痧药搐鼻取嚏，刺委中及十指，并刮背撮筋以通经络之气。若搐之无嚏，是痧秽壅塞肺窍，刺之无血，是痧秽壅塞隧道，则又当先探吐，而后用取嚏等法。如兼转筋，急下床席地，用温水揉洗，自柔和矣。

论四季番痧

不问春夏秋冬，但感恶毒异气，或猝然腹痛、昏闷、足冷、面黑，或猝然腹痛、麻木、呕恶、神昏，此名番痧。《医通》载数人皆忽然腹痛，不半日而毙。治法：先用透关散吹鼻取嚏，将灯草点焠头额，并轻挑百会穴泄其邪，即用荞麦粉炒黄色，温汤调服一大瓯。荞麦能解肠胃浊秽，所以为治痧之专药。此与绞肠痧大同小异，故荞麦与盐汤探吐两方亦可以随症通用。所谓平淡之方，每获奇效。今《瘟疫条辨》一书，痧症备同热方者，以西北严寒之地，非时行痧疫之症，间亦宜之。如拘泥妄用，未有不杀人者也。

论痧斑

《治法汇》曰：脉伏心烦谓之欲斑，或心烦不安，身痛如束，或手冷耳聋，或咳，或呕，皆发斑之候。今痧症亦有发斑者，故俗名斑痧。盖感痧之人，若痧气入里，则为胀为痛，变见不一。若里气壮实者，毒气不能入内，仅郁于肌肉之间，郁久则热，热则发斑，欲出不出，而脉伏心烦、或咳、或呕之症作矣。用火照之，在皮里肉外隐隐如黍，须用药透发，使斑外见，而痧毒可散。或用灯草焠之，便觉胸膈宽爽，此痧之在表者也。其症多发于春夏之交，乃外寒郁内热而成。脉症与治法，《汇》之论颇同，故特表而出之。

论凝壅聚结治法

夫凝、壅、聚、结四者，皆血分痧毒之恶症，其间有轻重之分。凝者，初感之症；壅者，凝多而壅；聚者，所壅之血，或聚于左，或聚于右；结者，血滞一处。结为重，聚次之，壅又次之，凝为轻。治凝者，以红花、泽兰为主；治壅者，以延胡、桃仁为主；治聚者，以苏木、茜草为主；治结者，以五灵脂、降香为主。轻者用药不可重，重则恐伤血分；重者用药不可轻，轻则仅动毒邪，必须权其轻重，分其凝、壅、聚、结而施治焉。

痧类杂症辨

痧之为病，有似乎杂症，而实系痧症者。治之一差，则轻者重，而重者危矣，可不辨欤？痧症有发热恶寒类于伤寒者，有咳嗽多泪类于伤风者，有潮热往来者，有日晡而热者，有头汗者，有自汗者，有心烦者，有心痛者，有头晕如不足者，有胀闷如停食者，有昏沉嗜睡者，有烦躁不眠者，有闻声而惊，遇响而恐，若虚极之候者。此皆痧之慢者。有头面肿胀，一似大头瘟；有咽喉锁闷，一似急喉风；有一时昏倒，似中风、中暑；有喑哑迷乱，四肢强直，一似惊魂落魄；有若流火流痰，或上或下，忽左忽右，或肿或痛，游走不定；有若头风者；有若霍乱者；有变疟者；有变痢者。此皆痧之变者，察其脉症，必不相应。刮之则有痧，放之则血黑。若以杂症治之，必不效而尤甚矣。所当审之确，辨之明，而后可以无误也。

痧症不可误投药

有时汗出如油，不可误服酸敛固表之药；有时发热无汗，不可讹服升提温散之药；有时足冷过膝，不可错进桂、附大热之药；有时饮冷谵妄，不可错进芩、连大寒之药；有时上吐下泻，不可错进香燥、止涩之药；有时恶心呕哕，不可错进椒、姜辛辣之药。脉虚迟者，不可骤用温补；脉数实者，不可纯用苦寒。似气虚者，不可妄进参、芪；似血虚者，不可滥投归、芍。方剂稍差，害如反掌，慎之哉。

痧前禁忌

痧症最忌热汤、热酒、粥汤、米食。若不知禁，则轻者必重，重者必危，或结痧块，日后变出奇疾。凡服药、进饮，有温、凉、冷之法，不得任意，致药不效，而病者日增也。

痧后禁忌

痧症略松，胸中觉饿，若骤进米饮、热汤，痧气复发，立可变重。必须忍耐一两日，方可渐进饮食。如真觉大饥，势不能耐者，先煮挂面少许，温食之，然后再进米粥，庶免食复之虞。

治闷痧

痧毒冲心，忽然闷倒，此痧之急者，暑天多有之。必须放腿弯出血，用丸、散、童便治之。俟苏醒后，服透窍、解毒、顺气、活血之剂。

治落弓痧

病者一时昏迷不醒，痰声如锯，形如落弓之状，此暗痧内攻。诊视其脉，或微细而数，或动止不匀。先放痧，后进药，以清痰、降气、凉膈为主。若心胸胀极，头顶向后者，毒已入脏，死症也。

吊肠痧

吊肠痧，腹痛筋缩，俗名子午痧。此感恶毒异气，初起脉散牙紧，心撞气促，手足如冰，麻木冷吊，或呕恶吐泻，乃毒在血分，重则立时致毙。急用透关散揸入鼻孔，再姜汁冲服几分，并针放百会穴、十指甲、臂腿弯，庶保无虞。

治噤口痧

病不数日，默默不语，即语亦无声，此痧气壅塞肺窍，热痰上升，阻逆气管，闭结咽喉。宜先放痧毒，用陈香团一枚，煎汤冷服。俟微有声，再为审治。

治朱砂痧

心经痧之最危险者，猝然昏倒，呼之不应，扶之不起，放之而血不流，以火照之，前后心红点并发，状如朱砂。速取淡盐汤冷灌之，透关散揸之，即用银针挑碎，点内红筋一齐挑出，再按痧穴图逐一针放，连进正气汤，痧气自降。虽痛吊声哑，面青睛凸，亦能生者。

治扑蛾痧

痰涎涌盛，气急发喘，喉内作声，痛若喉蛾。但喉蛾之症，喉内肿胀，而喉痧之症，痛而不肿。又若喉风，但喉风之痛不移，喉痧之痛无定，以此辨之。治宜清痰降火，少佐风药，当以姜蚕、牛蒡为主。

治咳嗽痧

痧气每由呼吸而入，多先感肺经，邪留不散，而咳嗽之症生焉。但伤风之嗽，鼻流清涕，声重多痰；感痧之嗽，鼻干多呛，胸前气闷。不可纯用疏风发表之药，宜润肺宽膈，顺气散痧，兼刮肩背治之。

治呃逆痧

呃逆，俗名呃兜，亦名发呃。有寒，有热，有虚，有实，有因痰滞，有因血郁，有因食阻，有因气逆。有从中宫起者，名胃呃，轻；有自丹田起者，名肾呃，重。若概以丁香柿蒂散治之，谬矣。至痧症发呃，更有不同。此因暑热之气或秽气皆由口吸入，客于胃脘，食痰阻滞，抑郁不舒，热气上逆，因而发呃。当以清凉解痧之药降之、顺之，用青蒿、泽泻为主，使邪热之气由小便而出，再刮胸前，以泄在上之毒，则呃自止矣。

治盘肠痧

痧毒抑遏，盘转肠胃，似痛不痛，似胀不胀，内若筋吊，牵连懊恼，胶结肠胃，迷闷无极。当即放痧，去其毒血，内用救苦丹和矾水服。

治倒经痧

经行之际，适感痧气，致经阻逆行，肚腹肿胀，卧床不能转侧，心腹作痛，或鼻红，或吐血，此皆痧毒之气腾而上溢。须先刮放，用行血、顺气、清热之剂，加桃仁、红花、童便治之。若竟认为血症，则误矣。

治紫疱痧

痧毒郁遏，不内攻则外溃。毒伏阳明日久，有发为紫疱，或如圆眼大，或如蚕豆大，溃有紫血，内陷一坑。须于指尖、臂、腿弯放之，尽去毒血，用苏木、泽兰、金银花之类，少加牛黄治之。

治眼痛痧

有两目红肿如桃，甚则眼珠突出，必先觉胸中烦闷，而目疾因之。当先刺百会穴，再用清肝脾、活血、降气、消痧之药。

治痧疯

疯者，厉气所感，兼风、寒、湿、热之邪，留于肌肉、经络之间而成者。痧者，亦时行厉气，若留连郁遏于肌肉、经络，久而不散，变为恶症。状若大麻疯，眉发具脱，面目颓败，手足拳挛，谓之痧疯。当频放毒血，用银花汤煎服，可以渐愈。

治痧块

痧毒结①于气分，则成气痞；结于血分，则成血块；夹食痰，则成积块，皆能作痛，时作时止，日深一日。施治之法：在气分者，用沉香、砂仁为君；在血分者，用桃仁、红花为君；夹食积者，用莱菔、槟榔为君；或气血二分兼有毒邪者，兼而治之。

治时痧

风寒之邪，伏肌肉之内，至春而发；暑热之邪，滞肌肉之间，至秋而发。其见症皆恶寒发热，或腹痛，或不腹痛，气急发喘，胸腹饱闷，头面肿胀，似疟非疟，或变下痢脓血。轻者淹缠岁月，重者危急一时，老幼相传，谓之时痧。宜放痧、消积、活血、解毒，最后健脾养血，复其本元。

鬼箭痧

俗传鬼箭风之说，有针挑，火焠，油发、桃、艾叶擦之法，具不用药。识者分之，谓：鬼箭是风，神箭是寒，床箭是湿。痛而转动者，气与痰也；痛而不转痛者，血也。然其中多有夹痧者，故亦须挑放，以痧药治之，多有获痊者。

刺毛痧

病者壮热烦闷，遍身痛如刺毛所伤，乡俗相传，名刺毛痧。治以痧法，随手而效。

用药总论

痧病感四时不正之气，当驱邪为主，养正非所先也。当疏散，不宜大表；当下降，不宜升提；当凉解，不宜辛热；当清理，不宜涩滞；当消导，不宜补益；当开通，不宜收敛；当行气，不宜补气；当活血，不宜补血，佐以解毒，兼以清火化气以消其胀，行血以逐其邪，此用药之要也。

汤方

散痧汤 治痧因于风者。

防风 荆芥 陈皮 金银花各钱半 红花六分 蝉蜕 泽泻各八分

水煎，稍冷服。

头面肿加薄荷；腹胀加厚朴；手足肿加灵仙，倍金银花；内热加连翘；小腹痛加青皮；寒热加独活；吐不止，寒加砂仁，热加童便；痰多加杏仁、僵蚕；血滞倍红花；咽肿加薄荷、豆根；食积加山楂、麦芽；心胃痛加延胡、香附；赤白痢加槟榔；口渴加葛根；面黑，血瘀也，加茜草、桃仁；面红，血热也，加童便；胸腹胀加蚕沙、枳壳；触秽加薄荷、降香、砂仁。

正气汤 治痧因秽气者。

蚕沙 青蒿各一钱 郁金 陈皮 香附各八分 砂仁四分 薄荷五分

微冷服。

荆芥汤 治痧因气郁者。

荆芥 陈皮 香附 枳壳 薄荷 红花 延胡各一钱 郁金七分

稍冷服。

食滞加莱菔；痰多加白芥子；气壅加乌药；血壅加桃仁、银花；心烦热加山栀；伤暑加青蒿；咳嗽加杏仁、桑白皮；头痛加甘菊；大便不通加枳实、大黄；小便不通加木通、泽泻；放痧不出，倍荆芥，加细辛；腹痛加延胡。

清暑汤 治痧因于暑者。

香薷六分 青蒿 薄荷 泽泻 木通各一钱 连翘 金银花各钱半

冷服。

---

① 结：原文为"倍"，据文意改为"结"。

散表汤 治痧为寒邪外闭者。

防风 荆芥 独活 陈皮各钱半 细辛 香附 砂仁各五分 金银花一钱 红花六分

稍冷服。

四七汤 治痧因血滞而痛者。

桃仁 红花 金银花 五灵脂 香附 山楂各一钱 木通八分

微温服。

银花汤 治痧变为疯者。

金银花六钱 黄芩钱半 赤芍 红花 防风 荆芥各二钱 皂刺一钱 生地 苦参各四钱 淮牛膝三钱

微温服。

消积汤 治痧因积滞而痛者。

山楂 麦芽 槟榔 厚朴各半钱 荆芥一钱 香附 薄荷 泽泻各八分

稍冷服。

血瘀加桃仁；头汗加枳实、大黄；腹痛加降香；胸胀加枳壳、郁金。

三因汤 治痧因食积致气血阻滞者。

山楂 莱菔 槟榔 泽泻 金银花各钱半 香附一钱 红花八分 稍冷服。

清凉饮 治热痧痛常上升者。

薄荷 香附 蚕沙各一钱 连翘 山栀 青蒿 木通 泽泻各钱半 金银花二钱

稍冷服。

茱萸木瓜汤 治时气发痧、霍乱转筋之症。

木瓜二钱 吴茱萸一钱 苏叶十片 乌梅一个 甘草六分 小茴香炒八分 食盐一撮

稍冷服。

导痰汤 治痧气痰壅不降者。

僵蚕 瓜蒌 牛蒡各二钱 薄荷 泽泻各八分 微冷服。

解毒汤 治痧滞经络肌肉，发为肿毒疔疮者。

金银花三钱 土贝母 连翘各二钱 地丁 牛蒡 木通 青蒿各钱半 穿山甲八分 菊花一钱

加胡桃肉二枚，温服。

毒在背加皂刺；在面加白芷；在胸加瓜蒌、僵蚕；在手足倍金银花。

先痧汤 治痧气流行之时，预服两剂，可无传染。

砂仁 木香 藿香各一钱 青蒿脑 连翘二钱 冷服。

散方

宝花散 此治痧之仙剂。

郁金二钱 细辛一两 降香三钱 荆芥四钱

共为细末。每服三匙，清茶稍冷服。

救苦丹 治痧气郁结之药。

枳实 莱菔各一两 郁金二钱 乌药 连翘各八钱

共为细末。每服五分，清茶稍冷服。

透关散 治毒痧腹中绞痛、吐泻筋吊之症，并毒盛发朱砂、发大红斑者。

麝香当门子 法半夏 木香 藿香 桔梗 贯众 薄荷 白芷 防风 广皮 甘草各二钱 冰片三钱 牙皂 明雄黄各三钱 朱砂 细辛各二钱半 枯矾钱半

共为细末，贮瓷瓶内。每用三分，吹入鼻孔，再三分冷姜汁冲服，孕妇减半。

圆红散 治血郁不散之症。

没药去油 降香各三钱 细辛四钱 蒺藜 桃仁 延胡各一两

共研末。每服一钱，温汤服。

化毒丹 治痰气壅盛之症。

金银花 薄荷 僵蚕各一两 瓜蒌去油 细辛 枳壳各五钱

共研末。每服六分，清茶冷服。

郁金散 治过饮寒冷致痧毒遏伏。

沉香 木香 郁金各一钱 乌药三钱 降香二钱 细辛五钱

共为细末。每服三分，砂仁汤稍冷服。

冰硼散 治咽喉为痧毒所客，肿痛不消。

天竹黄 月石各二钱 朱砂二分 冰片一分 元明粉五分

共为极细末，吹之。

消疳散 治痧后牙疳。

人中白三钱 儿茶 花粉 月石 青黛 冰片 真珠各一钱 薄荷 黄连 雨前茶各五分

共研末，用浓茶拭净，掺之。

丸方

三香丸 治过服寒凉以致痞闷者。

木香 沉香 檀香各五钱 砂仁 莱菔子各八分 灵脂六钱

共研末。每服六分。

矾红丸 治一切痧气攻痛。

白矾三钱 凡红一两，即湖广所出红土

共研末，浓米饮丸，芡实大。每服一丸，薄荷汤凉服。

牛黄丸 治痧毒上壅，痰涎喘急，人事不省。

胆星 天竹黄各三钱 雄黄 朱砂各五分 牛黄 麝香各三钱

共为细末，浓米饮丸，桐子大。每服二丸，灯心汤冷服。

便用十方

治痧痛：阴阳水各半服、泥浆水、炒蒿麦汤、矾汤和锅煤服、蚕沙汤。

治痧胀：陈佛手汤凉服、陈香橼汤凉服、蚱蜢汤。

治痧吐：热童便。

治痧块：焦盐擦，无论胸腹、两足，俱可擦之。

备急四方

大蒜捣泥，涂两手足心。

炒盐堆脐上，艾火灸十余壮。

雄黄调井水，臂腿弯拍之，痧筋毕现，挑放毒血。

活雄鸡对破，覆心窝。

放痧十处 用针法在前

头顶心百会穴：直耳尖上顶中央。

印堂：眉心陷中。

两太阳穴：两目外眦五分陷中。

喉两旁：左人迎、右气口，结旁一寸动脉处。

舌下两旁：舌下两旁紫脉，左金津，右玉液。

两乳黑晕上边。

两手十指尖：少商，大指内侧边；商阳，食指内侧；中冲，中指顶中央；关冲，四指外侧；少冲，小指内侧；少泽，小指外侧。两手十二穴，俱去爪甲角韭叶许。

两臂弯：曲泽穴，臂弯纹头动脉处，左右同。

两足十指尖：俱去爪甲角韭叶许。

两腿弯：委中穴，曲瞅中央约纹中，左右同。

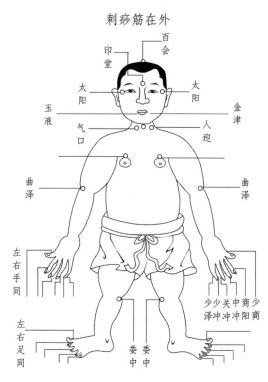

治痧全编图2-10-1

跋

　　岐黄之书，汗牛充栋，惟痧疫一症，前贤语焉不详，后人茫乎莫据，药饵稍误立致危殆，慎矣哉。爰考是症，起于明季癸未秋，燕京大作，急者巳发午毙，当时谓之巳午痧。越康熙癸未，流遍寰宇。乾隆壬午癸未，云贵大作。思州张道人制透关散活人，即世之传送者是。今则痧疫复炽，江浙八闽犹厉，阖户沿门，轻则少延时日，重则命悬须臾，岭南瘴气无是酷也。余目击惨心，志存活人而无术，爰广搜方剂，泛姚江折衷于高亭午先生，因出《新增痧编》一册以示余，原本顺治间郭右陶先生所著，徂来朱蓼庄先生参订者，再得增著以补未备。余受而读之，分阴分阳，论表论里，条分缕晰，明如日星。因识毒在肌表，可刮而愈；毒在血肉，可放而愈，尤甚者，刮放之外用药可愈。且痧多伏脉，亦痧无定脉，凡脉与症不符者，即为痧症直发。前贤所未发，诚为医家未有之书，偕余厘定以付剞劂，其济人之心公而普。余思世之术医者，偶获一方，不曰异授，则曰秘传，未尝轻以示人，其公私为何？如夫花甲三周而是编，复出家藏一册，共跻春台，洵活人至宝也。

道光元年岁次辛巳八月既望

慈邑陈启贤清远氏谨跋

慈邑叶道邻维卜校正

治痧全编终

校后记

　　全书2卷，道光元年（1821年）高杲著。高氏在《治痧要略》的基础上，"复于《时行痧疫经验良方》详论证候，补其未备，录为全帙，并具《铜人痧穴图》于后"。书后跋写到 "泛姚江折衷于高亭午先生，因出《新增痧编》一册以示余，原本顺治间郭右陶先生所著，徂来朱蓼庄先生参订者，再得增著以补未备"。可以看出，本书为《痧胀玉衡》的节略本，节选部分篇节，或者精简其内容，如从《痧胀玉衡》45种痧证中摘出14种，并增加吊肠痧、时痧、刺毛痧3种进行论述。不过本书也有高氏的发挥，尤其是将用药分为汤、散、丸25方进行论述，与《痧胀玉衡》所载方药基本不同，并增列便用十方和备急四方两节。现存清道光元年辛巳（1841年）慈念堂活字本，本次点校以此本为底本。

痧症秘传歌诀

杨文泰　杨益源　编撰

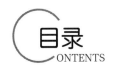

目录
CONTENTS

上部属头面

上部痧症十九穴，颠折头风同日月，蟹眼耳镇及喉风，眼黑眼白与齿黑，舌黑锁喉夹樱桃，黑泡鹤顶及鼻塞，蛇舌羊舌兼脑疼，天顶诸痧要分别。

中部属胸背手

中部十五俱感风，红班稍缓紫斑凶，阴阳缩脚及天泡，腰痛斜肩与反弓，皮肤手指与脚趾，白线黑线兼对胸。

下部属腹足

下部痧名有二十，盘脐锁心与穿膈，盘肠漏底及穿胸，疟疾痢疾同并血，腹胀寒痧并热痧，大肠小肠夹穿骨，斜腰膈食及绞肠，闷痧锁经均须别。

外附有十八痧症

更有十八大痧症，仔细详明要看真，黑线羊毛并乌痧，红白珠痧水臌痧，痧肠痧劳热乌痧，半身麻木阴阳痧，花前花后有痧干，气胀烂肠与腹寒，阴户肿胀亦痧症，明症痧异似阴痧。

治痧当分经络

太阳膀胱经足　腰背巅顶及风府胀痛不可忍者是也。

阳明胃经　足　两目红赤，唇干鼻燥，肠中绞痛难当者是也。

少阳胆经　足　胁肋肿胀痛连两耳者是也。

厥阴肝经　足　太阳及胀肠板痛不能屈伸者是也。

太阴脾经　足　四肢无力，泄泻不已者是也。

少阴肾经　足　痛连腰肾此是外肾，小便胀梗急痛者是也。

太阳小肠经手　半身疼痛麻木不忍，左足不能屈伸者是也。

阳明大肠经手　半身胀痛不能俯仰，右足不能屈伸者是也。

少阳三焦经手　胸腹热胀，揭去衣被，干燥无极者是也。

太阴肺经　手　咳嗽声哑气上攻者是也。

厥阴心包络手　或醒或寐，独语二三句者是也。

指量尺寸法

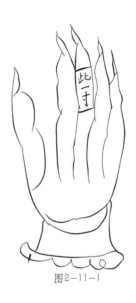

图2-11-1

中指自上节下之横纹至中节上之中纹相当于一寸。

颠折痧

其症头痛如打折，面带麻木，头摇不定，此系外皮受邪，久不治，邪入心经。舌上亦麻木，舌尖吐出，用钱一文沾香浊刮脑门穴，此属督脉，宜刮不宜针刺。又风门穴，即风府穴也，宜刮。

煎药方

砂仁一钱　藿香一钱　槟榔一钱　木通一钱　芦粟梗一钱，即济粟杆

前方阴阳水各一盏煎服

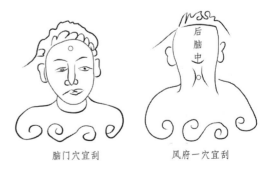

脑门穴宜刮　　风府一穴宜刮

图2-11-2

日月痧

两太阳，或左或右，疼痛不止，外感受邪不早治，邪入内。肺心两经俱各胀满，身体麻木，目中酸痛，饮食不进，口吐酸水，宜刮两太阳中，更刺之，再刺竹丝穴，在两眉梢尽头，用针宜浅而横，出血为度，用药方同前。

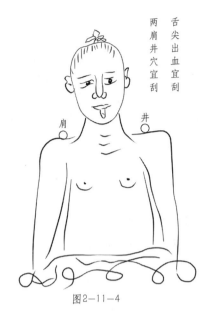

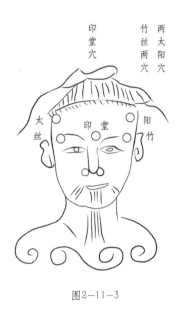

图2-11-3

头风痧

满头脑疼痛，外皮受邪，先用两指拈印堂穴，再用针刺竹丝两穴，用药方同前，印堂穴并日月痧图中。

蟹眼痧

其症两眼睛凸出，疼痛及满头胀肾而痛，此外皮受邪，先用两手大指抵住眼眶，少顷用针刺印堂穴，用药同上。

蛇舌痧

其症舌头伸缩不止，口吐酸水浓痰，此系心经受邪，不早治则发多笑，必心偏而成痴病也，刮两肩井穴，刺舌尖穴出血，用药同上。

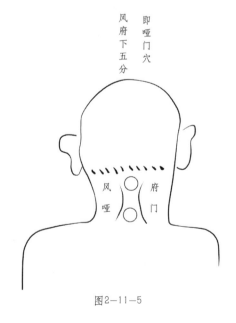

图2-11-4

羊舌痧

其症舌尖斜伸左，眼亦偏左，舌斜伸右，眼亦斜右，此系风邪入肺，先自上膈内痛，久不治则邪下降，其症亦先哭，哭后发痴病。如斜左，则刺舌尖之左，右亦然。再刺两肩井穴，用药同前。

耳镇痧

其症耳内响如钟鸣，此系肾受邪气，脉不顺，不急治则耳聋，用针刺风府穴_{图同上颠折痧}，再刮悬厘穴_{即太阳穴也}，药方同上。

脑痛痧

图2-11-5

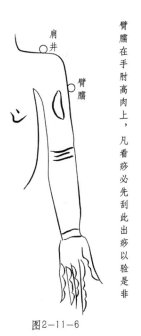

臂臑在手肘高肉上，凡看痧必先刮此出痧以验是非

图2-11-6

其症脑后疼痛，此乃脑门受邪，若用发表药即死。以针刺风府穴、哑门穴，刮两肩井穴、两臂臑穴，用药同上，此症不可轻视。

眼黑痧

其症眼白变为黑色，此外受邪，用豨莶草各半、阴阳水煎汤洗三五次即愈。久不治则邪肾经入，两目昏暗，迎风下泪，怕日，羞明渐成，外胀眼疾刮两天冲穴即太阳穴，针刺两食指尖，用药同上。

眼白痧

其症眼内白膜遮睛，此系肾经受邪，不治则成白眼。与黑眼同治。

黑齿痧

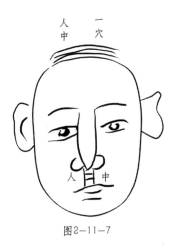

人中一穴

人中

图2-11-7

其症齿变为黑色，此乃肾经受邪，日久不治邪入骨，大寒大热而难治矣，用针刺人中穴，再刮臂臑穴图在上。用药同上

舌黑痧

其症舌变为黑色，此因心经受邪，日久不治则刮舌枯而硬，不治之症。用刮舌中、刮两臂臑穴。用药同上。

锁喉痧

其症耳下颈项胀痛，饮食难进，用针刺颅囟穴，在两耳后尖角陷中，张口其穴自见，左痛刮左，右痛刮右。用药同上。

喉风痧

其症喉肩上皮肉刺痛，因外皮受邪日久不治则成漏肩风，两手难举，半身不遂，或偏于左或偏于右，治法用方同上。

樱桃痧

其症舌上有紫泡，如樱桃色，因心经受邪，刺泡出血即愈。

黑泡痧

其症舌上有黑泡，因心经受邪毒入肺经，用针急刺泡出血。

鹤顶痧

其症眉心印堂红包刺痛，因心经受邪，热毒上冲也。如凸起变为黑色者，不治。用针刺印堂上每用指甲掐之即愈。

鼻塞痧

此症有三，或左或右或两鼻俱塞，先用灯心取嚏，针人中穴。

天顶痧

其症头顶心胀肾疼痛，外皮受邪，误用汤药必成摇头痼病，须刮顶心穴，如刮不好，可用蒜片填穴上，用艾灸七次，不宜针。

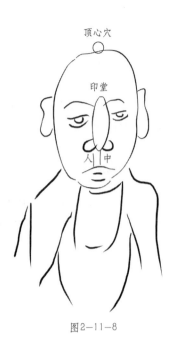

图2-11-8

皮肤痧

因外感风邪，皮肤刺痛即刮臂臑穴，再刮曲池穴，次刮大陵穴、间使穴，又刺中指出血。用药同上。

臂臑，肘上七寸，曲池曲骨纹头尽；间使，掌后三寸；大陵，在掌后两筋陷中。

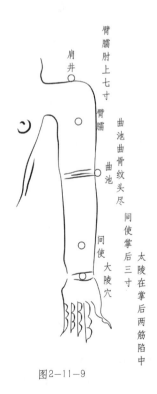

图2-11-9

斜肩痧

外因受邪，左边先痛，左肩垂下，右亦然。久不治，手不能举，成半身不遂，非汤剂可治，所急速拍曲池穴出紫块，刺出微血，再刮臂臑穴。用药同上。

阴阳痧

其症有四：或半身冷；或半身热；或半身麻木；有半身难动。此乃外因受邪，不治成半身不遂，急刮臂臑穴、肩井穴，针刺中、食、无名三指尖出血，用方同上。

缩脚痧

其症有四，小儿最多，满身经络收缩，手拘挛或左手左脚缩，或右手右脚缩，皆因外感风邪，速拍曲池穴，并阳交穴，再刮臂臑穴，又将刺曲池穴。用药同上。穴图在上。阳交穴，膝后踝骨上七寸是。

天泡痧

肺经受邪，或寒或热，初发在向太陵二穴上，如黑豆大，或三五七八粒，渐渐张开、凸出如棋子大，以手捉之，痛极非常。若非至曲池、肩井，犹可移至胸前，不治。急以油发扎住间使穴上，两手捋至曲池穴上，刺出黑血即愈。穴图在上

反弓痧

此肾经受邪，小儿患多，头后仰脚后缩，胸腹凸前，久不治则死。先将曲池二穴拍出紫块，刺出黑血后，再刮肺俞穴、肾俞穴即愈

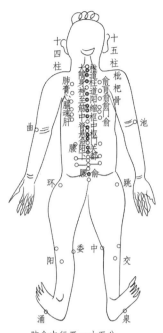

图2-11-10

肺俞中行开一寸五分
膏肓中行开三寸四柱下三分
膈俞中行七柱一寸五分
肾俞中行开一寸五分
大肠俞在十六柱开一寸五分
小肠俞在十九柱开一寸五分

腰痛痧

此痧有三，或左或右，俱痛。此乃肾经受邪，速刮命门穴刺两手中指尖出血。药方同上。穴图在上。

红斑痧

汗出感风，攻入腠理，与正气相搏而发，须刮臂臑、曲池、间使、大陵、大椎等穴，更刮命门、膏肓穴，又拍曲池、阳交出紫块，刺出血。穴形在上。

紫斑痧

外皮受邪，入腠理，与正相搏而发，之法同上红斑痧。

黑斑痧

外邪毒攻入脏腑而发，若周时不治，口吐黑血而死，急刮两肩井穴、膻中，次刮中庖、膏肓、命门、肾俞、腰俞，再以三指拍曲池、阳交出血，刺间使、十指尖出血，此乃重症，刺之无血不治。

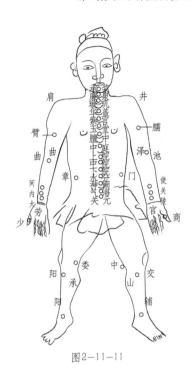

图2-11-11

手指黑痧

外邪攻入脏腑，轻者十指甲内发黑色之点，重者十甲内全黑，过三日不治，以刺十指尖出血。用药同上方。

脚趾黑痧

肾经受邪，腰先微痛，毒气下攻，脚趾甲俱黑，小便出血，周时不治即死。急用针刺十趾甲尖出血，再刺阳交出血。用方同上。

白线痧

此乃外皮受邪，将手臂弯上下捶出皮内隐隐白色如线者，宜刮两曲池，再以刺两手中指尖出血，立效。

黑线痧

此毒气入肾经骨髓，一遇寒战即上冲，寒后大热，将将臂上将出视皮内有黑色如线者，宜刮两曲池穴，又刺间使穴、黑线起处，并大陵穴、臂臑穴、肩井穴俱要见血，至胸不治。药方同上。

对胸痧

肺经受邪，当胸有一条筋梗起，其色不等，须刮筋上，即消。否则用针横刺三针。

盘脐痧

此因肾经受邪，脐上盘旋悠悠作阵痛，刮胆中穴、中包穴、中脘穴、气海穴。如不治，以针刺十指尖出血。方同上。

盘肠痧

此亦肾经受邪，脐下软，当大小肠间悠悠作阵痛，口中号呼难忍治与盘脐同。

锁心痧

此亦肾经受邪，自上锁下痛者顺，不宜饮热物；自下锁上重，若痛至无声即死。此乃寒邪上逆，宜刮紫宫、胆中、中庖、中脘、章门、膏肓、心俞、肝俞、命门，再以针刺十指尖，见出血。内服：

砂仁—钱 藿香—钱 槟榔—钱 木通—钱 青皮—钱 陈皮—钱 芦粟—钱

加灯心二十寸，阴阳水各半煎服。

穿胸痧

此因肺经受邪，咳嗽而流清涕，胸前硬硬钻痛，须刮枇杷骨上紫宫穴。

疟疾痧

感邪，悠悠寒热往来。刮大陵、间使，出痧为度。再刺十指尖出血，痧散后二日，以姜少许，和热酒掺量服，汗出之即愈。

痢疾痧

因肠内受邪，泄泻无度，腹中微痛，刮肾俞穴与大肠穴、小肠穴，再刺十尖出血。如泻白用草囫底草同灯心土炒家芦粟、槟榔、木香服。

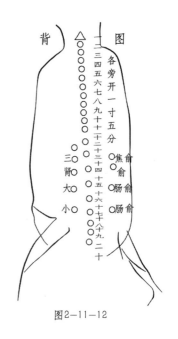

图2—11—12

漏底痧

因腹内受邪，或红或白，泻痢不止，或里急后重，又夹痧者，刮同上。药方：

石榴皮五钱 炒芦粟梗五钱 山楂五钱 石菖蒲五钱

共为末，沙糖调丸，藿香汤下，若无食积腹胀脐凸者无疗。

逆血痧

因肝经受邪，血逆上行并在心内，头吐鲜血或紫血，宜刮大陵二穴，用刺出血。如心痛者，先用滑石末—钱，麻油调服。吐出血痰，药用砂仁、槟榔、佛手、芦粟、藿香等分，阴阳水煎服。

肚胀痧

此乃脾经与大小肠受邪，饮食不甘，腹中气胀紧痛，宜刮紫宫、胆中、中庖、中脘等处，针十指尖出血。药用：

木香—两 砂仁八分 槟榔—钱 藿香—钱 玄胡—钱 豆蔻八分 青皮—钱 陈皮—钱 芦粟三钱

灯心二十寸，阴阳水煎服。形在上。

闷 痧

心肝肺三经受邪兼受气所致，刮肚皮，针间使、大陵穴见血。药用：

木香三分 砂仁 槟榔一钱 延胡一钱 豆蔻一钱 青皮一钱 陈皮一钱 沉香八分 芦粟三钱

灯心二十寸，阴阳水煎服。服之必要真坐，不可睡。形穴在上。

寒痧

槟榔一钱 芦粟一钱，炒

灯心十寸，阴阳水煎服。

热痧

此系外皮受邪，发热狂躁，一周时不治即死。宜刮曲池穴出紫块，刺出微血，并十指尖出血，用绿豆粉清汁一碗服之。

小肠痧

小腹受邪，胀而不痛，用豨莶草、枳壳炒热熨胀处。

大肠痧

此受邪积热，小腹胀痛，小便如常者轻，如小便不通者险。急拍交穴出紫块，刺出血。方用砂仁、藿香、槟榔、枳壳、灯心服。

穿骨痧

此肾经受邪，腰骨折痛之久，周身骨节亦然胀痛。即刮痛处。此紫块刺出微血。药方：砂仁、藿香、槟榔、芦粟，引灯心等。

斜腰痧

此亦肾经受邪，有二症：或左腰闪痛，身侧在左；或右腰闪痛，身侧在右。宜刮痛处，再拍阳交穴，以针刺十指尖出血。用药同上。

膈食痧—名胃寒痧

此系肝脾二经受邪，风寒与食相搏，以至胸膈饱满，汤水不下，呕吐酸水，先用滑石末一钱、麻油一两调和服之，吐出积滞，宜刮紫宫、胆中，在胸堂中庭、中脘，膈俞、肝俞、脾俞等穴，刺两手指当中三

指出血即愈。

锁经痧—名夹板痧

此系肝心二经受邪，怒气郁结胸膈，邪正相争，胀满气喘不知痛痒，日夜叫号，宜刮紫宫、胆中、中庭、中脘等穴，刺十指尖出血即愈。形穴在上。

绞肠痧

用翘麦一撮，阴阳水煎服，立愈。白矾泡汤饮之亦可。

羊毛痧

因天气炎热，睡卧露天，乘凉纳风，风中有游丝飘着人身钻入皮内，不论胸背头面手足之处，卒然刺痛步紧急痛，久入心必咆哮跳叫，面色渐黄而死。急用烧酒坛头上盖，垩打碎，水调涂上遍身即愈。候垩燥，剥落细看，垩中有丝如羊毛者是也。

乌痧

此痧因外感风邪，未经发泄，又受寒邪而起，先发寒战，牙齿眼白俱变黑色，遍身四肢胀痛入腹延至周时而死，宜从曲池穴拍起，拍至臂臑穴，起黑块，刺出黑血，又用鹅毛醋水搅，吐喉中腻痰，如大便秘者，用导之药。用砂仁、槟榔、藿香、芦粟、灯心，阴阳水煎服。穴形在上。

热乌痧

因受热而发，先热如火，牙齿、眼白俱黑，身体四肢胀痛，入腹即死，治法同乌痧法。外用麻油一两、滑石末一钱和服，呕出臭水即愈。

黑珠痧

此因元气素亏，触受秽气，身体烦躁，汗出遇风，不得达泄，邪秘在内，发出斑点黑痣，初平，终凸，迟则不治。若上俱黑，遍身虚胀者死，急刺大小中三指尖出血，再刮风府穴。若下部有黑珠，刺阳交二穴，刮间使二穴、肩井二穴。药用砂仁、藿香、槟榔、芦粟梗、红花、灯心，阴阳水煎服。

红白珠痧

此乃禀气厚实，又因炎热受秽，正发汗出，又感风邪闭塞在内。卒然毛孔中出血，红点如珠亮色，或白点亦珠亮色。初起珠平，宜用热乌痧法，治同，药加木香服之。倘医人不识此痧，不急治，遂至珠凸满身肿胀，痛极不省人事者，急以灯心沾油点火，向背上膏肓穴、魂门穴、胃俞穴、三焦穴、肾俞穴，将火燥之自甦。再用蒜片在胸前胆中灸七壮，无不效。仍与前刺刮服药。形穴在上。

痧伤症

此症小儿患痧之后，重感风邪；或大人痧后酒劳，伤在下部，不红不肿，或一腿痛或两俱痛，渐至脚跟，一并吊痛。初起，饮食照常，身无寒热，三四日后则筋骨收紧，日狂呼号不能坐立，不得伸缩，头眩眼花，饮食减少，满身发热，形容憔悴，医祷无效，认为阴症，日久不治，急刮痛处，出黑影色，刺出微血，再用母猪粪一钱、红花一钱、木香一钱、牛膝一钱、红枣七枚、灯心二十寸，阴阳水煎服，连刺刮七日痊愈。

痧劳病

此因乍寒乍热，医人不知，误为感冒风寒、饮食内伤、疟疾等症，用其发表之药，葱姜之药，以致发

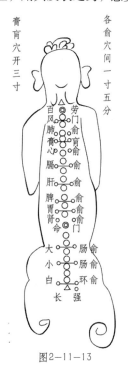

图2-11-13

热不退，全身筋骨疼痛，饮食减少，口干便难，久则骨髓蒸干而死，此为痧劳。用针刺背部百劳、风门、肺俞、膏肓、心俞、膈俞、肝俞、脾俞、胃俞、肾俞、命门、大肠、小肠、膀胱、白环、长强等穴。如原气薄者，每日刺二三穴，以退热，不痛为度，必须出血，只可浅而横，不可深而直。若禀气厚者，每日可针五六穴，遂日看光景，不可躇等。每日用红枣两盒、童便一碗，煮干食红枣百而愈。

水臌痧

此症原因腹痛而起，不知是痧。误为饮食停滞，或受寒热湿气，用药多过久而遍身发热，皮肤肿胀，手足绽开，不能缩握，其色亮如水晶，此水臌痧也。宜刮委中穴，刺出清水，以两手往下换摩顺捋，则清水自淌流。若过狂，孔令不离委中穴二寸五分，针阳交穴亦如委中穴出水，治同。又日，离阳交穴守五分，刺承山穴亦然出水；又日，离承山穴二寸五分，刺附阳穴亦然出水。小腿共八穴，作四日一周，周而复始，每日刺其一穴，要刺六日，共计七十二针，以血为度，无血不治。每日服童便煮红枣一碗；或用红花煎汤代茶；或夜葫芦一个切去顶，又去子，童便灌满，仍盖顶好用水煮半日，随干添水，好时倾出童便服之。明日将葫芦打碎，用藿香、槟榔、砂仁、红花各半，芦粟、灯心十寸，阴阳水煎汤服。自出水后，忌入盐，再将陈酒十斤、红枣三斤、牛膝一两浸之，隔水闻三香为度。每日空心服完方可入盐，永不再发。

半身麻木痧

此因湿气风寒积受而成，初起自头至足，半边发热，半边如常，或左或右，举动不得，口眼歪斜，饮食自半边而下，半边漏出，幸无垂涎，因此而知瘀痧。医家误为中风，妄用风药，必至痰里瘀血坚硬为痼疾。治宜每日用二十一针，患左，针右耳上竹丝穴、肩井穴、曲池穴各一针，五指尖各一针，膏肓穴一针，风门穴、魂门穴、胃俞穴、肾俞穴、膀胱俞穴等七处各一针，又委中穴、附阳穴、脚上五趾尖各一针。初刺惟有清水如痰，针过三日后，再各针一次。一月之中，计针十次，麻木渐退，水者渐血，只用红花、木香浸酒，每日尽量服之自愈。

妇人阴户肿胀痧

此因经水来时，感冒风邪秽怒劳碌，郁火无由发泄，搏结而成。处女患者多，初起小腹阴户微肿痛，小便闭塞，小腹上凸起青筋，四五日后，腹连阴户紧胀如鼓，身渐发热，饮食不进，用利小便、退热、凉血等药而反呕恶，惟吐当痰水下部仍然闭塞，过八九日即不治而死。法将阴户揭开，以针向上刺之，进针二分，切不可横而向下，若能刺出微血，小便随手而出，顷刻快爽而热即退。平刮阴户两旁，起紫块，泄去邪气而除根，腹上青筋胀起不能平复，用紫石英一两为末，艾一两炒热，包熨腹上，用汤洗之，则阴户内自流泄痰而愈矣。

阴阳痧

此痧从腰眼中卒然而起，上半身热，恶心，腹痛，下半身冷，大小便闭，急治可愈。上冷下热，下治即令壮者将热手尽力向下顺捋，此本阴阳隔绝，捋即引阳气下降，并熨足心，急刮委中穴，刺出血，仍捋下段，再刺脚趾十尖出血。外用滑石一钱、麻油一两和服，或吐粘痰或吐宿食，自然大小便俱通，下半身渐渐温热。如恶心不止，或腹痛者，用灶心土、槟榔、藿香、木通、枳壳、砂仁、芦粟、灯心，阴阳水煎服。

烂肠痧

此乃痧邪先入脾胃，邪正相搏，血凝气滞，上下内外相攻击，遂至胁肋作痛，发寒发热，邪欲上外攻不能转入下降，秘塞于大小肠出便之处。邪盛于痛，急用石膏、竹叶、灯心以清其火，用五虎丹以下之。如上部不清，先以石膏、麻油和服，以吐粘痰，方可用下药，痰血卸开，则痧自解。如有余邪未尽，再将疼痛处以蒜片隔之，艾灸七壮，夏日宜刮之，刺出其血。此症不早治，则必肚角先烂，延至大小肠与胃，遂至饮食不进，大小便血，必脾绝而死。

花前痧

此症出痘见点起胀灌浆之时，毒气正发之时，卒然感得痧邪，与元气搏结，成为痧症。腹痛烦躁，坐卧不安，饮食不进，正痘蹲陷，痘与痧两毒夹攻，元气不敌势，必遍身发热，必至元气煎干而死，急将手足指尖各刺出血，用鲜芦根二两，捣汁一杯，加芦粟梗二钱煎服，再将红枣核烧烟燻之，则痧邪自散，痘归正矣。

痘后痧

出痘余毒未尽，邪又得而入之胸胞，腹痛食少，身热，大小便或闭或泻，初起面红渐变黑色，脉绝指甲黑者不治，或红或紫者可治。先刺十指尖出血，次将间使穴、大陵穴、曲池穴、人中穴各一针。如泻者，用木香、芦粟各一钱，铜勺内炒，藿香、槟榔各五分、石榴皮一钱，阴阳水煎服。如大小便闭塞者，麻油一两、生甘草五分煎服，加酒一两服下，随有宿粪出三五次，即用米汤补之。

气臌痧

此病症本以实证服药已多，不能十救一二，令卒然肠胃作痛，渐渐胀紧，口唇指甲俱黑，身微热后如火，饮食不进，手足麻木，六脉沉伏。医者视为死症不能下药，殊不知此乃气臌痧也，知此者，不治臌而治痧，痧愈而臌自愈矣。第一日，先刺十指尖出血，并曲池、肩井、百劳数处。第二日，刺前顶、印堂、人中，以手捻红线浅刺之。第三日，刮脑户、风府

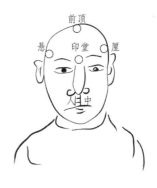

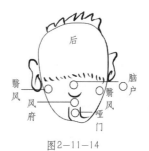

图2—11—14

穴，针百劳、风门、肺俞穴。第四日，刺膏肓、心俞、膈俞穴。第五日，刺魂门、脾俞穴、胃俞穴。第六日，刺肾俞、命门、胃俞、大肠俞、小肠俞、肝俞穴。第七日，针膀胱俞、白环、长强、脾俞。第八日，刺悬厘穴。第九日，刺委中、阳交穴各一针。十趾甲尖俱宜浅而横，不可深而直，大约以二分为则，此用针之法。第一日，药用木香三钱、槟榔一钱、粟梗三钱，炒用童便二杯，阴阳水一碗煎服，加红枣一两，并红枣食之，二三日，粟梗一钱煎服，服之至半月，痧消而胀亦愈。

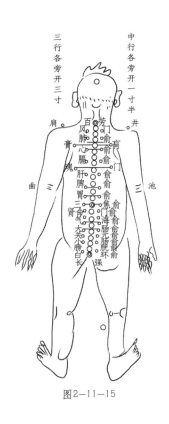

图2-11-15

阴症痧

此症有四卒然而发，一症头面周身冷，手足摇，牙关紧，口不言，眼空头动，脚捣手足，面容渐渐变黑色，六脉全绝，元气已脱，不治。虽有前症，而色未变黑，脚趾尖、曲池穴出血，用童便一碗服之，或十中救一，恐不治者多矣。另一症，又名似阴痧，亦卒然身热暴躁叫号不出，头摇脚捣，牙关紧闭，不能言语，眼空，六脉全绝，色黑者不治。虽有前症，其色未黑脉未绝者，急用麻油一钱灌口，又用绿豆汤冷服一碗，必醒。再刺臂臑穴、肩井、曲池穴、风府穴、膏肓穴、命门穴，或针或刮，量而行之。穴形在

上。一症本名伤寒痧。因患伤寒未愈，又冒风起痧，手足如冰，寒战不语，脉息全绝，面色黑者，刮刺同前。药用砂仁一钱、木香一钱、藿香一钱、槟榔一钱、青皮、灯心，阴阳水煎服。一症亦是伤寒痧，亦由伤寒之后，胃受邪，腹中洩泻发热，热极不语。亦照前针刺刮，药用芦粟梗五钱、木香一钱、石榴皮一钱、灶心土三钱、江鱼背脊三钱，为末，蜜丸，每日空心服一钱即愈。

凡看痧，有伏在内，舌硬身僵，口不能开，手足不动，七窍闭塞，六脉沉伏，但身温，手足不冷，可治。倘额角有黑色，直至鼻准者，不治，如未至鼻准，或可挽回，急用后法亦日四门之医也。先刺舌上居中一针，能开七窍；人中一针，能理元气；膏肓一针，能活经络；第四指尖一针，反面甲下二分又一针，能理六脉，男左女右。

凡患痧，而医者不识，误用药饵，甚至将危急用滑石一分、麻油一两和服，吐出痰水，散诸药毒而痧自见，痧结治之可也。以非痧症，不论轻重者有三不治：一因患痧愈后行房事后发者不治，一因误食烧酒复发者不治，一因早食发物复发者不治。三者之中惟房事最重，须忌过一百日为要，有人恃强不忌，追悔莫及，切记切记！

通治痧症主方

木香 青皮 槟榔 陈皮 藿香 芦粟梗各一钱灯心二十寸，阴阳水煎服。痧邪在上用陈皮；痧邪在下用青皮；发热加黑栀；恶心加白豆蔻、玄胡；宿食积加山栀、山楂；痧不散加九空子；泻痢加佛手、陈香橼。

痧症通用点药方

生姜茄十斤用水洗净，捞去渣，再将水用筛滤过，候水沉脚晒干。

牛黄 珠砂 冰片各等分，和匀，瓷瓶收贮。

痧症点在舌上即愈。

又胀痛方刮命门穴，刺两手中指甲下二分出血，再提小腹下三把，其痛即止。

杨宝贤 杨泰源 杨绳祖记不可借出
乾隆四十七年
八月腾录，谷旦

校后记

　　全书不分卷，乾隆四十七年（1782年）杨文泰、杨益源《痧证秘传歌诀》编撰而成。本书实为节选《痧症指微》上部痧、中部痧、下部痧和大痧证64痧证部分，采用篇七言歌诀的形式阐析人体各部位痧证名称、表现以及针刺、刮痧、用药方法，并配以穴位示意图。在篇尾附通治痧证主方、痧证通用点药方。本书的特点在于采用图文并茂的形式说明各种痧证的治疗部位，临床实用性较强。

　　本次校点以中国中医科学院图书馆藏抄本为底本。

痧症发微

撰人不详

痧症发微序

　　岁辛巳，越郡痧症流行。先叔祖裕庵公素好施药济人，得车伟人先生家藏《痧症发微》一书，相与捐资刊印施送，一时活人不少。第此书流传东南而北地未有，余自需，次安昌即思翻刻广行，力绵未果。今幸得同志数人，共襄善举，可期愈传愈广，数年虚愿于兹。窃慰缘叙其颠末如此。至于治法之简明切当，各序言之详矣不赘。后载经验良方，此则余累年所集，屡试屡效者也，亦不敢自私，附刊之。

道光二十五年岁次乙巳季秋會稽马传和谨序

痧症发微序

痧症古无专书，而患之者甚众。去年夏秋之交，吾越此症大作，率一昼夜而亡。今春转剧，有不及一日者，村邑中比户皆是，甚者家丧三四人。或云"番痧"流入中原；或云"海瘴"延及内地，纷纷迄无定论。间有刊送方药者，服之亦或效或不效，至于针砭专家类，皆口授秘不告人。山陬海澨欲求其人，杳不可得，往往坐以待毙。吁！可哀也。已研友车君伟人世精医术者也，尝告余曰：痧症古书罕见，《玉枢微义》《张氏医通》虽略载而未备，家有《痧症发微》一书，乃先君子林一先生所珍藏者，最为详尽。先太君向患是疾，依方调治而获痊，以之救人亦屡有奇效。久欲公之于世，而力有未逮，遂因循以迄今。余急索而观之，其中于挑放之法，方药之宜，经络之分析，脉症之变迁，莫不推阐无遗，发前人之所未发，洵痧症之指南车也。因力劝刊以救世，且愿共助其役，车君亦甚踊跃，不半月而告成。余惟林一先生以邑诸生，而晚隐于岐黄，有名医之目，是书经先生审定志。

痧症发微原序

痧，此症起于明季。癸未秋，燕都时气大作，病者胸膈稍满，发疮如粟，疮内有白毛，竟不知为何疾。有海昌贡士李君见之曰：此痧症也。挑之以针，血出病随手愈。顷之，症变而为咳嗽，不半日而毙。时李君已出都，有识者曰：亦痧也。用前法挑之，随愈焉。此痧之由启而传遍寰宇，于今日甚。其病缓者，尚可迁延，急者命悬顷刻，甚至阖门被祸，邻里相传，无有善其术者。余读携李郭右陶先生所著《痧胀》一卷，豁然心目，识其治法大略有三：痧感气分而毒在肌表者，刮之可愈；痧伤血分而毒在血肉者，放之可愈；此皆其浅焉者也。若深而重者，壅阻经络，胀塞肠胃，直攻心腹，危在须臾，更有呼之不应，扶之不起，当于刮放之外，用药救之。且有刮之而痧不出，放之而血不流者，须急取凉水灌之，使痧气少降，再加刮放血后，进药庶可得生。然看痧症者，不可以常症相衡。右陶先生常言：痧无定脉，凡脉与病不合者，即为痧。脉亦无定症，有因暑、因热、因风、因寒、因食、因痰、因劳、因气郁、因秽恶，凡以本病药治之愈甚者，皆为痧，临症者审之。

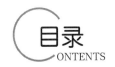

目录
CONTENTS

痧症发微　卷上

痧症发微　卷下

痧症发微　卷上

分表里治法

痧之初起，必由外感犊于肌表，人不自觉，渐入半表半里，以致胸中作闷，或呕或吐，兀兀不安，此可以刮痧而愈。不愈，则用荆芥、防风之类以解之由半表半里。不知早治，则入于里，欲吐不吐，欲泻不泻，而腹痛生焉。至痧毒上升，则心胸大痛；痧毒下郁，则盘肠吊痛，此可以放之而愈，用陈皮、厚朴之类以清之。若入里失治，则痧气壅阻，恶毒直攻心膂，立时发晕，此气血不行，刮放不出，邪气深之，危在旦夕，脉亦莫辨。惟常用宝花散、红矾丸之类降之，令其苏醒。俟其气血流动，再行刮放，迟则不救。此痧分表里之治法也。

分经络治法

痧感太阳，则头疼发热；伤少阳，则耳旁微肿，寒热往来，或耳聋；感阳明，则面目如火，但热不寒；入太阴，则腹痛作胀，或身重；入厥阴，则小腹痛，或胸胁痛不能转侧；入少阴，则腰痛，或恶寒踡卧；入肺经，则咳嗽，痰喘，热甚则鼻衄；入心经，则心痛或心胀，头额冷汗如珠，而身或热或凉；入小肠经，则小便癃闭，甚则溺血，或身热；入大肠经，则下痢脓血，或呕吐身热；入心包络经，则胸腹胀热，鼻干，齿燥，睡卧不宁；入三焦经，则升降不常上则口渴，下则便闭，此痧之感于手足三阴三阳而见症者。然脉症必不相应，故知痧气之为病也。身凉而内热者，宜清其里；身热而在表者，宜透其肌。刮放在所必施，引经当知分别。

论痧之所由发

凡痧症先吐泻而心腹绞痛者，由秽气发痧者多；先心腹绞痛而吐泻者，由暑气发痧者多；心胸窒闷，气不能舒，或痰涎胶结，或懊恼不安，由吸热发痧者多；遍身肿胀疼痛难忍，四体不举，舌强难言，由外寒郁内热发痧者多，更有夹食、夹痰、夹血、夹气，随症变现各宜体察。

痧症治要

痧症初发之时，内无食积瘀滞，只有痧气壅闭者，药宜冷服；但夹食积而无血瘀者，稍冷服；兼血瘀者，微温服；痧入于气分而毒壅者，宜刮痧；入于血分而毒壅者，宜放痧。痛而绞动者，痧毒壅阻于气分而有食积也；痛而不移者，痧毒壅阻于血分而有瘀滞也；发于头面上部者，痧之毒气上冲也；发于手足下部者，痧之毒气下注也；有痧之上吐下泻者，暴气冲激也；有烦闷胀满者，痧之恶气闭塞也；有恶寒发热者，痧气遏于肌表；有胸膈偏痛者，痧毒滞于经络；有为肿为胀者，外兼风寒内夹食积而表里受病者也；有吐血便血者，是痧毒泛滥而忧其败溃者也；有咳嗽喘急者，痧毒壅于气分而致痰逆也；有立时闷倒者，痧毒壅于血分而致攻心也；有手足软而不能运动者，痧入血分而毒注四肢也；有腰胁痛而不能转侧者，痧阻于血分而痧滞经络也；甚有结为痧块疼痛者，毒血凝结而内伤脏腑也；有变成肿毒溃烂者，毒血抑遏而外腐肌肉也。临症者，当随病兼治，而不可以一端泥也。

用药大法

痧气用药之法，必须因病制宜。用荆芥、防风之类者，从表而散也；用陈皮、青皮之类者，从里而消也；用枳实、大黄之类者，从大便而下也；用木通、泽泻之类者，从小便而行也；山楂、莱菔之类，所以治其食之阻；槟榔、莪术之类，所以驱其积之滞；香附、砂仁之类，所以开其气之闭；红花、金银花之类，所以活其血之凝。此治痧用药之大法，至神而明之，则存乎其人。

因痧分经络痧要察

头项腰脊连风府上巅顶胀痛难忍者，足太阳膀胱经之痧也；胁腹胀痛肿连两耳，足少阳胆经之痧也；

两目红肿如桃花、唇干鼻燥、胸中闷痛者，足阳明胃经之痧也；胸胁吊痛连两肋作胀肿、身难转侧，足厥阴肝经之痧也；腹胀、板痛、泄泻不已、四肢无力，足太阴脾经之痧也；痛入腰肾，小腹胀硬，足少阴肾经之痧也；咳嗽、声哑、气逆发呛，手太阴肺经之痧也；半身疼痛、麻木不仁、左足不能屈伸者，手太阳小肠经之痧也；半身胀痛、俯仰俱废、右足不能屈伸者，手阳明大肠经之痧也；病势沉沉、昏迷不醒、或狂言谵语、不省人事，手少阴心经之痧也；或醒、或寐、或独语一二句、默默昏睡、叫之则应，手厥阴心包经络之痧也；胸腹热胀、干燥无比、烦躁不宁、不能安枕，手少阳三焦经之痧也。

治痧三法

气分有痧必用刮，血分有痧必用放。盖痧在肌肤，或作胀作呕，或微晕，或微恶寒，不知饥饿，因感之微甚，而症亦有微甚之分。此痧气在表而先入于气分者，刮之则毒气不至内攻，但有风寒暑热之异感，食积痰气之异伤，所当因症而兼治者也。若痧入血分，或痛，或泻，或懊恼不平，或发热，或两胁胀痛，此痧气入里而传于血分者，放之则毒气得以外泄，亦有风寒暑热之宜分，食积痰气之宜辨，所当随病而兼治者也。痧气入深，则滞于肠胃脏腑经络之内，必须内用汤丸以消散而驱除之，外兼刮放以疏通而透泄之，则毒气不使其炽，而病亦不虞其变矣。

痧症兼杂症治法

痧气与杂症相兼而发者，当先治痧气，后理杂症。盖痧气急而杂症缓，况痧气不清而杂症亦不能除。惟胎前、产后有痧当并治之，然胎前宜养血，痧症宜活血，产后宜温补，痧症宜凉解，必须斟酌，不可轻投。即弱症人患痧，必于痧退七八分后，方可兼治本病，至痧气悉平，即当调补。举此为例，余类而推之。

百病变痧治法

有旧病绵延之人，忽然变重，势甚危急者，须细察病中感暑、热、风、寒、时行不正之气，或触秽恶不洁之邪，乘虚而入，变为痧症。人所不知，医师不察，仍用本药治之，未有不伤其生者。当察脉与症合

不合，先行刮放，兼痧药治之。俟痧气已退，方可治其旧病。百病中多有之，不可不变通以疗人也。

刮放不尽之因

痧乃热毒，若一饮热汤，不特能助毒气上升，即痧筋亦隐而不现，或略现筋色，放之血亦不流，刮之痧亦不出，乃因热汤之为害也，当急饮凉水以解之，然后再放而血流，再刮而痧出。又有痧症发时，内为饮食积滞所阻，而刮放亦不能尽，当先消食积而后刮放。又有痧气正发，忽触恼怒，肝气上逆，愈胀愈闷，当先用顺气之剂，而后刮放，所以刮痧、放痧之法，一次不尽，又放又刮；二次不尽，再放再刮；直至三次，以尽为度。

用药不效之故

凡治病用药，若得其宜，未有不效者。乃痧症有用药得宜而不效，何也？缘痧属热毒，宜凉不宜热，所以汤药入口必须带冷，冷则下降，热则上升，故得宜之药而热服则不效矣。亦有不先行刮放以泄痧毒而药亦不效也，又有刮放之后而药仍不效者，是刮放未尽故也。总之，药当冷服[①]，刮放在尽，而自效矣。

痧症有实无虚

痧乃时行之厉气，入于气分则作胀、作呕；入于血分则为痛、为瘀，郁于经络则变现不常，攻于脏腑则凶危立至，是皆邪气有余之为病也。壮实之人固当以泻邪为主，即不足之人亦当以清痧为要。所以谓痧症有实无虚，清解驱除在所宜先，调理培补必宜于后。

暴病怪病为痧

暴病多属火，怪病多属痰，此固确论也。今观痧症病多怪暴，亦非虚语。如痧气入腹，忽然绞痛，几不能生；痧毒冲心，忽然晕倒，即时殒命，岂非暴乎？又有暗痧，有闷痧，有噤口痧，有盘肠痧，有落弓痧，有扑蛾痧，有呃逆痧，有倒经痧，有急喉痧，有紫胞痧，有大头痧，有膨胀痧，有类风痧，岂非怪乎？其暴怪之症，难以名状，若执为痰火之症，则所

---

① 原文为"胀"，据文意改为"服"。

误者多矣。然当何以辨之？火症脉必数，痰症脉必滑，如遇此暴怪之症，脉不见滑数而反沉迟隐伏，所谓脉症不合，即痧症也。是痧之为暴、为怪，更有甚于为痰、为火者，可不辨乎？

慢痧轻重辨

有心中闷闷不已，欲食不食，行坐如常，别无苦痛，即饮温热不见凶处，但渐渐憔悴，日甚一日，若不早治，便成大害。此痧之慢而轻者，放之可愈。有头痛、发热、胸前作胀，似乎停食、外感；有寒热往来、胸中恶烦，似乎三阳疟疾；有咳嗽、烦闷、怯寒、畏风，似乎伤风；有头面肿胀、两目如火、胸次不爽；有四肢红肿、身体沉重、难以转侧，此痧之慢而重者，皆人之所易忽者也。

放痧不出治法

痧症危急，莫善于先放痧。然有放痧而血不流者，将何法以治之？须审其无食积、痰血阻滞于中，即用宝花散冷服，或阴阳水、泥浆水、晚蚕沙汤择而用之，服后，候其稍醒，再为刮放。如有因血瘀而不出者，先用童便、红花、桃仁之类行之。有因食后即犯痧者，多用淡盐汤或矾水作汤服，吐其饮食；若食久而痧胀者，用莱菔、山楂、麦芽之类消之；夹积者，用槟榔、枳实、大黄之属下之；或痰血凝结，昏迷不醒，用菜油上①两、麝油一钱调下，立苏，然后再为刮放，则痧自出而血自流。此放痧不出之治法也。

痧胀下宜早

伤寒症，食未化者，下之太早，反引邪入胃，而成结胸。若痧胀有新食者，固宜先取吐以去其食。如所食既久，虽未尽化，下之无妨。盖痧郁于肌肉，壅于肠胃，盘结绞痛，冲击脏腑，不为速治，变幻莫测，须外用刮放以泄其毒于表，内用攻下以泄其毒于里，则胀痛可除，结滞可通，痧毒可解，无结胸之虑，但中病则止，不宜过剂致伤元气。（伤寒未满三日者，可汗而已。其已满三日者，邪已入里，攻下则病愈。脉浮而有三阳症者，当汗之；脉沉而有三阴症者，当下之，此至要之法也）

---

① 原文为"上"，疑误，未改。

论数患痧

痧症，人多不识，置而不讲，间有挑痧者，类非医士，不克详明。有云痧当于血放即救人者；有云痧不可放，放则屡发者。斯言一出，误人不少。不知屡患痧症者，非放痧之故，由于患痧之人元气虚，胃气弱，所以易于感受。惟于病痧之时，能除其根，清痧之后，必固其本，使元气充足，胃气强旺，自无屡发之患矣。

寒痧辨

痧症属热邪，然亦有寒者，非痧之真有寒也。因人以痧病为热，过用寒凉以致寒凝，痧伏变而为寒。故痧症无食积、血痰阻滞者，可竟用寒饮凉剂。若有所阻滞，任意寒凉，不知变通，痧毒反凝结而不散矣。见夫夏月行路之人，骤饮溪间冷水，而毙死者，因劳役之时，气上升、血随气转，亦必上壅，冷水一击，则凝而不能下矣。轻则畜血吐血，重则随毙。职此故也，是寒痧之变，人实为之，非痧之有真寒也。间有寒症，必是外感风寒，药宜疏散、理胃为主，若竟用温热之剂，无此法也。

痧筋当识

痧症轻者，脉固如常；重者，脉必变异。若只据脉而不识筋，则因脉治常病则可，因脉治痧症则不可。盖痧症之脉多不应病，当从症不从脉。故看脉症不合者，即当视其痧筋之有无，有则据痧用药，无则据脉用药，所以治痧者，当识痧筋之法也。

刺痧筋法

看腿弯上下有细筋，深青色、或紫色、或深红色、或浅红色，即是痧筋，刺之方有紫黑毒血；其腿上大筋不可刺，刺则令人心烦；腿两边硬筋不可刺，刺之令人筋吊。臂弯筋色亦如此看之。头顶百会穴，惟取挑破略见微红血，以泄痧毒之气而已，不可直刺。其手足指尖须离甲三分，不可太近，近则令人头晕，用针不过微微入肉一二分，不必深入。

刮痧法

背脊颈骨上下，及胸前、胁肋、两肩臂，俱用汤碗口蘸菜油刮之，油内入盐少许。头、额、腿用绵线或苎蘸油盐刮之。大小腹软肉处，用油盐手擦之。

用针法

古人云：东南卑湿之地，用砭。今人刺血亦砭之类也。然用磁锋，其意可思，乃挑痧者。多用铁针，恐铁气入肉，痧毒难消，常以银针刺之，方称得法。

痧筋不同治法

痧筋有显现、有微现、有乍隐乍现、有隐而不现。显者，毒入血分者也；乍隐乍现者，毒入气分者也；微现者，毒流于气分而为食所阻也；隐而不现者，毒结于血分而为积所滞也。入于气者，开之；入于血者，行之；阻于食者，消而降之；滞于积者，驱而破之，则无不现之痧筋，无不治之痧症矣。

放痧十处

一在头顶百会穴，一在印堂，一在两太阳穴，一在喉两旁，一在舌下两旁，一在舌底两边黑筋，一在两乳黑晕上边，一在两手十指尖，一在两足十指尖（上二穴俱去甲三分），一在两臂弯，一在两腿弯。

痧脉诀

痧脉有沉伏，有似阴症者，言其概也。痧气多入肺，由鼻吸入，言其始也。至十二经脉，亦须分辨，指下既明，用药有据。脉芤而浮者，肺痧；脉芤而散者，心痧；脉弦长而动者，肝痧；脉芤大而滑者，脾痧；类于肺而长，小肠之痧；类于心而细，胆之痧；类于肝而数，胃之痧；类于脾而紧，膀胱之痧；类于肾而虚浮，三焦之痧。脉多怪异，当辨而治之。

痧脉外感内伤辨

伤风之痧，脉多浮缓；伤寒之痧，脉多沉迟；伤湿之痧，脉多沉细；伤暑之痧，脉多浮虚；伤热之痧，脉多浮洪；夹食之痧，脉多战动；夹痰之痧脉多沉滑；夹气之痧，脉多沉弦；夹血之痧，脉多芤涩；触秽之痧脉多变异不常。

论伏脉

《经》云：诸痛伏脉。言脉随痛减，痛定则起。伤寒有两手脉伏，曰双伏；一手脉伏，曰单伏。此症汗将发，一时脉伏，汗出则起。若时时脉伏而有汗者，痧脉也。痛缓而脉亦仍伏者，痧痛也。

痧脉决生死兼不治法

初起脉微细者，生；实大急数者，重；洪大无伦者，凶；一部无脉者，轻；一手无脉者，重；两手无脉者，死。病久脉有力者，生；沉细无力者，凶；六脉无根，放痧、服药不应者，不治；诸怪脉现，放痧不应者，不治；气急者，不治；发胀者，不治；起痰者，不治。

看唇舌法

痧者，急症也。若一时昏迷不醒，口不能言，脉多隐伏，安危莫辨。宜先看其唇，色黑者死，色紫者重，色红者生，色白者多气，色黄者多食。再看其舌色，黑者凶，色黄者重，色淡红者轻，色深红者内热，色淡白者痰气。盖色黑者，则热极而水竭；色黄则内热而有食；色淡红则热微，药不可太冷；色深红则热极，药不可香燥；色白则痰凝，药当清痰理气。又须分舌苔之有无、厚薄而治之。

痧症二便宜通

痧症之急者多上壅，故大便不通者，即宜放痧，用药以通之。小便不通者，即宜放痧，用药以分利之，使痧气下降，不致冲塞。

痧症咽喉为急

痧犯咽喉，则痰涎胶腻，或痛、或喘，塞闭不通，岂可缓视？急用牛蒡、薄荷、僵蚕、山豆根、童便之类以清之，或兼用冰硼散吹之，再刺喉两傍以泄之。此急则治标之法也。

不治痧症

心胸高起如馒头者，不治；背心一点痛者，不治；腰间一点痛者，不治；心胸左右有一点痛者，不治；胁肋大痛者，不治；角弓反张者，不治；四肢肿痛者，难治；鼻管如烟煤者，死；舌绻囊缩者，死；环口黧黑者，死；额汗如珠、喘不休者，死；昏迷不醒、放痧不出、服药不应者，死；痧块大痛、口不绝声、服药无效者，死；四肢不收、两手脉伏者，死；皮肉如泥、针刺直入、不知疼痛者，死；元气素弱，误服药饵，日久痧老血定者死。临症者宜细详之。

痧前禁忌

痧症最忌热汤、热酒、粥汤、米食。若不知禁，则轻者必重，重者必危，或结痧块，日后变出奇疾。故凡服药进食，只有温冷之法，不可任奇致药不效而病日增。

痧后禁忌

痧症略松，胸中觉饿，若骤进米食、饭、热汤之类，痧症毒气复发，立可变重，必须忍耐一两日方可渐进饮食。如真觉大饥，势不能耐，先煮挂面少许，待温食之，然后可进米粥，庶免食后复发。

痧见伤寒不可同治

伤寒有外感三阳症，有直中三阴症，有传经热症，治之各有方法，一兼痧气则方法不同矣。或先受痧而感寒，或先受寒而感痧，或气暴发热极而生寒战，甚至手足厥冷似乎阴症。若先受痧而感寒，谓之慢痧，可先散寒邪，而兼治痧；先受寒而感痧者，痧症为急，当先治痧，而后治寒。《经》曰：先病为本，后病为标。标病急而本病缓，急则治其标也。若痧气暴发之症，紧痧也。即饮以水，施以刮放，治以痧药，倘有寒战厥冷，而用阴症之药，则杀人甚于刀矣！

诸痛类痧辨

腹痛之症不一，有食、有气、有火、有寒、有虫。有食积者，中脘作痛，遇所伤之物即疼，其胸膈饱满有似于痧，气口脉必有力[①]可辨。若因新食停滞，复感寒气，寒热相搏，隐隐作痛，其胸膈胀满有似于痧，然嘈杂不安，嗳气吞酸，气口脉见沉迟可辨。气

者，恼怒所伤，愤闷郁结不得舒畅，心胸隐痛，作止不常，其胸膈塞滞，呕逆、恶心、吐不能出，疼不可按，有似于痧，然脉必两关沉弦可辨。火者，胃火上逆，呕吐酸水，口渴欲饮，饮入即吐，虽似于痧，然手足温暖，六脉洪数可辨。寒者，形寒饮冷，寒气内郁，或胃口隐痛，或下部隐[②]疼，必喜手按，遇热则减，脉必沉迟无力，饮热则安，饮冷则甚可辨。虫者，胃脘疼痛，犹如刀触，痛极厥冷，搔把不定，或吐清水，脉必无定，起伏不常，然痛定则安，别无所苦可辨。积者，旧有宿积聚结，肠胃因触而发，痛不转移。逐一分辨，而痧痛之症自然迥别，不至混淆矣。

诸晕类痧辨

晕有气、血、痰、火、暑、湿之分，又有气虚、血虚、中风、中寒、暴怒、劳力之异。然气晕脉沉，血晕脉芤，痰晕脉滑，火晕脉数，暑晕脉虚，湿晕脉濡，气虚脉涩，血虚脉细[③]，中风脉浮缓，中寒脉沉紧，暴怒左关弦大，劳力左关浮洪，此晕脉之大概也。若脉与症不合，骤晕无因者，必痧气上冲而晕，或痧气内郁而晕。上冲者，其晕甚；内郁者，其晕微。再以刮放验之，重则看痧筋别之，可了然无疑矣。

论痧胀

痧胀者，气之闭也，火之逆也。气为毒壅，火为毒升，故胸膈作胀，头目不清。治痧者，必先开其气，降其火，而后胀可消也。若食阻痧气于上者，则吐之；食阻痧气于中者，则消之；食结痧气于下者，则导之。凡下窍闭者，多上吐，或吐痰涎，或吐血，或吐蛔，当导气于下。中窍闭者，多下泻，或泻蛔，当行气于中。上窍闭而复升者，则作闷、作胀，或头痛、或面胀，当用清凉调气之剂，引而降之，疏而通之。至如气为毒壅，必兼伤血，而行气中当活血，血为毒壅，气亦随之，行血中必利气。故治胀，必治气，治气必活血。盖活血痧气行，血破痧气走，血败痧气散，而降火亦在其中矣。此治痧之要术也。

---

① 原文为"为"，疑误，据前后文意改为"力"。

② 原脱，今据前后文意添。

③ 原脱，今据前后文意添。

论痧斑

《治法汇》曰：脉伏心烦，谓之欲斑。或心烦不安、身痛如束，或手冷耳聋，或咳，或呕，皆发斑之后。今痧症亦有发斑者，故俗名斑痧。盖感痧之人，若痧气入里，则为胀、为痛，变现不一。在里气壮实者，毒气不能内入，仅郁于肌肉之间，郁久则热，热则发斑，欲出不出，则脉伏心烦，或咳，或呕之症作矣。用火照在皮里内外隐隐如黍，须用药透法，使斑外见，而痧毒可散。或用灯草火焠，则爆焠后，便觉胸膈宽爽。此痧之在表者，其症多发于春夏之交，乃外寒郁内热而成。脉症与《治法汇》之论颇同，故特表而出之。

论凝壅聚结法

夫凝、壅、聚、结四者，皆血分痧毒之症，其间有轻重之分。凝者，初感之症；壅者，凝多而壅；聚者，所壅之血或聚于左，或聚于右；结者，血滞一处。结为重，聚次之，壅又次之，凝为轻。治凝以红花、泽兰为主；治壅以桃仁、延胡为主；治聚以苏木、茜草为主；治结以五灵脂、降香为主。轻者用药不可重，重则恐伤血分，重者用药不可轻，轻则仅动毒邪，须权轻重，分其凝、壅、聚、结以施治可也。

痧症类杂症辨

痧之为病，有似乎杂症，而实系痧症者，治之一差，则轻者重，而重者危矣，可不辨与？痧症有发热恶寒类伤寒者，有咳嗽多泪类伤风者，有潮热往来者，有日晡而热者，有腰痛者，有头汗者，自汗者，有心烦者，有心痛者，有头晕如不足者，有胀如停食者，有昏沉嗜睡者，有烦躁不眠者，有闻声而惊、遇音而恐若虚极之候者，此皆痧之慢也。有头面肿胀一似大头瘟者，有咽喉锁闷一似急喉风者，有一时昏倒一似中风、中暑者，有喑哑、迷乱、四肢僵直一似惊魂落魄者，有若流火、流痰或上、或下、忽左、忽右、或肿、或痛、游走不定者，有若头疯者，或若霍乱者，有变疟者，有变痢者，此皆痧之变也。然察其脉症，必不相应，刮则有痧，放则血黑。若以杂症治之，不特不效，且犹重也。医者能审之确辨之明，而后可以无误也。

痧症不可误投药

有时汗出油，不可误服酸敛固表之药；有时发热无汗，不可误服升提、温散之药；有时足寒过膝，不可误服桂、附之药；有时饮冷谵语，不可误服芩、连之药；有时上吐下泻，不可误服香燥、止涩之药；有时恶心呕秽，不可误服姜、椒辛辣之药。总之，脉虚迟者，宜用温补；脉数实者，不纯用苦寒；似气虚者，不可妄投参、芪。

痧症发微　卷下

治闷痧

痧毒冲心，忽然闷倒，此痧之急者，暑天多有之。必须放腿弯出恶血，急服琥珀丸，止痛利痧，再用丸散、童便治之。俟苏后，服透窍、解毒、顺气、活气之剂。

治落弓痧

病者一时昏迷，痰声如锯，眼目上吊，形如落弓之状，此暗痧内攻。诊其脉，或微细而数，或动止不匀。宜先放痧，然后进药，用清痰、降气、凉膈为主。若心胸胀极，头项向后者，毒已入脏，不治。

治噤口痧

病不数日，默默不语，即语亦无声，此痧气壅塞脯窍，热痰上升，阻逆气管，闭结喉咙。宜先放痧毒，用陈香团一枚，煎汤冷服。俟微有音，再为审治。

治扑蛾痧

痰涎壅盛，气急发喘，喉内作声，痛若喉蛾。但喉蛾症，喉内胀痛；喉痧症，痛而不胀肿。又若喉风之痛，喉风其痛不移；喉痧其痛无定，以此辨之。治宜清痰、降火，少佐风药，当以僵蚕、牛蒡为主。

治咳嗽痧

痧气每由呼吸而入，多先感肺经，邪留不散而咳嗽之症生也。但伤风之嗽，鼻流清涕、声重、多痰；感痧之嗽，鼻干、多呛、胸前闷闷。治不可纯用疏风发表之药，宜润肺、宽膈、顺气、散痧，并须刮肩背以治之。

治呃逆痧

呃逆，俗名呃兜，亦曰发呃。有寒、有虚、有热、有实、有痰滞、有血郁、有食阻、有气逆。然从中宫起者，名胃呃，轻；自丹田起者，名肾呃，重。若概以丁香、柿蒂散之，谬矣。至痧症发呃更有不同者，多因暑热之气，或秽气由口吸入，客于胃脘，食痰阻滞，抑郁不舒，热气上逆，因而发呃。当以清凉解痧药降顺之，用青蒿、泽泻为主，使邪热之气由小便而出，再刮胸前以泄在上之毒，则呃止矣。

治盘肠痧

痧毒抑遏，盘转肠胃，似痛不痛，似胀不胀，内若筋吊，牵连懊恼，绞缠肠胃，迷闷无极，急放痧，去其毒血，用救苦丹和矾水服。

治倒经痧

经行之际，适感痧气，至经阻逆行，心腹肿胀作痛，卧不能转侧，或鼻红，或吐血。此痧毒之气，腾而上溢。须先刮放，再用行血、顺气、清热之剂，加桃仁、红花、童便治之，若竟认为血症，则误矣。

治紫疱痧

痧毒郁遏，不内攻则外溃。毒伏阳明日久，有发为紫疱者，或圆眼大，或蚕豆大，溃有紫血，内有一坑。须于指尖、臂、腿弯放之，去尽毒血，再用苏木、泽兰、金银花之类加牛黄治之。

治眼痛痧

两目红肿如桃，甚则眼珠突出，然必先觉胸中烦闷，而后目疾因之。当先刺百会穴，再用清肝、活血、降气、消痧之剂。

治痧疯

疯者，厉气所感，兼风寒湿热之邪，留于肌肉、经络之间而成者。痧者，亦时行厉气，若留连郁遏于肌肉、经络之间而成，至久而不散，变为恶症。状若大麻疯，眉发俱脱，面目颓败，手足拳挛，谓之痧疯。当频放毒血，用金银花六钱、黄芩钱半，皂刺一钱，赤芍、红花、生地各二钱，防风、荆芥、牛膝各三钱，苦参四钱，煎服渐愈。

治痧块

痧毒结于气分，则成气瘕；结于血分，则成血鳖。夹食痰则成积块，皆能作痛，时作时止，日深一日。施治之法：在气分者，用沉香、砂仁为君；在血分者，用桃仁、红花为君；夹食积者，用莱菔、槟榔为君；如气血两分兼有毒邪者，兼而治之。

治瘟痧

风寒之邪，伏于肌肉之内，至春而发；暑热之邪，滞于肌肉之间，至秋而发。其见症也，皆恶寒发热，或腹痛，或不痛，气急发喘，胸腹饱闷，头目肿胀，似疟非疟，或变下痢脓血。轻者淹缠岁月，重者危急一时，老幼相传，谓之瘟痧。治宜放痧、消积、活血、解毒为主，最为健脾养复本元。

治鬼箭痧

俗传鬼箭疯之说，有针挑、火焠、油头发、桃艾叶擦之之法，俱不用药。识者分之谓鬼箭是风；神箭是寒；床箭是湿；痛而转动者，气与痰也；痛而不转动者，血也。然其中多有夹痧者，故亦须挑放，以痧药治之，多有获痊者。

治刺毛痧

病者壮热、烦闷、遍身痛，如刺毛所伤，乡俗相传，名为刺毛痧。治以痧法，随手而效。

放痧余言

值此气运，痧症遍生，乃有病痧而恶言痧，见痧而讳言痧，不知痧而搀言痧，至以刮放痧为末务，而不首用之吁于！痧症者，抑何固也？余观黄帝制九针之法以疗民病，多刺少药，即如《内经》有云：诸疟而脉不见，刺十指间出血，血去必已。夫脉不见者，非症与脉不合之谓乎？制针疗病，出血去疟者，

非放血泄毒之治乎？此正后人所当师其意，而通其法者尔。

用药总论

痧之为病，乃感受四时不正之气。故当以驱邪为主，养正非所先也。治宜疏散，不宜大表；宜下降，不宜升提；宜凉解，不宜辛热；宜清理，不宜涩滞；宜消导，不宜补益；宜开通，不宜收敛；宜行气活血，不宜补助，佐以解毒，兼以清火、化气以消其胀，行血以逐其邪，用药之大要也。

痧症用药摘要

荆芥 气香，味辛，性温。入足厥阴、少阳、阳明气分药也。散风清血，透肌解表。头风、喉风、热风、湿风，最消痧毒，善发斑疹、筋隐隐不现，非此不彰。

防风 气温，味辛、甘。入手足太阳，又行足阳明、太阴二经，为肝经气分药也。主诸风，周身不舒，骨节酸痛。治头目、腰膝之风，发邪从毛窍出，痧毒壅滞郁遏者，非此不散。

前胡 气温，味苦。乃手足太阳、阳明之药。散风寒、痰嗽在肺经，头疼、恶寒、发热、骨疼，邪在膀胱；胸胁痞满，气经不舒，邪在中膈；发热痰热逆气拒隔，此邪气壅闭在腠理之间，俱能治之。痧症痰逆喘急者，用以降下。

薄荷 味辛、甘、苦，气香，性凉。入手太阴、少阴经气分药。散上焦风热，理咽喉，清头目，止吐，利窍。痧症用以快膈疏气。

秦艽 气温，味苦。入足阳明经。清热祛风，去湿利小水，活血消痰。除一切阳明症，筋骨疼痛、壮热不清者，非此不解。活动气血，行痧发热之药。

天麻 气温，味辛、甘。厥阴气分之药。祛风化痰，利周身，舒经脉。主风虚头晕、痰滞拘挛等症。

葛根 气平，味甘、辛。阳明经药。解肌热之烦渴，清胃火。邪热伏于肌腠之间，非此药不阴。

香薷 味辛、甘，性温。入足阳明、太阴、手少阴。利水，散瘴，止霍乱，越郁阳，通上彻下，治暑邪之药。

陈皮 气温，味甘、辛、酸、苦。入手足太阴、足阳明。理气散寒，宽中行滞，消痰止呕。痧气壅阻郁经，非此不开。夫人以脾胃为主，治病以调气为

先。泄泻下气之寒也，关格、中满气之闭也，食积、痰涎气之滞也，风、寒、暑、湿气之搏也，七情六郁气之结也，陈皮统能治之。且健运肠胃，畅利脏腑，为脾胃之圣药。

青皮 气温，味苦、辛。入手足厥阴、少阳。破滞气，平逆气，伐肝气。痧气上壅者，非此不降。

枳壳 气寒，味苦、酸。入手太阴、足阳明。开痧气，除胀气，下食气，行滞气，定痰喘，消胀满，止胁肋刺痛，皆平气之功也。胸前结积塞者，非此不开。

枳实 气寒，味苦、酸。入足阳明、太阳经。破痧气，驱毒气，开结实，下食积，消胀满，有破散冲走下行之力。

桃仁 气温，味苦。入手足厥阴经血分。破瘀活血，毒为血阻，非此不流；痧为血滞，非此不行。蓄血发狂、热入血室、血结血聚、寒热似疟，皆所必用。

杏仁 气温，味甘、苦，性利。入手太阴经。润肺化痰，理气开结，散肺中滞气、郁痰，能消索粉，开魄门，除痧嗽。

山楂 气温，味酸、甘。入足阳明、太阴经。痧为食壅者，取其善消而不暴，兼疏脾气，消瘀血，逐滞释腻，理痘疹，有开胃进食之功。

莱菔子 气平，味辛、甘。入手足太阴经。痧为食壅，非此不降。消食化痰，下气定喘，去面积，除饱胀，有推墙倒壁功，气虚者少用。

白芥子 气温，味、辛。化痰、消痞、下气宽中，胁下膜外之痰，非此不除。痧症用以散寒凝气郁之痰。

槟榔 气温，味苦、辛、涩。入手太阴、阳明、足阳明经。治诸气，祛瘴气，破滞气，开郁气，下痰气，去积气，降痧气，解毒气，逐水气，通土气，宽中气，泄下气，散膜膈无形之气，下肠胃有形之气。

砂仁 气温，味甘、涩。入手足太阴、阳明、太阳、少阳经。顺气开郁，散痧消食，始终可用之药，惟渴而火亢者勿用。上焦之气梗逆而不下，下焦之气抑遏而不上，中焦之气凝滞而不舒，用之奏效最捷。

香附 气温，味苦、辛、甘。行十二经、八脉气分，血中气药也。为诸气总司，开郁气，调血滞。心腹攻痛、积聚、痞满、癥瘕郁结，达表通里，痧症中要药也。

木香 气温、燥，味甘、辛。入手太阴、阳明、足太阴、厥阴经。诸经气分药，行滞气，燥湿气，驱寒气，健脾气，能升降三焦诸气。痧后胀痛不解者，所必用也。

檀香 气温，味辛、苦。入手太阴、足少阴、阳明经。散结气，除冷气，伏妖气。痧后心腹疼痛不休，胸膈胀满，加而用之。若痧症始发者，勿骤用。

降真香 气温，味辛、甘。辟邪气，活血之药。治天时、疫疬之怪异邪妖之症。血为痧毒所结者，以此破之。

乳香 气温，味辛、甘。入足太阴、厥阴经。消瘀血而不伤新血，痧症用以治血结，亦能通气化滞，止痛舒筋。

没药 气温，味苦、辛。入足厥阴经。痧症用以破血行瘀，止腹痛。

郁金 性温，味苦、辛。入手少阴、足厥阴、阳明经。痧毒攻心者，用之立奏奇功。能开郁消瘀。治胸胃膈痛、肚腹攻痛、两胁满。凡血、气、痰、火郁遏不行者，最验。

红花 气寒，味辛、苦、甘。为手少阴、足厥阴血分药。活血解痧，痧症中首用之品。入解表药中，能行血助汗。

泽兰 味苦、甘，性温。入足厥阴。活血，通关节，消水肿。凡痧症为血气留滞，用以推陈致新，不伤元气。其主水肿者，乃血化为水之水，非脾虚停湿之水也，为产后要药。

益母 气温，味苦、甘。入手足厥阴经。行血而不伤新血，养血而不滞瘀血，为产后之圣药。然性善行走，故痧症为血滞之用。

苎根 味甘，气寒。痧症用以凉血解毒。又主小儿赤游丹毒、大人痈疽发背、无名肿毒，捣敷即解；及天行热病大发狂，浓煎饮。

茜草 气寒，味苦。散血行瘀，解痧毒于血分，行血甚捷。亦止吐衄。其根能开结热、结痰久伏肺中者，有奇功。

赤芍 味苦，性寒。入手足太阴经。泻肝火，消积血，散郁火于血分，清痧毒于血中。

苏木 气平，味甘、咸。入足厥阴、阳明、手少阴经。败恶血新瘀最效。痧毒阻滞血气，心腹觉痛，血气内壅，口禁不言者，用之。

延胡索 气温，味苦。入足太阴、厥阴经。通经络，行血中气滞、气中血滞。治痧气凝滞作痛、心胃卒痛、小腹胀痛、疝核痛、闪挫痛。

丹参 气微寒，味苦。入手少阴、厥阴心包络。善治血分，有四物之功，去滞生新，调经顺脉之药。

牡丹皮　味辛，性温。入手足厥阴、手足少阳、手足少阴。治血分伏火，为血中气药。降相火，凉血热，能行能止，推陈致新。

金银花　气温，味甘。活血解痧毒，为痧症要药。凡风、湿、火邪致筋脉受患者，服之更效。能治热毒血痢，脾痛脚气，奠安神脏。

白蒺藜　气温，味甘、苦。去风、下气、行水、化癥。痧症用以散湿、去滞、行血之药。

青蒿　气寒，味苦。入少阴、厥阴。血分药，清热凉血，去伏火，除骨热。痧因暑气者，用之。

连翘　气平，味苦。入手足少阳、阳明、手少阴经。清痧毒，解诸经火邪，清热而不滞，为痧症夹他症要药。

瓜蒌仁　气寒，味甘、苦。入手少阴、太阴经。润肺消痰，主心肺胸胃燥热郁逆于气分，食痰积垢滞于中脘。治火嗽、行结之药。用须去油尽，然多泻忌用。

花粉　气寒，味甘、苦。退五脏郁热，止渴消痈，阳明内热作渴用花粉，阳明外热作渴用葛根。

山栀　气寒，味苦。入手太阳、少阴、足阳明经。清气凉血，散三焦郁火，解心火伏热。

滑石　气寒，味淡。治时行、中热、中暑发渴。清三焦，利六腑，上通肌表，下利水窍。

牛蒡子　气平，味苦、辛。入手太阴、足阳明。凡痧毒在肌肉者能透，在肠胃者能降，为痧症中要药。清风痰，解风热，清咽喉。血热便闭者宜之，大便泻利者勿用。

大黄　气大寒，味苦，性微毒。入手足阳明、太阴经。血分之药，痧气闭塞，大肠不通，胀满痞实，非此不能攻下。凡肠胃痰、血、饮食有形之物及天行君火之邪，壅闭脏腑者用之。

厚朴　气温，味苦，性燥。入足太阴、手足阳明。宽中化滞，下气消痰。凡内伤寒饮冷食者用之。

蓬莪术　气温，味苦、辛。入足厥阴经。治痧毒阻滞痞闷，行气破血，为血中气药。食积胃脘作疼，牵引背胁，痛难转侧，吞酸吐酸，刺心如醋，胸膈不清，虽为泄剂，有拨邪反正之功。

荆三棱　性平，味苦、辛。入足厥阴、太阴。破血通经，为气中血药。痧毒结于胸膈、肠胃之间急迫不通，非此不效。

车前子　气寒，味苦。为肝、肾、膀胱三经之药。痧气阻郁小便不利者，用之能行湿热，走下窍。

木通　气微寒，味苦、辛。入手少阴、足太阳。泄金郁，利气窍，行小便，降痧毒，去郁热，通心气，醒睡，止痛，能泻气中湿热之滞。

猪苓　气平，味甘、淡、微苦。入足太阳、少阴。能开腠理，去表间之湿，湿可分，理表阳，理阴之气而利小便者。故身面肿胀可退，湿热痞满可除，有转气化之功。

乌药　气温，味苦、辛。入足阳明、少阴经。善行周身之气。痧气阻滞者，得此无处不到。乃大温之剂，惟寒凝气郁者用之，行气中之血，夏月勿轻用。

牵牛子　气热，味苦、甘。有通上彻下之能。痧毒胀满闭塞肠胃者，于丸散中用之，救人立效。逐积，追虫，行水，消胀。一切气滞、食停、痰饮诸疾，下咽即行，胃虚者勿服。

威灵仙　气温，味苦。入太阳经，通行十二经。主风湿、痰饮之疾及筋骨痛风、手足顽痹。其性好走，横行直往之药，痧症用以引导。

山豆根　气寒，味苦。通咽喉，下结热，得降下之令，善除肺胃郁热。

菊花　气温，味苦、甘。入十二经。祛风散热，清目。散游风、丹毒，解疔肿湿热之症。

马兜铃　气凉，味苦、辛。入手太阴。主肺热咳嗽甚，主痰喘气促，屡获奇功。

贝母　气寒，味苦、甘。开郁下气，化痰止咳。能开痹，消瘿核。

桑白皮　气寒，味甘。入手太阴。平肺气，消痰止嗽。水饮停肺，以致胀满气急，能泻肺中，从小便出。

竹沥　气寒，味甘。通手足阴阳十二经并奇经别络。利窍滑痰之药。

西河柳　气温，味甘、苦。入足阳明、手太阴、少阴。凉血分，发痧疹，解痧毒。凡痧症之毒，起于肺胃之间，发于皮毛之分，外因风寒触冒之邪，内因风火、血热之郁，相感为病，宜苦凉轻散之剂，则出而解矣。此始终可用之药也。

麦芽　气温，味甘。入足太阴、阳明、手阳明经。痧为食壅，取其善消，如腹之胀满、膈之郁结、食之不纳、胃气不利，并宜用之。

荞麦　气寒，味甘。能炼五脏滓秽，磨积滞，降气宽肠。治绞肠痧痛，肚疼作泻。气盛有湿热者宜之，脾胃虚寒者不用。

芋艿　气味辛、平。下气调中，宽肠开胃，止血渴破血。治痰热，解痧毒。患痧人生食甘美，先用此嚼而试之。

皂角刺 气温，味辛。能引药至痧毒、疔滞之所，立奏功效，又泄血中风毒。

细辛 味辛，入足厥阴、少阴血分，为手少阴引经药。散风寒，开关窍，活血脉，破结滞，散外感痧气之要药也。痧症之邪，多从鼻入，由窍而入者，用此亦由窍而出。

僵蚕 气平，味甘、咸。入足厥阴、手太阳、少阳。治血分之痰及风痰。疏咽喉，开胸膈，破瘀毒，散风毒。佐山甲透经络风。诸风气火毒之痰浊滞于上焦者，投之无不应，故治痧有功焉。

晚蚕沙 气温，味甘。入手少阳、足太阴。消痧胀，解时气，祛风清湿，和血疏经，为痧症要药。可以煎汤常服。

蝉蜕 气寒，味甘、咸。入手太阴、足厥阴。祛风热、风毒于肺分，皮毛之表必假此清空轻达之剂，发而出之，又能起疮痘。

五灵脂 气平，味甘、咸。入足厥阴、手少阴。痧毒为瘀血壅滞，阻塞不通，得此透入经络，引诸药至病所以成功。

麝香 气温，味辛，性散。入足太阴、手少阴。开窍散痧，通达表里，能自内出外。凡毛肉、骨节、诸窍，为寒、火、气、痰、涎、血、食所闭，郁滞不通者，用此立开。

牛黄 气凉，味苦。入手少阴、足厥阴。祛风痰，开心窍，清热解毒。神志不宁、痰迷心窍之症，皆治之。痧毒攻心，不省人事，热邪内炽，汗闭不出，以致欲狂者，用之则毒降人爽，汗出而热清矣。

龟板 气平，味咸。入足少阴经。酥炙为末，破宿血胜于灵脂。

食盐 气寒，味咸。通行上下、表里十五经。和阴回阳，引吐化食，消癖定疝，解痧止痛，用以吐新食。

黑沙糖 气温、味甘。活瘀血，解痧毒。痧血作痛，得之即安。

明矾 气寒，味酸、涩。解痧毒，消痰定喘，探吐宿食。中风语音混浊、癫痫人事不省者，服之立效。

独活 气温，味苦、甘、辛。入①足阳明、厥阴、少阳、太阴、手太阴、少阴经。行血分而主气之药。祛风，行湿，散寒。头项不能俯仰，腰膝不能屈伸，贼风百节攻痛，非此不除。乃活动气血，行痧发热

之药。

百草霜 气温，味苦。解三焦结热，化脏腑瘀血，散阴凝陈聚之物，开郁遏之疾。治痧毒，为寒用之药。

雄黄 气寒，味苦。入足阳明经。化痰涎，消积聚，逐澼气，祛邪魅，解暑毒，散痧毒。善除阴凝留闭之疾。

童便 气寒，味咸。入手足太阴、少阴经。既济阴阳，清和气血，定暴痛，治血痢。护心、清痰、降火最效，降血最神。痧毒上冲，吐不能出者，服之立安。中暑、中热，产后血晕极宜。

以上药八十一味，取痧症所需，余非要用不载。

痧症忌口急要

人参、玄参、甘草、熟地、当归、沙参、丹参、芍药、豆粥、地栗、白糖、熟藕、白鲞、圆眼、泡饭、火酒。以及南货并发胀、油腻、煎炒、鱼、虾、蟹、沙气等物，倘误食之，重则不治，轻则迁延变怪，谨之。如或成沙鳖、沙块，须速服消鳖块药，以除其害，不消后有大患。

便用救急法

阴阳水各半、泥浆水、陈佛手汤、二蚕沙汤、荞麦汤、矾汤和锅煤、热童便以上俱温服治痧痛；陈香团汤、蚱蜢汤以上俱温服，治痧胀；青蒿汁和井水治暑痧；鲜扁豆叶汁和童便治诸痧。

探吐法

用盐汤或矾汤，稍冷服，吐去新食，多饮则吐。

痧症汤药神方

散痧汤 治痧因风者。

防风 荆芥 陈皮 金银花各八分 蝉蜕五分 红花三分 泽泻八分

水煎，稍冷服。

如头面肿加薄荷；腹痛加厚朴；手足肿加威灵仙，倍用金银花；内热加连翘；小腹痛加青皮；寒热加独活；吐血不止，寒加砂仁、热加童便；痰多加杏仁、僵蚕；血滞加红花；咽肿加薄荷、山豆根；食积加山楂、麦芽；心胃痛加延胡、香附；赤白痢加槟

① 入：原文无，据文意补入。

榔；口渴加葛根；面黑_{血瘀也}加茜草、桃仁；面红_{血热也}加童便；胸、腹、膈胀加二蚕沙、枳壳；触秽加薄荷、降香、杏仁。

正气汤 治痧因秽气者

僵蚕 瓜蒌 牛蒡_{各一钱} 薄荷 泽泻_{各五分} 陈皮 金银花_{各八分}

水煎，微冷服。

解毒汤 治痧滞经络肌肉发为肿毒疔疮。

金银花 土贝 连翘 地丁 牛蒡_{各八分} 穿山甲 木通 青蒿_{各五分} 菊花_{一钱}

加胡桃肉一枚，水煎，温服。

如毒在背加角刺；在面加白芷；在胸加瓜蒌、僵蚕；在手足倍[①]加银花。

又正气汤 治痧自秽气者。

二蚕沙_{一钱} 郁金二分 青蒿_{六分} 陈皮_{五分} 砂仁 薄荷_{各三分} 香附_{七分}

微冷服。

荆芥汤 治痧因气郁者。

荆芥 陈皮 香附 枳壳 薄荷 红花 延胡_{各八分} 郁金二分

水煎，稍冷服。

如食滞加莱菔子；痰加白芥子；气壅加乌药；血壅加杏仁、银花；心烦热加栀子；伤暑加青蒿；咳嗽加杏仁、桑皮；头痛加甘菊；大便不通加大黄、枳壳、枳实；小便不通加木通、泽泻；放痧不出，倍荆芥，加细辛；腹痛加延胡。

清暑汤 治痧因于暑者。

香薷 青蒿 薄荷 泽泻 木通_{各七分} 连翘 银花_{各八分}

水煎，温服。

散表汤 治痧为寒邪外闭者。

防风 荆芥 独活 陈皮_{各一钱} 细辛 香附 砂仁_{各三分} 金银花 红花_{各五分}

水煎，稍冷服。

四七汤 治痧因血滞而痛者。

桃仁 红花 金银花 五灵脂 香附 山楂_{各一分} 木通五分

水煎，微温服。

消积汤

山楂 麦芽 槟榔 厚朴_{各八分} 荆芥 香附 薄荷 泽泻_{各五分}

水煎，稍冷服。

如血瘀加桃仁；头汗加枳实、大黄；腹痛加降香；胸胀加枳壳、郁金。

三因汤 治痧因食积致气血阻滞者。

山楂 莱菔 槟榔 香附_{各一钱} 红花五分 泽泻 金银花_{各一钱}

水煎，稍冷服。

清凉饮 治热痧痛带上升者。

薄荷 连翘 山栀 青蒿 木通 泽泻 金银花 香附 二蚕沙_{各一钱}

水煎，稍冷服。

马沙汤 治痧症神效方。

马粪汤碗一团，干者倍之，以河水一碗、井水一碗贮盆中，用绢帕包马粪绞浓汁，去渣勿用

再用好黑沙糖_{三两}，搅马粪汁中。春冬温服，夏秋冷服。

痧症丸散神方

宝花散 治痧症仙剂。

郁金_{一钱} 细辛_{三两} 降香_{三钱} 荆芥_{四钱}

共为细末。每服三匙，清茶稍冷服。

救苦丹 治痧气郁结要药。

枳实 莱菔_{各一两} 郁金_{二钱} 乌药_{八分} 连翘_{一钱}

共为细末。每服五分，清茶稍冷服。

圆红散 治血郁不散症。

没药_{去油} 降香_{各三钱} 细辛_{四钱} 桃仁 延胡_{各一两} 蒺藜_{一两}

共为末。每服五分，清茶稍冷服。

化毒丹 治痰气壅滞痧症。

金银花 薄荷 僵蚕_{各一两} 细辛 枳壳_{各五分} 瓜蒌_{去油，五分}

共为末。每服六分，清茶冷服。

郁金丹 治过饮寒凉，致痧毒遏伏。

沉香 木香 郁金_{各一钱} 乌药_{三钱} 细辛_{五钱}

共为末。每服三分，砂仁汤稍冷服。

冰硼散 治咽喉为痧毒所搐，肿痛不消。

天竺黄 硼砂_{各二钱} 冰片 元明粉_{各一分}

共为细末，吹之。

消疳散 治痧后牙疳。

人中白_{二钱} 儿茶 花粉 硼砂 青黛_{各一钱} 黄连_{各五分} 冰片 珍珠_{各一分} 雨前茶 薄荷_{各五分}

共为细末。浓茶拭净，掺之。

---

① 倍：原文为"位"，据文意改为"倍"。

三香丸 治过服寒凉以致痞满。

木香 沉香 檀香各五钱 砂仁 莱菔各八分 五灵脂六分

共为末，水丸。每服五分，温茶服。

矾红丸 治一切痧气攻痛。

白矾三钱 矾红一两

共为末，浓米汤丸，芡实大。每服一丸，薄荷汤凉服。

牛黄丸 治痧毒上壅，痰涎喘急，人事不省。

胆星三钱 天竺黄三钱 雄黄 朱砂各五钱 牛黄 麝香各三分

共为末，浓米饮丸，桐子大。每服二丸，灯心汤服。

天中十香丸 治一切暑痧、上吐下泻、心腹疼痛、伤寒发热、触受时邪等症。

麝香二钱四分 犀牛黄四钱 沉香一两八钱 腰黄一两八钱 朱砂一两八钱 蟾酥一两八钱 丁香一两八钱 广木香一两八钱 茅术一两八钱 大戟一两二钱

朱砂为衣，丸如芥子大。温汤送下，每服十粒，重者二服，孕妇忌服。

塘西痧药 共药十味，研极细，用烧酒化蟾酥为丸，朱砂为衣，丸如芥子大。每服十粒，孕妇忌服。

茅术三两 丁香六钱 天麻三两六钱 大黄六两 甘草二两四钱 麝香三钱 麻黄三两六钱 蟾酥九钱 雄黄三两六钱 朱砂三两六钱

紫金锭 共为细末，米汁和匀，日中杵万下，印定，每锭钱，朱砂为衣。

山慈菇二两 川倍子二两 大戟一两五钱 雄黄三钱 千金子肉一两 麝香三钱 朱砂三钱

黑龙丹

牙皂一钱 冰片一钱 闹阳花二钱 灯心灰五钱 荆芥穗一钱

上药共研细末至无声，吹鼻。

附录《张氏医通》番痧

尝考方书，从无痧症之名。惟触犯臭秽，而腹痛呕泻，世俗以瓷器蘸油刮其脊上，随发红斑者，谓之曰痧。甚则欲吐不吐，欲泻不泻，干呕绞痛者，曰绞肠痧。近时有感恶毒异气，而骤发黑痧，俗名番痧。卒然昏倒，腹痛，面色黑胀，不呼不叫，如不急治，两三时即毙。有微发寒热、腹痛麻瞀、呕恶神昏者，或漐漐汗出，或隐隐发斑，此毒邪燉发于表

也。亦有发即泻痢、厥逆、腹胀、无脉者，此毒邪内伏不能外发也。所患最暴，多有不及见斑而殂者。《经》谓"大气入于脏腑，虽不病而卒死"是也。初觉，先将纸捻点焠头额，即以荞麦焙燥去壳，取末三钱，温汤调服，重者少顷再服即安。盖荞麦能炼肠胃滓秽，降气宽胸，而治浊滞，为痧毒之专药。但服过荞麦者，后患他病，药中有绿矾者，切勿犯之。其毒甚而面黑者，急于两腿后委中穴砭出黑血，以泄毒气。盖骤发之病，勿虑其虚，非此急夺，束手待毙。以此病起于漠北，流入中原，故以番痧目之。原夫此病与瘴疠相似，瘴则触犯山岚瘴气，此则触犯恶毒异气，与时行疫疠不殊。但时行则沿门阖境传染，此则一人骤发，死于一日半日之间，不似时行之可以迁延数日也。又此病与伤寒之伏气相似，伏气发温，热毒自里达表，此则一身骤感异气，无分表里脏腑，亦不似中寒、暍、暑，本虚不胜寒暑之暴也。又此病与挥霍撩乱相似，霍乱是客邪与水谷之气相并，此则正气暴逆，不能与邪气相抗也。又此病与关格相似，关格是上下不通，病纯属里，此则兼有斑痧表证也。大略与臭毒相类，然臭毒所触秽气，此则触冒恶气，较之疫疠尤剧。初起昏愦不省，脉多沉匿不显，或浑浑不消，勿以腹痛、足冷而与温药。倘荞麦一时难得，或服之不应，即宜理气为先，如香苏散加薄荷、荆芥辛凉透表；次则辟邪为要，栀子豉汤加牛蒡、生甘草解毒安中；表热势甚，清热为急，黄芩汤加连翘、木通分利阴阳；如见烦扰、腹胀、脉来数疾，急投凉膈散如《局方》，以竹叶易生姜，则毒从下达；热剧神昏，虽合三黄，多不可救；烦渴引饮、遗尿、速清阳明，白虎汤加葱豉，使毒从表化。以上诸法，在未经误药，庶可挽回一二。若病家疑信未真，慎无轻治脱，变生反掌，取咎未便。曾见一商，初到吴会，畅饮酣歌，席间霎时不安，索生姜汤一啜而逝。又有朔客到枫，觅混堂澡浴，忽然眩晕、呕逆，到舟即毙。继有医者，饭后寒热腹痛，手足厥逆，不终夕而告殂。更有文学乡居，到乡作吊，归即腹痛，坐立不安，语言无次，然见客犹能勉力作揖，诊之六脉模糊，是夜即便捐馆。迩来，卒患腹痛死者，比比皆然。虽无斑现，靡不谓之"番痧"。近有年少新婚，陡然腹痛、麻瞀、或令饮火酒半瓯，而腹痛益甚，旋增颅胀，身发红点，与芦根汁，得吐乃解。复有鼻衄口燥，胸腹略见红点，啜童子小便，稍安，医与葱白香豉浓煎，仍入童便，续续与之，得大吐、汗出而痊。若斑点深赤，毒在血分者，浓煎芫荽，少投生蜜，放温恣服，取效最捷，

以其专下恶血也；或加生莱菔汁半盏，总取散血之功。且有误认伤寒，而与发散，周身嫩赤如云而死者；亦有误认麻疹，而与桎柳、樱桃核汤，咽痛失音而死者；况有停食感冒误认番痧，而与寒凉解毒，反减去衣被，不慎风寒，烦热躁扰而死者。以其卒犯恶毒异气，无以脉诊，故辨治尤难。是以近世多用火焠、砭刺之法。须知因感恶毒异气而致者，此属外因，火焠为当；因触臭毒、秽气而致者，属不内外因，非砭刺不足以夺其势。然刺之无血者，不可救也。

《痧症发微》正在开雕，偶阅《张氏医通》，其论述番痧，与近时痧症毫发无异。远近遵其方法，多应手取效，藉以全活者甚众，此尤救时之急务也。因与啸喁、惜字、会中诸友偶然谈及，无不踊跃欢欣，嘱刊是编之末。四方君子倘急为流传，功德岂有量哉？

经验良方

万应五油膏

此膏专治一切外科，男女小儿痈疽、发背、对口、肚角等七十二症疮毒，及痰串瘰疬，年久臁疮，伤损骨节，外感寒邪，皮肉、手足麻木，步履疼痛等症。凡贴此膏，无不灵验。余家已施送廿余年，屡试屡验。此膏价廉工省，应验如神。此膏愈陈愈妙，煎好后，候冷成饼，收入瓷缸，用水养住，熬时勿令妇人眼见。仁人君子如能照方虔制施送救人，则种德莫大也。

白及 白蔹 独活 羌活 枫子 黄芩 白芷 川乌 草乌 花粉 荆芥 细辛各四钱 生芪 穿山甲 大黄各一钱 连翘 当归 生地 苦参 川芎 防风 黄柏 金银花各六钱，贝麻子去壳，二钱，研碎另包

以上各药煎法述后。

官桂四钱 樟脑二钱 乳香 没药各四钱 硫黄六钱

以上六味另包研细末，同贝麻子，待药熬好歇火方下，搅匀。

羊油一斤先煮，猪油一斤次煮，茶油一斤三煮，麻油一斤四煮，桐油一斤五煮。五种油，同一锅搅匀，将白及等药先放入油泡七日，慢火熬至药枯黑，下火去渣。每油一斤下丹六两二钱，慢火油滚下丹，小心收之，滴水成珠，不粘手为妙。离火下肉桂等末药，搅匀。春夏秋冬各如法，老嫩黄丹第一要好，将黄丹放入铁锅搅，用桃柳枝，须炒至紫色，铅气去净，方可用，不然恐贴疮边痒烂。

五油膏拔毒收口掺药

象皮一钱五分 硼砂五钱，俱炒 石脂二钱，煅 鹿角霜二钱，煅 乳香二钱，煅 龙骨一钱，煅 血竭一钱 儿茶五分 白腊一分 冰片二分

共研细末，用少许放膏药心上贴之。如贴风痛，另加麝香少许在膏药心上贴之。

又小八宝丹

凡大疮毒净，收口艰难，掺药则用八宝丹。

乳香一钱 没药一钱，俱灸 炉甘石二钱 龙骨二钱，俱煅 炒象皮一两 轻粉二钱 冰片二分 儿茶二钱

共研细末，掺膏药上。去轻粉，名曰长肉生肌散。

治火喉症

用陈醋一碗，梧桐泪一钱，放入醋内，嗽口不可咽下。虽九死一生之症，无不立效。惟喉内发白者，断不可用此方，戒之戒之。

治小儿黄水疮

用猪油切成细条，加生松香末在油上，用真青布将油裹好，用火烧布卷，其油自然滴下，即将此油收贮，用鸡毛敷于患处，立效如神。

治火泡疮

用生香附、南乌药各等分，研成细末，加冰片分半，麻油调敷极效。

治刀伤杖伤

见血者可用，即伤极重者无不立效。

用生半夏一斤，生松香一斤（去净油），共研极细末，收入瓷瓶，勿受潮湿，随时听用，其效如神。

治小儿急慢惊风凉惊丸

龙胆草二钱 牛黄一钱 防风二钱 陈胆星一钱 青黛二钱 钩勾一钱 黄连五钱

上药共研细末，糊为丸，朱砂为衣，如粟米大。量儿大小服之至多不过七丸，用金器同南薄荷汤送下，极有效验。如无金器者，用金箔代之亦可。此方半料、四分之一皆可配。

治痰火大还丹一名太乙丹

真西黄七分五厘 明雄黄一钱二分五厘 明朱砂一钱二分五厘 五倍子七钱五分 山慈菇五钱，去毛 红芽大戟五钱 冰片七钱五厘 山豆根二钱五分 千金子去油净，二钱五分 当门麝七分五厘

上药共为细末，取七家江米粽，每只取少许为丸。大丸一钱，小丸五分，朱砂为衣。配时桌上设香案虔诵太乙救苦天尊圣号一千遍。用薄荷、桔红、钩藤泡汤，再将细叶菖蒲连根捣汁，冲入汤内磨服。磨时亦设香案诵太乙救苦天尊一千遍，忌妇人经手。此方半料亦可配。如无细叶菖蒲，用甘菖蒲代之亦可。

治间日疟疾方

青黛五钱 官桂五钱 白芷二钱 硫黄五钱 明矾五钱 野

黑豆三十六粒　巴豆四十九粒，去净油　麝香二分　雄黄二钱

端午前，先将各药研极细末，候用。至端午，桌供香案，用方盘一个，将青、黄、赤、白、黑五味药定盘内五方：东方青黛，南方官桂，西方白芷，北方黑豆，中央硫黄。交午正，将各药合并一处，用五家江米粽尖为丸，如鲜桐子大，用辰砂一钱研末为衣，阴干，收入瓷缸内。凡疟当日黎明，向东用新绵花包药一粒，男左女右，塞鼻孔内，一周时取出。

治天泡疮

用新布一块，每日黑早收苗上露水，洗患处，甚效。又用天荷叶捣烂，取汁，敷之亦效。

治鱼口便毒

用米鱼肚四钱，红瓦焙干，研细末，用无灰酒，空心服。如不愈，连吃三服，无不见效。

治皮火疮

用紫草浸麻油。用时加冰片少许，敷患处甚效。

治跌打方① 治打伤压伤甚至骨节碎断者。

五加皮四两，小雄鸡一只，约重半斤黑毛者更效，杀死，干拔去毛，连皮带骨、连肉带血合五加皮同捣如泥，敷伤处，包好。须记准今日某时包上，至明日此时将药揭下，切勿多贴过时。再用五加皮五两，黄酒煎服，尽量饮醉即愈。

又治跌打方② 用生黄栀研末五钱，加麦粉、黄酒调敷伤处，一周时将药揭去，青出即愈。

保产无忧方 受孕至七月服一剂，八月服两剂，九月服三剂。如因劳动胎，即服数剂，可保无虞

姜制川朴七分　川贝母去心，一钱　川芎酒炒，一钱五分　菟丝子酒泡，一钱　酒炒当归一钱五分　荆芥穗八分　白芍酒炒，一钱二分　羌活五分　蕲艾醋炒，七分　枳壳麸炒，五分　生黄芪八分

引加生姜三片，水煎服。服此方以免小产，屡试屡验。此方分两不可加减，凡受胎三月后，每月服一剂，易产无病，效验如神，切勿轻试。

难产催生方

用墙上蛇脱一條头向下者更妙，瓦上焙干研末，收贮磁瓶听用。用蛇脱末一钱，麝香三分，调入膏药内，贴脐上即产，小儿下地，宜速去，不可再贴。此方甚效，非难产不可轻试。

本寂禅师济世催生仙方

歌曰：四两麻油一两蜜，银器温和产母尝，如无

银用磁器，入银五钱煎莫忘，更加一杯酒在内，免教母子见阎王。

横生逆产

用知母、苍术、横切生姜各二钱五分，顺切不效，水煎服。

死胎不下胞衣不下

用猪板油一两五钱、蜂蜜一两，黄酒同煎一中碗，热服即下。

小儿手先出阴户者名曰讨盐生

用盐一撮，放在小儿手中，其手即入，然后小儿自下。

难产丹方

用雄鼠肾一对，加麝香三分，同捣，分作三丸，辰砂为衣。白开水送下，男左女右，小儿手中捻出。若死胎，头上顶出，屡屡应验。此丹用水洗净，再用一次，亦效。切勿轻伤物命。

治痢疾泄泻方

鸡蛋一个，用青不用黄、白糖二钱、火酒一杯、黄糖二钱，加水半小碗，将糖、酒皆入磁罐内，候水开，将蛋青放入，离火即食，重者三、两服即愈。红痢黄糖倍用，白痢白糖倍用，泄泻更效。

回应丹

南乌药　川芎酒浸　砂仁　藿香叶　防风　白芷　赤茯苓　薄荷叶　厚朴姜炒　法半夏　苍术　前胡　广皮　广木香　细香附分作三分，一用黄酒炒；一用醋炒；一用童便炒，以上各药四两　白蔻仁二两　枳壳二两五钱　草果一两，微火内煨熟，去壳取肉，再炒　炒扁豆二两　建神曲一斤，姜汁炒

共研细末，姜汁为丸，朱砂为衣。

此丹专治老幼中风、中寒、中暑、中气，口眼歪斜，牙关紧闭，不省人事，霍乱吐泻，肚痛转筋，内伤饮食，生冷胃停，痰滞胸膈，胀闷不思饮食，或出远方水土不服作泻，心腹疼痛，恶心，水泻，疟疾，四时感冒，瘟疫，伤寒，头痛发热，遍身疼痛，恶寒无汗，伤风咳嗽，嗳气吞酸，红白痢疾，山岚瘴气，小儿急慢惊风，妇人产后昏迷、恶露不尽，一切痰迷诸症，俱用姜汤化服。大人服二钱，病重者服三钱，小儿服一钱。痢疾泄泻加红糖三钱作引。内热症加灯心汤作引，此方奇效如神，配合施送，莫大之功。

治噎膈症

膈症甚属险恶，素称难疗。用家鹅宰取新血，乘热生饮，即日见效。勿搀姜酒，勿犯铁器，尤忌甘草。目睹有食甘草与服诸药，致解鹅血之性。最忌甘草，误食不救，戒之，戒之！病有轻重，鹅有多寡，

大约需五、六鹅，间日取血一饮，与饮食毫无滞碍。止谨守戒忌，一月内外，必获全愈。老鹅有力，取效更速，小鹅勿用。愈后戒辛苦、气恼、房劳。此方速效如神，祈广传之。

治心痛

用顺治原钱三个，含病人口中，一时三刻，此钱即化，将铜味吐出，病即见愈。如胃痛误作心痛，钱即不化，立可分辨。

治胃气痛

用石莲花煎服甚效。此物产于甘省，花有雌雄，各用一半，大者一对可作三服，小者作两服，用绢包煎，因此花多毛，恐误食喉中，以包煎为妥，须加黄酒少许。往日胃寒者忌服。

治遗精白浊

用咸酸草一撮、黄酒一杯，加水一碗，煎半碗。轻者两服，重者三、四服即愈。其效如神，且能断根永不复发。北地无此草，南地最多，干草亦可用得。

治疔疮神效方

用九月菊花鲜叶，不拘多少，捣烂拧汁，开水冲服，将渣敷患处，立愈。如无叶，用根亦可。凡患此症，人以生黄豆令嚼不作豆腥者，即是疔毒。速以此方治之，其效如神。

治痔疮方

用夏枯草四两 连翘三两 甘草节二两

共研细末，以银花三两熬汁，同糊为丸。如身体虚弱，冬天加当归、西党参各四钱，配入药内。每日服药丸一钱五分，久服可日见功。

一粒金丹

专治中风、中暑、中痰、小儿惊风、一切痧症、瘟疫、感冒、泄泻、痢疾及伤寒汗闭、急慢阴症、跌打损伤、自缢、煤熏、水淹等症。研服十三丸，再研两丸吹入鼻孔，小儿服九丸，俱用开水服。胃腕痛含化三丸，年久者遇痛时连服七次可除根。无名肿毒疔疮发背等症，用烧酒研化涂患处，即消。如将要出毒者，急用黄酒研服十四丸，再用银针刺破患处，填入三丸膏药贴之。手生蛇头疔并一切毒虫、颠狗咬伤，皆用吐味研化涂之下药述后。

绵纹大黄六两 明雄黄三两六钱, 研细, 飞净 麻黄三两六钱, 去节, 细剉 明天麻三两六钱 苍术三两, 米甘浸 甘草二两四钱, 炒 丁香六钱 皂角三钱, 去子 当门麝三钱

以上各药称准研极细末，择疗病黄道日在净室将药和匀，用蟾酥九钱、好烧酒化开为丸。如不甚胶粘，加糯米饮汤少许。丸如绿豆大，用将辰砂三两六钱为衣，晒干，磁瓶收贮，勿令泄气。

小儿惊风

初起最忌蒙闭，莫若先用通关散吹入鼻孔，其七窍一通，则免蒙闭之虑。如无通关散，用别样痧药，亦可吹得。

虚火耳痛流浓方

用金丝荷叶草捣汁，滴入耳内，觉耳内热，即将此水倒出，又将新草汁滴入。如是者数次，即愈。

小儿断乳

须择除日，勿令人见，用青黛涂孩子眉上，即不思乳。男左女右。

小儿夜啼

用黄纸砵书甲寅二字，贴在床头，即不夜啼。写时、贴时皆勿令人见。

又宜男佩钱法[①]

妇人一觉受孕，当用真货布钱一个佩在妇人兜肚上，佩至坐月时取下，多产儿。受孕三月后佩此钱则不验。矣余家已试多次，俱验。

---

① 宜男佩钱法：原文无，据前目录补入。

校后记

　　全书 2 卷，撰人不详，约撰于道光元年（1821 年），由马骧（裕庵）刊行，如在马传和序中写到"先叔祖裕庵公素好施药济人，得车伟人先生家藏《痧症发微》一书，相与捐资刊印施送。"现存道光二十五年（1845 年）翻刻本及咸丰九年（1859 年）刊本。该书亦被收入光绪年间抄本《痧疗济急合编》中。

　　此书专论痧证，尤详于治法、方药宜忌、脉证变化等，其论治多依《痧胀玉衡》刮、放之法。卷上详述痧证的病因、病机、临床症状、治疗上注意点、饮食禁忌、挑治方法等痧证理论，为《痧胀玉衡》之节略本。卷下按其性状不同，将痧分为 15 种，阐述各种痧症的临床表现和治疗要点，从《痧胀玉衡》摘录十五痧，后列入方剂 23 首，其中汤方 12 首，丸、散 11 首，卷末附《张氏医通番痧》及《经验良方》1 卷。

　　本次校点以清道光二十五年乙巳（1845 年）会稽马氏刻本西鸿源堂藏版为底本。

注穴痧症验方 附华佗危急漫痧方

撰人不详

重刻痧书序

    医集之广，奚啻千卷，独略于痧症。方书所见，如曰青筋、白虎绞、肠痧、干霍乱，治法曰刮、放，药如平安散、行军散、痧药方，并禁服米粥汤云云，然皆散载诸书，亦未发明。若近世之推拿刮放者，大都半系村媪，庸夫有善于此者，而又昧于彼，又禁人服药，患者亦不延医诊视。故医者亦无从详究，须遗弃不论。如是册《痧症全书》，内有谓落弓痧、角弓痧、羊毛痧、羊筋痧、扑蛾痧等症数十名，并辨症审脉，药食宜忌，条分缕析，明如指掌。岂古无斯症，而后世有此症耶？抑岂略于古而独详于斯册耶？因思症有如是等名，治有如是等法，必此书传世已久。惜乎！为人隐秘而不见用于世，不知其几何年矣。幸康熙初，闽人林药樵先生始以此册传王养吾先生，刊版救世，后重刻于金陵。嘉庆戊午，泰与何丹流名汾、芸楼名湘两先生重梓施送。奈世不以痧症为重，亦不信有若干名目，置若罔闻，是以流传未广。近岁痧疫害人甚急，赖斯册活人无算，其为功普矣，而传世甚少，观者颇以抄录为艰。爰商同志诸君子捐资重刻，即属杰册校豕亥，补拾溃脱，编次付梓，以广前贤之惠泽，庶不辜其救世婆心，岂不利济永远哉？至杰一知半解，间附己意，庶不至贻讥于大雅则幸矣。

大清道光三年岁次癸未春月如皋胡杰云溪志

删订痧书序

痧无专书，虽古有绞肠痧、干霍乱、青筋、白虎、中恶等症治，而禁忌未明，剖析未尽，千古如在暗室。医家托为怪症，稍知推拿、焠、刮者，又禁人服药，迷误就毙，可胜悼哉！康熙初，林药樵始以痧书授王养吾，丙寅刻《晰微补化全书》，未广流传。乾隆丙午，江宁有重梓施送者，《沈氏尊生书》亦已收入，而见者卒鲜，爰为删纂开雕，较原书词理简净。视沈刻眉目清疏，中有叠出数见者，便于仓猝检阅，对症施治，毋嫌烦复也。方名原取六十四卦，今改八音分纪，省字数易记查耳。家置一册，庶几识所忌宜，无误身命，倘有同志，益广其传可也。

嘉庆三年岁次戊午泰兴何汾丹流氏志

附原书正误一条

医家不信有痧，头痛则用紫苏、麻黄发汗，腹痛则用木香、枳实温中，不语直视则认为阴症而用桂、附、干姜，卒倒脉伏认为中风而用牛黄、苏合，小儿则误作惊风、痘疹，妇人则误为经阻血凝，立刻杀人，可胜惜哉！人只知绞肠痛是痧，不知有不肚疼而种种杂症之兼现，疑似之间，必当详究也。

原序节录

　　吾师林姓，其先闽人，讳森，号樵，自号深山野人。性韬晦，有山水癖，佳句妙楷，时与丘壑争奇。一日遇于荆溪之南岳，拂石对语片响投洽，徐而叩之，凡天文、术数、地理、方药，无不精贯。予追随不忍释，野人曰：伟男子立身行己，岂得虚生于天地，必将世上人维持调护，所贵一点真心耳。出痧书一册，付予曰：子知医，是书不道人所已言，不经人所已试，持此以往，可与古人颉颃霄汉间矣。既又授我手法。予复综核古人，印所闻见，编成是书，幸得张子之庵，详加订绎，紫崖詹子慨为梓传。二十年来，始得相与有成，以广野人之惠泽，岂偶然哉！

康熙丙寅养吾山人王凯伟仙志

　　海宁王君，讳治行，号服。吾新建之裔，博学多才，晚以医名。甲申鼎革，老卒于常。其子凯，号养吾，遂家毗陵，工词赋，性慷慨，博通医理，得林氏传刻痧书救世，近时痧症尤多，从此人知治法。药樵、养吾自当俎豆医林云。

《痧症指微》序

　　盖人得天地之正气以生成，故人身一小天地也。正气流行，邪气无由而入，故清升浊降，六气和平，如天之清，地之宁，阴阳寒暑各得其正。若正气不足，邪气乘间而入，重则五脏六腑受伤，轻则四肢皮毛为患，如天之不清，地之不宁，夏雪冬雷，山崩水竭之失其正。此医理之常，人人得而知之者也。独怪迩年来，有所谓痧症者。夫医学起自黄农，未闻有患痧者，何今之人感冒痧症？往往治痧者不诊脉，不服药，只以手擦、针挑，轻则应手可痊，重则数日可愈，余甚异焉。治症者曰：此邪气也，如疾风暴雨、骤寒骤热、久阴久旱、浓霜重雾、夏电秋雷，或吞噎山岚瘴气，或渴饮毒浆臭水，又如猝嗅山妖水怪、禽兽蛇虫吐毒，以及灰粪恶臭，并误食腥臕死畜不熟不时之物，总谓之邪气。邪气者，正气之贼也。正气与邪气不同，正气与血贯通在人头面手足，周流旋绕，邪气本无隙可乘，倘坐卧当风，天令更遭风雪，或远行饥渴，醉饱伤人，或涉水受湿、受寒，房事损骨，则邪气乘之而入，与身之血气两相击搏，不能通行，瘀住凝结，即成痧症。受痧固易，而治痧亦不难。若误用辛热汤药，痧胀亦在顷刻，而性命不可保矣。须审其禀气厚薄，受邪轻重，地土燥湿，医药后先，及入于毛皮、腠理、头面、手足、胸腹之不同，切勿乘危计利，迟滞误人，此即所谓失之毫厘谬以千里，可不慎欤？盖痧有七十二种，随发随治，随治随愈。外有十六大症，有险有逆，治法开载于后。吾师尝曰：江浙本下湿之地，又因正气薄而邪气盛，日盛一日，染痧者亦日多一日，往往误药杀人不知凡几，将来邪气更盛，误药杀人者更不知如何矣，可胜悼哉！余未之信，适丁亥秋仲，男某初染伤风，随用汤药，久而不效，后似乎疟，续变伤寒，竟成漏底，一月后饮食不沾，六脉将绝，甚至舌硬唇焦，牙关紧闭，四肢不举，眼定不转。阖郡医士，皆云不治。偶有相知金兆行探问，余告以无救。金云：莫非痧症？何不请奚医生来一看如何？余曰：伤寒泻痢，舌强脉绝，恐看亦无益矣，况病月余，未闻有肚痛之说，痧自何来？金曰：又不服药，有何碍焉？强请奚至。奚曰：此亦痧症也。幸前感冒甚轻，禀元尚厚，惜药饵过多，将痧邪闭于内，前攘后夺，无门可出，遂致屡屡变病。若邪盛正攘，稍迟不治焉，能延久至此，况痧不皆腹痛，即今之病不必用药亦能救之。随用针刮，约及一时，刺出黯血，睛即转而舌软，六脉起而手足亦动矣，随时渐进饮食，一日以陈米汤糊灌之，三四日后而愈。因是始信有痧症，乃深服医疾之妙。遂与奚相识，间评治痧之要。奚曰：非敢杜撰，有由来也，承受师训，举手救人，非为利已，意欲授人，恐学者乘危计利，殊失济世之心，故未敢轻授。再诘其本，以书示余，知此是天台普净老僧之传，议论精微，条分缕析，盖有经络之不同，重轻之或异，视其异同而治之，非泛言痧者比也。夫今之人猝然患病，狂躁咆吼，咸疑撞神遇祟，求神问卜，广费钱财。即或延医调治，医家识痧者，百无一二，而不知者反诬治痧为怪诞不经之语。初诊脉，不曰感冒风寒，即曰停滞饮食，必用疏散消导、表邪发汗之剂，姜葱断不能免。岂知痧症最忌姜葱，一服之后，重者气胀周身红紧而暴亡，轻者亦必口焦身热而日重一日。医者再论，不曰伤寒，即曰食胀，此必然之事也。但患痧者，日昏一日，势必谵语发狂，饮食不进，脉息弦数。认为热症，再投数剂，寒热与食击搏，变为泻痢，否则胃寒臕热，竟成不治，是谁之咎欤？而遇识痧者视之，不诊脉，不用药，不耗元气，不费厚资，究索病根，依法抚摩按穴针刮，顷刻平复，直有起死回生之功，斡旋造化之妙，虽扁鹊复生，庐医再世，亦岂有加焉？呜呼！余非敢附会也。因其屡治屡验，功效甚速，且观其书之所由传，言之合乎理，乃赘一言以为序，庶几福田之一端，医家之一助云尔。

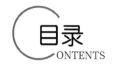

目录
CONTENTS

卷上　痧疫论

痧症全书

卷下　痧分症治

普陀注内僧小像

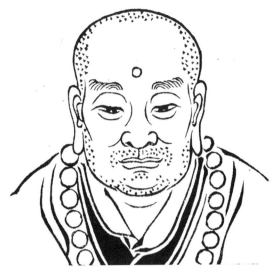

图2-13-1

参透仲景伤寒论方知痧症是阴寒，申明霍乱是阳热，普陀僧人费苦心。

曲园俞樾题

华陀仙师小像

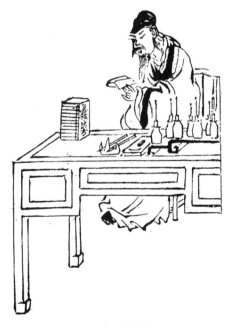

图2-13-2

华陀仙师在东南济世人间万民，安可恨曹氏无心义存留良方书一卷。

针刺忌日

初一在足大指，初二在足外指，初三在股内，初四在腰，初五在口，初六在手，初七在内踝，初八在腕，初九在尻，初十在腰背，十一在鼻柱，十二在发际，十三在齿，十四在胃脘，十五在身，十六在胸，十七在气冲，十八在腹内，十九在足，二十在内踝，二十一在手小指，二十二在外踝，二十三在左足，二十四在食指，二十五在次指，二十六在胸，二十七在膝，二十八在阴，二十九在膝胫，三十在足跌。

后背穴图

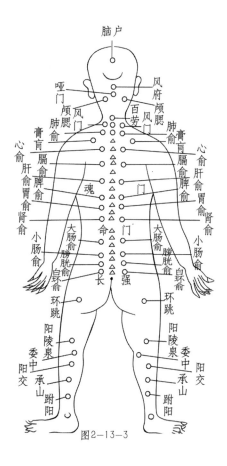

图2-13-3

正面穴图

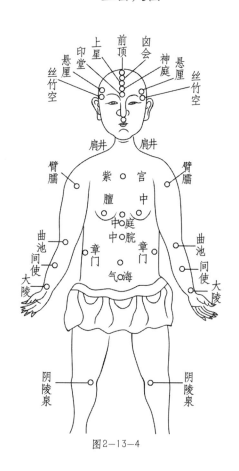

图2-13-4

足脉络图　　　　　　　　　　　　　　　　　　　　手脉络图

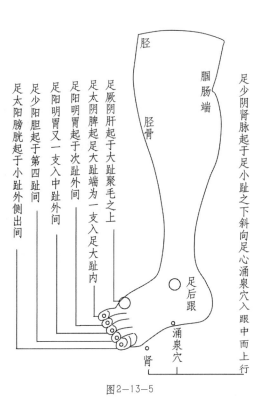

胫

胴肠端

胫骨

足少阴肾脉起于足小趾之下斜向足心涌泉穴入跟中而上行

足厥阴肝起于大趾聚毛之上

足太阴脾起于足大趾端为一支入足大趾内

足阳明胃起于次趾外间

足阳明胃又一支入中趾外间

足少阳胆起于第四趾间

足太阳膀胱起于小趾外侧出间

足后跟

涌泉穴

肾

图2-13-5

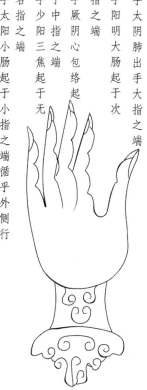

手太阴肺出手大指之端

手阳明大肠起于次指之端

手厥阴心包络起于中指之端

手少阳三焦起于无名指之端

手太阳小肠起于小指之端循乎外侧行

手少阴心循手小指内侧出其端

图2-13-6

卷上　痧疫论

痧疫症验记略

嘉庆庚辰岁九月，如皋痧疫大行，害人甚速，有不及一日即毙者。初至，人皆不识为何症，俗呼为麻脚瘟。缘初得时，两脚麻木，吐泻交作，二目下陷，腹痛转筋，六脉全无，或投以痧药，回春丹、正气散，刺委中出血，有得救转者。传闻此症，自闽广而之江浙及西北各省。道光元年，辛巳岁四月中旬，皋邑又染是症，至九月方止，闻各处伤人甚多。壬午岁亦然。然此疫有呕吐，有吐泻，有单泻，有头痛，有头晕，有遍身冷，有腹痛，有转筋，有寒热，有喑哑，有麻木，有发斑，有咽喉肿痛，有烂喉发斑，有大头颈肿，有昏迷不醒，有烦恼自不知病在何所，有数症兼见，有兼疟痢风寒、杂症及痘疹者，具数十症，不独麻脚一症也。吐泻、无脉、转筋数症并见者极重，医药稍迟，多不及救。染症时，误饮酒，其死甚速，轻者间有可救。染症后，误饮米汤及糕粥，多有不治，误饮姜汤，亦重险，至有不救。初起即甘草，亦不可用。初用治痧法刮放，服辛香丸散汤药，按症医治；后若内火炎时，用清火解毒诸品，阴阳水、地浆水、井华水等法；入腑者攻之。按是疫皆痧也，因述痧疫论。

论痧

古无痧字，即方书亦不详载痧症，故医于痧症治法略而不精。惟霍乱条下，有不吐泻而腹绞痛者，曰干霍乱，亦名绞肠痧。缘南方体气不实之人，偶触粪土沙秽之气，多腹痛闷乱，名之曰痧，即沙字之讹也。治法虽有平安散、武侯行军散，塘栖痧药，外治刮法、刺法、推拿法，南人曰"刮痧""放痧"，北人曰"打寒"等法。而究不明禁忌，其理剖析未尽，如

在暗室。有稍知推拿、刮放者，又禁人服药，瞬息就毙，可胜悼哉！属知在皮肤气分者宜刮，在肌肉血分者宜放，或兼推拿，此轻而浅者。若深重者，胀塞肠胃，壅阻经络，直犯乎心，斯须莫救，刮放无效，非药不能救醒，非药不能回生。在脏腑经络者，又当求救于药者也。康熙初，林药樵先生始以痧书授王养吾，刊版救世，内载辨症、审脉、治法、药食宜忌，有风暑、阴阳、青筋、白虎等痧数十症，又有杂症兼痧数十症，皆言痧也。

论疫

疫之为灾，又各各不同。如李东垣先生《论劳疫》云：壬辰大梁戒严，解围后，都人病而死者日约万人，相继不绝，似此者几三月。此百万人岂俱感风寒外邪者耶？缘居围城中，饮食不节，为劳役焦愁所伤，若发表、攻里无不死者。因著《内外伤辨》，以补中益气为法，余皆见症加减论治。此即兵荒之后必有大疫之谓也。如张景岳先生立论：以冬不藏精，冬伤于寒，春必病温。用汗、吐、下、温、补、清六法论治。喻嘉言先生亦以伤寒诸法论治。如吴又可先生著《温疫论》，有九传治法治表攻里，总以三焦膜原论治。如康熙初年，甚行痧疫、大头瘟等症，医用普济消毒饮，兼刮放治痧法救治。如乾隆元年，贵州行朱砂症，其症手足麻木、喉肿、心痛、脉散、牙紧、闭目不语、胸背有红点，损人甚多。后雷劈丹屏山，石上示有神方，照方医治，并用针挑出红筋，皆愈。乾隆五十八年，京都患瘟疫，医用诸法不效，有教用石膏，每剂八两，服数剂，得汗愈。嘉庆十九年，皋邑疫痢甚行，用治痢法，兼清火败毒，治皆愈。以此论之，足见疫之为灾，非有定症，大都皆八方之贼风，六合之厉气，更兼运气之异，风土之殊，其为灾大小相同，传染闾里或数邑、或遍数省之不同，所谓

如徭役是也。

论痧疫

若夫痧疫乃厉气为灾，由天牝而入肺脏，治节无权，膻中一窒，而诸窍皆闭，阴阳失和，气血凝滞，邪郁于内，攻冲扰乱，或骤然之不及防，或怪异之不可名。不论老幼强弱，一经感染，急者顷刻吐泻交作，大汗淋漓，身冷如水，六脉全无，肌肉瘦瘦，或麻木，或转筋，或腹痛，或兼杂症，各各不同等候。细审是症，遍身肌肉及肠胃皆绞转收紧，故胸膈闭塞，小便全无，吐泻皆水而无渣秽，若绞物然，汁出渣存。最急者有不及一二时，邪犯于心则伤命矣。缓者邪未深入，初或吐、或泻、或头痛头晕、或腹痛等，一症若不以为是疫急治，照常饮食，延至数日，或一日，或半日，邪气深入，暴发扰乱，较急者更重，急治之或可有救，再少迟延，邪气攻，伤脏腑，则无救矣。初起不分缓急，皆宜急治，以辛通窍、以香逐秽、破瘀消积、探吐、取嚏、推拿、刮放、灸关元等法，或数法叠治，丸散汤药并进，俾窍开而邪出，如救焚然，不息不止，少有疏虞，燎原莫救。其势虽平，谨守禁忌，一切食物，皆非所宜，惟食炒焦米、稀汤粥充饥，如食他物犯之，复发难救。余症用败毒、清火、凉表、攻里诸法，见症医治，惟补法为此症初起之大忌。即极虚弱之体，染症亦用通窍、逐秽破瘀、消积之法，如稍姑息，牵延迟缓，多不及救。用法得当，虽垂危亦可救瘥。其辨痧症及治痧法见《晰微补化全书》及《痧症全书》《痧胀玉衡全书》，兹不具赘，其治痧疫诸法，并方开录于后。

论治法

痧疫最急，医治少迟，多不及救，非若他症可缓慢论治也。初起吐泻交作、目陷、大汗、身冷、胸中闭塞、麻木、腹痛、转筋、闷乱等候，并见六脉，或有或无。急吹行军散，服细荆郁香散一钱，接服回春丹半分，即行刮放，再服逐疫郁得汤。审辨有食积消食，有瘀血破瘀，有痰化痰，气滞破气。凡汤药，须带冷服，然冷则直入肠胃。若刮放未尽，邪犹滞肌肤、血肉间，仍须刮放；邪滞肠胃经络，再服丸散汤剂，随症加减，若腹痛加服郁金丸三分，转筋及食积加服转筋丸三分。第二、三、四等日，如内火炎，兼服花粉丹皮汤、凉水等法，视轻重加用。如刮放未

尽，仍刮放，服药亦然。若病势退，切忌恼怒，若犯之，其邪顷刻复发，急照前治法，加服调气药。误饮米汤及糕粥复发，亦用前治法，加服消食药。

刮法 初起不分缓急，先刮背脊及两旁、两手内侧、两脚内股后廉、项额诸处，现红点可治，紫点凶，黑点多死。

刺法 如麻木腹痛转筋，或闷乱昏沉，急用银针（如无银针，铁针亦可），刺两膝后弯委中穴放血，并看旁有青紫痧筋，亦刺去毒血。如痧筋不现，蘸温水频拍自现，再两手弯曲池穴，并手足十指尖近罗心处略上些，不可太近指甲，恐发昏晕，各处皆可放数针。舌下两旁有紫泡，用针横挑破去血。遍身并四肢如现青紫筋，急刺去毒血。

吐法 初起如有食在胃中，急用明矾末三钱，和温水半酒杯，令患者一口吞下，接服阴阳水探吐去食物，迟则恐胃口闭，食不得出。

灸法 肢冷无脉，刮放服药，已过半日许，脉仍不出，用食盐铺脐下关元穴厚一分许，上安艾丸如龙眼大一枚，灸之，腹不觉暖、脉不出，再灸。

饮水 初起患者内热，口渴要饮冷水，审无食积瘀血，须先服辛香丸散后，方可与水。如不及，即用回春丹、郁金丸，研末，和水服，次用冷水任服。如嫌不冷，方可与新汲井水，不可太过，少少与之。是症热郁于内，火始上炎，若不与辛香开窍散邪，即与冷水，有寒凉冰伏，窍不得开，邪无出路之害，不可不慎。如有食积瘀血，须先消食破瘀，方可与凉水，地浆水亦可服。西瓜水须刮水，服一二杯，不可用手淘水及食瓜瓤。犯之，复发难治，盖是症最畏污浊，并有渣之物。

染症后误饮酒 急用枳椇果数两，煎汤服，任吐。煎药内亦加用，多得救转。

染症后误饮米汤及食糕粥 急用炒焦神曲末三钱，白汤调服。

吐泻或单吐或单泻或单腹痛 初起急刮放，服药、治法如前。

寒热 先刮放、服药，治法如前，汤剂内加防风、紫苏。如暑日无汗兼头痛，加香薷。

转筋 刮放后不止，急用棉花蘸醋炙热，包患处即解。

暗哑 初起暗哑者，乃气结痰塞于喉下，急刮放，用陈香橼一个，煎汤服。余治法用药如前。

身冷 初起单身冷如水，或无脉，急刮放，治法如前。

昏迷不醒 初起即昏迷不醒，急用菜油调麝香灌下，刺委中、曲池，指尖放血，醒后再刮，余治法如前。

发狂 初起发狂，急刮放，治法如前。若脉洪大，用花粉丹皮汤加犀角、羚羊角。

发斑 初起脉洪大，发斑、口渴、膻中闭塞，急刮放，服花粉丹皮汤加犀角、牛蒡子、荆芥、砂仁、山甲（山甲至多用五分）。

头痛 初起头痛，昏沉，脉伏，脘闷，急用针横挑颠顶出血，如有赤发，急拔去。审轻重，用刮放法，嗅透顶清神散取嚏。审是痰气壅塞，用橘贝汤。若脉芤，面赤，或肿发热，昏沉迷闷，乃火毒冲瘀血上攻，急刮放，用清火散瘀汤。脉不芤加犀角。

头晕 初起单头晕，心烦不安，宜刮放，嗅透顶清神散，用清热降气药，分痰血治。

喉痛 初起喉痛及单双蛾，胸中闭塞，或腹痛，急刮放并刺少商，吹解毒中白散，服加味喉痹饮。内热重，唇舌赤，加犀角、羚羊角、射干；胸中闭塞，加砂仁五分。余症治法，加减如前。

烂喉 初起喉烂，身皮赤，或发斑疹，急刮放，吹解毒中白散，烂甚加牛黄少许，服加味喉痹，再加马勃。一二日后，加犀角。若无汗，疹点不透，加葛根。如发出白痦，重加麦冬，后用清燥养荣法。

大头瘟 初起头面肿，或颐肿，颔肿，急刮放，用加减普济消毒饮。唇舌赤，加犀角、银花；大便不通，加熟大黄；或兼喉痛、喉肿、喉烂等症，兼治喉法治。

烦热 初起只觉烦热，胸中闭塞，脉多沉伏，或细，急刮放，服回春丹、花粉丹皮汤加犀角、砂仁。

兼风寒杂症 凡风寒疟痢杂症兼痧疫，必膻中闭塞，或腹痛，脉不应症，或现痧筋，急刮放，先如前法医治，后兼本症药治，惟性热、上升、味涩兼补之药，皆不可用。

喜饮热 染症一二日后，忽变喜饮热，畏凉，不可误认为寒，此系正气内伤，过数刻，又自觉心中一阵难过，不可名状，是疫毒内攻。急用荸荠汁、藕汁冷服，再服花粉丹皮汤去细辛、薄荷，加犀角、丹参。膻中闭，加木香、砂仁。

辨误

一是疫外现诸候不同，内或懊恼，不可名状，但觉胸中闭塞。虽外无痧疫诸候，或反兼症，即痧疫也。不可认为别症，亦照前刮放服药治法。

一感是症后，身冷脉伏，不可认为纯阴寒症，竟投桂、附、姜、黄等品。此症外象虽身冷如冰，而不恶寒、蹻卧，反恶热，足征内热。有迟至半日或一日，始渴饮，犹身冷脉伏，不可不辨。

一初感是疫，急者六脉全无，有二三日脉始出，即缓者，脉多沉细弱涩，或现一二部，或六部皆然。虽内热如焚，渴饮不止，脉多不现洪大，或数日后间有洪大，或脉不合症，不可以无火象，畏投清凉，总以脉不合症，或细、或伏处辨认。是症为法用药，不以脉象为法，以现症处辨认为法。

一是疫有倏忽变化，不可名状，又在临症时，审辨应变。第一刮放要尽，如未尽，再刮再放，药亦连连叠进，谨守禁忌，不可疏忽，防凶变顷刻。须叮嘱病家，如有变，急刮放服药，亦多救转，不可迟延。此处最为紧要，不可轻视，医者不可因旁人谤笑、病家不信避嫌不言，肯以济世活人为己任，则病者受益多，而医亦种福矣。

一病痊后，徐徐清补，不可骤补。

备用诸方

武候行军散 散痧逐疫，去一切恶秽。

牛黄 麝香 冰片各三分 明雄黄 硼砂 火硝各一钱 飞金三十张。

共研细末。吹鼻。

细荆郁香散 散痧疫神品。

细辛一两 荆芥五钱 郁金二钱 紫降香三钱

共为末。每服一钱，微温汤调服。

回春丹 治一切痧疫。

茅山苍术去净，毛二两 原麝香一钱 母丁香一两 蟾酥四钱 沉香六钱 郁金一两 广木香生研，一两 明雄黄天水飞净，七钱

共为末，水法丸，加飞净朱砂四钱为衣。每服五厘，微温水服，亦可研末吹鼻。

透顶清神散 散瘟疫一切头痛。

细辛 猪牙皂 白芷 当归

等分为末。用少许，吹鼻内。

郁金丸 治痧疫腹痛神效。

五灵脂醋炒一两 延胡索八钱 砂仁炒 生明矾各五钱 广木香生研 郁金各三钱

制为末，神曲糊丸，卜子大，飞明雄黄末三钱为衣，或水法为丸。每服三分，温汤服。

转筋丸 治食积成快，痛久不已，筋脉抽掣转筋。

神曲 楂肉 五灵脂 枳实 卜子 青皮各二两 莪术 厚朴各八钱 木香 沉香各三钱 阿魏二钱 三棱 槟榔各七钱 姜黄 乌药 蔻仁各五钱 丁香一钱

水法丸。每服三分，紫荆皮煎汤服。

解毒中白散 治烂喉、喉痛、疳疮、烂蛾。

人中白煅 青黛水飞 儿茶 硼砂各一钱 马勃粉 明雄黄各二分 真冰片一分 灯草灰贮青竹筒内塞紧，煅灰，三分

共研末。吹喉内。如烂甚，加牛黄一分、珍珠一分；不烂肿甚，加元明粉一钱。以上丸散，须预先修合备用，庶几临时有济。

逐疫郁香汤 治痧疫吐泻，膻中闭塞，腹痛。

荆芥 郁金 广橘皮 紫降香 香附 砂仁各一钱 广木香生研 细辛各五分 西河柳 千脚土 神曲各三钱

水二碗煎。冷服。

食积加卜子、三棱、楂肉、莪术；血瘀加桃仁、寄奴、灵脂、泽兰；痰多加贝母、白芥子，秽触加藿香；小便不通加木通；大便不通加熟大黄；呕不止加灶心土；湿重加苍术；暑日大渴加石膏、滑石；心火盛加黄连，此味守而不走，不可早用、多用；一二日后内热去细辛，加丹皮、花粉、山栀、犀角、羚羊角、连翘等品，审轻重，辨气血量加。

花粉丹皮汤 治痧疫内热。

花粉 丹皮 山栀 地骨皮 薄荷 元参 郁金各一钱 细辛三分

水煎。冷服。

橘贝汤 治痧疫痰多壅塞并头痛。

橘红八分 贝母二钱 姜黄一钱 青皮 荆芥各六分 乌药 细辛 薄荷各五分 郁金一钱

水煎。微温服。

清火散瘀汤 治痧疫血瘀。

连翘 赤芍 羚羊角 独活 姜黄 桃仁 蒲黄 泽兰 丹皮 山楂各一钱 牛膝三钱

水煎。微温服。脉实、舌赤，加犀角。

加味喉痹饮 治痧疫、喉痛、喉肿、喉烂。

桔梗 牛蒡子 元参 薄荷 贝母 前胡 僵蚕 连翘 金银花 花粉 木通 郁金 荆芥各一钱 西河柳三钱 童便一杯 马勃三分

水煎。微温服。

加减普济消毒饮 治大头痧疫。

黄芩 黄连各五分 柴胡四分 桔梗 薄荷 僵蚕各一钱 陈皮 青黛各五分，水飞 荆芥 郁金 元参各一钱 牛蒡子 荷叶各二钱 马勃三分

水煎服。腮肿兼烂喉去黄连，加犀角、羚羊角。

以上诸法治验多人获愈，录以付梓备高明采用，如有不及处，望驳正，幸甚。

附录传信诸方

驱麻丸 治痧疫吐泻麻木。

苏叶 荆芥 青皮 蚕砂 橘红 香附 夏枯草 降香各三钱 郁金 炮山甲 北细辛各三分

研末为丸。每服三钱。

平藿丸 治吐泻。

广霍香 块茯苓 制半夏 广橘皮 真厚朴 净银花 制苍术 红花各一钱 降香三钱

研末为丸。每服三钱。

雷示神方 治朱砂症。

牙皂 细辛各三钱五分 朱砂 雄黄各二钱五分 广皮 广木香 广霍香 桔梗 贯众 白芷 防风 制半夏 苏薄荷 甘草各二钱 枯矾一钱五分

研末，贮磁瓶内。每服一钱，姜汤冲服，吹少许鼻内。

痧症全书

闽中林药樵传授
毗陵王凯养吾编辑
如皋胡杰云溪校订

痧原大略

先吐泻而心腹绞痛者，其痧从秽气发者多；先心腹绞痛而吐泻者，从暑气发者多；心胸昏闷，痰涎胶结，从伤伏热发者多；遍身肿胀疼痛，四肢不举，舌强不言，从寒气冰伏，过时郁为火毒而发者多。

痧无补法

痧者，厉气也。入气分则作肿作胀，入血分则为蓄为瘀，遇食积、痰火则气阻血滞，最忌热汤、热酒。不论犯者虚实，皆以有余治，绝无补法，用药克削，病当之中病即已。

绪 论

在北曰青筋、曰马头瘟，江浙则为痧，闽广则为瘴气，其实一也。宜生料平胃散加草果、槟榔。

闽广瘴气，由蛇兽恶焰而成。凡山行见有黑气飞过，急伏地掩其口鼻，俟过再行。若嗅其毒，即腹痛，寒热，脸甲青紫，急用平胃散加槟榔、紫苏、半夏、葱姜，煎服，汗出为度，玉枢丹亦妙。

闻浦口张总戎和征缅甸时，带兵数百人，路遇风，作桂花香，略嗅之，至晚脑痛昏沉。有守备系土人，进谒曰：不可为矣，是名槟榔瘴，蛇食槟榔花毒与香俱也。踰日果卒，兵从亦半损。避之之法，伏地屏气，与前法同也。

闻江南溪涧有射工虫，含沙射人影，即寒热头疼，筋急体强，闷乱呻吟，涎流咳嗽，始中便不能言，朝轻暮重，不识者指为伤寒。土人曰：此痧病也，用真正玉枢丹，磨服一锭即安。凡渡有毒虫处，先用竹干击水面，急渡则无妨。

按：射工溪毒中病者，状如伤寒，寒热发疮，偏在一处，用红苋茎叶捣汁，饮一升，日再服，以渣敷之，马齿苋同。惟鹅喜食此虫，故邻近家多畜鹅。岭南烟瘴尤多。痧病乃溪毒、沙虱、水弩、射工、蛾、短狐、虾须之类，俱能含沙射人，被其毒者，憎寒壮热，百体分解，肢节痛酸，似伤寒初发状。彼土人治法，手扪痛处，用角筒入肉，以口吸出其沙，外以大蒜煨热捣膏，封贴疮口即愈。诸虫唯虾须最毒，若不早治，十死八九，其毒入骨，状若虾须，疮类疔肿，彼地有鸂鶒鸂鶒等鸟，专食诸虫，以鸟毛粪煅灰服之，及笼此鸟于被毒人身畔吸之，其痧闻气自出而愈。其余治法，详前后各条。

瘟疫与痧胀，皆气为之，或因风雨寒暖不时，山泽湿热蒸动，又兵荒积尸之气，随天地升降流行，人在气交中，无可逃避，转相渐染，故痧有触秽一症也。凡人尤忌夜行，多致犯痧，以受阴湿浊之气故耳。

明季癸未，京师大疫，有胸腹满身白毛者，有头大如斗、眼鼻俱役者；有两腮红肿、痰喘壅塞者，呼吸间死以万计，皆痧类也，针挑血出随愈。顷之变为嗽喘症，虽轻不半日随毙，用前法挑之亦随愈。放痧之法，由来久矣。

按：所谓大头瘟者，下非不病特甚于上耳，疙瘩瘟内非不病特现于外耳，虾蟆瘟腹非不病特痹于喉耳。症类多端，惟以清热解毒为主治之，先上、先下，从内、从外，自当因症而施。以上诸症，用普济消毒饮，最好新增祛瘴辟瘟汤一方。

辛酉，一妇孕，岁八月，夫不在家，黄昏时忽饥不可忍，即炊米一升为饭，食尽而睡，少顷隔居听儿啼三声，以为产矣，呼之不应，持灯照之，妇已死，腹内依然。如此怪症，焉知非痧，然亦不及措手矣。

解㑊症 解者，骨节解散。㑊者，筋不收束。似寒、似热、困怠、烦满、腹疼、饮食不美、呕吐酸水，或因伤酒、中湿、或感风寒、房劳、女人经水不调，血气不和，皆能成此症，即痧类，非伤寒也。宜先用热水蘸搭臂膊，以苎麻刮之，甚者刺十指、委中出血，或以香油灯照身背有红点处烙之，使腠理开通，血气舒畅而愈。又宜服苏合香丸。

汾按：解㑊，不尽为痧，然暗痧、慢痧，每似解㑊，人所当知。《名医类案》更解，亦以沙名，未为无见。但后附载杭氏说，力辨解㑊非痧，适与庸医之见同，勿为所误。

白虎病 凡太岁后一位为白虎，如太岁在巳，则白虎在辰，太岁在申，则白虎在未，其神所值之方。小儿出入居处，或有触犯则病，其身微热或冷，有时啼叫，屈指如数物状。以集香汤治之，用沉、降、檀、乳四香，参、草、茯神、枣仁，水煎。临服入麝香少许，存滓房内烧之。

至如小儿出瘄疹，一名麻，又名痧，散见于皮肤，与痧粒相似。小儿出痧，必先身热咳嗽，或呕吐腹痛，时隐时现，三日乃平。今时痧症，亦有细粟红点，或隐或现，额上最多，胸胁、颈项次之，手足、腰背又次之，在内则心腹胀疼，在外则肌肤芒刺。其原皆因血热毒炽，故与小儿之瘄疹同名。若小儿果系瘄疹，必从本科正治，又不当混入此痧症也。

治痧当明杂症，其于兼痧、类痧等症，方能兼治无误。

缪仲淳曰：绞肠痧属胃气虚，猝中邪秽，郁遏不得吐泻，以致绞痛异常，胸腹骤胀，遍体紫黑，细寻头顶心必有红发，速拔去之，急以三棱鈚针刺委中，挤出热血，可立苏，次用新汲凉水，入盐两许，恣饮，得吐泻即止。蛇虫伤，亦有红发。

奇经八脉总论

凡人一身有经脉、络脉，直行曰经，旁支曰络。经凡十二手之三阳、三阴，足之三阳、三阴是也。络凡十五，乃十二经另有一别络，而脾又有一大络，并任督二脉，为十五也。《难经》谓：阴维阳维是也。共二十七气相随，上下如泉之流，如日月之行，不得休息。阴脉营于五脏，阳脉营于六腑，阳阳相贯，循环无端，莫知其纪，终而复始。其流溢之气入于奇经，转相灌溉，内滋脏腑，外濡腠理。奇经凡八脉不拘制于十二正经，无表里配合，故谓之奇，盖正经犹夫沟渠，奇经犹夫湖海也。正经之脉隆盛则溢于奇经，是以脉络流溢，诸经不能复拘也，故秦越人比之天雨下降，沟渠沟溢滂沱，安行于湖海，此发《灵》《素》

之秘旨者也。八脉散在群书，略而不悉，务要参考，方能悉病机也。

治痧当明经络

古人云：不明十二经络，开口动手便错。痧症各有所属，不可不知。腰背头项连及风府胀痛难忍，足太阳膀胱经之痧也。胁肋肿胀，痛连两耳，足少阳胆经之痧也。腹胀板痛，不能屈伸，四肢无力，泄泻不已，足太阴脾经之痧也。痛连腰肾此是外肾，小腹胀硬，足少阴肾经之痧也。两目红赤如桃，唇干鼻燥，腹中绞痛，足阳明胃经之痧也。心腹吊痛，身肿难移，作肿作胀，足厥阴肝经之痧也。半身疼痛，麻木不仁，左足不能屈伸者，手太阳小肠经之痧也。半身胀痛，俯仰俱废，右足不能屈伸者，手阳明大肠经之痧也。咳嗽声哑，气逆发呛，手太阴肺经之痧也。病重沉沉，错迷不醒，或狂言乱语，不省人事，手少阴心经之痧也。或醒或昧，或独语一二句，手厥阴心包络经之痧也。胸腹热胀，揭去衣被，干燥无极，手少阳三焦经之痧也。

痧症歌小引

观夫《痧症》一书，善矣。学者羞能揣摩纯绎，遇病则痊，自有得心应手之妙，但嫌其细琐烦杂，难于记识，恐披览者，未必诵忆不忘也。余故编为俚句，如诸穴部位所属经脉、上中下部大症以及不治之症，用药宜忌，别为七章，计五百一十二言，诚不嫌粗鄙，潜心读熟，自然了如指掌，亦足为后学之一助云耳。

痧症诸穴部位歌

前顶心穴在顶心，眉间量至后发际，折半量来穴在中，总会之下上星穴。两旁太阳名悬厘，神庭印堂上下分，眉稍尽处云丝竹，人中即是水沟称。枕骨之上名脑户，发际陷中是风府，争食塘间称哑门，颅腮穴在耳后存。胸骨三支是紫宫，五支筋骨是膻中，中庭穴在六支取，中脘乳脐折半逢。脐上两旁章门穴，屈肘点下是其中，脐下寸半名气海，腹间诸穴从此终。肩胛陷中是肩井，凡看痧症先刮之，验痧是否禁用针，臂臑肘上加七寸。曲池却在手臂弯，间使位在筋陷中，大陵一穴诊脉侧，大指尖名大骨空。中指尖梢中魁穴，食指五虎小骨空，背脊一椎名百劳，二旁风门三肺交。四是膏肓心俞五，七膈九肝魂门符，

361

十一脾俞十二胃，十四椎中命门居。十六大肠十七肾，十八之旁小肠俞，十九膀胱廿一环，末椎一节是长强。背穴两旁一寸半，惟有膏肓开三寸，百劳命门居中间，长强一穴末节终。环跳穴在腿胯内，内膝眼名阴陵泉，阳陵泉在外膝眼，腿弯之内是委中。下二寸五阳交穴，承山跗阳虎相逢，要知背脊旁分寸，须量患人中指中。

痧症诸穴所属经脉歌

大顶印堂脑风府，命门长强属督脉，任脉所属在膻中，中庭中脘气海是。手足三阳脉交会，却在百劳一穴中，手足阳明大肠胃，交会在于水沟穴。章门穴是厥阴经，小肠所属君须记，丝竹颅腮并肩井，属手少阳三焦经。手阳明之大肠经，臂臑曲池为所属，若云足少阳胆络，正在悬厘与阳交。背上风门并肺俞，膏肓膈俞并肝俞，魂门脾俞与胃肾，大肠小肠及白环。十二穴处一经属，俱足大阳膀胱经。

上部痧症治法歌

天顶头心胀紧，我刮顶心可即愈，如不愈时用艾灸，蒜瓣垫穴五七壮。颠折头摇如打折，面带麻木颠不休，香油钱刮脑户穴，针刺风府要认清，煎用砂仁、槟榔、木香、藿香、木通、苏梗，加灯心。日月太阳左右痛，寒邪入肺心包胀，身麻眼酸呕酸水，刮刺悬厘并丝竹。蟹眼睛定凸出痛，两手大指抵眼眶，针刺印堂或指捻，捻出红斑轻针刺。头风满头脑俱疼，指捻印堂针丝竹，鼻砧鼻寒有三症，吹鼻出涕刺水沟。蛇舌舌伸如蛇吐，心经受邪呕顽痰，刮两肩井刺舌尖，久则心偏或心病。羊舌舌斜伸左右，眼亦随舌偏一边，胸膈如闷身胀紧，随舌斜伸针刮肩。耳锁耳内如钟鸣，肾经受邪气不顺，鸣即耳聋刺风府，钱刮肩井与悬厘。黑眼眼白变为黑，稀莶皮硝煎汤洗，若邪传臂两目昏，迎风泪下怕日明，渐成外胀目疾病，刮悬厘刺小骨空，白眼珠睛白膜遮，洗治俱同前黑眼，久怒必如伤肝木，身热精干必失明。黑齿肾经受邪气，针刺水沟刮臂臑，黑舌心经受邪气，刮臂臑穴刺舌中。锁喉耳下颈项痛，喉风肩皮如刺疼，久则两手不能举，二症刮灸在颅腮。鹤顶眉心红色痛，心经受邪刺印堂，樱桃舌上生紫泡，黑泡邪甚治相同。以上上部诸痧症，与上颠折痧同用。

中部痧症治法歌

皮肤刺痛外受邪，刮臂臑穴与曲池，再刮间使大陵穴，针两中魁小骨空，药用砂仁、木香、藿香、槟榔、苏梗、木通、灯心。斜肩左右斜垂下，刮臂臑刺曲池穴，缩脚痧经受邪气，满身经络收缩痛，

手足左右或独缩，刮臂臑刺阳交穴曲池。天泡痧邪有三症，或寒或热或俱来，间使大陵如黑痣，急以油线扎间使，若将黑泡至曲池，刺泡出血方能愈。反弓头脚俱仰后，肾经受邪脑凸前，刮肺俞并肾俞穴，曲池阳交紫块针，腰疼左右有三症，须刮命门刺中魁。红斑出汗冒风邪，刮臂臑间使曲池，大陵百劳膏肓穴，左右十二刮宜多。紫斑斑治法同红斑，黑斑五脏俱受毒，周时不治吐血死，先刮肩井与臂臑，膻中膏肓及命门，肾俞白环俱刮之，先刺阳交曲池穴，再刺大小中六指，如针无血几不生，再刺十趾阳交穴。此等是为五紧痧，切勿糊言莫轻视。白线痧推手臂弯，刮两曲池刺中魁，黑线邪毒入骨髓，一遇寒颤毒上冲，双手推拷患者臂，刮刺臂臑与曲池，直至间使大陵穴，还有肩井并刺之。黑线至肩已属险，攻至紫宫则不治，对胸当胸有筋起，青红紫黑刮针愈。

下部痧症治法歌

盘脐脐上悠悠痛，宜刮膻中及中庭，再刮中脘刺气海，再刮中魁小骨空，用药砂仁槟榔藿，更加粟梗与木通，盘肠软裆作阵疼，口中叫号治同上。钻心肝肾两受邪，自上钻下顺而轻，自下钻上逆而重，先刮紫宫及膻中，中庭中脘章门穴，膏肓心俞魂门命门，再刺中大小六指，砂仁木香与槟榔，青皮藿香兼粟梗，用药等品此为宗。穿胸须刮缺盆紫即琵琶骨，针刺中大小指尖，穿胸膈痧有三症，左右斜痛治上同。疟疾悠悠寒热来，间使大陵刮痧出，针刺六指及四陵两大陵穴两阴陵穴，姜汁热酒尽量服。漏底红血泻不休，里结后重治同痢，药中楂肉与粟梗，陈皮石榴皮菖蒲相，糖调为丸藿香汤送。逆痧肝邪血上行，紫血有伤鲜血无，宜刮间使大陵穴，心痛滑石麻油服，煎用粟梗砂仁藿香，槟榔四味共灯心，加陈佛手成方局。肚胀受邪在脾肠，紫宫中庭及膻中，中脘共刮此四处，再刺六指魁骨空，砂仁槟榔木香藿香蔻仁，青皮陈皮与元胡索。闷痧心肝肺受邪，刮同肚胀之四穴，宜刺间使与大陵，粟梗木通槟榔藿香，砂仁木香与青皮，元胡索广皮香橼服。另有胀后生寒痧，刺指曲池刮臂臑，砂仁藿香与粟梗，槟榔灯心共煎之。热痧发热发狂躁，曲池拍出紫块刺，并刺大中小指尖，绿豆粉汁服碗愈。大胀积热在大肠，小腹胀痛便闭重，阳交穴拍出紫块针，砂仁木香藿香枳壳槟榔灯心。小胀受邪在小肠，小肠虽胀却不痛，稀莶枳实炒热熨绢包熨，砂仁木香藿香槟榔芦苏梗并。穿骨骨节胀紧痛，痛处刮出紫块刺，斜腰左右刮痛处，拍阳交穴刺六指。膈食一名胃寒

痧，胸膈饱满酸水吐，滑石麻油和服之，呕出积滞兼刮刺，先刮紫宫及膻中，中庭中脘并脊俞，膈脾肝俞在脊外，刺中大小计六指。锁金又名夹板痧，邪气怒气相结钮，紫宫膻中中庭中脘，刮后引刺十指尖，紫石英末与麸皮，两味炒热熨脐腹。

大痧症治法歌

羊毛身着游丝飘，满身刺痛乱咆哮，烧酒坛泥水调滚，滚出丝痛自消。黑线黑气如线条，腰腹先痛手昭昭，初至间使为一关，次至曲池为二关，若过臂臑为三关，险症至肩穿胸过，或过周时俱不治，中魁刺血刮黑线，再刺间使与曲池，臂臑三穴黑线处，男左女右称不治，煎剂砂仁与木香，槟榔藿香枳实灯心服，乌痧之症有寒热，牙齿眼白俱黑色，先拍曲池与臂臑，拍①出紫块针黑色，热服麻油滑石末，寒用鹅毛喉中搅，呕出臭水与粘痰，砂仁藿香槟榔粟梗作煎剂。黑珠痧点如黑痣，舌黑珠凸莫医治，大食中小指俱针，再刺曲池刮风府，下部黑珠刺阳交，再刺肩井与间使，用药同上加红花，不脱砂仁槟榔苏梗藿香枳实。红珠毛孔透红点，刮刺同前黑珠痧，如将危不省人事者，急用灯煤击九穴，膏肓穴魂门穴命门穴肾俞穴，蒜瓣垫胸灸七壮。痧伤筋缩头目眩，日夜号叫形神焦，急刮痛处刺出血，红花牛膝枣子木通猪粪煎。痧劳乍寒复乍热，筋骨疼痛饮食减，背脊诸穴俱要针，童便红枣日日吃，肺俞膏肓心俞膈俞肝俞脾俞胃俞，命门肾俞肠大肠、小肠膀胱环白环长强穴。水臌痧起原酸痛，皮肤臌胀手脚缩，壳如水晶似河白，缩水不出成此症，先刮委中腘弯刺出血，抚摩顺捋流清水捋则水流不停，倘不捋则止而不出，明日再针二阳交穴，递针承山穴跗阳穴，总要照煎顺捋下，四处八穴九八针，四日一周周而复始，三旬有六刺七二，刺无血出命难存，每日童便煮枣服，便入葫芦煮倾便服用葫芦去瓢，装入童便，煮熟后倾去童便，单吃葫芦，藿香木香槟榔红花芦苏梗煎，前后葫芦凡三个，刺出水后忌食盐，愈②后红花三两牛膝七两酒浸陈酒十斤，磁罐封好锅内煮三炷香，空心日服永不发。半身麻木枯半边，积受风邪寒湿成，若患在左则针左，若患在右针右边，每日须针念一刺，针丝竹穴刮两肩井穴刺曲池穴，五指尖风门穴膏肓穴魂门穴，胃俞肾俞膀胱俞及委中穴，跗阳两脚各一针，初刺无血惟清水，匝月之内针十次，冷者渐热水成血，红花木香等药治，能食酒饭功莫轻。阴户肿胀发有来，感冒风寒污秽

气，惊恐恼怒或劳碌，郁火莫泄郁结成，初起阴户小腹微痛，小便闭塞小便处青筋阴户肿，四五日后胀如脓，饮食不进身热如火，治法以针揭开阴户，将针向上针二分，渗出微血小便爽出快如常，身热可退再刮，两旁刮紫块出邪虽泄，腹上紧胀未能平，须用紫石英一两，与艾一两炒热熨，往下熨捋温汤洗，渗出淡水自然愈。阳阴痧系腰眼起，恶心腹痛冷热异，上热下冷可疗医，上冷下热决难治，治法先令健旺人，热③手尽力向下捋，接阳向下熨足心，刮委中穴刺血水，再刺脚趾尖出血，倘然无血再刮刺，见血为度莫再针，滑石麻油研和服，呕出粘痰并宿食，小便一通下渐温，恶心不止或腹疼，用药煎槟榔木通粟梗枳壳砂仁伏龙肝。烂肠痧邪先入胃，渗及中脘延及脾，感冒六淫痧邪盛，胁肋痛起寒热生痛极则发寒热，延烂至脾及二肠大肠小肠，两便大便小便出血命堪伤，胃之下口小肠接，小肠之下接大肠，后接肛门出秽处，邪盛热极下焦伤，药用竹叶石膏共，五虎丹下方为妙，上部不清先用吐，滑石麻油功可效，余邪流入脾大肠，按明痛处墨笔记，蒜瓣垫灸散其邪，夏月不灸刮可愈。花前痧干感六淫，进住气血猝腹痛，热渴口干心不宽，脉息沉伏痘黑陷，先刺手足十指尖，芦根捣汁约三碗，粟梗煎服枣核薰，起胀灌浆邪亦散。痘后痧干毒未散，邪乘正虚而入之，腹痛膈饱身发热，便闭或泄脉断绝，指若黑色难以疗，红色紫色尚可医，急针指尖出其血，间使大陵并曲池，人中之穴亦可针，倘泄泻用木香藿，芦粟槟榔榴皮共，便闭麻油甘草汤，气臌腹疼小腹痛，或者脘疼渐胀满，口舌指甲俱黯色，初热温温渐如火，饮食不沾手足麻，脉息沉伏如死痧，岂知识者只医痧，痧若愈时臌亦愈，先刺十指尖肩井穴曲池穴，第二日灸前顶穴，印堂人中捻刺同，第三日刮脑户风府穴，百劳穴风门穴肺俞穴五针，四日针膏肓心俞穴膈俞穴，五针魂门穴脾俞肾俞胃俞命门穴，六针大肠穴及小肠穴，七是膀胱俞环白环强长强穴，八悬厘穴九阳交穴脚趾尖，用针一日服煎剂，槟榔粟梗枣红枣木通二三服。属阴痧症共四种，一是身冷手足摇，牙关咬紧面渐黑，元气已脱决不治，如色未黑刺人中，舌尖指甲与趾尖，曲池出血童便服，或可挽回夫造化。一症身热猝暴躁，叫号不出头脚掉，牙闭眼定身体强，面红渐黯变黑色，若面手足未黑色，撬开牙关灌麻油，绿豆清汁服渐苏，刮臂臑穴曲池肩井风门膏肓命门。一症伤寒又冒邪，寒颤不语身如冰，脉无面黑属逆

---

① 拍：原文为"柏"，据文意改为"拍"。
② 愈：原文为"俞"，据文意改为"愈"。
③ 原文为"熟"，据文意改为"热"。

363

症，刮针同前煎五味，木香砂仁槟榔共，青皮广皮加灯心。一症亦是伤寒邪，腹痛泄泻渐发热，热极不语须针刮，粟梗榴皮伏龙肝蜂蜜丸服之。

症痧可治不治用药杂忌歌

凡看治痧可与否，口开舌硬身体僵，脉沉窍闭有微温，手足未冷尚堪救。若是头顶起黑色，争延至面部鼻准下，两耳焦枯命难存。如未至鼻犹可治，受邪重者壅元气，治法先要开表剂。

抽筋霍乱一切痧症外治急救法

将上好高粱烧酒以手蘸之，在两膀弯即委中穴上，不止重重拍打，见红紫黑色为度，后再拍打颈项下总筋上，照前法。重者虽痛，必须忍受。其拍打两膀弯上，起首分男先左、女先右，无不效验。如无高粱，用上好烧酒亦可。

治痧气永远不发方

凡发痧气，无论胀闷轻重、绞肠、闭气等症，依方服之，立见神效，并可除根，即向来频发者，再发再服，不过三次，总可断根，永不再发。

明矾二钱，杵碎，用沸汤和凉水吞服。不善吞者，研末调水服亦可。矾，味涩，是痧到口甜矣。吞服调服俱可，小儿减半，孕妇弗忌。

分经络

腰背颠顶连及风府胀痛虽忍，足太阳膀胱经痧。

两目赤肿，唇干鼻燥，腹中绞痛，足阳明胃经痧。

胁肋肿胀，痛连两耳，足少阳胆经痧。

腹胀板痛，不能屈伸，四肢无力，泄泻不已，足太阴脾经痧。

心胸吊痛，身重难移，作肿作胀，足厥阴肝经痧。

痛连腰肾外肾也，小腹胀硬，足少阴肾经痧。

咳嗽声哑，气逆发呛，手太阴肺经痧。

半身疼痛麻木，左足不能屈伸，手太阳小肠经痧。

半身胀痛，废俯仰，右足不能屈伸，手阳明大肠经痧。

病重昏沉，或狂言不省人事，手少阴心经痧。

或醒或寐，或独语一二句，手厥阴心胞络经痧。

胸腹热胀，揭去衣被，干燥无极，手少阳三焦经痧。

按：十二经受病见症，随症施治，其引经药亦不可少，今通列手足经脉后。

手少阴心循手小指内侧出其端。

手大阳小肠起手小指端。

手少阳三焦起手无名指端。

手厥阴心胞络又名手心主，出中指端。

手阳明大肠起手食指端。

手太阴肺出手大指端。

足厥阴肝起足大指丛毛上。

足太阴脾起足大指端。

足阳明胃起足次指外间，又一支亦入大指端，又一支入中指外间。

足少阳胆起足四指间。

足太阳膀胱起足小指外侧端。

足少阴肾起足小指下。

阅此便于针刺。

足太阳膀胱藁本、黄柏

足少阳胆

手太阳小肠[①]羌活少用

足厥阴肝柴胡、青皮

足阳明胃葛根、石膏

手少阳三焦川芎少用

手阳明大肠白芷少用

手厥阴心胞络丹皮

足太阴脾藿香、苍术

手太阴肺桔梗、白芷少用

足少阴肾独活、盐

手少阴心独活、细辛

看凉热

痧犯太阳则头痛发热；犯少阳则耳旁肿胀，寒热往来；犯阳明则面目如火，但热不寒；犯太阴则腹痛；犯厥阴则小腹或胸胁痛；犯少阴则腰痛，以上皆身凉。犯肺则咳嗽，痰喘，微热，甚则鼻衄；犯心则心痛或心胀，头额冷汗如珠，而身或热或凉；犯膀胱则小便溺血，甚则身热；犯大肠则痢下脓血，重则呕吐身热；犯肝则沉重不能转侧，晡热，内热甚则吐血；犯三焦则热毒内攻，上则口渴，下则便结。

凡痧毒壅阻发而为热，若误为外感传经热症，而发汗温饮，虽慢痧迟缓，亦必变出头汗、发狂、谵语

---

① 原脱，据文意补入

种种重症。不知外感之脉浮数而紧，热症之脉洪数有力，痧症之脉，终有不同，或有可疑，须看痧筋有无辨之。

痧症身凉而内热者，宜攻其里。表实者，宜透其肌。用药随时活变，故不立主方。

分表里

痧感肌表，人不自知，则入半表半里，故胸中作闷，或作呕吐，而腹痛生焉。此可焠刮而愈。不愈，用金四、金五方。

痧毒入里，故欲吐不吐，欲泻不泻，冲心则心胸大痛，攻腹则盘肠吊痛。可放痧而愈。不愈，用丝三、石六方。

痧毒中深，逆攻心膂，立时发晕，气血不流，放亦无紫血，即有亦不多。惟当审脉辨症，的系风寒、暑湿、气血、食积、痰饮施治，令苏，气血流动，然后扶起放痧。如不醒，择用丝五、匏一、土五方。如此重症，立时连进汤丸，方能有救。痧阻于气分宜刮，壅于血分宜放。痛而绞动者，阻于食积之气分也。痛而不移者，壅于血分而有瘀也。发于头面上部，毒气上壅也。缠于手足下部，毒血下注也。上吐下泻，痧气冲击也。烦闷气胀，痧气壅塞也。恶寒发热，痧气遏于肌表也。胸膈偏痛，毒血滞于经络也。为肿为胀，食积血瘀结滞肠胃也。吐血便血，痧气泛溢而忧溃败也。咳嗽喘急，痧壅气分而生痰逆也。立时闷绝者，毒血攻心也。手足软而不能运者，毒血注下也。腰胁俱痛者，偏痛半身者，身重不能转侧者，皆毒血壅瘀也。变成肿毒溃烂者，毒血凝滞，攻坏肌表也。

审脉

痧脉多微缓细涩，有时弦数，纵浮大亦虚而无力，疾徐不伦，时或六脉俱伏，伏亦无妨，痧退脉即渐还。如头疼壮热，脉应洪实而反微迟者，痧也。厥冷不语，脉应沉细而反滑数者，痧也。脉症不符，便舍症而从脉，诊痧尽此两言。

按：伤寒杂病，自有本脉，若一兼痧，其脉必变，病必凶暴。然兼痧之脉，可知也。伤食，痧脉多紧实；伤血，痧脉多芤滑；伤暑，痧脉多洪滑而疾数；伤风，痧脉多沉微；秽触，痧脉多变异不常；当伤气痧，脉多沉伏，或如雀啄；伤寒湿，痧脉多沉

细。或有痧脉似阴症者，尤不可不辨。如伤寒，脉沉迟无力，是直中三阴，治用热药何疑。惟伤寒兼痧，脉似阴症，一服温补热药，痧毒变幻，悔无及矣。故于其外见症候，稍有不合，便取痧筋验之，有则为痧，无则为阴。凉热异施，且放痧服药后经络无阻，脉便不复沉伏，然后按脉辨症，治其伤寒，无不效者。至杂病兼痧，有沉伏之脉，亦准此法。

凡痧脉微细者，生实大急数者，重。洪大无伦者，凶。一部无脉者，轻，一手无脉者，重。两手无脉者，死。六脉无根，及诸怪脉现，而放痧服药不应者，不治。丹溪治杂症，以气、血、痰为先，痧胀何能离此？痧有气塞者，为喘急，为胀满，为呕哕，为头眼胀，其痛紧，脉必洪数，属阳。有气闭者，为昏冒，口噤，目翻，厥冷，虽痛口不能言，脉必沉伏属阴。痧有血热者，为烦躁，为紫斑，为头面赤，为衄，口出红沫，脉必实大，属阳。有血阻者，腰痛，胁痛，攻心痛，手足青紫，脉必紧牢，乍大乍小，属阴。痧有痰壅者，喉中漉漉有声，吐咯不出，呕吐酸水清涎，脉必弦滑，属阳。有痰厥者，卒倒，手足厥冷，肌肤芒刺，遍身青筋，坐卧不能转侧，脉必微细，似有似无，属阴。亦不得谓阳痧则生，阴痧则死。痧有脉伏三日，亦得救活者，在得其窍而已。

论吐下

伤寒食未化，下之太早，反引寒邪入胃，变为热邪固结，所食乃成结胸。若痧症新食，以吐为先，至所食既入，骤然痧胀，虽食消未尽，下之无碍。盖因痧本火毒在肠胃，肠胃部分肌肉作肿作胀，盘肠绞痛，遍及脏腑，故外宜刮放以泄毒于表，内可即下以攻毒于里，则肿胀自当潜消，食积因之通利，非有寒邪入胃变成结胸之可忧也。但下之必兼消散食积，又宜以渐而进，中病即止。

杰按：食在胃中停滞不化，误下之食，塞胃之下口幽门，截然中断，犯之多死。食虽既久，仍当探吐。曾见食已一周时，犹能探吐而出。若吐无食，则已入肠，始可攻下。

霍乱症恶心肚痛，上吐下泻，泻如水注。此感受暑火暴发，升降不利，清浊不分，所泻皆五脏津液。宜急用五苓散，或胃苓汤，以分利阴阳，清暑火之气。有夹食积者，亦不可过下，恐津液暴涸，元气损伤也。更有吐泻无物，亦有上下关闭竟不吐泻者，为干霍乱，惟心复绞痛，令人立毙。急以炒盐汤探吐，

通则可救。即定后周时，勿进粒米，得食复发，慎之。至如呕尽泄空倦极，当用六和汤调理。

急 症

急症昏迷，先观唇舌，色黑者凶，黄者重，淡红者略轻。盖黄知内热，黑知热极，淡红虽热。用药不可太冷，又要看舌苔施治。

痧症危急，放血不流，若审无食积、血痰阻滞于中，用石二方冷服，或阴阳水，或泥浆水、晚蚕沙水、细辛水、白沙糖梅水，择一饮之，稍醒扶起再治。若有食积血痰，破瘀用桃仁、红花、童便之类，去新食用盐汤、矾汤吐之；食久痧胀用楂、卜、麦芽消之；有积阻用槟榔、大黄驱之，金七方治之；或痰血凝结，昏迷不省，用菜油、麝香，调下立苏。阻滞去，痧气行，筋自现，而后可刮可放，当药即药。盖缘痧症初发，未攻坏脏腑故耳！

凡痧药得宜，尚有不效者。盖汤剂多带冷，冷则直入肠胃，未能达于肌肤、血肉，故治先刮放也。刮放而药仍不效，必刮放未尽也。刮已至放已尽而痧犹在，则毒惟在肠胃及脾、肝、肾三阴经络，非药何以治之？

昏迷不醒难施刮放，当用药救。夫汤药带冷，虽未能即周血肉，然当热毒攻心，正遇带冷之药，顺流而下，昏迷自醒。有不醒，乃食积血痰所阻，攻而下之，无不醒者。

痧发无寒症，然亦有时为寒，非真寒也。盖因痧热而服大寒之剂以至此。夫痧必无食积血阻于中，方可服寒饮得效。若一有之，而饮大寒，则食不消，积不行，血不散，而毒反冰伏矣。尝见岩谷中行旅感暑，渴饮涧水而即毙者，是名寒痧。盖饮寒毒结，多致不救。若幸遇放痧之人，毒血一行，便无阻滞。故方书有服阴阳水者，不独取井水，即此故耳。是以久服凉饮，痧有未痊者，略用三香温和之剂，实为权宜之术。若骤用桂、附、干姜、吴萸、参、芪之属，则又误矣。

疼皆属火。火有君相之别。手少阴君火也，右肾命门为手心主，乃手厥阴胞络之脏。《经》言：心之原，出于大陵，凡刺大陵穴者，以泻手心主相火之原耳。又有手少阳三焦合为表里，神脉同出现于右尺，二经代君行令，故相火之为病居多。火性炎烈，以致三焦阴塞，六脉全乖，昏冒痰喘，然相火作病犹有可回。若犯心君，殒在须臾，莫谓术疏耳。

杰按：命门在两肾中间，当脊十四椎下，内连五脏，上通于脑，下通精道，即男子藏精，女子结胎之处。道书曰：天根为坎中之真阳，元精、元气皆由此生，属足少阴肾，乃督脉穴名，非手厥阴也。手厥阴乃心包络，位居膻中，为臣使之官，代心君用事，亦曰相火，与三焦相为表里者也。

痧犯咽喉，则痰喘如锯。先放痧，急用薄荷、牛子、山豆根、童便之类清之，兼吹竹一方，余症且缓治。

痧症危急，大便不通。急宜放痧，用润下丸以攻之。小便不通，宜放痧，用土四方，以分利之。

痧有心胸高起如馒殷者，不治。曾用竹六方愈一妇。心胸左右，或背心一点痛者，凶。角弓反张者，死。腰肾一片痛者，死。胁肋痛者，四肢肿痛者，难治。鼻如烟煤者，舌卷囊缩者，环口黧黑者，头汗如珠、喘而不休者，昏迷甚、放无血、服药不应者，痧块大痛，服药不应者，俱死。此皆实热之为害耳。

手 法

脉不明，不可乱用药；症不明，不可轻用药；手法不明，即药亦不能速效，故手法为治痧要着。

一曰焠 痧在肌表未发出者，以灯照之，隐隐肤间，且慢焠者。既发出，状如蚊咬，粒如痦瘰，疏则累累，密则连片，更有发过一层，复发两三层者。焠法：看头额及胸前两边，或腹上与肩膊处，照定红点，以纸捻条，或大灯草微蘸香油，点灼焠之，即时爆响，焠毕便觉胸腹宽松，痛亦随减。

一曰刮 痧在肤里发不出者，则用刮。若背脊颈骨上下及胸前、胁肋、两肩、臂弯，用铜钱或碗口蘸香油刮之。若在头额项后、两肘臂、膝腕，用棉纱线或苎麻绳蘸油，戛见红紫血点起方止。大小腹软肉内痧，用食盐以手擦之，痧既刮出，痛楚亦轻矣。

一曰刺 古言东南卑湿，利用砭。以针刺放毒血，即砭道也。痧重者经铁气难解，放痧当用银针，银性无毒。

放痧有十处

头顶心百会穴只挑破，略见微血，以泄毒气，不用针入。

印堂头痛甚者用之，针锋微微入肉，不须深入。

两太阳穴太阳痛甚者用之，针入一二分许。

喉中两旁惟虾蟆、大头瘟可用，亦勿轻用。

舌下两旁 惟急喉风、喉蛾痧可用，急吐恶血，不可咽下。有紫泡，用针横挑出恶血去之。

两乳 乳头垂下，尽处是穴。此处不宜多用，不如看有青筋在乳上下者刺之。

手十指头 用他人两手扐下，不计遍数，捏紧近脉处，刺十指顶出血。一法用线扎十指，根刺指背近甲处出血，或谓针刺手足。如无，指顶为妙，指顶勿太近甲，令人头眩。

两臂弯 臂弯中名曲池，腿弯中名委中，先蘸温水拍打，其筋自出，然后迎刺。

足十指头 同手。

两腿弯 细看腿弯上下前后，有细筋深青或紫红者，名痧眼，即迎其来处刺之，如无青筋，用热水拍打腿弯，直刺委中，惟此穴可深寸许。其腿上大筋不可刺，刺亦无血，令人心烦。腿两边硬筋不可刺，恐令筋吊。至臂弯筋色亦如此辨之。

痧筋现者，毒入血分，宜放；乍隐乍现者，毒入气分，及现而放。微现者，乃毒阻气分，治宜通其肠胃，痧筋自现。至伏而不现者，必从脉症辨之，血则散，食则消，痰积则驱，结既解，而筋复现，然后刺放可也。

痧筋或现数处，或一处，必刺去恶血，令痧毒尽泄。或误饮热汤，痧筋反隐不现，略现亦刮放不出，急饮冷水解之，后可刮放。痧为食积所阻，刮放不出者，当先消食积而再刮放。热极血凝，瘀阻胸腹，刮放不尽者，当先散瘀血而再刮放。痧发兼遇恼怒，伤肝作胀，刮放难尽者，又当先用破气药而再刮放。如此，痧毒皆可渐消矣。

用药大法

痧气阻塞，作痛作胀，用荆防之类，从表而散；用青陈之类，从中而消；枳实、大黄之类，从大便而下；木通、泽泻之类，从小便而行；楂、卜之类，治食阻；银花、红花之类，治血壅；槟榔、蓬术之类，所以治积滞也。

无食积瘀血而痧气壅盛者，药须冷服；有食积而无血瘀者，稍冷服；毒盛血瘀者，微温服。

稍冷者，九分冷也；微冷者，八分冷也；微温者，七分冷也。

药忌 用药一差，凶危立见，先知其忌，则思过半矣

参芪、白术、山药：恐补毒气，痧所大禁。

熟地、白芍：补血敛血，痧所大忌。

甘草：用之恐成痧块难治，一应甘甜之味俱不宜。

茯苓、猪苓：恐其渗湿转实痧气，俱在禁例。

半夏、白芷、苍术：性燥，忌用。

升麻：禁用，恐提痧气上升难遏。

麻黄：发表太过，禁用。

肉桂、附子、吴茱萸：禁用，恐助毒，立时有变。

干姜：能助热毒，当忌。

五味子、木瓜：酸敛忌用。

竹沥：性寒忌用。

杜仲、补骨脂、枸杞子：即腰疼不可用。

茯神、柏子仁、酸枣仁：即虚烦不寐亦不可用。

苁蓉、巴戟：尤所大忌。

评半夏、藿香止吐 凡治吐症，用半夏、藿香。独痧症作吐，半夏性燥，须防益助火，必不可用；藿香惟取其正气，以治秽触，倘肠胃有食积、血瘀阻滞痧毒，骤用此以止吐，反有闭门逐盗之忧。

药 宜

陈皮、青皮：陈行痧毒，青伐肝气。痧气壅阻，郁结不行者，非此不利。

枳壳、枳实：砂痧气，驱毒气，除胀气，下食气。积滞壅塞者，非此不开。枳壳缓，枳实性速，各有所宜。

荆芥：透肌解表，散痧毒。痧筋隐隐不发者，非此不现。

防风：透肌发表，为臣使之助。寒热往来，痧毒壅滞，郁遏不发者，非此不清。

柴胡：和解表里，专治少阳胆经寒热往来。

前胡：疏风消痰，治嗽。表热者宜用。

干葛：散阳明胃经之邪，兼能解渴。

紫朴：宽中治呕，消痰下气。

薄荷：辛凉利窍，消肿，解气，清气，清喉。

紫苏：疏风顺气，身热当用。

独活：发散治热，其性至颈而还，力不能过发，且可活血解痧毒，是最要之味。

细辛：透窍散痧之妙药，勿以其味辛而疑之。

汾按：细辛极散真气，过服即能杀人，壮实而痧重者，多止钱许；老稚单弱者，酌减少用；痧轻者，可弗用。

桔梗：入肺经，其性上而复下，故能引枳壳破胸中至高之气。

香附：行血中之气，恐香燥，须便制。行血，酒

炒；敛血，醋炒。

延胡索：活血，行气，理血气凝滞作痛。

五灵脂：善消宿血。血块凝滞不散，非此不破。

郁金：能入心经，散郁消瘀。痧毒攻心者，非此不能奏功。

木香：行滞气，燥湿气，驱寒气，开郁气。痧后腹痛不解，此要药也。

砂仁：顺气开郁，散痧消食，始终可用。

乌药：善行周身之气。凡痧气阻滞者，得此无处不到。

秦艽：活血驱风，消痧毒。筋骨疼痛，壮热不清者，非此不解。

连翘：消痧毒，解诸经火邪，清热而不滞，治痧要药。

栀子：凉心去火。发斑并痧根红者可用。

贝母：川贝专消热痰，土贝兼破瘀血。

白芥子：胁下之痰，非此不达。

天冬、麦冬：润肺消痰，一治其本，一治其标。去心。

杏仁：泻肺，润肠胃，利气，消痰涎。去皮尖。

桑皮、兜铃：治嗽，泻肺。

汾按 兜铃清热，降气，但肺虚挟寒者，大忌。曾闻之世医者云：凡治嗽禁用诃子、兜铃、紫苑、白芍五味等药，小儿尤忌，能令肺缩，即贝母亦非风寒湿滞诸痰症所宜，误用反令不愈。附识于此，以俟别择。

赤芍：血热发斑者，可用。

陈香圆：破结气可用。

丹参：亦活血之剂。

山楂、卜子、麦芽、神曲：痧为食壅，善消而不暴。

红花、茜草、银花：活血解痧毒。

桃仁：破瘀活血。痧为血阻，非此不流；痧为血滞，非此不顺。去皮用。

苏木：败恶血。新瘀者，莫及。

荆三棱、蓬莪术：食积心疼，痧毒阻滞痞闷者，宜用。

牛膝：活血，引痧气下行。

香薷：通上彻下，利水气，治暑伤之要药。说详金三方。

牛蒡子：解痧毒，清喉，痧中要药。

刘寄奴：散瘀血，解痧毒，下气消胀，破血仙药，多服令人下痢。

紫花地丁：解毒化斑。

泽兰叶：解痧毒。

益母草：女人胎产俱宜。

地骨皮：退热除蒸，止阴虚骨蒸劳热。

菊花：清心解热毒，叶亦可用。

青黛：治痧至妙之品。

晚蚕沙：解痧毒，治热。

穿山甲：透痧，消痰，破瘀，托毒。善走经络之神剂，经络诸药所不到者，非此不达。土炒末，用一分至五分。

乳香、没药：消瘀血而不伤新血，痧症以治血结。

阿魏：破积聚，逐恶血，其功甚大。

角刺：透毒，能引诸药至于痧毒、血瘀之所。

大麻仁：润大肠。肠胃燥结者，宜用。

雄黄、牛黄、胆星、天竺黄：消毒。丸中宜用。

麝香：开窍散痧，功亦甚大。

明矾：解痧毒，消痰定痛。用之探吐宿食甚妙。

石膏：病痧暑天最多，自汗大渴，用白虎汤即解。

龟甲：破宿血。在胸用上截，在下用下截。去肋，酥灸末。

僵蚕：治血分之痰。佐山甲透经络以破瘀毒。须炒末，用一二分。

童便：解痧毒、消痰、降火最速，定痛，治血痢，痢下血水，诸药莫及。

板蓝根：即靛叶，普济消毒饮中用之以解瘟毒。

小青草：一名血见愁，清热除疹最速。

梅花：得一元之气，治痧上品。取大半开者，纸笼当风处阴干，桃花亦可。

天仙子：即红蓼子，治痧块多用，亦去痞积。

紫荆皮：丝一、丝四俱用作引。

评荆芥、细辛、防风 痧症寒热，不由外感。其毒从鼻吸而入，搏击肌表。荆芥、细辛，善能透窍，使由窍入者，亦由窍泄。防风臣使为佐，不比麻黄、羌活专主发表，反有升发火毒之虑也。

宜忌相半

羌活：痧忌发表太过。若头痛，或因寒起，更兼痧症，欲引太阳经，用半分至二分。

川芎：上行头目。头骨角痛者，必需下通血海，肝脏不华者当用，用一分至三分止，多则恐提痧气。

藿香：痧症作吐，取其正气以治秽触，然必痧毒无阻乃可，俟冷饮之。

沉香、檀香、丁香：痧始发忌用。若痧后心腹疼痛不休，胸胁胀闷，寒凝气滞，得此可抒，用一分至三分。

生地：凉血。血热者可用，血瘀者非宜。

当归：头身尾各有所宜，用须斟酌。归尾不妨。

黄连：心脉洪实者可用，能解热毒。

黄芩：肌热不退者可用。上二味，冷性凝滞，痧中忌用，用须酒炒。

玄参：咽痛犯肿毒者可用。色黑止血，痧有瘀血忌用。亦能清气消痰，滋阴润肺。

花粉：口干渴，连饮水不能止者，可用。性沉寒，痧毒未清者忌，恐凝痧气也。

木通、车前、泽泻：痧气郁阻，小便不利，在所当求。若热郁太重，不因小水禁用。

黑丑：通上彻下，痧毒胀满，必须用此，丸散中奏效。凡破气之味，俱莫能及，但耗散真气，恐人有宜有不宜，故方中不载。

大黄：治食积阻痧毒，为丸以备急用，其功莫大。若痧胀之极，必须急服此以攻之，恐病有宜有不宜，故方中虽载不及细加。

补原本末列药注取本草

姜黄：理血中之气，破血下气。性烈于郁金，血虚者勿用。片子者入手臂。

槟榔：破滞散邪，消食行痰。坠诸气至于下极，气虚下陷者，勿用。

白蒺藜：散肝风，泻肺气，破血消癥，通乳堕胎。去刺，酒蒸用。

降香：辟邪恶，疗伤创，止血定痛，消肿生肌。

丹皮：泻阴胞中火，治无汗骨蒸。地骨治有汗骨蒸。

蒲黄：性滑。行血消瘀，通经脉，利小便，无瘀勿服。炒黑性涩，止一切血。

白豆蔻：利三焦，暖脾胃，散滞气。消酒积，若火升作呕、因热腹痛、气虚诸症，咸宜禁之。

旋复花：软坚下气，行痰水，通血脉。肺与大肠药，虚者勿多服，冷利大肠，宜戒。绢包扎煎。

瓜蒌：降痰治嗽，荡热条垢，清咽利肠。胃虚脾泄者忌。

大腹皮：下气行水，治痞胀。稍涉虚者勿用。洗净。

威灵仙：善走十二经络，治诸风、痰积、浮肿、闭结。大走真气，耗血。忌茶面。

饮食

痧气壅满胸膈，甚者十日五日不饮食亦无妨，惟俟痧气尽，然后与之。初退觉饿，设骤进饮食，立能变重，必忍一两日，乃可完全，痧后多戒荤腥数日，庶无属发之患。痛后亦有不喜食者，有食而作胀腹疼者，又有或疑伤寒而饥饿坏者，其间饮食最要斟酌宜忌，不可不审也。

食忌

生姜痧所大忌，勿作药引、圆眼大枣俱忌作引、辣酱、花胡椒、烟、茶、大酒、醋、面、索粉、面筋、糯米团粽、猪羊肉、鸡、鱼、葱蒜、芥菜、瓜茄、水红菱、糖食、桃梅李杏。

发痧若饮粥汤、热汤、热酒，轻者必重，重者必危。吃米食诸物，恐结成痧块，日久变出他疾，难于救疗。

忌用热汤洗澡，愈洗愈将毒气赶入腹内。

食宜

黑砂糖：活瘀血，解痧毒。凡瘀血作痛者，得此则安。

食盐：解痧毒，定痛。用之吐去新食。

芋艿：治痧热解毒。有痧患者生食之甘美。

灯心汤：口渴者饮之，作药引可用。

芦苏汤、山楂汤、萝卜子汤、芦柴根汤。

荸荠、百合、藕、西瓜。

待痛止后，知饿方可吃饭汤。清水、米粥、米糊汤，亦宜少用，且须冷吃，不然则复发。陈大麦稞粥为妙。

救急小方

芋艿：带毛生嚼，不麻口。

生黄豆：细嚼不豆腥。亦有豆腥者，仍是痧。

上二方可试痧，亦解毒。

烧盐汤：待冷灌下探吐，或盐放铲头烧红焠水中饮。

明矾末：阴阳水调服二钱多至三钱。

上二方乃吐新食阻隔痧毒之法，必多饮吐。

阴阳汤：凉水、滚汤各半对冲。

阴阳水：井水、河水各半。中喝者可饮。

泥浆水服：路上受暑起胀，用仰天皮水，搅清饮之。

白砂糖搅梅水服。

细辛末同砂仁汤冷服：此法治气阻受寒痧。

晚蚕沙为末，白滚汤冷服。

羊粪一把，滚汤泡，以碗对合一时，虑去渣，待冷极饮之。

童便连饮碗许。

萝卜英子煎汤饮。

芦柴根煎汤，微温服。

绿豆煎汤，温服。做绿豆粉泔水亦可。

芦粟子或粟梗煎汤待冷服。

生豆腐浆吃碗许。

麻油一盏灌下。

菜油二两，麝香一钱，昏迷欲死者，调下立苏。

丝瓜叶捣汁饮，又可止霍乱。

伏龙肝，即灶心土，泡水饮。止呕吐。

蚱蜢五六个，煎汤温服。

陈樟木、陈皮等分，东壁土水煎，连进三四服。

银朱擂细，点眼角愈。

荞麦炒焦，去壳为末，温汤调三钱服。荞麦与皂几相反，日后谨防有犯。陈荞麦煮汤服亦效。

上部头面痧

颠折痧 头摇痛如打折，面带麻木，颠摇不止。此系感冒痧邪，人视为缓症，不放在心，如久不治，邪走心经并舌麻木，舌尖吐出。当用香油粘钱刮脑户穴在枕骨上强间后一寸五分陷中，属督脉，禁用刺，刺则令人哑，俗云脑门是也，用针刺风府穴在顶上入发际一寸，两筋间宛宛陷中，枕骨下五分，脑户下二寸是穴，若再下五分是哑门穴，倘误针刺则失音，俗云争食塘是也，属督脉。

砂仁、木香、藿香、槟榔、木通、芦粟梗等分，加灯心三十寸，阴阳水煎。凡服煎剂，俱要微冷服，以下仿此。

日月痧 两太阳痛，或右痛，或左痛。此系身受寒邪，日久不治，邪入心肺两经，心肺俱胀，胀则满身麻木，眼目酸痛，饮食不贪，吐酸呕水。用钱蘸香油，刮悬厘穴在头上两旁，从额斜上头角，下陷中是穴，属足少阳胆经，俗云，两太阳是也，针悬厘穴，再刺丝竹穴在眉稍尽处，入发际陷中，脉动处是穴，属手少阳三焦经。凡用针刺，只可浅而横刺，不宜深而直入，恐伤筋骨害人。用药同前。

蟹眼痧 两眼睛定而凸出痛，并满头胀痛。先用两手大拇指抵眼眶上少顷，针刺印堂穴在两眉中间，属督脉，俗云，眉心内是也。又法，以指头在印堂捻出红斑或紫斑，以针轻浅刺出血。用药同前。

头风痧 满头满脑胀痛。此系外受风邪，内伤于

食。先用两手指捻眉心印堂穴，再用针刺丝竹穴，只宜横浅，不宜直深。用药同前。丝竹穴载前。

蛇舌痧 舌吐出如蛇，伸缩不止。此系心经受邪，呕吐酸水粘痰。用香油钱刮两肩井穴在肩上缺盆陷中，大骨前一寸五分，以三指按之，当中指下陷中是穴，属手少阳三焦经，俗云肩窝是也。此穴不宜针，只宜刮，刮透再刺舌尖。倘久不治，则令人笑，笑后心偏而发痴矣。用药同前。

羊舌痧 舌尖伸左，眼亦偏左，舌斜伸右，眼亦偏右。此系肺经受邪，因脱衣先脱左，左受邪，先脱右，右受邪，先脱胸，则胸膈闷痛。日久不治，则邪气下降，满身胀紧，多笑而成痴病矣。用针刺舌，斜左刺左，斜右刺右，用香油钱刮两肩井穴。用药同前。他本云舌邪左刺右，邪右刺右存参。

耳镇痧 耳内响如钟鸣，鸣久即聋。此系肾经受邪，气脉不顺。用针刺风府穴在脑后入发际一寸两筋间，载在颠折痧内，再以香油钱刮悬厘穴。用药同前。

脑后痧 满后脑疼痛，属脑门受风邪之气。如误用表药，则顷刻可死。宜以针刺风府穴，用油钱刮肩井穴、两臂臑穴。用药同前。

黑眼痧 眼白变为黑。此系外皮受邪，用稀莶草、皮硝各一钱，阴阳水煎汤，一日洗三五次，可愈。若日久不治，则邪传肾经，两目昏盲，迎风下泪，怕日羞明，渐成外障目疾。用油钱刮两悬厘穴，刺两小骨空穴在两手小指第二节，曲节尖上刺出血。用药同前。

白眼痧 眼珠白膜遮睛。此系肾经受邪，亦用稀莶草、皮硝一钱，阴阳水煎汤洗，三五次可愈。若日久不治，倘再遇怒伤肝，身体发热，眼珠内胀，将珠精劫干而失明矣。治同黑眼痧。

黑齿痧 牙齿变为黑色。此系肾经受邪，心腹胀满，气喘发热，日久不治，则毒邪入骨，大寒大热而难治矣。针刺水沟穴即人中，在鼻柱下三分，须口内含水，则见凸珠，此上是穴，属手阳明大肠、足阳明胃二经交会处，用香油钱刮两臂臑穴在肘上七寸肩髃下高肉上大筋两骨罅陷中，平手取之，不得令拿，拿则手令急，其穴禁忌针刺，属手阳明大肠。凡人手臂有两节，上一节为肘自肩胛下，居中手臂弯为曲池穴，下一节为臂，臂之下为手腕也。

黑舌痧 舌上变为黑色。此系心经受邪，若日久不治，则变焦色而硬，是为不治之症。针刺舌上中间出血，用油钱刮两臂臑穴。用药同前。

锁喉痧 耳下颈项胀痛。此系睡卧受邪枕上，口开漏风喉中，以致胀痛难食汤物。用油钱刮悬厘二穴在两耳后上骨筋络间，属手少阳三焦经。不宜针刺，左痛刮左，右痛刮右。不愈，以艾灸之，灸热蒜瓣，或五壮，或七壮。

喉风痧 喉下肩上皮肉刺痛。此亦外皮受邪，若日久不治，则成漏肩风。两手举不起，亦有偏左左手不举，偏右右手不举，渐成半身不遂者。刮刺灸，同上锁喉痧。一说颏腮作颏囟在哑门两旁，哑门即争贪塘也。

鹤顶痧 眉心红色刺痛。此系心经受邪，热毒上冲也。如凸起变为黑色者，不治。急用针浅刺印堂穴在眉中间，属督脉。本忌针刺，只宜以手捻，捻至微肿方止。若见势重，不得已用针，宜浅横刺皮。

樱桃痧 舌上生紫泡。此系心经受邪。刺舌上紫泡，出血可愈。用药同前。

鼻砧痧 有左鼻塞，有右鼻塞，有双鼻塞三症。此系外受风邪。先用人马平安散，嗅入鼻，如无喷涕，再用灯心，打喷涕，再针水沟穴在鼻柱下三分，口中含水凸珠上是穴，属手阳明大肠、足阳明胃二经会处。用药同前。

黑泡痧 舌上生黑泡。此系心经受邪，毒气冲肺。极重治者，稍迟则不可救。针刺同樱桃痧。

天顶痧 头顶心胀紧而痛。此系脾经受邪，毒冲百会穴。日久不治或误用药耳，必成痼疾。摇头，用香油钱刮头顶心穴属督脉，如不愈，用蒜瓣垫穴上，以艾灸之，或七壮，或五壮，看人强弱。凡自前顶穴至肩井穴，不宜针刺，刺则令人寿夭。用药同前。

中部痧

皮肤刺痛痧 满身皮肤刺痛。此系外皮受邪。用香油粘钱刮臂臑二穴俗云手臂上头，肩胛下是也，再刺曲池二穴即手臂弯上面，转骨交头尽处，以手供胸，在横纹大陷中，属阳明大肠经，又间使穴在腕上大横纹后三寸，两筋间陷中，属厥阴心包络经。即臂上诊脉处，再上数寸，与外手侧支沟穴相对，又大陵穴在臂上离掌后一寸横纹，两筋间陷中，即诊脉处之旁，属手厥阴心包络。凡看痧症，必先刮此四处。如刮透，痧仍不散，再以针刺出微血，又刺两中魁穴在中指尖指甲三分、两小骨空穴在小指尖出指甲三分微出血。

砂仁五粒、木香一钱、藿香三钱、槟榔一钱、木通八分、粟梗三钱，加灯心三十根，阴阳水煎，微冷服。

斜肩痧 此系外皮受邪，左肩痛则左肩垂下，右肩痛右肩垂下。如延久不治，手举不起，渐成半身不遂。若用官料方药反重。以三指拍两曲池穴，拍出紫块，刺出微血，再以香油钱刮两臂臑穴在手臂上七寸，高肉上大筋两骨陷中。用药同前。

阴阳痧 此种有四症，或半身冷，半身热，或半身麻木，或半身难动。延久不治则成半身不遂。以香油钱刮两臂臑穴、两肩井穴在肩上陷中缺盆骨上，即喉下胸前横骨至肩上，与骨尖对，属少阳胆经。凡看痧，必先刮此以验是否禁针刺，刺则令人闷倒，不省人事。用针刺两大骨空穴在两手大指尖、两中魁穴在两手中指尖是也、两小骨空穴在两手小指尖是也、两五虎穴在两手食指尖出甲三分，俱要刺出微血。用药同前。

缩脚痧 此系肺经受邪。有四症，小儿患者多，满身经络收缩，手足拘挛，或左手，或右手、或左足，或右足独缩，先以三指拍曲池穴、阳交穴，拍出紫块阳交穴在两足膝后，外踝骨上七寸，属足少阳胆经，俗云腿弯下外侧边是也，先以钱刮两臂臑穴，续刺阳交穴，斜刺曲池穴，曲池、阳交先拍后刺。用药同前。

天泡痧 此系肺经受邪，有三症，或寒症，或热症，或寒热相兼症。初发在间使穴在手臂弯下三寸动脉处中间或大陵穴在手臂上中间即诊脉旁，如黑痣大，或三粒，或五粒，或七八粒，渐渐胀大如围棋子样，以手捋之，往上往下活动，痛楚异常，若移至曲池穴并至臂臑穴、肩井穴犹可救，若游走至胸前紫宫穴在胸前第三支筋骨中则不治矣，急以油线扎住间使穴，两手将泡捋至曲池穴，刺出黯血，而愈在顷刻。用药同前。

反弓痧 此系肾经受邪，小儿患者多。头仰，后脚亦仰后缩，胸腹前凸延挨，不治则死。用三指拍曲池穴、阳交穴在膝下踝外上七寸旁肚上，拍出紫块，以针刺出黯血，用油钱刮肺俞穴在背脊第三椎两旁各开一寸五分是穴，属足太阳膀胱经、肾俞穴在背脊第十四椎两旁各开一寸五分是穴，属太阳膀胱经，腰眼是也。用药同前。

腰痛痧 此系肾经受邪，有三症，或左痛，或右痛，或左右俱痛。以香油钱刮命门穴从上数下，在背脊第十四椎骨节中间，从下数上，在第八椎骨上伏而取之，不在两旁，在脊眼中，属督脉，可刮而亦灸，非高手不可针，针刺两中魁穴中魁穴一名阳溪，在手中指尖，出甲三分。用药同前。

红斑痧 此系出汗时感冒风邪，汗出不透，先皮外受邪，风气攻入腠理，与正气搏击，故发红斑。以钱刮两臂臑穴、曲池穴、间使穴、大陵穴、百劳穴在背脊第一椎上，平肩节中间有陷中，属手足三阳脉交会处，属督脉，可刮可灸，禁针、膏肓穴在背脊第四椎微下一分，第五椎微上三分，两旁各开三寸是穴，属足太阳膀胱经。百脉皆从此经过，无病不治。若单用刮，恐一时不能去病，又禁针，必要多灸为佳。一云在五椎上两旁，各开三寸是穴，令患人正坐，以草心于中指第二节横纹尖，内量为一寸，每一椎骨一寸一分，记六寸，先将笔点百劳穴为准，起下六寸尽头，亦用笔点记，再将草心折半，横量两旁尽处是穴、命门穴，以三指拍两曲池穴、阳交穴。用药同前。

黑斑痧 此亦先系皮外受邪，因受毒太重，直攻入脏腑，故皮外发斑黑紫色，一周时不医，则必口吐黯血而无救矣。用油钱先刮两肩井穴在臂上缺盆陷中、两臂臑穴、胸前膻中穴在胸前第五支筋骨之中，属任脉，两乳中间陷中，仰卧取之，内为心君之地，只可刮，不可针，切记之、中庭穴在膻中穴之下一寸六分陷中，自第一支筋骨数至第六支筋骨中是穴，属任脉，俗云中膈，即心口塘也、背后膏肓二穴、命门一穴、肾俞二穴穴俱见上、白环俞二穴在背脊第二十一椎下，从下数上在第二椎两旁各开一寸五分，属足太阳膀胱经，取准法注明背图穴，用三指拍曲池穴，再拍两膝下外侧阳交穴，拍出紫块，刺出黑血，再刺手指中魁二穴中指尖离甲三分是也、大骨空穴大指尖是也、小骨空穴小指尖是也，务要出血，并刺间使二穴穴在手臂弯下三寸，此系重症，如刺无血，不治。此乃五紧痧，五脏俱受毒也。

紫斑痧 此系皮外受邪，先入腠理，与正气搏击，正不能胜邪，攻入脏腑，故皮外发紫斑，迟则难救。针刮用药同前红斑痧。

手指黑痧 此系皮外受邪，攻入脏腑，故十指甲内发全黑色者重症，三日内不治则死，十指甲内发黑斑点者症轻。两症俱针刺十指尖两向，俱刺出黑血可治。此系五紧痧，用药同前。

脚趾黑痧 此系肾经受邪，腰先微痛，毒气坠下，故脚趾多黑色，小便出血，甚至小便出血块者，过一周时不治则死，半日内则可治。针刺十趾尖出血，并刺阳交两穴。此系五紧痧，用药同前。

白线痧 此系外皮受邪。将手臂弯上下推捋，推出皮内隐隐有白色如线者轻，用油钱刮两曲池穴，用针刺两中魁穴出微血。此系五紧痧，用药同前。

黑线痧 此系肾经受邪，毒气已入骨髓间，一遇寒颤，毒气上冲，寒后大热。用双手将患者手臂上推捋，捋出皮内隐隐有黑色如线者重，用油钱刮两曲池穴，用手推捋间使二穴穴法在前，随间使穴上黑线起首处，用针刺出微血，大陵穴上一刺，曲池穴上一刺，臂臑穴上一刺，肩井穴上一刺，双刺五处，俱要出血。如黑线上至肩井穴，已属险症，若攻入胸前紫微宫等穴不治。此系五紧痧，药如前用。

对胸痧 此系肺经受邪，当胸有筋梗起，或青、或红、或紫、或黑。俱用香油钱按筋上，刮之即消，如不消，以针亦按筋上横刺三针即愈。用药同前。

下部痧

盘剂痧 此系肾经受邪，脐上盘旋，悠悠作痛。用香油钱刮胸前膻中穴，并中庭、中脘二穴中脘在脐上四寸，以线自乳头下量至脐口折为两段，居中是穴，属任脉。俗云肚皮

上不拘痧症，可刮一切，猝病可灸三十壮自愈、脐下气海穴在脐直下一寸五分，属任脉，宜刮之，有积滞痛、大小便闭者，必刮针此穴，又灸。治脐下疼痛、上攻心腹、小便赤涩、妇人月水不调、产后恶露不下一切气疾，可灸二十七壮至百壮。如不愈，再针刺中魁穴、小骨空穴中指尖小指尖是也。用药：砂仁、霍香、木通、槟榔、芦粟梗等分，加命内面红筋，可保无事。倘不在意，在须臾不可不慎也。又方用香附末、食盐、生葱捣烂，共炒极热，用布二块换熨，冷者再炒，分两包，痛止为度。熨后不可受寒。专治一切寒热、腹泻、腹痛不可忍者及胃气痛，无不立效。如香附、葱一时无有，单炒盐熨亦效。

治羊毛痧 七十二种症、麻木、瘟病、火疗、发斑、发狂、发渴、唇肿、舌肿、口烂、喉痛等症，诚为经验良方。

羊毛痧 又名羊毛疔、羊毛瘟、心经疔、朱砂症。此症及七十二痧症，或头痛肚痛，或手足直硬麻木，身发寒热，或不寒热而心胸胀满，神昏，或喉痛，腰腹作胀，或腰中如一带捆住，或指甲青黑，上吐下泻，或不青黑，不吐泻，此极热症。亦有受寒，或食生果而起，看头顶有细红毛，急拔去，一面用多年熟烟筒又名旱烟袋，取筒中烟屎油冲水食不是洋烟屎。如味甜而不辣，或不甜不辣，即是对症，多食为妙。此方能散热毒，如寒热相兼者，亦能解散，真是仙丹。凡七十二痧症，霍乱吐泻症、火疗、发斑、发狂、发渴、唇肿、舌肿、口烂、喉痛，用之皆有神功。如食之味辣者，即不可用。又后有喉痛，满天星草方亦治各项热症，使火从小便出。以上各症，忌食粥饭，即米汤下咽难治。又米粉、粘米、糯米、糕饼、汤元、粽子等物，均不宜食，只可食荞麦即花麦，又名三角麦、细粉条、藕粉、百合、黄瓜、绿豆、豆腐、薯芋等物，亦不宜多。又方如醋入瓦钵内，用烧极红赤木炭（或瓦、砖、石、铜、铁均可）冲入醋钵内，向鼻燻之，可散内热极神，然必擦鸡蛋清方以除病根，并服雷击散为妙。

擦鸡蛋清方：新鲜鸡蛋在蛋壳顶开一小孔，用蛋清不用黄，不用鸭蜜擦前心、背心、两腰眼、尾脊首离粪门不远即是共五处，每处擦三四次每处用蛋清三四分，放手心用轻力擦完为一次。如有胀痛，即在胀处擦之，如擦后又胀，再擦自安。擦出黑白毛，或如鸡毛管样，不可拔动，用新棉花铺毛上，又用油子捆好，其毛自落棉上。擦后量力放生，方免复发。用别药不如此方擦得透，用头发和蛋清擦，或用指头擦，亦不如手心擦得透。有七十二痧症，按经用刀针挑割，总不

如此方擦之百发百中，且挑割不透。刮同痢疾痧。

陈石榴皮五钱、山楂肉炒、芦粟梗各五钱，俱炒、石菖蒲五分，共为末，砂糖调，捻饼为丸，藿香汤送下。如上膈有食积者用此可治；如无食积，腹胀脐凸出而漏底者不治，亦不用此药。

血逆痧 此系肝经受邪，血逆上行，逆在心内，若无伤者口吐鲜血，有伤口吐紫血，是为两症。用油钱刮两间使穴在手臂上、曲池穴在手臂弯上、两大陵穴即诊脉旁，拍出紫块，刺出微血。如心痛，用滑石末三钱和麻油一两服，呕出血痰；如不痛，不必用此药，用粟梗三钱、砂仁五粒、槟榔二钱、藿香三钱、陈佛手一钱，加灯心三十寸，阴阳水煎服。

肚胀痧 此系脾家并大小肠受邪，饮食不贪，腹中气胀紧痛，青筋起者，用油钱刮紫宫穴胸前第三支是也、膻中穴第五支是也、中脘穴在脐上四寸，刺中魁穴中指尖、大骨空穴大指尖、小骨空穴小指尖。药用：砂仁五粒、木香、藿香三钱、槟榔钱、芦粟梗三钱、青皮一钱、陈皮一钱、元胡索、白蔻一钱，加灯心三十寸，阴阳水煎。

闷痧 此系肝肺心三经受邪，因气所致，刮同上肚胀痧。刺间使穴、大陵穴。药用：藿香三钱、槟榔三钱、芦粟梗三钱、木通八分、木香八分、青皮一钱、陈皮一钱、元胡索一钱、香圆皮、灯心三十寸，阴阳水煎。服后不可睡，必要坐直。

寒痧 此系外受寒邪，寒气入经，身发潮热。用钱刮两臂臑穴、两曲池穴，用针刺中魁中指尖、大骨空大指尖、小骨空小指尖穴。药用：砂仁五粒、藿香三钱、槟榔一钱、芦粟梗三钱，灯心三十寸，阴阳水煎。

热痧 此系外受热邪，发热狂躁，一周时不治则死。用三指拍曲池穴，拍出紫黯块，刺出微血，用香油钱刮两臂臑穴，余同上寒痧症各穴。服绿豆粉清汁碗，半而愈。

大肠痧 此系大肠积热，小腹胀痛，小便如常者轻，闭塞者重，系十六大症内险症。须拍脚上阳交穴穴在膝下，此属少阳胆经，拍出紫块，针刺出血。药用：砂仁、木香、藿香、槟榔、枳壳、灯心，阴阳水煎。

小肠痧 此系小肠受邪，小腹胀而不痛者可治，用稀莶草、枳壳炒热，绸包扎紧，熨运胀处。药用：砂仁五粒、木香六分、藿香三钱、槟榔一钱、粟梗三钱、灯心，阴阳水煎。

穿骨痧 此系肾经受邪，腰间骨如打折。初起腰骨痛，痛久周身骨节痛而胀紧。用油钱刮痛处，刮出红紫块，挑破出血。用药同前。

斜腰痧 此系肾经受邪，有二症，或左腰闪痛，身侧在右，或右腰闪痛，身侧在左。刮痛处，用手拍两足阳交穴、刺大骨空穴、中魁穴。用药同前。

膈食痧 又名胃寒痧 此系肝脾两经受邪，先受风寒兼停冷食，以致胸膈饱满，汤水不下，反呕酸痛。先用滑石末一钱、麻油一两调服，呕出积滞。用油钱刮紫宫穴、膻中穴、中脘穴、中庭穴、背后膈俞穴在第七椎下两旁各开一寸五分是穴，属太阳膀胱经、肝俞穴在背脊第九椎下两旁各开一寸五分、脾俞穴在第十一椎下两旁各开一寸五分，刺中魁、大骨空、小骨空六穴。凡量骨椎旁分寸，以患人中指中一节为一寸。背上薄，只可刺三分，不可深，深则害人不浅。

锁劲痧 此系心肝二经受邪，又名夹板痧。因日前恼怒郁结，胸膈又猝受邪气，邪热与怒气相结而成，一欲出，一欲入，以致气喘，经脉胀直，不知痛痒，日夜叫号。用钱刮紫宫穴、膻中穴、中庭穴，刺两手中魁、大骨空、小骨空各穴，出微血。若不愈，再用紫石英末一两和麸皮半升炒热，绸包熨胸前即愈。用药同前。

一十六种大痧症

羊毛痧 此系天气炎热，郁勃潮湿，夜不能安寐，挨至将曙，露身乘凉，风中有游丝飘来，人身沾着，钻入皮内。此系天地间之邪气，无论手足、头面、胸背猝然满身刺痛，一刻紧一刻，倘一时不识，痛至半日，自皮入心，咆哮跳喊，面色渐黄而死。治法，急以现贮烧酒坛上泥块研碎，水调捻成团丸，周身滚碾，碾至一时，将泥拍开，看有丝如羊毛，色亮如料丝，则邪气滚出矣，其痛自平而愈。若无酒罈泥，即将烧酒拌陈干土，作团亦可。

黑线痧 此症先发在手，或左，或右，或两手俱有。如发在左手，则左膊肿痛，左手举不起；发在右手，则右膊肿痛，右手举不起，腰腹亦然。有黑气如线一条，隐隐在皮肤间，自臂至间使穴为第一关，至曲池穴为第二关，至臂臑穴为第三关，胀过三关为险症。若再胀至肩井穴，穿至胸前紫宫穴者，不治；男发在左手，女发在右手者，不治；两手俱发者，不治；周身发者，不治；过一周时者，不治。治法：先刺中魁穴出血，香油钱刮黑线处，其痛渐止，手稍可举，认明黑线起处，以针横刺间使穴、曲池穴、臂臑穴，各刺断黑线出黯血。砂仁五钱、木香一钱、槟榔一钱、枳实一钱、藿香三钱，灯心三十寸，阴阳水煎。凉服。

乌痧 此症在二，俱系预先感冒风邪，未经发泄，又因受寒而发者，先发寒战，牙齿眼白俱青黑色，周身四肢俱胀痛，胀入腹中者，延过周时不治则死；有因受热而发者，先身热如火，牙齿眼白俱黑，若周身四肢胀痛入腹者，半日内不治则死。治法：先以三指拍曲池穴，一路拍上至臂臑穴，拍出紫黑块，不拘多少，刺出黑血。热症用麻油四两、滑石末三钱和服，服后呕出臭水而愈。寒症用鹅毛向喉中搅呕，呕出粘痰而愈。如腹仍痛，大便闭者，用小红药下之，或瓜蒂箭插入粪门，出大便而止。无论寒热症，针刺刮呕下俱用后，再用槟榔一钱、藿香三钱、砂仁五粒、粟梗三钱、木香八分，灯心三十寸，阴阳水煎。

黑珠痧 此系元气不足，又因重受秽气风邪，身体发热暴躁，正在出汗，遇风停止，不得畅达，邪气结闭于内，猝然发于头面周身四肢，形如班疹黑痣，初发与肤齐，摸不障手，速治可救，迟则舌上俱发黑点，满身疼胀，黑痣绽凸出者不治。治法：先以针刺大指尖、食指尖、中指、小指尖、手臂弯，惟风府穴可刮，不可针。下部有黑珠，刺两阳交穴，刮两肩井穴、两间使穴，自然黑珠少退。即用砂仁三粒、藿香三钱、槟榔钱、粟梗三钱、红花八分，灯心三十寸，阴阳水煎。冷服。

红珠痧 此系禀气厚实，因天气郁勃，受重秽气，正欲出汗，感冒风寒，邪气闭塞在内，无处发泄，猝然周身毛孔内透出红点，如珠色亮，初出与肤齐平者刮刺同前黑珠痧法，药亦同上，加木香服之而愈。如红珠绽凸不识，医治迟延，至满身胀肿痛极不能言，睛不能转，不省人事将危者，急用灯心粘香油点㸓背后膏肓穴在四椎下一分两旁各开三寸、魂门穴在九椎下两旁各三寸、胃俞穴在背脊十二椎下两旁各开一寸五分，属膀胱经、命门穴、肾俞穴，以上共九穴，各将灯煤击上其穴，自然爆熄而人苏醒矣。如不醒，再用艾团将蒜瓣垫在胸前紫宫穴在胸前第三支肋骨中，灸七壮即愈。针刮服药同前。

痧伤 此症小儿患者多，因前患愈后感冒邪气，或大人因痧愈后酒，过房劳，或远行饥渴，劳碌，因下部伤力。初起不红不肿，或一腿痛起，或两腿俱痛，渐渐连小膀脚跟肿痛。初起饮食如常，身无寒热，至三四日后即筋骨收缩，日夜俱痛，不能坐立，不克伸缩，若一痛起则头眩眼花，日夜叫喊，满身发热，形神憔悴，医祷不效，认为阴症，延挨则不治矣。先用油钱刮痛处，刮出黑黯色，即将黑处刺出紫黑血，一连针刮七日则渐渐愈矣。必要服药以助之，

红枣七枚、木香八分、牛膝七钱、槟榔一钱、母猪粪一两，泥包煨过，加灯心二十寸，阴阳水煎。

痧劳 此症初起乍寒乍热，倘不识是痧，误为感冒、饮食伤脾、疟疾等症，因过服发表姜葱之类，以致发热不退，虽服药停止，仍然发热疼痛不止，饮食无味，渐渐减少，口干便难，此为痧劳，久则骨髓蒸干而死。治法：用针刺背部，如元气薄者，每日两三穴，以热退不痛为度，必要刺出微血，只可浅横刺皮，不宜深而直入，恐伤筋骨，背上自上至下穴穴俱针。若禀气厚实者，每日针五穴，逐日看光景，针刺不可躐等。每日用红枣二两、童便两碗，煎至将干，唯食红枣，二月而愈，平日之病俱散针法开下：

肺俞二穴背脊第三椎两旁各开一寸五分，属膀胱经。

白环俞二穴背脊第二十一椎下两旁各开一寸五分，属膀胱经。

心俞二穴背脊第五椎下各开一寸五分，属膀胱经。

膏肓二穴背脊第四椎下一分五椎上二分开三寸，用灸不针。

肝俞二穴背脊第九椎下两旁各开一寸五，属膀胱经。

膈俞二穴背脊第七椎下两旁各开一寸五，属太阳膀胱经。

胃俞二穴背脊第十二椎下两旁各开一寸五分，属太阳膀胱经。

脾俞二穴背脊第十一椎下两旁各开一寸五分，属太阳膀胱经。

肾俞二穴背脊第十四椎下两旁各开一寸五分，属膀胱经。

命门一穴背脊第十四椎中骨节间，伏而取之，属督脉。

小肠俞二穴背脊第十八椎下两旁各开一寸五分，属膀胱经。

大肠俞二穴背脊第十六椎下两旁各开一寸五分，属足太阳膀胱经。

膀胱俞二穴背脊第十九椎下两旁各开一寸五分，属膀胱经。

长强俞穴背脊廿二椎末节下，属督脉，俗云尾巴庄是也。

凡量骨椎旁，以患人中指中一节为一寸。凡在背穴，不可深刺，只可三分。

水臓痧 此症初起，不识是痧，原因腹痛而起，认为停滞饮食，或认受寒湿，因药过多，久而身渐发热不退，皮肤肿胀，手足绽开，不能缩握，色亮如水晶，亦有认为河白缩水不出。此系痧胀，因服药不对症结成水臓痧。若再服不对症药，或不医治，必致胀死。治法：先以香油蘸钱刮委中二穴在两膝后筋、两骨之间，立地取之，属膀胱经，禁灸，可针五分，即腿弯，针刺出血或清水，要将手向下抚摩顺捋，则水流不止，否则水即止而不出矣。若过一夜，针眼仍没而水干，到明日，离委中穴下二寸半，针刺阳交穴即小腿肚也，亦向下捋流出清水。又明日，离阳交二穴下二寸五分是承山二穴，用针刺后，亦向下捋流出清水。又明日，离承山二穴下二寸五分在外踝三寸后筋骨腕中跗阳二穴亦照前针，捋流出清水。共四处八穴，作四日一周，周而

复始，每日两腿各刺一孔，出水不可多针，因久病后恐泄元气，切不可蹦等共刺七十二针，共刺三十六日，须刺至血出为度。如无者，不治外，每日用童便一碗煮红枣吃，又用红花河水煎，不拘时当茶吃。再用窄颈葫芦一个，将刀去顶，剜去瓤子，将童便灌满，仍将顶盖上，外用砂罐贮河水，将童便葫芦放入罐内，以平葫芦为准，炭火煮水滚，随浅随添，煮五个时辰为度，倾出童便服之，明日将煮过葫芦切碎，同藿香、槟榔、砂仁、红花各一钱，芦粟一大枝，灯心三十寸，阴阳水各一碗，煎八分服之，又明日又将窄颈葫芦一个照前入药煎服，总要服至三个葫芦。自针刺出水血之后，忌食盐面，须针至三十六日，则水放尽，自然血出而病愈。愈后再将陈酒十斤、红花三两、牛膝一两，入磁瓶封好，外用河水锅内隔煮，三炷香为度。每日空心服，服完后方可食盐，永不发矣。

按：他本上委中针后过一夜，又离委中穴一寸三分两筋陷中，针合阳二穴，然后再过一夜，针阳交二穴，余俱同。但多合阳二穴，又属五处矣。查委中、合阳、承出、跗阳俱属太阳膀胱经，而阳交属少阳胆经，或阳交系合阳之误，亦未可知，以备存参。

半身麻木 此症因日前积受风寒湿气而成痧。及发时，自头面、身躯以至脚底，半身热，半身不热，或左或右举手不起，不知痛痒，嘴边歪斜，饮食半边受，半边漏出，但口中无剩涎滤出，因知是瘀痧。倘医误为中风，用药不效，势必至痰裹瘀血坚硬，反成不治之症。治法：患左针左，患右针右，每日须刺二十一针，穴法开后。

患左针左耳丝竹穴在眉梢尽处入发际陷中，属三焦经，凡针头止可一分，刮左肩井穴，针左曲池穴、左手五指尖各一针，背后针风门穴在第二椎两旁，各开一寸五分，属膀胱经、左膏肓穴、左魂门穴在九椎两旁，各开三寸、左胃俞穴、肾俞穴、膀胱俞穴共九穴，续针下腿弯委中穴、小腿上跗阳穴、左脚五趾尖各一针，初刺无血，惟有清水，或淡血水。针过三日后，再每穴各针一次，不可重叠，针至全月，计满十次。冷者渐热，水者成血，不用服药。将红花、木香浸酒，每日空心不拘时随量服，自然病愈。患右则针右半边，穴法如左。

阴户肿胀 此症因月信来时感冒风寒秽恶之气，惊恐恼怒劳碌，加以郁火无由发泄郁结而成。处女患者，多初起阴户，小腹微微胀痛，饮食不减，但小便闭塞不通，小腹肿起青筋，四五日后，小腹阴户胀紧如鼓，身渐发热如火，饮食不进。误用利小便、退热凉血药，而反呕恶，虽吐出痰，下截仍然闭塞，过八九日则不

治矣。治法：将阴户揭开，将针向上针入二分，切不可向下或横刺，但针至渗出微血，小便随手而出，顷刻爽快如常而热退矣。不用服药，以油钱刮阴户两旁，刮出紫块，痧泄邪去而除根。若腹上青筋胀紧，一时不能平复，须以紫石英一两、蕲艾一两铜器内炒热，用绸包扎，放肚上往下熨，再于浴锅温温汤洗澡，则阴户自然渗出痰水而愈。或将针法教其夫、或母，自针亦可。

阴阳痧 此症猝然从腰眼起，或上半身热，恶心腹痛，下半身冷，大小便闭者，急治可救；或上半身冷，下半身热者，不治。无论上半身热冷，下半身热冷，至一周时者，不治。即偏左、偏右，下半身冷，冷至上身者，不治。治法：上半身热，下半身冷者，令健旺人将热手尽力向下顺捋，此阴阳隔绝，故须尽力顺捋，接引阳气降下，并熨足心，急以油钱刮两委中穴，刮出痧点，用针刺出血水，将下截顺捋活动，刺出紫血黑血，再刺十脚趾尖出血，如无血者，须再捋，再刺，再刮，以见血为度。随用滑石三钱、麻油一两，研碎和服，呕出粘痰宿食，自然大小便俱通，下半截渐渐温热。如恶心腹痛仍不止者，用煎药：槟榔一钱、木通八分、藿香一钱、芦粟三钱、枳壳一钱、砂仁五分、伏龙肝三钱，加灯心三十寸，阴阳水煎。

烂肠痧 此症系痧邪预先入于胃口，如无瑕疵不能为害，正胜邪之故也。缓缓渗入胃脘，又因脾胃相为表里，延及脾家，日后偶冒风寒暑湿燥火之邪，与前邪相助，得以肆虐矣。人身气血上下流行，周流无滞。脾统血，血行至脾胃遇此邪气，两相搏击，两相结钮，血不能行，凝滞其间，刻钮一刻，则血亦刻凝一刻，正气刻衰一刻，邪气刻盛一刻，攻内攻外，攻上攻下，致胁肋痛起，愈结钮则痛愈紧，痛极则发寒热，邪欲外攻不能出，上攻不能透。胃之下口接小肠，小肠下口接大肠，大肠之下接膀胱出溺之处，后接肛门，只往下降，邪盛则热极。急用石膏、竹叶、灯心以清其火，又用五虎丹以下之。若上部不清，先以滑石末和麻油服，吐尽粘痰，方可用药以下之。若不治，胃口延烂至脾及小大肠位，饮食不进，大小便出血而无救矣！如有余邪流入脾胃、大小肠等处，必须按明痛处，将墨笔点记，以蒜瓣垫上，以艾叶灸之散其痧邪。若夏月初秋，不可灸，宜刮刺出血可愈。

花前痧干 此症因出痘正见点时，或起胀时，或灌浆时，毒气发泄之际，猝然感冒痧邪，邪与元气搏击，迸住气血而凝结。初则猝然腹痛，热渴口干，胸膈不宽，饮食不贪，身体暴躁，坐卧不安，脉息沉

伏。正痘黑陷，因邪气乘隙而入，与痘毒淆合为一，两重毒气与元气搏击，不克相敌，以致脉息沉伏，稍有迟延，毒攻周身，热甚如火，势必将精血煎干，元气垂尽而死。治法：先将手十指、足十趾尖各刺出黯血，再用鲜芦根三两洗尽，捣汁约三盏，加芦苏梗三两，煎服。外再用红枣核放被窝内，用文火烧烟薰之，则痧邪自散。仍能起胀、灌浆而归正痘矣。

痘后痧干 此症因出痘后余毒未尽，痧邪又乘虚而入，以致腹痛、胸饱、身热、饮食不贪、大小便闭或泄泻。初则面红渐渐变黑，脉息断绝，手指甲俱黑者不治。因先出痘受伤，今毒上加毒，正不胜邪，致变黑色，精血煎干，元气耗散，所以不治。如腹痛、胸饱、身热、便闭、便泄，十指甲红色、紫色者，可治。治法：先刺十指尖出血，再刺两间使、大陵、曲池三穴及人中穴各一针。如泄泻，用木香、粟梗、藿香、槟榔、陈石榴皮，阴阳水煎服。如大小便闭者，用麻油二两、生甘草五钱，煎服至一二次，随有宿粪出，四五次如不止，以陈米稀粥汤补之，自止。

气臌痧 此症原系实病，老医服药虽多，十不能救一二。今又猝然腹痛，或小腹痛，或胃脘痛，面起渐渐胀满紧痛，口唇指甲俱黑色。初发微热，渐如火灼，饮食不沾，手足麻木，脉息沉伏。医不下药，视为死症。此乃痧邪所致，若遇识痧者，不医臌而医痧，痧若痊而臌亦愈。治法：先刺十指尖，并刺两曲池二穴、两肩井二穴。第二日，灸前顶穴，以线从眉间量起至后发际，折半当中是穴，属督脉，此穴宜灸，不宜刺。惟印堂穴，宜捻不宜刺，人中穴以手捻红浅刺。第三日，刮脑户穴，宜刮不宜刺，风府穴亦如之不宜针，百劳穴在背脊第一椎平肩上居中是穴、风门穴在背脊第二椎两旁各开一寸五分、肺俞二穴在背脊第三椎两旁各开一寸五分各一针。第四日在膏肓穴、心俞穴、膈俞穴各一针。第五日，在魂门穴、脾俞二穴、胃俞二穴、命门穴各一针。第六日，在肾俞二穴、大肠俞二穴、小肠俞二穴各一针。第七日，在膀胱俞二穴、白环俞二穴、长强俞穴各一针。第八日，针悬厘两穴、头角两旁眉梢上，即太阳穴。第九日，针阳交二穴、十脚趾尖。凡刺带横浅，不宜直深，以一二分为率，不可太深。用针一日，即服煎剂，槟榔一钱、粟梗三钱、红枣一两、广木香三钱、童便一碗，阴阳水一碗，煎至半碗，并红枣食之。第二三日服药亦如之，以后去粟梗减木香二钱，余药同服，至半月后，不但痧消，而气臌亦愈。

阴症痧 有四症，俱猝然而发。一症：头面、周身、四肢俱冷，手足摇动，牙关咬紧不言，眼定头摇脚掉，手足面容渐变黑色，六脉全无，元气已脱，不治。如虽有以前各症，而手足头面未变黑色者，急刺人中穴，并舌尖、十手指尖、十脚趾尖及两曲池穴，刺出微血，以童便一碗服之，或可挽回造化。一症：猝然身热暴躁，叫号不出，头摇脚掉，牙关紧闭不言，眼定身强，六脉全无，初则面红，渐渐紫黯而变黑色者，不治。虽有以前各症，如头面手足未变黑色者，先用麻油一两以牙刷柄撬开牙关灌入，再以绿豆煮清汁一碗冷服必苏，苏后能言，用钱刮两臂臑穴、曲池二穴、肩井二穴、脑后风府穴、背后膏肓穴、命门穴，或针或刮，量而行之可也。一症：先患伤寒未愈，又感痧邪，身手如冰，寒颤不语，脉息全无，面黑色者，亦属逆症。刮刺同前，药用砂仁、木香、槟榔、青皮、广皮、灯心，阴阳水煎服。一症：先患伤寒未愈，复感痧邪，腹痛泄泻，初不发热，渐渐发热，热极不语。刮针俱同前，仍服前药，加芦粟梗五钱、石榴皮三钱、伏龙肝三钱、江鱼背脊刺三钱，酒炙，俱炙干，研末蜜丸。每日空心服二钱泻止而伤寒亦愈。

凡看重痧症有停结于内，以致口开舌硬身僵，手足不动，七窍闭塞，六脉沉伏，但有微温，手足不冷者，可治。如头额起黑滞色至面部及鼻准下者，不治；两耳枯焦者，不治。若额起黑色至面上未至鼻准头者，可治，须开四门，因受邪重壅塞元气故也。舌上居中海泉穴一刺，各开七窍；人中穴一针，理元气；膏肓穴二针，百脉从此经过；第四指正面一刺，反面手指甲下二分一刺，男左女右，提醒六脉。其余治法，照症同上。

有人患痧者，而医家不识是痧，以他症医之，服药无效反剧，因药气与痧气相持，六脉将绝，人事不知，淹淹将毙，用滑石一两和麻油二两调服；呕吐痰水，散诸药毒而痧气自见，再以痧症视何经络受邪治之自愈。用药：木香理气散滞，藿香能止霍乱，槟榔破气消痧下积，青皮理上部气，陈皮能理霍乱，粟梗专消痧，以上各一钱，加灯心，阴阳水煎。

重痧用猪母粪、滑石末、石膏、鸡子青、三绣、飞盐、明矾，以上诸药下部痧症必用之品，冷水不可太冷，以温和水冲服。痧症不论轻重，有三不治：一因痧症愈后，误饮烧酒，多者复发，不治；一因劳碌受风寒，又冒暑邪，已经治愈，随行房事复发者，不治；一因痧症愈后，吃豆腐浆复发者，不治。凡痧症愈后，切忌房事，重症忌百日，轻症停一月，最忌发物姜葱辛热之类，月余不食方免。

以上各穴，已较准无讹，惟大骨空查《针灸大成》内在大指第二节骨尖上，小骨空在小指第二节骨尖上，与此不符，以备存参。

大小肠二经痧发相似，但以大小便为分别，小便为小肠外候，大便为大肠之外候也。凡刮痧，或以钱，或以碗口，将香油涂当刮处，刮出细紫泡为度。若欲刺者，先于当刺之处寻着痧眼，然后横而浅针之，不可深而直。如痧眼不显，以温水潮当刺处，将三指轻拍几拍，其眼自显，总以刺出血为度。若无血，用手持之自出。若欲灸者，以独囊大蒜切片，衬其穴上，然后以艾火燃灸。

表里宜辨

身重懒动，头或微晕，胸闷腹痛欲呕者，此为外也，宜刮。若欲不吐，欲泻不泻，气若攻心、攻腹而痛不堪，且或有吊痛状者，为里也，宜刺，宜灸，宜刮或宜熨，随时施用，药之加减亦因症酌与。

通用主方

陈粟梗、木香、槟榔、藿香、砂仁、木通各等分，灯心三十，阴阳水煎服。

审脉

脉大概多弦微缓细涩，虽有弦大浮数，必有兼他症，有时六脉俱伏，因痧故也。假如头痛壮热，脉应洪实而反微迟者，痧也；厥冷不语，脉应沉细而反滑数者，痧也。故遇脉与症，稍有不合，便审痧筋之有无，有则放之。后再诊，自知病之如何，可不审其脉乎？

生死决

痧脉微细者，生；实大急数者，重；洪大无伦者，凶；一部无脉者，轻；一手无脉者，重；两手无脉者，死；六脉无根，针刮服药不效者，死。

照痧法

有痧未发，以纸卷灯草，蘸香油，点火照之，细细红点状，如蚊咬，或如麸片，隐隐在皮肤之间。即以神灯焠之，自头额焠向胸腹及肩，随手发泡便宽

松，此火攻之妙用也。

放痧有十处

顶心百会穴，微见血，不可深入；印堂，头痛甚者，宜微横刺之；两太阳，可深一二分；喉际两旁，虾蟆、大头瘟，宜刺；舌下两旁，急喉痧针两紫筋，吐出恶血，不可咽下；乳头垂尽处，虽可刺，不如看有青筋在乳上下者刺之；手十指，先将其手，捏紧脉息上边，刺十指尖，插甲不可刺，令人头眩；两臂弯，可入三分；两膊弯，可入寸许；足十指与手十指刺法同。

死痧

背心一点红者，死；角弓反张者，死；腰肾一片痛者，死；心胸左右一点痛者，不治；胁肋痛者、四肢肿痛者，难治；鼻孔如煤者，死；舌卷囊缩者，死；环口黧黑者，死；头汗如珠，喘不休者，死；昏迷不省人事，刮刺服药不效者，死；痧块大痛，服药不应者，死。

食物忌

生姜、圆眼、大枣、花椒、胡椒、辣酱、茶酒、滚汤、面筋、猪羊、鸡鱼、葱芥、瓜茄、红菱、团子、粽子、桃梅、李杏烟、炒米汤，三日后痧气尽者，方可食。凡甜物亦忌。

随宜便用

荞麦炒黑去壳为末，温汤调服三钱；芦粟根、陈粟根，煎汤服；细辛末砂仁汤；晚蚕沙末汤；羊粪一把泡汤去粪饮；白沙糖搅梅浆饮；童便；绿豆汤；芦根汤；昏迷不醒用菜油二两、麝香一钱调服；莱菔子汤；蚱蜢六个煎汤服；陈樟木、陈皮土煎汤服；丝瓜叶捣汁服，可止霍乱；银硃研破细点眼角。凡欲试痧，嚼生黄豆不知腥气者，痧也；吃生芋艿不麻口者，痧也。淡盐汤、明矾和阴阳水皆可探吐。

人马平安散孕妇忌用 明雄黄 净硝一钱 朱砂七分 麝香一分 冰片二分

共为细末，点眼角。端阳午时合者更妙。

神效丸 白芷末一钱二分 雄黄八钱 蟾酥四钱

先以火酒化蟾后入药末，研和打条为丸，如苏子

大，朱砂为衣。大痛吃三粒，小痛吃一粒，用冷茶送下。

宝花散治痧仙剂夺命神丹　郁金一钱　细辛三两　降香三钱　荆芥四钱

共为细末。每服三五分，冷茶调下。

人马平安散又方孕妇忌用　朱砂　雄黄　牙皂各一钱　火硝六分　月白五分　蟾酥五分　生半夏　麝香　冰片各二分

共为末，吹鼻取嚏更好。

后 跋

古来医书汗牛充栋，独于痧症阙如，习岐黄者亦略不加意。顾痧之为症，其来甚速，一日半日之间动关性命。其症四时俱有，而于夏为尤甚，无论城乡，所在一辙，城中治疗者，众尚可救援，至若穷乡僻壤，既无治痧之人，并无疗痧之药，猝然病发，相顾盱眙张皇无措。即有号称能治痧者，皆属粗浅之人，轻者尚能见效，或遇重痧乱投针刺，病家倚之，贻误匪浅。平素忧之，苦无良法，偶从友人处得此编，名曰《痧症指微》，阅之见其按症标名，按穴施治，悉其源委，辨其经络，缕晰条分，精详确当，洵为治痧善本。因即付梓，以广其传。惟愿见是书者，或即悉心学习，可以救人于顷刻，或即翻刻分送，可以普济于无穷，随处活人，至容且易，所谓不费钱，功德端在，于是诚医科中最要一法也。吾乡周怀西先生尊甫太翁，善治痧术，所至辄应手愈，虽严寒酷暑，有请必往，不受人谢，赖以全活者无算，后即生怀西先生，以大挑官至守牧，今其令嗣又发，癸卯科、已酉科两孝廉，后起有人，方兴未艾。人咸谓乃祖力善活人之报，孰谓艺术之不可，种德也哉！

咸丰二年岁在壬子阳月锡山愿文山氏跨

卷下　痧分症治①

晕痧　一时晕昏跌倒乃痧毒所攻。毒血一冲必坏脏腑，盖毒血与食积痰气结聚心腹胸膈之间，而经络不转，气血不通，虽欲刮放而痧不出。治法：视其食积、痰血、气阻及暑热、伏热、秽触之类，急用药消散，俟胸膈一松，昏迷自醒，然后验筋刺之，用金八、石一丸。

绞肠痧　心腹绞肠大痛，如板硬，如绳转，如筋吊，如锥，如割，轻者亦微微绞痛，胀闷非常，放痧可愈。若不愈，必审脉症，辨暑秽、食积、血痰所阻施治，须连进数剂，俟少安，始可渐为调理。此症有刮放数次者。

一妇，绞痛危急，刮放不愈，右手脉伏，放痧三十针，用石二末、金八丸，清茶饮之，并用石三方服下，熟睡愈。

一妇，口吐痰涎，腹中绞痛，刮之少安，用药不效。次日复昏沉大痛，先刺指头，出血用石四末冲砂仁汤下，并用金一方加②丹参、山豆根、茜、银、楂、卜，服下而安。

一人，盘肠绞痛，脉伏，刮痧，用石五、石六方，稍愈，黄昏复绞痛叫喊，又用石七、石八方而痊。

抽筋痧　两足抽筋痛甚，忽至一身青筋胀起如箸精，将处处大放毒血，用丝一丸。

暗痧　心中闷闷不已，欲食不食，行坐如常，即饮温热不见凶处，并无心腹腰背疼痛，但憔悴日甚，若不知治，亦成大害。此痧之慢而轻者，放之即愈。更有头痛发热、心中作胀，类于伤寒；有寒热往来，似疟非疟，闷闷不已；有咳嗽烦闷，似乎伤风；有头面肿胀，两目如火；有四肢红肿，身体重滞，不能转侧，此痧之慢而重者。误吃热粥③，沉重昏迷，或喘急狂乱。此等当审脉辨症，在表者刮，在中者放，在里者或丸散或煎剂，须连进数服，俟少安，渐为调理。

一孀妇，四月间忽昏迷沉重，颜色变黑，左脉洪大，右脉沉微，此暗痧也。腿弯青筋三条，刺紫黑血如注，不醒。次日，用石二方稍苏，至五日复刮痧，用丝二方乃能大醒，再调理，愈。

一老人，六月发热沉重，昏迷不省，舌上黑苔芒刺，狂骂不绝，六脉俱伏。刺血不流，用石二方、丝三方，稍冰饮之，又肝金三方。次日少苏，但身重如石，苔刺不退，用金六方而痊。

一少妇，重娠，夜闻火下楼坠扑，闷绝竟不作声，安胎治惊药俱不效，经两日而死胎下。延予诊之，无脉，细按如蛛丝，但四体温软如睡，急放手足血，便作呻吟，投涤痧散，一服遂苏，更用丝三并丝四方而痊。

一十二岁婢，六日不食，头面微肿，索消食方。子曰：脉微面肿，其殆痧乎？刺腿弯二针，用石二方，一服愈。

闷痧　痧毒冲心，发晕闷地，似中暑、中风，即时而毙，此痧之急者。如略有苏醒，扶起放痧，不愈，审脉服药施疗；若不醒，扶不能起，必辨症的确，用药数剂灌醒，扶起放痧，再谓调治。

一五旬外女人，目闭牙噤，冷至肩胯，但胸腹微暖，六脉毫无，间忽睁目，苦叫数声，灌药亦稍受，如此三日，医用乌药顺气散、牛黄丸，罔效。予为去十指血，紫黑相间，投涤痧丸，一服呻吟，再服脉起。或云是痉症，用他药，脉伏，病如初，又来索丸与之，人渐醒，脉复起，投石二方、石一方而愈。

落弓痧　倏忽昏迷不醒，或痰喘眼吊，形如小儿落弓症。此暗痧难识，必审脉辨症，再看身体凉热、唇舌润燥何如，然后治之。

一人，发热口渴，昏闷不醒，两目上翻，六脉微细而伏。用石二方，砂仁汤冷下而苏，扶起放痧，用石七方，痧尚未尽，又用丝五方加银花、丹参、山楂而痊。

一人，时常身热微渴，煎滚茶饮之，倏然沉重昏

---

① 痧分症治：原无，据前目录补入。
② 加：原文为"如"，据文意改为"加"。
③ 粥：原字脱失，据文意补入。

迷，左尺沉细，动止不匀，右寸浮而芤。此肾虚而痧犯之，肾水之痧逆行于肺，故痰气壅盛而发晕也。用丝六方加牛膝、贝母，和童便饮，更用丝七方而醒，然后扶起放痧愈。

噤口痧 默默不语，语亦无声。此乃痧气壅盛，热痰上升阻逆气管，咽喉闭塞而然。宜先放痧，审肺肾脾三经脉，次推详余经。

一女，日为后线所罯，痧胀烦闷昏沉，左关有力，右脉沉伏，语无声，乃伤气痧也。煎陈香圆一个，微冷饮，稍有声。次日左关弦长而动，盖因怒伤肝，痧气犹阻肝经之故。刺腿弯三针，血如注，又刺顶心、臂指十余针，乃用丝二方与丝八方加延胡、香附，微温饮乃愈[①]。

扑蛾痧 痰涎壅盛，喘急如锯，痛若喉蛾，但喉蛾喉内肿胀，痧只痛而无肿胀；形若急喉风，但喉风痛而不移，痧则痛无一定，且痧有痧筋可辨也。

一人，痰气壅盛，脉多怪异，吹吊痰药益凶暴痛极。此三焦，命门痧也。刺臂指腿弯青筋，紫黑血甚多。不愈，用石五、丝五方，外吹竹一方，又用竹二方，三服而痊。

一人，喉痛急，痰涎壅盛。余视之，痧也。不信延喉科治之，且饮热汤，至夕殂。此症用竹三方必救。

角弓痧 心胸胀极，痧毒内攻，故头顶向上，形如角弓反张，是脏腑已坏，死症也。急用滴烧酒，将毛青布蘸抹手足拘急处，再喷其遍体，少顷松动，然后用药，或可回生。药用石二、丝二方之类。

附歌：手拘足缩角弓张，脏腑攻冲毒势强，火酒遍喷兼蘸抹，死中求活石丝方。

瘟痧 寒气郁伏肌肉间，至春而发；暑热凝滞血肉中，至秋而发，皆名瘟痧、秋瘟，尤易传染。其症寒热似疟，腹或痛、或不痛，或喘急饱闷，头面肿胀，或变下痢脓血。轻者缠绵，重者危急。宜放痧、消食积为主，俟痧毒已泄，然后和解清理除其寒热，健脾养血补其中虚。

一人，于九月恶寒发热，痰嗽，烦闷，口渴，舌苔刺血不流，卧床沉重，此误饮热也。用阴阳水加明矾一钱饮之，又用消食去积药加熟军二钱微冷饮，少愈。次日，复刺臂指痧筋去血，用活血解[②]毒药渐愈。

其妻，同时寒热，烦闷，头面肿胀、脉伏。放

痧不愈，饮微冷矾汤，次用透窍消毒下气药加牛膝三钱，二服愈。

其子，亦寒热如疟，心腹绞痛，吐泻不已，六脉沉紧。用石一方并竹四方入大黄一钱，次日再服愈。

满痧 初起跌倒，牙关紧闭，不省人事，捧心拱起，鼻扇耳鸣。急为大放毒血，用金七、石一丸、竹五末。

脱阳痧 小腹急痛，肾缩，面黑，气喘，出冷汗，名为脱阳，有似发痧。用连须葱白三茎研烂，酒四碗煮二碗，作三服，又炒盐熨脐下气海穴，令气热。按：此症有似痧，究非痧症，故可用酒。

羊毛痧 腹胀连背心，或腰胯如芒刺痛，用烧酒瓶头泥研筛细，和烧酒作团辊痛处，即有细白毛粘团上。

羊筋痧 腹胀，浑身板痛，此二症胸前或腰背。用小针穿皮挑出筋毛自愈。只拣疼处，看有毛毛聚起者便是。药用涤痧丸、普济消毒饮。

一人，伛偻不前，自谓鬼箭打药樵。视其疼处，用小针贯红绿丝线，就肤间穿过二三分许即拽断，亦不见血，豁处露绒毛状，挑三四针后，其行如驶。

血疱痧 痧不内攻则外溃，为肿为毒之外，又有发为紫血者，亦异症也。

一养媳，手足下半身俱肿大，腹亦胀，发出两腿足紫血疱，如圆眼密布，皆云烂麻疯，服药益甚。及见腿弯痧筋发现，遂放五针，又指头十余针，尽去毒血，诊脉俱和，用竹六方，二服结痂愈。

疯痧 一人犯大麻疯，眉发脱，面目败，手足挛。遇老人为放痧三次，曰此痧疯也，传一方，日日服之，以渐而痊。方附竹六后。

血沫痧 胀闷废食，两胁疼甚，口出淡血沫，如西瓜瓤。用薰陆香为君，佐以寄奴、茜草之类治之即愈。薰陆即丹房所产零零香。

湘闻京师会患时症，凡吐唾淡红色，旋病不数日死，有乩仙传方，但知其和猪胆汁作锭，锭可活三人。适一医用猪胆作引，亦立愈，遂屡用得效。症与此类附记。

蛔结痧 痧毒攻胃，蛔死入大肠，与宿粪相结，腹中大痛，又有胃中热胀之甚，蛔不能存，因而上涌乘吐而出；或蛔结腹痛，不大便；或由大便出。与伤寒吐蛔、伏阴在内者不同，治宜清痧胀为主，加熟大黄。

一女，痧发痛极，头汗如雨，脉芤而洪实。放刮

① 愈：原脱，据文意补入。

② 解：原文为"鲜"，据文意思改为"解"。

不出，用竹二方。次日筋现放痧，用石七方下死蛔三条，结粪亦下，腹痛遂止。

一妇，发热，心疼，口多痰涎，吐蛔二条。投竹七方，痧遂退。

铜痧 浑身上下、头面、眼珠尽如姜黄色者，邪热攻乎脾胃而土之本色现于外也。盖脾为阴脏，已土主燥，胃为阳腑，戊土主湿，一湿一燥，湿热熏蒸如盒面状，故发黄也。

一羽士，时疫七八日，遍身发黄，目瞪体僵，六脉如无，忽又如沸，二便久闭，淹淹待毙。以涤痧散撬灌，刺臂指血点滴如墨，委中绝无勉，与竹八方，竟霍然。

汾按：《本草从新》云：黄疸须分阴阳，阳黄宜茵陈，阴黄须温补，若用茵陈多致不救。叶氏《临证指南》论之尤详，此书专为痧症言之。痧皆属火，如前所言羽士脉症，故当阴阳之分也，其稍轻者，非便闭亦不必大黄，又可参用五苓之类。

铁痧 头面、手足十指如锅煤色，不治，以血凝也。或用火酒擦身法，委中刺出紫黑血两茶杯，竟有立愈者。

痧块 气痞痛、血块痛、食积块痛，皆因刮放未尽，不用药消，以致痧毒留滞成块。治法：在气分用沉香、砂仁之类，血分用桃仁、红花之类；食积用槟、卜之类，相兼者当并治。

又有不忌食物，痧毒裹食成块，两胁下痛，其痧块变症甚多，故为难治。且治痧惟在初发，若饮热汤，毒血凝结，即慢[①]痧不致胀急伤人，亦成胁痛，痧之日久，势必难散。

一妇，腹痛放痧二次，忽左胁有块，屡痛不止，坐卧不安，脉芤沉微。此毒滞不行之故，用竹五并匏一方与石一方加贝母、白芥子，二服而痊。

一人，身热，吐痰，胁痛，喘呕不已，左脉洪数，右脉似伏。刺过二针，服童便，喘呕稍减，用金七丸、润下丸，身热吐痰俱已。又用匏二方，三服而痊。

身重痧 痧症始发，虽暴未必身重，若饮热毒阻，遍身重痛不能转侧。放痧后，急宜消痧解毒，久则难治，放痧不效者死。

一人，腊月腹微痛，呕酸水，饮姜汤大痛，胀重不能转侧，右脉伏。放痧，用匏三方，痧减又放痧，服匏四方愈。

心烦嗜睡痧 痧冲心胸，故心烦，或嗜睡，此等俱慢痧。若误以心烦、嗜睡治之，日甚一日，倘饮热物，必渐凶险，遂成不起之疾。治法：刺血为主，可不药而愈。

遍身青筋痧 一羸瘦人，惯发痧，一月数发，发则面青如靛，满身青筋胀起如箸，痛自小腹攻上胸胁，困倦难状，向作虚损温补，愈益甚。针曲池、委中黯血如注，少苏用火酒进涤痧丸，立效，后连进数服竟绝根。

遍身肿胀痧 暑热疫毒攻里，则为痰喘，为血瘀，昏沉不省。若元气实，内不受邪，即散于肌肉，为肿，为胀，误饮热汤，便成大害。此痧之暗者，宜从脉异处辨之。

一女，手足俱肿，将逮于腹，六脉弦细沉迟，此慢痧变症。缘不肯放血，数日肿胀益甚，勉强放廿余针，紫黑血出，用石二方并散痧解毒消瘀顺气药，以痧久锦延，服十余贴肿胀始消。

一婢，久患疮，腹大如鼓，手足俱肿，左脉微数，右歇指。夫疮毒入内肿胀，脉必洪数有力，今脉症不合，此慢痧为患也。腿弯果有青筋，刺五针未愈，又刺指头十余针，用石二方并匏四方，五服遂如旧。

痧别兼类变第十五

痧有兼症、类症、变症，非望闻问切所能尽，惟看痧筋辨之。夫痧筋所见者，青紫之色也；痧症所原者，血中之毒也。血中之毒，既无可消，则百病生，治之自宜刮放，刮放不尽，则宜用药，先去其痧，后理其病，其或当兼治、当预防者，务详审之。

伤寒兼痧 凡伤寒头痛寒热诸症，或受暑触秽感疫，忽兼犯痧，惟认脉看筋，必先治痧，痧退乃治伤寒。若误饮热汤、姜引，慢者犹可，紧者立见凶危。

一人，伤寒十四日，忽昏沉身重，医治不醒。予曰：痧气冲心，故昏迷；痧入血分经络，故不能转侧。先放痧，用石二、丝四及匏五方，痧退治伤寒而痊。

一女，头痛发热，属太阳症，用羌活冲和汤稍愈。至四日药忽不应，更面赤，身热，烦闷，六脉洪大无伦，此伤寒兼犯痧症。刺青筋一针，流紫黑血，余细筋隐隐，服匏二方两贴，稍松。次日，痧筋大现，刺九针，服丝七方，少安。后骤进饮食，复发热面赤，又刺两足青筋，用匏二方两贴，稍愈。偶饮温

---

① 慢：原文为"漫"，据文意改为"慢"。

茶，立刻狂言，令饮冷井水二碗，更服数贴，痧气乃清，但病久身虚发晕，服参汤更苏。

痧类伤寒 《伤寒集中》有四症类伤寒，未若痧类伤寒之凶暴。夫伤寒头痛寒热，属足太阳膀胱经，是寒从肌表而入，故宜发散为先。若痧症头痛，是毒气上攻，不因外感寒气，其寒热虽在肌表，乃时气由呼吸而入，郁为热毒，搏击肌表，内热则外寒，故亦恶寒。宜先刺颠顶放痧泄毒，用药透窍、解毒、顺气为主。若误用羌活、麻黄发表太甚，反助痧焰，势必攻冲肿胀，立时见凶。要知痧症宜清凉，则痧毒可内解，伤寒宜辛散，则寒气可外舒，断不可以互混。

一人，寒热昏沉，面色红黑，指头青黑，脉洪数。皆曰新昏症必属阴。予曰：非也。脉洪数，痧毒搏击也；指青黑毒，血流注也；面红黑痧，毒升发头面三阳也。视痧筋放之，微有紫黑血，用石二方，晚蚕沙汤服渐醒，复刺血如注，但发热，身重，肩背痛，用大剂匏六方，渐能转运，犹身热大便不通，用卜、实、军、朴、麦芽、桃仁温服，便通热减，痊。

一妇，头疼寒热，烦闷喘渴，头汗如雨，面黑指青。气口脉虚歇指，左三部洪数无伦。若非痧而有是脉，恐不能生，刺顶心一针，臂腿数针，不愈。彼因饭后起病，用矾汤吐之，烦闷喘汗俱除，余症未愈。用匏七方二贴，大便通而安。后十余日，腹中大痛，口吐涎沫，又因秽触而然，刮痧，用金四方，愈。

伤风咳嗽痧 痧感时气咳嗽，肺经受伤，不可同伤风治，法当刮痧为先，清喉、顺气、凉肺、散痧为主。

一人，伤风咳嗽，日晡微寒发热，脉芤虚而无力，乃肺经痧也。刮放稍可，不服药。至十余日，嗽不止，用匏八方加前胡、山豆根，愈。

咳嗽呕哕痧 痧凌肺经，气逆发呛，痰涎呕哕，或面目浮肿，或心胸烦闷。此热毒入气分，痧筋往往不现，当刮之。间有入血分者，必待痧筋方刺之，急宜理其痧毒，若从伤风治则误。

一人，呛不绝声，面目肿，呕痰不已，更吐鲜血，脉弦紧且数。此痧气搏激于筋脉间，刺指出血令多，刮之，用石二方加童便，微冷服，又用丝四方而痊。

一女子，发热咳嗽，呕吐痰涎，胸中胀闷，面目浮肿。服风嗽药，心益胀闷，延及一月，知为痧之变症。刮讫，用金一方加贝母、薄荷、童便饮之，即痊。

霍乱痧 痛而不吐泻者，名干霍乱，毒入血分，宜放痧，新食宜吐，久食宜消，食消下结宜攻。痛而吐泻者，毒入气分，宜刮痧，有痧筋则放，宜调其阴阳之气，须知肠胃食积宜驱不宜止，止则益痛。若吐泻而后痛者，此因泻粪秽触，宜用藿香正气，须防食积血滞，或消，或攻，或活血，彼山药、茯苓及燥湿之剂、温暖之药，皆不可乱投。干霍乱盘肠大痛，先放痧，用石二方与润下丸妙。

一人，晚觉腹痛，吐泻数十次，痛益甚。宿食虽吐泻尽，乃毒入血分，血瘀作痛也。用丝六、丝七方少平，次日再服，愈。

痧痢 夏伤于暑，秋必疟痢。痢初必先泄泻，肠胃空虚，则易感秽气即成痧痢，或炎热疫疠因积而发，亦致痧痢。夫痢痛不兼痧，积去便轻，若一兼犯，必绞痛异常，止痢无效，或变如猪肝色，如屋漏水，或惟血水，或变噤口不食，呕哕凶危，或休息久痢，绵延岁月。惟先治痧兼治积，则痧消而积易去，积去而痧可清矣。

一人，发热，痢血水，日百余次，肛门窘迫，腹痛异常，呕哕不食，六脉迟数不常，或时歇指，此痧痢也。刮放后痛减半，用石一方，砂仁汤下，煎用竹六方，去赤白滞甚多，诸症悉愈。

一人，发热，胀闷沉重，痢下紫血。医但治痢，甚危笃，见六脉洪大不匀，令刮痧，用匏三方，入童便饮，次以苏木、红花、五灵、茜草、乌药、香附、当归导痧乃安。

痧类疟疾 痧有寒热往来，类乎疟疾，或昏沉，或狂乱，或痰喘，或烦闷叫喊，或呕哕吐痰，睡卧不安，或大小便结，舌黑生芒，如此重极，脉必有变，不与疟同，宜细辨。

一人，日晡寒热，昏沉胀闷，大便不通，舌焦苔厚，左脉浮大而虚，右沉细而涩，不似疟脉。视乳下有青筋，刺出毒血，用散痧、消毒、活血药，诸症退。又用润下丸二钱，大便通。惟寒热未退，用小柴胡汤而痊。

疟疾兼痧 疟忽兼犯乎痧，疟必因痧而变。苟慢以为疟而忽视之，必至伤人，自非先治其痧，即轻痧亦必有遗患。

一少男，患疟凶暴，验筋放痧稍松，用石二、金八方，两服扶而起。次日，伤食患益甚，更放痧，用散痧、消食、顺气、解毒药，三服稍安。后又伤食发热，用楂、卜、青、陈、紫、朴、白芥，四服，大便不通加大黄、枳实，便通热减。但病久虚晕心跳，用枣仁、茯神、参、芪、熟地之类，调补一月痊。

一妇，疟八日，忽壮热不已，昏沉不醒，左脉不匀，右虚涩，非疟脉也。刺臂青筋，流紫黑血不愈，服金五方加藿、朴、槟、卜并土一方，稍醒。次日，又刺指头，即金五方加军、枳，热退后，用丝二方，运动其气痊。

头痛痧 毒中脏腑之气，闭塞不通，上攻三阳颠顶，故痛入脑髓，发晕沉重，不省人事，名真头痛，旦夕死，急刺颠顶泄毒，药惟破毒清脏为主。毒中脏腑之血，壅瘀不流，上冲三阳头面肌肉，故肌肉肿胀，目闭耳塞，心胸烦闷，急刺颠顶及其余青筋，药宜清血分、破壅阻为要。

杰按： 真头痛手足寒至节，全脑皆痛，不治。乃寒毒入脑，与此不同。

一人，头痛，发晕，沉重，脉伏，刺颠顶及痧筋，少苏。脉沉实而上鱼际，用土二方。

一妇，头面红肿，发热，头疼，迷闷，脉芤而疾。刺左腿弯三针，血如注，冷服红花膏半杯，用土三方。

心痛痧 属气则时疼时止，痰涎迷闷，刺手臂，服顺气药为主。属血则大痛不已，昏沉不醒，刺腿弯，服活血药为主，迟则难救。

一人，心中暴痛，痰涎迷闷，两寸沉伏，关尺洪紧。刺痧筋二十针，用石三方，四贴而安。

腰痛痧 痧毒入肾，腰痛不能俯仰。若误饮热，必烦躁昏迷，搦搐，舌短耳聋，垂毙而已。

一妇，腰中大痛板硬，误饮热酒，发热，烦躁，昏沉，痰涌，左尺虚微，右尺洪实，脉兼歇指。刺血不流，用石四方，腿弯筋现，刺二针血流，再服二贴，痛减。

小腹痛痧 毒入大小肠，则小腹大痛不止，形如板推，绞绞不已。治须分左右，二股屈伸为验。

夏月不头痛发热，但小腹疼，或心腹俱痛，胀痞不能屈伸。此皆暑火流注脏腑，故先小腹痛遍及心腹。宜六和汤清解之，或四苓加香薷、木瓜、紫苏和散之，或正气散加黑栀、炒盐和阴阳水探吐痰涎可耳。

一少年，小腹大痛，每每左卧，左足不能屈伸，太阳小肠经痧也。服土四方三贴，筋始现，刺左腿弯二针，用丝七方冷服，愈。

一人，小腹大痛，每每右卧，右足不能屈伸，阳明大肠经痧也。刺腿弯青筋四针，血流不愈，用竹八方冷服，半夜痧退而安。

头眩偏痛痧 痧气慢者，常觉头眩内热，或半边头痛，心烦不安。宜刮痧，不愈，用清热下气之剂。

流火流痰痧 痧毒传变，忽足忽手肿痛，忽发肌肤红肿，忽为痰喘，隐现无定，来去不常，而痧脉又不现，最难识认。有热似流火、肿似流痰，而不比流火、流痰之轻缓，或痛极难忍，或痒痛不已，此等验于痧筋，发现刺之无疑，然后凭脉所犯风、寒、暑、湿及食积、痰、血、气阻分治之，斯能有效。

一妇，日间左小腿红肿大痛，暮即腹痛而足痛止，次日右小腿红肿大痛，腹痛又止，六脉如常，难据为痧，腿弯有青筋三条，刺血甚多，反加痰喘。此放痧未尽之故，用竹二方加土贝母二钱，两服稍愈。次日，左腿弯又刺痧筋一条、颠顶一针，服前汤，加牛膝三钱，痧即退，更服丝七方，俱痊。

一人，晚间右腿红肿痛，方已，喉旁肿痛，不觉为痧，只觉①时症犯此者多，细看两臂痧筋刺血，用石八方倍楂、卜加大黄一钱，食消便下而安。

痰喘气急痧 先有痧喘气急，痧胀因之，先治痧，后治痰气，无令痧为本病之助。先有痧胀，痰喘气急因之，但治痧，而痰气自愈。若痧有寒热不清，痰喘气急者，兼和解痧。有但热无寒喘急者，兼清热。有食结不化喘急者，兼消食顺气。有大便不通、小便不利、喘急者，又有痢下脓血喘急者，俱急攻里。有瘀血凝滞，小便利、大便黑喘急者，急消其痧。有呕吐紫黑血，或鲜血，喘急者，当虑痧毒攻坏脏腑。不痛可治，痛而不已难治，服药不应者死。

一人，发热，头痛，胀闷，昏迷，痰喘，气急六脉无根。若痧胀，则有救。因放痧，用石五方、丝四方，稍冷服，又用土五方，一服昏迷即醒，胀喘俱平，更用金一方加青翘、楂、卜、熟军，发热头疼俱已，脉复旧。

一妇，痰喘气急，胀闷不已。刺乳下三针，出紫黑血，稍可，用竹四方，二服愈。

一人，痰喘气急，发热身重，腹中绞痛，刮放不愈。用金四方并石六方加大黄，服之愈。

半身不遂痧 慢痧迟缓，中于血分，未至攻心，留滞经络，或在左在右，半身疼痛，或麻痹，遂成半身不遂。见痧筋，急刺破，用药散毒、活血、消痧。

一人，朝凉夜热，气急半年，服药不应，加右半身疼，不能俯仰，痰嗽食减，成劳弱病，然脉微细歇指，与症不符。阅痧筋，刺廿余针，用土六方，二服后疼痛吐痰俱除，后朝用六味丸，夕用补中益气，寒

---

① 觉：原本脱失，据文意补入。

热愈。

臌胀兼痧 先有臌胀，忽痧乘之，臌胀益甚，痧宜早治。

一人，脐突筋青，心坎将平，知为血臌，其指头黑色，上有青筋，兼痧无疑。刺廿余针，腿臂血出略松，服丝三方，脐下青筋渐退，后用臌症药导去恶水，日服治臌香圆丸，二月余，臌症尽平。

痧变臌胀 慢痧迁延时日，留滞肌肤肠胃中，若不早治，即成真臌。

一人，气急作胀饱闷，脐下青筋突起，心坎将平。此慢痧成臌也，出毒血廿余针，脐筋即淡，腹内觉松，用石二方，胀渐消。

老病兼痧 先有痰火嗽疾，忽喘急如锯，或头汗如油，烦闷莫状，离是痰火危笃，然有兼感时气秽触，骤然势盛者，必宜察脉按症，先清痧，次治痰，渐补气血可耳。

一妪，素抱痰火老弱病，忽痰壅喘急如锯，六脉不匀，如雀啄。此兼痧症，尚有拘回，刺出恶血，用散痧、消食、豁痰、顺气药，并进土五方，渐安，后大补气血而痊。

弱症兼痧 先有劳弱症，或时吐血，或微干嗽，颧唇鲜红，或骨蒸发热，不已。一染时气秽触，必兼痧症，或痰喘，或喉鲠，或胀闷烦热，较平时不足之症益觉沉重。治痧为主，令痧退尽，方治本症。

一劳弱吐红症，脉洪实有力。医谓此脉是症之所忌，予见势暴疑焉。视腿弯筋青色，先放痧，脉和症平，又付散痧、消食、去积药，饮食渐进，后用六味丸及十全汤，劳弱亦愈。盖向病俱从痧气而泄，所以用补得效也。

一妇，吐血干嗽，昼凉夜热已久，因怒午后忽发热胀闷，痰喘昏迷，左关微缓，余脉应指不匀。夫怒气左关必有力，劳弱脉亦宜弦数，内有郁血，寸关亦当见芤，脉不对症，兼痧明矣。刺痧筋，倍用石二方，清茶饮之，神清喘已，但劳弱未愈耳。

内伤兼痧 先辨痧症治其标，后审内伤治其本。

一老妇，争产相殴，发热嗽痰，胸中胀闷，诊知内伤兼痧。刺痧筋廿余针，服石二方，稍松，用土七方治其内伤，服后下黑粪，痧消症平，后用木六方，并前虚症亦除。

痧变劳瘵 痧恶饮热，有反喜热汤者，症益莫识，慢痧所以渐成劳瘵也。毒入气分伤肺，喘嗽吐痰，发热声哑。肺为娇脏，若不知治，变为百日紧劳，轻者数年终殂。毒入血分，重者兆变在即，轻者岁月延

捱，若毒痧胃口，必须去尽乃愈；毒痧肝经，损坏内溃，吐血数发，势急多危；毒痧心胞络，更加凶险，不待时日；毒痧肾经，腰脊疼痛，嗽痰咳血，日甚一日。凡痧毒遗患，总成劳瘵，治须识之于始，莫咎其终。

一人，痧胀不服药，惟放痧三次，胃脘间成一块，咳嗽吐痰，发热不食，日渐尪瘦，右关芤而紧，余俱数。此内有瘀血，必吐出方解，用桃仁、苏木、泽兰、白蒺、香附、乌药，酒煎服，吐出紫黑血碗许，更用活血引下之剂，加童便、酒服，愈。

痧变吐血鼻衄便红 痧毒冲心则昏迷；痧毒冲肺则气喘痰壅，甚则鼻衄，痧毒入肝则胸胁疼痛，不能转侧，甚而血涌吐出；痧毒流于大肠则大便血；流于膀胱则小便血。治宜先清痧毒，顺其所出之路则气自顺而血自平矣。紧则变在顷刻，迟则变成劳弱。

一人，放痧，不服药，变筋骨疼痛，十日后，吐血甚多，疼痛不愈。诊其脉芤，此痧退尚存瘀血，用匏四方。

一幼儿，痧痛，大便红。令放痧，用土八方。

一女，痧痛，溺血甚多。放痧不愈，用革一方加银花、连翘、牛膝、益母而痊

一人，痧胀鼻衄。是痧气由衄而泄，用金六方。

痧变发斑 痧粒不过红点而已，至有浑身成片斑烂，发热头晕者，金五方主之。

犯痧小便不通：毒结膀胱，溺水不利，小腹胀痛难忍，用土四方。

一八岁小儿，发热，眼窜，不语或以惊风治，以伤寒治，一无效。予用涤痧散，灯心汤调灌下，更作呻吟。已经十日，大小便秘，小腹胀急，手不可按，用润下丸五分，小便去数升，再用一钱，大去宿粪，遂愈。

眼目怪症痧 毒火上冲，幸心君不受邪，而逆犯厥阴肝母，故两目红肿如桃，甚则眼珠突出。然他症患目，惟在于目。痧必心中烦闷，而目疾因之，苟不早治，则痧毒已参阳位，其火势炎极，轻则坏目，重则伤命。宜先刺颠顶以泄毒气，用清火、活血、顺气之剂加牛膝、石斛以引火归原。若心中烦热，头眩，两目红肿大痛，眼珠挂出，左目尤甚，至晚即昏晕，用革二方，加童便服，眼珠始收。若两目通红，甚至起障翳，此痧之余毒在肝用革三方，加灯心、白芙蓉叶，水煎服。

一妇，头疼、身热，眼珠突出半寸，痛不可忍，眼科疗之更甚。予为刺顶门一针，太阳、睛明、合谷

三穴各二针，痛减半，竟投痧症药，珠收痛止，惜治已迟，竟失明矣。

痧后牙疳 用革四方，神效。

痧后胸膈痛 痧已退尽留瘀，胸膈作痛，用失笑散。

妇人倒经痧 遇痧经阻，或鼻红，或吐红，腹肿胀不能转侧者是也。腹不痛亦为暗痧，若攻坏脏腑不治。急放痧，再用药，用革五方。

附胎产痧论 孕妇痧易伤胎，产后痧防恶阻，救疗俱为尤急。若暗痧陡发，则胎前痧脉混于有孕，产后痧脉杂于恶阻，又无心腹痛据，须究症候，察声色，看有痧筋，急宜刺破肌肤痧壅，焠刮兼施，攻坏脏腑莫能挽矣。

胎前痧痛 胎前痧痛，冲绞可畏。凡安胎药，如白术、当归、伏苓之类，痧所大禁。其治痧破气、破血之剂，又胎所忌。斟酌其间，刮放外，活血解毒用银花、丹参、益母、红花、寄生，顺气用香附、陈皮、砂仁、乌药，散痧用荆芥、防风、独活、细辛，消食积用楂、卜、神、麦芽，采择于中，最为稳当。若势盛难效，权用一两味克伐，恐于胎气有妨，不可不慎，细辛、红花少用。

一妇，娠六月，寒热烦闷，痧在初发未现，用药不应，忽尔昏沉，次日左手脉伏，面目微黑。乃刺腿弯六针少愈，服革六方而安，后用小柴胡汤退热，又参、苓、归、地健脾养血乃痊。

产后痧痛 产后药须温暖，痧胀药惟清凉，既属相反，则方毋执一。今制方为临症法，散痧用独活、细辛，破血用桃仁、红花，顺气用香附、乌药、陈皮，解毒用银花、紫地丁，消食用楂、卜、神曲、麦芽。如产后，利用姜灰、肉桂以温血，痧症所禁也。痧症利用荆芥、防风以散痧，连翘、薄荷以清热，产后不宜也。况痧症胀极，尤贵大黄、枳实、槟榔以通积滞，而产后之药更不可用。盖痧而用温，胀者益胀；产而用冷，瘀者益瘀。惟取微温之气，则两不相妨，更加童便以清热消痧，岂非良法乎！

杰按：荆芥为产后良药，一味炒焦用，名举乡古拜散。治产后七十二种风，况又散痧，当为要品，不在忌用之例。

一产妇，三日后腹绞痛，胀如鼓，恶露不通。夫产后痛当在小腹，今大腹绞痛异常，非产妇本病，脉洪数有力，兼痧无疑。先饮童便一杯少苏，刺出毒血，痛稍定，用丝六方，痧退而恶露通。

一产后八日，去血过多，忽寒热，胀闷甚危，脉洪大无伦。念恶露去尽，不宜得此脉，视痧筋，果有红紫二条，放过便不复洪大，又刺指臂十余针，用革七方，四服痊。

一产妇，六日遍体疼痛，寒热如疟，昏闷异常，六脉歇指。见指甲带黑，刺指七针，舌底紫黑血一针，稍缓，用革八方，四服全瘳。

小儿夹惊痧 小儿一时痰壅，气急不语，眼目上翻，发搐，胀满。人尽作惊治，不愈。速看痧筋放血，额上现痧，急用火焠，先令痧退，然后治惊，用土五方可也。若执惊风治，必死。

痘前痧胀 痘本先天因时而发，痧亦时气所感，而胎元之毒，因之俱发。凡痘未见点前，痧胀必烦闷，痰涎，甚至昏迷沉重，不省人事，此其候也。小儿滑疾之脉，类于痧症，厥厥动摇之脉，虽若疑似难明，然有痧筋可辨。刺去毒血，用药清之，宜木一方透痧，兼发其痘，痧自退，痘自起矣。若痘点既形，触秽痘隐者，诸痘科自悉。

痘后痧胀：痘后气虚，尤宜防护，常有收靥结痂，安然无事。一遇暑侵秽触，即成痧胀，忽然生变，人多认为恶痘所致，大误。

一七岁子，脱痂光洁，饮食行步如旧，迨二十五朝，忽叫喊，发晕，脉微细而伏。若恶痘余毒兆变，脉当沉紧有力，今脉症不合，痧筋历历可指。刺出紫黑血，用竹二合竹四方即苏，后小腹痛变痢，用当归五钱、山楂一钱、熟军五分加童便，微温饮之，即愈。

痘前痘后，见有痧筋，止可用药，切忌针刺。按：痧筋乃毒血，宜刺出血。

疮症兼痧 疮痛者，心火热血所致，脓肿作痛必渐而来，非若兼痧之骤而可畏，况疮脉多洪数，兼痧脉固不同，筋又可验。

一女，患疮半载，一日酒后血热，且食鸡鹅，脓疮大盛，与凉血解毒药更觉昏迷饱闷，脉不洪数反沉微，必痧使然。刺头顶一针、指顶数针，稍清爽，犹胀闷，用木二方、木三方，愈。

痧变肿毒 痧毒留滞腠理即成肿毒，宜先放痧，用解毒散痧药以除其根。然后审十二经络脏腑，分阴阳寒热处治，轻则消之，重则拓之，虚则补之，实则泻之。红肿甚者属阳，用木三方；白色平肿不起发者属阴，用木四方；毒有半阴半阳，用木二方。穿破后贴太乙膏，若无脓，只流毒水，或脓少血多，用飞龙夺命丹，研碎些须，填太乙膏中，拔去毒水血脓后，单点膏，毒口难收掺红玉散。

一人，遍身疼痛，背发一毒，黑烂痛苦，脉沉微，指头黑色，而恶热饮。此痧变恶毒，用冷围药而成背疽也。令去围药，放痧讫，俟痧气已绝，用木四方温托之，外敷如前法。另有木五方选用。

附痧后调理，说见后木六、七、八方。

六十四方第十六①

金一　治风痧头疼自汗，腹痛腿酸。
荆芥　防风　细辛　枳壳　陈皮　旋覆花等分
水二钟，煎七分。稍冷服。

加减法大同小异，余可类推，后不具载：

头面肿加薄荷、甘菊；手足肿加牛膝、灵仙、银花；吐不止加童便；痰多加贝母、蒌仁；口渴加花粉；内热加知母、连翘；寒热加柴胡、独活；血滞加茜草、丹参；喉肿加射干、山豆根；腹胀加大腹皮、厚朴；食积腹痛加山楂、卜子；心痛加元胡、莪术；小腹胀痛加青皮；秽触加薄荷、藿香；面黑血痧也，加红花、苏术；赤白痢加槟榔；放痧不出倍细辛、荆芥，加苏木、桃仁。

金二　治暑痧。
薄荷　香薷　连翘各一钱　木通　银花　紫朴各七分
水煎，冷服。

金三　治暑痧胀不已者。
香薷　紫苏　紫朴　枳壳　陈皮　青皮　山楂　卜子等分
水煎。冷服。汗多去紫苏。

《本草从新》云：贪凉饮冷，阳气为阴邪所遏，宜香薷温散利湿。若饮食劳役内伤暑症，宜清暑益气，及人参白虎等汤，无表邪而误服香薷，重虚其表反益之热矣，审之。

金四　治阴痧腹痛或因秽触者。
藿香　香附各四分　薄荷七分　山楂　连翘　延胡索　枳壳各一钱
水煎，冷服。

金五　治阳痧腹痛肢暖或因郁气不通。
荆芥　防风各一钱　连翘　陈皮　青皮各八分　川芎三分
水煎，稍冷服。

食不消加山楂、卜子；食积加山棱、莪术；有积加槟榔；痰多加贝母、白芥子；咳嗽加桑皮、兜铃；气壅加乌药、香附；血壅加桃仁、红花；郁闷不舒加细辛；大便不通加枳实、大黄；小便不通加木通、泽泻；暑热加香薷、厚朴；心烦热去川芎，加黑山栀；喉痛去川芎，加薄荷、射干、牛子。

金六　清痧热。
薄荷　地骨皮　花粉　丹皮　细辛　元参　山栀等分
水煎，冷服。

金七　治食积壅阻痧毒疼痛难忍，头面黑，手足肿，胸腹胀闷。
延胡　苏木　五灵脂　天仙子　卜子各一两　三棱　莪术　姜黄　陈皮　槟榔　枳实　厚朴各七钱　乌药五钱　香附四钱　沉香　降香各三钱　阿魏二钱
水法为丸，如绿豆大。每服十五丸，砂仁汤稍冷下。

金八　治痧气急胸胀腹痛，迷闷昏沉。
莱菔子　枳实　厚朴各七钱　仙子　广皮　三棱　莪术各六钱　姜黄　沉香　槟榔各五钱　白蔻　乌药各四钱　木香三钱
水法为丸，如绿豆大。每服二十丸，砂仁汤稍冷服。

石一　治痧气壅血阻，昏迷不醒，遍身沉重，不能转侧。
广皮　灵脂各一两　姜黄　仙子　三棱　莪术　青皮各七钱　枳实六钱　乌药　白蔻各五钱　木香　沉香各二钱　阿魏一钱
丸法、服法同上。

石二　治痧仙剂。
细辛一两　荆芥五钱　郁金二钱　降香三钱
共为细末。每服三匙，清茶稍冷服。

石三　治痧气内攻。
延胡索　卜子　白芥子　三棱　莪术各一钱　青皮　乌药　枳壳各八分　红花七分　香附四分
水煎，稍冷服。

石四　治痧毒中肾腰痛。
牛膝二两　白蒺藜一两　桃仁　大红凤仙花　红花各七钱　降香五钱
共末。黑砂糖调童便冲服。

石五　治痧气寒凝。
细辛五钱　乌药三钱　降香二钱　郁金　木香　沉香各一钱
共为细末。每服三分，砂仁汤稍冷服。

石六　治痧因食积。
青皮　乌药　槟榔　卜子　莪术　三棱　枳实各一钱
水煎，稍冷服。

石七　治痧大便干结，气血不通，烦闷昏沉。
桃仁去皮尖　麻仁　大黄　枳实　青皮　细辛　厚朴
水法丸。灯心汤稍冷服一钱至三钱。

石八　治痧食气壅盛。
青皮　陈皮　山楂　紫朴　莪术　三棱　枳实　细辛　卜子　连翘等分

水煎，稍冷服。

丝一　治痧食积成块，痛久不已，推上移下，筋脉抽掣。

神曲　楂肉　灵脂　卜子　枳实　青皮各一两　莪术　厚朴各八钱　三棱　槟榔各七钱　姜黄　乌药　蔻仁各五钱　木香　沉香各三钱　阿魏二钱　丁香一钱

水法为丸，绿豆大。每服十丸，紫荆皮煎汤下。

丝二　治过饮冷水痧不愈者。

木香　沉香　檀香等分

共为细末。每服五分，砂仁汤微冷下。

丝三　治食积血瘀，痧毒凝滞成块，日久不愈。

白蒺藜去刺，二两　延胡　灵脂各一两半　茜草一两　桃仁去皮尖，一两二钱　卜子

姜黄　泽兰　楂肉　土贝母各一两　银花八钱　槟榔七钱　乌药　青皮各六钱

共末。每服一钱，温酒温下。

丝四　治血郁不散。

桃仁去皮尖　白蒺藜去刺　延胡各一两　细辛四钱　没药去油，为末　降香各三钱

共末。每服一钱，紫荆皮汤下。

丝五　治痧气郁闷。

枳实　卜子各一两　乌药　连翘各八钱　郁金二钱

共末。清茶稍冷下。

丝六　治痧因血郁。

桃仁　红花　独活　延胡　白蒺藜炒末　蒲黄　乌药各一钱　枳壳七分　香附三分

水煎，微温服。

丝七　治血痰昏迷。

青皮　红花　蒲黄各一钱　枳壳六分　香附四分　贝母二分

水煎，微温服。

丝八　治痧因气阻。

乌药　青皮　陈皮　山楂　紫朴等分

水煎，稍冷服。

痰多加白芥子、贝母；血瘀加延胡、桃仁、香附；头汗加枳实、大黄；口渴加薄荷、花粉；痧筋不现加细辛、荆芥。

竹一　治扑蛾痧咽喉肿痛。

天竺黄　硼砂各二钱　元明粉八厘　冰片一分　朱砂二分

共研末，吹候。

竹二　治痧喉痛血滞。

寄奴　红花　赤芍　丹皮　茜草　荆芥各一钱　白蒺藜捣末，八分　乌药五分　香附三分

一方有银花无寄奴。水煎，微温服。

竹三　治痧咽喉肿。

牛蒡子　薄荷　老苏梗　甘菊　川贝　银花　连翘　枳壳各一钱　桔梗五分乌药四分

水煎，微温加童便冲服。

竹四　治痧气食结，胸中饱闷，腹中绞痛。

细辛　麦芽　前胡　陈皮　卜子　腹皮黑豆汤泡洗，各一钱

先将山楂二两煎浓汤，次入六味煎。稍冷服。

竹五　治痧毒血瘀成块坚硬突起不移者。

苏木二两　红花　桃仁去皮尖　白蒺藜　延胡各一两　灵脂七钱　姜黄　降香赤芍各六钱　大黄五钱　乌药　香附酒炒　三棱　莪术　青皮　陈皮　角刺各四钱　独活三钱

共为细末。每服二钱，温酒下。

竹六　治紫泡痧。

莪术　泽兰　红花　川芎　桔梗　桃仁　乌药　牛膝

水煎，温服。

附麻风痧方

银花六钱　苦参四钱　牛膝三钱　生地　赤芍　红花各二钱　黄芩一钱五分　角刺一钱

酒水各半煎服。

竹七　治痧食积气阻蛔结。

槟榔　陈皮　山楂　卜子　薄荷　连翘　香附等分

水煎，加砂仁末五分、木香磨，二分冲，稍冷服。

竹八　治痧毒结于大肠。

大黄三钱　茵陈　连翘　瓜蒌　枳实　桃仁　青皮　赤芍　银花　黄芩酒炒山栀各一钱

水煎，微温服。

匏一　治过服冷水痞闷者。

砂仁　卜子各八钱　五灵脂六钱　木香　沉香各五钱　檀香三钱

水法丸。每五分，白汤下。

匏二　治痧因血实。

大黄　山楂　青皮　贝母　桃仁　灵脂　赤芍各一钱　香附　红花各四钱

水煎，微温服。

匏三　消食顺气和血。

卜子　山楂各二钱　赤芍　枳壳　归尾各一钱　紫朴八分

水煎，微冷服。

匏四　治血结不散。

苏木六分　寄奴　桃仁　红花各一钱　青皮八分　独活六分　乌药四分　蒺藜去刺，一钱二分

水煎，微温服。

匏五　治痧因于食积血滞。

卜子二钱　赤芍　槟榔　连翘　银花　山楂各一钱　桔梗

防风　乌药　延胡　枳壳各七分

水煎，稍冷服。

匏六　治痧类伤寒。

泽兰　香附　桃仁　苏木　独活　白蒺藜末　山楂　乌药

水煎，微温服。

匏七　治先因伤食发热口干。

柴胡　连翘　山楂　卜子　红花　荆芥　花粉　枳实分两自酌　大黄酒制，二钱

水煎，微冷服。

匏八　治痧似伤风咳嗽。

薄荷　桑皮　桔梗　枳壳　甘菊　银花　射干　兜铃　花粉　元参　贝母等分

水煎，稍冷服。嗽甚加童便。

土一　治痧痰气壅盛兼疟。

柴胡　葛根　知母　枳壳　青皮　陈皮　紫朴　川贝　藿香　槟榔

水煎，微温服。

土二　治痧头痛，痰气壅盛。

贝母二钱　姜黄一钱　橘红　细辛各八分　青皮　紫朴各七分　荆芥六分　乌药五分

水煎，冲砂仁末五分，微冷服。

土三　治头痛痧毒，散瘀引火下行。

牛膝二钱　连翘　独活　枳壳　山楂　桃仁　泽兰　赤芍　姜黄　薄黄各一钱

水煎，微冷服。

土四　治痧毒入小肠。

牛膝三钱　蒲黄　连翘　白及　木通　银花　延胡　泽兰　细辛　丹皮各一钱

水煎，加童便，微温服。

土五　治痰涎喘急。

天竺黄　胆星各三钱　雄黄　朱砂各五分　麝香　牛黄各三分

甘草水丸，梧子大。每服二丸，淡姜汤稍冷下。

土六　治痧半身不遂。

丹参　旋覆花　山楂　橘红　泽兰　角刺　山甲　姜黄　延胡　赤芍

水煎服。

土七　治痰嗽内伤痧。

丹参　红花　乌药　赤芍　桃仁　泽兰　延胡　独活　陈皮

水煎，温服。

土八　养血和中。

归身　续断　丹参　青皮　红花　茜草　赤芍　楂肉　连翘

枳壳

水煎，微温服。

革一　治痧气血阻塞。

白蒺藜去刺，捣末　荆芥炒黑　薄荷　赤芍　青皮　陈皮

水煎，微冷服。

革二　治痧眼珠挂出。

黑山栀　连翘　丹皮　草决明　石斛　银花　枳壳　牛膝　赤芍　茜草　当归

水煎，加童便服。

革三　治眼目红赤障翳。

谷精　黄连　木通　甘菊　木贼　赤芍　羌活　荆芥　羚羊角　生地　甘草　大黄二分至六分　望月砂　银花　白芙蓉叶　灯心

水煎服。

革四　治痧后牙疳。

人中白三钱　儿茶　花粉　硼砂　青黛水飞，各一钱　雨前茶　薄荷　甘草　黄连各五分　冰片一分　珠子　牛黄

研无声，浓茶拭净去腐，吹。

革五　治妇人倒经痧。

桃仁　香附　青皮　红花　山楂　独活　细辛

水煎，加童便服。

革六　治胎前痧痛。

益母草　香附　荆芥　卜子　桑寄生　神曲　红花少用　细辛

水煎，冲砂仁末服。

革七　治产后恶露过多痧胀。

山楂　银花　丹参　益母　柴胡　牛膝　独活　乌药　石斛　陈皮　细辛

水煎服。

革八　治产后寒热痧胀。

山楂　银花　丹参　益母　独活　柴胡　牛膝　桃仁　艾叶　苏木　姜黄　香附

水煎服。

木一　治痘前痧。

连翘　枳壳　荆芥　防风　牛子　桔梗　青皮　红花　山楂　卜子

水煎服。

木二　治痧后热毒连流不已。

羌活　牛子　当归　牛膝　荆芥　连翘　木通　青皮　蝉蜕　红花等分

水煎，温服。

木三　治痧后，余毒窃发。

荆芥　牛子　土贝　甘菊　银花　甘草　连翘　木通　紫

花地丁 红花_{等分} 胡桃肉_{一枚}

水煎，温服。

木四 治痧后余毒流连，气血虚不能即溃者。

银花 红花 当归 甘草 贝母 人参 黄芪 白芷 山楂 角刺_捣 牛膝_{等分} 胡桃肉_{一枚}

水煎，空心温服。

木五 治痧后热毒、痈疔疼痛不已。

乳香 没药_{各去油} 花粉 黄连 雄黄 川贝_{去心，炒} 牛子_{炒，各一钱} 山甲_{土炒，八分} 生甘草_{七分} 大黄_{半炒半晒} 赤芍_{各二钱}

共研细末，蜜汤调服五分。

木六 痧气退尽气血虚弱者，以此补之。

黄芪 人参 伏苓 白术 生甘草 川芎 当归 白芍 熟地 陈皮

水煎，温服。

木七 痧退后调理。

银花 牛子 土贝 山药 白扁豆 当归 山楂_{各一钱} 人参_{四分} 甘草_{三分} 莲肉_{六枚} 胡桃肉_{一枚}

水煎，空心服。

木八 治数患痧者，必待全愈，然后服之，以绝其根。若痧气未除，则不可服，恐甘味作热性助邪耳。

食盐 明矾_{火煅，各一两} 川乌_{炮，一钱} 甘草_{五钱} 干姜_{二钱}

共为细末，米饭为丸。每服一钱，白汤温服[①]。新犯痧者，一二服即愈，久犯痧者，十服全愈。盖甘草以助胃，姜、乌以充胃，明矾以解毒，食盐以断痧，诚为良方。人属虚寒，必加倍多服，方能有效。

应用群方第十六

玉枢丹 治瘴气、蛊毒、解恶药。服砒、毒菌、河豚、死牛马肉、狐狸鼠莽之毒、蛇犬恶虫所伤、一切痈疽、发背、疮疹、赤肿、诸瘤、不服水土，随手取应。

山慈菇_{上有毛裹，此味不真则不效。去皮焙，二两净} 文蛤_{即五倍子，捶破洗，焙，浮秤二两}

红芽大戟_{浆水煮，去骨，焙干一两五钱} 千金子_{即续随子，去壳研去油，取霜一两} 麝香_{研末，三钱}

三味为末，入千金、麝香研匀，和糯米浓饮，木臼内杵千金杵，分为四十锭，宜端午、七夕、重阳净室修制，毋令妇女、孝子、鸡犬见。每用一锭，姜汁、薄荷汤研服，井华水冷磨亦得，通利两次无妨，用温粥补。孕妇忌服。

痈疽、发背未破时，用凉水磨涂并服，良久觉痒即消。

阴阳二毒、伤寒心闷，狂乱，胸满，邪毒未发，并瘟疫、岚瘴、缠喉风痧，胀腹疼，冷水入薄荷一小叶同磨下。

急中风颠、鬼胎鬼气，用无灰酒下。

缢溺心头暖者，惊死鬼迷未隔宿者，并井水磨灌。

蛇犬蜈蚣伤，冷水磨涂。

新久诸疟，当日桃柳枝煎汤磨下。

小儿急慢惊风、五疳、二痢，蜜水薄荷叶同磨下，牙关紧急，磨涂并服。

牙痛，含少许吞下。

汤火汤，东流水磨涂。

跌打损伤，炒松节无灰酒下。

头疼、太阳痛，酒磨烂涂纸，贴太阳穴。

诸痫口喎斜、唇眼掣及夜睡多涎、言语塞涩，卒中风口噤、筋挛、肢节肿痛，并用酒磨下。

牛黄八宝丹 治痧发斑、发狂，浑身赤紫，痧后毒疡随消。

元参_{瓦焙} 明雄黄_{各五钱} 羌活_炒 川黄连_{土炒} 犀角 羚羊角 川贝母_{炒，去心} 乳香_{去油} 没药_{去油，各三钱} 青黛_{水飞} 琥珀_{各二钱} 珍珠_{四分} 牛黄 冰片_{各二分} 劈砂_{水飞，五钱}

上药制为细末，另用捡净银花、甘菊、紫花地丁_{各二两}、甘草_{五钱}、长流水五碗，砂锅慢火煎至半，取汁绞滤清，桑柴熬膏，入炼蜜盏许，再熬粘箸，和前末丸，每丸三分。幼一丸，长二丸，蜜汤调服。

仙方脑麝丸 治岚瘴，解茶痰酒渴，除伏热，退心热，止喉疼，开目雾，及赤白痢、一切火症，神效。

黄药子 白药子_{各二钱} 天花粉_{二两} 沉香_{二钱} 广木香_{三钱} 麝香_{五分} 片脑_{三分} 川黄连_{一两，捡择研用头末}

猪胆汁调蒸为丸，每丸一分。

瘴气痰渴，老年痰火，临卧噙化三丸。暑路常噙一丸，止渴消暑。如感大热，用五七丸，同好茶一撮、盐梅一个擂碎，井华水调下。心热、头疼、目雾，噙化三五丸。赤痢用茅根汁擂七丸，白痢用茶梅擂服。痧胀、面赤、身热、喘急、昏迷者，服下即苏。

郁金丸 治痧症、腹痛，一服见功，并治九种

---

① 服：原文无，据文意补入。

心疼。

五灵脂醋炒，一两 延胡索八钱 砂仁炒 生明矾各五钱 木香生研 郁金 明雄黄为衣，各三钱

神曲糊丸，卜子大。每服三十六丸，唾津咽下温水亦可。

炼石丸 痧胀通用。

千年石即陈石灰，水飞，一两 松根石即真琥珀，三钱，水骨石即滑石，水飞，二钱

水法丸，表烦躁者，青黛为衣；眩晕心闷者，朱砂为衣。每二钱，垂头芦粟汤下。

硫矾丸

硫黄 明矾各四两

同入罐，用豆腐浆煮一日夜，去腐渣，再慢火熬至干燥，连罐埋地三尺，三日取出，成紫金色，下一层有泥渣不用。

茯苓 山药各三两 二味同蒸，晒干，露一宿。当归酒洗，炒，四两 白蒺藜酒浸一宿，炒，四两 乌药略炒，三两 半夏水浸一宿，入姜汁二两、明矾五钱、角针切一两同煮，多用水，煎干，三两 杏仁去皮尖，焙，一两一钱 陈皮去白，一两 小茴香炒，一两

共细末，同制硫矾，用胶枣肉丸，绿豆大。每清晨盐汤下一钱，临卧白汤下一钱。

有人病痧十年，发则叫喊晕死，或用醋炭熏鼻，或盐汤探吐，并用华佗危病方，略得解醒，后服此丸，全愈除根。予屡用多效，真神方也。

附华陀危病方

吴茱萸 木瓜 食盐各五钱

同炒焦，水三碗，砂罐煮百沸。随病人冷热任意服之，即苏。

润下丸 治大肠燥实，二便秘结，痧毒壅盛者。

大黄酒制，四两 黑丑炒头末，二两

牙皂煎汁丸，凤仙子大。每服一钱多至二钱止，灯心下。不独润肠，兼利小便。

治臟香圆丸 或水、或食、或气，俱治。

萝卜子炒，六两 陈香橼四两 香附醋①制，二两 广皮去白 荆三棱醋炒 莪术醋炒 泽泻 茯苓各二两 山楂去核 青皮去瓤，各一两

神曲糊丸，豌豆大。每服五六十丸，米饮下。

大羌活汤 《经》云：两感者死，不治。一日太阳与少阴俱病，头痛、发热、恶寒、口渴、烦满而渴。太阳者，府也，自背俞而入，人所共知。少阴者，脏也，自鼻息而入，人所不知也。鼻气通于天，故寒邪无形之气，从鼻而入，肾为水，水流湿，故肾受之。又云：天之邪气，感则害人五脏。以是知内外两感，脏腑俱病。欲表之则有里，欲下之则有表，表里既不能一治，故死矣。然所禀有虚实，所感有浅深，虚而感之者必死，实而感之浅，犹或可治。

羌活 独活 防风 防己 黄芩 黄连 苍术 白术 细辛 炙甘草等分 知母 川芎 生地黄倍之

俱片。每服两半，煎一大盏，热饮之，不解再服。

此解利两感神方也。若痧症与此仿佛，亦以是方加减而选用之。

加减圣效散 治伤寒、时疫、风湿阴阳两感，表里未辨，或外热内寒，或外寒内热，肢节拘急，头项腰脊疼痛，发热恶寒，呕逆喘咳，鼻塞声重，及饮食生冷，伤在胃脘，胸膈饱满，肠胁胀痛，心下痞结，手足逆冷，肠鸣泄泻，水谷不消，小便不利等症。东坡莅杭多疫，设剂活众，原名圣散子。今有痧症相类，疗之悉效。

卜子炒 砂仁炒 槟榔 陈皮 延胡各八钱 厚朴 防风 苍术 藁本 藿香叶 柴胡 独活 石菖蒲 泽泻 枳壳 细辛各五钱 草豆蔻去壳，十个

共粗末，每五钱，水盏半，煎一盏，去滓温服，不计时候，取遍身微汗，即愈。时气不和，空心饮之，可辟邪疫。

如圣散 治当心而痛、遍身骨节牵疼或呕吐恶心不时发作者，兼治疝气、劳根。此方可补痧胀所不逮。

枳壳麸炒，三两 小茴香微炒，三钱，盐砖铲上烧红，三分

为细末。每服二钱，温酒调下。如不止，再服一钱。

失笑散 治血迷心窍、不知人事、妇人产后心腹绞痛及腹中瘀积血作痛者。男妇惯发痧胀，服此永不再犯。

灵脂去砂，炒 蒲黄炒，等分

为末。每一二钱，温酒调下。

普济消毒饮 泰和间疫疠，初憎寒壮热体重，次传头面，肿盛目合，喉喘，舌干，口燥，俗云大头伤寒，诸药莫治。东垣云：身半以上，天之气也，邪热客于心肺，上攻头面而为肿耳。制方活众，刻石以传。《医方集解》此方微有不同。

黄芩 黄连各酒炒，五钱 牛蒡 大黄各三钱 陈皮去白 元参 生甘草 板蓝根 连翘各二钱 马勃一钱 川芎 防风

---

① 醋：原文为"错"，据文意改为"醋"。

各八分 僵蚕炒 升麻 柴胡各七分 薄荷五分 桔梗三分

共为细末，半用汤调频服，半用密丸嚼化，尽剂而愈。或水煎，远食温服。原无大黄，便秘加用酒煨。

祛瘴辟瘟丹 治时疫痧瘴老幼男妇皆同者。

厚朴 苍术 羌活 防风 陈皮 枳实 牛蒡子 香附各一钱 槟榔 白芷各八分 藿香 川芎各五分 细辛四分 甘草三分

姜葱煎服。

无汗加苏叶、薄荷；口渴加花粉、葛根；身重汗出加防己、石膏；遍身疙瘩肿痛加蓝叶、大黄、僵蚕；温疟加柴胡、半夏；肌肉发红黑紫斑加元参、大青、连翘；大便秘结加大黄；先中湿又中暑加白虎、香薷；头痛加川芎；风温身体灼热加芩、连、栀子；咳嗽涕唾；头目昏眩加荆芥、金沸草。

白虎汤 治温病身热、自汗口干、脉来洪大，霍乱，伤暑，发痧，神妙。

石膏煨，五钱 知母三钱 甘草一钱 粳米一撮

加竹叶，名竹叶石膏汤。

病在阳明肌肉，则巨阳之表邪已解，故外不恶寒，又无头痛、身疼之症，但自汗而发热也。《经》曰：热淫所胜，佐以苦甘，以知母、甘草解其热。盖热则伤气，用粳米、甘草之甘以益其气，且治不眠、烦燥也。烦者，肺躁者，肾也。以石膏为君，依知母之苦，以清肾之源，因石膏体坚而重坠，知母沉寒而走下，故用米、草之甘以缓之，使不速达于下焦也。白虎金神，司秋者也。暑火至秋而衰，且知母苦寒，又能保太阴肺金之气，故名白虎，以为三阳经一解表药耳。虽是三阳解表药，切记有汗当施，无汗当戒。盖无汗，必须柴、葛、升麻以解表邪，不可见其身热，误用白虎，以郁遏其热使不能外越也。

汾尝验温病，久而无汗，有必兼白虎乃解者。温疟宜桂枝白虎，《医方集解》明言之矣。至于柴、葛、升麻，亦自各有所宜，《伤寒论注》等书自悉。

记异症方案一条

靖江刘姓，年四旬，遇疫遭数丧。自外归，母病旋卒，遂成惊悸不寐，略睡去即叫跳，其心如荡如撞。服天王补心丹之类，半月不效。予用奇方制就琥珀丸，三服遂定每服三分三厘，共钱。又变怪症，饮食如故，忽然目翻，涎流，喊如羊痫，其头侧过左肩，手亦向左反张，突起旋走，面如土色，食顷稍苏，日夜百番，或曰羊痫、曰痓病。然痫症，当见怪脉，今无脉，非五痫可知。若作痓，治用麻黄发汗，续命驱

风，恐立毙耳。予书原载角弓痧症略相似，即投炼石丹一服，日夜各减半，二服日全不发，晚上止数次，三服全愈。但面色不正，另立丸方，调理而痊。

琥珀研，四钱 辰砂研细，和猪心血，包心内，湿纸裹煨，心熟为度，取出晒干，五钱 整大半夏两，洗净和姜汁半盏、牙皂、白矾各三钱煮透心极熟，晒干，用八钱 胆南星六钱 石菖蒲 灸草各五钱 枣仁二两 远志肉 白茯神 橘红 归身 柏子仁 山药 麦冬各一两

共末，煮枣肉丸，梧子大，金箔为衣。每服三十丸，临卧圆眼、灯心汤下。此丸兼治怔忡、健忘、惊悸、颠痫等症。

加味活命饮 一切痧后留滞热毒发为痈肿、发背、疔疽。

银花 大黄各三钱 归尾 陈皮各钱半 花粉 赤芍 生地 薄荷 防风 白芷 贝母 甘草节、穿山甲土炒 乳香各一钱 没药 角针各五分

水二杯，入大瓦瓶，封口煎。温服，侧睡。忌铁器、酸味诸毒物，大溃勿服。一方无军、地、荷，用酒炒。

毒在背加角针钱半；在腹加白芷；在胸加蒌仁二钱；在头面手足加银花五钱。

六一散 降火利窍，解烦渴无湿者，多服反耗津液，加渴。

飞滑石六两 粉甘草一两。

夏月凉水调服。加朱砂，名益元散，治小儿身热、咳嗽、微带惊热，灯心汤调服，屡效。

治腹痛法 取大公鸡一只，令病者仰卧，放肚上，鸡即伏好，痛止即跳下而愈。此法屡验。

又法 凡痧属肝经者多，肝附于背第七骨节间。遇犯痧者，先循其七节骨缝中，将大指甲重掐入，候内骨节响方止，以盐涂之，如不响，即将盐重擦，必使透入，遂能止疼。

杰按：肝附第九骨节间，第七骨节乃膈附之处，此云第七骨节恐讹。

补原本未列方

五苓散加减
猪苓 茯苓 泽泻 苍术 车前 木通

胃苓汤
即前方上四味，加制厚朴、陈皮去白。

六和汤
厚朴钱五分 赤苓 藿香 扁豆 木瓜 苍术各一钱 砂仁 半夏 人参 杏仁 甘草各五分，

暑加香薷，冷加紫苏。一方无苍术，一方有白术。

藿香正气散

藿香　紫苏　白芷　茯苓　腹皮各三钱　桔梗　紫朴　陈皮　白术土炒　半夏曲各二钱　甘草一钱

每五钱，水煎服。此与六和、姜枣勿用。

或加木瓜，伤食重者加消食药，元气虚弱人慎用。

续附络痛方案

一客匠，年十六，发热久之，胸胁痛，脉细弱。或作劳怯治，呕哕便闭，小腹胀急；或参用左金，便溺通而痛愈紧，夜尤甚，小便赤色；投瘀症药，亦未效。儒医孙敬承云：脉无变而胸前不可手近，其痛在络。用金铃子肉一个、延胡钱、蒌皮钱、生香附钱半、陈大麦仁三钱，煎饮一服而愈。金铃入络，佐以延胡，气血俱通，似于瘀宜。而书中未收，附记于此。

金铃子苦寒。能导小肠、膀胱之热，因引心包相火下行，通利小便。脾胃虚寒者忌，肉与核不并用。

海浮石咸软坚，寒润下，止嗽，止渴，通淋，化上焦老痰，消结核。多服损人气血。

原叙言康熙庚戌有涤瘀丸，引刻于毗陵，此书症案中屡言涤瘀散，而方竟失载，续当访补。

后 序

从来治病之法不一。独痧之症，其发甚速，医者可不慎钦？若不加意针治，则失之毫厘，谬于千里，即有关于性命之忧，能无慨乎？余久有是心以济人，偶于吴门友处得此《痧症指微编》一本。余细细阅之，观其内中穴法精明，病源详细，一一精详，无不备述，实有经天纬地之法，着手回春之术焉。因自兵焚之后，斯书少见，城乡虽有，藏本亦不多见于人世。余恐久后毁绝，故而不惜资本，即将原本付梓，翻刻印送，以继其传，则虽乡村僻处无医者，以备仓卒之需可耳。余非利己之私，实普济于人世，救人于顷刻者也。医者果能悉心习学，熟读斯编，审形察势，按穴针治，无不效验。诚心济世，而无肥己之心，则心田种福，功德莫大焉。

光绪十二年岁次丙戌夏六月梁溪许锦轩序于吴门寓次

校后记

　　全书2卷，刊于清光绪十九年（1893年），编者佚名。本书实为汇辑而成，其中《注穴痧症验方》为胡杰所校著之《痧症全书》；《华佗危急漫痧方》为普净《痧症指微》，将其各痧排列顺序改变，各痧治疗中增加穴位定位；《吊脚痧症方》为徐子默所著《吊脚痧方论》；《觉因道人七十二痧治诸症急救良方》为《急救异痧奇方》。本书也有创举之处，编痧症歌小引，如"痧症诸穴部位歌""痧症诸穴所属经脉歌""上部痧症治法歌""中部痧症治法歌""下部痧症治法歌""大痧症治法歌""症痧可治不治用药杂忌歌"，且书前附有经穴图。现存版本较多，现存最早为上海玉海楼铅印本。

　　本次校点以清光绪十九年癸巳（1893年）上海玉海楼铅印本为底本。

急救痧症全集

清·费山寿　编撰

尝闻痧无定症，亦鲜专书。医者辩论未详，误为风寒暑湿，以不对症之药投之，误人诚不浅矣。不知痧为天行疹疬之气，其发也甚暴，其变也甚速。一经误治，轻则传染经络，为患甚深，重则顷刻丧残，被祸尤烈。呜呼！痧之为害可胜言哉。吾友棠老兄精申韩学，澜历任各邑，延致幕中以资佐治，虽不善岐黄，而其利济之心日益推广，前刻急救诸方附入《官幕司舟录》。常言胎产为妇孩生死关头，前人著书甚多，惜无分门摘要者，爰集胎产心法验方合编。既已风行当世，近又以时症之发，往往因寒热失调，邪秽感触所致，其发之骤者皆痧，不知者每延剃发匠盲针瞎刺，认穴既未的确，入肉何论浅深，故眩厥痛晕者有之，血溢津枯者有之。友翁目击心伤，因又集成《痧证全集》，嘱予弁言，澜素不知医，敢参末议，第见是书于服药取嚏之外悉尊成法，先分经络、表里、阴阳、急慢、寒热各类，复言刮、刺、焠、灸、用吐、用下诸法，他如诸痧之类变，人身之部位以及药食之加减忌宜，条分缕析，无乎不备，洵一片婆心也。倘能家置一册，虽病起仓促，僻居乡隅，不必授权于庸医小匠，皆可按方治之，起死回生，俄顷奏效益见。友翁利济之功，永垂不朽矣，同此志者应广其传。

**　　　　　　　　　　　　　　　　　　　　　　　　　　　　　　　　　槜李金兴澜胪青谨议**

原叙节录

　　吾师林姓，其先闽人，讳森，号药樵，自号深山野人，性韬晦，有山水癖，佳句妙楷，时与丘壑争奇。一日遇于荆溪之南岳，拂石对语片响投洽，徐而叩之，凡天文术数地理方药无不精贯。予追随不忍释，野人曰：伟男子立身行己，岂得虚生于天地，必将世上人维持调护，所贵一点真心耳。出痧书一册付予，曰：予知医，是书不道人所已言，不经人所已试，持此以往，可与古人颉颃霄汉间矣。既又授我手法。予复综核古今即所闻见编成是书。幸得张子一庵详加订辑，紫崖子慨为梓传，二十年来始得相与有成，以广野人之惠泽，岂偶然哉。

康熙丙寅养吾山人王凯伟仙志

删订痧书序古无痧字，本作沙，俗或作疹，又作痧

　　痧无专书，虽古有绞肠痧、干霍乱、青筋、白虎、中恶等症治，而禁忌未明，剖析未尽，千古如在暗室。医家托为怪症，稍知推拿焠刮者又禁人服药，迷误就毙，可胜悼哉。康熙初，林药樵始以痧书授王养吾，丙寅刻晰微补化全书，未广流传。乾隆丙午，江宁有重梓施送者，《沈氏尊生书》亦已收入，而见着卒鲜。爰为删纂开雕，较原书词理简净，视沈刻眉目清疏，中有叠出数见者，便于仓卒检阅对症施治，毋嫌繁复也，方名原取六十四卦，今改入音分纪省字数，易记查耳。家置一册，庶几识所忌宜，毋误身命，倘有同志益广其传可也。

嘉庆三年岁次戊午泰于何汾丹流氏志

痧症发微原叙

痧症古无专书，而患之者甚众。去年夏秋之交，吾越此症大作，率一昼夜而亡。今春转剧，有不及一日者，村邑中比户皆是，甚者家丧三四人。或云番痧流入中原，或云海瘴延入内地，纷纷迄无定论。里有刊送方药者，服之或应或不应，至针砭之法，类皆口授，且秘不传人。山陬海噬，欲求一治，人往往不可得，卒至坐以待毙，吁可哀也。巳砚友车君伟人世精医业，尝告余曰：痧症古书罕见，《玉机微义》《张氏医通》虽略载而未备，家有《痧症发微》一书，乃先君子林一先生所珍藏者。先太君向患此，依方调治辄痊，以之救人亦屡有奇效。久欲公之于世，而力有未逮，因循至今。予索而观之，其中经络之辨、脉象之精、刮放之工、方药之妙，莫不推阐无遗，发前人之所未发，洵痧症之指南车也。乃力劝刊以救困苦，且愿助其役车。君亦踊跃，不半月即成。余惟林一先生以邑诸生，而晚隐于岐黄，有名医之目。是书经先生审定，志在活人，虽未及刊于生前，未尝不有望于后嗣。今予友克继先人之志，不忍私为枕中秘，而刻之以公同好，其用意亦良厚。吾知此书一出，将海内之业医者皆援以为治而应手，取效于人，必多所全活，是诚吾越人之幸，抑不独吾越人之幸也，是为序。

道光元年辛巳六月下浣会稽马躔裕痷甫谨序

痧症度针序

痧毒一症肇自明季历。国朝二百年来，流行遍天下，一不善治则戕人如草，深可畏。巳夏五金朴齐外舅自湖上归，患痧闭，鼾睡达旦，奄奄一息，气势极垂危。诸医束手无策。姚江胡先生芸谷，鹏旧雨也，以孝廉留都廿余载，为当代名医，年老归来，侨寄杭城三元地，杜门不出久矣，间有至好者求之，诚许一诣焉，非若今之庸庸辈可呼之来也。鹏破晓敦请。先生诊脉毕，曰：尚可不死，一针挑之，愈矣。家人胆怯，疑以为未可。先生曰：存亡顷刻，迟则无及。不得已，请姑试之。乃按穴施针，血出如墨，如是者四五铕，觉喉间微有声，移时霍然，群惊以为奇。外舅神其技，感其德，拱手作谢，曰：先生活我，此恩同再造也，敢问症何由起？先生谓：痧无定症，凡用本病药治之未愈者，皆痧也。亦无定脉，但脉与症不合者，亦即痧也。近来人不知医，数厥生平读不了几卷书，得一知半解便称医生，临症少把握，动辄人云亦云，有牢不可破之习，杀人利于用刃，无怪乎。世人患小恙实不甚害，一经误投方药，酿成大祸，而卒归于死。噫！此匪特病家梦梦，医家亦苦于梦梦耳，即此痧之一端在庸医，寻常视之无关轻重，以致失手尤多。其所以然者，盖古来治痧本无专书，又乏指迷善本，故知之者稀。道光纪元，吾越车君林一有《痧症发微》一编，好善者广为分送，全活不胜计，自遭兵燹，旧板销沈仆老矣，无能为役，偶于故箧中捡得此，不敢秘，参以闻见所及试验甚应者，汇成二卷，额曰《度针》。君能出资刊刷，以广流传，俾穷乡僻壤间家喻户晓，庶不至为痧毒所杀，是亦活人之一法也。外舅拜而受之，付诸梓人而嘱为校勘。因识其缘，起如此时。

同治十二年岁在癸酉季夏仁和高鹏年澥垞氏谨序

弁 言

古无所谓痧也，李氏《纲目》载：滇广山涧中沙虱能蚀人肌，又名射工，朝涉者惮之。此痧毒之始，然非今之所谓痧也。痧字从沙，其义显然大约天之疠气、地之恶气郁结于沙碛之中，偶值六淫之偏胜，秽浊之熏蒸，触人口鼻，中人肌肤，辄令腠理闭遏，营卫不通，或由表而及里，或自胃而入肠，虽见证无多，而其发也甚暴，其死也甚速。明知夭行之沴疠而治之不早，顷刻丧残，依山傍海之家被祸尤烈，洵乎生灵之一大厄也。余少时性嗜岐黄，至老弥笃，所睹方书、医说、口吟、笔录何止盈车，年来临症既多，无论怪状沉疴，苟得审察几番，庶不至为游言所夺。独于痧毒一证，传闻始于明季，发时偏身疮肿，中有白毛数茎，不治则半日死，有砭出恶血得生者，其殆丹毒疬毒瘟毒之类欤？乃因向无是病，所以治鲜良方，医无专科，而书亦少善本矣。张石顽《医通》详载番痧，即黑痧，此与明季羊毛痧皆为天行沴毒。偶一见之，非近年常有之痧症，不足资治。郭氏《痧胀玉衡》条分类析，颇极精深，但头绪纷歧，徒炫人目，且其论症故为深奥，核于余所见痧证又多不符，徒使临症徘徊，坐视其颠连而莫之救也。道光癸卯夏，杭越痧症缘治之无术，夭枉极多。余于秋闻后得《痧症发微》二卷，乃会稽车君林一所著，其书论证则分列诸经，论治则力持三法，虽词多重赘，而汤丸针穴简易可师，真近时痧症之宝筏也，至用针之法工拙悬殊，认穴不的便致眩厥烦呕之虞，入肉太深转成血沥筋枯之患。惟吾乡周先生名邦盛者，性好善工针法，远近患痧者悉往就针，针之所到，痧解而人不知痛，此其手法精超不易得也。余幸承先生口授，差得一斑，试之甚效，亦自喜小道之可观。今先生往矣，车君书板亦付之兵燹矣。而余留此残编，怀抱利器以往来于江淮河朔诸州，所遇痧毒害人命悬呼吸间者，辄按症刺之，调以丸散，即起垂危。三十年来全活者不胜数。迩年归老杭州，犹得以刺痧之法，岁岁活人而因欢，车周两先生之不我欺，而其造福诚无量也。余即以暴亡为可悯，尤恐良法之将湮，爰即《发微》一书衷多益寡，并举生平所目见耳闻，得心应手者，汇成一书，额曰《度针》，盖反唐人莫把金针度与人之意尔。书成欲付梓而限于资钱，塘金朴齐先生好善士也，告以意，跃然从之，遂手录一通，以成善愿。余尤念山村海澨之间，雨夜孤衾之内，忽感痧毒，医药难求，其饮恨于九泉者不知几岁。若得一仁人君子捐资刷印，广为施送，俾得家置一编，互相援救，与斯人同登仁寿之域，其不快哉。小孙澜世医术即命校正，毕而序数语于端，示不忘所由来云。

同治癸酉六月余姚胡凤昌雲谷氏自识

手足十二经针法图说序

　　针灸之法最古，治病立起沉疴，见效速于药饵。迩来医家业此科者绝少。盖其法不一，难得其传也。伯父厚村公随侍山右，确得针灸，前因江北瘟疫盛行，设局针治，应手而愈，因之传先君暨兄怡颖先等。怡以之传子国琪等，并在京都制造铜人，考正周身经络奇经八脉，按穴注明，设局兼施药。余时年幼，诵读之余，先君使随怡习学针灸，因并得其传焉，留针有补泻等法，非细心熟习，不敢照书医治，至用三棱针放十指出血治闭厥、暑热、寒凉、温疫等症甚易。且途中骤遇暴病，虽有医方，无药可寻，亦难救治，不如针刺至便至速。今特将手足十二经孔穴考正注明。涌泉穴在足心陷中，系足少阴肾经，出血不止必死，禁针灸，故不录。其余十一经照《针灸大成》图说录书，邮寄美东侄校阅，以便行箧尔。

咸丰九年孟冬寓吴门山甫记

急救痧证全集序

自来医理非易言，即医书亦难遍阅。医至于痧则又古无专书，而时医不讳言病由痧起，然则世将无此症乎？而何以层见迭出，致有种种名目互相流传，一经误治则俄顷丧生，乃知非无此证，无善审此证者耳！夫病无不由于停滞、郁积、邪秽感触、潮湿熏蒸而发，惟痧则尤发于骤。通都大邑之间不难延医速治，特患穷乡僻壤，或发深夜，迫不及待，急救之法莫如针灸。其法始于黄帝，苦无专本，至于失传，经后人详考之，而始得遵循于万一，痧证猝临，彷徨失措，甚至授权于剃发匠者有之，要其所以奏技者，不过口传数诀类，多盲针瞎刺，部位未明，以致经络受伤，血溢难治。闻之常戚于怀。兹在平江署斋襄理刑名，夏初报监狱押歇中多犯痧者，拨医调治，方药一辙不免有效有不效，其效者亦由赋质素强，受病尚浅，幸而免耳。因于案牍之暇，考证方书，即以管窥之见，遇有病犯，以善于针灸者视痧筋之隐显，轻则提刮，重则放刺，先治其标，除去痧毒，再加医药，无不就痊。穷幸体居停恫瘝之仁心，抒平昔哀矜之夙愿，尚不囿于偏见。由此而推，患痧而不知所由来，急何能择，竟委命于庸手。余固不知医，是以诚求考核，广索我朝专治痧书，因知痧之源流，大略分经络、表里、阴阳、急慢、冷热辩论，指迷针式、刮刺、焠灸、用吐、用下诸法，又兼类变诸痧之名目，并增辑经络脉穴之部位、方寸药食之宜忌，以及汤饮、丸散、丹药济急等方，参订增补，汇成是编，名以《急救痧症全集》。曩曾刊辑《官幕同舟录》，附有急救伤科、应验良方，已荷当道刊行于浙皖等省，行见徧于寰宇。前年复刊，有胎产心法验方合编，拟汇成全帙，以公诸世。抑又忆及初生婴儿，每由于胎中积热生痰生风，至于口噤不乳，变而为二十四惊证，有缓急生死之分，法有推拿捏做之效。治婴本称哑科，口不能言，脉不能诊其急。并于治痧，余亦将纂辑成编，与所藏咽喉秘集，并期付梓行世。因卷页颇繁，措资不继，假我数年，或者积馆谷之余，得偿此志，先成痧书，俾世之同志者得有参稽，勘其错误，按证而施，即学者坐而习之，起而行之，亦未始非利世济人之一助，至于通权达变，神而明之存乎人！则余之愿，而尤世之共愿也。夫书既成，志其缘起于篇首，阅者凉之。

光绪癸未夏笠泽费山寿友棠甫书于茂苑署斋时年七十有三

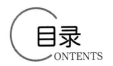
急救痧症全集　卷上

急救痧证全集　卷中

急救痧症全集　卷下

急救痧症全集　卷上

痧原大略

先吐泻而心腹绞痛者，其痧从秽气发者多；先心腹绞痛而吐泻者，从暑气发者多；心胸昏闷，痰涎胶结，从伤伏热发者多；遍身肿胀疼痛，四肢不举，舌强不言，从寒气水伏过时郁为火毒而发者多。

痧无补法

痧者，厉气也。入气分则作肿作胀，入血分则为蓄为瘀。遇食积痰火则气阻血滞。最忌热汤、热酒。不论犯者虚实，皆以有余治，绝无补法，用药克削，病自当之，中病既已。

分经络

腰背头顶连及风府，胀痛难忍，足太阳膀胱经痧。

两目赤肿，唇干鼻燥，腹中绞痛，足阳明胃经痧。

胁肋肿胀，痛连两耳，足少阳胆经痧。

腹胀板痛，不能屈伸，四肢无力，泄泻不已，足太阴脾经痧。

心胸吊痛，身重难移，作肿作胀，足厥阴肝经痧。

痛连腰肾外肾也，小腹胀硬，足少阴肾经痧。

咳嗽声哑，气逆发呛，手少阴肺经痧。

半身疼痛麻木，左足不能屈伸，手太阳小肠经痧。

半身胀痛废俛仰，右足不能屈伸，手阳明大肠经痧。

病重昏沉，或狂言不醒人事，手少阴心经痧。

或醒或寐，或独言一二句，手厥阴心包络经痧。

胸腹热胀，揭去衣被，干燥无极，手少阳三焦经痧。

按：十二经受病见症，随症施治，其引经药亦不可少，今通列手足经脉后。

手少阴心起手小指内侧，出其端。

手太阳小肠起手小指端，循外侧上行。

手少阳三焦起手无名指端。

手厥阴心包络，又名手心主，出中指端。

手阳明大肠起手食指端。

手太阴肺出手大指端。

足厥阴肝起足大指丛毛上。

足太阴脾起足大指端。

足阳明胃起足次指外间，又一支亦入大指端，又一支入中指外间。

足少阳胆起足四指间。

足太阳膀胱起足小指外侧端。

足少阴肾起足小指下。

阅此便于针刺。

足	膀胱	胃	胆
	太阳	阳明	少阳
手	小肠	大肠	三焦
足	肾	脾	肝
	少阴	太阴	厥阴
手	心	肺	心包络

足太阳膀胱藁本，黄柏

足少阳胆

手太阳小肠羌活少用

足厥阴肝

足阳明胃

手少阳三焦柴胡，青皮，川芎少用

手阳明大肠葛根，石膏，沈作厚朴，白芷少用，去升麻

手厥阴心包络沈有丹皮

足太阴脾酒白芍去升麻

手太阴肺葱白，沈有桔梗，白芷少用，去升麻

足少阴肾独活，盐酒

手少阴心独活，细辛

膀小蒿柏羌些须，胃大葛朴芷区区，
脾芍肾独盐酒俱，肝胆焦络柴丹青，
川芎宜少再叮咛，肺葱桔芷心独率，
羌活白芷少为贵，胃肠脾肺升麻废，
肾尤切戒毋加桂。

看凉热

痧犯太阳则头痛发热；犯少阳则耳旁肿胀，寒热往来；犯阳明则面目如火，但热不寒；犯太阴则腹痛；犯厥阴则小腹或胸胁痛；犯少阴则腰痛，以上皆身凉。犯肺则咳嗽痰喘，微热，甚则鼻衄；犯心则心痛，或心胀，头额冷汗如珠，而身或热或凉；犯膀胱则小便溺血，甚则身热；犯大肠则痢下脓血，重则呕吐身热；犯肝则沉重不能转侧，脯热内热，甚则吐血；犯三焦则热毒内攻，上则口渴，下则便结。

凡痧气壅阻，发而为热，若误为外感传经热症，而发汗温饮，虽慢痧迟缓，亦必变出头汗、发狂谵语，种种重症。不知外感之脉浮数而紧，热症之脉洪数有力，痧症之脉终有不同，或有可疑，须看痧筋有无辨之。痧症身凉而内热者宜攻其里，表实者宜透其肌，用药随时活变，故不主方。

分表里

痧感肌表，人不自知，则入半表半里，故胸中作闷，或作呕吐而腹痛生焉。此可焠刮而愈，不愈用金四、金五方。

痧毒入里，故欲吐不吐，欲泻不泻，冲心则心胸大痛，攻腹则盘肠吊痛。可放痧而愈，不愈用丝三、石六方。

痧毒中深，逆攻心膂，立时发晕，气血不流，放亦无紫血，即有亦不多。惟当审脉辨症，的系风寒、暑湿、气血、食积、痰饮，施治令苏，气血流动，然

后扶起放痧，如不醒，择用丝五、煅一、土五方。如此重症，立时连进汤丸，方能有救。

痧阻于气分宜刮，壅于血分宜放。痛而绞动者，阻于食利之气分也；痛而不移者，壅于血分而有瘀也；发于头面上部，毒气上壅也；缠于手足下部，毒血下注也；上吐下泻，痧气冲击也；烦闷气胀，痧气壅塞也；恶寒发热，痧气遏于肌表也；胸膈偏痛，毒血滞于经络也；为肿为胀，食积、血瘀结滞肠胃也；吐血便血，痧气泛溢而忧溃败也；咳嗽喘急，痧气壅气分而生痰逆也；立时闷绝者，毒血攻心也；手足软而不能运者，毒血注下也；腰胁俱痛者，偏痛半身者，身重不能转侧者，皆毒血壅瘀也；变成肿毒溃烂者，毒血凝滞攻坏肌表也。

审脉

痧脉多微缓细涩，有时弦数，纵浮大亦虚而无力，疾徐不伦，时或六脉俱伏，伏亦无妨，痧退脉即渐还。如头痛壮热，脉应洪实而反微迟者，痧也；厥冷不语，脉应沉细而反滑数者，痧也。脉症不符，便舍症而从脉，诊痧尽此两言。

按： 伤寒杂病，自有本脉，若一兼痧，其脉必变，病必凶暴，然兼痧之脉可知也。伤食，痧脉多紧实；伤血，痧脉多芤滑；伤暑，痧脉多洪滑而疾数；伤风，痧脉多沉微，秽触，痧脉多变异不常；伤气，痧脉多沉伏，或如雀啄；伤寒，湿痧脉多沉细。或有痧脉似阴症者，尤不可不辨，如伤寒脉沉细无力，是直中三阴，治用热药何疑？惟伤寒兼痧脉似阴症，一服温补热药，痧毒变幻，悔无及矣，故于其外间症候稍有不合，便取痧筋验之，有则为痧，无则为阴，凉热异施。且放痧服药后，经络无阻，脉便不复沉伏，然后按脉辨症，治其伤寒，无不效者。至杂症兼痧，有沉伏之脉，亦准此法。

凡痧脉微细者，生；实大急数者，重；洪大无伦者，凶；一部无脉者，轻；一手无脉者，重；两手无脉者，死；六脉无根及诸怪脉现，而放痧服药不应者，不治。

丹溪治杂症，以气血痰为先，痧胀何能离此。痧有气塞者，为喘急，为胀满，为呕哕，为头眼胀，其痛紧，脉必洪数，属阳；有气闭者，为昏冒，口噤目翻，厥冷虽痛，口不能言，脉必沉伏，属阴；痧有血热者，为烦躁，为紫斑，为头面赤，为衄，口出红沫，脉必实大，属阳；有血阻者，腰痛，胁痛，攻心

痛，手足青紫，脉必紧牢，乍大乍小，属阴；痧有痰塞者，喉中漉漉有声，吐咯不出，呕吐酸水清涎，脉必弦滑，属阳；有痰厥者，卒倒，手足厥冷，肌肤芒刺，遍身青筋，坐卧不能转侧，脉必微细，似有似无，属阴。亦不得谓阳痧则，生阴痧则死，痧有脉伏三日亦得救活者，在得其窍而已。

论吐下

伤寒食未化，下之太早，反引寒邪入胃，变为热邪固结，所食乃成结胸。若痧症新食，以吐为先，至所食既久，骤然痧胀，虽食消未尽，下之无碍。尽因痧本火毒在肠胃，肠胃部分肌肉作肿作胀，盘肠绞痛，遍及脏腑，故外宜刮放，以泄毒于表，内可即下，以攻毒于里，则肿胀自当潜消，食积因之通利，非有寒邪入胃变成结胸之可忧也，但下之必兼消散食积，又宜以渐而进，中病即止。

霍乱症恶心腹痛，上吐下泻，泻如水注，此感暑火暴发，升降不利，清浊不分，所泻皆五脏津液，宜急用五苓散，或胃苓汤，以分利阴阳，清暑火之气。有夹食积者，亦不可过下，恐津液暴涸，元气损伤也。更有吐泻无物，亦有上下关闭，竟不吐泻者，为干霍乱，惟心腹绞痛，令人立毙，急以炒盐汤探吐，通则可救，即定后周时，勿进粒米，得食复发，慎之。即如呕尽泄空倦极，当用六和汤方补群方末调理。

急 症

急症昏迷，先观唇舌。色黑者凶，黄者重，淡红者略轻。盖黄知内热，黑知热极，淡红虽热，用药不可太冷，又要看舌苔施治。

痧症危急，放血不流，若审无食积血痰阻滞于中，用阴阳水，或泥浆水、晚蚕砂水、细辛水、白砂糖梅水，择一饮之，稍醒，扶起再治；若有食积血痰，破痧用桃仁、红花、童便之类，去新食用盐汤、矾汤吐之；食久痧胀，用楂、卜、麦芽消之；有积阻，用槟榔、大黄驱之，金七方治之；或痰血凝结昏迷不醒，用菜油、麝香调下，立苏。阻滞去，痧气行，筋自现，而后可刮可放。当药即药，盖缘痧症初发，未攻坏脏腑故耳。

凡痧药得宜，倘有不效者，盖汤剂多带冷，冷则直入肠胃，未能达于肌肤血肉，故治先刮放也。刮放而药仍不效，必刮放未尽也。刮已到，放已尽，而痧犹在，则毒惟在阳明胃及脾肝肾三阴经络，非药何以治之。

昏迷不醒，难施刮放，当用药救，夫汤药带冷，虽未能即周血肉，然当热毒攻心，正遇带冷之药顺流而下，昏迷自醒。有不醒，乃食积血痰所阻，攻而下之，无不醒者。

痧发无寒症，然亦有时为寒，非真寒也，盖因痧热而服大寒之剂以至此。夫痧必无食积血阻于中，方可服寒饮得效。若一有之，而饮大寒，则食不消，积不行，血不散，而毒反冰伏矣。尝见岩谷中行旅感暑，渴饮涧泉而即毙者，是名寒痧，盖饮寒毒结，多致不救也。若幸遇放痧之人，毒血一行便无阻滞。故方书有服阴阳水者，不独取井水，即此故耳。是以久服凉饮，痧有未痊者，略用三香温和之剂，实为权宜之术。若骤用桂附、干姜、吴萸、参芪之属，则又误矣。

痧皆属火，火有君相之别，手少阴君火也，右肾命门为手心主，乃手厥阴胞络之藏。《经》言：心之原，出于大陵。凡刺大陵穴者，以泻手心主相火之原耳。又有手少阳三焦合为表里，神脉同出现于右尺，二经代君行令，故相火之为病居多。火性炎烈，以致三焦阻塞，六脉全乖，昏冒痰喘，然相火作病，犹有可回，若犯心君，殒在须臾，莫谓术疏耳。

痧犯咽喉，则痰喘如锯，先放痧，急用薄荷、牛蒡、山豆根、童便之类清之，兼吹竹一方，余症且缓治。

痧症危急，大便不通，急宜放痧，用润下丸以攻之；小便不通，宜放痧，用工四方以分利之。

心痧有心胸高起如馒饺者，不治曾用竹六方愈一妇。

绪 论

痧感气分，而毒在肌表者，或作胀作呕，或微眩微恶寒，不饥饿，宜急刮之，毒气不致内攻则愈，是刮之不可不早也。若入血分而毒在血肉者，或痛或泻，或懊恼不安，或发热，或两胁胀痛，宜急刺之，毒气得以外泄则愈。若深入而重者，毒滞于脏腑经络之内，直攻心腹，呼之不应，扶之不起，危在须臾，虽经刮刺，仍不能用药救之。但有风寒暑湿之宜分，食积痰滞之宜辨，所当因症而施治者也。且先灌凉水，使痧气少降，或以阴阳水调白矾灌之，而后进药，庶可得生。最忌热汤、热酒、粥饮、米食。若不知禁，则轻者必重，重者必危，或结痧块，以致变出奇症，尤必先行刮刺，以泄其毒，用药方能取效。

闻江南溪涧有射工虫，含沙射人影，即寒热头痛，筋急体强，闷乱呻吟，涎流咳嗽，始中便不能言，朝轻暮重，不识者指为伤寒。土人曰：此痧病也，用真正玉枢丹磨服一锭即安。凡渡有毒虫处，先用竹竿击水面，急渡则无妨。

按：射工溪毒中病者，状如伤寒，寒热发疮，偏在一处，用红苋茎叶捣汁，饮一升，日再服，以渣敷之，马齿苋同。惟鹅喜食此虫，故邻近家多畜鹅。

岭南烟瘴尤多痧病，乃溪毒、沙虱、水弩、射工、蜮短狐、虾须之类，俱能含沙射人。被其毒者，憎寒壮热，百体分解，肢节痛酸，似伤寒初发状。彼土人治法，手扪痛处，用角筒入肉，以口吸出其砂，外以大蒜煨热，捣膏封贴疮口即愈。诸虫惟虾须最毒，若不早治，十死八九，其毒入骨，状若虾须，疮类疔肿。彼地有鸂鶒鸚鵡等鸟，专食其虫，以此鸟毛粪煅灰服之，及笼此鸟于被毒人身畔，吸之其痧，闻气自出而愈。其余治法，详前后各条。

瘟疫与痧胀皆气为之，或因风雨寒暖不时，山泽湿热蒸动，又兵荒积尸之气，随天地升降流行，人在气交中，无可逃避，转相渐染，故痧有触秽一症也。凡人尤忌夜行，多致犯痧，以受阴浊之气故耳。明末癸未，京师大疫，有胸腹满生白毛者，有头大如斗、眼鼻俱没者，有两腮红肿、痰喘壅塞者，呼吸间死以万计，皆痧类也，针挑出血随愈。顷之变为嗽喘，症虽轻，不半日随毙，用前法挑之亦随愈。放痧之法，由来久矣。

按：所谓大头瘟者，下非不病，特甚于上耳。疙瘩瘟，内非不病，特现于外耳。虾蟆瘟，腹非不病，特痹于喉耳。症类多端，惟以清热解毒为主，治之先上先下、从内从外，自当因症而施。以上诸症，用普济消毒饮最好，新增祛胀辟瘟一方。辛酉一妇，孕几八月，夫不在家，黄昏时忽饥不可忍，即炊米一升为饭，食尽而睡，少顷隔房听叫三声，以为产矣，呼不应，持灯照之，妇已死，腹内依然。如此怪症，焉知非痧，然亦不及措手矣。

解㑊症 解者，骨节解散。㑊者，筋不收束，似寒似热，因急烦㦬腹疼，饮食不美，呕吐酸水。或因伤酒中湿，或感受风寒房劳，女人经水不调，血气不合，皆能成此症，即痧类非伤寒也。宜先用热水蘸搭臂膊，以苎麻刮之，甚者刺一指委中出血，或以香油灯照身背，有红点处烙之，使腠理开通，血气舒畅而愈，又宜服苏合香丸。

汾按：解㑊不尽为痧，然暗痧、慢痧每似解㑊考尺脉缓涩，谓之解㑊，人所当知。名医类案更解㑊以痧名，未为无见，但后载杭氏说，力辨解㑊非痧，适与庸医之见同，勿为所误。

白虎病 凡太岁后一位为白虎，如太岁在巳，则白虎在辰；太岁在申，则白虎在未，其神所值之方，小儿出入居处，或有触犯则病。其身微热或冷，有时啼叫，屈指如数物状，以集香汤治之，用沉、降、檀、乳四香，参、草、茯神、枣仁水煎，卧服，入麝香少许，存滓房内烧之。至如小儿出瘄疹，一名麻，又名痧，散见于皮肤，与沙粒相似。小儿出痧，必先身热咳嗽，或呕吐腹痛，时隐时现，三日乃平。今时痧症，亦有细粟红点，或隐或显，额上最多，胸胁头项次之，手足腰背又次之，在内则心腹胀疼，在外则肌肤芒刺，其原皆因血热毒炽，故与小儿之痧疹同名。若小儿果系痧疹，必从本科正治，又不当混入此痧症也。治痧当明杂症，其于兼痧类痧等症，方能兼治无误。缪仲淳曰：绞肠痧属胃气虚，猝中邪秽，郁遏不得吐泻，以致绞肠异常，胸腹骤胀，遍体紫黑，细寻头顶心必有红发，速拔去之，急以三棱针刺委中，挤出热血可立苏，次用新汲凉水，入盐两许恣饮，得吐泻即止蛇虫伤亦有红发。

手法

脉不明，不可乱用药；症不明，不可轻用药；手法不明，即药亦不能速效，故手法为治痧要着。

一曰焠。痧在肌表未发出者，以灯照之，隐隐肤间且慢焠；若既发出，状如蚊咬，粒如瘄麸，疏则累累，密则连片，更有发过一层，复发两三层者。焠法看头额及胸前两边，或腹上与肩膊处，照定红点，以纸捻条，或粗灯草微蘸香油，点灼焠之，即时爆响焠毕，便觉胸腹宽松，痛亦随减。

一曰刮。痧在肤里发不出者，则用刮。若背脊颈骨上下，及胸前胁肋、两肩臂弯，用铜钱或碗口，蘸香油刮之。若在头额项后、两肘臂膝腕，用棉纱线或苎麻绳，蘸油戛见红紫血点起方止。大小腹软肉痧用食盐以手擦之，痧既刮出，痛楚亦轻矣。

一曰刺。古言东南卑湿利用砭以针，刺放毒血，即砭道也，痧重者经铁气难解，放痧当用磁锋作针为妥善得去，痧筋或现数处，或一处，必刺去恶血，令痧毒尽泄，或误饮热汤，痧筋反隐不见，略现亦刮放不出者，当先消食积，而再刮放。热极血凝痧阻胸腹，刮放不尽，急饮冷水解之，后可刮放。痧为食积所阻，刮放不出者，当先散淤血，而再刮放。痧发兼遇恼怒，伤肝作胀，刮放难尽者，又当先用破气药，再刮放，如此痧毒皆可渐消矣。

药忌 用药一差，凶危立见，先知其忌，则思过半矣

白术、山药，恐补毒气，痧所大禁。

茯苓、猪苓，恐其渗湿，转实痧气，俱在禁例。

半夏、白芷、苍术，性燥，忌用。

升麻，禁用，恐提痧气上升难遏。

麻黄，发表太过，禁用。

吴茱萸，禁用，恐助毒立时有变。

五味子、木瓜，酸敛，忌用。

竹沥，性寒，忌用，用须姜汁方走经络，不如弗用为佳。

杜仲、补骨脂，即腰痛不可用。

茯神、柏子仁、酸枣仁，即虚烦不寐亦不可用。

苁蓉、巴戟，尤所大忌。

评半夏并藿香止吐 凡治吐症用半夏、藿香，独痧症作吐，半夏性燥，须防益助火邪，必不可用；藿香惟取其正气以治秽触，倘肠胃有食积血瘀阻滞痧毒，骤用此以止吐，反有闭门逐盗之忧。其余药忌均见卷中忌用诸药门。

药宜

柴胡，和解表里，专治少阳胆经寒热往来。

紫苏，疏风顺气，身热当用。

细辛，透窍散痧之妙药，勿以其味辛而疑之。

汾**按**：细辛极散正气，过服即能杀人，壮实而痧重者，多止钱许，老稚单弱者酌减少用，痧轻者可勿用。

桔梗，入肺经，其性上而复下，故能引枳壳破胸中至高之气。

香附，行血中之气，恐香燥须使制，行血酒炒，敛血酸炒。

五灵脂，善消宿血，血块凝滞不散非此不破。

兜铃，治嗽泻肺。

汾**按**：兜铃清热降气，但肺虚夹寒者大忌，曾闻之世医者云：凡治嗽禁用柯子、兜铃、紫菀、白芍、五味子等药，小儿尤忌，能令肺缩小，即贝母亦非风寒湿滞诸痰症所宜，误用反令不愈，附识于此，以俟

别择。

牛膝，活血、引痧气下行。

刘寄奴，散瘀血，解痧毒下气消胀破血仙药，多服令人下痢。

紫花地丁，解毒化斑。

地骨皮，退热除蒸，止阴虚骨蒸劳热。

青黛，治痧主妙之品。

晚蚕砂，解痧毒，治热。

穿山甲，透痧消痰、破瘀托毒，善走经络之神剂，经络诸药所不到者，非此不达 土炒末。

阿魏，破积聚、逐恶血，其功甚大。

角刺，透毒、能引诸药至于痧毒血瘀之所。

大麻仁，润大肠，肠胃燥结者宜用。

胆星、天竺黄，消痰丸中宜用。

石膏，暑痧暑天最多，自汗大渴，用白虎汤即解。

龟甲，破宿血，在胸用上截，在下用下截 去肋酥炙用。

僵蚕治血分之痰，佐山甲透经络，以破瘀毒 须炒末，用一二分。

板蓝根，即靛叶，普济消毒饮中用之，以解瘟毒。

小青草，一名血见愁，清热除疹最速。梅花，得一元之气，治痧上品 取大半开者，纸笼当风处阴干，桃花亦可。

天仙子，即红蓼子，治痧块，多用亦去痞积。

紫荆皮，丝一、丝七俱用作引。

评荆芥、细辛、防风 痧症寒热不由外感，其毒从臭吸而入，搏击肌表，荆芥、细辛善能透窍，使由窍而入者亦由窍泄，防风臣使为佐，不比麻黄、羌活专主发表，反有升发火毒之虑也。

宜忌相半

羌活，痧忌发表太过，若头痛或因寒起，更兼痧症，欲引太阳经，用半分至二分。

川芎，上行头目头角，骨痛者必需下通血海，肝脏不荣者当用，用一分至三分止，多则恐提痧气。

沉香、檀香、丁香，痧始发忌用，若痧后心腹疼痛不休，胸胁胀闷，寒凝气滞，得此可舒，用一分至三分。

生地，凉血，血热者可用，血瘀者非宜。

当归，头、身、尾各有所宜，用须斟酌 归尾不妨。

黄连，心脉洪实者可用，能解热毒。

黄芩，肌热不退者可用 上二味冷性凝滞，痧中忌用，须酒炒。

元参，咽痛犯肿毒者可用，色黑止血，痧有淤血忌用，亦能清气消痰，滋阴润肺。

花粉，口干渴，连饮水不能止者可用，性沉寒，痧毒未清者忌，恐凝滞痧气也。

泽泻，痧气郁阻，小便不利，在所当求，若热郁太重，不因小水禁用。

补原本未列药注取本草

姜黄，理血中之气，破血下气，性烈于郁金，血虚者勿用片子者入手臂。金七、石一、丝一三、竹五、土二三六、革八。

槟榔，破滞散邪，消食行痰，坠诸气至于下极，清虚下陷者勿用金七八、石六、丝一三、竹上、匏五、土一。

白蒺藜，散肝风，泻肺气，破血消癥，通乳坠胎去刺，酒蒸用，石四、丝三四六、竹五、匏四六、革一。

降香，辟邪恶，疗伤疮，止血定痛，消肿生肌金七、石二三四五、丝四、竹五。

丹皮，泻阴胞中火，治无汗骨蒸地骨治有汗骨蒸，金六、竹二、土四、革二。

蒲黄，性滑行血，消瘀通经脉，利小便，无瘀勿服炒黑性涩，止一切血，丝六七、土三四。

白豆蔻，利三焦，暖脾胃，散滞气，消酒积，若火升作呕，因热腹痛气虚诸症，咸宜禁之金八、石一、丝一。

旋覆花，软坚下气，行痰水，通血脉，肺与大肠药，虚者勿多服，冷利大肠宜戒娟包扎煎，金一、土六。

瓜蒌，降痰治嗽，荡热涤垢，清咽利肠，胃虚脾泄者忌金一加石七、歌竹八。

大腹皮，下气行水，治痞胀，稍涉虚者勿用酒洗，再黑大豆汁洗，晒，炭火煨，金一加竹四。

威灵仙，善走十二经络，治诸风痰积，浮肿闭结，大走真气耗血忌茶面，金一。

其余药宜均见中卷尾用药大意门。

饮 食

痧气壅满胸膈，甚者十日五日不饮食亦无妨，惟俟痧气尽，然后与之。初退觉饿，设骤进饮食，立能变重，必忍耐一两日，乃可万全。痧后多戒荤腥数日，庶无屡发之患。痛后亦有不喜食者，有食而作胀复疼者，又有或疑伤寒而饿坏者，其间饮食，最要斟酌宜忌，不可不审也。

食忌

辣酱、椒、烟、茶、醋、索粉、面筋、糯米圆粽、芥菜、瓜茄、水红菱、糖食、桃梅李杏。发痧若饮粥汤、热汤、热酒，轻者必重，重者必危。吃米食诸物，恐结成痧块，日久变出他疾，难于救疗。忌用热汤洗澡，愈洗愈将毒气赶入腹内。

食宜

黑砂糖，活瘀血，解痧毒，凡痧血作痛者，得此则安。食盐，解痧毒，定痛，用之吐去新食。芋艿，治痧热，解毒，有痧患者，生食之甘美。灯心汤，口渴者饮之，作药引可用。芦粟汤、山楂汤、萝卜子汤、芦柴根汤、荸荠、百合、藕、西瓜。待痛止后知饿，方可吃饭汤、清水米粥、米糊汤，亦宜少用，且须冷吃，不然则复发陈大麦粞粥为妙。其余食忌宜均见中卷忌食门。

救急小方可试，亦解毒①

生黄豆，细嚼不豆腥，可试痧，亦解毒。烧盐汤，待冷，灌下探吐，或盐放铲头烧红，焠水中饮。阴阳汤，凉水滚汤，各半对冲。白砂糖，搅梅水服，细辛末同砂仁汤冷服。此法治气阻受寒痧，顶发数十根煅灰，白矾二钱研末，用凉水调服取吐。羊粪一把，滚汤泡，以碗对合一时，滤去渣，待冷极饮之。萝卜英子煎汤饮。芦柴根煎汤，微温服。芦苏子或苏梗煎汤，待冷服。绿豆煎汤，温服，做绿豆粉泔水亦可。生豆腐浆吃碗许。麻油一盏灌下。丝瓜叶捣汁饮又可止霍乱。伏龙肝，即灶心土，泡水饮止呕吐。陈樟木、陈皮等分，东壁土水煎，连进三四服。银朱擂细，点眼角愈。荞麦炒焦，去壳为末，温汤调三钱服荞麦与皂矾相反，日后谨防有犯，此方勿忌。

其余小方参看中卷简便法门。

霍乱绞肠痧 以针刺其手指近甲处一分半许，出血即安。仍先自两臂将下，令恶血聚于指头后，刺之。

痧症源流

吴中以小儿出疹谓之痧子，此即吴浙之瘄子，非今之所谓痧也。因痧症血热者，常发红赤斑，以油刮之，皆有赤黑细疹，故亦得以痧名之，而证之凶暴有十倍于疹瘄者。考古方书，皆无证治，不知起于

---

① 救急小方可试，亦解毒：目录标调为"急救试痧"。

何年。《发微》云：明季癸未，燕京始患此，有疮有白毛，砭出恶血则愈，否则即死。或言康熙初，登莱诸郡瘟痧盛行，人马多暴死，是皆兵荒之际，毒疠伤人，有人所不能避，医所不能辨者。《经》曰：大气入于脏腑，虽不病而其人卒死是也。张石顽云：凡触犯臭秽，即腹痛呕泻，俗以磁器蘸油刮脊上，随发红斑者谓之痧，甚者欲吐不吐，欲泻不泻，干呕绞痛者曰绞肠痧，杀人尤易。又有腹痛卒倒，面胀而黑，半日死者曰番痧。近年变证无常，如闷痧、木痧、护心、噤口、羊毛、鱼眼等痧，悉数不能终也。救之不速，朝发夕死。相传此证，初由沙漠之地流入中华，故字从沙，其暴厉之状与岚瘴、海气、瘟疫、霍乱相近，亦与风寒、暑暍、直中相似，而实则不同也。昔人未得病情，治以外感等法，服之皆死。本朝二百余年来，天灾流行，所在皆有，而濒海跨山等处，窃发尤多。土人设法救援，传方济急，众思集益，始得津涯。大抵痧之为病，变状虽多，究厥本原，总不外夫表里二字。表者，肌肤也，肺主皮毛，恶毒异气由鼻吸入，则邪毒袭肺，肌肤闭遏成痧矣，此表邪为病，利用火焠磁刮而痧清。里者，肠胃也，胃主肌肉，臭秽浊邪从口入咽，则毒气犯胃，脏腑沸腾作痧矣，此里邪为病，利用针刺血出而痧解。明此两端，而更以诸前哲经验妙法，施送良方参之，治痧何难哉？

痧证序略

《经》曰：暴病非阳。此指直中风寒言也。《活人书》云：暴病多属火，怪病多属痰。若痧症骤发，腹痛如绞，上吐下泻，或昏倒不省人事，及暗痧、闷痧、落弓、噤口等证，亦甚属怪异，或视为痰火，则药入即毙。盖痧本天地疠毒之气，与人之血气凝滞而成，虽其间不无痰之胶、火之郁，而不得以痧为痰火也。《发微》云：此当先辨其脉，大抵火脉必数实，痰脉必洪滑。若证似痰火而脉非滑数，反沉迟涩伏者便是痧。郭右陶先生谓审脉与症不合者，即为痧脉是也。且痧毒之发亦无一定之证，或吐或不吐，或泄或不泻，或发热恶寒或并无寒热，或胀痛或不胀不痛，皆无定症可据。凡因寒、因暑、因火、因食、因痰、因劳、因怒、因郁、因瘀血、因秽气，此十者皆痧之所由起，以本病治之，不应反增剧者，痧也。明乎此义，则痧症易知，亦易救矣。

凡痧由秽浊之气逼入肠胃者，先吐泻后腹痛；由暑湿之气袭入脾胃者，必先心腹胀痛，而后变吐利；

若热毒直犯三焦膻中者，初起即胸膈痞胀，痰食内滞，懊恼不安，或腹胁搅痛，面垢目赤，或汗出如油，势难久耐矣；其有外寒包裹内火郁结成痧者，多见肢倦舌蹇、偏身肿胀，或为痛楚之候。其它夹食夹痰之类，发为痧证者，必当先清其痧，然后各随所夹而理之，庶可有济。

痧分十二经

张长沙治伤寒证，按足六经三阳三阴分证施治，不及手经。痧毒秽邪由表入里，则手足十二经无所不到，可谓暴且烈矣。如痧入足太阳膀胱经，则头项胀痛，下连风府腰脊，上窜顶颠是也；入足少阳胆经，则腹胁胀疼，肿连耳际，口苦晡热是也；入足阳明胃经，则胸胃胀痛，两目赤肿，唇干鼻燥，口渴引水是也 _{上足三阳经痧毒}。不治则传三阴，谓之阴痧。痧亦有暴病直中阴经者，如邪入足厥阴肝，则两胁胀，或痛不得转侧，或腹胁吊痛之类；入足太阴脾，则为腹胀板痛、泄泻、肢懒之类；入足少阴肾则为小腹胀硬、痛连腰脊之类 _{以上足三阴经痧症}，此足六经痧症也。其有痧毒举发，证见咳嗽声哑，喘逆上气，或吐衄者，痧入手太阴经也 _肺；有半身疼痛、麻木不仁、左足不能屈伸者，痧入手太阳经也 _{小肠}；有半身胀痛、俯仰不利、右足不能屈伸者，痧入手阳明经也 _{大肠}；有昏迷不省或谵妄不知人事者，痧入手少阴经也 _心；忽醒忽昧，或独言一二句，即默默昏睡，呼之始应者，手厥阴经也 _{心包}；胸腹热胀、干燥烦躁、不能安枕者，手少阳经之痧也 _{三焦}。此手六经痧症，向来痧书皆综此说。

愚按：霜降后春分前感冒，外邪多是伤寒，张仲景以足六经分证论治，后人不能异其说，以寒为阴邪，阴主降，故传足不传手；若立春以后至处暑节，凡有外感，如春温、风温、暑湿热等症，皆阳邪也，阳从上，故传手不传足，此时医所鲜知者。痧症客邪卒发，如天行时疫之类，未必按经而入，如仲景、叶天士诸法，但就发痧时审其兼证，便知毒入何经矣。

又按：海乡痧症盛行之际，老农村媪以针刺之即愈，愈后亦不尽服药，何论传经？愚治痧三十余年，未见有按经为病者，询之痧科，大约以发热头痛为太阳痧，寒热往来、口苦耳肿为少阳，面热渴烦、但热不寒为阳明，至于腹痛身重则为太阴，小腹痛或胸胁痛不可转为厥阴，腰痛恶寒、倦卧为少阴，此因痧而兼察足经之症。如此亦有毒入手六经者，如痧见咳嗽、喘衄则理太阳肺；痧见心痛或胀，额汗冷而不流，身或热或凉，则理少阴心；如见小便不利，身热溺血，则理太阳小肠经；见身热呕吐，或下利脓血，则理阳明大肠经；而胸腹热胀，睡卧不安，鼻干齿燥者，手厥阴心包络有痧也；上为口渴，下为便闭，升降不常者，手少阳三焦有痧也。此手足十二经之证，痧毒之发，或见一二，或见二三，俱未必凿凿印定眼目，惟于脉症不符之际，藉为依傍，似胜于空中捉摸也，治痧者可不熟审之欤。

痧分表里

六气伤人，皆曰外感痧气，发于春夏秋三时，风寒暑湿火五者，皆能为患。初起袭人肌表，及半表半里之间，便觉胸中烦满，头痛目昏，或呕或吐，兀兀不安，此表证也。在表失治，则邪毒入里。里者，经络也，脏腑也，脾胃三焦也。痧毒入之，则欲吐不吐，欲泻不泻，腹中大痛，甚至痧毒上升，则心胸胀痛，毒下注则盘肠吊肚。若不急加刮放，则表里壅遏，毒攻心膂，立时昏仆矣，斯时气血不通，刮放不出，邪气深入，死在须臾。此宜速用妙药，或吞或吸，先与开通，俟气血周流，再行刮放，迟则必无及也。

大抵痧证，先身热或恶寒而里不病者<small>无吐泻腹痛等则里不病</small>，以透表为先，达之使外毒出也；身凉而内热者，以清里为先，疏之使毒内散也。邪气初客于肌表者利用刮，更以荆芥、防风、薄荷之属散之；邪已入里者，利用针，兼以陈皮、厚朴、柴胡之属疏之。至于毒气内攻，刮放不出者，急用卧龙丹、通关散之类搐鼻取嚏以开上窍，再服红矾宝花、至宝丹之类以开之、降之，俟其少苏，而刮放之，则毒邪自泄。盖痧症头绪虽繁，经络俱到而治法总以刮放为主，随其表里经络，见证而各加引药以治之，无不见功。

《增集》
痧之初发，必重外感，感于肌表，人不自知而入于半表半里，故胸中作闷，或作呕吐，而腹痛生焉，此可焠刮而愈。痧感半表半里，人自不知则入于里，故欲吐不吐，欲泻不泻，痧毒冲心则心胸大痛，痧毒攻腹则盘肠吊痛，可以刮放而愈。

痧分阴阳

阴痧，俗称冷痧。人当夏月，乘凉于深堂广厦之中，消暑于冰雪、瓜桃之类，遂致遏郁清阳，阴寒内

洇，伤脾败胃，凝结成痧者有之。又或寒凉败脾，食痰内滞，或夜凉失被，触犯外邪，又如暑天行路，骤饮冰浆，酷日操劳，多啖生冷，发则呕泻腹痛，面白唇青，汗出肢冷，甚则畜血唾血，寒逼热溢，阴极似阳，或为盘肠、吊脚等痧症，死者不知几几也。若以时令温热，辄用寒凉，无不立毙，是当以脾胃为主，疏散温通以开结滞，加以刮放自安。若司天在泉，六气之中适逢寒水湿土，亦可从阴寒例用药，如仲景真武、理中之类，亦无不可。

阳痧，即热毒郁结之痧，多因冒暑耕耘，趋炎奔走，或怒劳郁勃，或醉饱迎凉，皆能成痧，发则头痛眩晕，恶心腹痛，面赤目红，甚则护心噤口，汗出如油，治之不速，不半日而毙。凡见此等热痧，其四肢必温暖，脉必暴数或沉伏，与阴痧不同，切不可饮热粥、热汤，尤最忌姜汤、烧酒之类，反致不救。法当先刮放，并鼻搐卧龙丹，调服痧药，以开闭塞而通结滞，或令饮冷水，亦可解毒回生。

痧分急慢

急痧，如风雨骤至，其发甚暴，证必霍乱吐泻，腹中绞痛，或哑声，或噤口，或头面肿大，或咽喉紧痛，或猝然昏倒，四肢厥逆，或汗出如沐，状似中风、中暑、中毒、中喝等证，宜辨得真切。果是急痧，速宜刺出恶血一二次后，令吸服各痧药，庶可回生，迟则无及。

慢痧，犹小儿之慢惊，其症行坐如常，不知所苦，但胸中闷痛，欲食不食，虽饮温汤，亦不见重，惟日加憔悴，或兼是他症，似痧非痧，此慢痧之轻者，刮放之可愈。若发热头痛胸满，似伤食，亦似伤风，又亦夹疟夹泻，甚或面肿目赤，胸胁不宽，四肢肿赤，或身重不可转侧者，皆慢痧之重也，宜刮放数次，按证服药，不可轻视也。

看唇舌

痧者，急病也。发之重者，立时昏迷不醒，口不能言其苦，脉多隐伏不可辨，仓皇失措之时，莫若先看其唇，以唇为脾之外候也。唇色淡红而润者生，白者虚冷，黄为食滞，紫为热毒，青黑者凶。

再看其舌，凡腹痛恶心而舌比常人浮大者，痧也。舌上苔色淡红，虽有内热亦轻，药不宜过凉。若舌色深红，则内热已炽，药不宜香燥。舌淡白多痰，

宜利气化滞。苔黄而厚腻者，食积化火也，清之导之，甚者攻之。至于舌苔燥黑，则肠胃如燔，火极似炭之象也，真水内竭，难保生还，或于刮放后再视之，黑色渐退者生，否则不治，此定理也。

辨脉理

痧证脉多沉伏不现，或涩，或歇止。《经》曰：诸痛脉伏，痛定则脉起矣。又曰：痛不嫌代，以痰食阻滞，气血不得流通，故脉来涩伏，结止如代也。伤寒两手脉伏曰双伏，一手伏曰单伏，此必将汗之时，暂见脉伏耳，汗出则脉自现也。若时时脉伏而汗出如珠者，痧也；痛缓而脉仍伏者，痧也。郭右陶云：凡病证与脉不符者是痧，宜舍脉从证为主。

按：《痧胀玉衡》云：脉浮芤者肺之痧，散而芤者心之痧，弦长而动肝之痧，芤大而滑脾之痧，至六腑受痧，皆以脉分别论治。以余试之，殊未必然，不如以伏结为主，而以浮沉迟数涩滑辨之。《发微》云：《脉经》以浮缓为伤风，沉迟为感寒，沉细为湿，浮虚为暑，浮洪有力为热，又以战动为食积，浮滑为饮痰，沉弦者怒未平，芤涩者血内瘀，若脉来变幻无常是为秽浊上蒙，痧证如夹上项诸证则脉必兼见，理或然也，然亦未必拘定如是也。

愚按：痧症当胀痛，暴作之时脉息俱不足凭。然毒邪由鼻吸入，先伤肺气，热邪主火，必先入心络，肺为气之主，心为血之宗。毒邪外袭，上焦之清气必蒙，故患痧之人两寸脉多不现，不现则阳气不升，而头眩昏仆矣，中宫闭塞而胀痛呕吐矣，上下关格而吐泻不得出矣，心阳郁遏则迷闷而小便不通矣。余尝以右寸伏者为气分之痧，先以卧龙丹之类取嚏，再用刮法，不愈，则刺少商穴各一针，脉现则愈。以左寸伏者，为血分之痧，亦用刮法，刺少商穴，并刺十指尖，亦以脉出为愈。凡痧初起，脉微细者生，实大急数者重，洪大无伦者凶，一部无脉者可治，一手无脉者难治，两手无脉者不治，六脉按之无根、刮放服药俱不应者死，诸怪脉现、刮放不应者死，若病久脉有神者生、沉细无力者死。此脉象生死攸关，治痧者不可不熟记也。

《增集》贵先审脉

痧症脉多微缓细涩，有时弦数浮大，虚而无力，有时六脉俱伏，伏亦无防，待痧气退脉即复。假使头痛壮热，脉应洪实而反迟微者，痧也。如厥冷不语，脉应沉细而反滑实者，痧也。大抵痧脉与众脉异，痧之毒气冲击于经络血肉之分。若脉症稍不合，便审痧筋有无，有则俟放过之后，再诊脉之未复如何，以断病之寒热虚实。

按：伤寒杂病，自有本脉，若一兼痧，其脉必变，病必凶暴，然兼痧之脉，自可细考而知也。伤食之痧脉多下实，伤血之痧脉多芤滑，伤暑之痧脉多洪滑而疾数，伤风之痧脉多浮微，秽浊之痧脉多变异不常，伤风之痧脉多沉伏或形如雀啄，伤寒湿之痧脉多沉细耳。或有痧脉，一似阴症者不可不辨。盖因痧毒气壅，血阻于经络间故耳。脉伏若刺放血流，痧气亦浅，毒无壅阻，而脉乃复其常耳。

辨痧筋

《治法汇》曰：痧症辨脉后，若脉不现，或与症不符者，当看痧筋。凡两臂弯、两腿弯上下有细筋如丝，深青色，或紫，或深红，或淡红者，痧筋也，以针刺之，必有紫黑血出，则痧毒泄矣。惟腿上大筋不可刺，刺之心烦；腿两旁硬筋亦不可刺，刺之则筋缩；臂弯亦然。如细筋不现，宜手蘸温汤，于手足弯上拍之，约五七下，则筋现矣。

按：周宇宁先生于痧发而手麻痛者，刺臂弯内缝居中之筋边，是穴不可伤硬筋又令病人手按胸膛，看其臂弯横纹尽处，是曲泽也，刺之有益；于足筋酸痛或吊脚者，刺两足委中穴穴在两腿膝后横缝居中便是，勿刺大筋、环跳在臀下两腿跟，以足跟向后跳着处、足三里平坐以手掌心按定膝盖上面，以中指指向外踝，指尖到处，令各出血，大效无比，但用针宜轻浅耳。痧筋有隐者，有显者，有乍隐乍显者，有隐而不显者。其显者毒入血分者也，乍隐乍显者毒在气分者也，其微微现者毒流气分被食阻滞故也，隐而不现者毒结血分为积所遏也，行气散血、消食破滞耳，痧筋无不现矣。

辨痧斑

张洁古谓：脉浮心烦谓之欲斑。凡病人心烦不安，或身痛如束，或耳聋，或手冷，或咳，或呕者，皆是发斑之候。若发痧之人，里气充实，毒邪不能内攻，乃遏郁于肌肉之分，郁久生热，遂发痧斑，亦曰斑痧。当其欲出不出之时，脉伏心烦，咳呕并作。此宜用火照看，若隐隐在皮里肉外，形如黍米者，当以药透达之，则毒随斑出，而内火自清。近法用麻油灯草燃火焠斑上，则必作爆，爆后即觉胸膈一宽。凡春夏之交外寒包裹内热，则往往发斑，治法如前。

愚按：病人若表里皆热，自觉肌肉间淫淫如有汗出，而视之并无汗者，斑也。可细认之，此春夏湿热暑温，病皆如此，痧斑谅亦相同，存参。

辨痧痛

食、痰、怒、火、虫、块六者，皆令人腹痛。惟痧症之痛多见汗出脉伏，腹中如胶，按之更甚，且其痛必暴，有不可久耐之势。医不悟及痧毒，辄以食、痰、怒、火、虫、块诸痛疑之，必致增剧。岂知食滞作痛，必饱满嗳腐，痛在中脘，得食则痛，加右关必滑实有力也。若新食夹寒则痛必隐隐然，脉见弦迟矣。痰痛者，或其人平素肥白多痰，痛时腹中走注，按之濡软，脉浮滑或弦滑者是也。怒气腹痛者，必因愤结伤肝，其痛不暴，或连两胁，下抵少腹，或兼呕恶，面青脉弦，痛有作止者是也。火痛者，胃火上冲，口渴引饮，饮入即吐，或吞吐酸水，脉必洪数滑实，外有火象者是也。虫痛，则胃脘痛如刀割，外见厥冷，面或青或白，痛有作止，发则搔把不定，口吐清水，脉起伏不常，痛定则病若失，且别无所苦者是也。块痛，则向有宿瘕聚结肠腹，偶因怒劳触发，痛不可近，但其痛必有常处，或摸之有形者是也。以上六者，皆与痧痛大不相同，如无故暴痛，审无前项六症，而痧痛可决矣。

愚按：《内经》痛病十三条，属火者一，属寒热者一，属寒者十有一，以寒则凝滞，所以腹痛也。痧痛属热者多，但属寒者亦间或有之。昔人论寒滞腹痛，多主仲景足三阴经求治。若夫形寒饮冷，膈下隐隐疼痛，或四肢厥冷，恶心泄泻，痛时喜暖喜按，脉沉迟无力，饮冷物更甚者，是为寒痛，即为冷痧。若非此作痛，则多属阳痧矣。

又按：寒痛多缠绵，火痛必急暴。寒痛唇面必淡白，舌苔必淡红，若火痛则面赤唇紫，舌苔黄黑粘浊，更以喜冷喜热辨之自明。凡痧毒内攻肠胃，一团邪逆之气与秽浊之气扰乱不宁，故阵阵作痛，有痛一阵泻一阵者，有吐泻不出而绞痛者，有得泻而痛缓者，有痛而厥逆者。如斯之类，急宜先行刮放，用药开通，所谓通则不痛也。

《增集》指源

小肠则头痛发热；大肠则面目如火，但热而不

寒，痢下脓血后重，呕吐身热；三焦耳旁肿胀，寒热往来，热毒内攻，上则口渴，下则便血；包络则小腹胁痛；肺则腹痛，咳嗽痰喘，甚则鼻衄；心则腰心痛胀，其头额汗出如珠，或热或凉；膀胱则小便溺血，甚则身热；肝则沉重，不能转侧，甚则吐血。

辨痧胀

《痧胀玉衡》一编首言：痧证之作，胸膈必先胀满，以山瘴海氛直犯上焦，故蒙蔽而作胀。是胀者，气之闭，火之逆也。气为毒壅，火因毒升，故胸中痞结不舒，头目亦为之昏胀，所谓痧不离胀，胀即为痧是也。急以卧龙丹之类取嚏以通上窍，刺手少商穴以泄肺气，更以药疏之开之，则气行火降毒散，而痧乃清。且痧之为胀，多因食阻，或因暑邪食滞，上焦者吐之，中脘者消之，入下焦者攻之导之，食去则胀亦消。若暑气从口鼻吸入，先犯肺胃，清窍必蒙。凡上窍闭而火升者，必作痞胀，或头目不清，两太阳胀甚，宜清凉开达，引之降之；中焦闭则多下泻，清阳不升故也，散之行之，则脾郁升矣；下焦闭则多致涌吐，或痰，或血，或蛔，皆由地道不通，故激而上越，导之和之则安。

按：气为毒所壅，则成痧胀，必于利气药中兼活其血，以血活则气行，血破则痧走，血败则痧散，而火亦因之而降，毒亦因之而消净也。

论吐泻

夏月中暑中暍，多致霍乱吐泻，以暑中夹湿夹食，更以秽浊不正之气，由肺气逼入阳明，于是上冲咽道则吐，下注大肠则泻矣，饮以阴阳水、黄土汤、地浆或六一散、正气散、胃苓汤皆愈。惟痧症吐泻必见胀痛，脉症不相符。虽有因寒、因火、因秽气之分，但不得概以中暑、霍乱之药混治，以暑邪缓而痧毒急且暴也，以刮放施之，更服妙药及和中逐秽药则安。

按：吐泻之痧，因热者尚轻，因寒湿者尤重。道光癸卯秋，吴姚患此者极多，朝发则夕死，夕发则午死。曾见腹中大痛，吐泻三四次，便觉冷汗如油，目窠内陷，大肉脱去，即喘促肢冷，而绝者甚多，或有饮生姜汁一大瓯而幸免者，此亦寒痧之重者欤。

论昏晕

头目昏晕，有气、血、火、痰、暑、湿六者之别，及气虚、血虚、中寒、中风、中暑热、暴怒、劳力皆能致之。此当辨之以脉，区之以证，方不贻误。至痧毒发晕，必忽然而至，脉症多不合，是由痧气上冲，或痧气内壅使然。但上升者其晕必暴，内郁者晕必微。此皆不必治晕，惟刮放后清理痧气，痧毒清而昏晕自止。

痧症有实无虚

痧为时行疠气，入气分则胀，入血分则痛，入经络则变现无常，攻脏腑则凶危立至，此皆毒气壅遏使然也。气体壮实之人固以散邪通滞为主，即稍涉虚者，亦必以清理痧毒为先，以痧症有实无虚也。故清解驱散在所宜先，调补滋培在所当后。余曾见缙绅家膏粱之子，暑月患痧，自谓向来体虚，服桂附地黄即死者，有服人参桂圆肉曲而死者，皆犯痧症之忌也，可不戒哉。

论痧块

痧毒初入气分，随气聚散，以气分药疏理之而易愈。至毒结血分则为凝、为壅、为聚、为结，皆成痧块、痧鳖之类。大抵初起之时但为之凝，凝多则壅，壅则上下左右游走不定，则为之聚，至滞于一处则为之结，凝为轻，壅为重，结聚则更甚也。昔人治凝以红花、泽泻为主，治壅以桃仁、延胡为主，治聚以茜草、苏木为主，治结以山棱、蓬莪、降香、灵脂为主。块轻者药不宜重，重则血络受伤；块坚者药不宜轻，轻则留邪为祸，亦一定之理也。

痧结气分曰痞，结血分曰鳖，夹食积痰饮曰块，皆能留患作痛，时作时止，日甚一日。治法：在气宜沉香、砂、蔻之类，在血宜桃仁、红花之类，夹食痰宜莱菔子、苏子、山楂、厚朴、槟榔之类。此证多见于痧发之后，若不除根，留为后患，受苦无穷也。

证指迷

看痧宜分气分、血分。初起邪气多客于气分，久则渐入血分，然亦有直中血分者，当以症察之。大抵毒阻气分而夹食者，其痛必绞动；毒壅血分而夹瘀血者，其痛不移处。毒气上冲，则发于头面上部；毒邪下走，则发于下部四肢；暴气冲射，则上吐下泻；恶气闭结，则胀闷心烦；甚或恶寒发热者，邪气遏抑于肌表也；有胸胁掣痛者，邪毒留滞于经络也；有外肿内胀者，表夹风寒，里有积滞也；有吐血便血者，痧毒泛滥，须防溃决也；有咳嗽痰喘者，痧毒上壅于肺位也；有卒仆暴厥者，毒入血分而攻心包也；四肢耎弱或僵直者，毒邪流注于血络也；腰胁板痛不可转侧者，毒邪入于经络也；痧块攻痛者，毒留脏腑而血凝气结也；有变肿毒溃烂者，毒血阻遏外蚀肌肉也。凡此等症不可殚述，而治法大纲总以毒在气分则用刮，毒入血分则用放，而用药开通亦分气血两门为治，毒消而诸症自解也。

治痧大略

初起痧气壅闭，若审无食痰、瘀血停滞者，药宜冷服；有食积而无血瘀者，稍冷服；有瘀血，微温服，以痧症最忌热汤，故服药宜慎也。

治痧三法

痧在气分宜刮，何谓气分？如初起时，邪客肌表，觉胸头痞闷，或恶心头晕，或微恶寒，不知饥饱之属，此痧之入人尚浅，其症尚轻，刮之使红紫斑痕外达，则毒气不致内攻矣。然其间亦有风寒冒火之异，感食痰怒郁之相杂，法当精察而兼治之，此一法也。何谓血分？痧毒由气分传入，便觉懊恼不安，为痛为泻，腹胁胀滞，间或发热呕吐之类，此邪入渐深，痧毒较重，用针刺之，或磁锋砭之，则痧毒随紫血外泄，不致内攻也。然亦有夹杂外感及痰食者，皆当兼理，此二法也。更有痧毒内陷，留阻于肠胃脏腑经络之间，则必内服汤丸，先行驱散，外施刮放，以泄毒邪，庶不致闭遏杀人，此三法也。

刮痧法

郭氏法用细磁碗口，蘸麻油或云台菜籽油，油内略入食盐几粒，以手执碗，向病人胸前两肩两臂弯、背心居中及两足弯，徐徐自上刮下，每处各刮十余下，以刮出红紫斑及见朱砂点为痧毒外透云。至头额及两腿，则用棉纱线或苎麻蘸油刮之，其大腹小腹软肉处，宜以手蘸油摩擦之，皆以痧痕外达为止。

余见乡媪刮法，凡痧毒浅在肌表气分者，先以清水漱口，乃含温汤半口，于病人胸心、背心、两肩胛、上臂弯、腿弯凡五处各咂十余口，吐去浊水，但见咂处现出红斑紫晕赤点者，为毒从外泄，屡见奇功。

苏杨杭绍风俗，患痧者令仆人以指抉其咽喉两旁及项下胸前，作菊花样，谓之提痧。此因南方体弱畏痛故用此法，然痧毒深重者无益也。近法用温水一碗，入香油一小匙，盐数粒，用磁瓢润温汤刮之，先从项颈前后左右刮向下去，次胸前，次夹背脊各开一寸许，次脐上下，次手臂弯各刮一二十下，以见红紫斑赤黑点为度。

放痧法

古人用砭法，以细磁器碎之，取有锋者，夹缚竹箸上，置穴上，另用一箸就磁片上轻轻击之，得血出为毒泄也。今人多用痧刀刺之，出血更易，其刀比外科刀稍窄，亦较细。旧法刺十穴：

一刺百会，穴在头顶上正中陷处，此穴切不可直刺，亦不可深入，但宜斜刺，只取挑破外皮，略透血影以泄毒气而已。

二刺印堂，在两眉中间，比眉头略高一分许，但刺一针，见微红即止，头晕痛者尤宜刺。

三刺两太阳，穴在两眉外稍，去眉梢二三分，以指重按之略觉酸者是也，各一针。

四刺喉旁，在结喉两傍，各开寸许，各一针，咽喉痛闭与虾蟆、大头瘟者宜刺，亦宜分轻重用。

五刺舌下两边，近边各刺一针，针不可深，惟急喉风、喉蛾痧可用，但取血影可矣。

六刺舌底两边黑细筋，舌滑不宜取，一手用布或纸包定舌尖，翻之令向上去，右手用针，看有青紫细筋绊舌，则轻轻刮之，有则急令吐出恶血，不可咽下。若舌底大黑包，切不可刺，误刺则血流不止而死，余曾目睹。

七刺两乳头，在黑晕内上边各一针又说乳头垂下尽处是穴，不如看有青筋，在乳上下者刺之。

八刺手十指尖，穴在指甲后正中，各去甲一韭叶许。昔人云各离甲三分，此乃身上分寸，与官尺不同，不可拘泥又说用他人两手捋下不计数，捏紧近脉息处，刺出血。又刺足十指尖，与手指尖相同，亦各去甲后三分许，不可太近，近则令人头晕恶心，手指上亦然凡欲刺指尖宜先从上向下捋五六分。

九刺两臂弯，宜于弯之内边则名曲泽穴，考之明堂图，则在尺泽、少海穴之间，若曲池则在外边肘窝部位，宜辨明分曲泽、曲池是二穴，宛宛中看有细筋，或淡红，或深红，或紫色者刺之，各一针，取紫黑血点为妙如筋不现，用温水扑打自

现，可迎刺，切不可刺大筋，亦不可刺硬筋，误刺伤人。

十刺两腿弯，横纹中间，即委中穴也又说有细筋深青或紫红者，名曰痧眼，欲于义内针刺恶血。痧症宜认腿弯里，上下有细痧筋，义内针出恶血，以泄其毒。若大筋硬筋皆不可刺，切记切记。

以上十处，虽痧毒深重者，刺之必愈，非空言也。妇女可隔单娟衫刺之，若少年怕针者不必如数。余尝师周宇宁翁刺法，先刺百会一针，次取印堂一针，次取人中穴，唇上白肉处居中一针，次取两太阳各一针，鼻准尖上一针，更刺两手少商穴各一针，以通肺气，此穴在手拇指尖内侧甲角去甲角各一韭叶许，以爪甲掐之甚酸，针入有声者是，治痧第一要穴，切不可误刺外侧，亦不可离甲角太近，反令人眩。

痧重者并刺十指甲角及足十指甲后三分各一针；足酸或吊脚者取两腿上委中各一针；腹痛甚者刺绕脐共六针；呕甚刺足跗与跗同，同音肤，足趾也，足上也谓足背也，考之明堂图合面，足外踝斜向里上，系跗阳穴，似不在系鞋带处正中阳穴，在足背上，小儿系鞋带处正中中封穴各一针考明堂图，穴在正面足背上系鞋带处正中之上偏，通大拇足指第四穴，似有误会，尚宜辨正；重极者亦刺舌下如前法；其轻而浅者但刺印堂、人中、少商、舌底凡四处而痧痛已平。

凡用针不可太重，入肉不过一二分，取微微红血点以泄毒气，庶不使负痛伤元。若苏杭各属薙家刺法，入肉不外三五分，流血满地亦大泻元气矣。痧针宜小而极利，长二寸余，口不宜阔，须日日于羊肝石上磨得锋尖，收藏身边，勿使黑锈，临用再磨五七下，以两指撮定针尾，看准痧穴，凌空刺之，如用朱笔点书一样，则入肉浅而泄毒自易。如一次不愈，息一二时辰再刮一回，大约三次出血，虽势在危笃者亦可回生也。

二百余年来，海内病痧者，殆无暇几，即以痧殒命者不可胜计，而时俗且以痧毒为虚名，以针刺为末务，以致讳痧忌刺，束手待毙。岂知黄帝制九针之法以疗民病，用针实在用药之前。《内经·刺疟论》言：诸疟而脉不见，刺十指间，出血必已。夫脉不见即伏也，即痧症脉不合之谓，刺指出血必已，即放痧泄毒之意。昔之名医，如扁鹊、仓公、华佗、元之李杲、罗谦甫、明之滑伯仁皆以针法济人，刺痧何虑乎？

痧针古人用磁锋，取其入肉浅也，今人改用金银针，取其解毒也，然锋利不及钢针，或嫌铁气着肉，痧毒难消，总不如生银针。乡人有取山土中多年旧铁钉子炼成者，更为清快。

痧毒刮放不出法

痧为热毒，误饮热汤茶酒，则助毒上升，痧筋必隐而不见，刮之放之，痧亦不泄，且无痕无血也，火酒姜汤为害尤重。此当先令饮冷水，使毒气下降，然后再刮再放，必斑透血出也。阴阳水、地浆水、晚蚕沙汤之类冷服，宝华散、卧龙丹皆宜吞服以泄痧毒。有因血瘀而不出者，童便、桃仁、红花之属开之。有饱食后发痧放血不出者，以炒盐汤、矾汤饮而涌吐之；食久积滞腹痛者，莱菔子、山楂、麦芽之类消之；积甚者，枳朴军槟下之。痰血凝结，昏迷不省，刮放不出者，宜先饮真云薹菜油一小杯必不作呕，然后刮放则毒自出。又有痰涎与痧毒胶结，毒气上冲致咽喉肿痛闭塞，或喘促者，尤易杀人，急刺少商穴并喉结两边，以泄元气，服山豆根、射干、牛蒡、薄荷、僵蚕、童便之类，凉之降之，或以冰硼散吹之，此急则治标之意也。

按：食痰瘀秽皆能阻遏经络，不得痛达，故刮之斑不现，刺之血不流。医家概认作死证，委之不治，因而绝命者多矣。有一婢犯此，将弃诸野，闻其口渴呻吟，乃以井水恣其吞咽，移时即苏。盖热毒内焚，食阻血结，阳亢已甚，以天一之水清降滋阴，则毒消火降，而气血乃得流通也。

痧用吐法

新食后发痧，或已受痧又过饱者，其食尚在上脘，宜吐去之。《经》曰：高者越之。成无己曰：吐中有发散之意。用淡盐汤或白矾汤，待稍冷任其多服，服至胸中觉有聚水，乃以指探入，吐而去之。

用下法

痧毒每多上壅，故大小便往往不利，刮放固不可缓，尤须服药清降，令毒气不得逆升为患。且痧症有实无虚，自当有泻无补，下法不妨酌用也。

伤寒病下早则引邪入胃成结胸。若痧症胸中胀闷，如审系新食在上，则涌吐之；如果为宿食凝结不化，则用药攻下之。盖痧毒本由肌表而渐入，胀胃盘旋绞痛，脏腑大受其冲击矣，若不急下则变在须臾，是宜刮放以泄经邪，攻下以通腑气，则二便通，胀痛止，痧毒清矣。惟中病即止，不可过剂，以残其元。《内经》云：下不厌迟。又曰：脉浮禁下。皆司命者所当知也。

治痧赘言

痧非四时常见之病，不但病家不知，即素医者亦不甚悟及此。

明季痧毒流入京都，死者无数，后用荞麦面调服得痊，此天赐之方也。按：痧毒初起时，有昏聩不省，脉多沉伏不出或混混不清，虽腹痛足冷，切不可误作阴寒，妄施温热。如荞麦急不可得，或食之无效，即宜先理滞气，局方香苏饮加荆芥、薄荷，是辛凉透表法，参以利窍辟邪，无不应也。有宜解毒安中者，仲景栀子豉汤加大力子、生甘草主之，或吐或降皆宜之。又若表热甚者，急宜解肌以退热，仲景黄芩汤加连翘、木通之类。若腹胀烦扰，脉来数疾，急宜泄火，凉膈散去姜加竹叶，则热毒下泄矣。至如热极神昏，虽合三黄亦不能救，近人用紫雪散、至宝丹之类救之，亦间有得生者。其阳明热毒如焚，致烦渴引饮，目赤遗尿，则以白虎汤加葱豉，使从表而化，亦良剂也。然皆十救二三之法，谈何容易。若病家疑信参半，或信僧巫，或听旁议，则不可轻治。诚以痧毒内攻，杀人甚速，倘变生仓猝，恐口众我寡，悔之晚矣。

吊脚痧论

吊脚痧者，即方书所谓霍乱转筋也，燕赵间谓之缠腿肚。刘河间《原病式》云：诸寒收引。注云：寒湿之化，自下而上。用温手摩之，热汤渍之，筋平则愈，故转筋非痧也。先霍乱吐泻腹痛而后转筋，俗乃见其发之暴，死之速，故亦以痧名之，实与热毒之正痧异[①]，反如冰炭。道光辛巳庚辰，江浙始见此症，死者甚多。癸卯秋吴越复患此，死在旦夕，后亦往往见之。同治初燕都盛行，吊脚痧死者一日七百余人，医不能救，救亦不及，院医谓是在泉胜复之化，雨间毒疠所中，甚于瘟疫，莫能强也。

愚见此症，多卒发于夏末秋凉之后，黎明昏夜之时，猝然上吐下泻，或吐而不泻，腹痛或不痛，胸胀或不胀，但两腿大筋，抽掣内吊，酸痛异常，愈吊则愈痛，亦愈觉霍乱，不过一二时辰，即肉削目凹，声嘶气促，或大渴引饮阴逼阳越，或冷汗如油阳气外脱，或六脉全无，不半日殂，或曰足冷转筋，入腹即死者，恐不尽然。近年，此证南北省皆有发，则沿门比户

---

① 异：原文无，据文意补入。

似相传染，竟有一家连毙四五命者。《经》曰：暴病非阳，则其为阴寒湿毒无疑。又曰：寒中于暮，湿中于下。则其两足掣痛，暮夜呼号，浊阴上僭，乘阳则亡，亦以无疑矣。俗因其腹痛猝死概以为痧，投以寒凉，其死更速，又以时逢暑月，不敢任用辛温，故但恃刮放等法，亦有应有不应，至于汤丸煎药，则向无良方，故全活者十中不过五六，殊堪悯恻。愚于友人处得施送《吊脚痧书》一帙，不知何处印定，亦忘其施主姓氏，而书中方论则专主直中三阴治法，所施辄效。惜此书为他友携失，而治方大略犹能记忆，故因辑《痧症度针》而附识于后，亦济人之一助也。

吊脚痧初起，即取肥生姜三四两，沸汤泡过，捣烂绞汁一碗，徐徐灌下，如再吐加黄连五分，再吐加桂枝八分、乌梅肉八分，浓煎和姜汁半碗，待冷灌之，其吐必止。外用古砖一二块，炭火烧极热，布包定于胸腹及腿后筋上，摩之熨之，宜自上而下 手炉熨斗皆可，一面令人揉埝敲摩。若病人烦躁，不愿敲击，不可听从，务劝其忍痛受敲，切勿放手。

用药以张仲景理中汤、大小建中汤、桂枝、四逆、真武、吴茱萸汤、乌梅丸、黄连汤等方出入加减，十救七八。盖此症吐泻属太阴，腹痛太少二阴，厥逆筋缩属厥阴，故以三阴证方治之，无不立效。若疑信参半，观望迁延，至于汗溢神昏，六脉断绝，不可救矣。

按：吊脚痧者，即霍乱吐泻转筋也，发则多见腹痛厥冷，痰壅汗出，气冷欲绝等候。初起切不可饮热汤、火酒、热粥之类，急用通关散或卧龙丹搐鼻，有嚏则可治 无嚏则窍闭而神败不治。治渴甚，宜用乌梅生姜汁煎汤，令徐徐咽下，切不可再食生冷，必待吐泻已定，手足已温约一周时后方可进锅焦汤，安则渐加，但吐泻一二日内不可食粉面油腻及鱼肉虾蟹鸡鸭蛋菱芋各豆诸发物。

良方

用蒜头捣如饼，贴两足心 愈后即洗去，或用以擦足心，令热即安，更以冷水吞下一瓣。

吴茱萸、食盐各三两，炒热布包，熨脐下丹田，危急将脱者食盐填入其中，艾灸其上二七壮即苏，后服四逆汤。

旧砖两块烧赤，重布包之，置地上，令足踏之，即安。

酒调金脐墨二三钱，灌下。

红蓼茎叶二握，煎汤，乘热浸两足。

扁豆叶一握，生捣如泥，入米醋少许，绞汁灌之。

食盐二三觔，炒热以布包，作两包，以一包熨胸腹 令热气透入，以一包熨背心，俟手足渐温，乃用白豆蔻、丁香等分为末，生姜三两捣汁，煎汤服一钱效，寒甚者不过三服愈。

《纲目》：转筋最怕入腹，惟多饮山岩泉水则免，谓之洗肠，然虚寒人不宜多服耳。

荒居暮夜，忽患霍乱转筋，医药难得，有家者用炒盐熨法救之见前，否则用沸汤浸其足，冷则再添，令热气熏入即瘥，更以绵软布或棉花团浸沸汤透热，向筋上熨之，自安也。

简便法

暮夜转筋，无人刮放，男子自以手挽其肾囊，女人自以手挽其两乳，令分向两旁。凡证轻者无不立愈，或问其故。余答之曰：肝为筋之府，肾子乳头皆厥阴肝脉所过也，挽其肝络则筋舒。

《续集》扯痧法 即提痧

南方夏秋痧症最多，曾见人猝病，扯痧，不药立愈。其法用水拍湿结喉及两边 即大迎穴皮上、两手臂弯 即曲泽穴，在腕中皮上、两腿弯 即委中穴皮上，将食指、中指拳曲夹着结喉两边等处皮上，用力揪扯一二十下，则痧气发现，皮上露出黑紫颜色。若是毒重，则皮上必有黑紫点，或有黑紫高起一道，须用磁锋尖，在黑紫处轻轻刺破浮皮，即流出黑血而愈。至于结喉及结喉两边，万不可用磁锋刺也。此外治易知易行之法，必有益无损。与痧药均便于行路之人，盖一面吞药，一面自己换手扯痧，立即见效。较之针灸诸方，既简便而且稳当，愿仁人君子留心焉。

痧症误论

痧症最多，今时大方诸家全然不信，此妄言耳，俗说耳，妇人女子之见耳。头痛则用紫苏、麻黄发汗；腹痛则用木香、枳实温中；不语直视，则认为阴症，而用桂附干姜；猝倒脉伏则便认为中风，而用牛黄、苏合；小儿则误作惊风痘疹，女人误为经阻血凝，立刻杀人，犹不省悟，致之夭亡，可深惜哉。然亦不得尽咎此辈者也，从古无书可考，无方可采，徒有乌痧胀之名而无其治法，只知肚腹绞痛是痧，不知有不肚痛而种种杂症之兼痧者。疑似之间，生死攸关，毫厘之差，千里之谬，必当细心详究，以曲全生命，如徒孟浪一试，视人性命轻如鸿毛者，能无愧于心乎？

景岳刮痧案

向余荆人，年近四旬，于八月终初寒之时，偶因暴雨后中阴寒沙毒之气，忽于二鼓时，上为呕恶，下为胸腹搅痛，势不可挡，时值暮夜，药饵不及，因以盐汤探吐之，痛不为减，遂连吐数次，其气愈升，则其痛愈剧，因而上塞喉嗌，甚至声不能出，水药毫不可入，危在顷刻间矣。余忽忆先年曾得秘传刮痧法，乃择一光滑细口磁碗，别用热汤一钟，入香油一二匙，却将碗口蘸油汤内，令其暖而且滑，乃两手覆执其碗于病者背心，轻轻向下刮之，以渐加重，碗干而塞，则再浸再刮。良久觉胸中胀滞，渐有下行之意，稍见宽舒，始能出声，顷之忽腹中大响，遂大泻如顷，其痛遂减，幸而得活，泻后得睡一饭顷，复通身搔痒之极，随出疙瘩风饼如钱大者，不计其数，至四鼓而退。愈后细穷其义，盖以五脏之系咸附于背，故向下刮之，则邪气亦随而降。凡毒气上行则逆，下行则顺，改逆为顺，所以得愈，虽近有两臂刮痧之法，亦能治痛，然毒深病急者，非治背不可也。至若风饼疙瘩之由，正以寒毒之气充塞表里，经脏俱闭，故致危剧。今藏毒既解，然后经气得行，而表里俱散也，可见寒邪外感之毒，凡脏气未调，则表亦不解，表邪未散，则脏必不和，此其表里相关，义自如此。故治分缓急，权衡在人矣。继后数日，一魏姓者亦于二鼓忽患此症，治不得法，竟至五鼓痛极而毙。遇与不遇，此其所以为命也。

针灸法

刺委中穴出血，或刺十指头出血，皆是良法。今西北人凡病伤寒，热入血分而不解者，悉刺两手帼中出血，谓之打寒，盖寒随血去，亦即红汗之类也。故凡病后寒霍乱者，亦宜此法治之。今东南人有刮痧之法以治心腹急痛，盖使寒随血去，则邪达于外，而脏气始安，此亦出血之意也。

霍乱吐泻不止，灸天枢、气海、中脘三穴，立愈。
霍乱危急将死，用盐添脐中，灸二七壮，立愈。
转筋十指拘挛，不能屈伸，灸足外踝骨尖上七壮。
针法[①]
手太阴肺经
少商　大指尖内侧，去爪甲角如韭叶，肺脉所出，为井木。宜以三棱针刺之，微出血，泄诸脏热，膝不宜灸。治额肿喉闭，烦心苦哕，心下满，汗出而寒，咳逆痰疟，振寒腹满，唾沫唇干，引饮食不下，臁臁手挛指痛，掌热寒栗，鼓额喉中鸣，小儿乳鹅。唐刺史成君绰，忽额肿大如疔，喉中闭塞，水粒不下三日，甄权以三棱针刺之，微出血，立愈，泻脏腑热也。

手阳明大肠经
商阳　手大指次指侧，去爪甲角如韭叶，手阳明大肠脉所出，为井金。灸三壮。治胸中气满，喘咳支肿热病，汗不出，耳鸣聋，寒热痰疟，口干颐颔肿，齿痛，恶寒，肩背急，相引缺盆中痛，目青盲。灸三壮，左取右，右取左，如食顷，立已。

足阳明胃经
历兑　足次指正中，去爪甲角如韭叶，足阳明胃脉所出，为井金。胃实泻之，灸一壮。治尸厥口噤气绝，状如中恶，心腹胀满，水肿热病汗不出，寒疟不嗜食，面肿足胻，寒喉痹上齿龋、恶寒，鼻不利，多惊好卧，狂欲登高而歌，弃衣而走，黄胆鼻衄，口喎唇裂，颈肿，膝膑肿痛，循胸乳气膺，伏兔胻外廉足跗上皆痛，消谷苦肌溺黄。

足太阴脾经
隐白　足大指外侧，去爪甲角如韭叶，脾脉所出，为井木。灸三壮。治腹胀喘满，不得安卧，呕吐食不下，胸中热暴泄，衄血尸厥不识人，足寒不能温，妇人月事过时不止，小儿客忤慢惊风。

手少阴心经
少冲　手小指内侧，去爪甲角如韭叶，手少阴心脉所出，为井木。心虚补之，灸三壮。治热病烦满上气嗌干渴，目黄，臑臂内廉痛，胸心痛，痰气悲惊热，肘痛不伸。

手太阳小肠经
少泽　手小指外侧，去爪甲角下一分陷中，手太阳小肠脉所出，为井金。灸三壮。治疟寒热汗不出，喉痹舌强，口干心烦，臂痛，瘛疭，咳嗽，口中涎唾，颈项急不得回顾，目生肤翳覆瞳子，头痛。

足太阳膀胱经
至阴　足小指外侧，去爪甲角如韭叶，足太阳脉所出，为井金。膀胱虚补之，灸三壮。治目生翳，鼻塞头肿，风寒从足小指起，脉痹，上下带胸胁，痛无常处，转筋，寒疟汗不出，烦心，足下热，小便不利，失精目痛，大眦痛。《根结》篇云：太阳根于至阴，结于命门，命门者，目也。

手厥阴心包络经

中冲　手中指正中，去爪甲如韭叶陷中，心包络脉所出，为井木。心包络虚补之，灸一壮。治热病烦闷，汗不出，掌中热，身如火，心痛烦满，舌强。

手少阳三焦经

关冲　手小指内，次指外侧，去爪甲角如韭叶，手少阳三焦脉所出，为井金。灸一壮。治喉痹喉闭，舌卷口干，头痛霍乱，胸中气噎，不嗜食，臂时痛不可举，目生翳膜视物不明。

足少阳胆经

窍阴　足小指次指外侧，去爪甲角如韭叶，足少阳所出，为井金。灸三壮。治胁痛，咳逆不得息，手足烦热，汗不出，转筋痛疸，头痛心烦，喉痹舌强，口干，肘不可举，卒聋魇梦，目痛，小眦痛。

足厥阴肝经

大敦　足大指端，去爪甲角如韭叶，及三毛中，足厥阴肝脉所出，为井木。灸三壮。治五淋、卒疝、七疝，小便数遗不禁，阴头中痛，汗出，阳上入小肠，阳偏大腹，脐中痛，恒恒不药，病左取右，病右取左，腹胀肿痛，小腹痛，中热喜寐，尸厥状如死，妇人血崩不止，阴挺出，阴中痛。

艾绒隔蒜灸法

欲购蕲艾一二觔，揉搓去尽两面叶屑，端午日用中棉泡净成绒储蓄，愈陈愈良，所谓三年之艾也。用时取独头大蒜，切片二分厚，盖于患处。如风湿视部位之宽阔，即以艾绒置蒜上，线香引火，灸三壮，换蒜一片，再灸，痛者灸至不痛，如不痛者灸至痛而止，得艾热气透内为度。惟头上及肾俞穴生毒，元气大虚，均不可灸，尤宜慎之又慎，勿可孟浪耳。

手脉络图

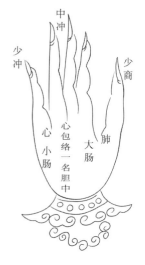

图2-14-1

手太阴肺经络起于中府穴，终于少商穴；手厥阴心包络起于天池穴，终于中冲穴；手少阴心经络起于极泉穴，终于少冲穴。凡用针刺，不可太近指甲，要令人烦闷。手太阳小肠经络起于少泽穴，终于听宫穴；手少阳三焦经络起于关冲穴，终于耳门穴；手阳明大肠经络起于商阳穴，终于迎香穴。

手太阴肺出大指之端，手阳明大肠出点指之端，手厥阴心包络出中指之端，手少阳三焦出第四指之端，手太阳小肠起小指外侧行，手少阴心从小指侧出其端。

正面穴图附歌

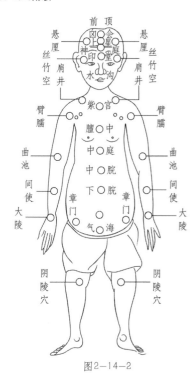

图2-14-2

穴图歌：前顶囟会上星连，玄厘两旁发际边，神庭印堂一直下，丝竹眉梢并不参，水沟即是人中穴，紫宫膻中在胸前，中庭中脘居脐上，气海脐下半寸拈，章门脐上两旁是，肩井臂臑肘上按，曲泽间使大陵直，内膝陷是阴陵泉，此是正穴二十九，痧症医生仔细看。

背面穴图附歌

背面穴图歌：七魂门九椎旁三寸，肝俞九椎脾十一，胃俞十二肾十四，命门十四脊中心，大肠十六小十八，膀胱十九白环二十一，长强末椎尾巴荘，又有环跳在臀上，外膝上是阳陵泉，委中阳交膀肚上，承山阶阳跷上按，此是背穴五十二，切教痧医仔细看。

背脊骨去争食塘下，三椎以下共二十二椎，其中惟第六、第八、第十、第十三、十五、十七、二十两旁中间俱无穴，其余逐一递下，如风门、肺俞两旁各开一寸五分，惟膏肓各开三寸，心、膈、肝、脾、胃各开一寸五分，命门居肾之中，肾俞、大小肠、膀胱、白环、长强总开一寸五分。

白穴，终于大包穴；足太阳膀胱经络起于睛明穴，终于至阴穴；足少阳胆经络起于瞳子髎，终于窍阴穴；足阳明胃经络起于头维穴，终于历兑穴，督脉起于足小指之下斜向足心涌泉穴。

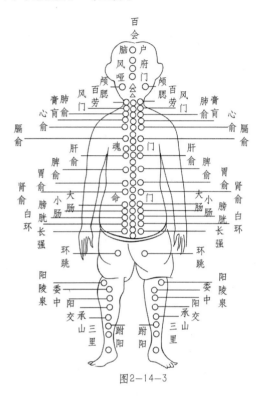

图2-14-3

足脉络图

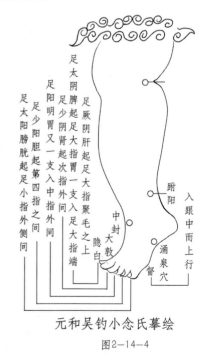

元和吴钧小念氏摹绘

图2-14-4

足少阴肾经络起于涌泉穴，终于俞府穴；足厥阴肝经络起于大敦穴，终于期门穴；足太阴脾经起于隐

刺针式

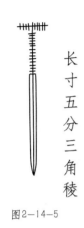

长寸五分三角稜

图2-14-5

执针式

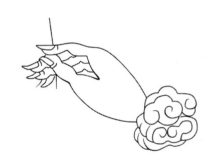

图2-14-6

手穴图

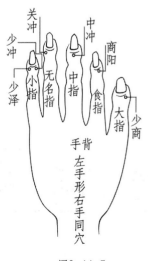

图2-14-7

足穴图

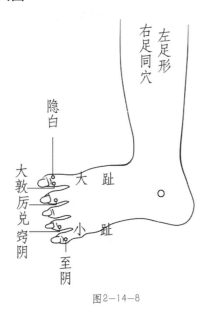

图2-14-8

制针法用马口针打，先将针打就，用鲜蟾酥将汁涂满，插咸腊肉内，加以冰麝少许，水煮伏时要洁净，出水时再用细黄土一碗纳紧，将针在土内插千遍，去火毒并针芒方可用。

左右手脉式

左手脉式

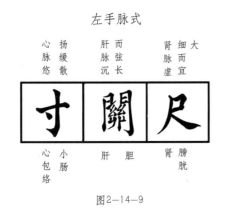

图2-14-9

右手脉式

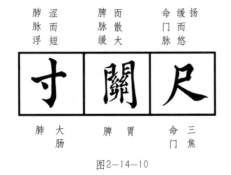

图2-14-10

凡诊脉一呼一吸四至五至者平和脉也，三至为迟，六至为数，病脉也。

脉迟则寒，脉速则热，细缓则虚，细数则虚热，六脉一理。

奇经八脉总论

凡人一身有经脉有络脉，直行曰经，旁支曰络。经凡十二，手之三阴三阳，足之三阴三阳是也。

络凡十五，盖十二经各有一别络，而脾又有一大络，并任督二脉为十五也《难经》为阴维阳维也。共二十七气，相随上下，如泉之流，如日月之运行，不得休息，故阴脉营于五脏，阳脉营于六腑，阴阳相贯，如环无端，莫知其纪，终而复始，其流溢之气入于奇经，转相灌溉，内滋脏腑，外濡腠理。奇经八脉，不拘制于十二正经，无表里配合，故谓之奇。盖正经犹夫沟渠，奇经犹夫湖泽也，正经之脉隆盛则溢于奇经，是以脉络流溢诸经，不能复拘也。故秦越人比之雨下降沟渠溢满滂沛妄行于湖泽，此发《灵》、《素》之秘旨者也。八脉散在群书，略不能悉，医不参考，何能悉病机也。平江潘伟如中丞尉精于脉理，曾刊奇经八脉证治诀，言简意赅，洵为善本，兹并收录入集，为阅者广见闻，兼为时医佐参考耳。

脉药联珠

督脉为病，实者脊强，癫痫厥仆，不能俯仰，尺寸俱浮，直下直上，是为督脉，或狂迷惘，风痹壅闭，疏通得爽。羌独防风藁本力广，苍耳荆芥正药合党，寒宜附子乌头共奖，少饮头重细辛主掌，热去乌附连军热荡，治先刮痧放痧勿罔，合古砭针道疾奇想，不信痧症疾死多枉。此方乃王海藏所论，督脉为病当用之主药，而未立方名，青霖因提之为督病散也。夫督脉为诸阳之都，起于肾下，至溺孔而徇臀股，会足太阳、少阴之脉，由脊骨之第二十一椎直上至风府、脑户及百会穴，环下鼻柱，至断交而终，故其病与太阳、少阴合也。王海藏云：宜用羌活等味，皆太阳药，而藁本为督脉之正药，细辛则少阳[①]药也；或因寒而病者，则佐以乌附，或加肉桂、麻黄、桂枝以温散之；或因热病者，则佐以连军，或加黄柏、荆沥、竹沥以清润之，皆为正治也。而其中有兼湿者，宜加苍术、茯苓、防己、豨莶等味；或血虚者加当归、红花、丹参、芍药等味；或病之甚者，则先灸大椎、陶道穴六七壮，乃脊骨第二、第三椎也。遇此等脉症，宜先刮脊背、腰眼、风池、风府之痧，是开门驱贼之要法。夫邪在皮毛，刮之则去；邪在经络，放之则清，是黄帝所谓。邪在经络以微针导之，不以

──────────
① 阴：原为"阳"，疑误，今改为"阴"。

毒药攻其脏腑也。俟大邪既散，或有余邪，投剂发汗，无不随手霍然者也。此乃大禹治水之道，先劂挖于浅，而使畅流之理一也。何今之医者，诊治奇病绝不及痧，譬犹治水而不知疏通壅塞，欲期水势畅流，岂可得乎？今仆以太阳、少阴之痧症，附于督脉为病之下。若学者能遵循刮痧之法，总属有益无损，实济世之良法，救人之要诀也。然刮痧一道，虽即古之砭石治病之法，而今按部宣明刮放之处，亦发前人之所未发也。

任脉为病，七疝瘕瘕，心腹气痛，拘急难伸，寸关紧细，长实俱沉，是任脉现。治法详真，任本阴脉，病合阳明，宣疏和解。荔核茴沉，木香川楝，乌药青槟，良姜归附，胡索没丁，或加全蝎，或益桃仁，枳朴香附，苍草砂陈，硫磺硝石、橘红五灵，炼丹来复，太阴元精。此方正合《宝鉴》荔核散，及天台乌药散、百选桃仁膏、东垣丁香楝宝丸、铁瓮来复丸。夫任脉为诸阴之海，起于少腹之内、两阴之间，行曲骨毛际，同足三阴经并会，而上冲腹胸、咽喉，环唇至断交，循面而承泣而终，然皆属阳明部位，故其脉必气口丸丸不散。其为病也，男子内结七疝，女子带下瘕聚。故治法当理三阴之结，兼治阳明，乃以前方理气破积，调血和中，以治其七疝瘕聚，是皆宗经正治之法。若阳明气逆，或厥或仆，又当加白薇、白前；有热加犀角、黄连、羚羊角；有痰加胆星、天竺黄；血积加三棱、莪术；风加钩藤、桑白皮等味。然凡见是脉无疝瘕之疾，而有厥仆眩闷呕吐之症者，先刮胸膛两膺、胃脘、大腹、少腹、结喉间之痧，或放舌根之血，然后认症施剂，始能应效，否则变证百出，无所措手，至于死亡，非死于疾而实死于治也。夫脉异病变而不刮痧放痧以疏经络，徒投药饵及至无救者，医家之罪也。

冲脉为病，气逆里急，胸填咽胀，眩晕燥热，寸沉尺微，中央坚实，至关而回，或牢而直，十二经海，乃是冲脉，疗治之法，与胃经合。脉起气冲，少腹横骨，中透断交，二十四穴，忌汗吐下，宜降解结，三部分治，止痛定厥，益气调中。虚症大格，参芪苍草，升柴木橘，芍药吴萸，五味加得。夏月热甚，地黄知柏、龟板滋阴，黄连姜汁；中脘痛者，或瘀积血，胡索五灵，草果没入；下部腹痛，治疝同列，或用四苓，猪苓茯泽，白术补脾，先清其湿，青陈香附，三棱莪术，干姜良姜。通治结积，正药白薇、参归草益，专疗妇女，郁冒血厥，或呕不止，养正丹截，朱硫水银，黑铅镕合，丸服盐汤，济生救急。此方正合东垣加味调中益气汤、丹溪大补阴丸、万氏柳青丸、奇效手拈散、仲景四苓散、简易腾红丸、本事白薇汤、谷氏养正丹也。夫冲脉为脏腑之海，与任督同起少腹胞中，居足阳明少阴之间，直上至胸中而散，上至唇口而终，凡二十四穴。其为病乃与胃肾兼发，胃热而肾火盛者，则气逆里急，甚至喘呕，腕中闭痛，疗治之法，惟宜降气清火，引热下行，亦须察其人形体之强弱，以施补泻剂之剂。前方皆燥

湿清热、调气宽中、开郁破积之味，而惟白薇乃冲脉之正药，而或可加以白前佐之，是治法之大端。凡妇女皆任脉主事，行经则血海空虚，而血海乃冲脉所司，其间或亏或郁，则病在冲脉，或因怒而厥，或胃脘膻中结痛，俗称肝气胃气痛者，实皆冲脉所主，惟宜活血降气。而前方虽众，或因血枯而致内火气逆者，又不宜尽用辛香之味，更爆血助火，又当滋润益血，如阿胶、白芍、麻仁及疗血枯之乌贼骨等味不可缺也。又十二经血脉同会于冲，故其病则阴阳浑乱，清浊不分，其发即成痧症。又当先刮提刺放，以通肌表经络，而刮放总当与督任同治。盖寒厥近督，热厥近任，须知厥之有寒热、气血、痰蛔、酒色、脏腑之别，虽用药当按症投之，必先提刮阳明、少阳之痧，使上下内外得通，始堪行其药力也。凡遇此脉，先提头项之痧，及刮之腹关元、胃脘等处，中关得通，上下气达，则用药亦灵。学者不可因古人未及言痧，不以仆言为是，而置痧疾不论，致误人命有伤仁术也，慎之慎之。

带脉为病，腹满腰痛，遗精带漏，里急后重，赤白淋露，筋痿瘈瘲，脉气少腹，环腰不纵，共计八穴。诊应尺动，月事不调，妇科疾弄，虚实分治，使药亦众。法先理血，四物加从，红花芪桂，鳞甲炙送，桃仁没药，破血止痛。湿热病者，脉如提鞋，渗湿茯苓，二术并用，黄连黄柏，泽泻草送，千金肾着，药味本共。虚用故纸，枸杞杜仲，远志菟丝，山药萸供，龙骨牡蛎，金樱涩拥，覆盆巴戟，柏仁定恐，干姜韭子，鹿角胶绸，赤石脂煅，温补力统，或克应丸，丹艾芎共，地芍当归，带病必用，以理以补，治法细诵。灸带脉穴，邪鬼俱恐，绕刮其痧，除腰腹痛。此方正合海藏加味四物汤、三因清热渗湿汤、千金肾着汤、正传经念秘真丹、良方克应丸也。夫带脉起于季胁之下，肘尖近处一寸八分，合作厥阴、少阳之间，围腰而加束带，故曰带脉，不与十二经及奇经七脉纵行者也。其候在脊骨第十四椎横围皆是，而其诊应于关部左右，弹指或两尺俱动，乃带脉现也。其病则腹满而腰溶溶如坐水中，男子为淋浊，女子为淫漏，或因湿热下注蕴蓄而成，或因思慕无穷意淫于外，精气随泄，或因房劳太甚所致者，盖因湿热为实，因房劳者为虚，其因思慕者则湿热虚实兼而有之，何则？盖思虑伤脾，而脾不健运，致湿气下流而为积湿，又肾家欲火妄动而为郁热，湿热俱为之实，精气外泄为之虚，故云因思慕者虚实兼有之也。治当察孰先孰后，补泻得宜，古人立法以健脾燥湿、清热解郁、理气涩精为正治之法，故王海藏以加味四物汤益血破血，孙思邈以肾着汤、三因以渗湿汤利湿清热，正传秘真丹、良方克应丸皆补益涩固为急。然湿热未清，不可固涩也，湿热既清，不可涌泻也，而治法先清理湿热，后补固精门，乃是常治。或久生湿地，邪风所袭，或冲仁之邪串于带脉，腰痛如折，胀闷不通，便闭腹痛者，宜先刮腰间之痧，然后投剂，始堪应效。或灸带脉穴、章门穴能已妇人白淫痧瘲也。

阳维之脉，足外踝起，维络诸阳，循首入耳，三十二穴，六阳纲纪。候在尺内，斜过寸止。病苦寒

热，痛痒肤瘤，颠仆羊鸣，失音不语，或苦腰痛，恶风汗洗，用桂枝汤益表慎里，风池风府刺之可已。更当和解，小柴胡使，苓夏草参，姜枣煎取。营卫傈卑，虚弱可拟，黄芪建中，八物汤理。此四方乃张洁古、李濒湖所论治阳维为病苦寒热之剂也。《经》云：阳维为病苦寒热。盖其脉起于诸阳之会，而与太阳、少阳相连附，由足外踝循膝外廉，上髀及少腹侧，循胁肋斜上肘，会手阳明于臂，过肩手足少阳、手足阳明于肩井，入肩后会于太阳，上循耳后至脑空、承灵、正营、目窗、临泣，下额于手足少阳阳明五脉会于阳白，又循头入耳，至本神而止，凡三十二穴也。其诊候应在尺内斜径而至寸，即阳维脉现。其为病苦寒热，而单寒单热者，兼太阳症也，宜桂枝汤；或先寒后热，或先热后寒者，兼少阳之症也，宜小柴胡汤。盖阳维专司卫气，自病则热，甚乃与阴战，故寒热不定，更近乎少阳半表半里之间，治宜和解。若误下之，邪乘虚入，或成阴疟而变证百出也，或本元素虚弱者，即宜用黄芪建中汤及八物汤，以助卫气，此皆治之大法也。而其脉现，其病不应，反有干哕胀闷、胁痛筋缩、眩晕厥仆者，急先刮两后胁及两腿肩井、髀股、臂臑等处之痧，然后投剂，始能应症。至于临病加减，又在灵机应变为得也。

　　阴维之脉，足内踝兴，维络阴脉，顶前止停，一十四穴，应刮期门，候在尺外，邪不上经，邪传于里。病苦心疼，癫痫僵仆，肉痹羊鸣，肢满阴痛，浑以疮生，寒热兼病，详察何经。兼太阴者，理中汤行，参术姜草，加附同名，少阴四逆，附草姜并，当归吴萸，治合厥阴。太阴热病，承气汤斟，少阴冲任，散用金铃，延胡同法，失笑厥阴，寒热分治，药不同伦。内伤血弱，四物养营，妙香之类，大法宜遵，随症加减，医者留心，治道总诀。认定三阴，邪依经络刮放痧清，腿弯、两胁、飞阳、筑宾、内踝之上，放血痧平。前方乃张洁古、李濒湖所论治阴维为病之剂也。《经》云：阴维之病苦心痛。而阴维之脉起于诸阴之交，于足少阴筑宾穴，上循股内及小腹至胁肋，过期门穿胸膈，挟咽喉，会任脉，再至顶前而止，凡十四穴也。其诊候应在尺外，斜上而至寸，或如贯珠，乃阴维脉现。其为病苦心痛、胁胀、腰痛、阴中痛，亦有癫痫僵仆之疾。古治之法，洁古以兼太阴症者，用理中汤；兼少阴症者，用四逆汤；兼厥阴症者，用当归四逆汤、吴茱萸汤等类。而李濒湖又以寒中三阴者，宜前方，如或阴维兼症三阴属热者，或兼少阴及冲任，宜金铃散、延胡索散；兼厥阴者，宜失笑散；兼太阴者，宜承气汤，此治有热而实症也。或营血内伤，病兼冲任厥阴者，又宜四物汤、养营汤、妙香散等类，可谓治法备已，而犹未至诸阴脉逆，以致阴维脉现，而为邪气所闭，致六阴浑乱，经脉欹斜者乃痧症也。痧症者，邪气也。邪气滞于经络与脏腑无涉，若徒以药味攻其脏腑，则与《内经》之言相背矣，故疗治之要，先刮两胁肋、期门、咽喉及腹前、冲任、阳明之痧，并刺足内踝上一寸，少阴前与阴维所会之筑宾穴出血，使经络疏通，然后用药，始堪应手，此自《素问》之后未见言此治法也。

　　阳跷之脉，起自足跟，上至于目，风池穴停，二十四穴。六腑通行，寸左右弹，其脉可徵，阳急阴缓，腰背苦疼，偏枯瘴痹，瘫痪抽筋，拘荣络闭，风痛周身，所候在寸，虚实宜分，浮强实大，宜泻宜清。目不得瞑，阳盛昏昏，先刺外踝，左右推寻，治宜和解，半夏汤斟，指迷七气，香附青陈，甘桔藿桂，莪术通营，半夏益智，通理七情。或为邪闭，寒热狂惊，转筋呕逆，痧症须明，刮提刺放，疏络通经，然后投剂，起毙回生。半夏汤乃《灵枢经》治阳跷脉盛而目不瞑之剂也。《甲乙经》言：病目不得瞑者，乃卫气不得入于阴，故阳盛阴虚，阳跷脉现也。而其脉本起于脚肿，出外踝会足太阳脉，上行循胁后，又会手足诸阳脉穴，上至睛明转风池而终，凡二十二穴。诊候在于寸口前，左右弹指者是也。为病因阳急阴缓，故苦腰背痛，或为偏枯风痛，角弓反张，目痛不交睫，皆阳络捷而阴络驰，阳络不护阴，阴络不遵阳，阳甚而曰跷。治先和之，《灵枢》以半夏汤通其阴阳之络，得汗则和；又用指迷七气汤解其七情之郁，气血痰滞之积，为正治之法，然亦有血不荣筋，营卫隔绝者，又当助以养血凉血和血调经之味，如当归、芍药、地黄、丹皮、红花之类；或佐以风药，宜用桑寄生、独活、桂枝之类；或资以养阴之味，宜用枣仁、益智仁、山萸、柏子仁等味，当察其形症加减可耳。大凡现是脉者，乃六阳横跷，故治兼六阳，宜先刮手足三阳经之痧，或刺风池、风府，先通督脉，次刺直阳之脉，出血以缓其势，而直阳脉在外踝之后，条直而行者是也，见其血鼓之针刺之，然后用药，始合经旨也，学者审之。

　　阴跷之脉，亦起足跟，与肾相会，直达睛明，上通泥丸，涌泉穴生，凡有八穴，号曰天根。候在两尺，弹指病侵，阴急阳缓，目瞑昏昏，营强卫弱，寒热相争，癫痉腹痛，皮痹肤疼，男子颓疝，妇女瘕癥，治先温脾，提卫舒营，炮姜附子，甘草人参，麦冬五味，茶叶连陈，所忌汗下，刮痧正经，六阴腧穴，提放通筋，治痧仙剂，荆芥细辛，郁金降香，末服茶清，痧忌附子，前方慎斟。此方正合陶氏回阳返本汤、玉衡宝花散也。夫阴跷为病，乃阳并于阴而不能出，故脉不透关于尺，弹指而寒热无定，以前方温解，乃治之大法也。夫凡此奇经八脉为病者，皆十二经、十五络阴阳搅乱，五脏六腑气血相混，故阳并于阴则热。若阴甚又寒，阴并于阳则寒；若阳甚又热，是阴阳相战，则有寒热之病。而十二经固分六阴六阳，其奇经八脉亦分阴阳，如督为阳，任为阴，冲为阳，带为阴，而二维二跷自别阴阳也。凡人之病也，或阴或阳，只病一二经者，按经投剂，即可霍然。若外感六淫之气，或足三阳先受，或手三阳先受，或足三阴先受，或手三阴先受，或六阳同受，或六阴同受，必三阳三阴同受，则奇经脉现已。若夫脏腑阴阳不混，则泾渭江河各分清浊，是则无病矣。如五脏之清气不升，六腑之浊气不降，譬犹五湖四渎漫溢泛滥，尽入江河，而清浊已混，更水甚土崩，泥沙浑搅，流荡不清，井愈壅塞，故其病者有痧胀之名。而痧胀者犹沙涨也，故痹胀之症多属奇经，盖奇经为十二经之江河四海也。故痹症总由十二经清浊不分，而泛滥入于奇经，而奇经脉现，则为痹症也。学者能辨十二经泛滥之所由，兼识奇经八脉之所主，阴阳、上下、寒热、清浊之所自，用药缓急、进退、佐使、君臣之所宜，方有寒热、温凉、燥润、攻散、固涩、补泻、因和之剂，药有甘、苦、酸、咸、辛、淡之味，病有皮毛、肌肉、筋骨、脏腑、头足、腹背、上下、前后、表里、阴阳、虚实之症，当以色对病，以病对脉，以脉对症，以症对方，以方对药，以药对味，以味对性，以性对用，以用对至，以至对中，如此研心治疾，其庶几乎近道矣。。

十二经络歌注[①]

督脉歌

督脉直寻背中行，二十七穴_{起于}长强，腰俞阳关越命门，悬枢脊中筋缩堂，至阳灵台上神道，身柱陶道大椎量，哑门风府连脑户，强间后顶百会堂，前顶囟会上星列，神庭素髎水沟藏，数至兑端二十六穴，终于断交八口是其乡。

长强_{脊胝骨端}

腰腧_{二十一椎下宛宛中}

阳关_{十六椎下}

命门_{十四椎下}

悬枢_{十三椎下}

脊中_{十一椎下}

筋缩_{九椎下}

至阳_{七椎下}

灵台_{六椎下}

神道_{五椎下}

身柱_{三椎下}

陶道_{一椎下}

大椎_{一椎上陷中}

哑门_{顶后入发际五分}

风府_{项后入发际一寸}

脑户_{枕骨上强间后寸半}

强间_{后顶后寸半}

后顶_{百会后寸半}

百会_{前顶后寸半}

前顶_{囟会后半寸}

囟会_{上星后一寸}

上星_{神庭后入发际一寸}

神庭_{直鼻上入发际五分}

素髎_{鼻柱上端准头}

水沟_{鼻柱下人中}

兑端_{唇上端}

断交_{唇内齿上龈缝中}

任脉歌

任脉之穴二十四，起于会阴上曲骨，中极关元到石门，气海阴交上神阙，水分下脘循建里，中脘上脘巨阙起，鸠尾中庭入膻中，玉堂紫宫树华盖，璇玑天突及廉泉，上颐还入_{终于}承浆内。

会阴_{两阴间}

曲骨_{横骨上毛际陷中}

关元_{脐下三寸}

中极_{关元下一寸}

石门_{脐下二寸，名丹田，又名命门}

气海_{脐下半寸}

阴交_{脐下一寸}

神阙_{脐中}

水分_{下脘下一寸}

下脘_{脐上二寸}

建里_{脐上三寸}

中脘_{脐上四寸}

上脘_{脐上五寸}

巨阙_{鸠尾下一寸}

鸠尾_{两歧骨下一寸}

中庭_{膻中下一寸六分}

膻中_{玉堂下一寸六分}

玉堂_{紫宫下一寸六分}

紫宫_{华盖下一寸六分}

华盖_{璇玑下一寸六分}

天突_{颈结喉下四寸宛宛中}

廉泉_{颔下结喉上}

承浆_{唇陵下陷中}

手太阴肺经络歌

手太阴肺十一穴，中府云门天府接，侠白尺泽孔最存，列缺经渠大渊结，更有鱼际与少商_{终此}，一一数之非浪说。

中府_{乳上三肋间动脉应手}

云门_{巨骨下}

天府_{腋下三寸臂内廉}

侠白_{天府下去肘肋五寸}

尺泽_{肘下纹中}

孔最_{腕上七寸}

列缺_{腕侧上一寸五分}

---

① 十二经络注：原书无，据前目录补。

经渠_{寸口动脉陷中}

太渊_{掌纹内侧横纹头动脉中}

鱼际_{大指本节后内侧白肉际陷中}

少商_{大指内侧去爪甲角如韭叶}

手阴阳大肠经络歌

手阳明穴起于商阳，二间三间合谷藏，阳溪偏历温溜按接，下廉上廉三里长，曲池肘髎迎五里，臂臑肩髃巨骨当，天鼎扶突禾髎接，终于迎香二十六。

商阳_{次指内侧爪甲角}

二间_{本节前内侧陷中}

三间_{本节后内侧陷中}

合谷_{大指次指歧骨间}

阳溪_{腕中上侧两筋陷中}

偏历_{腕中后三寸}

温溜_{腕后五寸间}

下廉_{辅骨下去上廉一寸}

上廉_{三里下一寸}

三里_{曲池下二寸}

曲池_{肘外辅骨曲肘曲骨之中}

肘髎_{大骨外廉陷中}

五里_{肘上三寸脉中}

臂臑_{肘上七寸}

肩髃_{肩端两骨肩}

巨骨_{肩端上行两义骨间}

天鼎_{缺盆直扶突后一寸}

扶突_{气舍上一寸五分}

禾髎_{鼻孔下夹水沟旁五分}

迎香_{禾髎上鼻孔旁}

足阳明胃经络歌

四十五穴足阳明，起于头维下关颊车行，承泣四白巨髎峙，地仓大迎与人迎，水突气舍缺盆去，气户库房屋翳屯，膺窗乳中乳根涉，不容承满梁门进，关门太乙滑肉下，天枢外陵大巨存，水道归来气冲穴，髀关伏兔阴市临，梁丘犊鼻足三里，上巨条口下巨寻，丰隆解溪冲阳仟，陷谷内庭终于历兑程。

头维_{额角入发际}

下关_{上阙下含口有空}

颊车_{耳端下颊端陷中}

承泣_{目下七分直目瞳子}

四白_{目下一寸直瞳子}

巨髎_{夹鼻孔旁三分}

地仓_{夹口吻旁四分}

大迎_{曲颔前一寸三分}

人迎_{夹结喉旁一寸五分}

水突_{颈大筋前直人迎}

气仓_{直人迎下夹水突陷旁}

缺盆_{肩下横骨陷中}

户_{巨骨下}

库房_{气户下一寸六分}

屋翳_{库房下一寸六分}

膺窗_{屋翳下一寸六分}

乳中_{当乳中是}

乳根_{乳中下一寸六分}

不容_{幽门旁相去各一寸五分}

承满_{不容下一寸}

梁门_{承满下一寸}

关门_{梁门下一寸}

太已_{关门下一寸}

滑肉门_{太乙下一寸}

天枢_{肓俞旁一寸五分}

外陵_{天枢下一寸}

大巨_{外陵下一寸}

水道_{大巨下三寸}

归来_{水道下二寸}

气冲_{归来下一寸}

髀关_{伏兔后交分中}

伏兔_{膝上六寸起肉处}

阴市_{膝上三寸伏兔下}

梁丘_{膝上二寸两筋间}

犊鼻_{膝膑下胻骨上}

三里_{膝下三寸胻骨外廉}

上巨_{三里下三寸}

条口_{下巨虚上一寸}

下巨虚_{上巨虚下二寸}

丰隆_{外踝上八寸}

解溪_{冲阳后一寸五分}

冲阳_{足跗上五寸}

陷谷_{次指本节后陷中}

内庭_{次指外间陷中}

历兑_{次指端爪甲角}

足太阴脾经络歌

二十一穴太阴脾，起于隐白大都太白随，公孙商丘三阴交，漏谷地机阴陵坳，血海箕门冲门上，府舍腹结大横窍，腹哀食窦连天溪，胸乡周荣尽大包。

隐白_{足大指端内侧爪甲角}

大都_{足大指本节后陷中}

太白_{足内侧核骨下陷中}

公孙_{足大指本节后一寸}

商丘_{足内踝下微前陷中}

三阴交_{内踝上三寸}

漏谷_{内踝上六寸}

地机_{膝下五寸}

阴陵泉_{膝下内侧辅骨下}

血海_{膝膑上内廉白肉际}

箕门_{鱼腹上越筋间阴股内动脉}

冲门_{府舍下一寸}

府舍_{腹结下二寸}

腹结_{大横下一寸三分}

大横_{腹哀下一寸五分}

腹哀_{日月下一寸五分}

食窦_{天溪下一寸六分}

天溪_{胸乡下一寸六分}

胸乡_{周荣下一寸六分}

周荣_{中府下一寸六分}

大包_{渊腋下三寸，九肋间}

手少阴心经络歌

九穴原属手少阴，起于极泉青灵少海深，灵道通里阴郄窍，神门少府少冲寻。

极泉_{臂内腋下筋间动脉入胸}

青灵_{肘上三寸}

少海_{肘内廉节后陷中}

灵道_{掌后一寸五分}

通里_{腕后一寸}

阴郄_{掌后脉中去腕五分}

神门_{掌后兑骨间端}

少府_{手小指爪节后陷中直劳宫}

少冲_{小指内侧爪甲角}

手太阳小肠经络歌

手太阴穴一十九，起于少泽前谷后溪偶，腕骨阳谷养老行，支正小海肩贞走，臑腧天宗及秉风，曲垣肩外肩中剖，天容天窗上颧髎，耳中终于听宫成渊薮。

少泽_{小指端外侧爪甲角}

前谷_{小指外侧本节前陷中}

后溪_{小指外侧后节陷中}

腕骨_{手外侧腕前起骨下陷中}

阳谷_{手外侧腕中锐骨下陷中}

养老_{于踝骨前上}

支正_{腕后五寸}

小海_{肘外大骨外}

肩贞_{肩曲胛下两骨解间}

臑腧_{肩髎后大骨下}

天宗_{秉风后大骨下}

秉风_{天髎外肩上小髃后}

曲垣_{肩中央曲胛陷中}

肩外俞_{肩胛上廉}

肩中俞_{肩胛内廉}

天窗_{颈下大筋前曲颊下}

天容_{耳下曲颊后}

颧髎_{面颊骨下廉兑端陷中}

听宫_{耳中珠子，大如赤小豆}

足太阳膀胱经络歌

足太阳经六十七，起于睛明目内经肉藏，攒竹眉冲与曲差，五处寸半上承光，通天络却玉枕昂，天柱后际大筋外，大椎背部第二行，风门肺俞厥阴四，心俞督俞膈俞强，肝胆脾胃俱挨次，三焦肾气海大肠，关元小肠到膀胱，中膂白环仔细量，自从大椎至白环，各各节外寸半长，上髎次髎中复下，一空二空腰髁当，会阳阴尾骨外取，附分夹脊第三行，魄户膏肓与神堂，譩譆膈关魂门九，阳纲意舍仍胃仓，肓门志室胞肓续，二十椎下秩边强，承扶臀横纹中央，股门浮郄到委阳，委中合阳承筋是，承山飞扬踝跗阳，昆仑仆参连申脉，京门京骨束骨忙，通谷终于至阴小指旁。

睛明_{目内眦}

攒竹_{眉头陷中}

眉冲_{直眉头上}

曲差_{夹神庭旁一寸五分}

五处_{夹上星旁一寸五分}

承光_{五处后一寸五分}

通天_{承光后一寸五分}

络却_{通天后一寸五分}

玉枕_{络却后一寸五分}

天柱_{夹项后发际大筋外廉}

大椎_{项后第一椎下去脊寸半}

风门_{二椎下}

肺俞_{三椎下}

厥阴俞_{四椎下}

心俞_{五椎下}

督俞_{六椎下}

膈俞_{七椎下}

肝俞_{九椎下}

胆俞_{十椎下}

脾俞十一椎下

胃俞十二椎下

三焦俞十三椎下

肾俞十四椎下

气海俞十五椎下

大肠俞十六椎下

关元俞十七椎下

小肠俞十八椎下

膀胱俞十九椎下

中膂俞二十椎下

白环俞二十椎下

上髎第一空腰踝下一寸

次髎二空

中髎三空

下髎四空

会阳阴尾尻骨间

附分二椎下去脊三寸

魄户三椎下

膏肓俞四椎下

神堂五椎下

譩譆六椎下

膈关七椎下

魂门九椎下

阳纲十椎下

意舍十一椎下

胃仓十二椎下

肓门十三椎下

志室十四椎下

胞肓十九椎下

秩边二十椎下

承扶尻臀下陷纹中

殷门浮郄下三寸

浮郄委阳上寸

委阳承扶下六寸

委中股中约纹中动脉

合阳约纹下三寸

承筋腓肠中央陷中

承山腿膝下分肉间

飞扬踝骨上七寸

跗阳外踝上三寸

昆仑足外踝后五分

仆参足跟骨下陷中

申脉外踝下陷中

京门外踝下

京骨足外侧大骨下赤白肉际

束骨足小指外侧本节后陷中

通谷足小指外侧本节前陷中

至阴足小指外侧爪甲角

足少阴肾经络歌

足少阴肾二十七，起于涌泉然谷太溪溢，大钟照海通水泉，复溜交信筑宾集，阴谷横骨大赫连，气穴四满中注立，肓俞商曲石关蹲，阴都通谷幽门僻，步廊神封灵墟寸，神藏或中终于腧府既。

涌泉足心陷中

然谷足内踝前大骨下陷中

太溪足内踝后跟骨上动脉陷中

大钟足跟后踵中

照海足内踝下

水泉太溪下一寸

复溜足内踝上二寸

交信内踝上二寸

筑宾内踝上腨分中

阴谷膝内辅骨后

横骨大赫下一寸，去腹中行一寸

大赫气穴下一寸

气穴四满下一寸

四满中注下一寸

中注肓俞下一寸

肓俞商曲下一寸

商曲石关下一寸，去腹中行半寸

石关阴都下一寸

阴都通谷下一寸

通谷幽门下一寸

幽门夹巨阙一寸半陷中

步廊神封下一寸六分去胸中行二寸

神封灵墟下一寸六分

灵墟神藏下一寸六分

神藏或中下一寸六分

或中腧府下一寸六分

俞府巨骨下璇玑旁二寸陷中

手厥阴心包经络歌

心包九穴手厥阴，起于天池天泉曲泽深，郄门间使内关下，大陵劳宫终于中冲罄。

天池腋下三寸乳后一寸

天泉曲腋下一寸

曲泽肘内廉陷中

郄门_{掌后去腕五寸}

间使_{掌后三寸两筋间陷中}

内关_{掌后去腕二寸}

大陵_{掌后骨下两筋间陷中}

劳宫_{掌中央动脉}

中冲_{手中指端爪甲角}

手少阳三焦经络歌

二十三穴手少阳，起于关冲液门中渚旁，阳池外关支沟上，会宗三阳四渎藏，上连天井清冷渊，消泺臑会肩髎强，天髎天牖同翳风，瘈脉颅息角孙中，从鬓下耳行三穴，终于耳门和髎丝竹空。

关冲_{无名指外侧爪甲角}

液门_{小指无名指歧骨间陷中}

中渚_{液门下一寸}

阳池_{手表腕上陷中}

外关_{腕后二寸}

支沟_{腕后臂外三寸}

会宗_{腕后三寸，空中一寸}

三阳络_{支沟上一寸}

四渎_{肘前五寸外廉陷中}

天井_{肘上一寸陷中}

清冷渊_{肘上二寸}

消泺_{肩下臂外间}

臑会_{肩前廉去肩头三寸}

肩髎_{肩端臑上陷中}

天髎_{肩缺盆上毖骨陷中}

天牖_{发际上}

翳风_{耳后尖角陷中}

瘈脉_{耳本鸡足青脉中}

颅息_{耳后青脉中}

角孙_{耳廓中间开口有空}

丝竹空_{眉后陷中}

和髎_{耳前兑发陷中}

耳门_{耳前起肉当耳缺者陷中}

足少阳胆经络歌

足少阳胆_起于瞳子髎，四时三穴行超超，听会客主颔厌集，悬颅悬厘曲鬓翘，率谷天冲浮白次，窍阴完骨本神遥，阳白临泣到目窗，正营承灵脑空彰，风池肩井渊腋穴，辄筋日月京门当，带脉五枢维道续，巨髎环跳髀枢曲，中渎阳关与阳陵，阳交外丘下光明，阳辅悬钟入丘墟，临泣地五侠溪临，还有一穴名_{终于}窍阴，无名足指甲边终。

瞳子髎_{目外眦五分}

听会_{耳前陷中}

客主人_{耳前骨上开口有空}

颔厌_{曲周下颞颥上廉}

悬颅_{颞颥中廉}

悬厘_{颞颥下廉}

曲鬓_{耳上发际}

率谷_{耳上入发际寸半}

天冲_{耳后入发际二寸}

浮白_{入发际一寸}

窍阴_{完骨上}

完骨_{入发际四分}

本神_{曲差旁一寸五分}

阳白_{眉上一寸直瞳子}

临泣_{目上直入发际五分}

目窗_{临泣后半寸}

正营_{目窗后一寸}

承灵_{正营后一寸半}

脑空_{一名颞颥承灵后寸半}

风池_{脑空下发际陷中}

肩井_{肩上陷中}

渊腋_{腕下三寸宛宛中}

辄筋_{腋下三寸复前行}

日月_{期门下五寸}

京门_{监骨下腰中季肋}

带脉_{季肋下一寸八分}

五枢_{带脉下三寸}

维道_{章门下五寸三分}

巨髎_{章门下八寸三分}

环跳_{髀枢中}

中渎_{髀骨外膝上五寸}

阳关_{阳陵泉上三寸}

阳陵泉_{膝下一寸胻外廉陷中}

阳交_{足外踝上七寸}

外丘_{外踝上六寸}

光明_{外踝上五寸}

阳辅_{外踝上四寸}

悬钟_{外踝上三寸}

丘墟_{外踝下如前去临泣三寸}

临泣_{足无名指本节陷中}

地五会_{足无名指本节后}

侠溪_{无名指歧骨间本节前陷中}

窍阴_{无名指外测爪甲角}

足厥阴肝经络歌

足厥阴肝十三穴，起于大敦行间太冲接，中封蠡沟中都行，膝间曲泉阴包侠，五里阴廉并章门，终于乳下期门穴。

大敦 足大指端三毛中

行间 足大指缝间

太冲 足大指本节后寸半

中封 足内踝骨前一寸

蠡沟 内踝上五寸

中都 内踝上七寸

膝关 楼鼻侠二寸旁陷中

曲泉 膝股下上内侧，辅骨下

阴包 膝上四寸，股内廉两筋间

五里 气冲下三寸，阴股中动膝

阴廉 去气冲二寸动脉中

章门 大横外直季胁肋端

期门 直乳二肋端

十二官说

《灵兰秘典论》云：心者，君主之官也，神明出焉。肺者，相傅之官也，治节出焉。肝者，将军之官也，谋虑出焉。胆者，中正之官，决断出焉。膻中者，臣使之官，喜乐出焉。脾胃者，仓廪之官，五味出焉。大肠者，传道之官，变化出焉。小肠者，受盛之官，化物出焉。肾者，作强之官，伎巧出焉。三焦者，决渎之官，水道出焉。膀胱者，州都之官，津液藏焉，气化则能出矣。按此以脾胃合为一官，恐错简耳。《刺法遗篇》云：脾者，谏议之官，知周出焉。胃者，仓廪之官，五味出焉。采此补入，方足十二官之数。

心说

心，火藏，身之主，神明之舍也，神明之官，变化而日新也。心主血脉，血脉日新，新新不停，则为平人，否则病矣。心居肺之下，膈膜之上，附着脊之第五椎。

是经常少血多气，其合脉也，其荣色也，开窍于舌。心象尖圆，形如莲芯，其中有窍，多寡不同，以导引天真之气。其有四系，以通四藏，心外有赤黄裹脂，是为心包络。心下有膈膜，与脊胁周回相着，遮蔽浊气，使不得上熏心肺也。

午时气血注于心。

肝说

肝，木脏，魂所藏也。肝者，干也，以其体状有枝干也，又位于东方，而主生气。时医昧其理，反云肝无补法，宜凉宜伐，只泥木克土之一说，而不知后天八卦配河图之象。三八为木居东，即后天震巽之位，巽上坤下则为观，《易》曰：观天之神道，而四时不忒。上坤下震则为复，《易》曰：复其见天地之心乎，为义大矣哉。肝居膈下，并胃着脊之九椎。

是经多血少气，其合筋也，其荣爪也，开窍于目。

肝凡七叶，左三右四。

丑时气血注于肝。

脾说

脾，土脏，藏意与智，居心肺之下，故从卑。又脾者，裨也，裨助胃气以化谷也。《经》云纳谷者昌，其在此乎。

是经多气少血，其合肉也，其荣唇也，开窍于口。

巳时气血注于脾。

肺说

肺，经脏，魄所藏也。肺者，沛也，中有二十四孔，分布清浊之气，以行于诸脏，使肺然莫御也。《内经》曰肺恶寒，又曰形寒，饮冷则伤肺，勿只守火克金之一说也。

是经多气少血，其合皮也，其荣毛也，开窍于鼻。

肺凡八叶，六叶两耳，附着于脊之第三椎。

寅时气血注于肺。

肾说

肾，水脏，藏精与智。华元化谓为性命之根也。又肾者，任也，主骨而任周身之事，故强弱系之。《甲乙经》曰：肾者引也，能引气通于骨髓。《卮言》曰：肾者神也，妙万物而言也。

肾附于脊之十四椎下。

是经少血多气，其合骨也，其荣发也，开窍于二阴。酉时气血注于肾。

心包络

心乃五脏六腑之大王，其包络为君主之外卫，相火代君主而行事也，所以又名手心主。何以系之以手？盖以手厥阴之脉出属心包，手三阳之脉散络心包，是手与心主合五脏，加此一脏，实六脏也。《灵兰秘典》十二官论有膻中无心包络，今考心包络居膈上，经始胸中，正值膻中之所位，居相火代君行事，实臣使也，此一官即心包无疑矣。

戌时气血注于心包络。

胃说

胃，属土，脾之腑也，为仓廪之官，五谷之府，故从田，田乃谷所出，以为五谷之市也。又胃者，卫也，水谷入胃，游液精气，上出于肺，畅达四肢，布护周身，足以卫外而卫固也。

是经常多气多血。

辰时气血注于胃。

胆说

胆属木，肝之腑也，为中正之官，中清之府。十一经皆取决于胆，人之勇怯邪正于此詹之，故字从詹。又胆者，担也，有胆量方足以担天下之事。肝主仁，仁者不忍，故以胆断，胆附于肝之短叶间，仁者必有勇也。《卮言》曰：胆者澹也，清净之腑，无所受输淡然者也。

子时气血注于胆。

大肠小肠说

大肠属金，为肺之腑，小肠属火，为心之腑。入纳水谷，脾气化而上升，肠则化而下降，盖以肠者畅也，所以畅达胃中之气。肠通则为平人，否则病矣。

大肠经多气多血，卯时气血注之；小肠经多血少气，未时气血注之。

脐上一寸为水分穴，当小肠下口，至是而泌浊别清，水液渗入膀胱，滓秽流入大肠。

三焦说

三焦者，上中下三焦之气也。焦者，热也。满腔中热气布护，能通调水道也，为心包络之腑，属火。上焦不治则水泛高源，中焦不治则水留中脘，下焦不止则水乱二便。三焦气治则脉络通而水道利，故曰决渎之官。

是经少血多气，亥时气血注之。

膀胱说

膀胱，属水，为肾之腑。《经》云：膀胱者州都之官，津液藏焉，化则能出矣。言其能得气化而津液外出，滋润于皮毛也。若水道之专司，则在三焦之腑，故《经》云：三焦者决渎之官，水道出焉。言其热气布护，使水道下出而为溺也。《内经》两出字，一为外出，一为下出，千古罕明其旨，兹特辨之。又膀者，旁也，胱者，光也。言气海之元气足则津液旁达不穷，而肌腠皮毛皆因以光滑也。

膀胱有下口无上口。

是经多血少气，申时气血注之。

命门说

越人指右肾为命门，诸家非之。余考《内经》：太阳根于至阴，结于命门，命门者目也。《灵枢·根结篇》、《卫气篇》、《素问·阴阳离合论》三说俱同。后读《黄庭经》，云：上有黄庭下关元，后有幽门前命门。方悟其处，凡人受生之初，先天精气聚于脐下，当关元气海之间，其在女者可以手扪而得，俗名产门；其在男者于泄精之时，自有关开知觉，此北门锁钥之司，人之致命处也。义考越人七冲门之说，谓飞门唇也，户门齿也，吸门会厌也，贲门胃之上口也，幽门太仓下口也，阑门小肠下口也，魄门肛也。便溺由气化而出，又增溺窍为气门。凡称之曰门皆指出入之处而言也。况身形未生之初，父母交会之际，男之施由此门而出，女之受由此门而入，及胎元既足复由此门而生，故于八门之外重之曰命门也。若夫督脉十四椎中有命门之穴，是指外腧而言，非谓命门，即在此也。

以上十二经各分补泻温凉，应用药品均宜考辨施治，勿忽。

急救痧证全集　卷中

笠泽费山寿友棠甫辑纂

痧分症治

痧不尽系六气七情，或因饥饱劳逸，或为秽触疫染，皆可成痧。痧无定脉，凡脉与症不应者，即为痧脉．亦无定症，不论风、食、劳、痰，而以本症治之不效者，皆痧症也。

风痧

头疼，腿酸，身热，自汗，咳嗽腹痛。此时气所感，不可同伤风治法纯用疏风，当刮痧为先，用金一方。

暑痧

头眩，恶心，自汗如雨，脉洪拍拍，上吐下泻，腹痛或紧或慢。金二方主之。暑胀不已者，金三方加竹叶石膏汤、六一散俱可选用。

阴痧

腹痛而手足冷，宜焠。或因秽触，用金四方。

阳痧

腹痛而手足暖，出血即安。或因郁气不通，用金五方。

阴阳痧

此症猝然从腰腿起，至心腹痛，上身热下身冷者易治，上身冷下身热者难治。急令强健人将热手尽力向下顺捋，并熨足心，急用油钱刮两腿弯穴，刮出现点，再用磁针，刺出涎水，再针十足指尖出血，如无血，必须再拍、再捋、再刮、再针，以见血为度。即用滑石末一钱，麻油一两服之，服后吐出涎痰宿食，自然大小便俱通，下身渐热矣。如心腹痛仍不减，方用灶心土、槟榔、藿香、木通、枳壳、芦粟、砂仁等分，灯芯三十寸，以阴阳水煎服即愈，已经效验。

红痧

肤隐红点，如瘄疹。痧在肌表外，用焠刮，内服金五方。

斑痧

头眩眼花，恶心呕吐，身有紫斑。痧在血肉，急用刮放，迟则入里生变，当用金六方。

乌痧

满身胀痛，面色尘黑，身有黑斑。毒在脏腑，气滞血凝，以致疼痛难忍，用金七丸外用老姜汁点眼角，男左女右，汗出即愈。

吐痧

汤水入口即吐。研伏龙干泡水，澄饮即定，药亦以此水煎，用金四方。

泻痧

水泻不计遍数。不可下，又不可止涩，惟分理阴阳，用五苓散去桂，白术换苍术，加车前、木通之类。

紧痧

急痛霎时晕倒，半刻即死。急为放痧焠刮，服涤痧丸，亦得救活。

慢痧

痧之慢者，或十日半月而死，甚至三四月而死，必须速治，迟则痧毒蔓延。滞结在内者先坏脏腑，在中者先损经络，在表者先溃肌肉，一若失治，便成死症。

初犯痧症，邪气胜，元气衰，或旬日辄发，久则日近一日，盖由胃气本弱，故尔数犯。俟痧退后，当用木八方，充其胃气，则痧自断矣。

晕痧

一时晕昏跌倒。乃痧毒所攻，毒血一冲，必坏脏腑。盖毒血与食积、痰气结聚心腹胸膈之间，而经络不转，气血不通，虽欲刮放，而痧不出。治法：视其食积、痰血、气阻及暑热、伏热、秽触之类，急用药消散。俟胸膈一松，昏迷自醒，然后验筋刺之，用金八、石一丸。

绞肠痧

心腹绞肠大痛，如板硬，如绳转，如筋吊，如锥，如割。轻者亦微微绞痛，胀闷非常。放痧可愈，若不愈，必审脉症，辨暑秽、食积、血痰所阻施治，须连进数剂，俟少安，方可渐为调理。石二至八

一妇绞痛危急，刮放不愈，右手脉伏，放痧三十

针，用石二末、金八丸清茶饮之，并用石三方服下，热睡，愈。

一妇口吐痰涎，腹中绞痛，刮之少安，用药不效，次日复腹中大痛，先刺指头出血，用石四末冲砂仁汤下，并用金一方加丹参、山豆根、茜银、楂、卜服下而安。

一人盘肠绞痛，脉伏，刮痧，用石五、石六方稍愈，黄昏复绞痛叫喊，又用石七、石八方而痊。

抽筋痧

两足抽筋疼甚，忽至一身青筋胀起如箸粗。将处处大放毒血，用丝一丸。

暗痧

心中闷闷不已，欲饮食不食，行坐如常，即饮温热，不见凶处，并无心腹腰背疼痛，但憔悴日甚，若不知治，亦成大害，此痧之慢而轻者，放之即愈。更有头痛发热、心中作胀，类于伤寒；有寒热往来，似疟非疟，闷闷不已；有咳嗽烦闷，似乎伤风；有头面肿胀、两目如火，有四肢红肿、身体重滞、不能转侧，此痧之慢而重者，误吃热物，遂沉重昏迷，或喘急狂乱。此等当审脉辨症，在表者刮，在中者放，在里者或丸散，或煎剂，须连进数服，俟少安，渐为调理。丝二、三、四。

一媚妇，四月间忽昏迷沉重，颜色变黑，左脉洪大，右脉沉微，此暗痧也。腿弯青筋三条，刺紫黑血如注，不醒。次日用石二方稍苏，至五日复刺痧，用丝二方乃能大醒，再调理，愈。

一老人，六月发热，沉重昏迷不省，舌上黑苔芒刺，狂骂不绝，六脉俱伏。刺血不流，用石二方、丝三方，稍冷饮之，又用金三方。次日少苏，但身重如石，胎刺不退，用金六方而痊。

一少妇，重娠，夜闻火下楼坠仆，闷绝竟不作声。安胎、治惊药俱不效，经两日而死胎下。延予诊之，无脉，细按如蛛丝，但四体温软如睡，急放手足血，便作呻吟，投涤痧散，一服遂苏，更用丝三并四方而痊。

一十一岁婢，六日不食，头面微肿，索消食方。予曰：脉微面肿，其殆痧乎？刺腿弯二针，用石二方，一服愈。

闷痧

痧毒冲心，发晕闷地，似中暑、中风，即时而毙，此痧之急者。如略有苏醒，扶起放痧，不愈，审脉服药施疗。若不醒，扶不能起，必辨症，的确用药数剂灌醒，扶起放痧，再为调治。

一五旬外女人，目闭牙噤，冷至肩胯，但胸腹微暖，六脉毫无，间忽睁目，苦叫数声，灌药亦稍受。如此三日，医用乌药顺气散、牛黄丸，罔效。予为去十指血，紫黑相间，投涤痧丸，一服呻吟，再服脉起。或云是痉症，用他药脉伏，病如初，又来索丸。与之，人渐醒，脉复起，投石二方、石一方而愈。

落弓痧

倏忽昏迷不醒，或痰喘、眼吊，形如小儿落弓症。此暗痧难识，必审脉辨证症，再看身体凉热，唇舌润燥何如，然后治之。丝五、六、七。

一人，发热，口渴，昏闷不醒，两目上翻，六脉微细而伏，用石二方，砂仁汤冷下而苏，扶起放痧，用石七方，痧尚未尽，又用丝五方加银花、丹参、山楂而痊。

一人，时常身热，微渴，煎滚茶饮之，倏然沉重昏迷，左尺沉细，动止不匀，右寸浮而芤，此肾虚而痧犯之。肾水之痧，逆行于肺，故痰气壅盛，而发晕也。用丝六方加牛膝、贝母和童便饮，更用丝七方而醒，然后扶起放痧，愈。

噤口痧

默默不语，语亦无声。此乃痧气壅盛，热痰上升，阻逆气管、咽喉闭塞而然。宜先放痧，审肺肾脾三经脉，次推详余经丝八。

一女，日为母所詈，痧胀烦闷昏沉，左关有力，右脉沉伏，语无声，乃伤气痧也。煎陈香橼一个，微冷饮，稍有声。次日左关弦长而动，盖因怒伤肝，痧气犹阻肝经之故。刺腿湾三针，血如注，又刺顶心、臂、指十余针，乃用丝二方与丝八方，加延胡、香附，微温服乃痊。

扑蛾痧

痰涎壅盛，喘气如锯，痛若喉蛾，但喉蛾喉内肿胀，痧只痛而无肿胀，形若急喉风，但喉痛而不移，痧则痛无一定，且痧有痧筋可辨也竹一、二、三。

一人，痰气壅盛，脉多怪异，吹吊痰药，益凶暴痛极，此三焦命门痧也。刺臂、指、腿弯青筋，紫黑血甚多。不愈，用石五、丝五方，外吹竹一方，又用竹二方，三服而愈。

一人，喉痛极，痰涎壅盛。余视之痧也，不信。延喉科治之，且饮热汤至夕殂。此症用竹三方必救。

角弓痧

心胸胀极，痧毒内攻，故头顶向后，形如角弓反张，是脏腑已坏，死症也。急用白烧酒将毛青布蘸，抹手足拘急处，再喷其遍体，少顷松动，然后用药，或可回生，药用石二、丝二之类。

附歌 手拘足缩角弓张，脏腑攻冲毒势强，火酒遍喷兼蘸抹，死中求活石丝方。

瘟痧

寒气郁伏肌肉间至春而发，暑热凝滞血肉中至秋而发，皆名瘟痧。秋瘟尤易传染，其症寒热似疟，腹或痛或不痛，或喘急饱闷，头面肿胀，或变下痢脓血。轻者缠绵，重者危急。宜放痧、消食积为主。俟痧毒已泄，然后和解清理除其寒热，健脾养血补其中虚竹四。

一人，于九月，恶寒发热，痰嗽，烦闷，口渴，舌苔刺血不流，卧床沉重，此误饮热也。用阴阳水加明矾一钱饮之，又用消食去积药，加熟军二钱，微冷饮，少愈。次日复刺臂、指痧筋去血，用活血解毒药渐愈。

其妻同时寒热烦闷，头面肿胀，脉伏，放痧不愈，饮微冷矾汤，次用透窍、消毒、下气药，加牛膝三钱，二服愈。

其子亦寒热如疟，心腹绞痛，吐泻不已，六脉沉紧，用石一方并竹四方，入大黄一钱，次日再服，愈。

满痧

初起跌倒，牙关紧闭，不省人事，捧心拱起，鼻煽耳鸣，急为大放毒血，用金七、石一丸、竹五末。竹五。

脱阳痧

小腹急痛，肾缩，面黑，气喘，出冷汗，名为脱阳，有似发痧。用连须葱白三茎研烂，酒四碗煮二碗，作三服，又炒盐熨脐下气海穴，令气热。

羊毛痧

腹胀连背心，或腰胯如芒刺痛，用烧酒瓶头泥，研筛细，和烧酒作团，辊擦痛处，即有细白毛粘团上。

羊筋痧

腹胀浑身板痛。此二症胸前或腰背，用小针穿皮挑出筋毛自愈，只拣疼处看有毫毛聚起者便是。药用涤痧九、普济消毒散。

一人，伛偻不前，自谓鬼箭打，药樵视其疼处，用小针贯红绿丝线，就肤间穿过二三分许即拽断，亦不见血，豁处露绒毛状，挑三四针后，其行如驶。

紫疱痧

痧不内攻，则外溃为肿、为毒之外，又有发为紫疱血者，亦异症也。竹六。

一养媳，手足下半身俱肿大，腹亦胀，发出两腿足紫血疱，如圆眼密布，皆云烂麻疯，服药益甚。及见腿弯痧筋发现，遂放五针，又指头十余针，尽去毒血，诊脉俱和，用竹六方，二服结痂，愈。

疯痧

一人犯大麻风，眉发脱，面目败，手足挛。遇老人为放痧三次，曰此痧疯也，传一方，曰日服之，以渐而痊。方附竹六后。

血沫痧

胀闷废食，两肋疼甚，口出淡血沫如西瓜囊汁，用熏陆香熏陆即丹阳所产零陵香为君，佐以寄奴、茜草之类，治之即愈。

湘闻京师曾患时症，凡吐唾淡红色，旋病不数日死，有乩仙传方，但知其和猪胆汁作锭，锭可活三人。适一医用猪胆作引，亦立愈。遂用得症，效与此类附记。

蛔结痧

痧毒攻胃，蛔死入大肠，与宿粪相结，腹中大痛，又有胃中热胀之甚，蛔不能存，因而上涌，乘吐而出，或蛔结腹痛，不大便，或由大便出。与伤寒吐蛔伏阴有内者不同，治宜清痧胀为主，加熟大黄。竹七。

一女，痧发痛极，头汗如雨，脉芤而洪实，放刮不出，用竹二方，次日筋现放痧，用石七方，下死蛔三条，结粪亦下，腹痛遂止。

一妇，发热心疼，口多痰涎，吐蛔二条，投竹七方，痰遂退。

铜痧

浑身上下、头面、眼珠尽如姜黄色者，邪热攻乎脾胃，而土之本色现于外也。盖脾为阴脏，巳土主燥，胃为阳腑，戊土主湿，一湿一燥，湿热熏蒸，如盒面状，故发黄也竹八。

一羽士，时疫七八日，遍身发黄，目瞪体僵，六脉如无，忽又如沸，二便久闭，淹淹待毙。以涤痧散撬灌，刺臂指，血点滴如墨，委中绝无，勉与竹八方，竟霍然。

汾按：《本草从新》云：黄疸须分阴阳，阳黄宜茵陈，阴黄须温补，若用茵陈，多致不救。《叶氏临证指南》论之尤详，此书专为痧症言之。痧皆属火，如前所言羽士脉症，故当无阴阳之分也。其稍轻者，非便闭亦不必大黄，又可参用五苓之类。

铁痧

头面手足十指如锅煤色，不治，以血凝也。或用火酒擦身法，委中刺出紫黑血两茶杯，竟有立愈者。

痧块

气痞痛，血块痛，食积块痛，皆因刮放未尽，不用药消，以致痧毒留滞成块。治法：在气分用沉香、砂仁之类，血分用桃仁、红花之类，食积用槟、卜之类，相兼者当并治。匏一、二。

又有不忌食物，痧毒裹食成块，两肋下痛，其痧块变症甚多，故为难治。且治痧惟在初发，若饮热汤，毒血凝结，即慢痧不致胀急伤人，亦成肋痛。瘀之日久，势必难散。

一妇，腹痛，放痧二次，忽左胁有块，屡痛不止，坐卧不安，脉芤沉微。此毒滞不行之故，用竹五并匏一方，与石一方加贝母、白芥子，二服而痊。

一人，身热，吐痰，肋痛，喘呕不已，左脉洪数，右脉似伏。刺过二针，服童便，喘呕稍减，用金七丸、润下丸，身热、吐痰俱已，又用匏二方，三服而痊。

身重痧

痧症始发虽暴，未必身重，若饮热，毒阻，遍身重痛，不能转侧。放痧后，急宜消瘀、解毒，久则难治。放痧不效者，死。匏三、四。

一人，腊月腹微痛，呕酸水，饮姜汤大痛，胀重不能转侧，右脉伏。放痧，用匏三方，痧减。又放痧，服匏四方，愈。

心烦嗜睡痧

痧冲心胸，故心烦，或嗜睡。此等俱慢痧，若误以心烦嗜睡治之，日甚一日，倘饮热物，必渐凶险，遂成不起之疾。治法刺血为主，可不药而痊。

遍身青筋痧

一羸瘦人，惯发痧，一月数发，发则面青如靛，满身青筋胀起如箸，痛自小腹攻上胸胁，困倦难状，向作虚损温补，愈益甚。针曲池、委中，暗血如注，少苏。用火酒进涤痧丸，立效，后连进数服，竟绝根。

遍身肿胀痧

暑热、疫毒攻里则为痰喘，为血瘀，昏沉不省。若元气实，内不受，邪即散于肌肉，为肿，为胀。误饮热汤，便成大害。此痧之暗者，宜从脉异处辨之。

一女，手足俱肿，将逮于腹，六脉弦细沉迟，此慢痧变症，缘不肯放血，数日肿胀益甚。勉强放廿余针，紫黑血出，用石二方，并散痧、解毒、消瘀、顺气药，以痧久绵延，服十余帖肿胀始消。

一婢，久患疮，腹大如鼓，手足俱肿，左脉微数，右歇止。夫疮毒入内肿胀，脉必洪数有力，今脉症不合，此慢痧为患也。腿弯果有青筋，刺五针，未愈，又刺指头十余针，用石二方并匏四方，五服遂如旧。

痧别兼类变

痧有兼症、类症、变症，非望闻问切所能尽，惟看痧筋辨之。夫痧筋所见者，青紫之色也。痧症所原者，血中之毒也。血中之毒既无可消，则百病生，治之自宜刮放。刮放不尽，则宜用药先去其痧，后理其病，其或当兼治，当预防者，务详审之。

伤寒兼痧

凡伤寒头痛、寒热诸证，或受暑、触秽、感疫，忽兼犯痧，惟认脉、看筋，必先治痧。痧退乃治伤寒，若误饮热汤、姜引，慢者犹可，紧者立见凶危。匏五。

一人，伤寒十四日，忽昏沉身重，医治不醒。予曰：痧气冲心，故昏迷，痧入血分、经络，故不能转侧。先放痧，用匏五方，痧退治伤寒而痊。

一女，头痛发热，属太阳症，用羌活冲和汤稍愈，至四日药忽不应，更面赤、身热、烦闷，六脉洪大无伦，此伤寒兼犯痧症。刺青筋一针，流紫黑血，余细筋隐隐，服匏二方两帖，稍松。次日，痧筋大现，刺九针，服丝七方少安。后骤进饮食，复发热面赤，又刺两足青筋，用匏二方两帖，稍愈。偶饮温茶，立刻狂言，令饮冷井水二碗，更服数帖，痧气乃清。但病久身虚发晕，服参汤而苏。

痧类伤寒

《伤寒集》中有四症类伤寒，未若痧类伤寒之凶暴。夫伤寒头痛寒热，属足太阳膀胱经，是寒从肌表而入，故宜发散为先。若痧症头痛，是毒气上攻，不因外感寒气，其寒热虽在肌表，乃时气由呼吸而入，郁为热毒，搏击肌表，内热则外寒，故亦恶寒，宜先刺巅顶放痧泄毒，用药透窍、解毒、顺气为主。若误用羌活、麻黄，发表太甚，反助痧焰，势必冲肿胀，立时见凶。要知痧症宜清凉，则痧毒可内解，伤寒宜辛散，则寒气可外舒，断不可以互混。匏六、七。

一人，寒热昏沉，面色红黑，指头青黑，脉洪数。皆曰新昏症必属阴，予曰非也。脉洪数痧毒搏击也，指青黑毒血流注也，面红黑痧毒升发头面三阳也。视痧筋放之，微有紫黑血，用石二方、晚蚕沙汤服，渐醒，复刺血如注。但发热身重、肩背痛，用大剂匏六方，渐能转运，犹身热、大便不通，用卜、实、军、朴、麦芽、桃仁温服，便通热减，痊。

一妇，头痛寒热，烦闷喘渴，头汗如雨，面黑指青，气喘，脉虚歇止，左三部洪数无伦。若非痧而有是脉，恐不能生。刺顶心一针，臂腿数针，不愈。彼因饭后起病，用矾汤吐之，烦闷喘汗俱除，余症未愈。用匏七方二帖，大便通而安。后十余日，腹中大痛，口吐涎沫，又因秽触而然，刮痧，用金四方愈。

伤风咳嗽痧

痧感时气咳嗽，肺经受伤，不可同伤风治法。当刮痧为先，清喉、顺气、凉肺、散痧为主匏八。

一人，伤风咳嗽，日晡微寒发热，脉芤虚而无力，乃肺经痧也。刮放稍可，不服药，至十余日嗽不止，用匏八方加前胡、山豆根，愈。

咳嗽呕哕痧

痧凌肺经，气逆发呛，痰涎呕哕，或面目浮肿，或心胸烦闷，此热毒入气分，痧筋往往不现。当刮之，间有入血分者，必待痧筋方刺之，急宜理其痧毒，若从伤风治则误。

一人，呛不绝声，面目肿，呕痰不已，更吐鲜血，脉弦紧且数，此痧气搏击于筋脉间。令多刮之，用石二方加童便，微冷服，又用丝四方而痊。

一女子发热，咳嗽，呕吐痰涎，胸中胀闷，面目浮肿，服风嗽药，心益胀闷，延及一月，知为痧之变症。刮讫，用金一方加贝母、薄荷、童便，饮之，即愈。

霍乱痧

痛而不吐泻者，名干霍乱，毒入血分，宜放痧。新食宜吐，久食宜消，食消下结宜攻。痛而吐泻者，毒入气分，宜刮痧。有痧筋则放，宜调其阴阳之气。须知肠胃食积，宜驱不宜止，止则益甚。若吐泻而后痛者，此因泻粪秽触，宜用藿香正气，须防食积血滞，或消，或攻，或活血，彼山药、茯苓及燥湿之剂、温暖之药，皆不可乱投。干霍乱盘肠大痛，先放痧，用石二方与润下丸妙。

一人，晚觉腹痛，吐泻数十次，痛益甚，宿食虽吐泻尽，乃毒入血分，血瘀作痛也。用丝六、丝七方少平，次日再服，愈。

痧痢

夏伤于暑，秋必疟痢。痢初必先泄泻，肠胃空虚则易感秽气，即成痧痢；或炎热疫疠，因积而发，亦致痧痢。夫痢不兼痧，积去便轻，若一兼犯，必绞痛异常，止治痢无效，或变如猪肝色，如屋漏水，或惟血水，或变噤口不食，呕哕凶危，或休息久痢，绵延岁月，惟先治痧，兼治积，则痧消而积易去，积去而痧可清矣。

一人，发热，痢血水，日百余次，肛门窘迫，腹痛异常，呕哕不食，六脉迟数不常，或时歇止，此痧痢也。刮放后痛减半，用石一方、砂仁汤下，煎用竹六方，去赤白滞甚多，诸症悉愈。

一人，发热，胀闷，沉重，痢下紫血，医但治痢，甚危笃。见六脉洪大不匀，令刮痧，用匏三方入童便饮，次以苏木、红花、五灵、茜草、乌药、香附、当归导瘀乃安。

痧类疟疾

痧有寒热往来，类乎疟疾。或昏沉，或狂乱，或痰喘，或烦闷叫喊，或呕哕吐痰，睡卧不安，或大小便结，舌黑生芒，如此重极，脉必有变，不与疟同，宜细辨。

一人，日晡寒热，昏沉胀闷，大便不通，舌焦胎厚，左脉浮大而虚，右沉细而涩，不似疟脉。视乳下有青筋，刺出毒血，用散痧、消毒、活血药，诸症退。又用润下丸二钱，大便通，惟寒热未退，用小柴胡汤而痊。

疟疾兼痧

疟忽兼犯乎痧，疟必因痧而变，苟慢以为疟，而忽视之，必至伤人。是非先治其痧，即轻痧亦必有遗患。

一少男，患疟凶暴，验筋放痧稍松，用石二、金八方两服，扶而起。次日，伤食患益甚，更放痧，用散痧、消食、顺气、解毒药，三服稍安。后又伤食发热，用楂、卜、青、陈、紫、朴、白芥四服，大便不通加大黄、枳实，便通热减。但病久虚晕心跳，用枣仁、茯神、参、芪、熟地之类调补，一月痊。

一妇，疟八日，忽壮热不已，昏沉不醒，左脉不匀，右虚涩，非疟脉也。刺臂青筋，流紫黑血，不愈，服金五方加藿、朴、槟、卜并土一方，稍醒。次日又刺指头，服金五方加军、枳，热退后用丝二方，运动其气，痊。

头痛痧

毒中脏腑之气，闭塞不通，上攻三阳颠顶，故痛入脑髓，发晕沉重，不省人事，名真头痛，旦夕死，急刺颠顶泄毒，药惟破毒、清脏为主。毒中脏腑之血，壅瘀不流，上冲三阳头面肌肉，故肌肉肿胀，目闭耳塞，心胸烦闷，急刺颠顶及其余青筋，药宜清血分、破壅阻为要。土二、三。

一人，头痛，发晕，沉重，脉伏。刺颠顶及痧筋，少苏，脉沉实而上鱼际，用土二方。

一妇，头面红肿发热，头疼迷闷，脉芤而疾。刺左腿弯三针，血如注，冷服红花膏半杯，用土三方。

心痛痧

属气则时疼时止，痰涎迷闷，刺手臂，服顺气药为主。属血则大痛不已，昏沉不醒，刺腿弯，服活血药为主，迟则难救。

一人，心中暴痛，痰涎迷闷，两寸沉伏，关尺洪紧。刺痧筋二十针，用石三方，四帖而安。

腰痛痧

痧毒入肾，腰痛不能俯仰。若误饮热，必烦躁昏迷、搦搐、舌短、耳聋，垂毙而已。

一妇，腰中大痛板硬，误饮热酒，发热烦躁，昏沉痰涌，左尺虚微，右尺洪实，脉兼歇止。刺血不流，用石四方，腿弯筋现，刺二针血流，再服二帖痛减。

小腹痛痧

毒入大小肠，则小腹大痛不止，形如板硬，绞绞不已。治须分左右，二股屈伸为验。土四。

夏月不头痛发热，但小腹疼，或心腹俱痛，胀痞不能屈伸，此皆暑火流注脏腑，故先小腹痛，遍及心腹。宜六和汤清解之，或四苓加香薷、木瓜、紫苏和散之，或正气散加黑栀，或炒盐和阴阳水，探吐痰涎可耳。

一少年，小腹大痛，每每左卧，左足不能屈伸，太阳小肠经痧。服上四方三贴，筋始现，刺左腿弯二针，用丝七方，冷服愈。

一人，小腹大痛，每每右卧，右足不能屈伸，阳明大肠经痧。刺右腿弯青筋四针血流，不愈，用竹八方，冷服，半夜痧退而安。

头眩偏痛痧

痧气慢者，常觉头眩内热，或半边头痛心烦不安，宜刮痧。不愈，用清热、下气之剂。

流火流痰痧

痧毒传变，忽足忽手，忽发肌肤，忽为痰喘，隐现无定，来去不常，而痧胀又不现，最难识。有热似流火，肿似流痰，而不比流火、流痰之轻缓，或痛极难忍，或痒痛不已，此等验于痧筋发现，刺之无疑。然后凭脉所犯，风寒、暑湿及食积、痰血、气阻分治之，斯能有效。

一妇，日间左小腿红肿大痛，暮即腹痛，而足痛止，次月右小腿红肿大痛，腹痛又止，六脉如常，难据为痧。腿湾有青筋三条，刺血甚多，反加痰喘，此放痧未尽之故。用竹二方加土贝母二钱，两服稍愈，次日左腿弯又刺痧筋一条，颠顶一针，服前汤加牛膝三钱，痧即退，更服丝七方俱痊。

一人，晚间右腿红肿，痛方已，喉旁肿痛，不觉为痧，只见时症，犯此者多，细看两臂痧筋刺血，用石八方倍楂、卜，加大黄一钱，食消便下而安。

痰喘气急痧

先有痰喘气急，痧胀因之，先治痧，后治痰气，无令痧为本病之助；先有痧胀，痰喘气急因之，但治痧而痰气自愈。若痧有寒热不清，痰喘气急者，兼和解痧；有但热无寒，喘急者，兼消食顺气；有大便不通、小便不利，喘急者，又有痢下脓血，喘急者，俱急攻里；有瘀血凝滞，小便利，大便黑，喘急者，当虑痧毒攻坏脏腑。不痛可治，痛而不已难治，服药不应者，死土五。

一人，发热头痛，胀闷昏迷，痰喘气急，六脉无根。若痧胀则有救，因放痧，用石五方、丝四方，稍冷服。又用土五方一服，昏迷即醒，胀喘俱平。更用金一方，加青、翘、楂、卜、熟军，发热头疼俱已，脉复旧。

一妇，痰喘气急，胀闷不已。刺乳下二针，出紫黑血稍可，用竹四方，三服，愈。

一人，痰喘气急，发热身重，腹中绞痛。刮放不愈，用金四方并石六方，加大黄服之，愈。

半身不遂痧

慢痧迟缓，中于血分，未至攻心，留滞经络，或在左在右，半身疼痛，或麻痹，遂成半身不遂。见痧筋急刺破，用药散毒、活血、消痧土六。

一人，朝凉夜热，气急半年，服药不应，加右半身疼，不能俯仰，痰嗽，食减，成劳弱病。然脉症不符，阅痧筋刺二十余针，用土六方，二服后，疼痛、吐痰俱除。后朝用六味丸，夕用补中益气，寒热愈。

臌胀兼痧

先有臌胀，忽痧乘之，臌胀益甚，痧宜早治。

一人，脐突筋青，心坎将平，知为血臌，其指头黑色，兼痧无疑。刺廿余针，腿臂血出略松，服丝三方，脐下青筋渐退，后用臌症药导去恶水，日服治臌香橼丸，二月余臌症尽平。

痧变臌胀

慢痧迁延时日，留滞肌肤肠胃中，若不早治，即成真臌。

一人，急气作胀饱闷，脐下青筋突起，心坎将平，此慢痧成臌。出毒血廿余针，脐筋即淡，腹内觉松，用石二方，胀渐消。

老病兼痧

先有痰火嗽疾，忽喘急如锯，或头汗如油，烦闷莫状，虽是痰火危笃，然有兼感时气秽触，骤然势盛者，必宜察脉按症，先清痧，次治痰，渐补气血可耳。

一妇，素抱痰火老弱病，忽痰壅喘急如锯，六脉不匀，如雀啄。此兼痧症，尚有挽回，刺出恶血，用散痧、消食、豁痰、顺气药，并进土五方渐安，后大补气血而痊。

弱症兼痧

先有劳弱症，或时吐血，或微干嗽、颧唇鲜红，或骨蒸发热不已，一染时气秽触，必兼痧症，或痰喘，或喉鲠，或胀闷烦热，较平时不足之症，益觉沉重。宜治痧为主，令痧退尽，方治本症。

一劳弱吐红症，脉洪实有力，医谓此脉是症之所忌。予见势暴疑焉，视腿弯筋青色，先放痧，脉和症平，又服散痧、消食、去积药，饮食渐进，后用六味丸及十全汤，劳弱亦愈。盖向病俱从痧气而泄，所以用补得效也。

一妇，吐血干嗽，昼凉夜热已久，因怒午后忽发热，胀闷痰喘，昏迷，左关微缓，余脉应指不匀。夫怒气左关必有力，劳弱脉亦宜弦数，内有郁血寸关亦当见芤，脉不对症，兼痧明矣。刺痧筋，倍用石二方，清茶饮之，神清喘已，但劳弱未愈耳。

内伤兼痧

先辨痧症，治其标，后审内伤，治其本。土七。

一老妇，争产相殴，发热嗽痰，胸中胀闷。诊之内伤兼痧，刺痧筋廿余针，服石二方稍松，用土七方治其内伤，服后下黑粪，瘀消症平，后用木六方，并前虚症亦除。

痧变劳瘵

痧恶饮热，有反喜热汤者，症益莫识，慢痧所以渐成劳瘵也。毒入气分伤肺，喘嗽吐痰，发热声哑，肺为娇脏，若不知治，变为百日紧劳，轻者数年终殂。毒入血分，重者兆变在即，轻者岁月延挨。若毒瘀胃口，必须去尽乃愈。毒瘀肝经，损坏内溃，吐血数发，势极多危。毒瘀心胞络，更加凶险，不待时日。毒瘀肾经，腰脊疼痛，嗽痰咳血，日甚一日。凡痧毒遗患，总成劳瘵，治须识之于始，莫昧其终。

一人，痧胀不服药，惟放痧三次，胃腕间成一块，咳嗽吐痰，发热不食，日渐尫瘦，右关芤而紧，余俱数。此内有瘀血，必吐出方解，用桃仁、苏木、泽兰、白蒺藜、香附、乌药，酒煎服，吐出紫黑血碗许，更用活血引下之剂，加童便，酒服，愈。

痧变吐血鼻衄便红

痧毒冲心则昏迷；痧毒冲肺则气喘，痰壅甚则鼻衄；痧毒入肝则胸肋疼痛，不能转侧，甚而血涌吐出；痧毒流于大肠，则大便血；流于膀胱，则小便血。治宜先清痧毒，顺其所出之路，则气自顺而血自宁矣。土八、革一。

一人，放痧不服药，变筋骨疼痛，十日后吐血甚多，疼痛不愈。诊其脉芤，此痧退尚存瘀血，用匏四方。

一幼儿，痧痛大便红，令放痧，用土八方。

一女，痧痛溺血甚多，放痧不愈，用革一方加银花、连翘、牛膝、益母而痊。

一人，痧胀鼻衄，是痧气由衄而泄，用金六方。

痧变发斑：痧粒不过红点而已，至有浑身成片斑烂，发热头晕者，金五方主之。

犯痧小便不通

毒结膀胱，溺不利，小腹胀痛难忍，用土四方。

一八岁小儿，发热眼窜不语，或以惊风治，以伤寒治，一无效。予用涤痧散、灯心汤调灌下，便作呻吟，已经十日，大小便闭，小腹胀急，手不可按。用润下丸五分，小便去数升，再用一钱，大去宿粪，遂愈。

眼目怪症痧

毒火上冲，幸心君不受邪，而逆犯厥阴肝母，故两目红肿如桃，甚则眼珠突出。然他症患目，惟在于目。痧必心中烦闷，而目疾因之。苟不早治，则痧毒已参阳位，其火势炎极，轻则坏目，重则殒命。宜先刺巅顶，以泄毒气，用清火、活血、顺气之剂加牛膝、石斛以引火归原。

若心中烦热头眩，两目红肿大痛，眼珠挂出，左目尤甚，至晚即昏晕，用革二方加童便服，眼珠始收。

若两目通红，甚至起障翳，此痧之余毒在肝，用革三方加灯心、白芙蓉叶，水煎温服。

一妇，头疼身热，眼珠突出半寸，痛不可忍，眼科疗之更甚。予为刺顶门一针，太阳、精明、合谷三穴各二针，痛减半，竟投痧症药，珠收痛止，惜治已迟，竟失明矣。

痧后牙疳

用革四方，神效。

痧后胸膈痛

痧已退尽，留瘀胸膈作痛，用失笑散。

妇人倒经痧：遇痧经阻，或鼻红，或吐红，腹肿胀不能转侧者是也。腹不痛亦为暗痧。若攻坏脏腑，不治，急放痧，再用药革五。

附胎产痧论

孕妇痧易伤胎，产后痧防恶阻，救疗俱为尤急。若暗痧陡发，则胎前痧脉混于有孕，产后痧脉杂于恶阻，又无心腹痛，据须究症候，察声色，看有痧筋，急宜刺破肌肤痧壅，焠刮兼施。攻坏脏腑，莫能挽矣。

胎前痧痛

胎前痧痛，冲绞可畏。凡安胎药如白术、当归、茯苓之类，痧所大禁，其治痧破气、破血之剂又胎所忌。斟酌其间，活血解毒用银花、丹参、益母、红花、寄生，顺气用香附、陈皮、紫朴、砂仁、乌药，散痧用荆芥、防风、独活、细辛，食积用楂、卜、神曲、麦芽，采择于中，最为稳当。若势盛难效，权用一两味克伐，恐于胎气有妨，不可不慎。革六，红花、细辛少用。

一妇，妊六月，寒热烦闷，痧在初发未现，用药不应，忽尔昏沉，次日左手脉伏，面目微黑，乃刺腿弯六针，少愈，服革六方而安，后用小柴胡汤退热，又参、苓、归、地健脾养血乃痊。

产后痧痛

产后药须温暖，痧胀药惟清凉，既属相反，则方毋热。一今制方为临症法，散痧用独活、细辛，破血用桃仁、红花，顺气用香附、乌药、陈皮，解毒用银花、紫地丁，消食用楂、卜、神曲、麦芽。如产后利用姜炭、肉桂以温血，痧症所禁也；痧症利用荆芥、防风以散痧，连翘、薄荷以清热，产后不宜也，况痧症胀极尤贵大黄、枳实、槟榔以通积滞，而产后之药更不可用。盖痧而用温，胀者益胀，产而用冷，瘀者益瘀，惟取微温之气，则两不相妨，更加童便以清热消瘀，岂非良法乎？革七、八。

一产妇，三日后，腹绞痛，胀如鼓，恶露不通。夫产后痛，当在小腹，今大腹绞痛异常，非产妇本病，脉洪数有力，兼痧无疑。先饮童便一杯，少苏，刺出毒血，痛稍定，用丝六方，痧退而恶露通。

一产后数日，去血过多，忽寒热、胀闷甚危，脉洪大无伦。念恶血去尽，不宜得此脉。视痧筋，果有红紫二条，放过便不复洪大，又刺指臂十余针，用革七方，四服痊。

一产妇，六日，遍体疼痛，寒热如疟，昏闷异常，六脉歇止。见指甲带黑，刺指七针，舌底紫黑血，一针稍缓，用革八方，四服全疗。

小儿夹惊痧

小儿一时痰壅气急不语，眼目上翻，发搐胀满。人尽作惊治，不愈。速看痧筋放血，额上现痧，急用火焠，先令痧退，然后治惊，用土五方可也。若执惊风治，必死。

痘前痧胀

痘本先天因时而发，痧亦时气所感，而胎元之毒因之俱发。凡逗未见点前，痧胀必烦闷痰涎，甚至昏迷沉重，不省人事，此其候也。小儿滑疾之脉，类于痧症，厥厥摇动之脉，虽若疑似难明，然有痧筋可辨。不可针，单用药清之，宜木一方透痧兼发其逗，痧自退，痘自起矣。若痘点既形，触秽痘隐者，诸痘科自悉。

痘后痧胀

痘后气虚，尤宜防护。尝有收靥结痂，安然无事，一遇暑侵秽触，即成痧胀，忽然生变。人多认为恶痘所致，大误。

一七岁子，脱痂光洁，饮食行步如旧，迨二十五朝，忽叫喊发晕，脉微细而伏。若恶痘余毒兆变，脉当沉紧有力。今脉症不合，痧筋历历可指。用竹二合竹四方，即苏。后小腹痛变痢，用当归五钱、山楂一钱、熟军五分、童便，微温饮之，即愈。

痘前痘后见有痧筋，止可用药，切忌斜刺。

疮症兼痧

疮痛者，心火血热所致。脓肿作痛，必渐而来，非若兼痧之骤而可畏。况疮脉多洪数，兼痧脉固不同，筋又可验。

一女，患疮半载，一日酒后血热，且食鸡鹅，脓疮大盛。与凉血解毒药，更觉昏迷饱闷，脉不洪数，反沉微，必痧使然。刺头顶一针，指顶数针，稍清爽，犹胀闷，用木二方、木三方，愈。

痧变肿毒

毒留滞腠理，即成肿毒。宜先放痧，用解毒散痧药，以除其根，然后审十二经络脏腑，分阴阳、寒热处治，轻则消之，重则托之，虚则补之，实则泻之。红肿甚者属阳，用木三方；白色平肿不起发者属阴，用木四方；毒有半阳半阴，用木二方。穿破后，贴太乙膏。若无脓止流毒水，或脓少血多，用飞龙夺命丹研碎些，须填太乙膏中，拔去毒水脓血后，单帖膏。毒口难收，掺红玉散。木四、五。

一人，遍身疼痛，背发一毒，黑烂痛苦，脉沉微，指头黑色，而恶热饮。此痧变恶毒，用冷围药而成背疽也。今去围药，放痧讫，俟痧气已绝，用木四方温托之，外敷如前法。另有木五方选用。附痧后调理，说见后木六、七、八方。

上部痧

颠折头痛舌麻 头摇痛如打折，面带麻木，颠摇不止，此系感冒痧邪。人视为缓症，不放在心，久不治，邪入心经，并舌麻木，舌尖吐出。用香油钱刮脑户穴在枕骨上一寸五分隐中，属督脉，禁针，针则令人哑，俗云脑门是也，用针刺风府穴在项下入发际一寸，两筋陷中，枕骨下五分，脑户下二寸是穴，若再下五分是哑门穴，倘误针刺则失音，俗云争食搪也。药用砂仁、藿香、花槟、木香、木通、芦栗梗，以上各等分，灯薪三尺，同以下各方药，俱用阴阳水煎八分，凉服。

日月满身麻木 两太阳痛，或左或右，此系身受寒邪，日久不治，邪入肺经，心肺俱胀满，身麻木，眼目酸痛，饮食不贪，口吐酸水。此痧须刮悬厘穴在头上两旁，从额斜上头角下陷中是穴，属足少阳胆经，俗云两太阳内便是，有时刮之不愈，针刺悬厘穴、丝竹穴在眉梢尽处入发际是穴，属手少阳三焦经。用针宜浅而横刺，不宜深而直入，恐伤筋骨害人。

蟹眼 两眼睛定白出，并满头胀紧痛。先用两手大指抵往两眼眶上，少顷，刺印堂穴在眉中间，属督脉。

头风 满头脑疼痛，此系外受风邪。先用两手指捻印堂穴，再刺丝竹穴在眉梢尽处是穴。

蛇舌 其舌似蛇舌，吐出伸缩不上，呕吐酸水顽痰，此系心经受邪之故。用菜油钱刮肩井穴在肩之上，缺盆穴中，大骨前陷一寸五分，以三指按取之，当中指按下陷中是穴，属手少阳三焦经，俗云肩胛上是也，用针刺舌尖上。若久不治则发笑，笑则心偏而发麻木，则身体发热，眼珠内胀，将乌珠煎干而失明矣。治法同黑眼痧。

黑眼 眼白变黑，此系外皮受邪，日久不治，则传肾经，两目昏暗，迎风下泪，怕日羞明，渐成外胀目疾矣。宜先洗目，用豨莶草一钱、皮硝一钱、阴阳水煎服，洗三五次，再刮两悬厘穴即两太阳，针刺两小骨穴在两手小指尖。

黑齿 齿变黑色，此系肾经受邪日久不治，毒邪入骨，大寒大热而难治矣。宜针水灌穴即人中穴口含水凸珠是穴，属手阳明大肠、足阳明胃二经之处，再刮两臂臑穴。

黑舌 舌变黑色，此系心经受邪，若久不治，则变焦枯而硬，是为不治之症。针刺舌上中间出血，刮两臂臑穴。

喉风 喉下、肩上皮肉刺痛，日久不治，则成漏肩风，甚至两手举不起，渐成半身不遂。治法刮灸同锁喉痧。

锁喉 耳下颈项胀痛，此受邪于睡卧枕上漏风，喉痛难食汤物。用钱刮颅囟二穴在两耳后上骨筋络间，属手少阳三焦经，不宜针刺，左痛刮左，右痛刮右，灸亦如之。

鹤顶 眉心红色，刺痛，此系心经受邪，毒热上冲也。如凸起变为黑色不治，须针刺印堂穴在两眉中间。

樱桃 舌上生紫泡，系心经受邪。用针刺泡，出血而愈。

黑泡 舌上生黑泡，亦系心经受邪极重，迟则不救治法同上，不药。

鼻砧 有左鼻塞，有右鼻塞，双鼻塞三症，皆系外受邪之故。先以灯薪销鼻取嚏，再针水沟穴即人中穴。

天顶 头顶心胀紧痛，此系外皮受邪，日久不治，倘误用药饵，必成摇头。

痫疾 用钱刮头顶心穴属督脉。如不愈，用蒜瓣填穴上，以艾灸之，无有不效，或七壮，或五壮，看人强弱。自肩井上至前顶穴不宜针刺，以上各症用药同。

中部痧均参卷上正背穴图歌

皮服刺痛 此系外皮受邪，满身皮肤刺痛。用油钱刮臂臑穴臂上肩下、曲池二穴即手臂弯也、间使二穴在手腕上三寸大纹陷中、大陵穴即诊脉处之中，用针刺两中魁穴在两中指节尖出指甲三分、两小骨空穴在小指尖，出微血。用药同前，阴阳水煎，冷服。后之三症，药水均同。

斜肩 此系外皮受邪，如左肩痛，左肩垂下，右亦如之，延久不治，手举不起，或半身不遂。若用宫方反重，宜刺曲池穴，再用油钱刮臂臑穴。

阴阳 此症有四，或半身热，或半身冷，或半身麻木，或半身难动，延久不治，则成半身不遂。用油钱刮臂臑穴、两肩井穴即肩胛上，刺两中魁穴、两小骨空穴在两手小指尖，出甲三分、五虎穴即食指尖。

缩脚 此系肺经受邪，有四症，小儿患者多满身经络收缩，手脚拘挛，或左手，或右手，或左脚，或右脚独缩。宜刺曲池穴、阳交穴在两膝后，外踝骨上七寸，足少阳胆经，俗云膀弯下，旁边外侧是也，再刮臂臑穴。

天泡 此系肺经受邪，有三症，或寒，或热，或寒热相兼，初发在间使穴在手脉动处中间或大陵穴即诊之中，状如黑痣大，三四粒，或七入粒，渐渐长大如围棋子样，以手捋之，上下活动，痛楚异常。若移至曲池、臂臑、肩井，犹可救；若走至胸前紫宫穴在胸前第三支肋骨中，属任脉，为肺系之中，则不治矣。急以油线扎住间使穴，两手将泡捋至曲池穴，刺出黯血，顷刻而愈。弗药。

反弓 此系肾经受邪，小儿患者多头仰后，脚亦仰后缩，胸腹凸前，延挨不治则死。用三指拍曲池穴、阳交穴在膝下外踝上七寸是穴，拍出紫血块，针刺出黯血，油钱刮肺俞穴在背上第三节两旁，各开一寸五分，属足太阳膀胱经、肾俞穴在背脊第十四椎两旁，各开一寸五分是穴，属足太阳膀胱经，俗云腰眼是也。勿药。

腰痛 系肾经受邪，有三症，或左痛，或右痛，或左右俱痛。用油钱刮命门穴在背上第十四椎中间，伏而取之，不在两旁，在背腰中间，属督脉，可针、可灸，刺中魁穴在两手中指尖，出甲三分是穴。用药同前方。

红斑 此因汗出时感冒风邪，汗出不透，攻入腠理，与正气相搏，故发红斑。用钱刮两臂臑穴、曲池穴、间使穴、大陵穴、百劳穴在背脊第一脊上，平肩节中间，属手足三阳脉交会督脉处，可刮，可灸，禁针、膏肓穴在背脊第四椎下一分，五椎子微上二分，两旁各开三寸是穴，属足太阳膀胱经，百脉从此经过，无病不治，但刮又恐一时不能应病，又禁针，必要多灸为佳。一云五椎上两旁各开三寸，令患人正坐，以草心将中指第二节横纹内量为一寸，一椎骨一寸五分，记六寸，先将笔点百劳穴为准，起下六寸尽处，亦笔点记，再将灯心折半，两旁尽处是穴。

紫斑 此系外皮受邪，先入腠理，与正气搏击，正不胜邪，攻入脏腑，故皮外发斑，迟则难救。用药针刺俱同红斑。

黑斑 此系外皮受邪，因受毒重，直攻入脏腑，故皮外发黑斑，一周时不治者，则口吐黯血，而无救矣。先刮两肩井穴、两臂臑穴、胸前膻中穴在胸前肋骨第四支之中，属任脉，两乳中间，仰卧取之，为心君之所，可刮、不可针，切记，切记！中庭穴膻中穴下一寸六分陷中，第六支肋骨中是穴，属任脉，俗云中隔是也、膏肓穴可灸，不可针、命门穴属任脉，针刺灸刮皆可，以伏而取之，穴在中，不在旁、肾俞二穴在第十四节两旁，各开一寸五分，属足太阳经、白环二穴在背脊第二十一节下，两旁各开一寸五分，属足太阳膀胱经，取法注明背灸图内，用三指拍曲池穴、阳交穴，拍出紫块，刺出黑血，再刺中魁穴中指尖、大骨空穴大指尖、小骨空穴小指尖，务要出血，并刺间使二穴。此系重症，如刺无血，不治。此乃五紧痧症，五脏俱受毒也。

手指黑 系外皮受邪，攻入脏腑，故十指甲内全黑色者重，三日内不治则死，十指内发黑点者轻。二症俱刺十指尖，俱刺出黑血可治，系五紧痧。以下用药五症同上。

脚趾黑 系肾经受邪，腰先微痛，毒气坠下，故足指俱黑。小便出血块者不治，若小便出血者可治，若过一周时则死，半日内可治。用针刺十指尖，并刺阳交穴在两膝下外侧，踝骨斜上七寸是穴，属足少阳胆经。此亦五紧痧。

白线 系外皮受邪，将手臂上下推出皮内隐隐白色如线者轻。用钱刮两曲池穴，刺两中魁穴。

黑线 系肾经受邪，毒气已入骨髓中间，一遇寒邪，毒气上冲，寒后大热。用双手将患者手臂上推捋，捋出皮内有隐隐如黑线者重。用钱刮两曲池穴、间使穴，以针随间使穴上黑线起处刺出微血，大陵穴、臂臑穴、肩井穴各一针，共五处，俱要出血。如黑线上至肩井穴，已属险症，若攻至胸前紫宫等穴者，不治。此属五紧痧。

对胸 系肺经受邪，当胸有筋硬起，或青，或红，或紫，或黑。以上俱用钱刮，按筋上刮。如不消，以针横刺三针即愈。用药同水均照前。

下部痧参看卷中正背面图歌

盘脐痧 脐上盘旋，悠悠作痛，此系肾经受邪也。用油钱刮胸前膻中穴及中庭穴以上两穴解明在黑斑痧内、中脘穴在脐上四寸，以线自乳头下量至脐口，折为两段，居中是穴，属任脉。俗云肚皮上，不但痧症，即若暴病，可灸三十壮、脐下气海穴脐直下一寸五分，属任脉。有积滞痛，大小便闭者，必刮灸此穴。又治脐上攻心，月水不调，产后恶露不止，一切气疾，可灸二十七壮。如不止，针刺中魁穴、小骨空穴，药用砂仁、花槟、藿香、木通、粟梗各等分，灯心三尺。

盘肠 脐下软裆大小肠间，作阵痛难忍，口中喊叫，亦是肾经受邪而发。治法与盘脐痧同，以下用药各方水同。

钻心 系肝肾二经受邪而起，自上钻下痛者，顺而轻，忌食热物；自下钻上痛者，逆而重；痛至出声不得者，死，此寒气上逆也。用油钱刮紫宫穴、膻中穴、中庭穴、中脘穴以上四穴解明在前、章门穴脐之两旁肋骨尽处，以肘屈下点到是穴，属足厥阴肝经、背后膏肓穴务灸、心俞穴背脊第五节下两旁各开一寸五分，属足太阳膀胱经，可刮，切不可针灸、魂门穴背脊第九节下两旁名开三寸，属足膀胱经、命门穴背脊十四节中间，伏而取之，属督脉，针刺中魁穴、大骨空、小骨空解见前，药用砂仁、藿香、槟榔、木通、青皮、陈皮、粟梗各等分，加灯心三尺。

穿胸 咳嗽，鼻流清涕，梗梗钻痛，此肺经受邪也。用油钱刮两缺盆穴即琵琶骨上、紫宫穴，针刺中魁穴、大骨空、小骨空穴。

穿膈 系肝经受邪，或左或右斜痛闪挫不安，是为三症。治法同上。

疟疾 系外皮受邪，悠悠寒来。钱刮两间使穴、两大陵穴解见前，刮出痧为度，斜刺两中魁穴、大小骨空等穴，刺出微血，停两日，以姜汁和热酒尽量服之，而虐自愈，不可用煎药。

痢疾 系腹内受邪，泄泻无度，腹中微痛。以钱刮两肾俞穴与脐平是穴、两大肠俞穴在背脊第十六节下，两旁各开一寸五分，属足太阳膀胱经、针刺两中魁、大小骨空等穴，药用草囤底下土、灶心土、粟梗、炒槟榔、山楂、木通、灯心。

漏底 系腹内受邪，或红或白，泻痢不止，或里急后重，又夹痧者。针刺同痢疾痧，用陈石榴皮、山楂、石菖蒲、粟梗各钱，俱炒磨末，沙糖调研饼为丸，藿香汤下。如上膈有食积者可用，若无食积，腹胀脐凸而漏底者不治。

进血 系肝经受邪，血逆上行，进在心内。若无伤者口呕鲜血，有伤口呕紫血，是为两症。用钱刮两间使、大陵穴，刺出微血。如心痛，用滑石末和麻油服之，呕出血痰；如不痛，不必服。药用粟梗、花槟、藿香、砂仁、陈佛手、灯心。

肚胀 系皮里大小肠受邪，饮食不贪，腹中气胀紧痛。用钱刮紫宫穴胸前第三支肋骨、膻中穴胸前第五支肋骨，可刮不可针，切记切记、中庭穴胸前第七支、中腕穴脐上四寸，针刺中魁、大小骨空等穴解见前，药用砂仁、木香、藿香、花槟、粟梗、延胡、豆寇、青皮、陈皮、灯心。

闷 系心肺肝三经受邪，因气致此。用钱刮紫宫、膻中、中庭、中腕等穴，针刺两间使、大陵穴解见前，凡看痧先刮此二穴，药用砂仁、延胡、花槟、木通、木香、陈皮、青皮、藿香、粟梗、灯心、香橼皮，服药后决要直坐，切不可睡，切记切记。

寒 系外皮受邪，寒气入经，身发潮热。用钱刮两臂臑穴在肩下高肉上、两曲池穴即手臂弯，针刺中魁穴、大骨空、小骨空均解见前，药用砂仁、粟梗、藿香、花槟、灯心。

热 系外受热邪，发热狂躁，一周时不治则死。刮同寒痧症，将三指拍曲池穴，拍出紫块，刺出微血，并刺手指尖，用绿豆粉清汁一碗，服之即愈。

大肠 系大肠积热，小腹胀痛，小便如常者轻，闭塞者重，系十六大症内险症。须拍脚上阳交穴，拍出紫块，针刺出血，药用砂仁、槟榔、藿香、枳壳、灯心。

小肠 系小肠受邪，小腹胀而不痛。用豨莶草、枳实，炒热，绸包扎紧，熨胀处，药用砂仁、藿香、木香、槟榔、粟梗、灯心。

穿骨 系肾经受邪，腰间骨如打折痛，初起腰骨痛，痛久周身骨节痛而胀紧。刮痛处，刮出紫块，刺破出血。

斜腰 系肾经受邪，有二症，或左腰闪痛，身侧在右，或右腰闪痛，身侧在左。刮痛处，以手拍两足阳交穴，刺中魁、大小骨空等穴，两方用药同上。

膈食又名胃寒痧 系肝脾二经受邪，先受风寒，又兼停食，以致胸膈饱满，汤水不下，反呕酸水。先以滑石末一钱、麻油一两调和服，呕出积滞，刮紫宫、中庭、膻中、中腕等穴、膈俞穴在背脊第七节骨节下，两旁各开一寸五分是穴、肝俞穴背脊第九节骨节下，两旁各开一寸五分是穴，属足太阳经、脾俞穴背脊第十一节骨节下，两旁各开一寸五分是穴，刺中魁、大小骨空等穴。以患者中指一节为一寸，此是秘诀。凡言几寸几分者，总以此为准。

锁经即爽板痧 系心肺二经受邪，因日前恼怒痧结胸膈，又积受邪气，与怒气扭结而成，一欲出，一欲入，以致气喘，经络胀直，不知痛痒，日夜叫嚷。用钱刮紫宫、膻中、中庭、中腕等穴，刺两手指尖，同膈食痧，内出微血。若不愈，再以紫石英末一两和麸皮半升炒热，绸包扎，熨胸前即愈。

十六种大痧

羊毛

系天气炎热，郁勃潮湿恶热，夜不能寐，挨至将曙，露身乘凉，风中有游丝飘来，人身沾着，钻入皮内，此系天地间之邪气。无论人头面、手足、胸背，猝然满身刺痛，刻紧一刻，一时不识，痛至半日，自皮入心，跳、哮、跑、喊，面色渐黄而死。治法：急以现储烧酒坛上泥敲碎，水调搓成团，周身滚碾，碾至一时，将泥开看，有丝如羊毛，色亮如料丝者，此已滚出邪气矣，其痛自平而愈。

乌痧

症有二，俱系预先感冒邪气，未经发泄。有因受寒而发者，先发寒战，牙齿、眼白俱黑色，周身四肢俱胀痛，胀入腹者，延至周时不治则死；因受热而发者，先身热如火，牙齿、眼白俱黑，若周身四肢胀痛入腹者，半日不治则死。治法：先以三指拍曲池穴，一路拍上至臂臑穴，拍出紫块，不拘多少，刺出黑血，热症用麻油四两、滑石末三钱和服，服后呕出臭水而愈；寒症用鸡毛向喉中搅呕，呕出粘痰而愈。如腹仍痛，大便闭者，用小红药下之，或瓜蒂尖。无论寒热症，针刺、刮、呕下，俱用槟榔、砂仁、藿香、粟梗、灯心。

黑珠

系元气不足，又因受重痧气，身体暴躁，正在出汗，遇风停止，不得畅达，邪气留闭于内，卒然发于头面、周身、四肢，形如斑点黑痣。初发于皮肤，必速治，可救，迟则舌上俱黑，满身虚胀，黑珠绽凸，不治。治法：针刺大指尖、中指尖、小指尖，刮手臂弯风府穴即争食塘。若下部黑珠，刺两阳交穴，刮两间使穴、肩井穴，黑珠少退。药用砂仁、槟榔、粟梗、藿香、红花、灯心。

红珠

系禀气厚实，因天气郁勃，受重痧气，正欲出汗，感冒风寒，邪气闭塞在内，无处发泄，卒然周身毛孔内透出红点如珠，初出与皮肤平。刮刺与黑珠痧同，药加木香，服之而愈。如红珠绽凸起，不识医治，延至满身肿胀痛极，口不能言，睛不能转，不省人事，将危者，急用灯心粘香油向背后五节膏肓穴、九节魂门穴、十二节胃俞穴、十四节命门穴、十五节微上肾俞穴各开一寸五分，共九穴，将灯煤火各系之，其火自然爆熄，而人苏矣。若仍不苏，最用艾团，以蒜瓣垫在胸前紫宫穴，灸七壮，无有不愈。

痧伤

小儿患者多因前患愈后又感冒邪气，大人因痧愈后酒色过度、远行饥渴、劳碌。因下部伤力，不红不肿，或一腿痛起，或两腿俱痛，渐渐连小膀脚跟多吊痛。初起饮食如常，身无寒热，至三四日后则筋骨收缩，日夜俱痛，不能坐立，亦不能伸缩。若一痛起，则眼旋花，日夜叫喊，满身发热，形神憔悴，医祷无效，认为阴症，延挨必成不治。治法：先刮痛处，刮出黑色，即将黑处刺出黑血或紫点血，外用干母猪粪、牛膝、木香、红花、红枣七枚、灯心二尺，服药后，一连针刮七日则渐愈。

黑线

发在手上，或左或右手俱有。或在左手，左腰先微痛，左手举不起；或在右手，右腰亦如之。有气如黑线一条，隐隐在皮肤间，自手臂至间使穴为一关，至曲池穴为二关，至臂臑穴为三关，胀过三关为阴症。若再胀至肩井穴，穿过胸前紫宫穴者，不治；男发左手，女发右手，不治；过一周时，不治总之不过三关者可治。治法：先刺中魁穴出血。用钱刮黑线处，其痛若止，手可举，认明黑线起处，以针横刺间使穴、曲池穴、臂臑穴，刺出黯血，刺断黑线，药用砂仁、槟榔、藿香、木香、枳实、灯心。

痧劳

初起乍寒乍热，不识是痧，误为感冒、饮食、伤脾、疟疾等症，因过服发散及姜蒜之类，以致发热不退，虽服药停止，仍然发热，满身筋骨疼痛不止，饮食无味，遂渐减少，口干便热，此为痧劳久，则骨髓蒸干而死。治法：用针照刺，查背面图部位，如元气薄者，每日两三穴，以退热不痛为度，必要针出微血，只可浅而横刺，皮内不宜深而直入，恐伤筋骨，自上至下，穴穴俱针。禀质厚实，每日针五六穴，逐日看光景，针刺不可蹿等。每日用红枣二两、童便二碗，将枣入内，煎至将干，惟食红枣，两月而愈，平日并俱散。针穴开后：

肺俞二穴背脊第三节，两旁各开一寸五分、膏肓二穴背脊四节下一分，五节上二分，两旁各开三寸、心俞穴背脊第五节，两旁各开一寸五分、大肠俞二穴背脊第十六节下，两旁各开一寸五分、肝俞二穴背脊第九节下，两各开一寸五分、膀胱俞二穴背脊十九节下，两旁各开一寸五分、胃俞二穴背脊第十二节下，两各开一寸五分、长强穴背脊末椎上，属督脉，俗云尾爬庄也、肾俞二穴背脊第十四节下，两旁各开一寸五分、膈俞二穴背脊第七节下，两旁各开一寸五分、小肠俞二穴背脊十八节下，两旁各开一寸五分、脾俞二穴背脊十一节下，两旁各开一寸五分、白环俞二穴背脊二十一节下，两旁各开一寸五分、命门穴背脊十四节中间，伏而取之，属督脉，以上诸穴俱属膀胱经

水臌

初起不识是痧，原因腹痛而起，误为停滞饮食，或怒、受寒、受热，因药过多，久延周身发热不退，皮肤鼓胀，手足绽开不能缩握，色亮如晶，亦有认为河白，又收缩水不出，此因痧胀服药不对症，结成水臌痧。若再服不对症药，或不医治必至胀死。治法：用油钱刮委中穴即膀弯也，刺出微血清水，要将手往下抚摩顺捋，则水沿流不停，否则水止而不出矣。若过一夜，针眼仍没而水干，到明日，离委中穴二寸五分，针阳交穴即小膀肚也，亦往下捋，流出清水。又明日，针承山二穴，离阳交穴二寸五分即膀肚略小处也，亦往下顺捋，流出清水。又明日，离承山穴二寸五分，针跗阳二穴在外踝上七寸后筋骨宛中，亦照前顺捋，流出清水。共四处八穴，作四日一周，周而复始。两腿每日各刺一孔出水，亦不可多针。因久病后恐泄元气，切不可蹿等。共针七十二针，计针三十六日，刺出血为度，如无血者不治。外每日用童便一碗煮红枣吃，又用红花河水煎汤，不拘时当茶吃。再用窄颈葫芦一个，将刀切下顶，挖去穰子，将童便灌满，仍将顶盖上，外用砂罐储河水，将童便葫芦放入罐内，以平葫

芦为准，炭火煮水滚，浅随添煮，五个时辰为度，倾出童便服之。明日，将煮过的葫芦切碎，同藿香、槟榔、砂仁、红花各一钱，粟梗一大枝，灯心二尺，阴阳水各一碗，煎八分服。又明日，又将窄颈葫芦一个切碎，照前入药煎服。又明日，又将窄颈葫芦照前入药煎服。总要服三个葫芦，自刺出水后，忌食盐，起针至三十六日，则水放尽，自有血出而病愈矣。愈后红花、红枣不必用，将陈酒十斤、红花三两、牛膝二两入磁罐内封好，外用河水，锅内煮三炷香为度，每日空心服，服完后方可食盐，则永不发矣。

半身麻木

症因日前积受风寒湿气而成瘀痧。及发时，自头面身躯以至脚底半边冷，或左或右举不起，不知痛痒，嘴半边歪斜，饮食半边受，半边漏出，口中涎半边自滤，因知是瘀痧。医误为中风，用药不效，势必至痰裹瘀血坚硬，反成不治之症。治法：患左针左，患右针右，每日须针二十一针。如患左，针耳上丝竹穴在眉梢尽处，入发际陷中，止可一分，刮左肩井穴，针曲池穴俱解见前、左手五指尖各一针，背后风门穴背脊第二节两旁各开一寸五分是穴，属足膀胱经、膏肓穴、魂门穴第九节两旁各开三寸、胃俞穴、肾俞穴、膀胱穴，共分六针，下部腿弯委中穴、跗阳穴，左脚五指尖各一针，初刺无血，惟有清水，或痰过三日后，各针一次，不可叠针，针至月满十次。冷者渐热，水者成血，不用服药。用红花、木香浸酒，每日空心不拘时服，自然病愈。患右者，亦如之。

妇女阴户肿胀

症因癸水来时，感冒风寒、秽恶、惊恐、恼怒、劳碌，或郁火无由发泄，结而成。处女患者多，初起阴户，小腹微胀痛，饮食汤水未减，但小便闭塞不通，小腹起青筋，四五日后小腹阴户胀紧如脓，身渐发热如火，饮食不进，用利小便、退热、凉血药而反呕，虽呕出痰，下截仍然闭塞，过八九日不治矣。治法：以针将阴户揭开，将针向上针入二分，切不可向下及横刺，但针则渗出微血，小便随手即通，顷刻爽快如常，而热退矣，不用服药，再以无字磁调羹刮阴户两旁，刮出紫块，泄去邪气而除根。腹上青筋胀紧，一时不能平伏，须以紫石英一两、靳艾一两、铜器内抄热，以绸包扎，放腹上，往下熨捋，再用温汤于浴锅内洗浴，则阴户自然渗出痰水而愈矣。

阴阳

症之发卒然从腰腿起，或上半身热，恶心腹痛，下半身冷，大小便闭者，急治可活；或上半身冷，下半身热者，不治。无论上半身热冷，下半身热冷，至一周时者不治；或下半身冷，冷至上半身者，亦不治。治法：上半身热下半身冷者，令健旺人将热手尽力向下顺捋，病因阴阳隔绝，捋之所以引阳气下降，并熨足心，急以钱刮委中穴，刮出痧点，刺出血水，顺捋活动，刺出紫血或黑血，再刺十脚趾尖出血，如无血，再捋再刺，以见血为度，随用滑石末一钱、麻油一两调服，令呕出粘痰、宿食，自然大小便俱通矣。下半身渐渐温热，如恶心不止，或腹痛不愈者，须用药一剂则愈，药用木通、藿香、粟梗、枳壳、槟榔、伏龙肝各一钱，灯心三尺，阴阳水煎，冷服。

烂肠

症系痧邪，预先入于胃口，如无瑕疵，不能为害，正胜邪也，缓缓渗入中脘，又脾与胃相表里，延入脾家，日后偶冒风寒暑湿燥火之中，邪以助邪，而前痧邪得以肆虐矣。人之一身血气上下流行，周而无滞，脾统血，血行至脾胃，遇此邪气，两相搏击而相结扭，血不能行，凝滞其间，刻扭一刻，则血刻凝，正气刻衰一刻，邪气刻盛一刻，攻内、攻外、攻上、攻下，以致胁肋痛处愈结，则痛愈紧痛，极则发寒热，邪欲外攻不能出，上攻不能透，而胃之下口接小肠，小肠接大肠，大肠之下接膀胱出溺之处，后接肛门出溺之处，只往下降，邪盛则热极。治法：用石膏、竹叶、灯心煎汤温服，以清其火。若上部不清，先以滑石末和麻油调服，令其呕出粘痰，然后用药。如有余邪流入脾经并大小便处，必须按明痛处，将黑笔点记，以蒜瓣垫上，将艾灸之，若夏月不可灸，宜刮、针出血而愈。倘不看治，自胃口延烂至脾家及大小肠位，饮食不进，至大小便而无救矣。

痘前痧疳

症因出痘，正在见点，或起胀，或灌浆，毒气发泄之余，感冒痧邪，邪气与元气搏击，进至行血而凝结。初起卒然腹痛，热渴口干，胸膈不宽，饮食不贪，身体不安，暴躁，脉息沉伏，正痘黑陷。因邪乘隙而入，与毒合而为一，两重毒气与元气搏击，元气不敌，以致脉息沉伏，稍有迟延，毒攻周身，甚如火热，必将精血煎干，元气遂尽而干，治法：先将十手指尖、十脚指尖各刺出黯血，再用鲜芦根三两洗净，打汁，约三盏，和粟梗三钱煎服，外用红枣核放沙锅内，将文火煨出烟熏之，则痧邪自散。仍起尖灌浆而归正痘矣。

痘后痧疳

症因出痘后，余毒未尽，痧邪乘虚而入。先腹痛胸饱，身热，饮食不贪，大小便闭，或泄泻，初则面红，渐渐变黑，脉息断绝，手指甲俱黑色者，不治。因先出痘受伤，今毒上加毒，正不胜邪而变黑，精血煎干，元气尽绝，所以不治。如腹痛胸饱、身热、便闭、便泻、十指甲红色、紫色者，可治。治法：先刺十指甲尖出血，再刺间使、大陵、曲池、人中穴各一针。如泻痢用木香、槟榔、藿香、粟梗、陈石榴皮；如大小便闭者，用麻油二两、生甘草五钱，煎至一两服，隧有宿粪下四五次，以陈米汤补之。

气臌

原系实病，服药已多，而老医亦不能救其一二。今有卒然腹痛，或胃脘痛而起，渐渐胀满紧痛，口唇指甲俱黑色。初发热，渐渐如火，然饮食不沾，手足麻木，脉息沉伏，医不下药，视为死症。此因痧邪所致，若遇识痧者，不医臌病而医痧症，痧痊而臌病亦愈。治法：先刺十指尖，再刺曲池穴、两肩井穴。第二日灸前顶穴以线，眉间量起，至后发际，折半，居中是穴，宜灸不可针。印堂穴、人中穴，以手捻红，浅刺。第三日，刮脑户穴、风府穴此二穴忌针，针百劳穴、风门穴、肺俞穴三穴各一针。第四日，针膏肓穴、心俞穴、膈俞穴各一针。第五日，针魂门穴、脾俞穴、胃俞穴、肾俞穴、命门穴各一针。第六日针大肠穴、小肠穴。第七日针膀胱穴、白环穴、长强穴各一针。第八日，针悬厘穴。第九日，针阳交穴、十脚指尖。凡针带横，不宜直刺，以一二分为率，不可太深。用针一日，即以木香三钱、槟榔一钱、红枣二两、粟梗二钱、童便一碗、阴阳水一碗，煎至半碗，并吃红枣。第二、三服亦如之。后去粟梗，减去木香二钱，余药用同，吃至半月后，不但痧消而气臌亦愈矣。

阴症痧

有四，俱猝然而发。一头面、周身、四肢冰冷，手足战摇，牙关紧闭，睛定，头摇，脚掉，手足面容渐变黑色者，急刺人中穴、舌尖、十指尖、十脚指尖、手臂弯内出血，以童便一碗服之，或可挽回造化。一卒然身热、暴躁，叫号不出，头摇，脚掉，目定，口闭，身僵，六脉全无，初则面红，渐渐紫黑不治，虽有前各症，面及手足未变黑色者，先用麻油一两，如牙关不开，用白盐梅擦牙即开，或用巴豆七粒纸裹搋油，将油纸捻条，烧烟熏鼻亦开，灌入免致搅伤，再将绿豆煮清汁，冷服一碗，必苏能言，以钱刮两臂臑穴、曲池穴、肩井穴、风府穴、膏肓穴、命门穴，或针或刮，量而行之可也。一先患伤寒未愈，又感冒痧邪，身手如冰，寒战不语，脉息全无，面色

黑者，亦属阴症，刮刺同前，药用砂仁、槟榔、陈皮、木香、青皮、灯心。一前症未愈，又感痧邪，腹痛泄泻，初不发热，渐渐发热，热极不语，针刺俱同前，仍用前药，加粟梗五钱、石榴皮三钱、灶心土三钱、江鱼背三钱，各炙干研末，蜜丸，每日空心服，泻止而伤寒愈。凡痧症极重者，有停结于内以致口开，舌硬，身僵，手足不动，七窍寒，六脉沉，但有微温手足不冷者，可治。

额角起黑色，至面上未至鼻上者，可治。如头角起黑滞色，至面部及鼻准下者，不治；两耳枯焦者，不治。此等可治之重症，治法：须开四门，舌上居中一针名开七窍，人中一针理元气，膏肓穴一针百脉从此过，第四指正面一针、反面一针男左女右，提醒六脉其余治法同上。

有人患痧症，而医不识，误认他症，服药无效反剧，因药气与痧气相持，六脉将绝，人事不知，淹淹欲毙。治法：用滑石末一钱和麻油调服，呕出痰水，解其药毒，而痧气自见，再看其痧之发何经络，依法治之，则无害矣。

凡痧愈后，最忌房事，重症须停一百二十日，轻症停七日。谨忌发物并豆腐浆、姜、葱辛热之类，七日后方免。

重症末药

母猪粪、滑石末、铁锈、石膏、鸡子青、飞盐、明矾，下部痧症必用之药，水不可太冷以冷水和温水冲服。

治疗腹痛法附方[①]

鸡痧奇法 取大公鸡一只，其人仰卧，放肚上，鸡即伏好，痛止即跳下而愈，其验如神。

又方：有患痧肚痛而难忍者，取羊屎一握，滚汤泡以盖之，令出味，绢滤去渣，待凉，服一碗，痧痛俱痊。凡服此方，勿令患人知之。

三圣丹 治霍乱吐泻、时痧等症，孕妇可服。广木香一两，不见、明矾三两、雄黄二两。上三味共为细末，用鲜荷叶、桔叶、藿香叶各二两，打汁泛为丸，如梧子大，每服九分，重者再服，虚弱孕妇减半。

足麻腹痛洗方 无论男妇，皆可用之，神验无比。辣蓼草八两，捣烂、宣木瓜四两。上二味同福珍酒二斤，加水煎汤，乘热揩洗手足及遍身，即时立愈，已验多

---

① 本题目无，据前目录补入。

人。治时疫转筋第一良方也，但此证一昼夜之中，忌进谷食、米饮汤。

按：辣蓼草即水红花之别一种，其叶狭小而光，两面皆绿茎，梗微赤有节，其味甚辣方是。

吊脚痧

凡两足麻木不仁，畏冷，转筋，腰曲不伸，名曰吊脚痧。转筋急用布将膝下紧紧扎住，即查照刺委中穴法，刺出恶血，一面将真绿豆粉用井水调匀，将病人头发分开，不住手在头顶心上多擦，再用绿豆、滑石粉二味以井水调服即安，或用绿豆、滑石煎服亦可。此系时疫之症，迟缓难救。

阴阳、绞肠、霍乱急救方

用食盐一握，揉擦两手腕、两胁、两足心并心窝、背心八处，擦出许多紫红点，渐觉松快，即愈。一切寒痧、热痧、中暑、霍乱等症第一简便良方，亦急救之妙法也。

救中热猝死

凡夏月酷暑，行路之人及干旱乡农踏车耘田之际，每多忽然晕倒，名为中热。凡遇此证，虽值炎天烈日之下，切不可移去阴凉之地，并忌饮以冷水、冷物，急以路上热土作圈围脐，令多人撒尿其中，令温气入腹即活，并用姜汤、童便，乘热灌之。若妇女急用滚开水绞热布，熨脐与脐下三寸，亦令温气入腹，神效。再用透关散吹入鼻中，或用大蒜和路上干净热土一撮，捣烂滚汤调匀，去渣灌之。醒后仍忌生冷。

发痧忌食 方言谓之忌口

凡发痧时最忌饮热汤、热粥、热酒，即药物亦宜冷服。一有不慎，轻者重，重者危，或致结成痧块，为终身之患。故宜稍温，冰冷切勿恣意妄投也。食物切忌粘滞、油膻、辛热、肥甘、荤腥、煎炒、炙煿之类，如桂圆、南枣、白鲞、沙糖、饴蜜、豆粥、湿面、荸荠、熟藕、火酒、泡饭、河鱼、海虾、鳖、蚌、鳗、蟹、葱、韭、姜、蒜、椒、梅，并猪、羊、牛、犬、鸡、鸭、鹅等肉汤，起痧物皆当严禁。犯之终成痧块，能清斋方佳。

痧症忌用诸药

辛温热勿服，甘温、酸温勿服。最忌人参、沙参、熟地黄、玉竹、当归、炙芪、龟鹿诸胶、枸杞、芡仁、肉桂、干姜、胡椒、白芍、元参、炙甘、丹参、附子、桂枝、河车、鹿茸及一切油润粘腻、辛热酸收之药，皆不得沾唇。凡痧症汗出如淋，禁用酸收固表之药；发热无汗者，禁用温散升阳之药；足冷过膝者，勿误用附、桂；渴饮谵语者，勿误用芩、连；吐泻者，勿用止涩，尤禁香燥。呕恶者勿用热辣，更怕椒姜。中气似虚，勿用参、芪、甘草；本元虽弱，勿用黄、地、归、茸。一药不中，增病伤人，可弗慎欤？又凡痧症用药，脉虚迟者间或参以温补，脉数实者亦不得纯用阴寒，大要总以开通为急，清痧解毒，必俟大势削平，然后徐图调理也。

痧后进食

痧气渐平，腹中自然知饿，此时若骤进米饮、粟饭、豆粥、切面，或烧酒、热汤之类，必致毒火复燃，后患莫测，必须忍耐一二日。大便清通，乃可进食，如一日后，饥不可耐，只可用挂面、简面少许，清煮后候稍温食之。勿用糖蜜、荤腥，次日再进米食，庶免后患。

痧科凶危不治之症

痧毒发作甚暴，杀人甚速，向来医无专门，书无善本，一遇痧症大行之候，则泛求能治者刮放之，而其间有可救者、有不可救者，非但病者不自知，即医治者亦不知也。盖痧毒之轻浅者可治，深重者不易治，极重者不可治。若不一一指明，恐以多情召谤，后悔何追乎？兹查揭古人不治等症，并余生平所阅历试验各条列后：痧发脉洪大无伦者，死；两手脉绝者，死姑刺出血再诊之；痧起六脉无根者，死；诸怪脉见者，死；刮放而痧不出者，死；气急痰潮者，死；胸腹大胀实者，死；胁肋大痛者，不治；角弓反张者，不治即落弓痧；四肢肿痛者，难治；鼻孔如烟煤者，死肺绝；舌卷囊缩者，死心肾绝；环口黧黑者，死；额汗如珠不流，喘不休者，死；神识昏迷，刮放不应，死；四肢不收持者，死；针刺皮肉如泥，直入不知痛者，死；胸前高起如馒头者，不治；胸背心或有一点痛者，死；腰间左右有一点痛者，不治；痧症误药，日久痧老，血凝不治，毒盛元虚者，难治；痧久入肠，泻痢者，难治；痧泻大孔如筒者，不治；痧痛目陷，色夺者，死；痧起身面青黑肿者，不治。

上凡不治症二十六条，皆治痧者所当切记。若一遇死症，便须先告病家，洁身以保名，勿贪功居奇，以招谤也。况沴痧中人，年年变化，不可常病测也，可勿思患预防乎？

番痧即黑痧

按张石顽云：近有番痧一症，起自南番沙碛之地，流入中国，发则卒然昏倒，腹痛，面色黑胀故又名黑痧，不呼叫，若不急治，两三时即毙。此症有微发寒热、腹痛、呕恶、麻瞀、神昏，或漐漐出汗，或隐隐见癍者此毒发于肌表，亦有发即泻痢、腹胀、厥逆、无脉者此毒伏于内，其症甚暴，往往不及见癍而死。治当于初觉时，将纸捻点火焠头额，即用荞麦焙去壳，研末三钱，温汤调服，重者少顷再服，必安。惟既服荞麦，以后不得服绿矾，犯者胀死。其毒甚而面黑者，急于两腿后之委中穴砭出恶血，以泄毒气。盖骤发之病，弗虑其虚，非此急夺，则束手待毙而已服荞麦时又忌茶茗。

闷痧即木痧

痧毒冲心，忽然闷倒不省，此急痧也，暑月多见之。急刺两腿弯出恶血，饮菜籽油一小杯，得吐则毒泄，不吐则痧亦稍解矣，再服童便，佐以止痛清痧，俟少苏，服药透窍、解毒、活血、顺气可也。又热闷痧者，夏月中暍卒倒是也，先与卧龙丹取嚏，以开上窍，次用刮放，服药同。

护心痧

亦闷痧之类，其症胸胀腹痛，汗出如油，四肢麻木，头目昏沉，不省人事，呼之不应者是也。但诊其脉必伏而不出，或与症不合者为准，急令饮真云苔菜子油一杯必不吐，再刺少商、少冲在手小指下甲角及腿弯、舌底诸穴。此法亦治黑痧。

绞肠痧

凡痧证腹痛胀满，吐不出，泻不出，兀兀不安者是也，俗称干霍乱。急用开水一瓶，搅入食盐一撮，再加皂角末三分，待冷灌下，得吐即生。又法用食盐一钱炒热，入河井水各半，调服。近人用明矾末一钱搅入沸汤内，候冷灌入，必吐，更刺十指尖出血，又刺腿弯即安。

盘肠痧

痧毒遏郁，盘结于肠胃之间，似痛胀而非痛胀，内若筋吊牵连胸胁，懊侬不安，甚至迷茫不省。治法与护心痧相同。

噤口痧

痧起必默默不言，即语亦无声，此痧毒壅遏肺窍，火痰上升，阻隔气管而喉咙遂闭也。急刺舌底、少商、人中，更用陈香橼一个，水煎冷服，俟稍有音，再治。

瘟痧亦名痧疫，又呼瘟痧

痧夹瘟疫也。病在春月者，由风寒伏于肌表之间，乘春气而升发为痧也；发于秋月者，由暑热积于肌肉之分，感秋凉而内结为痧也。证皆恶寒发热，腹痛气喘，或头目肿胀，胸腹饱闷，或下痢脓血，或似疟非疟等症，轻则迁延不愈，重则立刻捐躯，沿门比户，老幼传染，无异于天行之瘟疫，故曰瘟痧。急宜放刮，以药消毒、活血、除积、清痧，愈后理脾可矣。按此症颇似时行疫疠，但时疫必互相传染，有里党邻居同日告毙者。若瘟痧，有传有不传，竟有一人暴发，不待半日即死。无须迁延时日者，以此辨治。

疯痧即痧疯

疯为阳邪，痧为热邪，两邪相合，遂搏结于肌肉、经络之间，名曰疯痧。状似大疬疯，眉发脱落，面目颓败，手足拳挛，此恶症也。宜频加刮放，以泄毒血，方用金银花六钱、苦参四钱、荆穗、防风、牛膝各三钱、生地、赤芍、红花各三钱、黄芩一钱半、皂刺一钱，煎服渐愈。

落弓痧

此痧发则卒倒，如弓反张，目上视，喉中痰声，如曳锯，六脉微细无神，或伏，或数，动一止，治之稍缓即死。宜先刺人中、印堂、少商、十手足指尖，以通关散取嚏，服药以消痰、降气、凉膈、清痧。

按：落弓痧发时，若心胸胀极，头项向后，是毒已入脏矣，不治。

羊毛痧

痧发则头身俱赤，遍体发出红晕，状如粟米，内有细白毛无数，自觉腹痛心闷，不治则毒气攻心，半日即死。予于北京德军校之女见之，吸痧药及刮放皆不效，乃令嚼生叶，服数个，更以荞麦粉水和作团，于遍身擦之，但见红晕内，皆有短白毛出来，粘在粉团之上，又见肌肤毛孔内有无数细石砂，脱落几席间，其病若失，可谓毒重而效奇也。

刺毛痧

蝲毛虫名，生白杨树上，其毛因风吹散，中人肌肉，刺痛不可忍。此痧发时，壮热烦闷，遍身走痛，如蝲毛也。以刮放治之，应手而效，亦可以荞麦粉擦之。

鬼箭痧

海乡有毒风，伤人肌肉、筋骨，痛楚号叫，俗呼曰鬼箭风。向用针刺，火焠，油头发搓，桃叶、艾叶擦之法。师巫念心经，并以手拍病人臂腿上，以青紫现为毒散，皆不用药。一说鬼箭是风神箭，是寒床箭 _{夜卧起病者}是湿，亦揣摩之陋说。或云，痛而走动者，风也、痰也、气也，痛不移处者，血瘀也。然其中亦有夹痧者，即鬼箭痧，宜刮，宜刺，服痧药即愈。

眼痛痧

先觉胸中烦闷，即见两目红肿如桃，甚则眼珠突者，是以目疾治之不效。宜先刺百会穴，再服清肝、活血、降气、消痧之药。

呃逆痧

俗名呃忒，有虚实、寒热、食痰之别，有血郁、气逆之分。但呃自中宫起者，为胃呃，其病轻；自丹田起者，为肾呃，其症重，不得概用丁、香柿蒂也。至痧症发呃，多因暑热秽气自口吸入，客于胃脘，更以食痰阻滞，郁勃不舒，遂成呃逆。当以清凉痧药散之、降之，加入青蒿、泽泻之类，令邪毒下从小便出，再刮胸前，使逆气下行则呃止。

咳嗽痧

痧者无形之毒气，人由鼻中吸入，则肺中受痧，滞结而为咳嗽。惟伤风之咳嗽，必鼻流清涕，或鼻塞声重多痰。若此症，则胸中痞闷、鼻干、多汗，脉症多不合，不可纯用疏风散表之剂，宜先刺少商，刮肩背上，再服润肺、宽胸、顺气、散痧乃愈。

扑蛾痧_{又名烂喉痧}

痧发喘急，痰涎壅结，喉内作声，咽痛如蛾子状是也，失治则喉中闭塞而死。同治初，燕京患此症甚多，不及二时辰，即面黄如金，瞪目无言，鼻流血水而死。以利刃刺喉内，坚硬如石，即不可救。或以斑蝥一个，炙研入麝少许，和匀置额下，盖以膏药，约两时辰，即起小白疱，乃去膏药，用针刺破白疱而愈。

按：此症似喉蛾，但喉蛾则咽喉胀痛，此症虽痛而不肿胀也。又似喉风，但喉风之痛不移处，扑蛾痧之痛游走无定也。急刺两手少商穴出血，再看两腿弯，如有细痧筋，则刺之，吹以冰硼散，内服清降痰火，佐以疏风凉血之品，牛蒡、天虫之类主之。

紫疱痧

凡痧毒郁遏，若不内攻，必致外越肌肤阳明，服毒日久，则发为紫疱，大如圆眼，或小如蚕豆，溃则流出紫血，中有一坑。此当于十指尖、臂腿弯刺之，

出尽恶血，内服苏木、泽兰、金银花、牛黄之属清之。

倒经痧

妇人临经发痧，毒邪阻遏经隧，必致心腹胀痛，不能转侧，经水逆行，上溢口鼻矣。此宜先行刮放，内服行血、顺气、清热、散痧之药，如桃仁、红花，或先饮童便一杯，内加生姜汁一二滴亦可。不得概认为血证，误服归、地之类。

按：新产后亦有发痧致恶露上冲者，治法颇同。

以上十八证，或采诸方书，或访之父老，或得之生平所经历，虽大同小异，然各因其病状而立名。名若治之失当，皆足杀人。司命者，但能顾名思义，先以清理痧毒为主，各随其见证而佐使之，使两邪不致并结，而诸证自廖也。

痧夹难病

《经》曰：大气入于脏腑，虽不病而卒死。此即痧毒之类也，治之不速，或不合法，半日即殂。而其间有夹难他病者，尤不可不辨明论治，即如伤寒夹痧变症最多。治法：凡先受痧而后伤于寒者，宜先散寒邪，后解痧毒，作慢痧治可也。若先伤寒复受痧者，宜先散其痧，后除寒邪。《经》云，先病为本，后病为标，急则治标之理也。若因其寒战厥冷，妄用温热，则反手杀人矣。夹他症者视此。

痧夹杂症者当先治痧，以痧毒一日不清，则杂症亦一日不愈也。惟胎前产后患痧，治法大宜斟酌，盖胎前宜养血，痧气宜活血，产后宜温补，痧毒宜清凉，是当求其万善之法治之也。虚弱人患痧不得仍用温补，自当急清其痧，清至七八分后，即宜照顾本原，必俟痧毒廓清，然后再行温补，庶无后患。

有宿疾迁延之人，忽然变重，势甚危笃者，此或有风寒暑火、时行不正之邪，或酒食秽浊之气，偶然感触，乘虚内陷为痧尔。若不祥加审察，而仍治本病，立见凶危。此必先用刮放，服药清理，俟毒净后方治本病为妥。

痧辨疑似

痧毒娇发于表，亦见憎寒壮热，头痛微汗，及麻木昏晕，或发斑疹者，似乎外感风寒温暑之候。若痧毒攻里不能外达，则一发便作吐痢、胸闷、腹痛，或厥逆无脉，昏仆不省，状似中寒、中风、中暑者。又有暴触异气，似岚瘴疫疠者，有撩乱吐泻似暑湿者，

有不吐不泻似关格者，有喘咳涕泪似伤风者，有潮热晡热似劳瘵者，亦有腰痛足寒似虚损，有头汗自出似气虚，心痛心烦似血虚者，他如胀满似伤食，昏沉似中酒，烦躁不眠似虚火，闻声警惕似阳明，症种种似痧非痧之症，不一而足，辨之不明，治之反剧。《发微》云：痧有头面忽然肿大，则似大头瘟；有咽喉忽然紧急，则似锁喉风；有昏迷音哑，身肢僵直，则似中恶失魂；有流火流痰，左右上下肿痛，游走不定，则又似贼风；至于变痢、变疟、变喘、变胀、末流之患，更不可不防。辨之之法，必问其平日之病机，时气之触冒，但脉与症不相符合者，便当先治其痧，后治他症，若以痧为小恙，置为缓图，则病将日甚不可救矣。

屡次患痧论

苏杭人畏针，皆曰痧不可放，放之则屡次发痧矣。又南方地卑而受湿，风俗皆信巫鬼，每于痧症腹痛吐泻者，辄疑为冒犯土神，谓之土气。且云，犯土气者，见血即死，最忌用针。二说盛行，遂令患者狐疑恐惧不复有生理矣。岂知屡次犯痧之故，皆由元气过虚，肺胃太弱，阳气不能冲其表，则毒邪入之甚易尔。《经》云：邪之所凑，其气必虚。譬如人家屋漏不修，门破不补，则雨雪风霜之飘泊，虎狼盗贼之窥探，莫可禁止矣。法宜于放刮之时，绝其萌药，放刮之后，固其墙垣，安有屡次患痧者乎？至云见血即死，此僧、道、妇人之言，更似痴人说梦矣，岂待辨哉？更见禅僧痧胀愈后永不复发，以不食荤腥之故耳。今后凡遇痧病得愈者，当知所戒，即无屡发之患。伤寒不饮食，至一候，或两三候无妨者，以邪气填胃口也。胀痧十日、五日，不饮食亦不饿坏者，以痧气塞满胸中，惟候痧气尽，然后方可饮食也。

痧症用药不效故

凡煎药热服则升，冷服则降。痧为热毒所凝，用药自宜清凉，然凉药热服多不见功，且能加病，以犯痧科之禁也。况治痧之法，未经刮放，则经络脏腑尚未流通，而骤进汤药，岂能入乎？即刮放已过，而痧毒未净，骤进热汤，不适令死灰复燃乎？惟刮放至毒去八九分，然后进药，或冷服，或稍冷服，则邪毒自然下降矣。

救急简便法

阴阳水生水半杯，百沸汤半杯，和匀服；地浆于墙阴掘地作坑，深二三尺，去污泥，入新汲水一二桶，搅之，澄清，取饮去痧；陈佛手煎汤或陈香橼更妙；二蚕沙煎汤止痛清痧；荞麦面开水调待冷服，或荞麦煎汤服；白矾汤止呕又引吐，或和锅底煤服。

热童便温服，凉血、行血、止痛；蚱蜢汤亦温服，治痧胀；蒿汁井水和服，治暑痧；鲜扁豆叶汁和童便服，治一切痧；云薹菜籽油敢农家真者，饮一小杯，如系暗闷痧，必不恶心，且能败毒清心；生芋艿嚼食之甘美不腥者，痧也，再生食一个更妙。

用药大意

痧感四时不正之气，用药当以驱邪利气为先，养正在后。盖痧毒结滞，药宜疏散，不宜重表；痧毒上升，药宜下降，不宜升提；痧由热毒，药宜凉解，不宜辛热；有实无虚，药宜清理，不宜涩滞，宜消倒，不宜滋补，宜开通不收敛，宜行气活血，不宜粘补。惟解毒、清火、行气以消其胀，行血以逐其邪，此痧科之大旨也。

痧症药选

荆芥穗 辛，温、香。足厥阴肝、少阳胆、阳明胃经，气分药也。主散风、活血、透肌、解表，治头风、喉风、热风、湿风，最能消痧毒，达瘢疹。凡痧筋隐隐不现者，非此不彰。忌鱼。

防风 辛、甘，温。入手太阳小肠、足太阳膀胱，又行足太阴脾经、阳明胃二经。色黄，微甘，气分药也。亦主搜肝风，泻肺气，散头目滞气，除经络留湿，治外感头痛、目眩、项强脊痛，去周身骨节酸痛宜合葱白。上部风症、血症，尤能散脾胃二经之风湿，领邪上升，托邪从毛窍出，为痧毒壅滞郁遏之要药。虚劳人忌火升，亦忌。

前胡 苦、辛、甘，寒。手太阳小肠、足太阳膀胱、手阳明大肠、足阳明胃经药。况阴性降，专能下气，气下则火降而痰消。凡实热、痰嗽、哮喘、呕逆、霍乱、痞膈者宜之，痧症痰壅气升者降之。且辛香行气，能舒胸腹之滞，散膀胱之邪，开皮毛之闭，故外感风寒，发热恶寒，头痛骨疼邪在膀胱经者，亦用之。无外感忌，非实热亦忌。

薄荷 辛、苦、甘，凉，升。入手足太阴肺、脾、手少阴心经气分。发汗，宣郁，开滞，疏逆，和中，外散风热，上清头目，搜肝气而抑肺盛，清耳目、口齿、咽喉，平痰嗽、惊热，通关节，定霍乱，消宿食，散滞血。痧症用以快膈疏气<small>虚人少用</small>。

秦艽 苦、辛、温。入足阳明<small>胃</small>经，亦疏肝胆之气。辛散风，苦燥湿，即以清阳明之热，活血荣筋，为风药中之润剂，消三痹，除挛急。治手足酸痛，寒热<small>阳明湿</small>，日晡潮热，骨蒸<small>阳明有热也</small>及壮热骨痛者，亦利大小肠。痧症以之行气活血，消热清痧。<small>二便滑者忌。</small>

煨天麻 辛、甘、温。入足厥阴<small>肝</small>经气分。祛风化痰，通血脉，利周身。治诸风眩掉，头晕眼黑，语言不遂，风湿拘挛瘴痹，妇女肝风郁冒，小儿急惊诸痫，痧症痰晕，筋挛。<small>血液少者忌，或合当归用。</small>

葛根 甘、辛、平。入阳明经<small>大肠</small>、胃气分。轻扬升发，鼓胃气上行以生津<small>止渴</small>，发汗、解肌、退热、清胃、大肠火。治伤寒阳明头痛，止泻痢<small>清气下陷者</small>，除温疟、肠风，托痘疹疮毒，散郁火，利二便。痧毒热邪伏于肌腠间者，宜之。<small>上盛下虚者忌，未虚多汗亦忌。</small>

香薷 辛、甘、温。入足太阴<small>脾</small>、阳明<small>胃</small>、手少阴心经，为夏月阴暑解表之药。散水和脾，解心腹之凝滞，散皮肤之热蒸，清肺消暑而小便自行，凡呕逆、水肿、口臭、脚气皆用之。又散郁火，彻上彻下，单服治霍乱转筋，为暑邪专药。<small>热服令人呕吐。</small>

广陈皮 辛、甘、苦、酸、温，降。入手足太阴<small>肺、脾</small>、足阳明<small>胃</small>经气分。辛散，甘和，苦降而燥，为肺脾胃之圣药。降逆、快膈、导滞、消痰、定喘嗽、平呕哕、破癥结、利水道、快气、散寒，能健运脾胃，疏利脏腑。凡痧气壅遏经络，气郁不宣者，以此为最。<small>去白名橘红，主发表散寒；去红名橘白，主消滞通络。</small>

小青皮 苦、辛、酸、温。色青气烈，入足厥阴<small>肝</small>经、少阳<small>胆</small>气分。疏泻东方逆气<small>入厥阴下截</small>，破积削坚，消痰散痞，引诸药而破肝气之郁积、久疟、多怒、胁胀、疝痛、目疼、乳肿<small>皆肝胆经病</small>。亦入脾经而消痰癖，下积食。痧为食痰怒气遏抑者，非此不除。最能发表，气虚多汗者忌。<small>去囊切片，醋浸炒，以酸泻肝也，且不透表。</small>

香附 苦、辛、甘、温。生用升，炒用降，通行十二经、八脉气分，乃血中气药也，为气病总司。开通郁滞而调血脉，既达表又通里，散积聚胀满、一切郁滞、心腹攻痛，为痧症要药。<small>生用达表，热用下行，多服散气血。</small>

广木香 辛、苦、香、温，燥。入手足太阴<small>肺、脾</small>、手阳明<small>大肠</small>、足厥阴<small>肝</small>四经气分，及诸经之有气者而升之、降之、调之。治一切胀痛、呕逆、霍乱、泻痢后

重、气结痰壅、里急，散癥块，消肿毒，御瘴雾，醒脾胃，散郁安胎，燥湿气，散寒气，行结气，健脾气。痧后胀痛者，尤必用之。<small>畏火，宜磨汁冲服。</small>

广藿香 辛、甘、微温。入手足太阴<small>肺</small>、脾。快气和中，散上中二焦邪滞，去四时不正之气，逐秽止呕，消滞开胃。治霍乱吐泻、心腹绞痛。<small>胃有虚火者忌。</small>

檀香 苦、辛、温。入手太阴<small>肺</small>、足阳明<small>胃</small>、少阴<small>肾</small>三经。散结气、除寒气，伏邪气，壮胃气。凡痧后胀痛未止者，用之。<small>白入气分，紫入血分。研泥用，痧初发时忌。</small>

降真香 辛、甘、温。活血降气，辟邪。痧毒为血所凝结者，宜之。亦治天时疫疠之邪。

缩砂仁 甘、苦、香、涩、温。入手足太阴<small>肺、脾</small>、阳明<small>胃</small>、大肠、太阳小肠、膀胱、少阳胆、三焦八经气分，兼心肾三焦。以舒郁滞之气<small>上焦之气逆而不降，中焦之气滞而不舒，下焦之气过而不升，皆可用之</small>，奏效甚速，因而降逆、开郁、止痛、化膨、消痰、下食、散寒滞、辟秽邪。痧症胀、呕、痛、泻，始终可任也。<small>上行酒炒，下行盐炒口。渴火亢者忌。</small>

金银花 甘、平。解火毒，而甘可补虚，凉血、活血、止渴。治风湿火邪致筋脉受病，平热毒、血痢、脚气、痹痛、痈疽、疥癣、杨梅结毒、五种尸注，为血热痧毒之要药。一名忍冬。<small>鲜者力大，多用方效。</small>

连翘壳 苦、辛、平、凉，去心。入手足阳明<small>大肠</small>、<small>胃</small>、少阳<small>胆</small>、三焦、手少阴心经。解毒，散诸经湿火、留邪，破血凝、气结，利水通经，排脓消肿，止痛杀虫，为十二经疮家之圣药<small>诸痛疮疡，皆属心火，连翘形似心，能平心与包络之结热故也</small>。清热而不寒滞，升清而不耗阴，大清痧毒。若痧夹他症者，奉为金丹。<small>疮痘溃后忌。</small>

天花粉 甘、辛、淡、寒、微酸。入太阴<small>肺、脾</small>、足阳明<small>胃</small>经。主降火、润燥、生津，通经凉血，清热化痰，治天行热狂、黄疸<small>胃火</small>、痈毒，止痛排脓，生肌止渴，清阳明郁热成痧。寒不伤胃，大宜于虚热口渴之人<small>胃</small>。<small>寒作呕忌。</small>

栝蒌仁 苦、甘、寒，作瓜蒌仁。入手少阴心、太阴经肺。能清上焦<small>心肺</small>之火，使痰气下降而喘咳以平。又主清咽滑肠，荡涤胸中垢腻郁热，即以生津下乳，通便消肿。治胸痹、结胸、酒疸、热痢、火嗽<small>劫药</small>、痈毒皆效。凡食痰垢腻滞于气分，积于中脘而为痧者宜之，亦治脾胃燥热，郁而成痧。用宜去油槌净，名瓜蒌霜<small>胃寒、滑肠、食少便泄者忌，畏干姜。</small>

山豆根 大苦、寒。入手少阴心、阳明肠<small>胃</small>。去肺、大肠风火，而除脾胃之郁热，专降邪火，清咽

喉，下结热，消喉风、喉痛、龈肿，止腹痛、泻痢、疮痔、虫毒，大有凉血败毒之功。

威灵仙 辛、咸，温。性善走，泄水气，宣利五脏，通行十二经络。逐风止痛，理顽痹麻木、四肢不遂，下痰水，消结瘕，通二便，消宿脓，去浮肿，疗风水冷痛。性极峻利，治年久沉疴有捷效。横行直走痧毒，可作引经。大耗真元涉虚少用。忌茶，砂糖酒煎服，消咽中骨骾如神。

茜草 苦、酸、咸，温。入厥阴经肝、心包血分色赤也。走血行滞，消瘀通经宜酒煎一两。治风痹、畜血、发黄、血崩、血晕、跌扑、痔瘘、疮疖、痧毒于血络中，皆凉血破血之功。一名茹藘，即血见愁根。能破结热，痰火伏结于肺中者，服之奇效。茜根烧炭能止一切血，治吐衄良。吾越下方桥，陈氏每用之。忌铁。

益母草 苦、甘，温。入厥阴血分心包、肝。行瘀血而不伤新血，因而养血，产后血滞胀痛者宜之。性善行走，凡痧为血滞而胀痛者，宜此。忌铁。

茺蔚子 苦、甘，平。益母之子，入厥阴心包、肝血分，行血凉血，即以益血，比益母草走性大减。若痧毒遏于血分致斑点深赤者，浓煎，少加生蜜一匙，温服有功。

牡丹皮 辛、苦，微寒、香酸。入手足少阴心、肾、厥阴心包、肝。泄血中伏火，凉血和血以生血，通经脉，破瘕结，止吐衄凉则安，除烦热。治惊痫、瘛疭，理疮疡凉血行血，退无汗之骨蒸，下胞胎。虚寒慎之，胎前忌。

丹参 苦，微寒。入手少阴心、厥阴包络。亦去血中伏热，功同四物汤，去瘀生新，调经通脉。忌铁。

延胡索 辛、苦，温。入手足厥阴心包、肝、太阴肺脾经。走而不守，生用破血，行血中气滞、上下内外诸痛、产后血晕、暴血上冲，破疝癖，除风痹，理崩淋，调月候。治折扑积血、通经络，止心腹、胃肋卒痛、胀痛及痧气疼痛者。炒用调血，酒炒行血，醋炒止血。产前服之堕胎，虚人宜慎。

苏木 甘、苦、咸，温。入手少阴心、足厥阴肝、阳明胃。下恶血，破新血。痧毒阻滞血络，血气内壅，致心腹搅痛、口噤、牙紧欲作痉者，宜此。

苎麻根 甘，寒，浓煎服。治天行热病、发狂。治痧有凉血解毒之功，故捣敷小儿赤游丹毒、大人痈疽、发背、无名肿毒。

赤芍药 苦，寒。入手足太阴肺、脾、厥阴心包、肝。泄肝火凉血，清湿火，消积血，散血分郁火，一切血中痧毒，利小便，除腹肋痛，消血痹、坚积、经闭、

肠风、目赤、疝瘕、痈肿。功专散泻，行血中之滞。与白芍不同。

郁金 苦、辛、甘，香温，上行，一作寒上行。心与心包络兼入肺经其性轻扬。凉心以清热、散肝以破郁、下血破气。治血气诸痛，胸、胃、胁、腹胀结攻痛。凡痧于血气，痰火郁遏不行，及痧毒攻心者，非此不可。

泽兰叶 苦、辛、甘、温、香。入足太阴厥阴脾、肝血分。行血、破血、通经，化血中伏湿，独入血海，攻泻稽留，故能通九窍，利关节，舒郁结，散水肿，消血癥，涂痈。治产后血沥腰痛亦破瘀之意，为妇科要药，亦消身面浮肿、吐衄、目痛、头风、跌扑瘀痛。功专破血，而甘香性缓，尚有和血利水之能。叶上有毛气香者真，忌铁。

省头草 苦、甘、辛，平。入手少阴心、太阴肺、脾气分。消痰利水，止消渴，醒脾气，逐秽气，清痧杀虫。

京山棱 苦，平，亦作荆三棱。入厥阴血分心包、肝。破血中之气，散一切血瘀、气滞、坚积、老块、宿食、停痰，消肿止痛，下乳堕胎，功近香附而力峻。虚人忌。时珍云：宜佐健脾补气药用之。

蓬莪术 苦、辛，温、香。入厥阴肝经。散肝经聚血，行气以消瘀积，化食逐痰，通经止痛，治心腹一切痛、冷气吐酸、奔豚、疝癖及中恶鬼疰。痧毒阻滞胸胁痞胀，或食积胃腕胀痛，牵引背胁不能转侧者，宜之。有发邪返正之功，同荆山棱俱能救急定危，不可畏葸也。无瘀血者忌。

明乳香 一名熏陆，苦、辛，香窜。通行十二经，调气活血，祛风伸筋。治心腹诸痛、口噤、耳聋、癫狂、泄利，理产难、折跌，疮毒用以托里护心香入疮孔，能令毒气外泄，不致内攻于心。痧症亦如之，亦能止痛生肌。溃后忌。

没药 苦、辛，平，香。通行十二经，散结气，通滞血，消肿定痛，破癥下胎。治目赤翳盲、产后瘀血作痛及金疮折扑、恶毒痔瘘等痛。虚人及疮溃后忌。

桃仁 苦，微平。入厥阴心包、肝血分。破瘀活血凉血，即以生新血能缓肝之急凡血滞、血痢、血燥、血痞、大肠血闭，皆治之。又治热入血室，或畜血如狂，或咳逆上气，或月水不通，或折伤瘀痛，或皮肤痰痒，或寒热似疟皆肝经病，皆能见功。若痧毒为血阻滞，刮之癍不出，刺之血不流者，非此不行，且能避鬼邪。生用力更峻，去皮尖，炒研则略缓。

红花 古名红蓝花。辛、苦、甘，温。入厥阴经

肝、心包血分，凉血行血，润燥逐瘀，消肿止渴。治经闭、便难、喉痹、胎死腹中、新产血晕、口噤、痘疮、血滞。大抵少用则活血，多用则破血。痧症用以行滞最妙，若入解表药中能行血助汗也。过服则血行不止而毙。

大黄 大苦、寒。入阳明胃、大肠、厥阴肝、心包、足太阴脾五经血分。性沉降，走而不守。主荡涤肠胃，下有形燥积热结之物，因而凉血逐瘀，下食堕痰，利水清热，泄血中伏火，推陈致新。主治伤寒时气、发热谵狂及诸瘟疫瘴疟，毒痢腹痛里急，积聚癥瘕，黄疸水肿，吐衄痞胀，二便燥急不通，损伤血积肿痛，六脉沉实有力之证用之。痧毒闭结，大便不通，胀满燥实者，用此攻下。《经》曰：大实大聚其可犯也，衰其半而止。病在气分而误用之是为诛伐无过，邪毒在上部至高之分宜用酒浸上行，此仲景法也。

童便 甘、微咸、寒，降。入太阴肺、脾、少阴心肝经。既济阴阳，清和气血，泄心火引至小肠而出，因而凉血、清热、降火、消痰。凡暴病热毒冲心，吐血昏迷，肺痿失音，产后血晕，败血上冲心肺及阴虚火嗽，跌扑血瘀皆饮此。褚澄谓：其降火甚速，降血甚神也。痧毒上冲，吐之不出者，必用此清降之。虚寒忌，取十二岁以上者用，宜消温，行痰加姜汁，破血入韭汁，冬月宜汤温之。

山楂肉 甘、酸、微温。入足太阴脾、阳明胃血分色赤，亦走气分。消食磨积，行乳化痰，行气健脾，儿科珍之尤发痘疹。又破瘀血，止产后儿枕痛恶血为患及小肠疝痛同茴香用。痧因食阻者，用为缓消，且去油腻，进谷食也。无积者忌，小者良。

百草霜 辛、苦、温。入三焦而清结热，消脏腑间瘀血，除食积取清化意，止动血黑止赤。治伤寒，阳毒发狂，疟、痢、膈、疸，咽喉、口舌、白秃诸疮吹之、涂之，以此药于灶烟囱内取也。痧毒为寒积阻滞者，宜之。

黄土 甘、平，掘三尺以下取用。《本草》云：治腹内热毒绞结作痛，及下血泄痢，冷热赤白，解一切毒毒入土即化。钱乙又以治皇子瘈疭升土即以制木。痧症、霍乱、转筋、腹痛者，宜取净土一块，置井华水内，俟其化入澄清服之。按：黄土水治吐泻甚效。旧本俱失载。

食盐 甘、辛、咸、苦、寒。通行上下、表里、十五经，润下走血，软坚，泄心，益肾，解毒，降逆，和阴回阳，引痰，化食，止痛，定疝。主治极繁。痧症作汤饮，以探吐新食。

明矾 即白矾。酸、咸、寒，涩。燥湿祛风，降

浊化痰，止血定痛，解毒杀虫，通二便，去腐生新，收下脱，定喘逆。治中风语涩、癫痫昏迷、产后失心。痧症用以吐去宿食，有降浊、消涎、止痛、败毒之功。

雄黄 苦、辛，温，有毒。专入厥阴肝、心包经气分。搜肝气，散肝风，能化血为水，消痰破积，燥湿败毒，杀虫辟鬼。治惊痫、眩晕、暑疟、泄痢、劳疳、积聚、疮毒、蛇伤。又入足阳明胃经，消暑毒，散痧毒，善除阴凝留闲之邪。血虚者忌，明者良。

滑石 甘、淡，寒。入手太阴白肺、入足太阳膀胱，上入肺以清化源，而下走膀胱以利水道，通九窍，疏六腑，滑窍，利湿热，消暑降火，散结通乳，滑胎。治暑热、呕吐、烦渴、黄疸、水肿、脚气、淋闭、水泻、热痢、吐血、衄血、诸疮肿毒皆效。合甘草为六一散，为清暑利湿要药。时行痧毒热渴皆服之。精滑气陷者忌，表症亦忌。

木通 苦、辛，凉。入手少阴心、手足太阳膀胱、小肠。泄肺经之郁，利气通窍，上行心气，下达小肠，渗郁火，降痧毒，行气分湿热之邪，因而止痛、醒睡。亦降肺，通膀胱，化津液，利血脉关节，理烦热，治拘痛，泄三焦火，清咽喉，下产乳，破血排脓。气血精滑，有胎均忌。

车前子 甘、苦、淡，寒。入手太阴肺、足厥阴肝、太阳膀胱经。而泻其风热，利其湿火，开溺窍，即以固精窍，故令人有子，而渗利之功，则治目赤肿痛，湿痹、五淋、暑湿、泻痢。又主催生，性专下行，痧阻小便闭者用。肾虚脱者忌。

海金沙 甘、淡，寒。除小肠、膀胱血分之湿热专入太阳经。治肿满、血淋、茎痛。

葶苈子 辛、苦，大寒，峻下。大破肺中水湿以膀胱之气，而逐其水。治肺气愤郁、胸痞积聚、痰水喘嗽、癥结、留热、肿胀，通经利便。苦者性急，甜者力缓，或用酒炒，仲景用大枣护之以泄肺。

牵牛子 黑丑、白丑，辛，热，泄。泄肺、脾经气分之湿热，达右肾命门，走精隧而通下焦之郁遏，及大肠气秘、风秘，亦利小便，逐水下痰，消水肿、喘满、痃癖、气块，堕胎杀虫，除积消胀。一切气滞、食痰闭塞肠胃胀痛者，入丸散中服之。彻上彻下，救人最效，下咽即行。凡痧由气阻甚者，宜之。黑丑力速，胃虚、肺弱及病在血分不可用，宜佐以木香。

莱菔子 辛、温。生用汁吐风痰，散风寒，托疮疹，炒熟下气，有冲墙倒壁之功，故能定喘咳痰逆，消食除胀，止内痛，调下痢后重。气虚者忌，痧为食阻麦积

者宜之。

白芥子 辛、温，烈。入手太阴肺。通行经络，发汗散寒，温中开胃，利气豁痰，痰在胁下、皮里膜外，非此不能达，因而消肿止痛。治喘嗽、反胃、痹木、脚气、筋骨诸痛。瘰为寒凝结者宜之。阴虚火亢、气虚久咳者，忌。

牛蒡子 苦、辛、凉，即大力子。入手太阴肺、足阳明胃经。下气开结，除风痰，解风热，利咽喉，通大肠。瘰毒阻遏于肌表之间者，开滞壅之；于肠胃之间者，降之，瘰科之圣药也。尤热毒必上冲急顾咽喉，气虚泄泻忌。

甘菊花 甘、苦、凉。入手太阴肺、足厥阴少阴肝、肾。清心以熄火，制木肝以熄风，兼祛十二经风热。养血明目去翳，除游风丹毒，解疔肿、湿火诸结毒。黄白俱用。

刺蒺藜 辛、苦、温，白蒺藜。肝肺二经药。主泄肺气，散肝风，破血胜湿，通乳消癥，催生下胎。清瘰由血滞者。

青蒿 辛、苦、凉。得少阳之气，色青，故清甲乙肝胆火，清热散结气，明目，祛风，理瘰瘿、乳痈、鼠痔、坚癥，以其凉血而去伏火也。瘰由暑气者宜。亦治骨蒸，捣汁良。

山栀子 苦、寒。轻象肺，苦入心，泄心肺二经邪热。屈曲下行从小便出，而三焦之郁火以解。治热厥、心痛、心烦、懊恼不眠合豆豉用、吐衄、崩淋、血痢炒黑止血、五疸、五淋、赤目、紫癜、白疠、疱皶、疮疡。按：山栀子入手太阴肺、少阴心、足阳明胃、厥阴肝四经而泻其火。清心肝伏热，凉血退蒸内热用仁，表热用皮，生用泄火，炒黑止血，姜汁炒止烦呕，虚寒忌。

马兜铃 苦、辛、寒，轻降。降肺气，以清肺热。治喘促、咳痰血、痔疮瘘，并泄大肠经热。去筋膜用子，蜜炙，肺虚气寒大忌。

桑白皮 甘、辛、寒，桑根皮。专入手太阴肺经。泄肺火，降气下痰，平喘嗽，除胀满、唾血、热渴，又下肺经积水，利大小便。治水肿、胪胀并散瘀血，能使高原水火从小肠出。肺虚而寒及外感寒邪忌，蜜炙略和。

川贝母 甘、凉、微辛，去心捣。润心肺二经，为化燥痰要药，以苦泄心火，辛散肺郁也。故以治虚劳、烦热、咳嗽上气、吐血咳血及肺痿、肺痈、喉痹、目眩，亦治项瘿、乳闭、产难，功专散结、清热、舒郁，故又敛疮口。胃寒忌。

象山贝母 大苦、寒，去心。泄时感风痰。别有一种土贝母，味苦败毒，入外科亦消痰火毒，形大性

沉寒，亦去心捣入药。瘰为肺胃中毒痰结滞者，用之。张景岳同连翘、金银花治一切肿毒。

竹沥 甘、苦、寒，滑。降火清痰。凡痰在经络、四肢、皮里膜外者，非此不除。故治中风、口噤、痰迷、大热、风痉、卒狂、自汗、消渴、反胃、烦闷、牙齿卒痛，又通行十二经、奇经、别络，能利窍滑痰，宜入生姜汁行之。新者良。

细河柳 柽柳一，名三春柳，又名人字柳，甘、苦、平、微温。入手太阴肺、少阴心、足阳明经。凉三经之血色赤，故入血络，达温疹，解瘰毒。凡瘰毒起于肺胃之间，发于皮毛之分，因风寒外触，风火血播而致其者，正宜苦凉轻散之药，托毒散邪，故始终可任也。人家门围种之，《本草》不载。

厚朴 苦、辛、温。入足太阴、阳明经脾、胃。泄实满苦降，散湿痞辛温散之，消痰下食，平胃和中，行水结，散风寒皮能走表，破宿血。治客寒犯胃，湿气侵脾，如反胃、喘嗽、冷痛、呕恶、泄泻、痢疾，皆奉为仙药。瘰症内因寒饮冷食者宜之。中虚有火者忌，孕妇亦忌。川产方效，或姜汁炒。

槟榔 苦、辛、温。泄胸中至高之气，使之下行至极，性如铁石，破滞散邪，攻坚去胀，消食行痰，除风下水，醒酒杀虫。凡痰癖、癥结、瘴疠、疟痢、水肿脚气、二便气闭、里急厚重。按：此为降气破气之总司，故瘰气表里皆可任也。气虚切忌。

枳实 苦、酸、凉，麸炒。入阳明胃、大肠、足太阳膀胱经。推除肠胃结滞之气，消食行痰，消胀止痛，降逆化癥，泄痢厚重，淋闭水肿，肠风痔疾，皆能除之。故瘰毒气逆阻于气分者用之，有冲走下行之力。

枳壳 苦、辛、酸、凉，面炒。入手太阴肺、足阳明胃经。主开豁胸膈，下气宽中，下食行滞，定喘化痰，消胀满，除胁肋刺痛，有清瘰散结之功，亦能通大肠。

苦杏仁 苦、辛、甘、温，去皮尖。泄肺降气，利胸膈气逆，去积行痰，除风散气亦达表，解肌热，通大肠凡仁皆润。治上焦风、咳逆上气、时行头痛，开魄门，除瘰嗽，杀虫涂疮，制锡毒，化狗肉积，消索粉。炒研发汗，宜连皮尖生研，恶黄芩、葛根、黄芪。虚咳者忌。

大麦芽 甘、咸、凉，炒。入阳明胃、大肠、足太阴脾。消米积，除胸满腹胀，开郁结，通乳汁，利大肠，又能开胃进食，凉血止渴、止泻。瘰为食阻者，宜之。

荞麦面 甘、寒。能炼五脏垢秽渣滓，磨积滞而下气宽中，除肠胃沉积、酒食积。治绞肠瘰，腹痛作

泻，闭塞不通，得此即除。然惟气胜有湿热者宜之，脾胃虚寒不用。外擦羊毛痧，敷痘疮溃烂、汤火灼伤，炙头风眼。忌一切浑油。

丝瓜 甘、寒，或用衣。清暑热，凉血解毒，祛风化痰，通经络，行血脉，消浮肿，利湿火。治肠风、崩漏、疝痔、痈疽、下乳、滑肠。痧因暑毒入络者用，然能痿阳，发痘疮。鲜者捣汁清血热，老者入经络，宜可烧炭用。

肺独活 苦、甘、辛，温。入太阴肺、脾、少阴心、督、足厥阴、阳明肝、胃凡六经。行气亦活血，祛风散寒除湿。治头项不能俯仰、腰膝不能屈伸、贼风百节疼痛者，非此不除。痧症用以流通气血，亦要品也虚者忌。

龟板 咸、辛，凉。入足少阴肾经。酥炙研末。专破痧中宿血，胜于灵脂，亦能利大肠。

黑砂糖 甘、温。行瘀血，解痧毒，平滞痛。凡痧毒为血所凝结者，得之则安。或痧为洋烟所练结，放刮不出者，用此拌山楂肉五钱服之，其痛即减，亦可放刮得生也。凡痧忌白糖，以其腻守不行也，惟黑砂糖粒粗，色黑不粘故用之。本车伟人书宁波有卖此糖，切勿用近地红糖为嘱。

陈香橼 苦、甘、辛、酸，平，陈者凉。入太阴肺、脾、阳明胃、大肠。去肠胃中恶浊之气，消食下气，快膈化痰，散肺气之膹郁，除酒客之口臭，定喘逆，平呕哕，解痧毒为酒所既增剧者。

猪苓 甘、苦、淡、平。入足太阳膀胱、少阴肾经。能渗肌表之湿，又能利小肠之水。故痧症头面肿者，以消湿热，阻满者可除，乃转旋气化之材也。

乌药 苦、辛，温，酒炒。入足阳明胃、少阴肾经。善行周身之气，性甚温。利痧为寒气凝郁阻滞者，服此则无处不到，夏月热痧勿妄用。

西牛黄 苦、辛，寒，香。入手少阴心、足厥阴肝。驱风痰，开心窍，清热解毒，除痰火迷心，神志不安。凡痧毒攻心，不省人事，热邪内炽，汗闭不出，甚至有作狂者，用以降毒清心热，随汗解矣。不可多服。

麝香 辛、苦、甘，温，香散走。入手少阴心、足太阴脾。兼行十五经，开窍，散痧，通达表里，使毒邪自内出外，无论皮肉、筋骨诸窍为寒火、食痰、气血所闭，致痧毒郁滞不通者，用此立开。故痧症吸食诸丸散中皆用之，以当门子为尤良。

蟾酥 辛，温，麻，有毒，酒化。能烂人肌，善开窍发汗，外科方惟治疔毒，或服二三厘，取其以毒攻毒也。痧毒闭结不通者，亦同麝香作丸散服，少许即通。

梅花冰片 辛，温、香散。一名龙脑香。入心、肺、脾经，遍走十五经诸络。通九窍，如油入面，无所不到，能散郁火，除风湿，化痰，消滞，去瘀止痛，杀虫逐鬼。凡邪毒伏结于骨髓中者，用此引之出外如神。虚人大忌。

上选入十三种，专为痧症治疗，余药不载。

终

急救痧症全集　卷下

笠泽费山寿友棠甫辑纂

六十四方加总歌

风暑阴阳斑乌晕，金接石头绞肠并，暑晕各二绞肠七，丝首抽筋尾噤痰，暗痧落弓中各三，入竹三喉次瘟满，六疱七蛔八黄疸，匏中块重症俱重，伤寒兼类又伤风，土症头头小腹喘，更有不遂伤红转，革连血目牙妇科，木排痘疡痧后和。

【按：七十二症，丝方者半，或一症数方，或一方数症，今症案专汇中卷歌方，另编分类便查。】

金①

金一

金一风痧腹痛频，头疼汗热腿酸臻，荆防细谷陈旋等，烦喇早先匏八陈。痧胀春夏多，暑尤甚，故首风属。

荆芥　防风　细辛　枳壳　陈皮　旋覆花等分

水二杯，煎七分，稍冷服。汤饮冷温见用药。

加减法大同小异，余可类推，后不具载

头面肿时荷与菊，肿归手足膝威银，渴须花粉吐须便，知母连翘内热清。贝蒌并力治痰多，寒热须将柴独和，茜草丹皮行血滞，射干山豆属喉科。腹皮厚朴皆消胀，食积疼时楂卜强，心痛延胡莪术妙，青皮小腹胀疼良。薄荷藿香清秽触，面黑红花与苏木，痧兼痢疾赤白同，加用槟榔效自远面黑，血瘀也。放痧不出弗需惊，苏木桃仁血可行，荆芥细辛加倍用，其余对症再论评细辛不得过五分。

头面肿加薄荷、甘菊，手足肿牛膝、威灵、银花，口渴花粉，吐不止童便，内热知母、连翘，痰多贝母、蒌仁，寒热柴胡、独活，血滞茜草、丹皮，喉肿射干、山豆根，腹胀大腹皮、厚朴，食积腹痛山楂、卜子，心痛延胡，莪术，小腹胀痛青皮，秽触薄荷、藿香，面黑红花、苏木，赤白痢槟榔，放痧不出

加苏木、桃仁倍荆芥、细辛。

金二

暑痧金二治头眩，自汗如倾吐泻兼，薷荷翘通银与朴，泽车瓜豆藿凭添。头眩者，必恶心，扁豆、木瓜、木香、薷饮。

香薷　薄荷　连翘各一钱　木通　银花　紫朴各七分

水煎，冷服。原歌无银夹列，泽车藿而薷豆作添。

金三

暑胀金三自可平，卜薷楂朴谷陈青，紫苏崔汗随加减，竹叶膏汤用亦灵。

卜子　香薷　山楂　紫朴　枳壳　陈皮　青皮　紫苏等分

冷服。

汗多去紫苏。《本草从新》云：贪凉饮冷，阳气为阴邪所遏，宜香薷温散利湿。若饮食劳役，内伤暑症，宜清暑益气及人参白虎等汤。无表邪而误服香薷，重虚其表，反益之热矣，审之。

金四

腹疼肢冷宜金四，焠后楂翘枳索荷，藿附可加砂与木，阴痧秽触最为多。

山楂　连翘　枳壳　延胡索各一钱　薄荷七分　藿香　香附各四分

冷服。歌加砂仁、木香。

金五

金五阳痧手足暖，荆防翘郁与陈青，芎妨喉痛心暖热，腹痛多般加减灵。原歌有郁无芎。

荆芥　防风各一钱　连翘　青皮　陈皮各八分　川芎三分

稍冷服。

食不消加楂、卜，食积棱、术，有积槟榔，痰多贝母、白芥，咳嗽桑皮、兜铃，气壅乌药、香附，血壅桃仁、红花，郁闷不舒细辛，大便不通枳实、大黄，小便不通木通、泽泻，暑热香薷、厚朴，喉痛去川芎，加薄荷、射干、牛蒡，心烦躁去芎加黑栀。

金六　退痧热之剂。

金六头眩呕发斑，速行刮放免奇患，粉丹荷骨栀元细，带冷汤将血热删。

---

① 金：原文无本题目，据前目录补入。以下石、丝、竹、匏、土、革、木同。

花粉 丹皮 薄荷 地骨皮 山栀 元参 细辛等分

稍冷服。

金七 治食积壅阻，痧毒头痛难忍，头面黑手足肿，胸腹胀闷。

乌痧金七水丸方，苏索脂仙卜最强，棱术姜陈槟实朴，乌香沉降魏砂汤。

苏木 延胡 五灵脂 天仙子 卜子各一两 三棱 莪术 姜黄 陈皮 槟榔 枳实 厚朴各七钱 乌药五钱 香附四钱 陈香 降香各三钱 阿魏二钱

水法为丸，如绿豆大。每服十五丸，砂仁汤稍冷下。

金八 治痧气急胸腹胀痛，迷闷昏沉。

金八晕痧莱实朴，仙陈棱术姜沉槟，蔻乌广木香丸就，汤用砂仁急胀平。十一味同上，多蔻术，少苏延脂附降魏。

莱服子 枳实 厚朴各七钱 仙子 广皮 三棱 莪术各六钱 姜黄 陈香 槟榔各五钱 白蔻 乌药各四钱 木香三钱

水丸，绿豆大。每三十丸，砂仁汤稍冷下。

石

石一 治气壅血阻，昏迷不醒，遍身沉重，不能转侧。

石一晕痧先广脂，姜仙棱术与青宜，枳乌蔻木沉阿魏，丸进气壅血阻时。八味同二方，脂魏同七，蔻木同八，加青皮。

广皮 灵脂各一两 姜黄 仙子 三棱 莪术 青皮各七钱 枳实六钱 乌药 白蔻仁各五钱 木香 陈香各二钱 阿魏一钱

丸法、服法同上。痧块案加贝、芥。

石二 治痧仙剂。

石二仙方治绞肠，细辛荆穗降真香，郁金共末青茶冷，寸七母多怕有伤。

细辛一两 荆芥五钱 降香三钱 郁金二钱

共为细末。每服三匙，清茶稍冷服。以下七方相聊酌用。

石三 治痧气内攻。

脉伏石三痧内攻，元胡卜芥与棱术，青乌枳壳红香附，任是盘肠可奏功。

元胡 菔子 三棱 白芥 莪术各一钱 青皮 乌药 枳壳各八分 红花七分 香附四分

水煎，稍冷服。

石四 致痧毒中肾。

石四腰疼中肾痧，怀牛白蒺凤仙花，桃红降末调糖黑，童便冲来力更加。歌原注作桃仁，童便宜十二岁童子。

牛膝二两 白蒺一两 大红凤仙花 桃花 红花各七钱 降香五钱

共末，黑砂糖调童便，冲服。

石五 治痧气寒凝。

石五寒凝腹痛方，辛乌降郁木沉香，冷调细末三分服，通下三条可迭尝。可与石二、丝二、匏一参看。

细辛五钱 乌药三钱 降香二钱 郁香 木香 沉香各一钱

共细末。每三分，砂仁汤冷服下。

石六 痧因食积主方。

石六痧缘食积因，消除腹痛力堪凭，青乌槟卜莪棱实，依类还将楂曲增。

青皮 乌药 槟榔 卜子 莪术 三棱 枳实各一钱

水煎。歌加楂、曲。

石七 治痧大便干结，气血不通，烦闷昏沉。

便结昏沉石七通，灯心汤佐水丸功，桃麻军实青辛朴，青与蒌和酌量中。原歌有蒌无青。

桃仁去皮尖 麻仁 大黄 枳实 青皮 细辛 厚朴等分

水法丸。灯心汤冷服，一钱至三钱。

石八 治痧食气壅盛。

食气壅时石八方，绞肠七剂此分详，青陈楂朴蓬棱实，辛卜翘煎滞冷汤。流火、流痰案倍楂、蒌，加大黄。

青皮 陈皮 山楂 紫朴 莪术 三棱 枳实 细辛 卜子 连翘等分

水煎，稍冷服。

丝

丝一 治食积成块，痛久不已，推上移下，筋脉抽掣。

抽筋丝一荆汤下，丸曲楂脂菔实青，莪朴棱槟姜药蔻，木沉阿魏又加丁。

神曲 楂肉 灵脂 卜子 枳实 青皮各一两 莪术 厚朴各八钱 三棱 槟榔各七钱 姜黄 乌药 蔻仁各五钱 木香 沉香各三钱 阿魏二钱 丁香一钱

水丸，绿豆大。每十丸，紫荆皮煎汤温下。

丝二 治过饮冷水痧不愈者。

丝二痧汤末细罗，木沉檀共五分多，暗痧暑被寒冰激，刮放兼施气可和。

木香 陈香 檀香等分

共细末。每五分，砂仁汤微冷下。

丝三 治食积、血瘀成块，日久不愈。

丝三瘀食成痧块，蒺索脂桃末最宜，茜菔姜兰楂土贝，银槟乌药并青皮。

白蒺藜去刺，二两　延胡　灵脂各一两半　桃仁去皮尖，一两二钱　茜草　菔子　姜黄　泽兰　楂肉　土贝母净，各一两　银花八钱　槟榔七钱　乌药　青皮各六钱

共细末。每一钱，温酒服下。

丝四　治血郁不散。

暗痧丝四与前通，血郁桃仁蒺索攻，细没降香均作末，一钱酒下与前同。

桃仁去皮尖　白蒺藜捣去刺　延胡各一两　细辛四钱　没药去油为末　降香各三钱

共研细末，用药末一钱酒下。

加歌：落弓痧症颇难知，痰喘昏迷眼吊时，丝五方仍联六七，放痧去血复可疑。

丝五　治痧气郁闷。

末成丝五郁甚排，枳卜乌翘与郁偕，更拟银丹卜作辅，清茶冷下致为佳。

枳实　卜子各一两　乌药　连翘各八钱　郁金二钱

以上研末，清茶稍冷下。照案加银花、丹参、山楂。

丝六　痧因血郁主方。

丝六专攻血郁方，桃红独蒺索蒲黄，乌兼壳附成方外，膝贝加来入便良。

桃仁　红花　独活　白蒺藜炒末　延胡　蒲黄　乌药各一钱　枳壳七分　香附三分

水煎，微温服。案加膝贝、童便。

丝七　治血痰。

丝七昏迷治血痰，青红蒲壳用宜谙，无多香附些须贝，记取落弓证第三。

青皮　红花　蒲黄各一钱　枳壳六分　香附四分　贝母二分，温服。

丝八　痧因气阻主方。

噤痧丝八语无声，气阻须兼刺放行，乌药青陈楂紫朴，瘀痰汗渴两加增。

乌药　青皮　陈皮　山楂　紫朴等分

稍冷服。

血瘀加延胡、香附、桃仁，痰多贝母、白芥，头汗枳实、大黄，口渴薄荷、花粉，痧筋不现细辛、荆芥。

加歌：痰涎壅盛扑蛾痧，莫认喉蛾用药差，竹子一二三来救治，外吹内服妙堪夸。

竹

竹一　治痧咽喉肿痛。

咽喉竹一热方升，天竺硼朱明粉冰，肿痛吹消声

拽锯，煎方有二次相承。

天竺黄　硼砂各二钱　朱砂一分　元明粉八厘　冰片五厘

共末，吹喉。

竹二　治血滞。

竹二喉疼血滞生，寄奴红赤茜丹荆，蒺藜乌药兼香附，气急痰壅不用惊。流火、流痰案加贝母，一加牛膝。

寄奴　红花　赤芍　茜草　丹皮　荆芥各一钱　白蒺捣末八分　乌药五分　香附三分

水煎，微温服。

竹三　痧症咽喉肿痛主方。

喉痛竹三理命焦，菊蒡荷梗贝银翘，壳加桔梗和乌药，童便冲来肿即消。原歌无薄荷。

甘菊　牛蒡　薄荷　老苏梗　川贝　银花　连翘　枳壳各一钱　桔梗五分　乌药四分

微温，冲童便服。

竹四　治痧气食结，胸中饱闷，腹中绞痛。

温痧竹四难牵缠，细麦前陈卜服钱，二两山楂浓作汁，药宜消食放宜先。

细辛　麦芽　前胡　陈皮　卜子　腹皮黑豆汤泡洗，各一钱

先将山楂二两脓煎汤，次入六味煎，稍冷饮。

竹五　治痧毒血瘀成块坚硬突起不移者。

满痧竹五突坚持，苏木红桃索蒺脂，姜黄降赤军乌附，棱术青陈角独筛。

苏木二两　红花　桃仁去尖　延胡　白蒺各一两　灵脂七钱　姜黄　降香　赤芍各六钱　大黄五钱　乌药　酒炒香附　三棱　莪术　青皮　陈皮　角刺各四钱　独活三钱

研细末。每二钱，温酒下。

竹六

竹六痧成紫疱罗，须从血治用莪术，兰红芎桔桃乌膝，放血先觇脉已和。

莪术　泽兰　红花　川芎　桔梗　桃仁　乌药　牛膝以上酌用

水煎，温服。

麻风痧方

重用银花及苦参，怀牛生地赤红芩，角和酒水频煎饮，痧似麻风放几针。

银花六钱　苦参四钱　牛膝三钱　生地　赤芍　红花各二钱　黄芩一钱五分　角刺一钱

酒水各半煎。

竹七　治痧食积气阻。

竹七攻蛔结食伤，更兼气阻痛难当，槟陈楂卜荷翘附，砂末同冲广木香。

槟榔　陈皮　山楂　卜子　薄荷　连翘　香附以上等分，

煎好

加砂仁末五分、木香磨冲，二分，稍冷服。又症案加熟军。

竹八 治痧毒结于大肠。

竹八能消遍体黄，军除肠毒起垂僵，茵翘蒌实桃青赤，更共银芩栀子凉。原歌无银花。

大黄三钱 茵陈 连翘 瓜蒌 枳实 桃仁 青皮 赤芍 银花 酒芩 山栀各一钱

水煎，微温服。

匏

匏一 治过服冷水痞闷者。

匏一饮寒结块多，丸须砂卜与脂和，木沉更倚檀香力，痞闷时兼竹石瘥。案兼用竹五、石一、丝一、二、三，亦可参看。

砂仁 卜子各八钱 五灵脂六钱 木香 沉香各五钱 檀香三钱

水法丸。每五分，白汤下。

匏二 治痧因血实。

匏二痧因血实瘀，更将胁块与消除，军楂青贝桃脂赤，香附红花滞可疏。

大黄 山楂 青皮 贝母 桃仁 灵脂 赤芍各一钱 香附 红花各四钱，宜酌

水煎，微温服。

匏三 消食顺气和血。

身重匏三解毒先，散瘀顺气食消兼，卜楂赤壳同归尾，厚朴相和用水煎。

卜子 山楂各二钱 赤芍 枳壳 归尾各一钱 紫朴八分

微冷服。

匏四 治血结不散。

更因身重寻匏四，血结痧宜白蒺藜，苏寄桃红青独活，略加乌药助排挤。

白蒺去刺捣，一钱二分 苏木 寄奴 桃仁 红花各一钱 青皮八分 独活六分 乌药四分

俱用水煎，微温服。

匏五 治痧因食积血滞。

伤寒匏五疗兼痧，卜芍槟翘银与楂，桔梗防乌延枳壳，先疏积滞法无差。

卜子二钱 赤芍 槟榔 连翘 银花 山楂各一钱 桔梗 防风 乌药 延胡 枳壳各七分

匏六

匏六类寒发热攻，头疼烦闷症何凶，泽兰香附桃苏木，独蒺楂乌并有功。

泽兰 香附 桃仁 苏木 独活 白蒺末 山楂 乌药分数自酌

用水煎，微温服。

匏七 治先因伤食发热口干等症。

匏七类伤寒食先，口干身热状同前，柴翘楂卜红荆粉，枳实将军酒制煎。

柴胡 连翘 山楂 卜子 红花 荆芥 花粉 枳实分数自酌

加酒制大黄二钱，微冷服。

匏八 治痧似伤风咳嗽。

匏八伤风咳嗽痧，荷桑桔壳菊银花，射干铃粉元参贝，嗽甚还须童便加。与金一症似方异。

薄荷 桑皮 桔梗 枳翘 甘菊 银花 射干 兜铃 花粉 元参 贝母等分

温服。嗽甚加童便饮。

土

土一 治痧痰气壅盛。

土一痧防暑疟兼，热寒迷闷壅痰涎，葛柴知壳青陈朴，贝藿槟榔十味全。原歌无贝。

葛根 柴胡 知母 枳壳 青皮 陈皮 紫朴 川贝 藿香 槟榔

温饮。

土二 治痰气壅塞。

土二真头痛有方，清痰理气贝姜黄，橘辛青朴荆乌药，煎就冲和砂末凉。

贝母二钱 姜黄一钱 橘红 细辛各八分 青皮 紫朴各七分 荆芥六分 乌药五分，冲砂仁末五分

微冷服。

土三 散痧毒，引火下行。

头痛土三因症施，除瘀引火下行时，牛翘独壳楂桃泽，赤芍姜蒲并所宜。

牛膝二钱 连翘 独活 枳壳 山楂 桃仁 泽兰 赤芍 姜黄 蒲黄各一钱

微冷服。

土四 治痧毒入小肠。

土四功同竹八分，痛拘小腹左难伸，膝蒲翘芨通银索，兰细丹皮入便温。大肠痧病在右足，用竹八方。

牛膝三钱 蒲黄 连翘 白及 木通 银花 延胡 泽兰 细辛 丹皮各一钱，加童便，微温服。

土五 治痰涎喘急。

痰涎土五喘如奔，星竺雄朱共一门，麝与牛黄丸草水，淡姜汤每进双元。

胆星 竺黄各三钱 雄黄 朱砂各五分 麝香 牛黄各三分 甘草水泛丸，梧子大。每二丸，淡姜汤稍冷服下。

土六

土六半身不隧痧，丹参旋覆与山楂，橘兰角甲姜延芍，散毒消瘀解痛麻。

丹参 旋复 山楂 橘红 泽兰 角刺 山甲 姜黄 延胡 赤芍

水煎，温服。

土七

土七烦劳与嗽痰，内伤痧症要兼谙，丹红乌赤桃兰索，独活陈皮一例参。

丹参 红花 乌药 赤芍 桃仁 泽兰 延胡 独活 陈皮

水煎，温服。

土八 养血和中。

吐咯便红推土八，归身续断与丹参，青红茜赤楂翘壳，养血和中力自深。

归身 续断 丹参 青皮 红花 茜草 赤芍 楂肉 连翘 枳壳以上分数自酌

水煎，微温服。

革

革一 治痧气血阻塞。

革一同前血阻明，肝心肺部患非轻，蒺荆荷赤青陈等，案有银翘膝益名。

白蒺末 荆芥炒黑 薄荷 赤芍 青皮 陈皮等分

水煎，微冷服。溺血案加银花、连翘、牛膝、益母。

革二

眼目奇痧革二方，栀翘丹决斛银凉，壳牛芍茜加童便，外有当归可酌量。原歌本列当归。

黑栀 连翘 丹皮 草决明 石斛 银花 枳壳 牛膝 赤芍 茜草分数自酌

水煎，临服加童便。

革三

目症革三须谷精，连通菊贼芍羌荆，羚羊生地兼生草，更有将军望月明。

谷精 黄连 木通 甘菊 木贼 赤芍 羌活 荆芥 羚角 生地 生草大黄 望月沙分数酌量

用水煎服。

革四

革四牙疳中白主，官硼粉黛共肩差，二茶荷草黄连等，冰月珠牛拭腐吹。

人中白三钱 官硼 花粉 青黛各一钱 儿茶 雨前茶 薄荷 甘草 黄连各五分 冰片一分 珠子 牛黄各半分

细研无声，浓茶拭净，去腐吹。

革五 行经散痧。

倒经革五妇人科，腹胀痧攻吐衄多，桃附青红楂独细，放痧煎用便冲和。

桃仁 香附 青皮 红花 山楂 独活 细辛分数自酌

水煎，加童便饮。

革六

胎前革六解痧虞，益附红荆卜曲俱，桑寄难求辛略减，煎成冲服与砂须。红花亦少用。

益母 香附 红花 荆芥 卜子 神曲 桑寄生 细辛同前

水煎，冲砂仁末服。

革七

革七原知产后虚，散痧须是带消瘀，楂银丹益柴牛独，乌斛陈辛绞痛除。

山楂 银花 丹参 益母 柴胡 牛膝 独活 乌药 石斛 陈皮 细辛分数自酌

水煎，温服。

革八

革八仍前产症求，楂银丹益独柴牛，别加桃艾苏姜附，纵有诸邪不用忧。

山楂 银花 丹参 益母 独活 柴胡 牛膝 桃仁 艾叶 苏木 姜黄香附同前

木

木一

痘前木一看筋先，翘壳荆防用必兼，蒡桔青红楂卜子，散痧发痘自安全。

连翘 枳壳 荆芥 防风 牛蒡 桔梗 青皮 红花 山楂 卜子牛蒡原歌有，方无

木二 治痧后热毒流连不已。

木二疮疡热毒攻，羌蒡归膝穗翘通，青皮蝉蜕红花合，肿痛都随痧气空。

羌活 牛蒡 当归 牛膝 荆穗 连翘 木通 青皮 蝉蜕 红花等分

温服。

木三 消痧后余毒。

红肿纯阳用木三，荆蒡土贝菊银甘，翘通红紫兼桃肉，窃发无虞痧毒酣。原歌少红花。

荆芥 牛蒡 土贝 甘菊 银花 甘草 连翘 木通 红

花 紫花地丁_{等分} 胡桃肉_{一枚}

温服。

木四 治痧后余毒流连气血，不能即溃者。

木四留痈毒溃迟，银红归草贝参芪，芷楂角膝胡桃肉，莫使流连气血移。原歌少膝。

银花 红花 当归 甘草 贝母 人参 黄芪 白芷 山楂 角刺_捣 牛膝

加桃肉一个，煎七分，空心温服。

木五 痧后热毒痈疔，疼痛不已。

木五痈疔芍大黄，粉连乳没贝雄莠，穿山用与生甘草，研末五分调蜜汤。原歌少粉、莠、草。

赤芍_{二钱} 大黄_{炒一钱，晒一钱} 花粉 黄连 乳香_净 没药_净 川贝_{去心炒} 雄黄 牛蒡_{炒，各一钱} 山甲_{土炒，八分} 生甘草_{七分}

共研末，蜜汤调服五分。

木六 痧气退尽，气血虚弱者，用木六、七方补之。

木六防邪痧后滋，芎归地芍补虚羸，参苓术草陈芪并，好待痧清应候施。

川芎 当归 熟地 白芍 人参 茯苓 白术 生甘草 陈皮 黄芪

水煎，空心服。

木七 痧退调理。

木七再商痧后药，银莠贝药扁归楂，人参甘草无多用，莲肉胡桃作引加。

银花 生莠 土贝 山药 白扁豆 当归 山楂_{各一钱} 人参_{四分} 甘草_{三分} 莲肉_{六枚} 桃肉_{一个}

空心服。

木八 治数患痧者必待全愈，然后服之，以绝其根。若痧气未除，则不可服，恐甘者作胀，热者助邪耳。

木八能教痧绝根，待他全愈妙方存，盐矾乌草干姜共，米饭为丸汤带温。

食盐_炒 明矾_{火飞，各一两} 川乌_炮 甘草_{各五钱} 干姜_{三钱}

共为细末，米饭为丸。每服一钱，白汤温下。新犯痧者，一二服即愈，久犯痧者十服全愈。盖甘草以助胃，姜、乌以充胃，明矾以解毒，食盐以断痧，诚为良方。人属虚寒，必加倍，多服方能有效。

八丸：金七、八，石一、七，丝一、鲍一、土五、木五。

丸末：石二、四、五，丝二、三、四、五、竹五、木五。

两吹：竹一、革四。

四十六汤内附疯方。

加减法：金一、五，丝八。

应用群方

王枢丹 治瘴气虫毒，解恶药。服砒、毒菌、河豚、死牛马肉、狐狸、鼠蟒之毒、蛇犬、恶虫所伤，一切痈疽发背、疮疹、赤肿诸痛、不服水土，随手取应。

山慈菇_{去皮焙，二两} 文蛤_{即五倍子，搥破，洗，焙干，三两} 红芽大戟_{去芦焙干，两半} 千金子_{去壳，研去油，取霜，一两} 麝香_{研末，三钱}

上三味为末，入千金、麝香，研匀，和糯米粥汁，石臼内杵千余下，分为四十锭，宜端午、七夕、重阳净室修制，毋令妇女、孝服、鸡犬见。每用一锭，姜汁薄荷汤研服，井华水冷磨，亦得通利，两次无妨。用温粥补，孕妇不可服。痈疽发背未破时，用凉水磨涂并服，良久觉痒即消。阴阳二毒，伤寒心闷，狂乱胸满，邪毒未发，并瘟疫、岚瘴、缠喉风、痧胀腹疼，冷水入薄荷一小叶，同磨下。急中风、颠鬼、胎鬼气，用无灰酒下。缢溺心头暖者，惊死鬼迷未隔宿者，并井水磨灌。蛇、犬、蜈蚣伤，冷水磨涂。新久诸疟，当日桃柳枝煎汤，磨下。小儿急慢惊风、五疳、二痢，蜜水薄荷叶同磨下。牙关紧闭，磨涂并服。牙痛，含少许吞下。汤火伤，东流水磨涂。跌打伤损，炒松节，无灰酒下。头疼，太阳痛，酒磨烂，涂纸，贴太阳穴。诸痫、口㖞斜、唇眼掣及夜睡多涎，言语謇涩，卒中风，口噤筋挛，肢节肿痛，并用酒磨下。

牛黄八宝丹 治痧发斑发狂，浑身赤紫，痧后毒疡随消。

元参_{瓦焙} 雄黄_{各五钱} 羌活_炒 川黄连_{土炒} 犀角 羚羊角 川贝母_{炒，去心} 乳香_净 没药_{各三钱} 青黛_{水澄，二钱} 珍珠_{四分} 劈砂_{水飞，五钱} 牛黄、冰片_{各二钱}

上法制细末，外将拣净银花、甘菊、紫地丁_{各二两}、甘草_{五钱}，长流水五碗，砂锅慢火煎至半，取汁，绞滤，青桑柴熬膏，入炼蜜盏许，再熬粘，箸和前末为丸。每丸三分，幼一丸，长二丸，蜜汤调服。_{牛黄、冰片过多，拟用二分。}

仙方脑麝丸 治岚瘴，解茶、痰、酒、渴，除伏暑，退心热，止喉疼，开目雾及赤白痢，一切火症神效。

黄药子 白药子_{各三两} 天花粉_{二两} 川连_{一两用心择过}

碾末筛细，止用头末 广木香三钱 沉香三钱 麝香五分 片脑三分

猪胆调蒸为丸，每丸一分。瘴气痰渴、老年痰火，临卧嚼化三丸。暑路当嚼一丸，止渴消暑。如感大热，用五七丸，同好茶一撮，盐梅一个擂碎，井华水调下。心热、头疼、目雾，嚼化三五丸。赤痢用茅根汁擂七丸，白痢用茶梅擂服。痧胀面赤、身热、喘急、昏迷者，服下即苏。

郁金丸 随常痧症腹痛者，一服见功，且治九种心疼。

五灵脂醋炒，一两 延胡索八钱 砂仁炒 生明矾各五钱 木香不见火 真郁金勿用姜黄代 雄黄为衣各三钱

神曲糊丸，卜子大。每用五六丸，唾津咽下须少用温水。

炼石丹 痧胀通用。水不可丸，竟用神曲糊亦得。

千年石即陈石灰水飞，一两 松根石即真琥珀三钱 水骨石即白滑石水飞，二钱

水滴为丸。表热烦躁者，青黛为衣。眩晕心闷者，朱砂为衣。每二钱，垂头芦粟汤下。

硫矾丸

硫黄 明矾各四两，同入罐，用豆腐浆煮一日夜，去腐渣，再慢火熬干燥，连罐埋地三尺，三日取出，成紫金色，下一层有泥渣，不用 茯苓 山药各三两，二味同蒸晒干，露一宿 当归酒洗，炒燥 白蒺藜酒浸一宿，炒燥，均四两 乌药略炒，三两 半夏水浸一宿，入姜汁，二两，明矾五钱，角刺切碎，一两，同煮，多用水煎干三两 杏仁去皮尖焙，两半 陈皮去白，一两 小茴炒燥，一两

共研细末，同制硫矾，用胶枣肉，丸绿豆大。每清晨盐汤下钱半，临卧白汤下一钱。有人病痧十年，发则叫喊晕死，或用酷炭熏鼻，或盐汤探吐，并用华陀危病方，略得解醒，后服此丸，全愈除根。予屡行多效，真神方也。

华陀危病方

吴茱萸 木瓜 食盐各五钱，同炒焦

装入砂罐，水三碗煮百沸，随病人冷热任意服之即苏。

润下丸 治大肠燥实，二便秘结，痧毒壅盛者。

大黄酒制，四两 黑丑炒研去头，二两

牙皂煎汁，丸风仙子大。每服一钱，多至二钱止，灯心汤下。不独润肠，兼利小便。

治臟香橼丸 或水，或食，或气俱治。

萝卜子炒，六两 陈香橼四两 醋制香附三两 广皮去白 荆三棱醋炒 莪术醋炒泽泻 茯苓各二两 山楂去核 青皮去瓤，各一两

神曲糊丸，豌豆大。每服五六十丸，米饮下。

大羌活汤《经》云：两感者死，不治。一曰：太阳与少阴俱病，头痛发热，恶寒，口干，烦闷而渴。太阳者府也，自背俞而入，人所共知，少阴者脏也，自鼻息而入，人所不知也。鼻气通于天，故寒邪无形之气从鼻而入，肾为水，水流湿，故肾受之。又云：天之邪气，感则害人五脏。以是知内外两感，脏腑俱病，欲表之则有里，欲下之则有表，表里既不能一治，故死矣。然所禀有虚实，所感有浅深。虚而感之深必死，实而感之浅，犹或可治。

羌活 独活 防风 防已 黄芩 黄连 苍术 白术 细辛 炙草各等分 知母 川芎 生地倍之

俱片。每服两半，煎一大盏，热饮之，不解再服。此解利两感神方也。若痧症与此彷佛，亦以是方加减而择用之。

加减圣效散 治伤寒、时疫、风湿，阴阳两感，表里未辨，或外热内寒，或外寒内热，肢节拘急，头项、腰脊疼痛，发热恶寒，呕逆，喘咳，鼻塞声重及食欲生冷，伤在胃脘，胸膈饱闷，肠胁胀痛，心下痞结，手足逆冷，肠鸣泄泻，水谷不消，小溲不利等症。东坡滗杭多疫，设剂活众，原名圣散。予今有痧症相类，疗之悉效。

卜子炒 砂仁炒，研 槟榔 陈皮 延胡各八钱 厚朴 防风 苍术 藁本 藿香叶 柴胡 独活 石菖蒲 泽泻 枳壳 细辛各五钱 草豆蔻去壳，十个

共研粗末，每五钱，水盏半，煎一盏，去滓，温服，不计时候，取遍身微汗即愈。时气不和，空心饮之，可辟邪疫。

如圣散 治当心疼痛，遍身骨节牵痛，或呕吐恶心，不时发作者，兼治疝气劳根。此方可补痧胀所不逮。

枳壳面炒，三两 小茴微炒，三钱 盐砖铲上烧红，三分

共为细末，每服二钱，温酒调下。如不止，再服一钱。

失笑散 治血迷心窍，不知人事，妇人产后，心腹绞痛及腹中瘀积血作痛者。男妇惯发痧胀，服此永不再犯。

灵脂去砂，炒 蒲黄炒，等分

共为末，每一二钱，温酒调下。

普济消毒饮 泰和间疫疠，初憎寒壮热、体重，次传头面肿盛、目合、喉喘、舌干、口燥，俗云大头伤寒，诸药莫治。东垣云：身半以上天之气也。邪热客于心肺，上攻头面而为肿耳。制方活众，刻石以传。《医万集解》此方微有不同。

黄芩 黄连各酒炒，五钱 牛蒡 大黄各三钱 陈皮去白 元参 生甘草 连翘 板篮根各二钱 马勃一钱 川芎 防风各八分 僵蚕炒 升麻 柴胡各七分 薄荷五分 桔梗三分

共研细末，半用汤调频服，半用蜜丸嚼化，尽剂而愈。或水煎，食远温服。原无大黄，便秘加用酒煨。

祛瘴辟瘟丹 治时疫痧瘴，老幼男妇皆同者。

厚朴 苍术 羌活 防风 陈皮 枳实 香附 牛蒡子各一钱 槟榔 白芷各八分 藿香 川芎各五分 细辛四分 甘草三分

姜葱煎服。无汗加苏叶、薄荷，口渴花粉、葛根，身重汗出防已、石膏，温疟柴胡、半夏，遍身疙瘩肿痛蓝叶、大黄、僵蚕，肌肉发红黑紫斑元参、大青、连翘，大便秘结大黄，先中热又中暑加白虎、香薷，头疼川芎，风温身体灼热芩、连、栀子，咳嗽涕唾、头目昏眩荆芥、金沸草，即旋覆花。

白虎汤 治温病身热、自汗、口干、脉来洪大，霍乱、伤暑、发痧，神妙。

石膏煨五钱 知母三钱 甘草一钱 粳米一撮

病在阳明肌肉，则巨阳之表，邪已解，故外不恶寒，又无头痛、身疼之症，但自汗而发热也。《经》曰：热淫所胜，佐以苦甘，以知母、甘草解其热。盖热则伤气，用粳米、甘草之甘以益其气，且治不眠烦躁也。烦者肺，燥者肾也。以石膏为君，佐知母之苦，以清肾之源，因石膏体坚而重坠，知母沉寒而走下，故用米草之甘以缓之，使不速达于下焦也。白虎金神，司秋者也，暑火至秋而衰，且知母苦寒，又能保太阴肺金之气，故名白虎，以为三阳经一解表药耳。虽是三阳解表药，切记有汗当施，无汗当戒。盖无汗者，必须柴、葛、升麻以解表邪，不可见其身热，误用白虎，以郁遏其热，使不能外越也。汾尝验温病久而无汗，有必兼白虎乃解者，瘟疟宜桂枝白虎，《医方集解》明言之矣。至于柴、葛、升麻，亦自各有所宜，《伤寒论注》等书自悉。

记异症方案

靖江刘姓，年四旬，遇疫遭数丧，自外归，母病旋卒，遂成惊悸不寐，略略睡去即叫跳，其心如荡、如撞，服天王补心丹之类半月不效。予用奇方制就琥珀丸，三服遂定每服三分三厘共一钱。又变怪症，饮食如故，忽然目翻涎流，喊如羊，其头侧过左肩，手亦向左反张突起，旋走面如土色，食项稍苏，日夜百番，或曰羊痫，曰痉病。然痫症当见怪脉，今无脉，非五痫可知。若作痉治，用麻黄发汗，续命驱风，恐立毙

耳。与①书原载角弓痧症略相似，即投炼石丹一服，日夜各减半，二服自全不发，晚止数次，三服全愈。但面色不正，另立丸方调理而痊。

真琥珀同灯心研四钱 辰砂研细，取猪心血和，仍放入心内，湿纸包煨，心熟为度，取出晒干，五钱 整大半夏一两，洗净，同姜汗半盏、牙皂、白矾各三钱煮透火极熟，晒干用，八钱 胆星六钱 石菖蒲 炙草各五钱 枣仁二两 连志肉 白茯神 橘红 归身 柏子仁 山药 麦冬各一两

煮枣肉，丸梧子大，金箔为衣，每服三十丸，临卧圆眼灯心汤下。此丸兼治怔忡、健忘、惊悸、癫痫等症。

加味活命饮 一切痧后留滞热毒，发为痈肿、发背、疔疽。

穿山甲土炒 银花 大黄各二钱 归尾 陈皮各钱半 花粉 赤芍 生地 薄荷 防风 白芷 贝母 甘草节 乳香各一钱 没药净 角刺各五分，以上三味后下

毒在背加角刺钱半，在腹加白芷，在胸加瓜蒌仁二钱，在头面手足加银花五钱。用水同药入大瓦瓶封口煎，温服，侧睡。忌铁器、酸味、诸毒物。一方无军、地、荷，好酒煎，大溃勿服。

六一散 降火利窍，解烦渴。无湿者多服反耗津液加渴。

水飞滑石六两 粉草末一两

夏月凉水调饮。加朱砂，名益无散。治小儿身热咳嗽，微带惊风，灯心汤调服，屡效。

续集**痧药妙香丸方**

苏合香一两，如无以藿香代之，晒干，不见火 朱砂四钱，水飞 柴厚朴五钱 草河车三钱，白面调裹，火煨，熟去面，真麝香七分半 川贝母五分，去心 晒蚕砂一两 紫苏叶五钱 白滑石七钱五分，水飞 制半夏五钱 橘红二钱五分 赤茯苓二钱五分 青皮二钱五分 茅山术二钱五分，米泔水浸 生甘草一钱五分 枳壳二钱五分，麸炒 粳米粉三两 明雄黄二钱五分，水飞净

以上各药，研为细末，用生姜、葱各四两取汁去渣，和粳米粉为丸，绿豆大，用磁瓶收储，黄蜡封固，勿令泄气。痧重者九丸，轻者七丸，阴阳水吞服。孕妇忌服。配药宜选天医天德吉日修合，加诵大悲神咒百卷，尤为效验。麝香宜向大药行购买。丸时务将各药末倾入盂钵内擂数千下，然后以葱姜汁和米粉入药末内，揉搓良久，使粉药均匀，干湿相宜，搓成细条，捻丸如绿豆大，至二百丸，即放入碗内，用

---

① 与：原文为"予"，今据文义改为"与"。

朱砂为衣，盆碗对合，两手转摇及丸捻完，伙入一碗，转摇不停，摇至丸干，如铁砂子之坚为度。

治腹痛法

取大公鸡一只，其人仰卧，放肚上，鸡即伏好，疼止即跳下而愈。此法试过亦验。

又法：凡痧属肝经者，多肝附于背第七骨节间。遇犯痧者，先循其七节骨缝中将大指甲重掐入，候内骨节响方止，以盐涂之，如不响，即将盐重擦，必使透入，遂能止疼。

补原本未列方 五苓、胃苓、六和、正气，见论吐下、泻痢、霍乱、痧水、络痛痧

五苓散加减 去桂即四苓，白术换苍术，加末二味

猪苓 茯苓 泽泻 苍术泔浸 车前 木通

胃苓汤 去白术、桂、草

即前上四味加制厚朴、陈皮去白。

六和汤

厚朴钱半 赤苓 藿香 扁豆 木瓜 苍术各一钱 砂仁 半夏 人参 杏仁 甘草各五分

暑加香薷，冷加紫苏。一方无苍术，一方有白术。

藿香正气散

藿香 紫苏 白芷 茯苓 腹皮各二钱 桔梗 紫朴 陈皮 白术土炒 半夏曲各二钱 甘草一钱

每五钱，水煎此与六和，姜、枣引勿轻用。或加木瓜，伤食重者加消食药。元气虚弱人慎用。

络痛方案

一客匠，年十六岁，发热久之，胸肋痛，脉细弱。或作劳怯治，呕哕便闭，小腹胀急；或参用左金，便溺通而痛愈紧，夜尤甚，小便赤色，投痧症药亦未效。儒医孙敬承云：脉无变而胸前不可手近，其痛在络，用金铃子肉一个、元胡一钱、萎皮一钱、生香附半钱、陈大枣仁三钱，煎饮一服而愈。金铃入络，佐以元胡，气血俱通。似于痧宜，而书中未收，附记于此。

海浮石治痰甚妙

金铃子即川楝子 苦寒，能导小肠、膀胱之热，因引心包相火下行，通利小便。脾胃虚寒者忌。肉与核不并用。

海浮石 咸软坚，寒润下，止渴通淋，化上焦老痰，消结核。多服损人血气。

痧证汤方

消风清痧饮 治痧因冒风者。

荆芥 防风 陈皮 金银花 泽泻各八分 蝉蜕五分 红花三分

水煎，稍冷服。

加减法：如前症头面肿加薄荷，腹胀加厚朴，四肢加威灵仙、倍金银花，小腹痛加青皮，寒热加独活，内火甚加连翘，吐血因寒加砂仁，若因热加童便，痰多加杏仁、僵蚕，咽痛加山豆根、薄荷，心胃痛加香附、延胡索，胸腹胀满加二蚕炒、枳壳，赤白痢加槟榔，口渴加葛根，面黑血痧加桃仁，面红血热加童便，此大略也。当更察兼症，与后数方参酌互用。

寒痧散表汤 治外感寒邪发痧，外见寒症者，

荆芥 防风 独活 陈皮各一钱 香附 砂仁各三分 银花 红花各五分

水煎，温服。重者加细辛三分。

暑痧薷蒿汤 治因暑成痧。

香薷 青蒿 薄荷 泽泻 木通各七分 连翘 银花各八分

渴加花粉。水煎，温服方不吐。

涤秽积消痧汤 治触冒秽浊不正之气发痧，致胸膈痞满、痰滞气逆等症。

瓜蒌 牛蒡子 僵蚕各一钱 薄荷 泽泻各五分 陈皮 银花

水煎，冷服。或酌加二蚕沙、香附、郁金、青蒿、砂仁之类各数分。

降火清痧汤 治邪火发痧，热气上升。

连翘 山栀 薄荷 木通 银花 香附 二蚕沙 泽泻 青蒿各一钱

水煎，稍冷服。

顺气逐痧汤 治痧因于气郁者，从阳分治之。

香附炒 荆芥 枳壳 陈皮 薄荷 延胡 红花 郁金各八分 前胡四分

水煎，温服。

按：痧症因气郁者居多，此方主之。如夹食加莱服子炒，痰加白芥子，暑加青蒿，腹痛加延胡，气壅加乌药，血壅加桃仁、银花，烦热加山栀，咳逆加杏仁、桑白皮，呕吐加竹茹姜汁、炒，头痛加菊花，大便闭加大黄、枳壳、枳实，小便闭加金沙、车前子，放痧不出血加细辛、倍荆芥。

痧痛活络煎 治痧症胀痛，因于血瘀、血滞者。妇人经前产后及痧痛日久者，常患此。

红花 桃仁 银花 五灵脂醋炒 山楂 香附 泽兰各一

钱 木通五分

水煎，微温服。

痧胀破滞煎 治痧症胀痛为食所阻者，准此。

厚朴姜汁炒 槟榔 山楂 麦芽各八分 香附 荆芥 薄荷 泽泻各五分

水煎，温服。如头汗加枳实、大黄，胸胀加枳壳、郁金，腹痛加降香。

三因导滞汤 治痧因食积与气交阻为病。

莱服子炒 槟榔 山楂 香附 银花各一钱 红花八分 陈皮 桃仁各五分

水煎，稍冷服。

翘丁金贝煎 治痧毒侵入肌肉、经络之间，发为肿毒疔疮者。以此解毒清痧，其效如神。

连翘 紫花地丁 金银花 土贝母 大力子 穿山甲炙 菊花

木通各二钱 青蒿一钱

加桃胡仁一枚，水煎，微服。如毒在背加皂刺，在面加白芷，在胸加瓜蒌、僵蚕，在手足加银花、桑枝、柳枝。

痧症丸散济急方

宝花散 治一切痧症仙方。

真川郁金二钱 荆芥穗四钱 降香三钱 辽细辛八钱，土辛不效，

共为细末，每服三钱，用清茶调服。

矾红丸 治一切痧气攻痛。

白明矾三钱 矾红一两

共研细，以浓米泔，丸如芡实大。每服一丸，薄荷汤温调服。

仙传救苦丹 治痧气郁结胀痛、气逆、毒闭等症。

莱菔子生捣引吐 枳实炒，各一两攻下 郁金散滞 乌药调气，三钱 连翘清火毒，六钱

共研，每服五分，用温茶服。

泻红散 治痧毒为血阻郁，结滞不散。

刺蒺藜炒 延胡 桃仁各一两 辽细辛四钱 降香 没药去油，各三钱。

共为末，每服五分，温茶服。

痧毒控痰散 治痧毒为痰涎壅滞等症。

银花 僵蚕 薄荷各一两 细辛 枳壳 瓜蒌去油，各五钱

共为末，每服六分，温茶服。

温经辟痧丹 治痧症因过饮寒凉，致痧毒阻遏结伏不出等症。

真川郁金 沉香 木香各一钱 乌药一钱 北细辛五钱

共研细末，饭丸如芡仁。每服三四分，砂仁汤温服。一方去细辛，加檀香、五灵脂、莱菔子炒、砂仁为末，水法丸，如桐子大。每服五分，温茶下。

清心牛黄丸 治痧毒为痰涎壅结，喘促上气，不省人事，刮放不应等症。

九制胆星 天竺黄各三钱 明雄黄 飞净朱砂各五钱 麝香 京牛黄各三分

共研细，浓米汤丸如小豆。每服二三丸，灯心汤温服。

天中十香丸 治感触暑湿热、秽污不正之气，致痧毒犯胃入肠，上吐下泻，胸腹疼痛，或憎寒壮热，感冒时邪成痧者。

公丁香 广木香 茅术 沉香 明雄黄 飞朱砂 蟾酥各一两八钱 牛黄四钱 麝香二钱四分 大戟一两二钱

共十味为细末，丸如芥菜子，朱砂为衣。每服十粒，温汤送下，重者两服必效。好善之家能于端午时修制，其效如神。

紫金锭 治山岚瘴毒、海氛疠气、一切气凝血结、胸胀腹疼、痧毒内结，并治百病，外涂疮毒、疔肿、一切蛇咬、蝎螫，皆效验如神。

山慈菇姑去皮，洗极净，焙，二两 五倍子洗、刮焙、二两 千金子仁拣白色研细，去油净霜，一两 红牙大戟去芦，洗焙，一两五钱 明雄黄水飞晒燥，三钱 朱砂水飞晒燥，三钱 麝香三钱

各药研细，用糯米饭入石臼捣烂和药，杵数千下，作一钱一锭。病甚倍服，泻一二次，随食温粥，即止。

冰月散 治痧毒上冲，咽喉紧急肿痛，食不能入，气不能出，势在危困者。

天竺黄 人中白煅 月石各二钱 梅花冰 元明粉各一分

共研极细，吹入。

红灵散 治一切痧发胀痛呕泻等症。

飞辰砂一两 明雄黄一两半 梅冰 麝香各二钱 蟾酥二钱

共研细末，磁瓶封固。临症茶调服一二分，亦可吹鼻。今三江施药局往往用此救人，保全无数。

卧龙丹 即行军散 治痧毒闭闷胀痛。

灯草灰五钱 荆芥穗 闹洋花各二钱 梅冰 牙皂各一钱 麝香三分

共研至无声，吹鼻得嚏则愈。

塘西痧药 治寒热痧症奇效，天下闻名。

锦纹大黄六两 麻黄 雄黄 朱砂各三两六钱 茅术三两 天麻三两六钱 詹酥九钱，酒化 甘草二两四钱 公丁香六钱 麝香三钱

上十味，研极细，以烧酒化开，蟾酥为丸如芥子，朱砂为衣。每服十粒，温茶服。

霹雳散即通关散　治痧毒闭结、七窍不通、经脉阻滞、吐泻不出、胀满绞闷及中风、中恶、中气、中暑、中毒、一切昏仆不省人事者。用少许搐鼻，有嚏则生。夏月宜随带身旁，以济困苦，功德不可限量。穷乡僻壤，家家修备，以应昏暮之求，价廉而益人多也。

北细辛五钱　生半夏　皂荚各八钱　鹅不食草　茅山术　灯心灰各二钱。

共六味，研极细，瓶收封固。临用以灯草一段，蘸少许刺搐鼻孔中，即得嚏矣。古法先令病人噙凉水一口，然后以少许搐鼻可也。

痧后消疳散　治痧后余毒上冲，牙疳臭腐。

人中白煅，三钱　儿茶　花粉　蓬砂　青黛各一钱　黄连五分　梅冰片　珍珠各一分　薄荷　雨前茶各五分

上共研极细，封固。用时先以浓茶洗牙净，以软帛拭干，取此药，日掺二三次即愈。

来复丹　治上盛下虚，里寒外热，伏暑泄泻如水，霍乱呕吐不止，六脉隐伏如无，遍体冷如水石，汤水不进，姜附热药难投，急服此丹，立效如神。

太阴元精石拣龟背形者佳，研细，水飞，净干，一两　五灵脂水澄去砂，晒干，二两　真倭硫黄一两，土黄不效　硝石一两，同硫黄共研为末，放磁碟内，微用火炒，取柳枝搅匀，火勿太过，再研细末　陈皮去白，二两　青皮二两

先将两皮研细末，再入硫黄、硝石、元精石各末，研千余回，好醋煎滚为丸，如绿豆大。每服三十丸，滚水送下，即可回生，交秋不宜用。

起生丸　治一切危急痧症。每服七粒，重者九粒或十三粒，含舌上觉麻，用凉水吞下，或津咽亦可，立效如神。若遇轻痧只须三粒，常宜备带使于救济。务须干燥，勿使霉黔，实有回生之功。若研细，可代搐散取嚏。

真茅术一两二钱，制法照前　公丁香一两　雄黄水飞净，晒燥，八钱　大劈砂水飞净，晒燥，九钱　当门子二钱　真蟾蜍切薄片，灰燥透，碾，取净细末，四钱

以上药，各取净细末，秤准分两，端午午时和匀，以堆花烧酒法丸，如细绿豆大。灰燥磁瓶收储，勿使泄气，救治甚效，孕妇忌服。

至宝丹、紫雪散二药，肆中可买用。上治痧救急丸散，计有九种。如有好善乐施者，捐资修合，广为施送，令山野乡僻村庄穷民无告之家，藉以呼吸之间，救命回生，其好生之德，岂有限量哉？

见闻录并序

世之所患在病多，医之所患在法少，此通论也。但病变虽多，不出三因之外，治法虽少，都归四诊之中。惟痧症一门，古书罕见，治者亦无专科。当其卒然发作，悉由邪毒积恶之气触胃而来。暴逆反常，病机叵测，斯时加以四诊，而望之则赤黑互形，听之则雌雄迭变，欲问症则昏厥者不能自言，欲切脉则呕痛者每多隐伏。仓皇论治，皂白难分，投药偶差，去生已遂，可勿慎思之，明辨之乎？余尝考之残篇，询之故老，并数十年临症以来所目见耳闻者，约举数条附存于《痧症度针》之末，前车覆辙，后车鉴焉，或亦病家、医家之一助欤？

张石顽云：一商初客吴中，畅饮醋歌，席间忽呕恶，腹大痛，索生姜汤一瓯，饮未尽，即烦躁死。

薛生白云：一朝士来金间，泊舟河下，觅混堂洗浴，甫入水，目眩晕，呕哕，仆扶出，饮热茶二杯，腹大痛，不能立，急奔至舟中，汗出如雨，气已绝矣。

昆陵市医某，饭后忽寒热，腹痛，自谓晨起感寒，煎姜汤一大碗，顿食之，即昏沉不省人事，至晚而殂，身面青晦矣。

《医通》载：一少年新娶，夜半腹痛，浑身皆麻瞀，妻令饮烧酒，尽半壶，痛更烈，头额皆胀，身发赤斑，喘逆几殆矣。邻有寺，适一游僧闻其状，劝服水芦根汗二三升，始得保全。

《玉衡》载：一皂班，性贪食，邻人宴客，令作陪，时方酷暑，具衣冠坐，热极生痧，苦腹痛，忍之就席，大嚼酒肉过量，忽大叫一声，昏仆不省，众骇然，不知何病，医皆不能救，继而尸身、指甲皆青暗，唇黑肿，至晚即臭秽不可近，始悟其以食里痧也。

一文学周某，由乡到杨作吊，归途腹痛，行坐不自支，语无伦次，六脉模糊，自疑本体过虚，良由辛劳致此，囊有人参二钱许，嚼服之，移时遂不能语，身如槁木，针之亦无血，夜半而殂。

大名镇一马卒姚姓，夏月刹刬得痧症，呕恶、腹胀痛，强饮高粱烧酒半斤，又食肉，痛更剧，吐泻不得出，待毙而已。有同夥者欲救之，乃取新鲜马粪一大块、河井水各一碗，盆中和匀，入黑沙糖三两，入粗布袋内，绞取清汁先绞汁后入沙糖，冷灌之，须臾即活。后以此方治痧，无不奇效，今河北营中皆呼马沙汤。

又江夏黄子丹，卒患腹痛，鼻衄，口燥，身发红斑。医用竹叶石膏汤，脉服神益昏，或与童便饮之得

稍瘥，医乃用葱白、香鼓浓煎，仍和童便缓缓服之得吐，遂汗出而愈。

刘户曹心亭，卒患呕痛，刺之无血，次日遍发赤斑，服化斑汤，色愈紫。一老医曰：此痧毒入血分，宜茺蔚一两浓煎，稍冷，入生蜜少许，恣饮，皆症皆平，以其专能下恶血故也。更以生莱菔汁凉血散血尤妙。

道光末，京都三里河客店内，中秋夜宴，次早暴死者三。循例官为验验尸，皆青肿，胥役以服毒告，乃拘客店主逮狱，众无以辩，不数日，里邻暴死颇多，尸亦肿。有酒家佣亦患腹痛，口噤、面青、燥烦欲死，适有南货客见之，曰：此本痧也。取囊中塘楼痧药，令搐之，得嚏三五，牙关即开，并以冷水送服三分，大泻两次而愈。众以白官，店主乃得免。

唐笠山言：常熟翁天成，卒病寒热，头痛，恶寒，无汗。医用麻黄汤，咽大痛，音逐哑，周身斑点赤肿，延笠山至，已溘逝矣。

石门一孩子，方五岁，感暑秽成痧，肌热，口渴，胸痞，神昏。幼医误为麻疹浙人呼为瘄子，用桎柳、樱桃核浓煎热服，次早咽喉急，痛语不出声，遂死。

山右番痧盛行，一广文停食感寒，患胸腹胀痛，间亦呕恶，神色昏惨。医以为时气痧毒也，大剂白虎汤倍石膏，阴寒入腹，逼阳外浮，反揭去衣被，烦渴躁扰而绝。

赤峰巡检陈乐之妇，夏月新产，腹痛寒热，时昏冒。医以为虚寒血瘀，用姜、附、丁、蔻一服，病大剧。延余诊，六脉模糊，胀闷欲绝。《经》云：阳症见阴脉者死。但脉症不符，是痧症。命刮之，黑斑缕缕，乃刺人中、印堂、少商等三十余针，便觉胸背俱宽，至夜病若失，更服破血药，三日愈。

蒙古萨总戎，暑月腹胀，洞泄，痛如绞，坐卧不安，其兄疑为感寒，即用俗法面二斤、高粱烧一斤同煮，顿食之，夜半大叫而死。

嘉庆庚辰，杭越多患痧，暴死者无数，药多不应。中秋又患吊脚痧，其症多吐泻，或吐泻不出，腹痛如绞，不及半日即汗喘而死。沿街比户，触发甚多，乡里相戒勿入。诸治罕效，惟针刺人中、少商及委中等穴者立愈，重者刺二三回方效。内服痧药阴阳水，得生者十五六，若放血过迟，则血不出，或肉败如泥，皆不可救矣。痧重者，刺舌底最妙，然亦宜谨慎。余乡一谢姓妇病吊脚，吐泻交作，夜请邻翁刺之，误刺舌下大紫黑疱，大叫一声，流血不能止，天明即死。一邻人病吊脚痧，土医刺腿弯，误伤大筋，

血如注，不能起立，调治三月余，一足竟跛，可勿慎乎？

奉化县孙茂才，夏月忽患呕恶，腹中隐隐作痛，自念素体虚寒，服桂、附、地黄极宜，遂浓煎一大剂，服后胸腹胀痛，不可忍，吐血数口，奄奄一息，至夜即死。

以上救急方法，皆愚数十年来询诸明哲得之见闻，虽未能全备，然仓猝转筋，得此数法，或不至束手无策也。

是余又将平时见闻所及摘录成法，并搜群方最简便效验者，并穴道、分寸、部位逐卷增集，期无错谬，以免盲针瞎灸而备选择用施。

中暑论

中暑者，静而得之，如避暑深堂大厦为阴寒所遏，暑不得越故也。外症见身热、头痛、烦躁不安，或咳嗽、发热、汗出不止，然必热有进退，肋下有汗，方为伤暑。若久热不止，胁下无汗，便是夏月伤寒。症虽少见，不可不详辨而妄投汤药，即蹈庸医杀人之愆，如何不虚心详慎。又腹痛呕泻为冒暑，宜凉解清和；四肢困倦、不思饮食为热伤元气，宜补；忽然昏仆，不省人事为暑风，宜清凉，而加风经药，不可概从中暑治也。

中暑诸方

蒜头二颗，研烂，取路上热土日晒热处，若告污泥不，水调匀，服一碗甚效。

又黑芝麻炒，井水擂汁，灌下即愈。

又扁豆叶捣汁饮。

又六一散并治中暑、烦燥、口渴、小便不通、泻痢、热虐、霍乱、吐泻等症。

道路受暑热忽昏倒，名中热即中暍，切勿误用冷水喷灌，一受寒冷则不救。急用稻草结辫，曲盘肚脐，外用热土搓碎围裹，使人撒尿其中，令温入腹，久之自愈。

又草纸卷成筒，捻火熏口鼻即活，其效如神。

增续诸方[①]

飞龙夺命丹

专治痧胀绞肠疠痛、霍乱、转筋、厥冷、神昏危急之候，并小儿惊痫、角弓反张、牙关紧闭诸证。每

---

① 增续诸方：原书无，据前目录补。

服一分，凉开水送下。小儿减半，孕妇忌服。

濂珠三钱 火梅片四钱 火硝一钱五分 神砂二两，飞 腰黄一两，飞 灯心灰一两 牙皂三钱 青黛五钱 麻黄四钱十节 人中白八钱，漂 蓬砂三钱 犀黄二钱 蟾蜍一钱五分 当门子三钱 明矾五钱 飞金三百张。

上药十六味，各研极细末，合匀磁瓶装储，毋许泄气。先以少许吹鼻取嚏，重者再用凉水吞服一分。此丹芳香辟秽，化毒祛邪，宣气通莹，全体大用，实有斩关夺隘之功，而具起死回生之力也。

万应救急熊锭神丹

专治时疫瘟疬番痧，即脚麻肚痛。凉水研服，效验如神。如服下吐者，不治。

川黄连二两，去须切片 上血竭二两 儿茶二两 陈金墨四两 明天麻一两 真熊胆一两 延胡索二两 没药二两，去油 自然铜五钱，煅 乳香二两、去油 真麝香二分 生大黄二两 上冰片二分

上药十四味，共研细末，将真飞金千张为衣，及初男胎人乳化熊胆为丸，次胎及女胎俱不可用合时须沐浴、斋戒、焚香虔拜，宜于寺院静室，一切妇女、鸡犬及不洁诸物并宜避之。

急痧至宝丹

专治霍乱吐泻腹痛昏愦及一切痧气、瘴气，途行触秽，中暑热绞肠痧，即已死途中，略有微息者，灌下即苏，止痛如神。

西黄三分 麝香一钱，拣净 朱砂一钱五分，水飞 雄黄三钱，水飞净 蟾蜍三钱，烧酒化 广木香二钱 丁香二钱 沉香二钱 茅术四钱，土炒焦

以上慎选好药，各研细末，择吉日于净室中和匀，同蟾蜍加糯米粽五个捣千余下，丸如椒子大，晾干收储磁器内。每服三粒，泉水吞下，或口津化下，服后停食、烟、茶、酒、饭、粥、饮半日。

救急六合定中丸

专治吐泻腹痛转筋等证，俗称蛛瘟，以其手足拳曲也；一名绞肠痧，以其腹中大痛也。此证由于浴后贪凉，当风露坐，饮食失宜，以致肝胃受伤。病在阳明则吐泻交作，病在厥阴则手足拘挛。拘挛者，筋病也，其所以然者，气闭也，气之清浊混淆，腹中大痛。此方升清降浊，和胃平肝，舒筋通气，患可立愈。每服三钱，重者两服，如不能吃丸剂，煎汤服之用。

紫厚朴一两，姜汁炒 真川连一两，浓姜汁炒 木香一两，生晒 制香附二两，炒 江枳壳一两五分，麸炒 藿香二两，生晒 槟榔一两，炒 山楂炭三两 焦麦芽三两 泽泻一两五分，盐水炒 砂仁八钱，盐水炒 吴茱萸四钱，泡淡 宣木瓜二两，炒焦 青皮八钱，醋炒 乌药一两，生晒 白胡椒十粒 法半夏一两五钱 陈皮一两，炒 生甘草三钱，晒 紫苏叶一两五钱，生晒。

上药二十味，共研细末，用灶心黄土四两、大腹皮三两，洗煎汤泛丸，如椒子大。每服三钱，白开水送下。

点生丹

真雄黄一钱二分 明朱砂一钱二分 明矾一钱二分 麝香一分 冰片一分 真飞金十二张 火硝一钱 荜茇五厘

上药先将雄黄、朱砂等研细，再将荜茇捣碎，同冰麝搋研千余次，末以飞金拂下研匀。凡遇极重时疫、急痧，将簪蘸吐沫，粘药少许，点眼角，男左女右，立刻见效。

熨脐丹

上猛桂心八钱 母丁香一两二钱 倭硫黄五钱 生香附一两八钱 当门子四钱

上各药研末。凡遇吊脚痧，病不过六时者，即以三分纳入脐中，外用膏药封贴，立愈。重者用盐一撮，艾火灸于膏药上，性透即安。孕妇忌用，更不可吃葱汁调药更速，或炒麸皮，布包熨之亦可。若系热证，不可用此，如取药不便，可用生大蒜三片，捣烂灸，热敷脐下三指亦效。

华陀危病外治方

霍乱吐泻将死，药不可下者，用食盐填满肚脐，于盐上置艾丸，灸七壮，即愈。

专治吊脚痧神方

硫黄、麝香、丁香、木香各三分。

共研细末，加葱白三个，和药捣烂，安于脐内，外贴暖脐膏，一周时揭下。如不及合药，先将鸦片烟烧泡三个，研碎，用暖脐膏掺上贴之，俟药合成再换，屡试屡验。

又方：用樟脑四两，以绢包之，另以烧酒一碗，烫极热，将绢包投碗中即捞起，擦病人手弯等穴，见红点即瘥，擦两太阳、两手心、两臂弯、自胸至腹、背脊骨两旁、两腿弯、两腿肚、两足心，以不吊为度。

治重痧不开声方

在病人肚脐外，用艾绒圆脐周围灸去，开声有救。

寸金丹 专治男妇老幼中风、中暑、中寒、中气、口眼歪斜，牙关紧闭，不省人事，霍乱吐泻，心痛腹痛，转筋内伤，饮食生冷，胃口停积，胸膈胀闷，不思饮食，或出远方，不服水土作酸，腹痛恶心，水泻虐疾，四时感冒头疼，遍身发热疼痛，畏寒无汗，服此须发汗。伤风咳嗽，山岚瘴气，嗳气吞酸，红白痢

疾，妇人产后昏迷，恶露不尽，小儿急慢惊风一切诸证。孕妇忌服。若病虚弱内损，及劳证吐血、咳嗽者亦忌服。

陈皮 前胡 赤茯苓 白芷 乌药 川芎 羌活 防风 大藿香叶 紫苏叶 薄荷叶各三两 砂仁三两，去壳 木香三两，不见火 制半夏三两，姜汁浸炒 厚朴三钱，姜汁 香附三两，去毛炒 苍术三两，米泔水浸炒 神曲五两 白豆蔻二两，去壳 草果一两，去壳 蜜炙甘草一两五钱 枳壳一两五钱

共为细末，再用神曲二十三两，生姜三斤，取汁拌神曲，打糊为丸，每丸阴干，重约三钱，飞净朱砂为衣。人人每服一丸，重者三丸，小儿半丸，俱用淡姜汤磨服。药品甚贱，所费无多，而用无不验，若修合施济，诚为第一方便事也。

预避瘟疫方

五更时，投黑豆一大握于井中，勿使人见，凡饮水家俱无传染。若食河水之处，各家于每日清晨投黑豆一撮于水虹中，全家无恙。

四时瘟疫方

松毛切咔捣，每服二钱，酒冲服，日三服，极妥极效。

入病家不染方

香油调雄黄、苍术末涂鼻既出，用纸条到鼻孔取喷嚏，再饮雄黄酒一杯，决无传染。

瘟疫方

大黄四两，酒蒸晒干 牙皂二两 青黛一两 紫苏叶一两

为末，水打糊为丸，绿豆大。每服百丸，冷绿豆汤下，四五服立愈。

治大头瘟方

僵蚕二两 大黄四两 姜黄 蝉蜕各二钱五分

为末，姜汁和丸，如弹子大，蜜水调服，立愈。

以上增刊各方，屡试屡验，神效之至，特劝同志修合施济，功莫大焉。

男良杰雄、弼子濂、伟奇甫编次，
萧山胡辉祖念芝孙善庆伯缘校

校后记

全书三卷。清·费山寿（字友堂）撰。成书于清光绪九年（1883年）。卷上论痧症之证因脉治，卷中言七十二病痧，卷下载治痧六十四方。本书实为费山寿汇辑《痧症全书》《痧症发微》《痧症度针》《痧症指微》和《手足十二经针法》诸书内容而成。正如书中自序所曰："广索我朝专治痧书，因知痧之源流，大略分经络、表里、阴阳、急慢、冷热辩论，指迷针式、刮刺、焠灸、用吐、用下诸法，又兼类变诸痧之名目，并增辑经络脉穴之部位、方寸药食之宜忌，以及汤饮、丸散、丹药济急等方，参订增补，汇成是编，名以《急救痧症全集》。"费氏认为痧感气分，而毒在肌表，或作胀作呕，或腰背痛，或微恶寒，急宜刮之，毒气不致内攻；若入血分而毒在血肉者，或痛，或泻，或咳喘，或出血，或懊恼不安，急刺之，毒气得以外泻则愈；若深入而重者，毒滞脏腑、经络之内，或烦躁，或谵语，不能不用药治之，当因症治之。对痧症理论进行了较好的总结。现存清光绪九年笠泽三省书屋刻本。

本次校点为此刻本为底本。

吊脚痧症方

清·徐子默　编撰

此编辨症极细，立论极精，制方极稳。壬戌夏秋间，京城疫疠大作，本此编医治活人无算，兹重加刊布，有心济世者，但辨症真确，即照方用药，勿疑可也。[①]

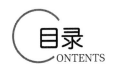

目录
CONTENTS

总　论

古无吊脚痧之名，自道光辛巳夏秋间，忽起此病。其症或吐，或泻，或吐泻并作，有腹痛者，亦有不痛者，吐泻数次后即两腿抽搐，或手足并皆弯挛，痛愈甚，抽亦愈甚，顷刻肌肉尽削，渐觉气短声嘶，眼窠落陷，渴欲饮冷，周身冷汗如冰，六脉渐无，或半日即死，或夕发旦死，旦发夕死，甚至行路之人忽然跌倒，或侍疾问病之人传染先死。医以霍乱之法治之，百不救一。后知其病起三阴，改用温经通阳之药而参、姜、附、桂。病家每以暑热为疑，因循误事，或分两过轻药不及病。富贵之家聚讼愈多，贫贱之辈速治者少。余创用温经通阳之法，遇素所见信者，必苦言相劝，或候其服药，坐守片时，治之未有不生者。若待六脉全无，冷汗频出，虽欲挽回，无及也。所可悯者，穷乡僻壤之间，延医不及城市，夜深之际，求治亦难，殆坐视经时，病势已剧，医治无济耳。大抵此症，逢暑热愈炽，值天寒稍衰，一交冬令，鲜有一日半日便死者，用药虽轻亦效，以其势缓也。若在夏秋之间，其症虽轻而其势骤，倘不用药急治，多有无及者矣。兹将病原治法详载于篇，俾病家可照症选方，照方用药，为思患预防之计。惟原士君子平时识之，临时用之，是所深望焉。

论吊脚痧与霍乱相似不同

霍乱之症，吐泻者为轻，不能吐泻者为重。或取嚏，或引吐，或攻下，或外治挑刮，或内服痧药。因其病由于热闭，嚏则开其肺气，吐则开其胃气，下则开其脾气，挑刮开其皮毛经络之气，痧药开其脏腑之气，总取其通。通则气行，而热亦泄矣，从无愈吐愈重、愈下愈剧者。此吊脚痧之不同于霍乱也。盖霍乱为病发于阳，吊脚痧为病发于阴。霍乱为热，吊脚痧为寒。霍乱初起心中不爽，不吐不泻，必须引吐引泻，其热毒一出，中脘即松，中脘松则四肢必温。吊脚痧初起心中不爽，非吐即泻，必须治吐治泻。倘阴寒不散，中脘关住，即四肢渐冷，更参之病机外象，何致涉于疑似哉。

论吊脚痧有吊不吊之别

吊脚痧为寒，寒主收，收则筋脉抽搐也。热症之筋脉抽搐不甚痛，而手足温和，寒症之筋脉抽搐必大痛，而手足作冷。其先吐下，而后抽搐者，无论手足温与不温，即为寒症。若未吐下，而手足先冷后抽搐者，更为寒症无疑。间有不抽搐者，一为寒轻，一则气败也。寒轻者外象亦轻，自是轻症，气败者外象必重，虽不吊，亦能伤命，不可不知。

论病机

足之三阳从头走腹，阳脉以腹为止也。足之三阴从颈走足，阴脉与颈为齐也。阴寒直中三阴，故吊脚者多，吊手者少。症之轻重，以吐泻辨之：吐者轻，泻者重；先吐后泻，先泻后吐者皆重；吐泻一二次即止者为轻；吐泻三四次不止者为重；吐泻一二次手足即冷，脉渐细隐者亦重；吐泻三四次，手足温和，脉仍分明者尚轻。轻者或可缓治，重者急救犹恐无及也。盖中焦以上为阳，中焦以下为阴，阴不犯阳则清气安于上而无吐症，阳不陷阴则浊气安于下而无泻症。若兼吐泻则清浊混淆，阴阳易位，三焦失其所司矣。故患是症者，胸中未有不格塞气闷，迨至龙雷之火上腾，其人必烦躁，渴欲饮冷，或撒衣被，此内真寒而外热也。喻嘉言云：地气加天，非日光照射不能消散。此言深得仲景治三阴之旨，亦即吊脚痧用热药之法也。倘误进凉剂、生冷，必速其危。或无食，而药专消食，徒致消气，终不能除其塞闷耳。

论吊脚痧为寒闭

热霍乱以吐泻为通，吊脚痧以吐泻为闭。盖霍乱之症，或因触臭，或因暑热，或因饮热饱食。其人先本有热，而又气闭，但得吐泻，热气一泄，正气即通矣。若吊脚痧之症，乃寒邪聚结中州，上冲于胃，胃窍一闭，即刻作吐，下冲于脾，脾窍一闭，即刻作泻。脾胃属中土，而旁达四肢，中土一衰，无气可布，先冷足，后冷手。先冷足者，责在脾肾也；先冷手者，责在脾肺也；四肢厥冷，经络之气闭矣。经络之气，闭则寒邪踞住要路，不使正气出入，血液因冷逼而凝矣，血液一凝，故筋脉渐缩而不能伸矣。症之轻者，或用姜汁、烧酒，或煮滚椒、桂，调涂亦可化寒。如气渐败，须用火灸，然不服温经通阳之药，则外热总不能胜内寒。故治闭必先助气，助气必先温阳。尝见富贵人不惜参术而惧姜桂。若遇重症，则姜桂稍轻，参术终无济耳。

论脉象

吊脚痧之脉，最忌一见吐泻，六脉尽伏，重按如鱼翔虾游，或病尚未发而寒邪已中，脉先沉细如丝，病起即难寻按，此第一危险之候。其外象必冷汗频出，周身如冰，咽中作怯力状，脱在顷刻间矣。若由渐而重者，必左手先闭，渐至右手，必两寸先闭，渐至关尺。或病势虽重，六脉虽细，犹分明者，尚可救治。如外象初起不重，而六脉如丝，或尽伏者，必致转重，极难挽回。倘尽伏之脉，或因进药而顿起，反洪大者，仍死脉。微续者可生，至脉复之后，总须手足转温，吐泻渐止，方可无虑也。其有两寸洪大而兼数，关尺模糊者，若其人但吐而不泻，则是热霍乱病。倘兼泄泻，则为吊脚痧中之格阳症矣。其人必烦躁发狂，渴欲饮冷，须辨其寸关洪大之有力无力。有力者，按之如有线索，尚为可救；无力者，按之东汤西浮，不循线索，则难治矣，再兼手足厥冷，更凶。然此症见此脉者，亦可不过十中之一二耳。

论用药

治吊脚痧之药，首在温经通阳，以祛寒邪，以归阴火。选用之方，不外大建中汤、小建中汤、桂枝汤、四逆汤、真武汤、吴萸汤、六味回阳饮、黄连进退汤、干姜人参汤、乌梅丸、十四味大建中汤、参附汤诸方，然必合众方以相参，主一方以用药，如大小建中汤建立其中气者也，中气虚寒当中作痞，须参用之桂枝汤、四逆汤、吴萸汤，则四肢厥冷、阴寒下利、腹中疼痛者，宜取用也；真武汤则取镇定北方，不使阴寒水势上泛，而蛟龙各宅其位也；参附汤、姜附汤则治冷汗欲脱，元气尽败，救阳中之阳也；十四味大建中汤、六味回阳饮则救阴竭阳危、阴阳并脱也；乌梅丸、黄连进退汤则救阴阳口渴烦躁、呕吐下利，中脘隔住，津液不能上供也。以此数方为主，症轻者分两从轻，症重者分两加重。《内经》云：有者求之，无者求之。按症用药，庶几不泥于古，不离于古矣。至于病退调理，别有平法。

论进药法

汉秤一两，合之今秤只三钱三分。仲景用姜、桂、参、附，每至二三四两，即以今秤折算用之，闻者无不骇异，故重症用重药，须知进药之法。盖吊脚痧之重者，初起即不能用轻剂，服后要手足温，如不能温，要吐泻止，不能止，要中脘松，腹不痛，手足不吊。若俱不效，必须一煎加重一煎，一剂加重一剂，若照常病服药，方虽是而病不及待矣。此一说也。又病势方盛时进药，须令人先尝之，如舌上舔之不辣者，非徒无益，反恐因汤水以助寒也，必须尝之味辣者，方可服，此又一说也。再病至津液下迫而口渴，阴火上升而烦躁，即是格阳之症。若热药热服，恐拒而不下，随饮随吐者有之，必须热药冷服，但冷服则药味尤要上口即辣，否则寒为寒助矣。盖热药冷服，冷味可去浮阳，热性可怯阴寒，格阳症中两得之法。然阳无阴不入，阴无阳不化，所以仲景于四逆汤中有加猪胆汁法，如无胆汁，可用黄连代之，亦与古法相合也。总之药味宜辣，此进药之法也。

论用药须察气体

吊脚痧之症多死。虚寒、饱食、肥胖、劳顿之人虚者，本原不足，正气易败也。寒者，素有腹痛、便溏、腹胀、气滞诸恙，寒气再中，元阳必败也；饱食者，寒邪一闭，气不能升也；肥胖者，气分不足，肾精亏损，寒气一中，脏气先竭也；劳顿者，脾肾气伤，寒气乘虚而入，周身并乏也。凡治虚体，于温药中多加参术；治寒体，无论有无冷汗厥逆，即重用参、附、姜、桂；饱食之体，必重用消食，佐以温通；肥胖、劳顿之体，须大补肺脾肾，佐以温阳，方为合法。其有热体而患吊脚痧者，则用温经通阳之药，须如分而止，倘过分则阴伤矣。阴气受伤，吊脚痧虽愈，而病必淹缠。大抵手足已温，吐下已止，阳回之后，热药即不可造次也。如服附桂而口苦、咽中燥痛，或胸前热，是热象已见，方中宜参用苦降、辛通救阴之法，而黄连可稍重，然亦不过七八分而已。欲用凉药，先以川连探试为稳，其余凉药多性滞也。若进黄连而热象不减，然后稍用滋阴之品，如麦冬、生地、丹皮、石斛之类，审症用之。然必须手足温，吐下止，见有热象者，方可用耳。若遽投凉剂，恐寒气复起，不可救矣。总之，吊脚痧之来，其治要急速；吊脚痧之去，其治要次第。有热象者，用清凉复阴；无热象者，用开胃健脾，或佐平肝之法，大意不出乎此。

论舌色

热霍乱之舌色必红，吊脚痧之舌色多白。以寒邪结于胸中，故舌现白苔，如病初起，舌上无苔，虽极口渴，而舌不燥者，即吊脚痧之证，据后现白苔为寒邪透发也，仍宜温药。若转黄苔，方用清凉。倘医家专用纯阳药，如用桂，不用芍，用姜、附、桂，不用归、芍、茯苓、牡蛎，则阳药固能治寒，而纯阳实能伤阴，每见吊脚痧舌现镜面红色，而仍杂白苔成堆者，盖胃中之寒邪未尽，肾中之阴精已涸也，最为难治。

论吊脚痧重症必坐守服药

吊脚痧重症与常病不同，初煎不效，二煎再进无益，一剂无功，若次日再进二剂，已无及矣。昔薛立斋治一格阳症，烦躁发狂，渴欲饮冷，按之六脉如丝，立斋以六味回阳治之，用附子三钱，姜桂等味俱重，病家再三请减，不得已减半而进，诸症更甚。幸立斋坐守，复切脉，曰手冷过肘，足冷过膝，六脉如丝，如此轻剂，只到得胸前，助其浮阳耳，必照前方分两方妥。重用一帖，而诸症悉平。设改用凉药，或不服重剂，必死。吊脚痧如此死者不计其数，病家宜知之。

论病发深夜急先自治

深夜忽发吊脚痧，无从延医，而吐泻不止，及至天明，冷汗频出，已无救矣。必须病家先自切脉，看其两手之有脉无脉，再看其神气之明白糊涂，可知轻重。轻者或可缓治，重者急取生姜三四两，用滚水打烂，大杯中沥取姜汁半杯，不必重温，沥出即灌。如灌下即吐，加川连数分再灌。如仍吐，加桂枝八分，乌梅八分，半夏二钱，共煎浓汤，生姜二三两，取汁和入，候冷再灌，可以止其吐矣。外用火炉隔衣，连腹及两腿，其吊痛者，一面火烘，一面捶敲，由上敲下，初烘初敲之时，病人必多烦躁，或腹中痛，或足吊难忍之极，不令烘敲，切勿听从停止，待热气一透，又有姜汁内助，自必其势渐缓，然后再商进药之法，如此救治，未有不愈者。故欲防此病，莫若家中多藏生姜，以备急需。

预防吊脚痧法

暑热之时，切忌饱食，贪凉露卧，或微觉不爽，胸前泛泛，顷刻非吐即下，急宜服药。胸前不快者，用鲜霍香叶十片、砂仁末五分，炒冲、广皮钱半、焦曲钱半、广木香五分、甘草三分，煎汤饮之，无论热痧，受暑皆可治也；胸前泛泛者，加法半夏钱半、炒干姜六分，酌用；腹中痛者，加淡吴萸四分、开口川椒三分，酌用；手足作冷者，加桂枝五分、薄荷钱半；头痛畏寒者，加桂枝五分、苏叶钱半、生姜二片、杏仁三钱，随服随应。此治吊脚痧之平药也。

吊脚痧方

气闷

胸前泛泛，周身不爽，未吐泻者。

霍香钱半 广皮钱半 茯苓四钱 淡干姜八分,炒 法半夏钱半 杏仁三钱,去皮尖 蔻仁五分,冲 六曲二钱 陈佛手一钱

用河水二碗，煎至八分温服。

呕吐

川连四分,吴萸炒 桂枝八分 法夏钱半 淡干姜八分,炒 当归二钱,酒炒 白芍钱半,炒 茯苓四钱 广皮钱半 生姜三片

用河水二盅煎至七分，温服。服后仍呕吐者，急用生姜两许捣汁和入冷服，如仍不止，加乌梅肉钱半，同煎，仍捣生姜三两取汁和入，冷服，无有不止者。常有呕吐极甚，连蛔而出者，此寒气逼虫上游也，照方加淡吴萸四分、开口川椒三四分、乌梅肉钱半，同煎，仍加生姜汁，冷服。盖虫得苦则降，得辛则下，得[1]酸则收也。忌食甜物，药忌甘草。

厥逆

人参一钱,另冲 麦冬三钱,去心 北五味五分 淡附子八分 桂枝一钱 归身三钱,酒炒 炒白芍钱半 云茯苓五钱 生姜二两,捣汁,冲 法半夏钱半 左牡蛎四钱 甘草五分

用河水二碗煎至六分，入人参、姜汁，温服。此生脉散、四逆汤之大意也。如兼呕吐，去甘草、麦冬，加川连三分、广皮钱半；兼下利，去麦冬，加吴萸四分、焦术钱半；兼腹痛，去麦冬，加吴萸四分、广皮钱半、杏仁二钱；兼中脘闷，去麦冬、五味，加川连四分、开口川椒四分,姜汁炒、广皮钱半,盐水炒；兼吊脚者，去五味，加木瓜钱半。一煎不效，二煎参附生姜各加一半，阳不回者，再进一剂，倘无力，用人参，以东洋参代之，可用二钱。

下利

人参钱半,另煎 焦冬术三钱 茯苓六钱 淡干姜八分,炒 桂枝八分 淡吴萸三分 归身三米,炒 炒白芍二钱 甘草六分 肉果霜一钱 五味八分 淡附子八分 左牡蛎四钱,煅

---

① 得：原文为"则"今据文义改为"得"。

用河水二碗煎至七分，温服。如服后，利仍不止，加御米壳三钱；腹中痛者，减冬术一半，去肉果霜，加小茴香钱半、广皮钱半；如中满呕吐，加川连、法夏；胀满停食，加六曲二钱；面食停者，加焦麦芽三钱；肉积加山楂二钱；元气虚者，切不可用槟榔、枳实。

烦躁

川连五分 淡附子六分 麦冬三钱，去心 炒白芍三钱 桂枝七分 北五味六分 茯苓六钱 左牡蛎一两，煅 淡干姜八分，炒黑 归身三钱，盐水炒 甘草四分

用河水二碗煎至八分，冷服。按：烦躁有三，此方所治，乃阴竭烦躁，格阳于上之症也。盖烦出于心，躁出于肾，阳上格，故心烦，阴先竭，故肾躁。若无中满下利兼症，方中加生地、熟地、丹皮、知母更验，临症酌之；若大便或溏，或下，宜加焦冬术。

口渴

人参钱半，另煎 川连三分，酒炒 川石斛三钱 淡干姜一钱，炒 麦冬三钱，去心 茯苓四钱 炒白芍钱半 焦冬术钱半 桂枝六分 甘草四分 桔梗三分 乌梅钱半 归身三钱，酒炒

用河水二碗煎至八分，冷服。如无痞满格阻者，酌加地黄。余治小儿虚寒下利，烦躁口干，或唇赤，舌绛，目红，往往加地黄三钱，极效。按：此症口渴，非热极而渴，实由下利之后，津液下迫，上焦脂膏尽为下拔，若任意饮水，愈下愈渴矣。

冷汗

人参钱半，另煎 附子钱半 黄芪五钱 淡干姜钱半，炒 五味八分 当归三钱 焦冬术三钱 左牡蛎六钱，煅 桂枝钱半 茯苓六钱 炒白芍三钱 炙甘草八分 麦冬三钱，去心

用河水二碗煎至八分，温服。如兼烦躁，冷服。凡冷汗微出，即宜服此。若至周身冷汗气喘，则无及矣。方中参附两味难以限定，能下咽者，须一剂加重一剂，总以汗止转热为度。若迟缓，须臾即危。大抵微汗出者，十救其八，大汗出者，不能救一二也。按：附子入足少阴，回元阳，本为斩关夺将之品，近时药肆中炮制极淡，功效甚微。若遇危险之症，须生用一半方效。如当冷汗不止时，仅用淡附子数方，何济于事？即服二三钱亦不为多也。又用附子，必与生姜同用，始热而速。若不用姜，则附子之热性甚迟，难以立效耳。附子又得桂始行，盖冷汗乃真阳外脱，温经则阳回矣，然必靠定手足厥冷一条方可用。

论吊脚痧诸方

吊脚痧所用之方，大抵分病不分药。其间加减轻重，不过呕吐多者，治呕药多一二味；下利多者，治下药多一二味。呕吐忌甜，则减甘草；中脘格塞，则减白术之类。如腹痛，则以温通为主，或但下不吐，即呕吐方，亦可通用也，盖一药能治数病。其所以稍为分别者，以一病必有一二味主药。此从仲景寒邪直中三阴各条选药，故药味不取变换。况吊脚痧之发，无不数症并见，其专见一二症者甚少，虽病象或殊，其实皆寒邪也。如当不及求治之时，只须按症选方，照方进药，急先自治，再行延医可耳。

吊脚痧所忌

初起即忌汤水，愈渴愈要禁阻。解渴之法，以乌梅三个、生姜一两捣碎，煎滚一大杯，作二次与服。

一忌饮食及生冷之物，即吐泻已止，手足已温，必须一周时后，方可用锅焦粥饮进之，如食后平安，然后渐加。

一吐泻后数日之内，切忌面食、油腻、水果、虾蟹、菱芋、山茹、鸡鸭蛋、诸豆及发物。

吊脚痧所需

一要用纯姜汁灌。

一用取嚏法试其轻重。有嚏者，尚轻；气闭者，无嚏；气败者，亦无嚏。

一要手炉、脚炉热烘，取其助正气使寒邪不能凝。

一要人捶敲，取其流通气血。

一用烧酒姜汁，涂其腿足，然惟轻者轻者效，重者不效。

辨吊脚痧死后现色

常见吊脚痧死后有身现青赤色者，此寒极血凝也。惟不吐不泻之瘀痧胀，死后现青赤色是热毒，不可不辨。

此徐子默先生书也，徐君为禾中良医。

选录诸痧症各方

乾隆年间，黔中人多感异症，病发辄立死。方

书不载治法，有人于丹平山得神授奇方，分四十九痧，全活甚众。后此方传至关中，以治诸怪异急症，无不奇验。道光壬午年，粤东奇症多有相似者，偶得此方，试之立效，当经刊布。今岁夏秋之间，浙中时疫，俗名吊脚痧，亦颇类此，爰急重梓，以广流传，至原抄本内字画容有一二讹脱之处，无从考证，故仍其旧以俟知者。

咸丰辛亥仲秋上浣觉因道人识

乌鸦痧、狗痧 二症同治。其症头疼、头沉、头麻，眼黑，恶心，发搐，指甲青后遍身青，上吐下泻，不能言语，小腹疼痛，不急治则死。牙关不闭则已，若闭急用箸撬。今病者卷舌视之，舌根下或有红、黄、紫、黑等泡，急用针刺破出血，雄黄点之即愈。如不愈，再以松皮、猪牙皂、石竹花子煎汤服之，盖被出汗。忌风、忌米汤三日。

白眼痧 其形常翻白眼。治法：将顶门上灸三艾，如不愈，再灸三艾即愈。

蛇痧 其形乱滚、肚胀痛。治法：先挑肚脐三针，次挑顶门一针，左右脚心各一针，用烟油拭之即愈。

哑巴痧 得病着地不能言语。用鞋底蘸凉水，轻打顶门，女人分发用手蘸凉水拍之即愈。

虾蟆痧 其症肚胀。治法：肚脐圆圈挑七针，小肚挑三针即好。

凤凰痧 其形股肱摇摆。急用鞋底打脚与腰，再以雄黄水饮之。

珍珠痧 其病身上起泡似珍珠形。用针刺破，出血即愈。

羔羊痧 得病如羊声，满口吐沫。用雄黄、白矾、蝉蜕合姜汁、凉水饮下即愈。

鱼痧 其症恶心，多饮水，肚中疼痛胀。用鱼骨烧灰，存性，黄酒调服，出汗即愈。

血流不止痧 得病血流不止。治法：用指甲、头发缠住，煅黄为细末，黄酒送下，不论何处流血即此症。

鹿痧 其口吐血，浑身上发紫斑，似梅花形。用针刺破，次用鹿角胶合黄酒送下。

象痧 得病流鼻涕，心痛，昏迷。针挑两肩膀尖出血，雄黄点之即愈。

狮子痧 其症心慌，头疼，浑身起大泡。用针刺破，雄黄点之，再用盐醋水饮之。

蜈蚣痧 得病头出冷汗，拥心，吐黄水，细看脊骨、两膀有紫筋。用针刺，雄黄点之。

蜜蜂痧 其症哭声不断，恶心，上吐下泻，舌下有紫疔。针刺破，用盐点之即愈。

母猪痧 其形拱地。先针舌根，又两手除大指，其余指将指甲边肉上各刺一针，后用猪食盆内剩泔水灌一大碗即愈。

兔子痧 其形走荒野，脚走不停。即用炮药卷舌擦，只许走着治，勿令坐卧，或用湿土。制如帽戴头上，使闻土气即愈。

老鼠痧 其形唇黑紫肿疼，咽喉痛，或胸膈膨胀。发鬓角、眉心各口挑一针见血即愈。

鹊子痧 其形胸背肿痛、小腹饱胀、口渴、身热、见食即呕、心中顿跳。挑两大腿腋折见血，一针即好。

羝羊痧 其形胀满，似困似睡，眼闭、身转、呼哈俱疼。将尾巴骨上挑二针，见血即愈。

狐狸痧 其形头疼、干呕、不思饮食、头仰、浑身出汗、张口胡言。针挑咽喉、前后心窝，见血即愈。

醋猪痧 其症心热，四肢厥冷，浑身打战，心疼，舌下有紫疔。刺破，小盐点之。

莽牛痧 其症肚腹胁胀，心疼。将唇掀起挑，沿唇上牙床及唇面，见血即愈。

猿猴痧 其症坐卧不安，心腹胀，满口舌头、指甲色青，小腹疼。用针挑阴囊即愈。

缠丝痧 其症肚腹胀，头疼，心烦，前后心或有紫黑黄点子。用针挑破，以醋擦之即愈。如觉遍体麻木，无此点子者，即是心痧症，将胳膊弯、腿弯青筋，针出紫血，用炒盐煎汤服之，即愈。

蜻蜓痧 其形浑身打战，两手张翼。用扫帚着面、顶一拍即愈。

血腥痧 其症食时即闻血腥气，看舌下有紫泡，夹指窝亦有紫泡。刺破，雄黄点之。

老鹳痧 其症恶心，舌根硬强，呕吐不止，舌下有紫疔。刺破，火药点之。

猫痧 其症鼻、两手扣地拥心。用针挑两鬓角出血，以雄黄酒饮之。

鹅痧 其症长身伸膝。用鹅毛三根烧灰，水饮之。

鹰痧 其形蹶嘴，心疼，昏迷。用针刺臂膊弯出血，雄黄点之。

螳螂痧 其症头斜，心疼，昏迷。臂膊弯挑破，用老鹳嘴裸烧灰点之。

蚊虫痧 其症吐痰，昏迷。用烧酒拍心口至红住手。

蜒蟧痧 其症头疼，腿肿，咽喉肿疼，口内麻木。用生姜汁和凉水饮之。

鸭子痧 其症拌嘴摇头。用针刺咽喉，出血即愈。

鸡子痧 其症如鸡鸣，心慌不宁。用鸡腔皮煅黄为末，黄酒送下。

喜鹊痧 其症心疼，头疼，眼黑，浑身疼，舌下有紫疔。刺破，雄黄点之，再以雄黄酒饮之。

鹌鹑痧 其症声如鹌鹑，舌下有紫疔。用针刺破，用试过鹌鹑网烧灰，黄酒送下。

野雀痧 遍身发红，前后心有红黑紫点，头疼，胁胀。腋下三针，发际一针，见血即愈。

鹁鸽痧 肚痛，头晕，眼黑，心胀。用白矾水灌之，再用针挑前后心及两耳，稍见血即愈。

黄鹰痧 肚腹之下反搅疼痛。将出胳膊，用红丝绳捆住两大指甲，各指甲边肉上各刺一针，见血即愈。

海青痧 头疼打滚。用带将头箍住，以针在耳根、眉际、咽喉窝、前后心挑之，忌风三日。

鹰嘴痧 浑身发燥，热不可忍，心口一块滚上滚下。针挑脐下并两乳各一针，见血即愈。

蝎子痧 其症扒地挺腿，似鸭子蹶尾一般，拥心。用蝎虎子爪焙黄为末，黄酒送下。

蝎虎痧 其症摇头摆手，舌下有紫泡，或口角强硬。刺破，烟油抹之。

蚰子痧 其症扒地，拥心，心疼，两手捧腮，两腿屈不能伸。用老鹳嘴裸煅黄为末，黄酒送下。

蚯蚓痧 摇头摆尾，上吐下泻。用蚯蚓粪和黄酒送下。

鳣鱼痧 肿头肿腮。用鱼网烧灰和黄酒饮之，出汗愈。

脚鱼痧 病人自言头搐，又曰头似核桃大。用旁一人回言曰打破出血，病人少愈，当时仍前说，旁一人打脚心，病人自言曰解解解，即愈。

蚂蟆痧 手足麻木。用盐水炒麸子，遍身擦抹。

豆喉痧 咽喉肿痛，不能饮食。即用针刺大指甲旁半韭叶出血。用蜘蛛网一个连蜘蛛夹枣肉，煅黄为末，以竹筒吹入鼻内。

夯牛痧 如牛抵人，心烦不宁。用麦秸水灌之，或嚼麦秸。

雷公救疫丹 此方专治各种异痧，其效如神

牙皂三钱五分 朱砂二钱五分 明雄二钱五分 细辛三钱五分 麝香二钱 广皮二钱 霍香二钱 桔梗二钱 薄荷二钱 贯众二钱 防风二钱 半夏二钱 白芷一钱 生甘草二钱 枯矾一钱五分

此药照分秤足，共研细末，装入瓶内，可治诸痧异症。此病来时脉散，牙关紧闭，发慌，手足麻木，闭目不言，喉肿心疼。医多不知，误认喉风，治之必死。此症名曰朱砂症，又名曰经疔。即将此药称三分，吹于鼻内，再用一钱姜汤服之，后用红纸捻，照前后心窝，见有红点，即用针刺破，挑出命内面红筋，可保无事。倘不在意，在须臾，不可不慎也。

又方用香附末、食盐、生葱捣烂，共炒极热，用布二块换熨，冷者再炒，分两包，痛止为度，熨后不可受寒。专治一切寒热、腹泻、腹痛不可忍者及胃气痛，无不立效。如香附、葱一时无有，单炒盐熨亦效。

治羊毛痧七十二种痧症、麻木、瘟病、火疔、发斑、发狂、发渴、唇肿、舌肿、口烂、喉痛等症，诚为经验良方。

羊毛痧，又名羊毛疔、羊毛瘟、心经疔、朱砂症。此症及七十二痧症，或头痛肚痛，或手足直硬麻木，身发寒热，或不寒热而心胸胀痛神昏，或喉痛，腰腹作胀，或腰中如一带捆住，或指甲青黑，上吐下泻，或不青黑，不吐泻，此极热症。亦有受寒，或食生果而起。看头顶有细红毛急拔去，一面用多年熟烟筒 又名旱烟袋，取筒中烟屎油 不是洋烟屎，冲水食，如味甜而不辣，或不甜不辣，即是对症，多食为妙。此方能散热毒，如寒热相兼者亦能解散，真是仙丹。凡七十二痧症，霍乱吐泻症，火疔、发斑、发狂、发渴、唇肿、舌肿、口烂喉痛，用之皆有神功。如食之味辣者，即不可用。又后有喉病满天星草方，亦治各项热症，使火从小便出。

以上各症，忌食粥饭，即米汤下咽难治。又米粉、粘米、糯米、糕饼、汤圆、粽子等物均不宜食。只可食荞麦 即花麦，又名三角麦、细粉条、藕粉、百合、黄瓜、绿豆、豆腐、薯芋等物，亦不宜多。

又方如醋入瓦钵内，用烧极红赤木炭 或瓦、砖、石、铜、铁均可，冲入醋钵内，向鼻燻之，可散内热如神，然必擦鸡蛋清方，以除病根，并服雷击散为妙。

擦鸡蛋清方

新鲜鸡蛋，在蛋壳顶开一小孔，用蛋清 不用黄，亦不用鸭蛋擦前心、背心、两腰眼、尾脊骨 离粪门不远即是 共五处，每处擦三四次，每处用蛋清三四分放手心，用轻力擦完为一次。如有胀痛，即在胀处擦之，如擦后

又胀，再擦自安。擦出黑白毛，或鸡毛管样，不可拔动，用新棉花铺毛上，又用油子捆好，其毛自落棉上。擦后量力放生，方免复发。用别药不如此方擦得透，用头发和蛋清擦，或用指头擦，亦不如手心擦得透。有七十二痧症，按经用刀针挑割，总不如此方擦之百发百中，且挑割不透，病根难除。此方多擦①为佳，别方不能拔出毛管。

雷击散

乾隆元年间，贵州省瘟疫盛行，忽于丹平山，有雷火击书，此方活人无数。凡羊毛痧七十二痧症、瘟病时症、软脚瘟，屡用如神。

北细辛 牙皂各三钱半 上朱砂 明雄黄各二钱半 薄荷 霍香各三钱 枯矾 白芷各一钱 桔梗 防风 木香 贯众 陈皮 法夏粒 生甘草各二钱

共研细末，收入磁瓶，用蜡封口，免泄气。随带身旁，用二三分吹鼻中，再用一二钱姜汤冲服，睡片时，汗出即愈。有由脚麻木至心而死者，名麻脚瘟，又名软脚瘟，急服此药，并照前羊毛痧方治之，迟则难救。若痧症瘟病有受寒者，照后霍乱症，炒盐饮方，寒热皆吐出，立效如神。

霍乱，上吐下泻，名霍乱症。要吐不吐，要泻不泻，名干霍乱。如兼两腿转筋，名霍乱转筋。均用前烟屎方，食之最妙。又方生盐大半酒杯，放无油瓦钵内炒红，入童便或用大人小便亦可大半茶杯，煮一滚，勉强饮尽，或灌入口中，越吐越妙，寒热立除，务要多饮下喉，虽转筋入腹，霍乱已死，皆有起死回生之功。如服少未下喉，吐不尽必死。若用此方，可以不用烟屎，至前鸡蛋清方，必须用之，以除病根。

普济散方

倭硫磺五钱 上上摇桂心三钱 母丁香二钱 当门子一钱 四十九制香附二钱

以上各药共研极细末，用磁瓶封藏。凡患吊脚痧者，以作散一分五厘，纳入肚脐中，外用暖脐膏药封贴。如症重，逾时不效。再用草纸三四张，铺于膏药面上，以微火熨斗熨之，或于膏药面上，铺用食盐，加生姜一片，以薪艾灸之，无不立愈。此药峻猛，断不可吃，孕妇忌用。道光初年，浙中多患急症，俗呼吊脚痧，以此散治之，立效。

神妙经验痧药良方

茅山苍术三两，米泔浸软切片，晒干为末 麻黄三两六钱，根节细剉，晒干为末 明天麻三两六钱，切片，晒干为末 甘草二两四钱，去皮，微炒为末 锦纹大黄六两，切片，晒干为末 公丁香六两，为末 真蟾酥九钱，好烧酒化 朱砂三两六钱，研细，水飞为衣 麝香三钱，要上好者为末 雄黄三两六钱，透明者研成末

上药各研细末，以好烧酒斤半和之丸，如萝卜子大，朱砂为衣，候干，磁瓶收贮，封固备用。能治一切中暑、中寒、中风、疮疡及各杂症。每服九丸，重者十三丸。虚人孕妇忌用，小儿轻用。

送子神效方

原传之方，系四川成都府崔照磨年七十岁赴京遇户部郎中周士富，相叙二人同庚，得传此方。崔照磨妻年已七十，服之面如童年，经水复来，一交成孕，连生二子，奇怪已极。有崔邻、张邻、寡妇陈氏年六十二岁不信吃药，偶亦试之，果若童年，随即有孕，更怪矣。奈孤阴无阳，堕胎而无骨。又有诸学士妻赵氏年已四十五岁，服此药连生四子，神化莫测，真仙方也。此药添精补髓，更治五劳七伤，功难尽述。今系赣州府金太守面看此方，力劝制服。据有武官总爷，年老无子，因服此方，连生二子。人在世间，方便第一，不可秘密，宜传此方，功德无量。

澄茄二两 蜘蛛十四个，阴干研 母丁香二两 山萸肉二两四钱 巴戟肉二两 当归二两 牡蛎二两，煅 大茴香二两 干漆二两，炒 大熟地二两四钱 威灵仙二两 全蝎五钱，去尾 车前子二两 云苓一两四钱 龙骨二两 蛇床子一两四钱 草薢四钱 肉苁蓉二两四钱 桑螵蛸一两四钱 远志肉二两 沉香三钱 木通二两四钱 菟丝子二两 广木香一两四钱 灯草五分 马兰花八分，阴干，研

上药捻六味，各研极细末，炼蜜为丸，如绿豆大。

煎方

桂枝三钱 甘草二钱 白芍三钱 姜皮二钱

共一两，再加白饴糖二钱，大枣三枚。

此药每月到转经期服一贴。此方甚灵，近来眼见，已效三人。

误服生鸦片烟并非真死

自鸦片烟之流入内地，而于水火、刀绳、砒毒之外顿添一速死之途。且近日之烟实在为害不浅，其

死于此者，亦较诸物为尤。众殊不知此物，但能迷人醉人，并不能死人也。夫烟之害，莫甚于广东。道光七八年间，有三水县人住在省城客店，因贫服生烟而死。店主不能收殓，专人赴三水告其亲属，及亲属赶到店中，死者已先一日活转，其死去三日四夜。又广东老仵作云：凡吃烟死者，棺殓后，倘因事开馆检验，从无平正仰卧之尸，非伏即侧。盖烟性既过，其人醒转，则必翻腾求出，而棺盖已合，遂至真毙。故凡服烟乍死者，皆非真死也，岂不冤哉！现在广东新刊套板《洗冤录》内，明著救治之方曰：轻者心中发燥，但用活鸭血、或粪汁、或酱油、或凉水、或明矾、雄黄，研末灌之，无弗愈者。若服多毒重，身冷气绝，

似乎已死，但肢体柔软，则脏腑经络之气仍是流通，实在未死。速将尸安放阴冷无太阳之地—经日照，即不可救，撬开牙齿，用箸横在尸口，将金汁或凉水频频灌之，再以冷水在胸前摩擦，仍将头发解散，浸在冷水盆内，自然得活，已目击救活数人。凡七日之内，身不僵硬者，切勿棺殓。云云《洗冤录》为官中验用之书，非随口传说者可比，倘肯广为传播，实今世活人第一要事。阅者试思未死活埋之苦，则传播之心不能已矣。

又方，净银花五钱 生军三钱 胆矾三钱 藜芦三钱 生甘草一两。

水煎，用蜂蜜五钱，冲服下咽立效，其妙如神。

校后记

　　全书一卷。徐子默（清医家，浙江嘉兴人）作。该书初刊年不详，据书后"跋"考证，成书当不晚于1839年。道光辛巳年（1821年）疫病流行猖獗，在治疗过程中，徐氏观察到"医以霍乱之法治之，百不救一"，从而认识到此病与与古代医书中所论的"霍乱"不同，而用吊脚痧之名与之相区别，指出"古无吊脚痧之名，自道光辛巳夏秋间，忽起此病"。该书描述吊脚痧症状为"或吐或泻，或吐泻并作，有腹痛者亦有不痛者。吐泻数次后，即两腿抽搐，或手足并皆弯挛，痛愈甚，抽亦愈甚，顷刻肌肉尽削，渐觉气短声嘶，眼窠落陷，渴欲饮冷，周身冷汗如冰，六脉渐无，或半日即死，或夕发旦死，旦发夕死，甚至行路之人，忽然跌倒，或侍疾问病之人，传染先死"。

　　从徐氏所描述症状来看，此吊脚痧即为霍乱弧菌所致之霍乱。他认为吊脚痧病起三阴，"阴寒直中三阴，故吊脚者多，吊手者少"，并创温经通阳之法，改用温经通阳之药治疗，"治之未有不生者"。另一方面，徐氏对吊脚痧危重症来不及抢救，已有一些认识，"若待六脉全无，冷汗频出，虽欲挽回无及也"。

　　《吊脚痧方论》对吊脚痧的论述较为系统、全面，可谓是中医第一部霍乱专著。据《全国中医图书联合目录》记载，该书自问世后，历经31次刊刻，足见其流传之广，影响之深远。现存初刻本等近二十种清刻本，多种石印本和丛书本。刊行过程中或易名为《吊脚痧症方》。而吊脚痧的病名，也在无数次刊印中，一度成为霍乱病名的俗称。

　　本次校点以以清同治三年甲子（1864年）同善堂刻本为底本，以清光绪十九年（1893年）上海玉海楼铅印本《注穴痧症验方》四种为校本。

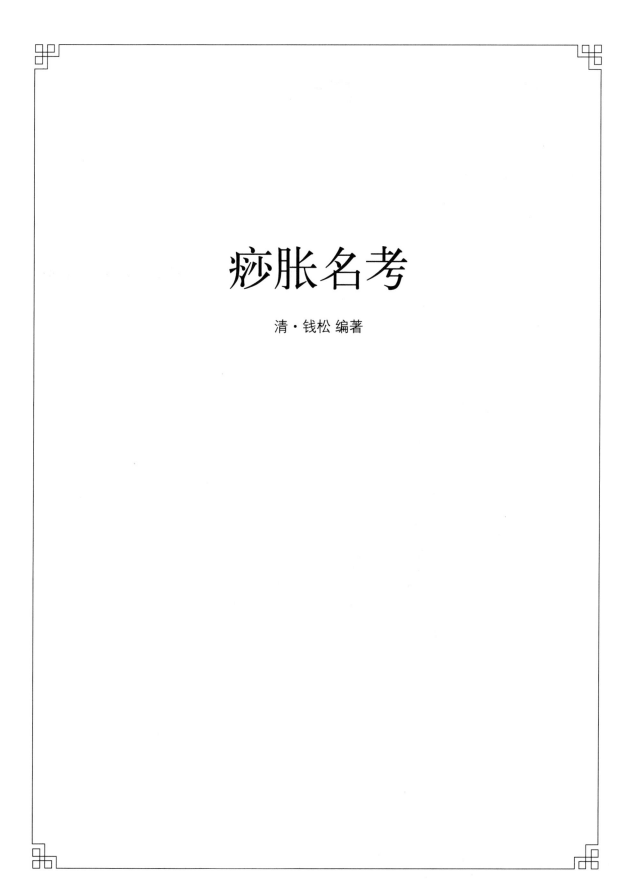

痧胀名考

清·钱松 编著

庆 序

　　镜湖先生所著《痧胀名考》，辨症详晰，世未广传。予襄守金华数载，每见发痧之人，不等医治，束手待毙，心甚恻然。因捐庑重刊，以贻同好，庶医家、病家得依法辨治之。

道光陆年拾月 金华府粮捕盐驿水利总巡分府庆刊送

自 序

　　痧胀之病，北方所无，盖以风高土燥故耳。迩年来，得此病者甚多。不识者亦多，误表无汗即汗，而热仍不解，因此而死者亦多矣。予于此症曾细心体察，购阅群书，每于病家危急之际，延予诊视，辄以痧胀法治之，无不应手而效。因即古人所未立之症，公诸同志，岂曰小补之哉。

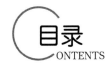

痧胀原由

古有痧胀之病，古无痧胀之名。考之方书，曰乾霍乱、曰绞肠痧、曰青筋、曰白虎症、曰中恶，皆痧胀之病也。特未专立其名，而其症亦偶一患之，未如近今之甚耳。故患此病者，北方谓之曰青筋症、曰马头瘟；南方则谓之曰水痧、曰水伤寒；江浙则为痧；闽广则曰瘴气，其实一而已矣。古方治乾霍乱、绞肠痧、青筋、白虎、中恶等方，皆即治痧胀之药。

惟古未立此名，故后世焠、刮、刺等法及所以治之之方剂，皆自古所未专详。后之医者因得籍口，以为古书之所无，今人自不能治，以致患此症者，俱束手待毙，亦可憾矣。余于痧胀一症，曾遍稽古方书言乾霍乱等症者，参以已见，编集一书，欲刊以行世，无如力不足而置之高阁。近见都城患此症者甚多，医者每以为温疹，而误用发散苦寒，误而死者不一而足。间有认为乾霍乱、暑风之症者，虽未背痧胀之意，然终不知刮、刺、焠三法，岂不惜哉。余故表而出之，特著斯篇公之于世，使人皆得去见，而痧胀之症以明。

盖痧胀为风、湿、火三气相搏之病。厥阴风木、太阴湿土、少阳相火，三气杂揉，清浊不分，升降不利，遂至胸腹胀急，或痛或不痛，而痧胀之症以成。其始感于肌表，人自不知，继入半表半里，故胸闷、呕吐、腹痛也，用焠法可愈。或感于半表半里，人又不知，则入于里，故欲吐不吐，欲泻不泻，痧毒冲心，则心胸大痛；痧毒攻腹，则盘肠吊痛，用放血法自愈。或中于里，人又不知，则痧气壅阻，恶毒逆攻心膂，立时发晕，气血不流，放之亦无紫黑毒血，即有亦不多，此痧毒入深，凶兆也。如放痧不苏，重症当立时连进汤丸，方能有救，迟则必死。总之，痧胀症俱是血热、毒壅、痰凝、火郁，轻宜刮痧，重则放血，方可望痊。且痧症必分凉热，如犯太阳，则头疼发热；犯少阳，则耳旁肿胀、寒热往来；犯阳明，则但热不寒，面目如火；犯太阴，则腹痛身凉；犯厥阴，则少腹胸胁疼痛，身凉；犯少阴，则腰痛身凉；犯肺，则咳嗽痰喘，微热，甚则鼻衄；犯心，则心痛，或心胀，头额冷汗如珠，而身或热或凉；犯膀胱，则小便血，甚则身热；犯大肠，则痢脓血，呕吐，身热；犯肝，则沉重不能转侧，晡热，内热，甚

则吐血；犯三焦则热毒内攻，口渴，便结而身热。此痧犯六经脏腑，而寒热之外现者也。又有痧气壅盛发为热症，或热而不凉，或日晡发热，或潮热往来，皆痧毒阻而不通搏击肌表发而为热。若误为外感传经热症，发汗温饮，虽慢痧迟缓，势必益盛。变出头汗、发狂、谵语种种重症。盖痧之发也，与中风痰厥昏迷相似，若脉不洪滑，便有可疑，非真痰矣。故症或口渴身热，而脉变为沉迟，症或不渴身凉而脉为紧数，皆为脉症不合，必取青紫筋色辨之，方有确见，不得误认为中风痰厥昏迷也。且其病源之起伏，更有显然者。如先吐泻而心腹绞痛，其痧从秽气而发为多也；先心腹绞痛而吐泻，其痧从暑而发为多也；心胸昏闷，痰涎胶结，遍身肿胀疼痛难忍，四肢不举，舌强不言，其痧从寒气久伏郁为火毒而发为多也。则其源之所在，安可不详审哉？且夫治痧胀与治他症之法异。欲治痧胀，必先明乎他症之所以异。何言之？如伤寒食未化，下之太早，反引寒邪入胃，变而为热，热邪固结，所食不能消化，乃成结胸。若痧症新食，固宜以吐为先，至所食既久，骤然痧胀，虽所食消化未尽，下之无害。盖痧胀非有寒邪入胃变成热结之患，但因痧毒在肠胃，部分肌肉作肿作胀，盘肠绞痛，遍及脏腑。故外宜用刮放之以泄毒于表，内可即下以攻毒于里，则肿胀自消，食积因之通利，原无结胸之可忧也。但下之必兼去食积，又宜以渐而进，中病即止。痧毒若犯咽喉，则痰喘如锯，先放其痧为主，痧胀与他症之异如此。又或腰背巅顶连及风府胀痛难忍，是足太阳膀胱经痧也。或两目红赤如桃、唇干鼻燥、腹中绞痛，是足阳明胃经痧也。或胁肋肿胀，痛连两耳，是足少阳胆经痧也。或腹胀板痛，不能屈伸，四肢无力，泄泻不已，是足太阴脾经痧也。或心胸吊痛，身重难移，作肿作胀，是足厥阴肝经痧也。或痛连腰与外肾，小腹胀硬，是足少阴肾经痧也。或咳嗽声哑，气逆发呛，是手太阴肺经痧也。或半身疼痛，麻木不仁，左足不能屈伸，是手太阳小肠经痧也。或半身肿痛，俯仰俱废，右足不能屈伸，是手阳明大肠痧也。或病重沉沉，昏迷不省，或狂言乱语，不知人事，是手少阴心经痧也。或醒或寐，或独语一二句，是手厥阴心包络经痧也。或胸腹热胀，揭去衣被，干燥无极，是手少阳三焦经痧也。当随经调治，按起脉之处，以施针刺方妙。

再治痧莫要于手法，手法奈何？不外乎焠、刮、

放三者而已。盖痧在肌表，有未发出者，以灯照之，隐隐皮肤之间，且慢焠；若既发出，有细细红点状，如蚊迹，粒如痦麸，疏则累累，密则连片，更有发过一层复发两三层者。焠法：有其头额及胸前两边、腹上、肩、腰，照定小红点上，以纸撚条，或粗灯草，微蘸香油点灼焠之，即时爆响。焠毕便觉胸腹宽松，痛亦随减。此火攻之妙用也，此焠法也。

痧在皮肤之里，有发不出者，则用刮法。若背脊颈骨上下、胸前、胁肋、两肩、臂弯，用铜钱或碗口蘸香油刮之；若在头额、项后、两肘臂、两膝弯，用棉纱线或苎麻绳蘸香油刮，见红紫血点起方止；大小腹软肉内痧，用食盐以手擦之，既刮出，痛楚亦轻矣，此刮法也。

古人云：东南卑湿之地，利用砭，所谓针刺出毒者，即用砭之道也。但今放痧俱用铁针，轻者一针即愈，重者数刺不痊。盖因痧毒入深，一经铁气恐不能解，惟以银针刺之，庶入肉无毒，又何惧痧毒之至深乎？此刺法也。

夫治痧之手法既明，而放痧之要处宜悉。放痧者，即刺痧也。其可放之处有十：

一在头顶心百会穴，只需挑破，略见紫血，以泄毒气，不用针入；

二在印堂，头痛甚者，用针锋微微入肉，不必深入；

三在两太阳穴，太阳痛甚者，针入一二分许；

四在喉中两旁，惟虾蟆、大头瘟可用；

五在舌下两旁，惟急惊风、喉鹅痧可用，急令吐出恶血，不可咽下；

六在两乳，乳头垂下尽处是穴，此处不宜多用，不如看有青筋在乳上下者刺之；

七在两手十指头，其法用他人两手扳下不计遍数，捏紧，近脉息处刺十指尖出血；一法用线扎住十指根，刺指背近甲处出血，随人取用，若刺指尖太近指甲，当令人头眩；

八在两臂弯曲池穴，臂弯名曲池，腿弯名委中，先蘸温水拍打其筋自出，然后迎刺；

九在两足十指头，与刺手指同法；

十在两腿弯，看腿弯上下前后，有①青筋所在，名曰痧眼，即用针迎其来处刺之。如无青筋，用热水拍打腿弯，直刺委中便是，惟此穴可深入寸许，或谓刺腿弯痧筋法，细看腿弯上下，有筋深青色或紫红

色者即是痧筋，刺之方有紫黑毒血。其腿上大筋不可刺，刺亦无血令人心烦；腿两边硬筋上不可刺，刺之筋吊。臂弯以上刺痧要处皆当紧切牢记。

总之，凡痧有青筋、紫筋，或现于一处，或现于数处，必须用针刺之，去其毒血。然用针必当先认痧筋，医者不识，孟浪用药，药不能到血肉之分，或痧症复发，痧毒肆攻，轻者变重。病家不能明其故，归咎于医，医者之名由兹损矣。故放痧必须令其放尽，然亦有不尽者，何也？盖痧者热毒也，或误饮热汤，其青紫筋反隐不现，即略现，放之或毒血不肯流，刮痧亦不出，热汤为之害也，当急饮冷水解之，然后可再放而血流，再刮而痧出。

又有毒痧方现，为食物积滞所阻，与痧毒凝结于中，即放之不尽，刮之不出者，食物积滞为之害也，当先消食积而再刮放。或有痧毒、痧滞、热极、血凝、瘀血不流，阻于胸腹，刮放不尽者，当先散瘀血而后刮放。又有痧毒方发，兼遇恼怒，气逆伤肝作胀，故痧气益盛，而刮放俱难尽，又当先用破气药，而再刮放，如此痧毒皆可渐消矣。

然而痧筋不同，有现者，有微现者，有乍隐乍现者，有伏而不现者。其现者，毒入于血分为多。乍隐乍现者，毒入于气分为多。伏而不现者，毒结于血分为多。微现者，毒阻于气分为多。现者，人知放刺。微现者，乃毒阻于肠胃，痧筋不能自显，虽刺无血，即微有血，点滴不流，治之之法但宜通其肠胃，痧筋自现，从而刺之可也。乍隐乍现者，又必待现而放之矣。至伏而不现者，虽欲放而无可放，必从脉不合症辨之，孰为所发之病缓，孰为所见之症急，即症与脉俱相合，又必细辨其何痧。治法：结于血者散其瘀，结于食者消其食，结于痰积者消其痰积，迨结散之后，痧筋必然复现，然后刺放，病其可得而理也。治痧之手法，宁有可不讲求之者乎？

如果善用手法使痧毒得泄于外，则必再求用药之法，以扩清其内。而治痧之药大约以克消为主，不可用补益。盖以痧者天地间疠气也，入气分则毒中于气而作肿作胀，入血分则毒中于血而为畜为瘀。凡遇食积、痰火，气血因之阻滞，结聚不散，此所以可畏也。故壮实者有痧症，忽饮热酒、热汤而变者，固然。即虚弱者有痧症，忽饮热酒、热汤而变者，亦无不然。至如人有杂证兼犯痧胀，是为杂病变端，亦畏热酒、热汤，人不知觉遂遭其祸。则痧症之发又何论人虚实乎？夫惟实者犯之，固当以有余治；虚者犯之，亦即以有余治。盖其有余者非有余于本原，乃有

---

① 有：原文为"在"，据文意改为"有"。

余于痧毒也，故药虽克削病，自当之中病即已，于本原依然无恙。可见，治痧之药绝无补法，痧之有实无虚也，明甚。

总之，肌肤痧用油盐刮之，则毒不内攻；血肉痧看青紫筋刺之，则毒有所泄；肠胃及脾肝肾三阴痧，需辨经络、脏腑、在气、在血，则痧气内攻者，可消、可散、可驱，而除其病根也。且凡病用药得宜断无不效，独痧症竟有得宜亦不效者，何故？夫痧热毒也，热毒宜凉不宜温，宜消不宜补，汤剂入口必须滞冷，冷则直入肠胃，而肌肤血肉之间，虽有良剂，安能得至？故治痧者，莫先于刮放也。如刮放而肌肤血肉之毒已除，后将肠胃肝脾肾之毒用药驱之，未有不效者矣。然有刮放过，药仍不效，奈何？盖虽刮而刮有未到，虽放而放有未尽，则肌肤血肉之毒犹在，故药有不效也。若刮已到，放已尽，而痧症犹在，则毒惟在肠胃及肝脾肾三阴经络，非药将何以治之耶？

虽然痧之治法既已精详，而痧之名称又当枚举。盖痧各有受病之由，其原虽不离七情六气，然不关七情六气也，有因粪秽所触而发，有因饥饱劳逸而发，有因传染时行瘟疫而发。痧本无定脉，凡脉与所患之症不相应者，即为痧之脉。

风痧 头疼，腿酸，身热，自汗，咳嗽，腹痛。此因时邪所感，不可同伤风治，当用疏风，并用刮法后服药。

①暑痧 头眩，恶心，自汗如雨，脉洪拍拍，上吐下泻，腹痛或紧或慢，而亦有暑胀不已者，曰腹痛，而手足冷者是也。宜用火焠。或因秽气所触而致。

阳痧 腹痛而手足暖者是也。出血即安。或因郁气不通之故。

红痧 皮肤隐隐红点，如痦疹相似。痧在肌表，感受虽浅，热酒、热汤亦不可犯，外用焠刮。

斑痧 头眩，眼花，恶心，呕吐，身有紫斑。痧在血肉，急用刮放，迟则渐入于里，必生变症。

乌痧 满身胀痛，面目黧黑，身有黑斑。毒在脏腑，气滞血凝，以致疼痛难忍。

吐痧 汤水入口即吐。急用伏龙肝研碎，水泡澄清饮即定，若汤药亦以此水煎之。

泻水痧 泻水不计遍数。不可下，不可涩，惟分理阴阳。

紧痧 其痛急，霎时晕倒，不须半刻即死，故曰紧。若知之者，急为放血、焠、刮。

慢痧 紧痧只在顷刻，慢者十日半月死，甚或一月、三四月死。然亦必速治，盖其死虽迟，久则痧毒延蔓肠胃经络，正多凶险。如痧毒结滞于身，或左右，或上下，或表里，其在内者先坏脏腑，在中者先损经络，在表者先溃肌肉，一不治便成死症。夫痧之有紧有慢，人多不识，未能逐症详明。如初犯邪气胜，元气衰，或十日、半月一发，或一月、二月一发，久之则日近一日。盖由胃气本虚，故尔数犯。当用药以充其胃气，则毒自解而痧自断矣。

晕痧 一时头眩眼暗，昏迷跌倒，乃毒痧所攻，毒血一冲，必至败坏脏腑。其势甚急，不能少延。盖因毒血与食积、痰气结聚心腹、胸膈，而经络不传，气血不通，虽放而血不通，虽刮而痧不显。治法：视其食积、痰、血、气阻及暑热、伏热、秽气之类，消之散之。俟胸膈一松，则昏迷自醒，然后验其青紫筋以刺之。

绞肠痧 心腹绞切大痛，或如板硬，或如绳转，或如筋吊，或如锥刺，或如刀刮，痛极难忍。轻者亦微微绞痛，胀闷非常，放血可愈。此症多有放血不愈，不肯服药，遂致痧毒攻坏肠胃而死者，良可惜哉！

②抽筋痧 两足筋抽疼甚，忽一身青筋胀起。青筋粗，必须处处大放毒血。

暗痧 心闷不已，不食，行坐如常，即饮温热，不见凶处，心腹腰背不痛，但渐渐憔悴日甚，不治亦大害。此痧之慢而轻者，放之愈。更有头痛、发热、心中胀似伤寒；亦有往来寒热似疟，闷闷不已；又有咳嗽、烦闷似伤风；有头面肿胀，面目如火；有四肢红肿，身体重滞不能转侧，此痧之慢而重者。误吃热物，遂乃沉重，或昏迷不醒，或痰喘气急狂乱。如遇此等，必当审脉辨证果系何因。在表者刮，在中者放，在里者或煎、或散、或丸，须连尽数服。俟其少安，渐为调理。

闷痧 痧毒冲心，发晕闷地，似中风、中暑，人不知觉，即时而毙。此痧之急者，如略苏扶起，放痧不愈，审脉用药；如发晕不苏，扶不起，必须辨证的确，用药数剂灌苏，再放痧，再调治。

落弓痧③ 忽昏迷不省，或痰喘、目上吊，如小儿落弓④症，此暗痧难识，必须审脉辨证是何痧毒，再看身凉热、唇舌润燥何如，然后治之。

噤口痧 不语，语亦无声，乃痰气郁盛，热痰上

---

① 曰：原文有"曰"，据文意删。

② 曰：原文有"曰"，据文意删。
③ 落弓痧：原文为"角"，后文有"角弓痧"，根据文意改为"落弓痧"。
④ 弓：原文为"方"，据文意改为"弓"。

升，阻逆气管，咽喉闭塞而然。宜先放血，审肺、肾、脾三经脉治之，推详馀经则知病之由来。又痰涎壅盛，气急发喘，喉声如锯，此三焦命门之痧也。当放臂、指、腿湾青筋紫黑血，不愈再服药。盖此症痛如喉鹅状，但喉鹅喉内肿胀，痧只如喉鹅之痛而不肿胀，形如急喉风，但喉风病而不移，痧则痛无一定，且痧有痧筋，喉鹅则无，可辨也。

角弓痧 心胸胀极，痧毒内攻，故头顶向上，形如角弓反张。是脏腑已坏，死症也。然反复试验又得一治法：胸腹胀闷，自不必言，身难转侧，或手足拘挛，不能屈伸，有时卷缩，有时反张。急将毛青布一块蘸油烧抹其手足拘急处，再口含火酒喷其通体，少顷定觉舒展松动，然后用药或可回生。

瘟痧 寒气郁伏肌肤血肉间，至春而发，变为瘟症，是名瘟痧。又暑热伤感，凝滞于肌肤血肉中，至秋而发，亦名瘟痧。但春瘟痧毒受病者少，不相传染，时或有之。秋瘟痧毒受病者多，老幼相传，甚至一家一方具犯其发也。恶寒发热，或腹痛，或不痛，似疟非疟，或气急发喘，头面肿胀，胸膈饱闷，或变下痢脓血。轻者牵连岁月，重者危急一时。治宜放血、消食积为主，然后和解清理。

满痧 初起跌倒，牙关紧闭，不省人事，捧心拱起，鼻煽耳鸣。急为大放毒血。

脱阳痧 小腹急痛，肾缩，面黑，气短，出冷汗，名为脱阳，有似发痧。用连须葱白三茎，研烂，酒四碗煮一碗，作三服。又炒盐熨脐下气海穴，令气热自愈。

羊毛痧 腹胀连背心，或腰胯如芒刺痛，曰羊筋痧，腹胀浑身板痛。此与上羊毛痧症，或胸前，或腰背。当用小针穿皮提出筋毛，自愈。只拣疼处，看其有毫毛聚起者，便是紫胞痧。痧症不内攻则外溃，即如为肿为毒之外，又有发为紫疱血者，此真痧之异者也。宜刺腿弯及手指头，令出毒血。

疯痧 曾见一人犯大麻疯症，眉发具脱，面目颓败，手足跷挛，遇一老者为之放痧三次，曰痧疯也，传一方，日日服之，以渐而痊。疯者，天地之疠气。盖恶毒之气缠于血肉，散于肌表，留于经络，以成疯症，最恶候也。痧亦时行恶毒之气所钟，变为大疯，又何疑乎。

血痧 胸中胀闷，饮食具废，两胁疼甚，口中尝涌出淡红色血沫，如西瓜瓤。

蛔结痧 痧毒攻胃，故蛔死入于大肠，与宿粪相结，腹中大痛，是为蛔结。又有痧毒入胃，胃必热胀之极，蛔不能存，因而上涌，乘吐而出。或蛔结腹痛，不大便，或入大肠，由大便而出，与伤寒吐蛔伏阴在内者不同。法当清其痧胀为主，先用刮放后服药。

铜痧 浑身上下、头面、眼珠尽如姜黄色，直视，四肢僵直，六脉似有似无，一时又如沸羹，大小便闭，淹淹欲死。急投涤痧丸，刺指臂、委中，俱令出黑血。

铁痧 头面、手足十指如锅煤色，不治，以周身血凝聚也。急深刺委中，令多出黑血，用火酒擦身法。

痧块 痧毒留于气分成气痞块，留于血分成血块痛，壅于食积成食积块痛。盖因刮放稍愈，痧毒未尽，不用药消之故。治法：在气分者用沉香、砂仁之类；在血分者用桃仁、红花之类；由食积者用槟榔、菔子之类，或气血具有馀毒者，并治之，更兼食积并治之。又有痧症不忌食物，痧毒裹食结成痧块，两胁下痛，其痧块变症多端，故难治。且治痧唯在初发，若不知，或饮温热，毒血凝结即慢痧，不至杀人，亦成胁痛，瘀之日久，势必难散。

身重痧 痧症初发，势虽凶暴，未必身重，若饮热汤、热酒，痧毒即阻塞经络、血肉之间，遍身重痛，不能转侧，或呕吐，腹胀，脉伏。放痧之后，治先消痧解毒。

心烦嗜睡痧 痧气冲于心胸，故心烦或嗜睡，此等具慢痧。若误以心烦嗜睡治之必日甚，倘吃温热必日凶至不起。治法：刺血为主，可不药而痊。

遍身青筋痧 痧发面色如靛，满身青筋胀起，粗如筋，痛自小腹起攻上胸胁，困倦不堪，切不可误认作虚。急刺曲池、委中出黑血。

遍身肿胀痧 痧者，暑热、时疫、恶厉之气，攻于里则为痰喘、为瘀血，昏迷不省；若元气实，内不受邪，即散其毒于肌肤血肉之表，为肿为胀。若误吃热汤酒便成大害，此痧之暗者，宜从脉异处辨。

述之以上三十六正痧也，试更即三十六变痧述之。

伤寒兼痧 凡伤寒头痛、寒热诸症，或当暑天，或触秽气，或感疫疠，忽犯痧胀，是惟认脉看筋辨之。必先治痧，痧退乃治伤寒。若误食温热汤、酒、生姜，立见凶危。

痧症类伤寒 伤寒集中，仅有四症类伤寒。至于痧症类伤寒，此四症尤凶暴，而方书不载，故医者不识。夫伤寒头痛、恶寒、发热是太阳经症，寒从肌表而入，故宜发散。若痧症头痛，是痧毒上攻头面三阳，不因外感，其恶寒发热虽在肌表，是时行之气所感，由呼吸而入，搏击于肌表之中，作为毒热内热，则外寒，故亦恶寒。治宜先刺巅顶放痧，以泄其毒。用药惟以透窍、解毒、顺气为上。若误用麻黄、羌活发表太甚，反助痧毒火邪，势必恶毒攻冲，作肿作胀，立时凶危。故痧与伤寒症虽同而治各异。要知痧症宜清凉，则痧毒可内解；伤寒宜辛散，则寒气可外舒。固不可以治痧症者治伤寒，更不可以治伤寒者治痧症也。急刺腿弯、指、臂及顶心。

伤风咳嗽痧 痧从时气所感，因而咳嗽。肺经受伤，不可同伤风治。盖伤风以疏风为主，痧则当以刮放为先，用药以清喉、顺气、凉肺、散痧为上。

咳嗽呕哕痧 痧毒之气上凌于肺金，故气逆发呛而咳嗽，痰涎上涌，或呕哕恶心，或面目浮肿，或心胸烦闷。此热毒入于气分，痧筋往往不现，当刮之。间有入血分者，必待痧筋方刺之。急宜清理其痧毒，若从伤风治，误矣。

霍乱痧 痛而不吐泻者，名干霍乱，毒入血分也，宜放痧。新食宜吐，久食宜消，食积下结宜攻。痛而吐泻者，毒入气分也，宜刮痧。有痧筋则放，宜调其阴阳之气。须知肠胃食积宜驱不宜止，止则益痛。若吐泻而后痛者，此因泻粪秽气所触，宜用藿香正气散。须防食积血滞，或消，或攻，或活血，山药、茯苓不可乱施，燥湿之品、温暖之药具在所禁。

干霍乱 盘肠大痛。先放痧，后即服药。若上腹大痛，吐泻数十次，痛更甚，宿食难吐泻尽，乃毒入血分，血瘀作痛也。

痧痢 夏伤于暑，秋必疟痢。痢疾初发必先泄泻，泻则肠胃空虚，虚则易触秽气，即成痧痢。或天气炎热，时行疫疠感动肠胃，因积而发，亦致痧痢。夫痢不兼痧，积去便轻，若一兼犯，势必绞痛异常，止治其痢，亦不效，或变痢如猪肝色，或如屋漏水，或惟红血水，或变噤口不食，呕吐凶危，或休息久痢。惟先治痧，兼治积，则痧消而积易去，积去而痧可清矣，急宜刮放。或更发热，胀闷沉重，痢下紫血，六脉洪大不匀。此痧气不清，毒尚盛也，急刮放。

痧类疟疾 痧有寒热往来似疟，或昏迷沉重，或狂言乱语，或痰喘不休，或心胸烦闷，叫喊不止，或呕哕吐痰，睡卧不安，或大小便结，舌黑生芒。如此重极，脉必有变，不与疟同，宜细辨之。

疟疾兼痧 疟疾连朝间夕，多因暑热相侵，心中迷闷，或感疫气兼犯乎痧，疟因痧变，势所必至，不可漫以为疟而忽视之，疟犹可延，痧必伤人，自非先治痧，决难全愈，兼痧之祸可胜道哉？又或有本患疟

疾，日晡寒热，七八日后，忽壮热不已，昏沉不醒，左脉不匀，右脉虚涩。此非疟脉，乃为疟之变症，非痧而何？刺臂出毒血，不愈服药。

头痛痧 痧毒中脏腑之气，闭塞不通，上攻三阳巅顶，故痛入脑髓，发晕沉重，名真头痛。且发夕死，夕发旦死。急刺破巅顶，出毒血以泄气，用药惟破毒清脏为主。痧毒中脏腑之血壅瘀不流，上冲三阳头面，肌肉肿胀，目闭耳塞，心胸烦闷。急刺破巅顶及其余青筋，药宜清血分、破壅阻为要。

心痛痧 痧毒冲心，属之于气，则时疼时止，痰涎壅盛，昏迷烦闷，此其候也。治宜刺手臂，服顺气药为主。痧毒攻心，属之于血，则大痛不已，昏沉不醒，此其候也。治宜刺腿弯，出黑血，服活血药为主，迟则难救。

腰痛痧 痧毒入肾，则腰痛不能俯仰，若误吃热汤热酒必烦躁昏迷，手足搐搦，舌短耳聋，垂毙而已。故凡痧中于肾脉，或左尺虚微，或尺洪实，或兼歇止者；急刺腿弯出黑血。

大腹痛痧 痧毒入大小肠，则小腹大痛不止，形如板推，绞痛不已。治之须分左右二股屈伸为验。如小腹大痛，每每左卧，左足不能屈伸，小肠经痧也。或痧筋不现，先服药，俟筋现，刺左腿弯二三针，出紫黑血再服药。如大腹痛，每每右卧，右足不能屈伸，大肠经痧也。急刺右腿弯青筋三四针出毒血，服药。如夏月不头疼发热，但觉小腹痛或心腹俱痛胀痞，不能屈伸，此皆暑火流注脏腑，故先小腹痛遍及心痛，急用药。

头眩偏痛痧 痧气慢者，上升于三阳头面，常觉头眩内热，或半边头痛，心烦不安。宜刮痧，不愈，用清热下气之剂治之。

流火流痰痧 痧毒传遍不待时日，朝发于足而足肿痛，夕发于手而手肿痛，朝发于肌肤而红肿，夕发于里而痰喘不休。此等痧乍隐乍现，乍来乍去，按脉而痧脉又不现，最难认识。如痧毒所流及之处，热者似流火而非流火，肿者似流痰而非流痰，或痒痛不已，或但痛之极，又痧之变者也。欲知此痧，需看病热凶暴，不比流火流痰轻且缓者，验于痧筋，发现刺之无疑，然后平脉所犯风、暑、湿、食、痰、血、气阻分治之，斯能有效。

痰喘气急痧 先痰喘气急，痧胀因之，先治痧，后治痰气，无合痧为本病之助。先痧胀后，痰喘气急因之，但治痧而痰气自愈。若又有寒热不清，痰喘气急者，兼和解痧；有但热无寒，喘急者，兼消食顺

气；有二便不利，喘急者，有痢脓血或赤白，喘急者，但急攻于里；有瘀血凝滞，小便利，大便黑，喘急者，当防痧毒攻坏脏腑。不痛者可治，痛不已者难治，服药不应者必死。

半身不遂痧　心主血，痧毒中血分，故易攻心，此痧症所以发昏也。若慢痧冲击迟缓，留滞经络，或左或右，半身疼痛，或麻痹不仁，遂成半身不遂，总因痧毒为害也。见有青筋即急宜刺破，乃用药散毒、活血、消痧，始得愈。

臌胀兼痧　先臌胀，忽痧气乘之，臌胀益甚。在臌不可先医，在痧自宜早治。一人腹胀如鼓，脐突筋青，心口将平，知为血臌症，其指头黑色兼痧无疑。刺二十余针，腿臂出血，略松，遂服药。

痧变臌胀　痧者，毒也。慢痧之毒，迁延时日，留滞肌肤肠胃中，若不早治，即成真臌。

老病兼痧　先患痰火咳嗽，忽喘急痰涎，喉声如锯，或头汗如油，喘而不休，心胸烦闷，莫可名状。虽是痰火危困，然有兼感时气或触秽，骤然势盛者，必宜察脉按症，先清痧，次治痰，渐补气血斯可耳。

弱症兼痧　先患痨弱，或吐血，或干咳，两颧唇口鲜红，或骨蒸热。一感时气或触秽，必兼痧症，或痰喘，或咽喉如哽，或心腹闷胀，烦躁发热，较之平时，不足益加沉重。此时先治痧，合痧毒尽，方治本症。

内伤兼痧　人有内伤，讵无外感。外感不独风寒，即暑热、时疫传染、秽气触犯，一受之亦如外感，然内伤本病也，外感标病也。内伤兼痧，宜先治痧，次治本病。

痧变痨瘵　痧症有忌饮热汤者，有反喜热汤者。惟喜饮热，痧益难辨，慢痧所以渐成痨瘵也。原夫痧毒之始，入于气分，令人喘嗽吐痰，发热声哑。盖火毒伤肺，肺为娇脏，若不知治，变为百日紧痨，轻亦数年难愈，卒至危亡。入于血分，重者凶变在节，轻者多月挨延。若乃毒瘀胃口，必须去者而愈；毒瘀肝经，损坏内溃，吐血数发，势急凶危；毒瘀心包络，更加凶险，不待时日；毒瘀肾经，腰脊疼痛，嗽痰咯血，日甚难痊。凡痧毒遗患，总成痨瘵，治须识之于始，莫咎厥终。

痧变吐血、鼻衄、便红　痧毒冲心则昏迷；冲肺则气喘痰壅，甚则鼻衄；入肝则胸胁疼痛，不能转侧，甚则血涌吐出；流于大肠则大便血；流于小肠膀胱则小便血。治宜先清痧毒，顺其所出之路，则痧气自顺，而血自止矣。

痧变发斑　痧粒不过红点而已，至有浑身成片斑烂，发热头晕者。其有痧变发黄者，邪热攻脾胃而土之本色见于外也。脾胃虽属土，又有湿热之分。盖脾阴脏属巳土，主燥，观其纳甲于离宫可见，胃肠腑属戊土，主湿，观其纳甲于坎宫可知，一湿一燥，湿热熏蒸，如盦酱之状，故发黄也。其方治与铜痧同。犯痧小便不通，痧毒结膀胱，令便溺不利，小腹腹痛难忍。

眼目怪症痧　痧者，火毒也。若犯痧症，适与心主之火相合，痧毒逆冲，须防攻心之患。今少阴心君不受邪，逆犯厥阴肝，无故两目红肿如桃，甚则眼珠突出。然它症患目惟在于目，若因痧为患，必心中烦闷而目疾因之。不早治，则痧毒已参阳位，其火炎极，轻则坏目，重则殒命。治以先刺巅顶百会穴，以泄毒气，用清火、活血、顺气药加牛膝、石斛，引火归原，良法也。若心中烦闷，头眩，两目红肿大痛，眼珠挂出，左目尤甚，至晚即昏沉眩晕，两目通红，甚至起障生翳，此痧之余毒在肝。

痧后牙疳　此痧毒入于胃也。

痧后胸膈痛　痧毒虽退，尚留瘀血在胸膈间，是积血作痛也。

妇女倒①经痧　经行之际，适遇痧发，经阻逆行，或鼻红，或吐红，肚腹肿胀，卧床不能转侧，肚腹大痛，亦为暗痧。若痧毒攻坏脏腑者，不治。急放痧。

胎前产后痧　孕妇犯痧最易伤胎，产后犯痧需防恶阻，较之平人更甚，当急救。若暗痧陡发，则胎前痧脉混于有孕，产后痧脉杂于恶阻。又夫心腹痛可据，须当究其症候，察其声色，看有痧筋，急宜刺破，肌肤痧癗，焙刮兼施。至若痧毒横行肆攻脏腑，莫可挽救矣。

胎前痧症　毒气攻冲绞动，殒命伤胎，岂为细？故至如安胎，用白术、当归、茯苓之类，痧所大忌；以痧胀所宜，惟是破气破血之味，又胎孕所忌，斟酌其间，活血解毒用金银花、益母草、丹参、红花、寄生，消痧而不伤胎元；顺气用香附、陈皮、厚朴、砂仁、乌药，行气而不伤胎气；散痧用防风、荆芥、细茶，透窍而不动胎孕；消食积用山楂、莱菔子、谷芽、麦芽，宽中而不伐胎性。采择于中，最为稳当，然此等药势，盛难于速效，权用一二味克伐，又恐于胎气有妨，不可不慎。

产后痧症　产后用药必须温暖，痧症用药惟重清

---

①　倒：原为为"则"，据文意改为"倒"。

凉，既属相反，而处治之方，毋执产后一于温暖，亦毋执痧症一于清凉也。今统治一方为临症之法，散痧用独活、细辛，破血用桃仁、红花，顺气用香附、乌药、陈皮，解毒用金银花、紫花地丁，消食用山楂、菔子、神曲、麦芽。如产后常用姜炭、肉桂以温血，是痧症所忌；痧症必用荆芥、防风以散痧，连翘、薄荷以清热，又产后所不宜也。况痧症胀极尤贵大黄、枳实、槟榔以通积滞，而产后更不可用。盖痧忌用温，用童便消热、消瘀是良法也。

小儿夹惊痧 小儿一时痰涎壅盛，气急不语，眼目上翻，手足发搐，肚腹胀满。误作惊治不效，看有痧筋，速为出血，额现痧粒，急为火焠，先令痧退，然后治惊。

痘前痧 痘本先天因时而发，必由外感，如痧亦时疫之气所感作胀作痛，而胎元之毒因之俱发。凡痘未见点之前，痧胀必心胸烦闷，痰涎壅塞，甚至昏迷不省，此其候也。小儿滑疾之脉，类于痧症，厥厥动摇之脉，虽若疑似难明，然痧筋可辨，单用药清之痧自退，而痘自起矣。若痘点既形，触秽痘隐者，痘科自悉，不载。

痘后痧胀 痘后中气多虚，有感必伤，一遇暑热及秽恶即成痧胀，往往忽然生变，人多认为恶痘所致，竟不知痧之为害，有如此也。

痘前痘后痧论 凡痘前后见有痧筋，止可辨其为痧，用药治之，切忌针刺。非不可针也，痘变不常，若一差池，为害不浅，故切不可用针也。

疮症兼痧 疮痛者心火血热所致，故火盛而脓肿作痛。然脓疮虽痛必渐渐而来，非若兼痧之骤，故凡疮疡兼痧，其肿痛必多可畏处，况疮脉多洪数，兼痧脉固不同，筋色又可辨验，不容混也。急刺指头及头顶。

痧变肿毒 痧毒不尽，留滞肌肉腠理间，即成肿毒。急先放痧，用解毒散痧药以除其根，然后审看所发，照十二经络脏腑分阴阳寒热处治，轻则消，重则拓，虚则补，实则泄。若红肿甚者属阳，白色平肿不起发者属阴，毒又有半阴半阳者。凡毒穿破宜护之，若肿毒无脓，只有毒水流出，或脓少血多，须拔去毒水脓血。有毒口难收者收之。

痧后调理 痧退之后，痧气已绝，气血虚弱者急补之。若屡患痧症者，待痧气既清调理之。

考之各症，以是知此书发前人所未发，可为轩岐之功臣也。余故祖其说而述之，以为后人之一助云尔。

脉 法

王养吾曰：痧症脉多微缓细涩，有时弦数，纵浮大亦虚而无力，疾徐不伦，或六脉俱伏，伏亦无妨，痧气一退，脉即渐还。假如头疼壮热，脉应洪实而反微迟者，痧也；如厥冷不语，脉应沉细而反滑数者，痧也。大抵痧脉与他脉有异，脉症不符，便舍症而从脉。凡诊脉，无过此两言者矣。且痧之毒气冲激于经络、血肉之分，或脉多洪数，或沉紧，或大而无伦，或洪实有力。若症脉稍有不合，便审痧筋有无。有则俟刮放后，再诊脉之来复如何，以断病之寒热虚实从治；无则凭脉断其寒热虚实用药。如伤寒杂病，自有本脉，若一兼痧，其脉必变病、必凶暴，然兼痧之脉，自可细考而知也。伤食之痧，脉多紧实；伤血之痧，脉多芤滑；伤暑之痧，脉多洪滑而数；疾伤风之痧，脉多沉微；触秽之痧，脉多变异不常；伤气之痧，脉多沉伏，或形如雀啄；伤寒湿之痧，脉多沉细。又或有痧，脉一似阴症者，尤不可不辨。盖痧毒之气，阻抑于经络血肉间，故多沉伏。即有别病兼痧者，亦然如伤寒脉沉迟无力，是直中三阴经之脉也，治用热药，固无疑矣。惟伤寒兼痧，痧脉与阴症相似莫辨，一服温补热药，痧毒变幻，悔无及矣。凡临伤寒症，见有沉微或伏之脉，一似直中三阴经，其外视症候稍有不合者，便取痧筋验之，有则为痧，无则为阴症，施治或凉或热，万不失一。且刮放服药之后，血肉经络之分通而无阻，即按其脉，便不复如前之沉微或伏矣，然后按脉辨症，治其伤寒，未有不效者。至如杂病兼痧，有沉微或伏之脉，亦以此法验之，诚为至当不易。是故凡痧察脉可决死生，脉微细者生，实大急数者重，脉洪大无伦者凶；一部无脉者轻，一手无脉者重，两手无脉者死；六脉无根，放血服药不应者不治；诸怪脉现，放血服药不应者死也。总之，治病欲辨明虚实寒热之法，斟酌轻重缓急之宜，惟脉是恃。若诸脉伏不可推测，医者将何以断验乎？故必求他症以辨之，方有治法耳，当诸痛脉伏时，推验筋之青紫识其为痧，即诸病不痛而脉伏者，亦必推验筋之青紫识其为痧。盖因痧毒气壅血瘀于经络间，故尔脉伏。若刺放，血流气亦泄，毒无壅阻而脉乃复其常，至于重痧，伤在三阴，针刺有所不到，血流有所不尽，惟从食积血痰所阻之毒以治之，脉且随药而复，乃知痧症脉伏，反为平常事耳。

痧胀原由症治 参集诸家名论

陶节庵曰：湿霍乱死者少，干霍乱死者多。以上不得吐，下不得利，上下不通，腹痛甚而头疼发热，此为干霍乱。犯此死者多，因其所伤之邪不得出，壅塞正气，阴阳隔绝也。宜先用吐法再服药。

缪仲淳曰：绞肠痧属胃气虚，猝中天地恶邪秽污之气，郁于胸腹间，上不吐，下不泻，以致肠胃绞痛异常，胸腹骤胀，遍体紫黑。头顶心必有红发，急寻出拔去之，急以三棱针、铍针刺委中，挤出热血，可立苏。次用新汲凉水入盐两许，恣饮，得吐泻即止。委中穴在两膝下弯横纹中间，两筋之中，刺入一分。

王养吾曰：痛而绞动者，痧毒阻于食积之气分也；痛而不移者，痧毒壅于血分而有瘀也；发于头面上部者，痧之毒气上壅也；缠于手足下部者，痧之毒血下注也；上吐下泻者，痧气上下冲激也；烦闷气胀者，痧毒壅塞于心膈也；恶寒发热者，痧气遏抑于肌表也；胸膈偏痛者，痧之毒血流滞于经络也；结滞肠胃者，食积、瘀血为肿为胀也；吐血、便血者，血泛溢而溃败也；咳嗽喘急者，痧毒壅于气分而生痰逆也；立时闷死者，痧之毒血攻心也；手足软而不能运者，痧入于血分，毒注下部也；腰胁俱痛者，毒阻于血分而有瘀也；半身偏痛者，血阻于半身而血瘀也；痧重不能转侧者，痧之毒血壅瘀不能转运也；变成痈毒溃烂者，毒血凝滞败坏肌表也。

又曰：痧症之寒未有起于寒者，然亦有时为寒，非真寒也。盖因世人知痧之热，而服大寒之剂以致此。夫犯痧症，必其无食积血阻于中者，方可服寒饮而得效。若一有食积血阻而饮大寒，则食不消，血不散，积不行，痧毒反水伏凝阻，未有得宁者。尝见高岩穷谷中行旅，感受暑气，渴饮涧水，而即死者，是名寒痧。盖缘痧毒攻心，服寒饮太过，痧毒反凝结于心胸，多致不救。若为放痧，毒血一行，便无阻滞，得有其命。故方书有服阴阳水者，不独取井水，以此故耳。是以久服凉饮之后，痧有未痊者，又当微温之药施之，略用三香温和之剂，诚为权宜之术。若用桂附、干姜、吴萸、参芪之属，则又误矣。

又曰：治痧当辨身凉身热。身凉而内热者，宜攻其里；表热者，宜透其肌。用药随时活变，故不立主方。

又曰：痧症危极，昏迷不醒，即扶不起，呼不应，虽欲刮放而不得，即当用药救之，以期必救。然

痧症用药必须带冷[1]，虽未能即周于肌肤血肉间。其昏迷不省，乃痧之热毒冲于心胸，心即不能自主而昏迷。若药带冷入口，先从胸膈间顺流而下，则热毒之气在心膈间者随药而消，故昏者复明，迷者复省。即有不省者，乃食痰血积所阻。若能攻而下之，未有不省者矣。

又曰：痧胀有一等凶症，心胸高起如馒头者，不治。虽曾治活一妇人，胸前高突如拳头大，坚如铁石者，亦偶也。背心一点痛者，凶；角弓反张者，死；腰肾一片痛者，死；心胸左右有一点痛者，不治；胁肋痛，四肢肿痛者，难治；鼻如烟煤者，死；舌卷卵缩者，死；环口黧黑者，死；头汗如珠喘而不休者，死；昏迷不省，放痧不出，服药不应者，死；痧块大痛，服药应者，死。此皆实热为害，故然耳。

又曰：仲景《伤寒论》中不及瘟疫，何况后世所云痧胀乎？夫伤寒原为传经热症，盖因六气阴阳同异不齐，风热火统乎阳，寒燥湿统乎阴。大抵六气由表及里，故云外感乃肝、脾、胃、肾与膀胱传变皆周而病自解矣。至于痧有由内而出者，有自外而入者，有无端而起者，或发于脏，何脏受之，或发于腑，何腑受之，或犯兼症，或犯变症，但止于一经而不传，原不拘经之手足也。故内受邪则为绞刺、为胀急、为闷乱，外显于症则为瘾疹、为斑黄、为吐泻，诚中形外，自然之理耳。

又河间云：诸热、瘛、暴瘖、冒昧、躁扰、狂越、詈骂、惊骇、胕肿、疼酸、气逆冲上、噤慄如丧神守、嚏呕、疮疡、喉痹、耳鸣及聋、呕涌溢食不下、目眜不明、暴注卒泻、瞤瘛、暴病暴死，皆属于心。已上诸症，今时痧胀十居八九。至如暴病暴死，河间但指中风痰厥。由今观之，暴病暴死者于痧胀最为酷肖。想古时不立痧胀之名，未经说破故耳，则知痧之属火，明甚。然火有君相之别，手少阴经君火也，右肾命门为手心主，乃手厥阴包络之脏。《经》言：心之原出于大陵。凡刺大陵穴者，所以泻手心主相火之原耳，又有手少阳三焦合为表里，神脉同现于右尺一经，代君行令，故相火之为病居多，皆因火性最烈，其气上炎，以致三焦阻塞，六脉全乖，昏冒口不能言，痰喘声如曳锯。然相火作病，犹有可回。若犯少阴心君，确具死症，则殒在须臾，莫谓医工艺术之疏耳。

又曰：事必师古，何况于医。丹溪治杂病，以

---

[1] 原脱，据文意补"冷"。

气血痰三者为纲。盖三者成疾，人身最多。能详审于三法之间，便可指下奏功。至于痧胀又何能离此三者乎？痧有气塞者，为喘息、为胀满、为呕秽、为头目胀，其痛阵紧，脉必洪数，属阳；有气闭者，昏冒不语，为口噤，目翻不省人事，上下厥冷，虽痛口不能言，脉必沉伏，属阴；痧有血热者，为烦躁、为紫斑、为头目赤、为衄、为口吐红沫，脉必实大属阳；有血阻者，腰胁痛，攻心痛，手足青紫，脉必紧而牢，乍大乍小，属阴痧；有痰壅者，喉中沥沥有声，吐咯不出，呕吐酸水清涎，脉必弦滑，属阳；有痰厥者，卒倒僵仆，手足厥冷，肌肤芒刺，遍身青筋，坐卧不能转侧，脉必微细，似有似，属阳。凡气血痰之为害于痧，有如此者，不得谓阳痧则生，阴痧则死也。即使阴痧，又不比伤寒直中阴经症，可用姜桂参芪也。痧胀有脉伏三日，亦得救治者；四肢厥冷，刺血投剂后即时温暖者；目闭牙噤，刺血投剂后即时睁眼认人而言其所苦者。医工能识其窍，则危者立安，失其机，虽得生全者，亦死矣，可不深为究心以救人生命乎？

又曰：凡犯痧症，仰卧，将大公鸡一只放肚上，鸡即伏好疼止，即跳下而愈。此法试过亦验。又法，凡痧症属肝经者多，肝附于背第七骨节间，若犯痧先循其七节骨缝中，将大指重揿入，候内骨节响方止，以盐涂之，如不响，必将盐重擦，必使透入方能止疼。

又曰：治霍乱腹痛之甚，以新汲水、百沸汤各半，合饮之甚救。盖上焦主纳，中焦腐化，下焦主出，三焦能利，阴阳调和，升降周流，则脏腑畅遂，一失其道，二气淆乱，浊阴不降，清阳不升，故发为呕吐、霍乱之病。饮此汤即定者，分理阴阳使得其平也，此即无病。凡夏月早起或卧间，用一盏亦能清暑、调中、消食。凡痧症饮汤药，云稍冷者，九分冷、一分温也；云微冷者，八分冷、二分温也；云微温者，冷者四分之三、温者四分之一也；云冷服者，十分生冷也；云温者，四五分温也。

又曰：痛时则不欲饮食，痛后亦有不喜食者，有食而作胀复痛者，或疑伤寒而饿坏者，其间饮食最要斟酌，宜忌不可不审也。夫发痧，忌热汤、热酒、粥汤、米食诸物。若饮热汤酒，轻必变重，重必至危；吃米物，恐结成痧块，日久变生他疾，难于救治。如有食消不殒命者，亦幸耳。故痧痛略松，胸中

知饿，设或骤进食，即复痧胀，立能变重，必忍耐一二日乃万全。更见禅僧痧胀愈后再不复发，以无荤腥故也。今后凡遇痧病得愈者，当知所戒，即无屡发之患。如伤寒不饮食至一候、两三候不妨者，以邪气填胃口也。痧胀十日、五日不饮食亦不妨者，以痧气满塞胸膈也。惟俟痧气尽，然后与之。痧症大忌生姜，切不可泡汤药或作药引，犯之必死。今将宜忌食物开列，医家病家各遵。毋忽食，忌生姜、枣、圆眼、川椒、胡椒、辣酱、烟、茶、酒、滚汤、索粉、醋、面、面筋、猪肉、羊肉、鸡、鱼、葱、蒜、芥菜、瓜茄、菱、糯米食、糖食、桃梅李杏一切甜物。食宜黑沙糖、芋艿、食盐、荸荠、百合、藕、西瓜、灯心汤、山楂汤、莱菔子、湾芦根汤、陈香橼汤、阴阳水，然即所宜亦必待痛止后，知饿方可吃清水饭汤，如米粥、米糊，亦宜少用，且须冷吃，不然则复发。

浙江有塘栖痧药，专治此症。名之曰"痧气灵丹"。凡居家须觅存此药，可以救急，故特记之。

痧胀便用方列后

阴阳水。

细辛一分、砂仁五分，末服凉用。治气阻受寒痧。

晚蚕砂末服冷用。

羊粪一撮泡水服。

黑白砂糖冲水服。

童便连饮数碗。

泥浆水。

绿豆汤。

绿豆粉泔水。

香油灌，牙关紧用。

芦根汤温服。

伏龙肝泡水饮。

萝卜。

生豆腐浆。

丝瓜药捣汁饮。

生黄豆嚼。

芋头生吃。

烧盐汤冷用可吐。

白矾末，阴阳水调服。

校后记

　　全书一卷，道光6年丙戌（1826年）钱松著。钱松，字镜湖，浙江绍兴人。曾任太医院院使。医道甚精，尤擅治痧胀。《痧胀名考》又名《痧胀原由》。全书为参集诸家各论，撰写而成"痧胀原由"，主张痧胀治当随经调治，泄毒于表，攻毒于里，以克削为主，不可妄用补益之法。主要内容为痧胀之名、痧胀之病因、治痧分表里、治痧看凉热、治沙观起伏、治痧明经络、治痧手法等，实为对各家痧证理论的总结，认为干霍乱、绞肠痧、青筋、白虎症、中恶、青筋症、马头瘟、水痧、水伤寒、瘴气，皆痧胀之病也，因焠、刮、刺等法及所以治之之方剂，皆自古所未专详故著书，主张外宜用刮放之以泄毒于表，内可即下以攻毒于里，随经调治，按起脉之处，以施针刺方妙。善用手法使痧毒得泄于外，则必再求用药之法，以扩清其内。而治痧之药大约以克消为主，不可用补益。盖以痧者天地间疠气也，入气分则毒中于气而作肿作胀，入血分则毒中于血而为蓄为瘀。书中详列36正痧和36变痧之症状表现。书后参集陶节庵、缪仲淳、王养吾、诸家名论论述痧胀原由症治，并将痧胀便用方列于后。

　　现存清道光六年丙戌（1826年）庆氏金华刻本，本次点校以此为刻本。

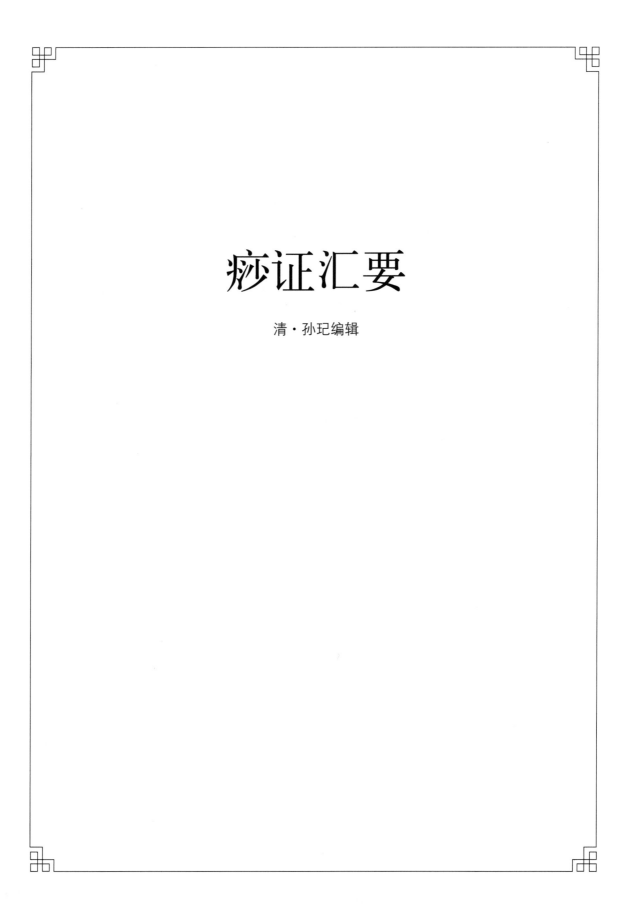

痧证汇要

清·孙玘编辑

原　序

　　忆昔癸未秋，余在燕都，其时疫病大作，患者胸腹稍满，生白毛如羊，日死人数千，竟不知所名。有海昌明经李君见之，曰此痧也，挑之以针，血出，病随手愈。于是城中舁而就医者亦日以千计，皆得愈而去。顷之，证变而为咳嗽，甚轻，不半日随毙。时李君已出都，有知者曰此亦痧也，用前法挑之，亦随愈焉。余时目击其事，归而与知医者言之，卒疑信参半。无何，则吾乡挑痧之法盛行矣。先是乡人有粪秽感痧，例用钱物蘸油而刮，及此多用挑。然行之大都妇人，以故为名医者不道。及考诸医书，古时未有论及，后人稍有青筋之说，仍略而不详，因而求人之信者少，疑者益多，用药之方遂置之不论。人不幸犯是证，无得全者。嘻！是可怜也。友人右陶郭君明理读书，旁搜医学，见近之患痧者日益众，而治痧者不闻，乃精心殚思，推原于小儿痧疹之理兼求之。古方多有不言痧，而见痧之意者，且验之，诸所救疗无或爽，因以自信遂发，愿广之天下后世，为百千万人命之救，著有《玉衡》一书。右陶之心切矣，右陶之功大矣。右陶尝言痧本无定脉，凡脉与所患之证不相应者，即为痧之脉。痧亦无定证，或感风、感食、感劳、感痰，而以本证治之不效者，皆为痧之证。为立之方，使知道也；为记之验，使知信也；后以药性终之，使知用之有宜不宜，不与他证同也。右陶治痧之法于是书乎全，而世人将读其书以治痧，兼以治右陶之所不及治。右陶之心于是大快，虽不欲居其功，功又安归哉？余既见痧之事，又信右陶之说，敢为之言，虽然不足为愚者道也。

康熙十四年乙卯重阳日里人王庭题

508

迩来痧疫盛行，急则旦发夕死，夕发旦死；缓则或疟，或痢，或腹胀足肿，或身热不退，渐至昏迷，种种病状难以枚举。前人曾有《痧胀玉衡》、《痧证全书》之作，而医者往往不信。其不信也，未尝依方施治也，未之试而辄不信，犹未尝一脔而訾议一鼎之味也。余初临是证，每惭鲜效，及检《玉衡》等书，按法施治，轻者立愈，重者亦十起六七，窃叹不信此书者之未免负疢于衷也。矣尝欲汇而订之，役役无暇日。今孙君鹤隄深怜痧证之多，又惜痧书之流布者少，辑《汇要》一书，并《痧证指微》与同人梓而行之，其先得余心哉。因于书之成，聊附数言于简端。

道光二年壬午夏五月嘉定金璐东莊氏

近染痧疫甚多，治痧专书郭右陶《痧胀玉衡》，于刮放医药之宜详哉。言之又有王氏、徐氏《痧证全书》与《玉衡》本稍有异同，惜不能广其传，为不虞之备。偶汇三书，钞集其要，首卷言刮放之法，二、三、四卷及医药之宜，同人汇梓，爰述其概，如是云右陶名志邃，槜李人。

道光元年辛巳仲秋月上瀚娄东孙玘跋

自来厉气与正气并行于一气之中，故感而患痧者无岁不有，亦无时不有。若夫猝然而起，不终日而殒命，合数千里如一辙，则莫甚于今岁夏秋之间。最重者先转筋发麻，麻而吐泻，或不麻不吐，而但泻不止，大约此证一作，十不一治。虽谬负医名，不才如伟，亦惶然无所措手，何也？脉先绝而药勿及也。嗟乎！民命在天，降灾何酷，朝生夕死，比比皆然。苟有人心，奚忍坐视必也。有大君子出存，博施广济之心，求万死一生之理，考古方，选良法，仿《内经》针砭遗意，集为一编。凡痧证之危而勿及药者，默察其脏腑受病之处，示其穴而教之刮放；其痧之将发而未发者，或以火焠之，或以针刺之，务使邪达而后，止说无不备效。有明徵如法施行，功夺造化，若病不甚危而有脉可凭者，则有诸药方在，此《痧证汇要》一书所由作也。伟才识拘陋，向守吴氏、戴氏治瘟疫之说，但知切脉用方，而于痧证之刮放诸要决，均未之能习。昨过嘉定，望仙桥杨氏、晤娄东孙鹤隄先生，席间出此书全稿见示。云系近所钞撮，将公捐付梓，以救今天下之枉死者。噫！是即所谓仁人之言不忍人之心乎！儒者读孔孟书，专讲文字之学，无一言一事有裨于国计民生，何如以仁存心？敦古疾病相扶持之义，著一书以晓喻当世。俾知人力可以回天，厉气一泄，则正气自复，手法之效捷于药方，一人习之可救数人，数人习之可救数十百人，其施也博，则其济也众，虽轩岐亦不能专美于前矣。伟不文，不宜为序，承鹤隄先生属校勘既毕，书此数语以志非能愿学，并冀海内好善者广为流传焉。至此，书大旨已详，原序中兹不及。

道光元年辛巳仲冬月青浦何其伟书田氏识

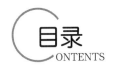
痧证汇要　卷一

痧证汇要　卷二

痧证汇要　卷三

痧证汇要　卷四

痧证汇要　卷一

太苍孙玭鹤隄编辑
青浦何其伟书田校阅

破迷论

今之人莫不知有痧矣，而刮放之法，或知或不知。非不知也，谓刮放之后将屡发而屡刮放也。今之医亦莫不知有痧矣，而刮放之法，则皆不知。非不知也，谓刮放之事，卑而不屑为也。噫，何其陋哉！夫刮放者，古针砭之遗法也。《内经》有云：诸疟而脉不见，刺十指间出血，血去必已。先视身之赤如小豆者，尽取之。又云：先其发时如食顷而刺之，一刺则衰，二刺则知，三刺则已。不已，刺舌下两脉出血；不已，刺郄血_{即委中盛经出血}，又刺项以下夹脊者，必已。如先头痛极重者，先刺头上及两额、两眉间出血。先项背痛者，先刺之。先腰脊痛者，先刺委中出血。先手臂痛者，先刺手少阴、阳明小指间。先足胫酸痛者，先刺足阳明十指间出血。又如腰痛引项脊尻背如重状，刺其委中太阳正经出血，刺解脉，在膝筋肉分间膝外廉之横脉出血，血变而止。解脉令人腰痛如引带，如折腰状，善恐。刺解脉，委中结络如黍米，刺之血射以黑，见赤血而已。此皆针放之法，经载煌煌，垂训万古，正后人之所当祖习者也。故首著明之，使病痧者知刮放之宜焉，更使业医者兼明刮放之术焉。

痧原论

痧证先吐泻而心腹绞痛者，从秽气痧发者多。先心腹绞痛而吐泻者，从时气痧发者多。心胸昏闷，痰涎胶结，从伤暑伏热而痧发者多。遍身肿胀，疼痛难忍，四肢不举，舌强不言，从寒气冰伏过时，郁为火毒而痧发者多。

治痧当分表里

痧初发，感于肌表，次入于半表半里，故胸中作闷，或作呕吐，而腹痛生焉。此毒入气分，可以刮痧而愈。不愈，用荆芥汤、藿香汤之类而选用之。感于半表半里，次入于里，故欲吐不吐，欲泻不泻，痧毒冲心则心胸大痛，攻腹则盘肠吊痛。此毒入血分，可以放痧而愈。不愈，用陈皮紫朴汤、棱术汤之类而选用之。痧中于里，则痧气壅阻，恶毒逆攻心膂，立时发晕，刮痧而痧不起，放痧而扶不能起，即扶起而气血不流，无紫黑血出，或略见血点。此痧毒入肠胃、经络与脾、肝、肾三阴，凶险可知。审脉辨证，系风、寒、暑、湿、气血、食积、痰饮何因而施治，令其苏醒，气血流动，然后扶起放痧。如不醒，即择牛黄丸、三香丸、救苦丹之类而救之，迟救必死。_{方见四卷}

案：瘟疫者，气为之也。痧胀者，亦气为之也，或因天之风雨寒暖不时，地之山泽温湿蒸动，或骸骼之掩理不厚，积尸之气随天地升降，流行其间，共相渐染。从来疫疠行于兵荒之后居多，故染疫而死者之家务必急于殡殓，无令尸秽之气触人也。凡人尤忌夜行，夜行多致犯痧，以其受阴浊之气故耳。

治痧要法

用药必须详脉辨证，不可轻率，而手法不明，药亦不能速效，故手法为治痧之要。

一曰焠　痧在肌表有未发出者，以灯照之，隐隐皮肤之间，且慢焠。若既发出细细红点，状如蚊咬，粒如痦痩，疏则累累，密则连片，更有发过一层，复发两三层者。焠法：看其头额及胸前两边，或腹上及肩膊处，照定小红点上，或以纸条，或将灯草微蘸香油点灼焠之，即时爆响，焠毕便觉胸腹宽松，痛亦随减。

二曰刮　痧在皮肤之内有发不出者，则用刮法。若背脊、颈骨上下及胸前、胁肋、两肩臂弯，用铜钱或碗口，蘸香油刮之；若在头额、项后、两肋臂、两

515

膝腕，用棉纱线或苎麻绳，蘸香油戞，见红点血痕起方止；大小腹软肉内，用食盐以手擦之，痧既刮出，痛楚自轻。

三曰刺 凡痧有青筋紫筋，或现于数处，或现于一处，必须扶病者起立，用针刺之，去其紫黑毒血，然后据痧用药。刺以银针为佳，银性最凉，入血无毒。忌用热汤洗澡，愈洗愈将毒气赶入腹内。【氏本补案，温水拍打痧筋，不以为嫌。】

放痧有十处

一在头顶心百会穴　只须挑破，略见微血，以泄毒气，不用针入。

一在印堂　头痛甚者，用针锋微微入内，不必深入。

一在两太阳穴。太阳痛甚者，用针入一二分。

一在舌下两旁　惟急喉风、喉鹅证宜刺，急令吐出恶血，不可咽下。

案《松峰说疫》：舌底视有紫泡、紫筋，用针挑出恶血。

一在喉中两旁　惟虾蟆、大头瘟宜刺。

一在双乳　乳头垂下尽处是穴，名乳中。此处不宜轻刺，不如看有青筋在乳上下者刺之。

一在两手十指头　其法用他人两手将病者之臂扐下，不计遍数，捏紧近脉息处，刺十指顶血出。

一在两臂弯外侧　名曲池穴。先以温水拍打，其筋自出，然后针刺。

一在两足十趾头　治法与手指同。

一在两腿弯内侧　名委中穴。惟此处可深入寸许，又腿弯上下前后，细看有青筋、紫筋，名曰痧眼，即用针迎其来处刺之。如无，用温水拍打，痧筋自出。腿上大筋不可刺，刺亦无血，令人心烦；腿两边硬筋不可刺，刺之恐令筋吊。臂弯筋亦如之。

治痧当分经络

腰背巅顶连及风府胀痛难当，足太阳膀胱经之痧也；两目红赤如桃，唇干鼻燥，腹中绞痛，足阳明胃经之痧也；胁肋肿胀，痛连两耳，足少阳胆经之痧也；腹胀板痛，不能屈伸，四肢无力，泄泻不已，足太阴脾经之痧也；心胸吊痛，身重难移，作肿作胀，足厥阴肝经之痧也；痛连腰肾，小腹胀硬，足少阴肾经之痧也；咳嗽声哑，气逆发呛，手太阴肺经之痧

也；半身疼痛，麻木不仁，左足不能屈伸者，手太阳小肠经之痧也；半身胀痛，俯仰俱废，右足不能屈伸者，手阳明大肠经之痧也；病重沉沉，昏迷不醒，或狂言乱语，不省人事，手少阴心经之痧也；或醒或昧，或独语一二，手厥阴心包络之痧也；胸腹热厥，揭去衣被，干燥无极，手少阳三焦之痧也。

手经脉图从《类经图翼》补

手少阴心经穴　止于少冲，在手小指内侧端，去爪甲角如韭叶。刺一分，留一呼。主治热病，烦满上气，心火上炎，眼赤血少，呕吐血沫及心痛，冷痰少气，悲恐善惊，口热咽酸，胸胁痛，乍寒乍热，臑臂内后廉痛，手挛不伸。《乾坤生意》云此为十井穴。凡初中风跌倒，卒暴昏沉，痰涎壅满，不省人事，牙关紧闭，药水不下，急以三棱针刺少商、商阳、中冲、关冲、少泽及此穴，使血气流通，乃起死回生、急救之妙穴。

手太阳小肠经穴　起于少泽，在手小指外侧端，去爪甲角一分陷中。《甲乙经》曰：在小指之端，去爪甲一分陷中。刺一分，留二呼。主治痰疟汗不出，喉痹舌强，心烦咳嗽，痎臂痛，颈项痛不可顾，目生翳。

手少阳三焦经穴　起于关冲，在手无名指外侧端，去爪甲角如韭叶。刺一分，留三呼。主治头痛口干喉痹，胸中气噎不食，肘臂痛不能举，目昏昏。一云主三焦邪热，口渴唇焦口气，宜泻此出血。

手厥阴心包络经穴　止于中冲，在手中指端，去爪甲如韭叶陷中。刺一分，留三呼。主治热病汗不出，头痛如破，身热如火，心痛烦满，舌强痛，中风不省人事。

手阳明大肠经穴　起于商阳，在手食指内侧，去爪甲角如韭叶。刺一分，留一呼。主治胸中气满喘咳，热病汗不出，耳鸣耳聋，寒热痎疟，口干颐肿，齿痛目盲，恶寒，肩背肢臂肿痛相引缺盆中痛。

曲池　在肘外辅骨屈肘曲骨之中，以手拱胸取之。刺七分，留七呼。主治伤寒振寒，余热不尽，胸中烦满热渴，瘰疬颠疾，偏风半身不遂，风邪泣出，臂膊痛，筋缓无力，屈伸不便。

手太阴肺经穴　止于少商，在手大指内侧，去爪甲角如韭叶，白肉际宛宛中。刺一分，留三呼、五吸。宜用三棱针刺微出血，泄诸脏之热。主治烦心呕哕，心下满，汗出咳逆，痎疟振寒，腹胀肠满，唇干

唾沫引饮，食不下，寒栗鼓颔，手挛指痛。

尺泽 在肘中约文上，屈肘横文，筋骨罅中动脉。肺实泻之，刺三分，留三呼。主治呕吐上气，喉痹鼓颔，心烦，身痛不得汗，舌干，咳唾脓血，心痛气短，痎疟汗出中风，肩背痛，洒淅寒热，风痹肘挛，四肢肿痛不得举，胁痛腹胀，小便数溺，色变，遗失无度，筋急。

足经脉图

足厥阴肝经穴 起于大敦，在足大指端，去爪甲如韭叶及三毛中。足大指爪甲后为三毛，毛后横纹为聚毛。一云内侧为隐白，外侧为大敦。刺二分，留十呼。主治卒心痛汗出，腹胀肿满，中热喜寐，五淋七疝，小便频数不禁。病左取右，病右取左。

足太阴脾经穴 起于隐白，在足大指内侧端，去爪甲角如韭叶。刺一分，留三呼。主治腹胀满不得卧，呕吐，胸中痛，烦热暴泄，衄血，尸厥不识人，足寒不得温，小儿客忤惊风。

太白 在足大指后内侧核骨下，赤白肉际陷中。刺三分，留七呼。主治身热烦满，腹胀食不化，呕吐泻痢脓血，腰痛，大便难，气逆霍乱，腹中切痛，肠鸣，膝股胻酸，转筋身重骨痛。

足阳明胃经 止于厉兑，在足大指内次指端，去爪甲角如韭叶，足中指亦阳明气血所发。刺一分，留一呼。主治尸厥口噤气绝，状如中恶，心腹满水肿，热病汗不出，寒热疟不食，恶风鼻不利，多惊发狂好卧，足寒膝膑肿痛。

解溪 在冲阳后一寸五分，足腕上系带处陷中。一曰在足大指、次指直上，跗上陷者宛宛中。刺五分，留五呼。主治风气面浮头痛，厥气上冲，喘咳腹胀，颠疾烦心，悲泣惊瘈，转筋霍乱，大便下重，股膝胻肿，又泻胃热，善饥不食，食即支满腹胀。

三里 在膝眼下三寸，胻骨外廉，大筋内宛宛中，坐而竖膝低跗取之，极重按之，则跗上动脉止矣。刺五分，留七呼。主治胃中寒，心腹胀痛，逆气上攻，脏气虚惫，胃气不足，恶闻食臭，腹痛肠鸣，食不化，大便不通，腰痛膝弱不得俯仰，小肠气兼阴交，治中邪霍乱。

乳根 在乳中一寸六分，去中行四寸陷中，仰而取之。刺三分。主治胸下满痛，臂痛乳痛，凄凄寒热，霍乱转筋。

足少阴肾经穴 起于涌泉，在足心陷中，屈足卷

指宛宛中。刺三分，留三呼。主治尸厥面黑，喘咳有血，目视慌慌无所见，善恐，心中结热，风疹，风痛，心痛，不嗜食，男子如蛊，女子如妊，咳嗽，气短，身热，头痛，胸胁满，小腹痛，肠澼，泄泻，霍乱，腰痛，大便难，转筋，足胫寒痛，热厥，五指尽痛，足不践地。

足少阳胆经穴 止于窍阴，在足小指内次指端，去爪甲如韭叶。刺一分，留三呼。主治胁痛，咳逆不得息，手足烦热，汗不出，口干，头痛，转筋，肘不能举。

足太阳膀胱经穴 止于至阴，在足小指外侧，去爪甲角如韭叶。刺一分，留五呼。主治风寒头重鼻塞，胸胁痛，转筋，寒疟，汗不出，烦心，足下热，小便不利，失精，脉痹，从足小指起牵引上下。

委中 在腘窝中央，约文动脉陷中，伏卧屈足取之。刺五分，留七呼。主治太阳疟从背起，先寒后热，熇熇然汗出难已，头重，转筋，腰脊背痛，半身不遂，遗溺，小腹坚，风痹髀枢痛，膝痛，足软无力。凡肾与膀胱实而腰痛者，刺出血妙；虚者不宜刺春月不宜刺出血。此穴主四肢之热。委中者，血郄也，凡热病汗不出，小便难，衄血不止，脊强反折，瘛疭颠疾，足热厥逆不得屈伸，取其经血立愈。

以上诸穴，皆合左右手足言，一曰针刺手足，即指顶亦可。

百会穴系于督脉 在前顶后一寸五分，顶中央旋毛心，容豆许，直两耳尖上对是穴。刺二分。主治头风头痛，耳聋鼻塞，中风言语蹇滞，口噤不开，或多悲哭，偏风半身不遂，风痫卒厥，角弓反张，吐沫，心神恍惚，惊悸，健忘，痎疟，小儿风痫。一曰百病皆治。

案：囟门后一寸五分为前顶，前顶后为百会，勿误以囟门为百会也。

印堂 在两眉中间。案：王本云即攒竹误，攒竹属太阳膀胱经，在精明穴之上，眉头陷者中。

左金津 右玉液 在舌下两旁紫脉。

阴交系于任脉 在脐下一寸，三焦募也。主治绕脐冷痛。兼三里，治中邪霍乱。

痧筋不现治法

痧筋有现者，毒入于血分，人知刺而放之；有乍隐乍现者，毒入于气分，人知俟其现而放之；有微现者，乃毒之阻于气分，虽刺之无血，有亦点滴而已，

治疗之法，宜通其肠胃，而痧筋自现，然后放之；有伏而不现者，乃毒之结于血分，人受其害而不觉，必从其脉之不合于证而辨之，必取其所发之病在缓。所见之证候更候有甚急者，即病与证之不合，又可辨其为痧。治疗之法：结于血者，用桃仁、红花、童便之类以散之；结于食者，新食用盐汤或矾水以吐之，食久，用萝卜子、山楂、麦芽之类以消之；结于痰积者，用陈皮、杏仁之类以治之；积痧阻者，用槟榔、大黄之类以驱之；痰血凝结，昏迷不省者，用菜油二两、麝香一分以灌之。审其无食积、血痰阻于中，或阴阳水，或泥浆水，或细辛水，或白沙糖梅水，择一种用。有痧毒方发，遇恼怒气逆，伤肝作胀，用理气药以顺之，有误饮热汤，痧筋不现，急饮冷水以解之，然后再刮再放，痧毒皆渐消也。故放刮未尽，血肉之毒犹在，不可归咎于药之无功，放刮数次不愈，伏毒盘踞脏腑，即当用药治之，又不可徒恃乎放刮也。

食品忌宜

痧忌热汤、热酒、粥汤、米食诸物。如误食之，则轻者必重，重者立毙，吃米食诸物，结成痧块，甚难救疗。宜、忌不可不审也。

食忌

龙眼、大枣、菱、瓜、桃、梅、杏、李、糖食、面、面筋、粉皮、索粉、米团、糯粽、醋、酒、辣酱、花椒、胡椒、芥菜、姜、葱、韭、大蒜、鸭、鸡、鱼 虾、猪肉、羊肉、狗肉、牛肉尤忌、烟、茶。

食宜

生王瓜、灯心汤、生茨菇、荸荠、苹果、西瓜、藕、梨、青盐佛手。

待痛止后，知饿方可吃饭汤、清水、米粥、米糊汤，亦宜少用，且须冷吃，不然则复发。

痧胀随便救急方

荞麦炒焦去壳，为末，温汤调三钱服。荞麦与皂矾相反，服麦后药中忌服。

芦栗子，或用梗，煎汤，待冷服。

凉水、滚水各半冲服。

河水、井水各半冲服。

细辛为末，同砂仁汤冷服，治气阻受寒痧。

晚蚕砂为末，滚水调，候冷服。

羊粪一把，将滚水泡，以碗口封合一时，滤去渣，服之。

白沙糖搅梅水服。

童便饮碗许。

绿豆煎汤温服，绿豆粉泔水亦可。

麻油一盏灌下。

芦柴根煎汤，微温服。

菜油二两、麝香一分，昏迷不醒欲死，调下立苏。

萝卜子煎汤，温服。

伏龙肝灶釜底泥泡水饮，止呕吐。

陈樟木、陈皮等分，东壁土水煎，连饮三四服。

生豆腐浆一碗。

丝瓜叶捣汁饮，又可止霍乱。

生黄豆细嚼，有痧患者，不豆腥气。

烧盐汤灌下探吐，或盐放铲刀头烧红，淬水中饮。

明矾为末，阴阳水调服，亦可探吐，多则用止三钱。

生芋艿，有痧患者，食之甘。

掘新萝卜，捣汁饮。

银砾点眼角。

诸方用之，亦有效，有不效，然有益无损，随人选用可耳。

凡痧证属肝经者多。肝附于背第七节骨间，遇犯痧者，先寻其七节骨缝中，将大指甲重掐入内骨，响即止，以盐涂之。如不响，即将盐重擦，必使透入痛处乃止。

杂证救急方七条附[①]

治羊毛痧奇法

用烧酒瓶头泥，打碎筛细，又用烧酒和成团，带潮随其痛处，将团上滚。少顷，即有细细羊毛滚在团上，痛即止。

明末癸未年间，京师大疫。患者有胃腹稍满，生白毛如羊毛者，为羊毛瘟；有头大如斗，眼鼻俱没者，为大头瘟；有两腮红肿，痰喘壅塞，为虾蟆瘟。呼吸之间，日死人以万计，识者曰此皆痧也。挑之以针，血出病随手愈。顷变为咳嗽证，不半日毙。识者又曰此痧也，挑之亦愈。

徐氏云：所称大头瘟者，下非不病也，特甚于上耳；所称疙瘩瘟者，内非不病也，特见于外耳；所称虾蟆瘟者，腹非不病也，特痹于喉耳。证类多端，惟

---

① 原文无，据前目录补入。

以清热解毒为至，治之先上先下，从内从外，自当因证而施。以上诸证，用普济消毒饮最好及祛瘴辟瘟汤。

治中恶

《赤水元珠》曰：中恶者，无故忽病倒是也，多得于道中，及早晚小外。此猝受非节之气，使人心腹绞痛，气冲心胸，不急治则死。磨京墨一盏，热汤服之，或盐汤探吐亦可。如睡卧间，忽然而绝，亦是中恶之候。脉应指，心头缓者，捣菖蒲汁灌之。如口噤，用菖蒲末五分，安舌底，又吹入两耳及鼻中，则苏。《准绳》曰：妊妇中恶，一味金银藤煎汤服之。

凡中恶死者，不得近前叫唤，但唾其面，即咬脚跟及拇指，略移动卧处，徐徐唤之。原无灯，不可用灯照。待少醒，以皂角末吹鼻取嚏。

男子被鬼击身，有青痕作痛，用金银花二、三两，煎汤饮之，极效。

治中臭毒

《医通》曰：臭毒，俗名发痧，由中臭秽而然。其候腹痛或上连头额，或下连腿及委中俱痛，欲吐不吐，欲泻不泻，或面青脉伏，或面紫脉坚，以生黄豆与嚼，觉香甜者即是，觉腥者非也。有病死少间复苏者，有腹痛绵延数日不已者，有误认食积，屡攻不应，迟至日久而死者，此阴邪秽气郁遏胃中所致。余尝用利气药以散秽浊之气，用香附一味，童便浸晒为末，服之立效，或越鞠丸、沉香降气散亦佳。但凡臭毒腹痛，脉或伏，或细小，或弦劲，或带促急，皆阴逆阳伏之象，不可误认阴寒，而投热药，为害不可胜言。即砂仁、生姜，辛温散窜，皆当忌之；热汤、热酒亦不可饮。热则上冲，莫制也。如见面青唇黑，脉劲搏指，厥逆喘促者，多不可救。

治霍乱

仲景曰：邪在上则吐，邪在下则泻，邪在中焦，则既吐且泻，此急病也。《合参》曰：用香油，以细碗边蘸刮胸背项臂，以行气血，极妙。《准绳》曰：有宜吐者，虽已自吐利，还用吐以提其气，或白矾汤，或樟木汤。《三因方》吐法用极咸盐汤热饮令吐亦妙。切莫与谷食，虽米饮一呷，入口即死。必待吐泻尽，过二、三时，直至饥甚，方与稀粥，以迟为妙。《赤水元珠》曰：霍乱已死，腹中尚暖，气未绝者，用盐填脐中令满，大炷艾灸三五七壮，可苏。吐泻已透，而余吐余泄未止，腹有余痛者，一味报秋豆叶煎服，干者尤佳。

治干霍乱

《准绳》曰：干霍乱，忽然心腹胀满绞痛，欲吐

不吐，欲泻不泻，躁乱惯惯无奈，俗名绞肠痧是也。古方用盐熬调以童便，不独降火，兼能行血，诚为良法。《合参》曰：阴阳水和炒盐少许，搅匀令饮，探吐，不吐再饮。

治霍乱转筋

陈无择曰：转筋者，以阳明养宗筋，属胃与大肠，今暴吐下，精液顿亡，宗筋失养，必致挛缩，甚至舌卷囊缩而难治也。《生生子》曰：转筋，扁豆叶汁入米醋服之效。转筋时以盐擦患处三十五匝，虽皮破无碍，可效。转筋不住，男子以手挽其阴，女子以手牵其乳近两边，此千金妙法也。仲景曰：治转筋入腹，鸡屎白炒为末，方寸匕，以水六合和，温服。《圣济总录》曰：用苦酒或盐汤以絮纳之，煮裹患处。转筋入腹及通身转者，不治。

治射工毒

江南溪涧中有毒虫，名曰射工。含沙射人，水中影，人即染病。寒热顿作，头疼目痛，筋急体强，呼吸闷乱，状如伤寒，土人曰此痧病也。用真正玉枢丹，磨服一锭即安。又寒热发疮，偏在一处，方用红苋茎叶，捣汁饮一升，日再服，以渣敷之。马齿苋同。惟鹅喜食此虫，邻近人家以多蓄鹅为贵。

治瘴气

闽广山岚瘴气，俱出自毒蛇、恶兽吐焰而成。凡行山路，见有一阵黑气飞过，急忙伏地，掩其口鼻，俟过再行，则无妨碍。若受其毒气，即腹痛寒热，唇脸指甲青紫，急用平胃散，加槟榔、紫苏、半夏、葱、姜煎服，汗出为度，用玉枢丹亦妙。

凡岭南烟瘴之地，溪中多毒，有砂虱、水弩、射工、蜮、短狐、虾须，此类俱能含沙射人。被其毒者，寒热交至，百体分解，肢节痛酸，似伤寒初发之状。彼土人治法，以手扪摸痛处，用角铜入肉，以口吸出其沙，外以大蒜煨熟捣膏，封贴创口即愈。诸虫惟虾须最毒，若不早治，十死八九。其毒深入于骨，状若虾须，疮类疔肿。彼地有鸂鶒鸂鶒，专食诸虫，以此鸟粪煅灰服之，及笼此鸟于被毒病人身畔吸之，其沙闻气自出，而病愈矣。

备用救急良方

玉枢丹—名紫金锭 治瘴气蛊毒，解恶药信毒及菌、河豚、狐狸、鼠、莽之毒中，吃死牛马肉毒，为蛇犬恶虫所伤，一切痈疽发背，诸疮瘾疹，赤肿诸瘤，不服水土，随即取效。凡人居家出外，不可无此药。

山慈菇俗名金灯笼，色白，上有黑点，结子三棱，二月长苗，三月开花，四月苗枯，挖地得之，上有毛裹，于苗时记其地，至秋冬采。此味不真则药不效。去皮，焙，二两 文蛤一名五棓子，搥破，洗，焙净，三两 红牙大戟去芦，焙干，二两五钱 千金子一名续随子，去壳，研去油，取霜，一两 麝香研末，三钱

除千金、麝香外，三味为末，却入二味，研匀，用糯米浓饮为剂，木臼内杵千余下，分为四十锭，合时宜端午、七夕、重阳，净室焚香修制，毋令女子、孝服人、鸡、犬见，效验如神。每用一锭，生姜汁、薄荷煎汤研服，井花水冷磨亦得。孕妇忌服。

一方加明朱砂水飞，三钱为衣。

阴阳二毒，伤寒心闷，狂言乱语，胸膈壅滞，邪毒未发，并瘟疫、山岚、瘴气、缠喉风、痧胀腹痛，冷水入薄荷一小叶，同磨下。

急中风，颠邪，喝叫乱走，鬼胎鬼气，用无灰酒下。

自缢落水死心头暖者，及惊死鬼迷未隔宿者，并冷水磨细，急灌下。

蛇、犬、蜈蚣伤，冷水磨涂伤处。

新久诸般疟疾，临发时桃柳枝煎汤磨下。

小儿急慢惊风、五疳、二痢，牙关紧急，蜜水、薄荷叶同磨下，并涂牙关。牙痛，含药少许吞下。

汤火伤，东流水磨涂。

打扑伤损，炒松节无灰酒下。

年深日久，头痛、太阳痛，用酒磨浓涂纸，贴太阳穴。诸般痫疾，口喝斜，唇眼瞤及，夜睡流涎，言语蹇涩，卒中风口噤，牙关紧急，筋脉拳缩，骨节风肿，手足疼痛，行立艰辛，风气疼痛，并用酒磨下。

痈疽发背未破之时，用凉水磨涂痛处，并胀，良久觉痒即消。

普济消毒饮 泰和年间，民多疫厉，初觉憎寒壮热体重，次传头面肿甚，目不能开，上喘，咽喉不利，舌干，口渴，俗称大头伤寒。诸药杂治，终莫能愈，渐至危笃。《攻血》云：身半以上，天之气也，邪热客于心肺，上攻头面而为肿耳。制就此方，活者甚众，遂刻诸石以传永久。

黄芩酒炒 黄连酒炒，各五钱 生甘草 元参 板蓝根 陈皮去白 连翘各二钱 桔梗 薄荷各五分 牛蒡 大黄各三钱 马勃一钱 天虫炒 升麻 柴胡各七分 川芎 防风各八分

共为细末，半用汤调，时时服之；半用蜜丸噙化，服尽良愈。或用水二碗，煎一碗，食远温服。

益元散 消暑热，利小便，止渴除烦、降火利窍之药。

滑石水飞，六两 粉甘草一两，为末

一方加朱砂，名辰砂六一散。治小儿身热咳嗽，微带惊风，用灯心汤调服，屡屡有效。

硫矾丸 明矾 硫磺各四两，先将二味入罐内，用豆腐浆同煮一昼夜，取去豆腐等渣，仍入罐，慢火熬至干燥，罐盛二药，埋在地内，深三尺许，三昼夜取出，矾硫俱化为紫金色，最下一层有泥渣，不用 茯苓 山药各三两，二味同在锅内蒸，取出晒干，露一宿 当归酒洗，炒 白蒺藜酒浸一宿，炒，各四两 乌药略炒，三两 杏仁去皮尖，焙，一两五钱 陈皮盐水炒，一两 小茴香炒，一两 半夏水浸一宿，次日入姜汁二两、明矾五钱、角刺一两，切碎同煮，多用水煎干，取煮净半夏二两

共为细末，同制矾、硫，用胶枣肉，丸绿豆大。每清晨白滚汤服一钱五分，临睡服一钱。有少年病痧，或十日半月，或一年半载，发则痛不可忍，叫喊惊人，随即晕死，或用醋炭熏鼻，或盐汤探吐，并用华陀危病方，略得解醒，后服此丸，遂得永愈。予屡行而屡效，真神方也。

华佗危病方 吴茱萸 木瓜 食盐各五钱

同炒焦，用砂罐盛水三钟煮，令百沸，随病人冷热任意服之。

炼石丹 痧胀通用。

千年石即陈石灰，一两 松根石即琥珀，三钱 水滑石即滑石，二两

水滴丸，表里烦燥者，青黛为衣；眩晕心闷者，朱砂为衣，每服二钱，芦粟汤下。

如圣散 治当心痛、遍身骨节牵痛，或呕吐恶心不时发者，兼治疝气、劳根。

枳壳三两 小茴香三钱 盐砖烧红，三分

共为末，服三钱。

仙方脑麝丸 治山岚瘴气、茶痰酒渴，除伏暑，退心热，止喉疼，开目雾，及赤白等痢，一切火证。

黄药子 白药子各三两 天花粉二两 川连一两 广木香三钱 沉香三钱 麝香五分 片脑三分

用猪胆汁为丸，每丸重一分。

以上从徐氏本增入。

通灵万应丹 即塘西痧药。神效仙方，能治山岚瘴气。

痧发肚痛等证，轻用三丸，重用七丸，纳舌下，少顷咽下，其痛即止。居家出行，尤宜常佩。孕妇忌服。

茅山苍术色黑而小，有朱砂点者佳，米泔水浸软，切片，烘干为末，三两 丁香不拘公母，六钱 明天麻切片，焙干为末 雄黄透明者，研细，水飞 麻黄去节，细剉，焙为末 朱砂研细，水飞

各三两六钱 真蟾酥九钱，好烧酒浸化 麝香上好者为末，三钱 锦纹大黄切片，晒干为末，六两 甘草去皮，微炒为末，二两四钱

各为细末，以糯米粥浆和丸，如萝卜子大，用朱砂为衣，候干，收贮磁瓶备用。

中暑头眩眼黑及绞肠腹痛，一时闭闷不省人事及斑痧等证，先将二丸研细，吹入鼻内，或纳之舌下，少顷吞下，再灌六丸，阴阳水或凉水下。

中寒骤然腹痛，阴阳反错，睡卧不安，手足厥冷，吐泻不出，卒然难过，治法如前。

山岚瘴气，夏月途行，及空心触秽，口含三丸，邪热不侵。

感冒风寒，恶心头痛，肚腹饱胀，及风痰等证，治法照前。

痈疽疔毒及蛇蝎毒蛇所伤，捣末，好酒调敷，立见消愈。

小儿发痘不出及急慢惊风，痰涎壅盛，并年老膨胀噎嗝等证，灯心汤或凉水加倍调服，俱能有效。

案：此方不宜于玉枢丹一时并服，以甘草与红牙大戟相反，又灵宝如意丹。虽痧证极凶险者，取效甚灵。惟京师皮氏所制，最为道地方，未载。

桃灵散 通行气血。专治痧胀腹痛，手足拘挛，俗称蛄蛛蜘瘟。

桃仁去皮尖，水研，沥干，用纱布包好，干灰中压一夜，三两 五灵脂生用，酒拌，晒干，二两 延胡索酒拌，晒干，二两 广木香生研，一两 广陈皮一两 滴乳香五钱 陈香圆炒，二两 没药五钱

共为末。每服三钱，淡盐汤下，重者二服。孕服忌服。

八宝红灵丹 朱砂水飞，一两 明雄黄六钱 真麝香三钱 冰片三钱 硼砂六钱 礞石四钱 牙硝二钱五分 小真金箔五十张

共为细末。痧证昏迷不醒，每服一分，极灵效。

丹平散 辟秽散寒，通窍解毒。性味平和。相传昔年大疫，贵州丹平山雷震出此碑刻，故名之为丹平散，辛巳年施送经验。

牙皂三钱 广藿香 白芷 广皮 贯仲 薄荷 生甘草黄 木香 桔梗 半夏各二钱 明雄黄 明朱砂各二钱五分 防风一钱 细辛三钱 枯矾一钱五分

共为末。如有卒患昏晕、牙关紧急、手足麻木、咽喉肿闷、心腹疼痛等证，先用一分吹鼻，次用一钱白开水冲服，再看前后心，如有红点，用针刺破，立愈。

卧龙丹 治同上。

灯草灰用青竹筒装紧烧，存性，净重一两 大梅片一钱 西牛黄六分 麝香一钱 闹杨花 牙皂各三钱 细辛二钱

共为细末，贮瓷瓶内，勿令出气，临用取少许搐鼻取嚏。

神医七液丹 治瘟疫、疟痢、烂喉、痧症、瘢疹、伤寒、时毒、痈疽。一切疮毒、暑风卒忤、霍乱吐泻、诸般痧气，一服得命，三服全愈。无论男妇老幼、胎前产后及血证人皆可服。

滑石十二斤，研细，以生甘草三十两泡汤，浸，漂飞，以甘草汤尽为度，研极细，晒干为君。以后七液次第拌此，晒干 鲜萝卜汁拌制过滑石，晒干，以下同 鲜佩兰叶 鲜紫苏叶 鲜藿香叶以上各三十两 鲜侧柏叶三十两，此难取汁，先将生藕汁浸，同捣烂，方绞得出汁，亦拌滑石，晒干 荷叶取新嫩者，同上法 生大黄片三十两，用无灰陈绍酒一斤浸汁，捣拌，晒干，此丹成矣

痢疾红者，用黑山栀一钱；白者，用姜三片，煎汤化服；痛痢、噤口痢，用广木香磨五分，开水化服；疟疾用生姜三大片、姜制半夏一钱煎服；烂喉痧并一切证，白滚汤化服。每服三钱，小儿减半。仓卒不能取药引，即开水化亦可，外证可有葱汁调涂。

寸金丹 治赤白痢疾、霍乱吐泻、胸腹闷痛。

香附子 川羌活 山楂肉 川芎 新会皮 前胡 干葛 紫苏叶 赤苓 广木香 薄荷 砂仁 茅术 赤芍 乌药 防风 广藿香 白芷 厚朴各三两 生甘草一两五钱 生蔻仁二两 枳壳 草蔻各一两 六神曲五两

以上诸药晒干，磨为细末，飞辰砂一两为衣，丸如桐子大。每服三钱，用藿香汤送下。

辟瘟丹 生甘草 金银花 绿豆各四两 净黄土一斤

共为末，水捣石菖蒲汁为丸，如桐子大。每服三钱。痧疫行时，预服之以辟瘟。病中暑毒者连进三服，皆陈皮汤下。

熨脐方 治寒痧腹痛。

麝香三分 倭硫黄 公丁香 上肉桂 吴茱萸各一钱

共为细末，每用二分，青葱汁调匀，置脐中，外贴一小膏药，炒热麸皮熨之。

辟瘟香方陶让舟先生制

苍术十二斤 白芷 山柰各八斤 桃枝十一斤，向东南者 桂皮二斤 大茴香 檀香 甘松去净泥 香附 降香各三斤 乌头二斤，一名上附子 白蒺藜 贯仲 鬼箭各一斤 雄黄 雌黄各八两

共切碎，晒干，舂筛为细末，酌加香榆曲，以粘为度，用细竹丝为骨，合成线香。遇有病者，闭户，将此香或焚帐内，或焚床前，使烟气随鼻息出入，能将脏腑停滞洗涤一空，实可立起沉疴，杜绝传染。凡属蛇虫毒气、边方瘴疠以及六畜疫疾，皆可薰治。

已上续增，皆试验良方，有力者照方合送，功德无既。

痧证汇要卷一

痧证汇要　卷二

大仓孙玘鹤堤编辑

青浦何其伟书田校阅

劝医说

夫痧，急证也，不可以常证视之，及宜请医调治。而为医者，闻请即往，视力所及，不计贫富，如拯溺救焚然。盖病有不及药而死者矣，未闻有早饮药而死也。慎勿故为迟留，曰以待病势之稍定。夫医仁术也，当以仁心行之。

治痧宜先辨证

痧痛而绞动者，痧毒壅阻于食积之气分也；痧痛而不移者，痧毒壅于血分而有瘀也；痧发于头面上部者，痧之毒气上壅也；痧缠于手足下部者，痧之毒血下注也；痧有上吐下泻者，痧气上下冲激也；痧有烦闷气胀者，痧气壅塞于心膈也；痧有恶寒发热者，痧气遏抑于肌表也；痧有胸膈偏痛者，毒血流滞于经络也；痧有结滞肠胃者，食积血瘀为肿为胀也；痧有吐血便血者，痧血泛滥而尤溃败也；痧有咳嗽喘急者，痧毒壅于气分而生痰逆也；痧有立时闷死者，痧之毒血攻心也；痧有手足软而不能运者，痧入于血分而毒注下部也；痧有腰胁俱痛者，痧阻于血分而有瘀也；痧有偏痛于半身者，毒注于半身而瘀血也；痧有身重不能转侧者，痧之毒血壅瘀而不能转运也；痧有变成肿毒溃烂者，毒血凝滞而攻坏肌表也。凡治痧胀，一见脉之不合于证，先看痧筋，次审气色，三听声音，四推犯病之由。其间或有食积血痰阻于上中下左右各处之分，须细辨其病源，然后用药不误也。凡痧脉有一部独异，有六脉俱异，即有异之中，亦有阴阳虚实。脉之神气可辨，要非一端可执，尚其审诸。

痧脉十二经辨

脉芤而浮者，肺痧也；脉芤而散者，心痧也；脉弦长而动者，肝痧也；脉芤大而滑实者，脾痧也；脉沉细而动止不匀者，肾痧也。大肠之痧类于肺而长；小肠之痧类于心而细；胆之痧类于肝而数；胃之痧类于脾而紧；膀胱之痧类于肾而浮虚；三焦命门之痧，脉必怪异。

痧脉外感内伤辨

伤食之痧，脉多战动；伤血之痧，脉多芤滑；伤暑之痧，脉多洪滑而疾数；伤风之痧，脉多沉微；秽触之痧，脉多变异不常；伤气之痧，脉多沉伏，或形如雀啄；伤寒湿之痧，脉多沉细。

治痧宜看凉热

痧犯太阳则头痛发热；犯少阳则耳旁肿胀，寒热往来；犯阳明则面目如火，但热而不寒；犯太阴则腹痛；犯厥阴则少腹或胸胁痛；犯少阴则腰痛，以上皆身凉。犯肺则咳嗽，痰喘微热，甚则鼻衄；犯心则心痛，或心胀，其额冷汗如珠，而身或热或凉；犯膀胱则小便溺血，甚则身热；犯大肠则痢下脓血，重则呕吐身热；犯肝则沉重不能转侧，晡热内热，甚则吐血；犯三焦则热毒内攻，上攻口渴，下则便结。治痧当辨身凉身热。盖身凉而内热者，宜攻其里；外热者，宜透其肌。

痧观脉证不合

痧证脉多微缓细涩，有时弦数，纵浮大亦虚而无力，徐疾不伦，或有六脉俱伏，伏亦无妨，痧气既退，脉即渐远。假如证有厥冷不语，脉应沉细而反滑数，证有头痛壮热，脉应洪实而反微迟，此皆脉证不合，须识其痧。一取其青紫筋而辨之，自有确见。俟放过之后，再诊脉之来复何如，以断病之寒热虚实施治。若无痧筋，则凭脉断其寒热虚实用药。

或曰：犯痧似伤风何如？曰：肺主皮毛，心主血，肝主筋。伤风犯痧，三部脉现者居多。且风阳也，风伤卫在表，故脉浮；伤风有汗，表虚也，故脉缓。犯此证，脉不浮缓反见沉紧或洪大，痧胀一验也。若伤风带寒，鼻塞畏冷，脉当浮而微紧，脉反沉伏或芤长，痧胀二验也；若伤风热，鼻塞，声重，喉痛，脉当浮而微数，脉反沉紧，或芤，或伏，痧胀三验也。若伤风有痰，气急发喘，脉当浮滑，反微细沉伏，痧胀四验也。以此推之足矣。

骆　伤风发热，咳嗽痰喘已半月矣，左脉沉伏，右脉涩而微数，此慢痧为患也。左腿弯放二针，流黑紫血。又刮痧不愈，服宝花散，加明矾末，稍冷汤饮之，用荆芥汤减川芎加苏子、红花、蒲黄、土贝母、乌药，微冷汤饮之而愈。

高　伤风鼻塞，肩背拘急，头顶疼痛。有以足太阳膀胱经治之，头顶益痛，叫喊不已，甚至肩背沉重，时觉昏迷，左寸微伏，右关芤大。先服圆红散稍醒，刺腿弯六针，不愈，用宝花散，清茶微冷饮之，肩背稍转，头痛稍安。询所服者，腹中觉冷，即用防风散痧汤，减枳壳，加羌活、川芎、紫苏、乌药，温饮，寒散而安。

凌室　伤风喉哑，胸腹饱闷，两关俱芤。芤者痧血，未有上下俱痧，其痧乎！令刮之，紫痧甚多，饱闷即解，服独活红花汤，加射干、前胡、薄荷、石斛、连翘、元参，二剂，微冷饮之，伤风喉哑俱痊。

或曰：犯痧似伤寒，何如？曰：冬月正伤寒，身热无汗，人迎脉紧盛。若余月虽有头疼恶寒，身热无汗，总名伤寒，人迎脉未有紧盛者。假如冬月有正伤寒之证，不见正伤寒紧盛之脉，或变为沉迟，或变为微细，是脉证不合，痧证之发可知。且如伤寒有两手无脉曰双伏，一手无脉曰单伏，必有正汗也。此以汗之将来，一时脉伏言之，非云时时脉伏而有汗也。若所犯伤寒证已如是，而脉之伏也，日日如是，则脉与伏脉、正汗之说不合，独不可验其痧乎？又如伤寒传经热证，有云气口紧盛，伤寒之验。若证犯胸中饱闷，宜气口紧盛，脉反若空虚，脉证不合，更可验其痧之发矣。

痧有眩晕，与诸晕证不同，大都血晕脉芤，气晕脉沉，痰晕脉滑，火晕脉数，湿晕脉濡，暑晕脉虚，血虚发晕脉微，风中而晕脉浮缓，寒中而晕脉弦紧，劳力而晕脉有尺浮洪，此晕脉之大略也。若病似血晕，脉反短；似气晕，脉反浮；似痰晕，脉反涩；似火晕，脉反迟；似湿晕，脉反劲；似暑晕，脉反实；似血虚发晕，脉反滑；似气虚发晕，脉反大；似风中

而晕，脉反沉紧；似寒中而晕，脉反微缓；似劳力而晕，脉反细实，是皆脉证不合，历验之而信其为痧也。

霍室　四月间，壮热面赤，口渴唇焦，有以阳明胃经药治之，遂发晕终日不醒，脉两寸弦细，两关沉微，两尺左大右紧，脉证不合，痧毒内攻也。先用苏木散、砂仁汤，微冷饮之，令放指上痧二十余针，血色墨黑，犹不醒，放乳边二针，乃醒，余证不减，用蒺藜散，微温汤饮之，服桃仁红花汤，加枳壳，四剂下尽恶毒黑物而痊。

梅　三月间，吐蛔发晕，昏沉不醒，六脉俱伏，左右虎口脉青色。放指头痧一十八针，用细辛大黄丸，清茶调黑糖，稍冷饮之，渐醒，服蒲黄饮，减姜黄，加陈皮、乌药、红花，微冷汤调黑糖，饮之乃愈。

姜室　正月间，骤然发晕，一日三次，脉沉而微紧。令放指上痧三十余针，用救苦丹，加沉香末，清茶稍冷饮之，服荆芥银花汤，加蒡子、枳壳，一剂而痊。

痧脉决生死法

脉微细者，生；实大急数者，重；洪大无伦者，凶。一部无脉者，轻；一手无脉者，重；两手无脉者，危。六脉无根，放痧服药不应者，不治。诸怪脉现，放痧服药不应者，死。

痧胀凶证

痧有心胸高起如馒头者，不治；心胸胀极，痧毒内攻，以致头项向上，如角弓反张者，死；背心一点痛者，死；心胸左右有一点痛者，死；腰肾一点痛者，死；胁肋痛者，不治；四肢肿痛者，难治；鼻如烟煤者，死；舌卷囊缩者，死；环口黧黑者，死；头汗如珠，喘而不休者，死。

治痧救人脉论

古书所载屋漏、雀啄、诸怪脉现者死，脉代者死。而痧胀之脉，都有类诸死脉者，尚可挽救万一，毋执常脉而轻弃之也。

陈室　怀娠发热，赤痢腹痛不止，服他药不效。诊之脉，四动一止，代脉也。阅有痧筋，放二十余针，用宝华散，微冷服之，服桑寄生、益母草、连翘、苏梗、红花、银花、山楂、蒡子、当归、枳壳、青皮、赤苓，微冷饮，四剂而痊。

金 九月间，适因劳动饮食不时，忽壮热头痛，自以紫苏汤熏头而大汗，胸中胀闷。他医用药下之，反口吐白沫，舌苔灰色。或以伤寒治之，饮半卜钟，少顷即谵语，片时而止，热仍不解，愈觉沉重，脉有八至。连易三医，皆服伤寒药，谵语如前。第五日眼如火赤，唇若涂朱，鼻如烟煤，舌苔黑燥枯干而短，声音不清，足冷至腹，阴囊挛缩，肉脱神昏。医皆辞不治。至七日放痧二针，唇、眼、舌、声诸死证顿愈，二卵渐舒，脉竟平复，始现腹痛，知口渴。惑痧证不可服药，止饮童便，服紫金锭而痛止，继进饮食，大便干结。至十八日，用蜜导法，遂变下痢，日夜五六十次。凡六日，始服痧证药，一剂即安睡，痢乃止。后延他医调理补之，不数日，睡时即发遍身水晶痦瘰，觉时即隐。医家莫解其故，刮穿颈额间痦瘰，流出皆汗也，即盗汗不止。他医咸谓久病虚脱，大用补剂敛汗，不惟无益，更加自汗，且完谷不化，小便短赤频数，变为痧淋。医又束手，爰复放痧，用八正散二剂，服之痧气始转，身复壮热，约二更时身凉汗止，惟日食生慈菇，五六日痧淋亦止而全愈。变幻迟久，总因止放二针，不服痧药以除根之故也。究以治痧而得全脉而八至，死证虽多，其可弃耶。

唇舌辨

唇舌色黑者凶，色黄者重，色淡红者略轻。盖黄色内热，黑色热极，淡红色虽热，用药不可太冷。又要看有苔无苔，其证始有治法矣。

舌苔论

痧胀有别证之舌苔，舌苔非即痧胀之证。盖舌苔乃足阳明胃腑热极，气冲心胸，舌为心苗，故见苔，治宜石膏、黄芩、黄柏之类。若不先治痧，恐此等药又寒凝血分，反成大患，故先理其痧，后治舌苔可也。

翁 发热口渴，舌有黑苔，卧难转动，气急，六脉洪实。放痧三十余针，未愈，用圆红散、砂仁汤微温饮之，又服必胜汤，大便下黑粪，惟口渴，黑苔未愈，加石膏、黄连一剂乃瘳。

痧兼杂证

伤寒杂病，自有本脉，若兼痧证，其脉必变，病必凶暴。治法：先治其痧，痧退，然后治其本病。然亦不可单治杂证而舍痧余毒，必于杂证剂中更兼解毒

活血。至于胎前产后，是宜一时并重。

犯伤寒者，有外感三阳之寒，有直中三阴之寒。若直中三阴之正寒证，无有兼痧者。盖三阴既已直中，则痧之热气为寒气所拒，无由而入也。至于外感三阳，或先受痧而感寒，或先受寒而感痧，或痧毒骤发，热极而生寒战，甚至手足厥冷。若先有痧而感寒者，知其慢痧，方可暂散寒邪而后治痧。先有寒而感痧者，痧证为重，当先治痧而后治寒。至如痧毒骤发，热极而生寒战，手足厥冷者，紧痧也。若误用发散、升提、温饮之药，须防时刻凶危，急用凉水饮之，稍解胸中热胀之气，然后或刮或放，用药治之。伤寒有发黄发斑，即伤寒现证，或中暑秽不正之气，遂兼痧证，是亦伤寒兼痧之说也。

车 五月，伤寒十四日，忽发晕沉重，卧不能转。痧气冲心，故昏迷。痧毒入于血分经络间，故病不能转侧。先放痧不愈，用宝花散、圆红散及防风胜金汤，俱微冷服，痧退后治伤寒而痊。

右陶女 四月间，头痛发热，属伤寒太阳经证，用羌活冲和汤加减治之，稍愈。至第四日，原照伤寒治之不应，更面赤身热，心胸闷闷不已，六脉洪大无伦，此伤寒兼犯痧证，当看痧筋刺之。不信，至晚疾益甚，左腿湾下刺筋一针，流紫黑血，更有青筋不甚现。缘不信，多缠绵一日，痧气壅阻，故痧筋有隐隐者尔。服必胜汤，三头服，稍觉身松。次日指上痧筋复现，刺血九针，服药未愈，至夜右腿弯复现青筋二条，刺出毒血，服圆红散，乃少安。后又骤进饮食，复发热面赤，用山楂、卜子、柴胡、陈皮之类，饮之不应，脉仍洪大无伦，此因痧毒复发而然。刺两足十指青筋，去其毒血，用必胜汤稍冷服，二剂，未已。偶饮稍温茶，立刻狂言，此痧未尽散，因温饮而复发也。饮冷井水二碗，更冷服药五剂，然后痧气退尽。但病久身虚发晕，服参汤而苏，后用十全大补加减治之，调理二月而愈。

孔 伤寒传胃腑，口渴壮热，头汗发黄，舌苔芒刺，腹胀迷闷，舌短声重，气急发喘，脉左寸关微伏，余脉弦紧。此痧毒阻于筋脉，脉气不宣，故微伏而弦紧，兼之胃腑热极，痧毒乘之，一饮热汤热物，痧毒横行，攻击脏腑，故犯此等恶证。先放头顶痧一针，次放指头痧二十余针，及乳上痧二针，迷闷即松。服乌药顺气汤，加石膏、黄连、大黄、桃仁，二剂，微冷服之，头汗舌苔始退，余证渐解。复放指上痧，服枳实大黄汤，减槐花，加红花、芒硝，二剂，温服乃瘳。

梁　伤寒六日，壮热，发斑，大渴，昏沉，脉洪大无伦。两太阳青筋，刺痧二针，放腿弯痧五针，出毒血，未愈。用荆芥红花汤合清凉至宝饮加石膏，稍冷下，四剂而愈。

汤女　八月，伤寒，日晡壮热，口渴发斑，头痛如破，声重耳聋，吐蛔二条，迷闷几死，两寸脉微无力，两关弦细，两尺左滑右紧。放腿弯三针，略松，用清凉至宝饮，加黄芩、牛膝、石膏、桃仁、泽兰、乌药、枳壳，微冷饮之，不应。复放痧，用熟大黄三钱、细茶一撮，煎服而痊。

痧症之脉，阻抑于经络血肉之间，故其脉多沉伏。几令人疑为直中三阴真寒证，不知伤寒兼痧，痧脉与阴症相似，稍用热药、热饮，便难救疗。故治伤寒，见有沉微或伏之脉，似直中三阴经，而外现证候稍有不合于三阴经证，便取痧筋验之。有则为痧，无则为阴。施治之药，或凉或热，万不失一。且放痧服药之后，血肉经络之分通而无阻，便不复如前之沉微或伏矣。然后按脉辨证，用药以治其伤寒，药未有不得其效者。凡杂病兼痧，有沉微或伏之脉，亦以此法验之。

痧之毒气，冲激于经络血肉之分，故其脉多洪数，或沉紧，或大而无伦，或洪实有力，种种不一。若证脉稍有不合，便当审其痧筋有无。尝治一劳弱吐红之证，其脉洪实有力。他医以弱证脉忌洪实，兼之证候凶危，谢事而去。余见其病势之暴而疑之，视其腿弯有青筋色，先放其痧，六脉遂和，证候亦平。又服散痧、消食、去积之药，气血无阻，凶暴既消，饮食渐进，后用六味地黄丸及十全大补汤服之，劳弱之证亦愈。盖因向来病气俱从痧气而泄，故一用补药而得全效也。

先有劳弱不足之证，或吐血时发，或微微干嗽，两颧唇口鲜红，或骨蒸发热不已，一触犯时气传染，或秽恶之气相犯，必兼痧胀，或多痰喘，或咽喉如哽，或心肠胀闷，烦燥发热，较之平时不足之证，益觉沉重。此宜以痧为主治之，令痧毒退尽，方可治其本证。

某氏　吐血干嗽，昼凉夜热已久，忽午后发热，胀闷沉重，他医以为怒气血虚，用养血、化痰、顺气之剂，病势益盛，昏迷痰喘，不省人事。诊之左关微缓无力，右关似紧非紧，余脉应指不匀。思怒气伤肝，左关必须有力，平时劳弱，脉亦自宜弦数，内有瘀血，上中二部亦当见芤，何脉不对证若是。阅左腿弯有紫筋数条，刺出毒血，倍用宝花散，清茶微冷饮之，无复昏迷痰喘胀闷沉重之势。

附　痧证有变成劳瘵者，由于慢痧，或喜饮热汤，痧证益莫能识，遂成劳瘵也。原其痧毒之始，入于气分，令人喘嗽吐痰，发热声哑。盖火毒伤肺，肺为娇脏，若不主治，变成百日紧劳，轻者数年难愈，卒至危亡。痧毒之始，入于血分，重者兆变在即，轻者岁月延捱。若乃毒瘀胃口，必须去尽而愈；毒瘀肝经，损坏内溃，吐血数发，势极多危；毒瘀心胞络，更加凶险，不待时日；毒瘀肾经，腰脊疼痛，嗽痰咯血，日甚一日，不可得痊。凡痧毒遗患，总成劳瘵，治须识之于始，莫咎其终。盖病在脏腑，尚可疗治，若一损坏，便属不治。

杨　痧胀不服药，惟放痧三次，胃脘间成一大块，咳嗽吐痰，发热不食，日渐尪瘦，右关脉芤而紧，余脉俱数。此内有瘀血，必吐出而可解。用桃仁、苏木、泽兰、白蒺藜、香附、乌药，酒煎服之，吐紫黑血碗许，更用活血、引下之剂，加童便、酒，服之而愈。

左　痧胀放痧三次，不服药，痧根不绝，变成劳瘵，咳嗽，咯血，音哑，发喘，骨瘦如柴，脉洪大无伦。辞不治，又二月而终。

先有臌胀，而痧气乘之，臌胀益甚。在臌胀不可先医，在痧气自宜早治。

江　肚腹胀急如鼓，脐突筋青，心口将平。诊之，知为血臌之证。其指头黑色，臌证所无，视指上有青筋，兼痧无疑。刺二十余针，又刺腿弯、臂弯青筋五针，俱去其毒血，略松，用蒺藜散，微温饮之，脐下青筋渐退，后用臌胀之药，导去恶水，日服治臌香圆丸，二月余臌证尽平，永不复发。

附　痧症有变成臌胀者。慢痧之毒，迁延日久，留滞肌肤肠胃血肉之中，若不早治，即成真臌。

严　气急作胀，胸腹饱闷，脐下有青筋突起，心口将平，此慢痧成臌也。刺腿弯青筋六针，出毒血，又刺指头二十四针，脐下青筋即淡色，腹内觉松。用宝花散微冷服，腹胀渐消，后不复施治，恐其根未除。

肠胃内热，积滞气阻，成黄气病，往往有兼痧者。非先治痧，则黄气病终不能治也。

右陶弟妇　犯黄气病，面色萎黄，腹胀如臌，腿足俱肿，六脉微涩。令放痧三十余针，去毒血，用沉香郁金散、清凉至宝饮，加青皮、乌药、槟榔、山楂、萝卜子、牛膝，俱稍冷服，腹胀始松，后惟用黄气病本药，微冷饮，四剂而痊。

附　痧证有变成黄疸者，宜先施刮放，后择黄疸方治之。

夏 目睛、爪甲、小便皆黄，四肢黄肿，脉微数而紧，据脉宜补。据证宜清，不可中治。乃阅痧筋放之，渐松，用麦门冬四两、猪版油四两，煎服而痊。

先有痰火之疾，忽喘急痰涩，喉声如锯，或头汗如油，喘而不休，心胸烦闷。虽痰火危笃有之，然亦有兼感时气者。宜察脉按证，先清其痧，次治其痰，然后渐补气血，则标本兼得其理矣。

汪母 七旬有余，素患痰火，忽痰涩喘急，脉如雀啄。此兼痧证，尚可治也。阅腿弯青筋刺之，用散痧、消食、顺气之剂，并进牛黄抱龙丸，病势渐安，后惟补其气血乃痊。

盛母 五十岁，痰火多年，忽面赤，头汗，遍身俱肿，喘急烦闷。思老年痰火，固所宜然，何面赤、头汗、遍身俱肿之骤也。按其脉于证相合，不可遂以为痧，细视十指有细红丝筋，刺指头二十余针，用稍冷汤服宝花散，面赤、头汗、身肿俱除，喘急亦渐和缓。

附痧症有似流火、流痰者，手足肿痛不定，又候而肌肤红肿，候而痰喘不休，痧脉不现。须看流痰、流火，无此凶暴，当验其痧筋刺之，然后凭脉所犯风、寒、暑、湿及食积、痰血、气阻分治之。如或不觉，便成死证。

张室 日间左足小腿红肿大痛，暮即腹痛，而足痛止，次日左足小腿又红肿大痛，而腹痛止。诊之六脉如常而微数，平人之脉，难据为痧，但证异凶暴。扶看腿弯，有青筋三条，刺之，黑血甚多，反加痰喘，此放痧未尽，用荆芥银花汤，加土贝母二钱，微冷服二剂，少愈。次日，左腿弯又现青筋一条，刺去毒血，并刺巅顶一针，服前汤加牛膝三钱，二剂痧退，服红花汤，半月肿痛俱痊。

葛 晚间右大腿红肿痛方已，喉旁发肿而痛，脉不见异，不觉为痧，因时证犯此者多。细看两臂痧筋，刺出毒血如注，诊气口脉洪实，用紫朴汤，倍山楂、卜子，加大黄一钱，微冷饮之，食消便下而安。

病有翻胃兼痧，有痧变翻胃，有噎膈兼痧，有痧变噎膈，其痧似慢，日渐凶暴，宜辨之。

包六旬 患翻胃证，食即心痛，呕吐不止，脉六部洪紧有力。放手臂、腿上痧二十余针，服乌药顺气丸及降香桃花散，俱微温服，四日而痊。

蔡 胸中饱闷，欲食不食，食即胃脘不安，右三部脉微涩。放腿弯痧三十余针，略松，日服苏木散，微温酒下二钱，六日而愈。

胎前痧痛，毒气攻胎，安胎用白术、当归、茯苓之类，痧所大禁，痧胀所宜破血、破气之剂，又胎孕所忌。刮放不愈，必欲活血解毒，用金银花、丹参、益母草、红花、桑寄生，消痧而不损胎元；顺气用香附、陈皮、紫朴、砂仁、乌药，行气而不伤胎气；散痧用荆芥、防风、独活、细辛，透窍而不动胎孕；消食积用山楂、卜子、神曲、麦芽，宽中而不伐胎性，采择于中，最为稳当。

赵室 怀娠六月，寒热夜作，烦闷不安。时痧始发，脉固未现，不觉为痧，用药不应，忽尔昏沉。次日诊之，左手脉伏，面目微黑，刺腿弯青筋六针，出毒血。少愈，用桑寄生、红花、香附、益母草、荆芥、细辛、卜子、神曲、冲砂仁末，微冷服而安。

顾室 产后三日，腹中绞痛，胀大如鼓，恶露不通。谓产妇腹痛，当在小腹、大腹胀痛，亦仅微疼。今大腹绞痛异常，非产妇本色，脉洪数有力，此产后兼痧也。不信，服产后药，益觉昏迷及复视，痧筋不现，饮童便一杯，少苏。阅十指筋，刺出毒血二十一针，然后扶起放腿弯痧六针，绞痛稍定，用独活红花汤，微温服。迨痧毒消尽，胀痛尽止，恶露俱通，后调补乃痊。

产后用药，必须温暖；痧胀用药，惟重清凉。姜炭、肉桂以温血，痧证所禁；荆芥、防风以散痧，连翘、薄荷以清热，产后不宜。惟取微温之气，既无害产后，亦无助痧祸，加童便以清热、消痧，产后、痧证俱得其宜。

蒋室 产后八日，去血过多，忽恶寒发热，胸中胀闷，脉洪大无伦。思恶露不尽犹可，今恶露去尽，何以骤得此脉？令视痧筋，紫红者二条，放毒血，不复洪大，又刺指臂血三十针，用独活、细辛、柴胡、银花、丹参、益母草、牛膝、石斛、乌药、山楂、陈皮，四剂，微温服之，寒热、胀闷俱除。

单室 产后六日，遍体疼痛，寒热如疟，昏闷异常，六脉时有歇指。阅左中指、右无名指微带黑色，乃知兼痧。刺指上毒血七针，臂上一针，舌底紫黑血一针，昏闷疼痛稍缓，用独活、桃仁、苏木、香附、童便、姜黄、山楂，微温服二剂，疼痛昏闷俱除，但寒热未已，用银花、丹参、益母草、艾叶、柴胡、独活、姜炭、牛膝、山楂，温服四剂乃瘳。

经行之际，适遇痧发，经阻逆行，或鼻红，或吐红，肚腹肿胀，卧床不能转侧，肚腹不痛，亦为暗痧。若痧毒攻坏脏腑者，不治。

沈室 经期发热，鼻血如注，昏迷沉重，肚腹作胀，脉伏，此兼痧而经逆也。刺腿弯二针，出毒血，不愈，用桃仁、红花、独活、细辛、山楂、香附、青皮，加童便饮之，经行，调理而愈。

痘前痧胀，必心胸烦闷，痰涎壅塞，甚至昏迷沉重，不省人事。辨其痧筋，刺出毒血，而后用药清理之，痧退而痘自起矣。即现种种逆证，因痧者皆可挽回，世人以痘不可放痧，误事不小。

夏 五月，发热，痰喘气急，四肢战动，两目无神，不省人事，口热如炉，面有隐隐红紫细点，腿弯有紫筋二条。两目无神，四肢战动，痘之候也；隐隐微点，痘之形也；口热如炉，热之甚也。但痰喘气急，腿弯紫筋，必痘因痧胀而发，宜先放其痧，后发其痘。刺毒血出，用荆芥、连翘、防风、红花、青皮、桔梗、枳壳、山楂、卜子，一剂，稍冷饮之，其痘即发，十二朝乃痊。

金四岁 十一月间，痘五朝，放标至足，面痘犹细如芥子，隐隐不发，腰下痘反有水珠色，真逆痘也。阅左腿弯有痧筋，放一针，手指上痧放十五针，俱紫黑血，面痘立时红活起发。看痧气已绝，用十神解毒汤，减大腹皮，加天虫、大力子、山楂、青皮，一剂。次日，面有行浆之势，用养血、托浆、清凉、解毒之药五剂，痘即如期贯脓，收靥而愈。

金三岁 十二月间，痘六朝，左腰痘密，有蟢窠形，色如水珠，面痘紫赤，满顶不发，服酒浆、桑虫，反变两颧一片如胭脂色，左额见飞浆一粒，亦逆痘也。放指上痧二十余针，痘即分颗红活，用痧痘兼治之药一剂，次日痘即行浆，后惟用治痘常药，遂贯脓收靥而愈。

汪八岁 六月间，痘五朝，面上肉肿，痘不肿，他医谢事。阅腿弯有痧筋，放四针，出毒血，用宝花散兼圆红散，微温汤服，次日痘即起胀，后惟用大补气血药，助贯脓收靥而愈。

詹六岁 九月间，痘四朝，大渴，舌心有黄黑苔，腰腹大痛，面部痘色焦紫，过顶不发。阅有痧筋，放腿弯、指头痧二十余针，痛不止，用细辛大黄丸，清茶微冷饮之，痛稍减，服必胜汤，加川连、石膏，一剂，微温饮之，痛止，苔退，痘渐起胀，犹大便不通，去川连、石膏，日服此汤，贯脓收靥，便通而愈。

痘后痧胀，缘中气虚弱，感触暑痧所致。多认为恶痘致然，不知痘后余毒兆变，脉当紧盛有力，若微细而伏，脉证不合，当辨其痧筋治之。

胡七岁 八月，出痘，脱痂光洁，饮食行步如常，迨二十五朝，忽叫喊欲死，皆以为恶痘余毒。诊之左右手六部，俱微细而伏，思恶痘余毒

兆变，脉当沉紧有力，此脉证不合。视有痧筋，刺出毒血，不愈，用荆芥银花汤，合和脾宣化饮，稍冷饮之，即小腹痛，变为痢疾，用当归五钱、山楂一钱、熟大黄五分，加童便，微温饮之，稍安，后独用当归、山楂，四剂而痊。

张女十五岁 痘后三十二朝，忽发晕沉重，不能转侧，右脉微细，左脉洪大，时一歇指。视其指头黑色，青筋历历，刺出毒血，不愈，用三香丸，微温服而痊。后伤食为痧气所触，腹痛刮痧，服棱术汤，加明矾二分，微冷饮之而安。

麻疹方，惟是升发清凉解利，而有不治者，不知麻疹中有痧也。盖麻疹乘虚而发，若暑痧不正之气，亦可乘病而感。苟犯此者，但先治痧，而麻疹自发自现。使止认为麻疹之候，而升发之，势必危殆。盖麻疹兼痧胀为患，麻疹反隐而不现，更助痧胀为祸，不可不辨。又有麻疹未发，或触暑痧之气，当即痧胀，益当先救痧胀也。

右陶侄八岁 间犯麻疹，胸腹胀闷，烦躁热渴，咳嗽气急，面赤身热，脉不洪大，反见细数。放腿弯痧二针，服圆红沉香丸，用荆芥薄荷汤，合枳实大黄汤，俱微冷饮之，麻疹即发透而愈。

沈女 咳嗽发热，胀闷不已，六脉弦紧，或时歇指。放指头痧二十余针，未愈，用宝花散，加沉香末，稍冷饮之，服防风胜金汤，加红花、荆芥治之，麻疹随发。用荆芥汤，减川芎，加黄芩、元参、银花，微温饮之，二剂而瘳。

陈 伤风发热，咳嗽烦闷，脉左沉右洪。放乳上痧二针，用紫朴汤，冷饮，麻疹渐现。次日为痧气所触，复隐隐不发。刮两臂、肩、背痧，用荆芥汤，减川芎，加黄芩、银花、红花、沙参、乌药，饮之，麻疹即发，再剂而愈。

高四岁 正月间，伤风咳嗽，烦闷。有以麻疹治之，不发，反吐血、发晕、昏沉。脉证不合，放舌下痧二针，服紫朴汤，加黄芩，微冷饮之，麻疹始现。次日稍饮温茶半钟，麻疹复隐，此痧胀余毒复发，内攻故也。又刮痧毕，服必胜汤，减大黄、五灵脂、贝母，加黄芩饮之，麻疹即透。后惟清凉解毒而痊。

麻疹后复痧胀

陶 麻疹后，忽壮热面赤，痰喘不已，两额太阳抽痛异常，脉不洪滑而濡细，痧气阻塞脉络也。痰喘不已，痧气上壅也；两额太阳抽痛，痧毒上攻三

阳也；面赤发热者，毒盛极而攻表也，均不因麻疹而然。启腿弯痧筋，放六针，毒血墨黑。未愈，用清凉至宝饮，减细辛，加黄芩、干葛、红花、牛膝、木通，微冷饮二剂，渐安。但腹中饱闷，按之则痛，用丁沉阿魏丸，微温饮之，又服必胜汤，温饮，下尽黑恶毒物而愈。

　　殳　二月间，麻疹后遍身疼痛，不能转侧，有以麻疹余毒治之，反加沉重。诊之，脉累累如贯珠，时一促疾。盖遍身疼痛，不能转侧者，痧胀毒攻血分也；脉累累如贯珠，疾促者，痧胀于中，筋脉缩急而然也；反加沉重者，误饮温热，痧毒内攻势盛也。放腿弯痧四针，及臂上痧二十余针，咸流紫黑血。未愈，用桃仁红花汤，加牛膝、山楂、枳壳、磨降香，微温服，四剂而安。

　　麻疹治法易明，若夹痧胀，不放不刮，或犯痧胀之禁，麻疹亦随痧胀反攻脏腑。蛔不能存，即从大便而下，否则结于大肠作痛。治宜先施刮放，后用芒硝、大黄，攻其死蛔、宿粪，令毒从大便而出，则痧胀乃解，麻疹轻者自消，重者自发矣。

　　刘女　二月间，伤风发热咳嗽，麻疹隐现不发，喉哑失音，脐腹疼痛，昏闷沉沉，左脉芤，右脉涩，时有歇指。以火照手背，指上痧筋放二十余针，用沉香丸，清茶稍冷饮之，服紫朴汤合荆芥银花汤，俱微冷饮之。后连放指头痧二次，如前药，加黄芩、石膏、芒硝、大黄，微温饮，喉稍有声，乃去石膏，加黄柏，温饮之，下死蛔四条，大便通而愈。

　　过　发热，咳嗽，吐泻，麻疹现而复隐，口渴，唇焦，鼻红，泻血，舌有黄苔，绕脐硬痛，叫喊非常，左脉俱伏，右脉洪紧。放指头、臂上痧三十余针，用独活、红花，加石膏、黄芩、芒硝，微冷饮二剂，泻下宿粪，死蛔六条，麻疹乃发。次用荆芥银花汤，加元参、黄芩、黄柏，微温饮之，三剂而愈。

　　疟疾卧床，有因暑湿相侵，心中迷闷，或时疫之气兼犯乎。痧疟因痧变重，非先治其痧，决难全愈，且有三疟兼痧者。

　　钱室　患疟，发热不凉，痰嗽烦闷，口渴不食，气口脉虚，左三部微涩而数，此兼痧之证也。令放痧，用散痧、顺气、活血、解毒药，不愈。次日又放痧，脉始弦数，又如前剂服之，不复烦闷矣。复用柴胡双解饮三剂，疟愈。止用消痰、顺气药，加童便，饮五剂，痰嗽俱痊。

　　沈室　六月间，疟疾，日晡寒热，已八日，忽壮热不已，昏沉不醒，左脉弦数不匀，右脉虚而沉涩，非

疟脉也，其兼痧也。刺左臂青筋一针，毒血如花。不愈，服荆芥汤加藿香、卜子、紫朴、槟榔，并化毒丹，微冷饮之，稍醒。次日复刺指头紫黑血三针，用荆芥汤，加枳实、大黄，微冷饮之，热退。后用三香散运动其气，调理一月而痊。

　　陆　年近七旬，八月间，患三疟，寒热甚重，心胸烦闷，将及半月。诊之，左脉微涩，痧也。刺腿弯毒血三针，用宝花散、沉香丸，清茶微冷饮之，服防风散痧汤，加连翘、柴胡、橘红、胆星，微冷服，二剂而痊。

　　痧证危急，若犯咽喉，则痰喘如锯，先放其痧。盖古人治咽喉，本有刺少商穴法（属太阴肺经，在手指爪角内侧）。若乃兼痧，凡经血所伤，或上或下，随经刮放，以拔痧毒，咽喉亦因之以泄其毒也。用薄荷、鼠粘子、童便、山豆根之类以清之，用冰硼散吹之，余证俱从缓治。有默默不语，语亦无声，形如哑子，为噤口痧，此乃痧气壅盛，热痰上升，阻逆气管，故咽喉闭塞而然。有痰涎壅盛，气急发喘，喉声如锯，为扑鹅痧，痛若喉鹅，而无喉鹅之肿胀，形若急喉风，不若喉风之痛而不移，俱宜先放其痧，审其肺、肾、脾三经脉为要，然后推详余经之脉，则知病之本矣。

　　右陶孙　喉痧，脉虚而微数。阅腿弯痧筋，放三针，流紫黑血。吹冰硼散，用清凉至宝饮，减细辛，加射干、连翘、枳壳、牛膝、贝母，微温饮之而愈。

　　陆　喉癣危急，医治不应。诊之，脉弦而紧，右寸脉伏，阅有痧筋，刺十余针，流紫黑血，吹冰硼散，用清凉至宝饮，减细辛，加山豆根、连翘、菊叶，饮之而痊。

　　缪　喉痹疼痛，脉两寸俱伏。证与脉异，殆必有痧。若止治喉痹，恐难即愈。放指头痧三十余针，口含冰梅，治其痰涎，用清凉至宝饮，减细辛，加射干、连翘，微冷饮之即愈。

　　吴女　十一月间，忽然痧胀，心中烦闷，昏沉不语，放痧稍醒，语更终日无声，左关有力，右脉沉伏，伤气之痧也。此女日为后母所詈，故有此变。用陈香圆一双，煎汤，微冷饮之，稍有声，未愈。次日，左脉弦长而动，怒气伤肝，痧犹阻于肝经之故。刺腿弯紫筋三针，血流如注，又刺顶心、臂、指二十余针，乃用三香散、陈皮厚朴汤，加延胡索、香附，微温饮之乃痊。

　　口舌有疾，复感触犯痧，虽使口舌证凶，痧胀较之尤急，不可先口舌而后痧胀也。

翁 舌下起重舌，苦甚。有以少阴君火治之，不应。脉左寸沉微，右关无力。若据脉宜补，据证宜凉。取痧筋验之，放腿弯痧十余针，皆紫黑毒血。向所服者，俱清凉之味，少加川连，所吹者引涎之物，多加冰片，药微温服，三日而痊。

耳痛兼痧，其势必盛，治惟以痧为先。

郑 左耳出现脓肿，痛连左太阳，及肩胁俱痛，右脉沉微，左关细涩。看痧筋，刺左腿弯十余针，其痛遂减。内用如圣散，稍冷饮之，外用羊粪一粒，绵裹塞耳即愈。肿毒，阳为痈，阴为疽，有夹痧而发，不先理痧，单去毒，亦不效也。

王 腰肾间白肿如盘，卧床不转侧，痛苦万状，将及二月，脉弦紧而或伏。此夹痧之毒也，先放其痧，后理其毒，迨半月，出微脓而愈。

某 生右肾疽，大如小盘，墨黑，其孔数十，不知痛痒，发热不食，阅左腿有痧筋，放之即身凉进食，四日而痊。

某 生悬痈，兼患双横痃。一善放痧者，于尻尾骨上放六针，腿弯放七针，渐愈。

某 大腿红肿如瓜，某左肾囊红肿，某小腹痛极生毒，平肿白色，某右臂生黑疔，皆先放痧而治之，愈。某生鹅掌疯，放痧而愈。某大麻疯，手足拳曲，阅有痧筋，故记之。

疮痛者，心火血热所致，故火盛而脓肿作痛。然脓疮虽痛，必渐渐而极，非若兼痧之骤。故凡疮脓兼痧，其肿痛必多可畏处。况疮疡脉多洪数，兼痧脉固不同，其筋色又有可验也。

潘女 患疮半载，忽一日饮酒后，脓疮大盛，治以凉血活血、解毒托里之剂，更觉昏迷饱闷，脉大洪数，而反沉微，脉不合证，必痧使然。刺出指头毒血，又刺头顶心一针，神情方始清爽，但胸中饱闷，用顺气、散痧、消食之剂，微冷饮之，兼外搽合掌丸，饱闷、脓疮俱愈。

妇人隐疾兼痧

某室 患血淋三月，头面、腿足俱肿，六脉洪实紧盛。夫血淋热证也，洪实紧盛，热脉也。何头面、手足骤然俱肿，殆其痧乎？令放腿弯痧二十余针，多用清凉解毒之剂而愈。

某室 患血崩，其家人曰痧也，引他妇视之，果有痧筋，放之，用养血和中之剂而愈。

伤寒有内伤、外感之证，痧为外感，亦有内伤也。

某室 以争产涉讼，并相争殴，发热沉重，胸中胀闷。诊之知内伤兼痧也。刺二十余针，服宝花散，微温服之，胀闷稍松，用桃仁、赤芍、泽兰、延胡索、红花、陈皮、乌药、独活治其内伤，服后下黑粪，瘀血俱消，诸证俱愈。

隐疾之证，治惟疏风、消痰、清热，或温下元而已。不知亦有痧焉，宜辨之。

朱婢 犯羊痫风三年矣。诊之六脉紧伏不匀，阅痧筋放之，服沉香滚痰丸，温汤饮之，遂不复发。

盛 患猪痫风六年，脉浮紧而数。阅痧筋放之，脉遂平，服沉香滚痰丸，微温汤饮之，亦不复发。

痧类杂证

痧类杂证，如以杂证治，非徒无益，而又害之，是恶可以无辨？

伤寒头痛，恶寒发热，属太阳膀胱经风寒。寒从肌表而入，宜发散为先。若痧证头痛，是痧毒之气上攻头面三阳，不因外感风寒，恶寒发热虽在肌表，是时行不正之气所感，由呼吸而入，搏激于肌表之中，作为毒热，内热而外寒，故亦恶寒。治宜先刺巅顶，放痧以泄其毒，用药惟在透窍、解毒、顺气为主。若误认伤寒足太阳经证，发表太甚，反助痧毒火邪，作肿作胀，立见凶危矣。

沈七岁 发热五日，状类伤寒，昏迷沉重，服伤寒药，病势益甚。脉如雀啄，怪脉已现，不可复救，但细按左关指下，或时厥厥动摇，此暗痧，而人不觉也。抱起视腿湾，有紫筋三条，刺之，血流如注。不愈，用阿魏丸，清茶微冷饮之，又用荆芥汤，加山楂、卜子、槟榔、细辛，微冷饮之，连服二头服，方知人事。次日，脉复如常，痧气退尽，但身热未痊，乃用伤寒阳明胃经药，三剂而愈。

车 恶寒发热十二日，昏迷沉重，众以新婚后，证必属阴。诊之，见其面色红黑，十指头俱青黑色，六脉洪数。若以阴治，一用温补热药，殆矣。夫脉洪数者，痧毒搏激于经络也；十指青黑者，痧之毒血流注也；面色红黑者，痧毒升发于头面三阳也。及视腿弯，痧筋若隐若现，放之，微有紫黑血点。因暗痧莫识，误饮热汤，毒血凝聚于内，用宝花散、晚蚕痧汤冷饮之，渐醒，痧筋复现于左腿湾二条，刺血如注，不复昏迷，但发热，身重不能转侧，肩背多痛，用大剂桃仁、苏木、乌药、香附、白蒺藜末、泽兰、独活、山楂，微温服之，渐能转运，犹身热不凉，大便不通，用卜子、麦芽、枳实、大黄、紫朴、桃仁温服，便通热减，调补三月而痊。

方室　正月头痛，恶寒发热，心胸烦闷，口喝咽干，头汗如雨，痰喘，面黑十指头俱有黑色，已五日矣。诊之，气口脉虚，时或歇指，左手三部洪数无伦，非痧而有是脉，殆矣。视有痧筋，刺顶心一针，两臂弯二针，毒血已去，不愈。缘饭后起病，以矾汤稍冷多服，吐去宿食，烦闷、痰喘、头汗俱除，余证未愈。其家复放痧，饮以阴阳水，亦不愈，用柴胡、山楂、连翘、红花、卜子、枳实、荆芥、花粉，加酒制大黄二钱，微冷服二剂，大便通而安。后十余日，腹中大痛，口吐涎沫，此又因秽气所触而复痧也，刮痧少安，用藿香正气汤，稍冷服之，腹痛顿止，后用补中益气汤、十全大补汤，调理如旧。

甄　恶寒发热，呕哕心烦，服他药昏迷不醒，或疑阴虚。诊之六脉沉微，手足大热，唇舌鲜红，身体重痛，此毒冲心，入于血分瘀滞故尔。不信，连易三医，仍求治，呼之不应，扶之不起。用晚蚕沙煎汤，微冷服，次以宝花散煎砂仁汤，微冷服。稍醒，然后扶起，放痧数十针。未愈，用桃仁、延胡索、苏木、乌药、红花、香附、山楂一剂，始能转侧，后服小柴胡汤，寒热俱除，调理两月而痊。

痧证类伤寒，不独类伤寒传经热证，观诸痧变脉候，更有不似阳而似阴者，几令人反疑为直中三阴真寒证，痧毒入深也，稍用热药、热饮，便不可救疗。

章　发热沉重，口渴，两颧红赤，唇燥舌苔，两手震动，脉沉微无力。有用干姜、肉桂治之，有用附子治之，此认脉为阴，而作伤寒三阴真寒证治之也。诊之，知脉证不合，放腿弯毒三针，服石膏、黄连、黄芩，兼活血顺气之剂，稍冷饮之，再剂而愈。

杨　发热呕吐泄泻，手足蜷挛，怕闻响声，头汗如雨。有指为虚极而然，用大剂人参补之，反加昏闷。诊之脉沉细无力，视其面有戴阳之色，追询所饮，见热而拒，遇冷则喜。此必内有痧毒，固脉证若斯。扶看腿弯痧筋，放去毒血，用桃仁红花汤，加角刺、牛膝，微温服四剂，用清凉至宝饮加黄芩，温饮二剂而痊。

何　身不发热，咳嗽吐泻，蜷卧沉重，手足俱冷，昏迷不醒，喉中痰声不绝。医者咸云床褥不谨，内中阴寒，服人参、黄芪、附子、干姜等药，病日增。诊之脉徐疾不常，时有歇指，探其气，口舌如炉，看其舌，有黄黑芒刺。此非直中阴经，真寒证也。先用阴阳水二碗饮之，稍醒，扶起腿弯痧六针，服射干兜铃

汤，去甘菊，加乌药、元明粉、槟榔、卜子，二剂，稍冷饮之，后减元明粉，加童便，六服而痊。

麻疹之发，因伤风热，故身体壮热，咳嗽烦闷，即是瘰疹之候。麻疹在他方，有名疿子，有名蚤疹，在吴地则名痧子，而与痧胀迥别。麻疹因伤风，肌表必虚，虚则毒气乘虚而泄，故药虽凉，仍可用热饮。若痧胀，或因暑秽不正之气，或乘伏寒、伏热过时而来，总不起于外伤风热，故肌表必实，实则热毒之气胀于胸腹肠胃之中，若更用热饮，则热气适助其肿胀，故或心痛腹痛，或胀闷喘急，或遍身疼痛，或发晕昏沉。一似麻疹不发，内攻心腹，痛及周身，断不可误认为麻疹而升发之也。有刮放用药后，发出遍身，形影如麻疹者，实非麻疹，故名之为类麻疹焉，犹痧毒发为肿毒，发为紫疱之类尔。

施女　发热咳嗽，腹胀昏沉，微有麻疹形影，大便泻黄水。有用升发之药不效。诊之脉上盛而下虚，乃知发热咳嗽，虽本伤风，实非因伤风，面有麻疹形影也。放指头痧二十余针，用圆红散调黑糖，微冷汤饮之，稍觉清爽，用独活红花汤加山楂、卜子、泽兰治之，连进二剂，大便下尽黑物而愈。

章　发热昏沉，腰胁间微有形影，与麻疹相似。有用升发之剂，不愈。诊之六脉歇指，麻疹之病何遽尔耶？虽昏沉气喘，喉无痰声，脉不合证，斯痧胀之类麻疹者。与放头顶痧，兼放左太阳及乳上痧三针。不愈，用荆芥汤加山棱、蓬术、白蒺藜，微冷饮之，发一身类麻疹者，遂安。

张　胸腹饱闷，昏沉不醒，痧筋不现，但微有麻疹形，脉左寸关沉细如无，右寸亦伏。思麻疹之脉，不应如是。令用灯心蘸菜油点火焠之，即醒，但饱闷未解，用宝花散，加沉香、蒲黄，清茶微冷饮之，服奏凯和解饮，减山药、人参、甘草，加桃仁、红花，治之而痊。

痧有寒热往来，类乎疟疾，或昏迷沉重，或狂言乱语，或痰喘不休，或心胸烦闷，叫喊不止，或呕哕吐痰，睡卧不安，或大小便结，舌黑生芒，如此重极，脉必变异，不与疟同，宜细辨之。

沈　七月间，日晡寒热，昏沉胀闷，大便不通，舌焦苔厚，左脉浮大而虚，右脉沉细而涩。思疟疾见凶，脉不应虚且涩。视其乳下有青筋，刺毒血二针，令刮痧。不愈，用散痧、消毒、活血之剂，加大黄三钱，稍冷饮之，大便通，诸证退，惟寒热未已，用小柴胡汤治之，后用四君子汤调理而痊。

疯者，天地厉气所感。痧亦时行恶毒之气，故有

变而为疯者，亦有类乎疯者。不辨其实，概将花蛇等药治之，误矣。

范　咳嗽气急，两颧唇口鲜红。有以不足证治之不应，以痧疗之而痊。半年，面上忽变圆片，红色高起，外科作大疯治。诊之脉微而缓，曰痧也。放腿弯痧三针，又放指头痧二十余针，用沉香郁金散，茶冷饮之，服如圣散，加红花、青皮，调黑糖汤，微冷饮之而愈。

尝在秦溪见一人犯大麻风证，眉毛俱脱，面目颓败，手足蜷挛，遇一老者为之放痧三次，曰痧疯也，传汝一方，金银花六钱，黄芩一钱五分，皂角刺一钱，赤芍、红花、生地各二钱，苦参四钱，水煎日服，日渐而痊。

痧证汇要卷二

痧证汇要　卷三

太仓孙玑鹤隄编辑
青浦何其伟书田校阅

诸痛类痧辨

腹痛不一，有食有气，有火有冷，有虫有积，俱似痧非痧，不可无辨。食者，失饥伤饱，聚中脘作痛，其证遇食即痛，胸膈饱闷，似痧者一，然按脉气口必然有力可辨。若因冷食入胃，食与寒气相搏于中，则心脾郁结，胸胁满闷，中脘作痛，似痧者二，然按脉气口必然无力，但有嘈杂冲胸，嗳气吞酸可辨。气者，因怒气所伤，不得发越，胸膈气塞，冲击心脾，呕逆恶心，吐不能出，其疼手不可按，坐卧不定，奔走叫呼，似痧者三，然按脉两关必然洪大，余步俱必应指，及刮之无痧，痧筋不现可辨。火者，因热作痛，胃火上逆，呕吐酸水，必然口渴欲饮，饮入即吐，其证手足温暖，面带阳色，似痧四，按脉六部洪数，又与痧类，必看痧筋，兼用刮法可辨。冷者，久属虚寒，沉寒作痛，其脉必然平软，似痧者五，但饮热则安，饮冷痛发可辨。虫者，胃脘疼痛，有如刀触，痛极按心，搔爬难定，兼之脉息无伦，徐疾不一，似痧者六，然虫积必有因，各有所喜，或泥或酒，或茶叶，或糖物，食之便安，若遇槟榔、五灵脂、杀虫等物，或药性力薄，不能驱逐，势必咬齿，翻动肠胃，更加疼痛可辨。积者，旧有宿积，聚结肠胃，忽因行动，作疼作痛，似痧七者，然痧筋不见，刮痧无影可辨。如是辨之的确，方知痧痛详明，然又有兼痧者，将论脉阅筋而加察焉。

论　胀

胀者，气之闭也。气为毒壅，故作肿作胀，所以治痧先当治气，如食阻其气于上则吐之，食壅其气于中则消之，食化而结气其下则导之。凡诸积之阻滞概然。凡下窍闭者多上吐，或吐蛔，或吐血，当导气于下；中窍闭则下泄，或泻水，或泻蛔，当行气于中；上窍闭而复升则作闷，或头疼，或上肿，俱当用清凉

引下之。至如气为毒壅，必伤血分，血为毒凝，活血为上，以红花、泽兰为主；血为毒壅，破血为先，以延胡索、桃仁为主；血为毒聚且结，败血为要，聚以苏木、茜草为主，结以五灵脂、降香为主。盖治痧必兼治血，血活毒气行，血破毒气走，血败毒气散。轻者用药不可重，重则恐伤本原，重者用药不可轻，轻则治之不效。

尹　咳嗽痰喘，有以繁劳治之，病日增，背鞠如弓，手足踡紧不能转动，嗽则胸腹百体吊痛，脉洪大无伦。此毒血壅聚也，兼又难刮难放，先以圆红散微冷饮之，两手稍松，渐为放刮讫，又以圆红散加三七、郁金末，微温饮之，更以苏木、茜草为主，多加顺气活血之类，如前饮之，计日放痧一次者，四日用药一服者，五遂痊。

万室　两胁如痞，按之则痛，心胃间高起，服药难疗，左脉微细，右脉洪大。此慢痧，痧毒结聚也。放痧三次，服五灵脂、降香为主，加桃仁、延胡索及消食行气之类，日用一服，计十二剂，如旧。

用药大法

痧气壅遏，未有不阻塞于中，故作痛作胀，用荆芥、防风之类，从表而散；用青皮、陈皮之类，从中而消；用枳壳、大黄之类，从大便而下；用木通、泽泻之类，从小便而行；用山楂、卜子之类，所以治其食之阻；用银花、红花之类，所以治其血之壅；用槟榔、蓬术之类，所以治其积之滞也。

用引经药

十二经受病，即现十二经之证，有此证即有是痧，随证施治，其引经药不可少，而有宜忌焉，不可不知。

手太阳小肠、足太阳膀胱、手少阳三焦、足少阳胆，宜藁本、黄柏，少用羌活。

手厥阴心包络、足厥阴肝，宜柴胡、青皮，少用川芎。

手阳明大肠、足阳明胃，宜葛根、石膏，少用白芷，忌升麻。

手太阴肺，宜葱白，少用川芎，忌升麻；足太阴脾宜酒炒白芍，忌升麻。

手少阴心，宜独活、细辛。

足少阴肾，宜独活盐酒炒，忌桂枝。

痧无补法

痧者，天地间厉气也。壮实者有痧证，饮热酒热汤而变，虚弱者亦然，发痧又何论人之虚实乎？夫惟实者犯之，因当以有余治，虚者亦即以有余治。盖其有余者，非有余于本原，乃有余于痧毒也。故用药克消，病自当之，中病即已，于本原依然无恙，可见痧无补法。

案 痧散去五六，尚存三四，用药之法，虽宜尚重痧证，又当顾虑本原，至略存一二，尤宜保护本原，稍治其痧。不然，岂不有误于不足之证乎？当与卷二痧兼杂证条参看。

大小便宜通

痧证危急，大便不通，急宜放痧而攻之；小便不通，宜放痧分利之。伤寒食未化，下之太早，反引寒邪入胃，变而为热，热邪固结，所食不能消化，乃成结胸。痧胀积食未消，下之无害。盖痧毒在肠胃，作肿作胀，盘肠作痛，故外宜用刮放以泄毒于表，内可即下以攻毒于里，则肿胀潜消而食积亦通矣，小便之通亦，所以宣蕴热也。

痧热

痧气壅盛发而为热证，或热而不凉，或日晡发热，或潮热往来，皆痧毒之气阻而不通，搏击肌表发而为热。不识者，认为外感传经热证，发汗温饮，即慢痧迟缓，势必益甚，变出头汗发狂谵语种种重证。不知外感之脉浮数而紧，热证之脉洪数有力，而痧证之脉终有不同，或有可疑，须看痧筋辨之。

沈 夏月日晚发热，五日不凉，诸药不效，反益昏闷烦燥，右三部及左关俱微细无力。病气有余，脉反若不足，知非真不足，乃痧脉之变也。先令刮背上

痧，又于十指臂弯，刺毒血三十余针，不愈，用冷茶送宝花散二服，又以陈皮厚朴汤主之，倍加元胡索、香附，煎汤稍冷服，四剂而痊。

邵室 日晡发热，头汗如雨，六脉震动不常。知其痧，刺十指毒血二十余针，不愈，煎紫朴汤，稍冷服，三剂，痧气已尽，用大黄三钱、枳实、陈皮、厚朴各一钱，煎汤温饮，下结粪，热退身凉，后朝用补中益气汤，夕用六味地黄丸，调理而痊。

痧重

痧证如发，热虽凶暴，未必身重。若饮热汤、热酒，痧毒即阻于经络之间，遍身重痛，不能转侧。放痧之后，治宜消瘀解毒为先。初起易治，久则难治，放痧、服药不效者，死。

邵 十二月腹中微痛，呕哕酸水，以为腹中受寒，服姜汤一碗，遍身大痛，腹胀身重，不能转侧，右脉俱伏。放痧，用当归枳壳汤，稍冷饮之，又用桃仁红花汤，微温服，次日痧毒之气渐减，又放痧，服如前药而愈。

莫 头痛发热，胸中胀闷，饮热汤一碗，遍身疼痛不能转侧，服他药益昏沉，右寸气口脉虚，左寸微细，关洪紧有力。知其痧也，刺指头出毒血，九针少愈，用消瘀活血解毒药三剂而痊。

痧烦痧睡

痧气冲于心胃，故心烦或嗜睡。此慢痧之轻浅者，误以心烦嗜睡治之，日甚一日，倘有服热酒热汤，虽非骤然紧急，势必日渐凶暴，故录之以示戒。

痧块

放刮稍愈，痧毒未尽，不用药以消之，故成痧块也。施治之法，在气分者，为痞块痛，用沉香、木香之类治之；在血分者为血块痛，用桃仁、红花之类治之；食积阻滞者，为食积块痛，用卜子、槟榔之类治之；在血气二分，当兼以治之，更兼食积，当并治之。

王室 腹痛放痧三次，忽左胁有块，屡痛不止，脉芤而沉微。此毒留滞之，故用苏木散，并三香散，合桃仁红花汤，微温服，块消痛减而止。

陈 腹中绞痛，放痧三次，变右胁下块，大痛不

止，卧不能起，脉沉实而弦紧。此食积为患，用阿魏丸，并棱术汤，加牛膝，治之而痊。

夏室　腹痛，放痧稍愈，左胁下变成块痛，口吐痰涎，卧床不起，脉沉细而微滑。用沉香阿魏丸，加贝母、白芥子，治之而痊。

张　痧胀变为胃前左乳之上一点痛，迟之半年，后吐血而殂。

寒痧辨

痧证之发，未有起于寒者。然有时为寒，非真寒也。盖因世人知痧之热，而服大寒之剂至此。夫犯痧证必无食积血阻于中，方可服寒饮而得效，若一有食积血阻，而饮大寒，则食不消，积不行，血不散，痧毒反冰伏凝阻，未有得安者矣。尝见高岩穷谷之中，山路遥远，行旅感受暑气，渴饮山涧之水而即毙者，是为寒痧。盖由痧毒攻心，服寒饮太过，痧毒遂凝结于心胸，多致不救。幸遇放痧之人，毒血一行，便无阻滞，得有其命。故方书有服阴阳水者，不独取井水，即此故耳。是以久服凉饮之后，痧有未痊者，又当以微温之药施之，略用三香温和之剂，诚为权宜之术，若骤用桂、附、干姜、吴茱萸、参、芪之属，则又误矣。

暗痧辨

心中闷闷不已，欲食不食，行坐如常，即饮温热，不见凶处，更无心腹腰背疼痛之苦，但渐渐憔悴，日甚一日，若不知治，亦成大害。此痧之慢而轻者也，放之即愈。亦有头痛发热，心中作胀，类于伤寒；亦有寒热往来，似疟非疟，闷闷不已；亦有咳嗽烦闷，有似伤风；亦有头面肿胀，两目如火；亦有四肢红肿，身体重滞，不能转侧，此痧之慢而重者也。误吃热物，遂至沉重，或昏迷不醒，或痰喘气急，必审脉辨证。在表者，或刮或放；在里者，或丸散，或煎剂，必连进数服而安。盖慢痧或十日半月而死，或三月四月而死，不为急治，痧毒蔓延肠胃经络间，遂至凶险，恶可以慢而忽之。

朱仆　六月发热，沉重昏迷不醒，黑苔芒刺，舌短，狂骂不避亲疏，诊其脉，六部俱伏。此痧之重极者也。使二人极力扶起，从腿弯有青筋处刺之，微有紫黑血点，痧血不流，将入死地，用宝花散、蒺藜散，稍冷汤饮之，又用紫苏厚朴汤，微冷服，次日痧

退少醒，但身重如石，不能转侧，舌上黑胎芒刺不退，用红花汤合清凉至宝饮治之，渐愈。

右陶婶　四月间忽然昏迷沉重，不省人事，颜色俱变，渐渐黑色，诊之左脉洪大，右脉沉细。此暗痧也，审其腿弯，有青筋三条刺之，紫黑血流如注，不醒，刮痧亦不醒，用沉香郁金散加砂仁并荆芥汤，稍冷服之，不醒。次日用宝花散、薄荷汤加大黄丸，微冷服，亦不醒，至五日复刮痧，用二香散加砂仁汤温下，而后醒，渐渐调乃痊。

霍乱痧

痛而不吐泻者，名干霍乱，毒入血分，宜放痧。新食宜吐，久食宜消，食消下结宜攻。痛而吐泻者，毒入气分，宜刮痧，不愈，视有痧筋则放，宜调其阴阳之气为要。

沈　九月间，干霍乱，腹中盘肠大痛，放痧二十余针，又刮痧不愈，用宝花散、大黄丸，清茶稍冷饮之而痊。

彭　晚间腹中大痛，吐泻数十次，痛益甚，左脉芤而滑，右脉弦细而涩。此宿食已从吐泻而尽，乃毒入血分，血瘀作痛也。放痧不能愈，用独活红花汤、圆红散，微温饮之，吐泻腹痛少愈，次日服前药吐泻腹痛俱已。

《徐氏痧全书》云：霍乱证，因暑气入腹，恶心肚痛，上吐下泻，泻如水注。此暑火暴发，升降不利，清浊不分，所泻者，皆五脏之津液，宜速止，用五苓散，或胃苓汤，以分利阴阳，清暑火之气。有夹食者，亦不可过下，恐津液暴涸，元气损伤也。更有吐泻无物，亦有上下关闭，竟不吐泻者，为干霍乱，心腹绞痛，令人立毙。急以炒盐探吐，通则可救。即定后，周时勿进粒米，得食复发，慎之。至如呕尽泻空，倦怠之极，当用六和汤调理。

痧痢

痢而兼痧，势必绞痛异常，止治其痢，用药无效。或变痢如猪肝色，如屋漏水，或红血水，或噤口不食，呕哕凶危，或休息久痢。惟先治其痧，兼治其积，则痧消而积易去，积去而痧可清矣。

曾　七月间发热，下痢血水，日百余次，肛门急迫，腹痛异常，呕哕不食，六脉迟速不常，或时歇指。此痧痢也，刮痧放痧讫，痛乃减半，用沉香阿魏

丸、砂仁汤，稍冷饮之，用当归、山楂、红花、枳实、赤芍、泽兰、青皮、卜子、槟榔各一钱，熟大黄五分，加童便一钟，稍冷饮，二服，痢下赤白甚多，诸证俱愈。

奚室　腹中绞痛，喘急气逆，六脉无根。此痧脉也，放痧不愈，用沉香阿魏丸、砂仁煎汤，稍冷饮之，痛遂止，次日小腹痛，频下痢赤白，用当归、金银花、青皮、陈皮、乌药、山楂、卜子，加童便，稍冷饮之渐稀，用当归一两，服四剂而愈。

吴　发热胀闷沉重，放痧后痢下紫血，他医以痧气已清，但治其痢，势在危笃。胗之，六脉洪大不匀，此痧气未清，痧毒尚盛也。令刮痧讫，用当归枳壳汤，入童便冷饮之，次以苏木、红花、五灵脂、茜草、乌药、香附、当归、赤芍，以导其瘀乃安，后发余毒于肛门边，出脓而愈。

久泻肉瘦痧

慢痧之变有久泻肉瘦者，治痧则泻自止矣。

姚婢　久泻不已，不思米食，日渐尪瘦，大肉渐脱，脉反有力。放痧三十余针，紫黑毒血成流，服宝花散、阿魏丸，俱稍冷饮之，即愈。

莫　久泻不已，骨瘦如柴，唇红口渴，粥食不进，胸中饱闷，脉反微伏。放腿弯痧四针，毒血流出如花，用沉香丸，清茶稍冷饮之，服棱术汤，加银花、泽兰治之而愈。

绞痛痧—名盘肠痧

心腹绞绞大痛，或如板硬，或如绳转，或如筋吊，或如锥触，或如刀割，痛极难忍。轻者亦微微绞痛，胀闷非常。放痧不愈，必审脉证何因，辨暑秽、食积、痰血所阻，施治须连进数服。世多因放痧数次不愈听命于天，不肯服药，惜哉。

朱室　口吐痰涎，腹中绞痛者六日，左脉微伏，痧也。刮之少安，用药不服，次日复昏沉大痛。刺中指一针，出毒血，兼令刮痧，不愈，用降香桃花散，冲砂仁汤，微冷送下，并用防风散痧汤，加山豆根、茜草、丹参、银花、山楂、卜子，稍冷服而安。

何　正月盘肠绞痛，脉伏，令刮痧，用沉香郁金散，棱术汤冷饮之，稍愈，黄昏时复绞痛非常，用细辛大黄丸，清茶微冷饮之，又用紫朴汤而痊。

张室　十一月间，胸腹中气不舒畅，盘旋绞痛，叫喊几死。胗之，脉洪大无伦，放指头痧二十余针，用救苦丹沉香丸，清茶稍冷饮之，未愈，服防风胜金汤，加桃仁、红花治之而痊。

江　饭后骤然叫喊，腹中绞绞，迷闷无极，六脉俱伏。放痧六针，紫黑毒血出如涌泉，未愈，用盐汤冷饮二大碗，吐出新食，服清气化痰饮，稍冷服而愈。

闷痧

痧毒冲心，发晕闷地，一似中风中暑，人不知觉，即时而毙，此痧之急者，略有苏醒，扶起放痧，不愈，审脉施治，如发晕不醒，扶不能起，必须审脉辨证，果系何因，先用药数剂灌醒，然后扶起放痧，渐为调治。

汪室　六月间，发晕昏迷，两寸芤而散，余脉如常，但重按之，时见歇指。此暑热秽触，犯心经之痧也。扶之不起，先用宝花散、薄荷汤，并藿香汤冷服，稍醒扶起，刺毒血三针，不愈，用沉香阿魏丸、薄荷汤，微冷饮之渐安，后用四物汤调理而愈。

瘟痧

寒气郁伏于肌肤血肉之间，至春而发，变为瘟证，是名瘟痧。又暑热伤感，凝滞于肌肤血肉之间，至秋而发，亦名瘟痧。但春瘟痧毒，偶或得染，秋瘟痧毒，甚至一家数人犯痧，或一方数家犯痧。其发也，必恶寒发热，或腹痛，或不腹痛，似疟非疟，或气急发喘，头面肿胀，胸腹饱闷，或变下痢脓血，轻者牵连岁月，重者危急一时。治宜放痧消食为主，俟痧毒已泻，然后和解清理，除其寒热，健脾养血，补其中虚。

洪　九月恶寒发热，吐痰咳嗽，胸中烦闷，口渴舌苔，左脉时有歇指，右脉沉而有力。刺痧筋，毒血不流，后卧床不醒，益觉沉重。此误饮热汤为害也，用阴阳水一碗，加明矾二分饮之，又用消食去积之药，加熟大黄一钱，微冷饮之，少愈，次日痧筋复现，刺臂弯一针，十指二十二针，去毒血，用活血解毒药渐愈。

洪室　同时恶寒发热，头面肿胀，心胸烦闷，似大头瘟，六脉俱伏。此瘟痧也，放痧不愈，先饮微冷矾汤，次用透窍消毒下气之剂，加牛膝三钱，微冷饮之，二服全愈。

洪子　十月寒热如疟，心腹绞痛，吐泻不已，六脉沉紧。亦瘟痧为害也，用沉香阿魏丸，清茶微冷下，并和脾宣化饮，入大黄一钱同煎，微冷饮之，次日再服如前，而愈。

头痛痧

痧毒中于脏腑之气，闭塞不通，上攻三阳巅顶，故痛入脑髓，发晕沉重，不省人事，名真头痛，朝发夕死，急刺破巅顶，出毒血以泄其气，药惟破其毒气，清其脏腑为主。痧毒中于脏腑之血，壅瘀不流，上冲三阳头面，故肌肉肿胀，目闭耳塞，心胃烦闷，急刺巅顶及诸青筋，药宜清其血分，破其壅阻为要。痧气慢者，上升于三阳头面，常觉头眩内热，或半边头痛，心烦不安，宜刮痧，不愈，用清凉之剂治之。

张　头痛发晕沉重，六脉俱伏。刺巅顶一针，余痧筋俱刺，少苏，复诊脉，沉实而上鱼际，用清气化痰饮，冷服而安。

汪室　头面红肿，发热头痛，心胸迷闷，脉芤而疾。刺左腿弯三针，血流如注，冷服红花膏子半杯，用蒲黄饮三剂而痊。

心痛痧

痧毒冲心，属之于气，则时痛时止，痰涎壅盛，昏迷烦闷，治宜刺手臂，服顺气之剂为主。痧毒攻心，属之于血，则大痛而已，昏沉不醒，治宜刺腿弯，服活血之剂为主，迟则难救。

郑　心中暴痛，口吐痰涎，闷不能出声，两寸沉而伏，关尺洪而紧。刺痧筋二十针，用乌药顺气汤，冷饮四剂而安。

严女　饭时心中暴痛，昏沉不醒，诊之六脉已绝，辞之，次日而殂。

腰痛痧

痧毒入肾，则腰痛不能俯仰，若误饮热汤，必然烦燥昏迷，手足搦搐，舌短耳聋，垂毙而已。

黄室　腰中大痛，强硬如板，误饮热酒，发热烦燥，昏沉痰涌，左尺虚微，右尺洪实，脉兼歇指，痧中于肾也。刺腿弯痧筋，仅有血点，用降香桃花散，微冷服，腿弯痧筋复现，刺二针，血流如注，又服二散，痧退痛减。

伍　腰痛放痧，四次不痊，沉重大痛，连及胸胁，

左手无脉，辞之，六日而殒。

小腹痛痧

痧毒入大小肠，则小腹大痛不止，形如板椎，绞绞不已。治之须分左右二股，屈伸为验。

盛　小腹大痛，每每左卧，左足不能屈伸，太阳小肠经痧也。痧筋不现，用木通汤，微冷服四剂，左腿弯方见痧筋，刺二针，用红花汤冷下，痧退后调理而愈。

范　小腹大痛，每每右卧，右足不能屈伸，阳明大肠经痧也。刺腿弯青筋二针，毒血成流，不愈，用枳实大黄汤冷服，半夜痧退，少安。

胁痛痧

痧证不忌食物，痧毒裹食，结成痧块，于胁而痛，慢痧误饮热汤，毒血凝结，亦成胁痛，日久难散。

朱室　身热，吐痰胁痛，饮圆汤益喘呕不已，左脉洪数，右脉似伏痧也。令刺腿弯痧二针，不愈，服童便，喘呕稍减，用阿魏丸、大黄丸，白汤微冷下，身热吐痰俱已，又用必胜汤微冷下，三服而痊。

王　吐痰胁痛，误吃圆汤，放痧数次，日久不愈，诊之，辞不治。以痧毒裹圆，结成痧块，不可解耳，况日久攻坏脏腑，虽药无益，后易数医，变喉旁发肿而殁。

手臂痛痧

手臂有痧，不攻脏腑者，为慢痧，惟刺手臂。攻及脏腑者，为紧痧，兼服痧剂。

高　左臂疼痛，医治不应，刺臂上痧四针，出毒血而愈。

骨节疼痛痧

骨节疼痛，或为暗痧相缠，此痧最慢，不可不知也。

董　筋骨疼痛，卧床二年，诸药不应。诊之，右脉微弦，左脉微沉，阅痧筋放之，用圆红散，微温汤饮之，服蒲黄饮，加五灵脂、角刺温服，六剂而痊。

郝　筋骨疼痛，步履艰难，吐痰气急，左脉微芤，右脉弦紧。放腿弯痧紫血三针，用必胜汤，加角刺，

微温饮之渐愈。

偏身肿胀痧

痧者时疫恶毒之气，元气壮实，内不受邪，即散于肌肤血肉之表，为肿为胀。若误饮热酒热汤，便成大害。此痧之暗者，宜从脉异处辨之。

闻婶　久生疮患，腹大如鼓，手足俱肿，左脉微数，右脉时或歇指，思疮毒入肉作肿，脉宜洪数有力，脉证不合，必慢痧为患也。刺腿弯痧筋五针，毒血如注，未愈，刺指头二十针，用宝花散，并服桃仁红花汤，八服肿胀俱消。

闻女　手足俱肿，将逮于腹，六脉弦细沉迟，慢痧之变证也，畏刺不放痧，辞不用药，恐药气稍冷，不能治及于血肉之分也，越六日肿胀益甚，复延治，令放痧三十余针，去毒血，用宝花散布稍冷之，并用散痧解毒消瘀顺气之剂，以痧久难于速效，服二十四剂，方得平安。

贾　偏身肿胀，服药不应，心口将平，脐有青筋，诊脉无根，殆不可疗，视指上、腿弯、脐青筋交现，刺出毒血甚多，彼谓痧不当服药，遂已后二月余，成真膨而死。

许　四岁，头面、胸腹、手足、偏身俱肿胀红色，头汗如珠不绝，两关两尺皆洪大滑实，两寸厥厥动摇。此伤食之痧感于脾经，故偏身肌肉肿胀，痧筋不现，刮痧不起；此因误饮热汤，痧气内攻也，痧毒冲心，心脏不受，故上干头面，化而为汗，出之如珠，皆心液也，用紫朴汤加大黄丸，微冷饮之，胀消汗止而愈。

痧变吐血鼻衄便红

痧毒冲心则昏迷，冲肺则气喘痰壅，甚则鼻衄，入肝则胃胁疼痛，不能转动，甚则血涌由吐而出，流于大肠则大便血，注于膀胱则小便血。治宜先清其痧毒之气，顺其所出之路，则气自顺而血自归经矣。若不知治，紧则变在顷刻，迟则变成劳弱，或时时便血溺血不愈。

孙　痧胀放痧，不服药，变筋骨疼痛，十日后吐血甚多，疼痛，不愈，诊其脉芤，此痧气已退，尚存瘀血，用桃仁、红花活血之剂，四服而痊。

潘　痧胀鼻衄。是痧气由衄而泄，用清凉至宝饮而痊。

周　六岁痧痛，大便红。令放痧，服散痧消瘀活血之剂而愈。

何女　痧痛溺血甚多。令放痧，不愈，用荆芥薄荷汤，加益母、银花、牛膝、连翘治之而痊。

吐蛔泻蛔痧

痧毒入胃，胃胀热之极，蛔不有存或上涌吐出，或蛔结腹痛不大便，或蛔入大肠由大便而出，与伤寒吐蛔伏阴在内者不同，治宜清其痧胀为主。

沈　痧胀吐不止，脉洪而紧，刮痧讫用药，加熟大黄一钱，微冷饮之，吐止胀消，后二日复痧胀，吐蛔一条，脉复洪紧，更用熟大黄一钱，微冷饮之，痧退而安。

汤　腹胀大痛，脉散乱无根，此蛔结也，痧实始之，放痧后，用散痧去毒之剂，加大黄二钱，大便下死蛔二条，并宿粪而愈。

朱女　痧发痛极，头汗如雨，脉芤而洪实，放痧刮痧不出，用细辛大黄丸微冷服，又用荆芥银花汤稍冷服，又三日，痧筋乃现，放之服药如前，腹痛不止，至十九日，用药加大黄，大便下死蛔三条，结粪亦下痛犹不止，又现痧筋，放之，服前药乃愈。

呃逆痧

呃逆，俗名冷呃，有寒有热，有虚有实，有因痰火，有因血郁，有因食阻气阻，有因病重发喘。若一概认呃为冷，以丁香柿蒂主之谬矣。况痧胀为呃，有痰火血郁之分，有气阻食阻之异，有病重喘呃之凶，苟非细辨病之原用药。稍或不妥，非惟不效，势必呃死，是用明痧呃之害焉。

徐　伤寒变疟呃逆三日夜，两寸脉微，余脉紧滑。此呃逆脉异，病后兼痧也，阅腿弯上下痧筋，放四针，紫黑血流不愈，用细辛大黄丸，清茶稍冷服之，服清凉至宝饮，微冷下而痊。

王室　产后月余，发热呃逆，腹胀沉重，六脉弦细而疾，口渴畏热饮。痧证显然，放臂痧三针，血流如注，又放指上三十余针，用苏木散，并服桃仁红花汤，加山楂、卜子二剂，俱微温饮乃愈。

痰喘气急痧

先有痰喘气急而痧胀因之，先治其痧，次治其痰气；先有痰胀而痰喘气急因之，但治其痧，痰喘气急自愈。痧证、痰喘气急，治法不同，寒热不清者兼和解，有热无寒者兼清热；食结不化者兼消食顺气；大小便不通者，急攻其时里；痢下脓血，或赤或白者，急攻其积；瘀血凝滞，小便利大便黑者，急消其瘀；呕吐紫血或鲜血，当虑痧毒攻坏脏腑，不痛者可治，痛而不已者难治，服药不应者死。

祖　四月，发热头痛，胀闷昏迷，痰喘气急，六脉无根。脉法为死证，阅有痧筋，放之不愈，用沉香郁金散、圆红散，稍冷服，又用化毒丹一服，昏迷即醒，胀闷痰喘，气急俱平，更用防风散痧汤，加青皮、连翘、山楂、卜子、熟大黄一钱，服之发热，头痛俱已，六脉如旧。

费室　痰喘气急，胀闷不已，左三部脉浮紧而数，右三部如无。此痧胀暗发也，令刺乳下二针，出紫血如注，六脉如旧，用和脾宣化饮二服，稍冷饮之，诸证俱痊。

钱　二月，脘间痰喘气急，脉沉微，刮放不愈，用藿香汤，稍冷服，又用棱术汤，加大黄五分，微温服之，诸病俱痊。

咳嗽呕哕痧

痧毒之气上凌肺金，故气逆发呛而咳嗽，痰涎上涌，或呕哕恶心，或头面浮肿，或心胸烦闷。此热毒入于气分，宜刮痧，间有入于血分者，必有痧筋，然后刺之，药以理痧毒为主，若以伤风咳嗽治之误矣。

俞　五月，发热咳嗽，呕吐痰涎，胸中胀闷，面目浮肿，服伤风咳嗽之药四剂，心益胀闷，遂止不药将及一月。诊之，右寸脉虚，知为痧之变证也，刮痧讫，用防风散痧散汤，加贝母、薄荷、童便，微冷饮之即痊。

王　咳嗽发呛不绝声，面俱肿，呕痰不已，更吐鲜血，六脉弦紧且数，此痧毒之气，搏击于筋脉间，故见脉乃尔。刺指头出毒血三针，令多为刮痧，用宝花散加童便，微冷服，又用圆红散，微温而痊。

麻木酸痒痧

翁　遍身麻木，腿膝酸痒异常，脉微而细。放腿足痧四十余针，指头痧六针，未愈，服圆红散，微温饮之，用当归、银花、连翘、秦艽、穿山甲末、天

虫、角刺、红花，二剂，如前服而痊。

头虚脚肿痧

头面虚肿，有因风热者，消风热可愈。因痧毒上攻三阳，宜先刮，后用清凉引下之剂治之。至若妇人脚肿，初小腿肿，后大腿肿，渐渐入腹，肿即腿足不肿，内发胀闷，起则胸腹宽松，足腿复肿，延至数年，大小便不利，即成真膨。此淫毒之气，蒸淫于足，伤其血分，变为慢痧，不由鼻入，故吃热汤无害，脉亦有现有不现。及阅痧筋，或在腿，或在足面，或在足两旁，必多刺数次，出毒血为要，不愈，当服药平其气血为主。

有慢痧缠为脚气者，上身气血流通，脉往往不现，但两尺微微有力而已。凡遇杂病，切忌升提以防痧，若不知治，痧筋一散，无从可放。

殳　骤患头面红肿，心胸烦闷，口渴唇焦，六脉俱伏。放巅项痧一针，及手指腿弯皆十余针不愈，用清凉至宝饮，减细辛，加石膏、红花、茜草，稍冷饮之，三服而痊。

秦室　素患脚肿及退，渐升于腹，夜苦心中饱闷，饮食不安，日间行动，足腿复肿，十余年矣。诊脉细数，令放足面及两旁痧，用川楝子、银花、木通、泽泻、槟榔、泽兰、青皮、枳壳、乌药、连翘，温饮，八服遂愈。

某　年老，苦足底燥烈，以为气血衰微所致，不用药治之。阅有痧筋，初放四针，毒气散行，腿足遂肿，次日放痧四十余针，其肿渐平，三日又放四十余针，足底渐滋而愈。

王　患脚气，腿足俱肿，看有痧筋，惧痛不治，缘世人患此者甚多，故记之。

惊风痰热痧

小儿犯此，惟用豁痰疏风定惊之品，而有不愈者，审其证候稍杂，即以痧治之。小儿夜唬，叫跳不止，因胸腹作痛，将刷子蘸香油刮之。

岳幼子　发热面赤，痰喘不已，两目上视，困重沉沉，脉紧而数。先用圆红散，稍冷汤饮之，令刮痧，痧起，未愈，用和脾宣化饮，研细辛大黄丸，微冷饮之遂安。

高　一岁，痰嗽身热，手足抽搐，昏迷不醒，虎口脉不现，六脉俱伏。阅腿弯痧放一针，紫黑毒血流

出，用救苦丹，清茶稍冷饮之，未愈，又用三香散，微冷汤下而痊。

朱　二岁，夜半忽然嗥哭，叫跳不止，意其胸腹作痛，将刷子蘸香油刮之，痧起，不药而愈。

自汗盗汗惊惶痧

自汗阳亏，盗汗阴弱，闻声惊震，遇声而惶惧者，虚极之候，若因痧有是证者，固表固本，在所大忌，务宜辨之。

陈室　本质虚弱，凡遇病，非人参不效，四月间，心胸烦闷，汗流不绝，闻声惊恐。初病脉未显，服平剂不应，他医用参疾益甚，再诊脉不见沉微，反见浮洪紧大，曰痧也，令放痧毕，用宝花散、阿魏丸微冷茶饮之，渐安后用归身、山药、茯苓、麦冬、沙参、丹皮，四剂而安。

祝　发热头疼，自汗如油，痰喘如锯，时觉昏沉。有以牛黄抱龙丸、生姜汤治之更重，诊之脉上盛下虚，放乳边痧三针，腿弯上下痧六针，未愈，服桃仁红花汤，加牛膝、石斛、细茶微温饮之，三剂而安。

石　口渴盗汗，腹胀如膨，脉弦细无力。放指头痧二十余针，用苏木散合宝花散、砂仁汤，微温饮之，服蒲黄饮，加角刺、卜子，温饮四剂，又用清凉至宝饮二剂，而痊。

半身不遂痧

痧之慢者，留滞筋络，或右或左，为半身疼痛，为麻痹不仁，见有痧筋，亟宜刺破，然后用药以散布其毒草，活血以消其瘀，痧根既拔，其证渐痊。

盛　朝凉夜热，气急，服药半年不应，反加右半身疼痛，不能俯仰，咳嗽吐痰，饮食减少，成劳弱不足之症，脉不见弦数而微细，时有歇指，脉证不合。刺痧筋二十余针，用姜黄、旋覆花、丹参、橘红、赤芍、延胡索、泽兰、山楂、角刺、穿山甲二剂，微温服，疼痛吐痰俱除，后朝用六味地黄丸，夕用补中益气汤，朝凉夜热俱除。

眼目痧

痧者，火毒也。若犯痧证，适与心主之火相合，故痧毒逆冲，最要防攻心之患。今少阴心君不受邪，逆犯厥阴肝母，故两目红肿如桃，甚则眼珠突出，最

为凶险。然他症患目，惟在于目，若因痧为患，必然先觉心中烦闷，而目疾因之。苟不早治，轻则坏目，重则殒命。治宜先刺百会穴，以泻毒气，当放者放，当刮者刮，用清火活血顺气之剂，加牛膝、石斛以引火归原，诚为良法。

江　心中烦热头眩，忽两目红肿大痛，饮热茶热酒，眼珠挂出，左目尤重，至晓即昏沉发晕，左脉微细无根。痧毒之为害也，放痧不愈，用银花、茜草、连翘、黑山栀、枳壳、丹皮、赤芍、牛膝、石斛、草决明，加童便，微冷饮之，眼珠始收，调理而愈。

落弓痧

倏忽昏迷不醒，或痰喘不已，眼目上吊，形如小儿落弓之症，此暗痧难识，心须审脉辨症，的是痧毒，看其身体谅热，唇舌润燥何如，然后治之。

盛　九月间，发热口渴，昏闷不醒，两目上翻，六脉微细而伏，先用宝花散、砂仁汤，冷下而苏，扶起放痧十二针，去毒血，用救苦丹，并细辛大黄丸、砂仁汤，稍冷下，又用防风汤，加银花、丹参、山楂、卜子而痊。

陈　八月间，时常身热，口中微渴，饮热茶，倏然沉重，昏迷不醒，左尺沉细，动止不匀，右寸脉浮而芤。此肾虚而痧犯之，肾水之痧逆行于母肺金，故痰气壅盛而发晕也。用独活红花汤，入贝母、牛膝，加童便饮之，更进圆红散而醒，然后扶起放痧，二日后痧气清，用补中益气汤、六味地黄丸而痊。

鬼箭痧

世俗传鬼箭之说，有针挑火焠、油发艾桃揩诸法，不取服药，疑有鬼祸，非也。识者谓鬼箭是风，神箭是寒，床箭是湿。痛而转动者，气与痰也；痛而难转动，血也。然中亦有杂痧者，先治痧毒，后治余证。

曹　遍身走注疼痛，不能转动。或曰此鬼箭也，如前法治之不应。诊之脉左虚右实，放痧三针，流紫黑血，用桃仁红花汤，加穿山甲、天虫、香附，微温服渐痊。

钟室　腰背疼痛，卧床不起。有以为鬼箭者，从痛处挑筋十余针，不愈。脉徐疾不常，曰痧也，令放腿弯毒血二十余针，用红花汤，加穿山甲、泽兰、刘寄奴四剂，微温服乃痊。

刺蝥瘟痧

时有壮热烦闷，遍身痛如刺蝥所伤，可以痧治之。

林 犯时疫瘟疾，壮热口渴，胸腹迷闷，以手摩之，如刺蝥伤痛，遍体皆然。放腿弯毒血十二余针，用穿山甲、天虫、角刺，加活血顺气之药，稍冷饮之而痊。

痧变发颐

痧而发颐，毒气上攻，宜急治之，迟则难救。

汪 壮热，目赤口渴烦闷，谵语神昏，左脉沉微，右脉歇指。痧也，服阴阳水一碗，神昏少清，谵语少定，扶起放痧讫，外用赤豆水捣敷围，内吹冰硼散，服穿山甲、天虫、角刺、射干、山豆根、土贝母、连翘、乌药、枳壳、川连、牛膝，微冷饮之，颐遂出脓些须而愈。

痧变肿毒

痧毒不尽，留滞肌肉腠理之间，即成肿毒。宜先放痧，用散痧解毒之药以除其根，然后审其毒之所发，照十二经络脏腑，分阴阳寒热处治。轻则消之，重则托之，虚则补之，实则泻之。若红肿甚者，属阳，用忍冬解毒汤，加引经药以治之；白色不红，平肿不易起发者，属阴，用参归化毒汤，加引经药以托之；毒有半阴半阳，用活络透毒饮，加引经药以透之，穿破之后，皆用神仙太乙膏贴。若肿毒无脓，只有毒水流出，或脓少血多，用飞龙夺命丹研碎些须，填太乙膏中，拔去毒水血脓，后单用太乙膏贴之，毒口难收，用红肉散掺之，肉黑者用代刀散以棉花絮微掺之，即变红色，贴膏自愈，为肿为毒外泄[①]。又有发为紫血疮者，宜针痧筋，兼用活血散毒之剂。

姜 遍身疼痛，背发一毒，黑烂痛苦。诊之脉沉微，指头黑色，而恶热饮，此痧变恶毒，用冷药围而成背疽也，令去其围药，放痧讫，俟痧气已绝，用参、芪、姜、桂、熟附子温托之，外敷以代刀散，黑变红色，贴太乙膏而痊。

苏 暑月吐泻，腹中绞痛，刮痧痛止，两臂红肿且痒，用藿香饮一剂而痊。

治痧当绝其根

痧之为害，治之已愈，若一月未除，即复肆毒，又遍周身，如在表者已刮，在中者已放，而在内者少有未消，一吃热物，痧毒即由内而攻表。在内者已治，在中者已放，而在表者未刮，即复由外而攻内，表里俱治矣。而在中者未放，亦复传变表里。故治痧当绝其根。

痧证数犯可绝其根

痧气之所犯者，邪气胜夫元气，虽人壮实而不免。痧证多犯者，由元气虚，则邪气易感，是以有数患痧痛之人，非刮则放。而谓痧不可刺，刺即多犯尔。不知痧之易感，必由于胃气本虚，用绝痧方充其胃气，又用参芪大补之味以实之，则痧自断。然必痧证已痊之日，全无些须痧毒，然后可服以绝其根，否则断不可服，恐中有甘辛温热之味，反助其邪毒尔。

附方案二条从王氏本采入

刘 年四旬，遇疫，遭数丧，自外归，母病旋卒，遂成惊悸不寐，略睡去，即叫蹻，其心如荡如撞，服天王补心丹之类，半月不效。予用奇方制就琥珀丸，三服遂定每服三分三厘共一钱，又变怪证，饮食如故，忽然目翻涎流，喊如羊，其头侧过左肩，手亦向左反张，突起旋走，面如土色，食顷稍苏，日夜百番，或曰羊痫，曰痉病。然痫症当见怪脉，今无脉，非五痫可知。若作痉治，用麻黄发汗，续命驱风，恐立毙耳。于书载角弓痧症略相似，即投炼石丹一服，日夜各减半，二服，日间不发，晚止数次，三服全愈，但面色不正，另立丸方调理而痊。

真琥珀同灯心研，四钱 辰砂研细，取猪心血和，仍放入心内，湿纸包，煨火熟为度，取出晒干，五钱 整大半夏一两洗净，同姜汁半盏、牙皂白矾各三钱煮透极熟，晒干用，八钱 胆星六钱 石菖蒲 炙甘草各五钱 枣仁二两 远志肉 白茯神 橘红 归身 柏子仁 山药 麦冬各一两

煮枣肉丸，梧子大，金箔为衣。每服三十丸，临卧圆眼灯心汤下。此丸兼治怔忡、健忘、惊悸、癫痫等证。

一客匠年十六，发热久之，胸胁痛，脉细弱。或作劳怯，治呕哕便闭，小腹胀急，或参用左金，便溺通而痛愈紧，夜尤甚，小便赤色，投痧证药不应，脉

---

① 泄：原文无，据文意补入。

未改常，而胸前不可以手近，其痛在络，用金铃子肉一个、元胡一钱、姜皮一钱、陈麦仁三钱、生香附一钱半，煎饮一服而愈。金铃入络佐元胡气血俱通，而书中未收，故附志之。

饮药规则

痧无食积瘀血，而痧气壅盛者，宜冷服。盖热毒之气在心膈者，随药而消，昏迷旋醒，可以救，刮放之不及，痧气壅阻于食积，而无血瘀者，稍冷服，痧有毒盛而血瘀者，微温服。夫云稍冷者九分冷一分温也；云微冷者，八分冷二分温也；云微温者，冷者四分之三，温者四分之一也。

痧证汇要卷三

痧证汇要　卷四

太仓孙玘鹤隄编辑
青浦何其伟书田校阅

备用要方

防风散痧汤　治痧有因于风者。

防风八分　陈皮八分　细辛八分　银花八分　荆芥八分　枳壳各等分

头面肿加薄荷、甘菊；腹胀加大腹皮、厚朴；手足肿加威灵仙、牛膝、倍银花；内热加连翘、知母；痰多加贝母、瓜蒌仁；寒热加柴胡、独活；吐不止加童便；小腹胀痛加青皮；血滞加茜草、丹参；咽喉肿加山豆根、射干；食积腹痛加山楂、卜子；心痛加延胡索、莪术；面黑，血瘀也，加苏木、红花；口渴加花粉；赤白痢加槟榔；秽触加藿香、薄荷；放痧不出倍细辛、苏木、桃仁、荆芥。

水二钟，煎七分，稍冷服。

【正气汤　治秽气。

僵蚕一钱　薄荷九分　泽泻七分　银花八分　牛蒡一钱　陈皮八分　蒌仁一钱】

荆芥汤　治痧有郁气不通者。

荆芥　防风各一钱　川芎三分　陈皮　青皮　连翘各八分

食不消加山楂、卜子；心烦热去川芎，加黑山栀；有积加槟榔；痰多加贝母、白芥子；血壅加桃仁、红花；气壅加乌药、香附；郁闷不舒加细辛；食积加山棱、莪术；大便不通加枳实、大黄；暑热加香薷、紫朴；小便不通加木通、泽泻；喉痛去川芎，加薄荷、射干、大力子；咳嗽加桑皮、兜铃。

煎服同上

陈皮厚朴汤　治痧有因于气阻者。

陈皮　紫朴　山楂　乌药　青皮等分

痰多加白芥子、贝母；痧筋不现加细辛、荆芥；血瘀加元胡索、香附、桃仁；头汗加枳实、大黄；口渴加薄荷、花粉。

煎服同上

棱术汤　治痧因食积者。

山棱　卜子　莪术　青皮　乌药　槟榔　枳实各一钱

煎服同上。

藿香汤　治痧因秽气者。

藿香　香附各四分　薄荷七分　枳壳　山楂　连翘各一钱

煎同上，冷服。

薄荷汤　治痧因于暑者。

薄荷　香薷　连翘各一钱　紫朴　银花　木通各七分

煎服同上。

【又清暑汤　香薷七分　薄荷七分　木通七分　银花八分　青蒿七分　泽泻七分　连翘八分】

紫苏厚朴汤　治痧有暑胀不已者。

紫苏　香薷　紫朴　枳壳　红花　青皮　陈皮　卜子　山楂等分

煎服同上。

防风胜金汤　治痧因于食积血滞者。

防风　乌药　桔梗　枳壳　元胡索各七分　卜子二钱　槟榔　银花　山楂　连翘　赤芍各一钱

煎同上，稍冷服。

紫朴汤　治痧有食气壅盛者。

紫朴　山楂　卜子　山棱　莪术　枳实　连翘　青皮　陈皮　细辛等分

煎服同上。

必胜汤　治痧因于血实者。

红花　香附各四分　桃仁去皮尖　大黄　贝母　山楂　赤芍　青皮　五灵脂各一钱

煎同，微温服。

独活红花汤　治痧因于血郁者。

独活　红花　桃仁去皮尖　蒲黄　元胡索　白蒺藜炒为末　乌药各一钱　香附三分　枳壳七分

煎服同上。

射干兜铃汤　治痧似伤风咳嗽。

射干　桑皮　兜铃　桔梗　薄荷　元参　花粉　贝母　枳壳　甘菊　银花等分

煎同，稍冷服。嗽甚加童便饮。

当归枳壳汤　此养血和中之剂。

归身　山楂　枳壳　红花　赤芍　青皮　茜草　连翘　丹

参 续断各一钱

煎同，微温服。

荆芥银花汤 此治血滞之剂。

荆芥 红花 茜草 丹皮 银花 赤芍各一钱 香附三分 乌药五分 白蒺藜去刺，捣末，八分

煎服同上。

桃仁红花汤 此治血结不散之剂。

桃仁去皮尖 红花 苏木各一钱 青皮八分 乌药四分 独活六分 白蒺藜去刺，捣末，一钱二分

煎服同上。

红花汤 此治血痰之剂。

红花 蒲黄 青皮各二钱 香附四分 贝母二分 枳壳六分

煎服同上。

清凉至宝饮 此清痧热之剂。

薄荷 地骨皮 丹皮 黑山栀 元参 花粉等分 细辛倍加

煎同，稍冷服。

如圣散 治痧有咽喉肿痛。

牛蒡子 苏梗 薄荷 甘菊 银花 川贝母 连翘 枳壳各一钱 桔梗五分 乌药四分

水煎，微温，加童便冲饮。

宝花散 此治痧之仙剂。

郁金一钱，凡方中用此味者不可用姜黄代，后有药性当阅 细辛三两 降香三钱 荆芥四钱

共为细末，每服三匙，清茶调，稍冷服。

沉香郁金散 此治痧气寒凝之剂。

沉香 木香 郁金各一钱 乌药三钱 降香二钱 细辛五钱

共为细末，每服三分，砂仁汤稍冷服。

圆红散 治血郁不散。

没药置箬内，放瓦上炭火，炙去油，为末，三钱 细辛四钱 桃仁去皮尖 元胡索各一钱 降香三钱 白蒺藜捣去刺，一两

共为细末，每服一钱，紫荆皮汤温服。

化毒丹 治痧痰气壅盛。

银花 薄荷各一两 细辛 枳壳各五钱 川贝母二两

共为末，每服六分，细茶稍冷服。

三香散 治过饮冷水水痧不愈者。

木香 沉香 檀香等分

共为细末，每服五分，砂仁汤微冷服下。

三香丸 治过饮冷水痧闷者。

木香 沉香 檀香各五钱 砂仁 卜子各八钱 五灵脂六钱

共研末，水发为丸，白汤微温下。

救苦丹 此治痧气郁闷之剂。

枳实 卜子各一钱 郁金二钱 乌药 连翘各八钱

共为末，清茶稍冷下。

冰硼散 治痧咽喉肿痛。

硼砂 天竺黄各二钱 朱砂一分 元明粉八厘 冰片三分

共为末，吹入喉中。

牛黄丸 治痰涎喘急。

胆星 天竺黄各三钱 雄黄五分 朱砂五分 牛黄 麝香各四分

共为末，甘草水为丸，如梧桐子大。每服二丸，淡姜汤稍冷服。

细辛大黄丸 治痧大便干结，气血不通，烦闷壅盛昏沉者。

细辛 大黄 枳实 紫朴 麻仁 青皮 桃仁去皮尖，等分

共研末，水发为丸。每服一钱，重者二钱，再重者三钱，淡姜汤稍冷下。

和脾宣化饮

治痧气食结，胸中饱闷，腹内绞痛。

广皮 卜子 细辛 前胡 大腹皮去黑臍，黑豆汤泡洗 麦芽各一钱 山楂二两，煎汤代水

消疳解毒散 治痧后牙疳。

天花粉 兜茶 官硼 青黛水澄，各一钱 人中白三钱 薄荷 甘草 黄连各五分 牛黄 珠子各一分 雨前茶五分 冰片一分

研细，以无声为度。先用浓茶拭净，去其腐肉，吹之。

牛黄八宝丹 善化痧后诸般恶毒恶疮，此丹有灵气。

雄黄透明者 元参瓦上焙，各五钱 羌活炒 川连土炒 羚羊角 犀角 川贝母炒净 乳香出汗尽 没药各三钱 青黛水澄 琥珀各二钱 真珠四分 牛黄 冰片各二分 劈砂水飞，五钱

上十五味如法制，为细末听用。外将拣净银花二两、甘菊一两、甘草五钱、胡桃肉二两、花地丁二两、长流水五碗，砂锅内慢火煎至及半，取汁，将渣绞干以绵滤净，桑柴火熬膏，入炼熟老蜜盏许，再熬至粘筋，将前药和丸，每丸三分。年幼者一丸，年长者二丸，每日蜜汤调服。

活络透毒饮 治痧后热毒流连，余毒在所不免，却不易来者，以此汤预活之。

羌活 红花 荆芥 牛蒡子 木通 当归 牛膝 蝉蜕 青皮 连翘等分

水煎，温服。

忍冬解毒汤 治痧后余毒窃发者。

金银花 土贝母 甘菊 荆芥穗 牛蒡子 红花 甘草 紫花地丁 连翘等分 胡桃肉一枚

水煎，温服。

拨云散 治痧后余毒在肝，两目通红，甚至起障者。

生地 黄连 木通 荆芥穗 谷精草 甘草 赤芍 羚羊角 大黄二分至六分 木贼草 甘菊 羌活 银花 望月砂

加灯芯、白芙蓉叶，水煎，温服。

赛金化毒散 治痧后热毒流连，疼痛不已，发疔发疗者。

乳香 没药各出汗 川贝母去心炒 雄黄 天花粉生用 黄连各一钱 甘草七分，生 赤芍二钱，炒 牛黄二分 大黄二钱，半炒半晒 冰片一分半 珠子四分

研至无声为度，共为极细末，用蜜汤调服。

加味活命饮 治一切痧后留滞热毒发为肿毒疔疽。

穿山甲土炒 银花 大黄各三钱 归尾 陈皮各一钱五分 花粉 薄荷 甘草节 生地 白芷 防风 贝母 乳香各一钱 皂角刺五分 没药五分 赤芍一钱

毒在背加皂角刺一钱五分；毒在面加白芷一钱五分；毒在胸加瓜蒌仁二钱；毒在头面手足加金银花二钱。

水二大盅，煎八分，空心温服。忌醋并诸毒物，禁房事。

参归化毒汤 治痧后余毒流连，气血虚不能即溃，以此化毒托出之。

人参 当归 黄芪 甘草 银花 牛膝 红花 贝母 山楂 皂角刺 白芷等分

水二盅，加胡桃肉一个，煎七分，空心温服。

奏凯和解饮 痧退之后调理和解。

银花 土贝母 牛蒡子 山药 白扁豆 山楂 荆芥 当归各一钱 人参四分 甘草三分

水二盅，加核桃肉一个、莲肉六粒，煎七分，空心温服。

参苓归术散 痧气退尽，气血虚弱者，以此补之。

人参 白茯苓 当归 白术 白芍药 陈皮 黄芪 川芎 熟地 甘草

水煎，空心温服。

沉香丸 治痧气急，胸腹胀痛，迷闷昏沉。

沉香 槟榔各五钱 卜子 枳实 厚朴各七钱 山棱 莪术 广皮 天仙子即朱蓼子，各六钱 白豆仁 乌药各四钱 木香三钱 姜黄五钱

水发丸，如绿豆大。每服三十丸，砂仁汤稍冷下。

沉香阿魏丸 治痧气壅血阻，昏迷不醒，偏身沉重，不能转侧。

五灵脂 广皮各一两 青皮 天仙子 姜黄 莪术 山棱各七钱 枳实六钱 白豆仁 乌药各五钱 木香 沉香各二钱 阿魏一钱

如前，稍冷，汤下。

丁香阿魏丸 治痧食积成块，痛而不已，推上移下，日夕叫喊，病久不愈者。

卜子 五灵脂 楂肉 神曲 青皮 枳实各一两 莪术 厚朴各八钱 山棱 槟榔各七钱 白豆仁 乌药 姜黄各五钱 木香 沉香各三钱 阿魏二钱 丁香一钱

水发为丸，如绿豆大。每服十丸，紫荆皮汤温下。

阿魏丸 治食积壅阻，痧毒气滞血凝，疼痛难忍，头面黑色，手足俱肿，胸腹胀闷。

延胡索 苏木 五灵脂 天仙子各一两 莪术 广皮 枳实 山棱 厚朴 槟榔 姜黄各七钱 乌药五钱 降香 沉香各三钱 阿魏二钱 香附四钱 卜子一两

丸法如前。每服十五丸，砂仁汤稍冷下。

苏木散 治痧毒血瘀成块坚硬突起不移者。

苏木二两 红花 延胡索 白蒺藜捣，去刺 桃仁去皮尖，各一两 独活三钱 五灵脂七钱 降香 姜黄 赤芍各六钱 大黄五钱 乌药 山棱 莪术 陈皮 青皮 皂角刺 香附酒炒，各四钱

共为细末，每服二钱，温酒下。

蒺藜散 治食积瘀血痧毒凝滞成块，日久不愈。

白蒺藜捣去刺，二两 泽兰 姜黄 卜子 楂肉 茜草 土贝母净，各一两 延胡索 五灵脂各一两五钱 槟榔七钱 银花八钱 乌药 青皮各六钱 桃仁去皮尖，一两五钱

共为末，每服一钱，温酒下。

探吐法

用盐汤或矾汤稍冷服，令吐去所食，以解痧毒所阻，必须多饮则吐。

当归枳壳汤 消食顺气和血之剂。

归尾 枳壳 赤芍各一钱 山楂 卜子各二钱 紫朴八分

水煎，微冷服。

清气化痰饮 治痧痰气壅塞之剂。

贝母二钱 姜黄一钱 细辛 橘红各八分 青皮 紫朴各七分 荆芥六分 乌药五分

水煎，冲砂仁末五分，微冷服。

蒲黄饮 治痧毒散瘀引火下行之剂。

牛膝三钱 独活 枳壳 连翘 桃仁去皮尖 泽兰 赤芍 山楂 姜黄 蒲黄各一钱

水煎，微冷服。

乌药顺气汤 治痧气内攻之剂。

山棱 莪术 卜子 白芥子 延胡索各一钱 枳壳 青皮 乌药各八分 红花七分 香附四分

水煎，稍冷服。

降香桃花散 治痧气中肾之剂。

降香五钱　牛膝二两　桃花　红花　大红凤仙花各七钱
白蒺藜一两

共为末，黑砂糖调童便冲服。

木通汤　治痧毒结于膀胱之剂。

牛膝三钱　丹皮　细辛　连翘　银花　泽兰　白芨　蒲黄
木通　延胡索各一钱

水煎，加童便微温服。

枳实大黄汤　治痧毒结于大肠之剂。

赤芍　青皮　枳实　桃仁去皮尖　火麻仁　银花　槐花
黄芩酒炒　连翘各一钱　大黄三钱

水煎，微温服。

连翘薄荷饮　治痧食积气阻之剂。

香附　卜子　槟榔　山楂　陈皮　连翘　薄荷等分　木香
二分，磨冲

水煎，加砂仁五分，稍冷服。

荆芥薄荷汤　治痧气血阻塞之剂。

荆芥炒黑　赤芍　薄荷　白蒺藜捣去刺为末　青皮　陈皮
等分

水煎，微冷服。

失笑散　治痧后毒气退尽，尚留瘀血在胸膈间
作痛。

蒲黄　五灵脂等分

共为末，每服二钱，酒下。

绝痧方　治数患痧症，必痧症已愈然后可服。

甘草　明矾　食盐各一两　川乌一钱　干姜三钱

共为细末，米饭捣为丸。每服五分，白汤温下。
新犯痧者一二服即愈，久犯痧者十服痊愈，不复发
矣。盖用甘草以助胃，用干姜、川乌以充胃，用明矾
以解毒，用食盐以断痧，诚为良方。但乌姜性热，恐
人有宜有不宜，故每服止用五分为则，惟取其能绝痧
根焉尔。若人属虚寒者，必加倍多服方能有效。

补原本未列方

加味五苓散　治中暑烦渴，身热头痛，霍乱吐泻，
及膀胱积热，便秘。

猪苓　茯苓　泽泻　苍术泔浸　车前　木通

胃苓汤　治中暑伤湿夹食，腹痛泄泻，及口渴
便秘。

猪苓　茯苓　泽泻　苍术泔浸　厚朴　陈皮去白

六和汤　治伏暑霍乱吐泻，或寒热，或痢疾。

厚朴一钱五分　赤苓　霍香　扁豆　苍术泔浸　木瓜各一钱
半夏　人参　杏仁　甘草各五分

中暑加香薷；感寒加紫苏。

藿香正气散　治风寒伤食，头痛寒热，及霍乱
吐泻。

藿香　紫苏　白芷　茯苓　腹皮各三钱　桔梗　紫朴制
半夏曲　白术土炒　陈皮各二钱　甘草一钱

每服五钱。此方与六和汤俱以姜枣为引，痧症勿
轻用。

续补备用方

祛瘴辟瘟丹　治受时行不正之气瘟疫痧胀，老幼
男妇皆同。

厚朴　苍术　羌活　防风　陈皮　牛蒡子　枳实　香附各
一钱　槟榔　白芷各八分　霍香　川芎　细辛各四分　甘草三分

加姜葱煎服。

无汗加苏叶、薄荷；口渴加葛根、天花粉；身重汗出加防
己、石膏；温疟加柴胡、半夏；遍身疙瘩加兰叶、大黄、僵蚕；
大便闭结加大黄；肌肉发红紫黑斑加元参、大青、连翘；头
痛加川芎；先中温又中暑加白芍、香薷；风湿身体灼热加黄
芩、黄连、栀子；咳嗽唾涕，头目昏眩加荆芥、金沸草。

加减圣功散　治伤寒时疫，风湿阴阳两感，表里
未辨，或外热内寒，或外寒内热，肢节拘急，头项腰
脊疼痛，发热恶寒，呕逆喘咳，鼻塞身重，及食饮生
冷，伤在胃脘，胸膈饱懑，肠胁胀痛，心下痞结，手
足逆冷，肠鸣泄泻，水谷不消，小便不利等证。

厚朴　防风　苍术　藁本　霍香叶　柴胡　独活　泽泻
石菖蒲　枳壳　细辛各五钱　槟榔　元胡索　陈皮　砂仁　卜
子炒，各八钱　草豆蔻十个，去壳

共为粗末，每服五钱。水一盏半，煎一盏，去
渣温服，不计时候，取遍身微汗即愈。时气不和，空
心饮之，可辟邪疫。此方原名圣功散子，即东坡涖杭
时见民多疠，设剂投治，全活者万余人。今有痧证相
类，疗之无有不效。

白虎汤　治温病身热、自汗口干、脉来洪大，霍
乱、伤暑、发痧，神妙。

石膏五钱，煅熟　知母三钱　甘草一钱　粳米一撮

加竹叶名竹叶石膏汤。

病在阳明肌肉，则巨阳之表邪已解，故外不恶
寒，又无头痛身疼之症，但自汗而发热也。《经》曰：
热淫所胜，佐以苦甘。以知母、甘草解其热，盖热则
伤气，用粳米、甘草之甘益其气，且治不眠烦躁也，
烦者肺，躁者肾也，以石膏为君，佐知母之苦，以清
肾之源，因石膏体坚而重坠，知母沉寒而走下，故用

米草之甘以缓之，使不速达于下焦也，白虎金神，司秋者也，暑火至秋而衰，且知母苦寒，又能保太阴肺金之气，故名白虎。以为三阳经一解表药耳。虽是三阳解表药，切记有汗当施，无汗当戒。盖无汗者必须柴葛升麻以解表邪，不可见其身热误用白虎，以郁遏其热，使不能越也。

大羌活汤 此解利两感神方也。若痧证与此仿佛，可加减用之。

羌活 独活 防风 防己 黄芩 黄连 苍术 白术 细辛 炙草_{等分} 知母 川芎 生地_{倍用}

每服共两半，煎一大钟，热饮之，不解再服。

《经》云：两感者死不治。一日太阳与少阴俱病，头痛发热恶寒，口干烦躁而渴，太阳者府也，自背俞而入，人所共知，少阴者藏也，自鼻息而入，人所不知也，鼻气通于天，故寒邪无形之气从鼻而入，肾为水，水流湿，故肾受之。又云：天之邪气，感则害人五脏。以是知内外两感，脏腑俱病，欲表之则有里，欲下之则有表，表里既不能一治，故死矣。然所禀有虚实，所感有浅深，虚而感之者必死，实而感之浅犹或可治。

润下丸 治大肠燥实，二便秘结，痧毒壅盛者。

大黄_{酒制，四两} 黑丑_{炒头末，二两}

牙皂煎汁，丸凤仙子大。每服一钱，多至二钱止，灯心汤下。不独润肠，兼利小便。_{疑分量太重，参阅下大黄条。}

药性便览

药宜

乌药 善行周身之气。凡痧气阻滞者，得此无处不到。用三分至五分。

红花、银花、茜草 治血解痧。用六分至一钱。

卜子、山楂、麦芽、神曲 痧为食壅，取其善消而不暴也。

大黄 大便不通，痧气闭塞，非此不能攻而下之。用五分至一钱五分，宜为丸，以备急用。若痧胀之极，必须急服此以攻之，丑黄等分，粥丸三分，稍冷汤下。

陈皮、青皮 陈行痧气，青伐肝气。痧气壅阻不行者，非此不利。用六分至一钱。

枳壳、枳实 破痧气，驱毒气，除胀气，下食气。积滞壅塞者，非此不开，但枳壳性缓，枳实性速，各有所宜。用五分至一钱五分。

桃仁 破痧活血。痧为血阻，非此不流；痧为血滞，非此不顺。去皮而用，为皮味涩而阻血路也，用七分至一钱六分。

秦艽 活血驱风，消痧毒。筋骨疼痛，壮热不清者，非此不解。用三分至六分。

桔梗 入肺经，为诸药之舟楫，其性上而复下，故能引枳壳破胸中最高之气。用六分至八分。

香附 行血中之气。恐其香燥，须用便制；欲其行血，必要酒炒；取其敛血，在于醋炒，用三分至八分。

木香 痧后心腹疼痛不休，胸胁胀闷，寒凝气滞，得此而抒。若痧始发忌用，用一分至三分。

砂仁 顺气开郁，散痧消食。此始终可用之要药，用三分至一钱。

穿山甲 土炒为末，透痧消痰，破瘀托毒。善走经络，引诸药所不能到者，即到所犯经络血分之所。用一分至五分。

童便 解痧毒，消痰降火最速，定痛治血痢，痢下血水，诸药莫及。

天虫 能治血分之痰，佐山甲，透经络，以破瘀毒。用须炒末，自一分至二分。

荆芥 透肌解表，散痧。痧筋隐隐不发者，非此不现。用四分至八分止。

防风 透肌发表，为臣使之助。寒热往来，痧毒壅滞，郁遏不发者，非此不清。用三分至七分止。

细辛 开窍破血，散痧之要药也，用三分至五分，痧证寒热，不由外感，其毒从鼻吸而入，搏击肌表。荆芥、细辛，善能透窍，使由窍入者亦由窍泄，防风为使，取为透窍之佐，不比麻黄、羌活专主发表，反有升发火毒之虑也。

连翘 消痧毒，解诸经火邪，清热而不滞，治痧之要药也。用七分到一钱。

姜黄 其性虽温，善能消痧，下气破恶血。用二分至四分。

川郁金 入心经，散郁消痧。痧毒攻心者，非此不能立奏其功。方中所载郁金不得以价贵，谓姜黄亦能下气消痧而代之也。

贝母 川者专消热痰，土者兼破瘀血。用一钱至一钱五分。

白芥子 胁下之痰，非此不达。用四分至六分。

雄黄、牛黄、胆星、天竹黄 消痰丸中宜用。

麝香 开窍散痧，功亦甚大。

当归 头身尾各有所宜，用须斟酌。

柴胡　和解表里，专治少阳胆经寒热往来。用六分至一钱。

干葛　散阳明胃经之邪，兼能解渴。用六分至八分。

前胡　疏风消痰治嗽。表热者宜用，用六分至八分。

桑皮　治嗽泻肺。用四分至八分。

兜铃　泻肺嗽。用三分至五分。

杏仁　泻肺润肠胃，利气消痰涎。去皮尖，用四分至一钱。

麦冬、天冬　润肺消痰，一治其本，一治其标。去心，用七分至一钱五分。

山棱、莪术　食积心疼。痧毒滞痞闷者，宜用六分至八分。

五灵脂　善消宿血。血块凝滞不散，非此不破。用五分至八分。

龟甲　去两胁，酥灸为末。破宿血，胜于灵脂。在胸者用上半截，在下者，用下半截。

苏木　败恶血。新瘀者莫及，用五分至一钱五分。

延胡索　活血行气。气血凝滞作痛，用五分至一钱。

香薷　通上彻下，利水气。治暑气之要药，用五分至一钱。

紫朴　宽中治呕，消痰下气。用六分至八分。

牛膝　活血，引痧气下行。用八分至二钱。

薄荷　辛凉利窍，稍肿解毒，清气清喉。用五分至一钱。

紫苏　疏风顺气。身热当用，用三分至六分。

角刺　透毒，能引诸药至于痧毒血瘀之所，立奏其攻。

牛蒡子　解痧毒清喉。痧中要药，用七分至一钱；

没药　止痧痛，破瘀血。用四分至一钱。

晚蚕砂　解痧毒治热。

阿魏　破积聚，逐恶血，其功甚大。

火麻仁　润大肠，肠胃燥结者宜用。

独活　发散治热。其性至头而还，力薄不能远发，且可活血解痧毒，是治痧要品。

芋芳　治痧热，解毒。有痧患者，食之甘美。

黑砂糖　活瘀血，解痧毒。故瘀血作痛者，得此则安。

食盐　解痧毒定痛，用之吐去新食。

明矾　解痧毒，消痰定痛，用之探吐宿食甚妙。其中分数，如遇西北强壮人，当加一、二、三倍，不

可执一。

赤芍　血热发斑症者可用。

丹参　有去瘀生新之妙。

刘寄奴　散瘀血，解痧毒。

紫花地丁　解毒化斑。

陈香圆　破结气可用。

泽兰　解痧毒。

地骨皮　退热除蒸，止阴虚，劳热骨蒸。

石膏　病痧暑天最多，自汗大渴，用白虎汤即解。

板蓝根　即靛叶，普济消毒饮中以解瘟毒。

小青　一名血见愁，清热除蒸最速。

梅花　得一元气，治痧上品。取半开者，纸笼悬当风处阴干。

桃花　苦、平，下宿水，除痰饮，消积聚，利二便。取贮之法同上。

甘菊花　清心解毒，叶亦可用。

天仙子　即红蓼子，治痧块，多用亦能去痞积。

益母草　妇人胎产俱宜。

栀子　凉心去火，发斑及痧根红者可用。

青黛　治痧至妙之品。

自赤芍以下从徐氏本补。

丹皮　泻血中伏火，破积血，通经脉，和血凉血。

蒲黄　性滑，行血消瘀，通经脉，利小便。

白蒺藜　散肝风，泻肺气，破血消癥，通乳坠胎。

降香　辛、温，辟恶气。

金铃子　即苦楝子，苦寒能入肝舒筋，能导小肠、膀胱之热，因引心包相火下行，通小便。

浮石　降火软坚，止渴止嗽，通淋，除上焦痰热。

以上从王氏本补。

按：王氏本云：细辛极散真气，过服即能杀人，壮实而痧重者多止钱许，老、稚单，酌减少用，痧轻者可勿用。兜铃清热降气，但肺虚挟寒者大忌，即贝母亦非风寒湿滞诸痰症所宜。

射干　泻火解毒，散血消痰，治咽痛，利大肠。

山豆根　泻心火，消肿止痛，治喘满热咳，腹胀。

白扁豆　调脾暖胃，通利三焦，降浊升清[1]，消暑治湿。能消脾胃之暑，止渴止泻。

续断　补肝肾，通血脉，理筋骨，破瘀血，治腰痛。

桑寄生　益血安胎，治崩漏。

石斛　补脾肾，平胃气，除虚热。

---

[1]　清：原文无，据文意补入。

以上从原方中补。

樟木 辛、温、无毒。治中恶心腹痛，霍乱腹胀，宿食不消。

芦粟 即稷也。甘、平。益气和中，宣脾利胃，治霍乱吐泻如神。按：粟即高粱。

羊粪 苦、平、无毒。燔之，治小儿泄，痢肠鸣惊痫。

以上新增。

宜忌参半

元参 清气消痰，滋阴润肺，但色黑止血，痧有瘀血忌用。

生地 凉血。热者可用，血瘀者非其所用。

黄连、黄芩 冷性凝滞，痧中忌用，用须酒炒，或姜汁制。

羌活 痧证忌其发表太过，若头痛或又因受寒而起，更兼痧证欲用之，引太阳经，止可用半分至二分。

川芎 上行头目，头角骨痛者必需，下通血海。肝脏不华者，当用一分至三分止，恐提痧气上腾也。

檀香 痧后心腹疼不休，胸胁胀闷，寒凝气滞，得此而抒。若痧始发忌用。用一分至三分。

干姜 过服寒冷之水，宜少用，善散寒气也，若用之不当，亦能助热毒，当忌。

木香、车前、泽泻 痧气郁阻，小便不利，在所当求。若郁热太重，不因小水，更在所禁。用二分至五分。

大腹皮 下气行水，治痞胀，稍涉虚者勿用。酒洗，再黑大豆汁洗，晒，炭火煨。

威灵仙 善走十二经络，治诸风痰积，浮肿闭结，大走真气耗血。

瓜蒌 降痰治嗽，荡热涤垢，清咽利肠。胃虚脾泄者忌用。

旋覆花 软坚下气，行痰水，通血脉。入肺与大肠经，冷利大肠虚者宜戒。

白豆蔻 利三焦，暖脾胃，散滞气，消酒积。若火升作呕，因热腹痛，气虚诸证宜禁用。

槟榔 破滞散邪，消食行痰。泻胃中至高之气，使之下行，气下陷者勿用。

药忌

参芪、白术、山药 用之恐补痧气。

甘草 用之恐成痧块难治，在所忌用。

茯苓、猪苓 恐其渗漏转实痧气，俱在禁例。

升麻 禁用，恐提痧气上升。

麻黄 发表太过，禁用。

肉桂、附子、吴茱萸 禁用，恐助痧毒。

木瓜、五味子 酸敛，忌用。

半夏、白芷、苍术 性燥，忌用，半夏虽治吐要药，独痧证用之助火益邪。

藿香 惟取其正气以治秽触，然亦必痧毒无阻乃可，俟冷饮之，倘肠胃中有食积血瘀留滞痧毒，用以止吐适成其毒，下通痧毒其吐自止。

花粉 性沉寒，止渴，痧毒未清者忌用，恐凝滞痧气。

竹沥 性寒，忌用，用须姜汁炒，方走经络。

熟地、白芍 补血敛血，痧所大忌。

杜仲、补骨脂、枸杞子 即腰痛不可用。

茯神、柏子仁、枣仁 即虚烦不可用。

苁蓉、巴戟 尤忌用。

黑丑 通上彻下，痧毒胀满必须用此于丸药中，救人立功，凡破气之味俱莫能及，但耗散真气，究宜慎用。

按： 木瓜霍乱转筋必用之品；花粉降火止渴，方中间用；若苍术、升麻、半夏、白芷等，于治痧丹丸中用之要，亦非所禁也。

痧证汇要卷四终

番沙论《张氏医通》内录出

尝考方书从无痧证之名，惟触犯臭秽而腹痛呕逆，世俗以磁器蘸油刮其脊上，随发红斑者，谓之曰痧。甚则欲吐不吐，欲泻不泻，干呕绞痛者，曰绞肠痧。近时有感恶毒异气，而骤发黑沙，俗名番沙，卒然昏倒，腹腔痛，面色黑胀，不呼不叫，如不急治，两三时即毙。有微发寒热，腹痛麻瞀，呕恶神昏，或漐漐汗出，或隐隐发班，此毒邪燃发于表也。有发即泻利厥逆，腹胀无脉者，此毒邪内伏不能外发也，所患最暴，多有不及见斑而殂者。《经》谓大气入于藏腑，虽不病而卒死是也。初觉，先将纸捻点焠头额，即以荞麦焙燥去壳取末三钱，温汤调服，重者少顷再服即安。盖荞麦能炼肠胃滓秽，降气宽胸而治浊滞，为沙毒之专药。但服过荞麦者，后患别病，药中有绿矾者，切勿犯之。其毒甚面黑者，急于两膝后委中穴砭出黑血，以泄毒邪。盖骤发之病，勿虑其虚，非此急夺，束手待毙。以此病起于漠北，流入中原，故以番沙目之。原夫此病与瘴相似，瘴则触冒山岚瘴气，此则触冒恶毒民气；与时行疫疠不殊，但时行则沿门户境传染，此则一人骤感死于一日半日之间，不似时行之可以迁延数日也；又此病与伤寒之伏气相似，伏气发温，热毒自里达表，此则遍身骤感异气，无分表里藏腑；亦不似中寒暍暑，本虚不胜寒暑之暴也；又此病与挥霍撩乱相似，霍乱是客邪与水谷之气相并，此则正气暴逆，不能与邪相亢也；又此病与关格相似，关格是上下不通，病纯属里，此则兼有斑沙表证也；大略与臭毒相类，然臭毒所触秽气，此则触冒恶寒毒；较之疫疠尤剧，初起昏愦不省，脉多沉匿不显，或浑浑不清。勿以腹痛足冷而与温药。倘荞麦一时难得或服之不应，即宜理气为先，如香苏散加薄荷、荆芥辛凉透表，次则辟邪为要，栀子豉汤加牛蒡生甘草解毒安中。表热势甚，清热为急，黄芩汤加连翘、木通，分利阴阳。如见烦扰腹胀，脉来数疾，急投凉膈散，如局方以竹叶易生姜，则毒从下夺；热剧神昏，虽合三黄，多不可救；烦渴引饮遗尿速清阳明，白虎汤加葱豉使毒从表化。以上诸法，然未经误药，庶可挽回一二。若病家疑信不真，慎毋轻治，脱或变生反掌，取咎未便。曾见一商，初到吴会，畅饮酣歌，席间霎时不安，索生姜汤一啜而逝。又有朔客到枫，觅混澡浴，忽然眩晕呕逆，到舟即毙，继有医者，饭后寒热腹痛，手足逆冷，不终夕而告殂。更有文学乡居到郡作吊，归即腹痛，坐立不宁，语言不次，然见客犹能勉力作揖，诊之六脉模糊，是夜即便捐馆。迩来卒患腹痛死者，比比皆然，虽无斑现，靡不谓之番沙。近有年少新婚，陡然腹痛麻瞀，或令饮火酒半瓯，而腹痛转剧，旋增颅胀，身发红点，与芦根汁，得吐乃解，复有鼻衄口燥，胸腹略见红班，啜童子小便稍安，医与葱白香豉浓煎，仍入童便继续与之，得大吐，汗出而痊。若斑点深赤，毒在血分者，浓煎茺蔚，少投生蜜，放温恣服，取效最捷，以其专下恶血也。或加生莱菔汁半杯，总取散血之功。且有误认伤寒而与发散，周身燃紫如云而死者；亦有误认麻疹而与树柳樱桃核汤，咽痛失音而死者；况且有停食感冒，误认番沙，而与寒凉解毒，反减去衣被，不慎风寒，烦热躁扰而死者。以其卒犯恶毒异气，无以脉诊，故辨治尤难，是以近世多用火焠砭刺之法。须知因感恶毒异气而致者，此属外因，火焠为当，因触臭毒秽气而致者，属不内外因，非砭刺不足以夺其势，然刺之无血不可救也。

新安张承恩堂刊

校后记

　　道光元年（1821年），孙玘（鹤隄）编辑《痧症汇要》，由何其伟校阅。本书系痧症诸书汇辑本，孙玘自云抄集郭氏《痧胀玉衡》及王氏（即王凯）、徐氏（名字不详，其书可能已佚）《痧症全书》三书之要，其实该书主体来自《痧胀玉衡》，以另两书作为补充。"治痧专书郭右陶《痧胀玉衡》，于刮放医药之宜详哉。言之又有王氏、徐氏《痧证全书》与《玉衡》本稍有异同，惜不能广其传，为不虞之备。偶汇三书，钞集其要。"首卷言痧症刮、放之法，卷2～3论辨症论痧、辨证治痧及痧症的鉴别及忌宜，卷4为备用药方及药性便览。孙氏旨在汇要，论述殊少新意，并从《类经图翼》补入手足经脉图。翌年，孙氏将释普净《痧证指微》附于该书后梓行。这是《痧症指微》首次以刻本形式刊行。

　　现存初刊本，即清道光二年壬午（1822年）太仓古斋刻本。本次点校以此为底本。

痧症燃犀照

清·冯敬修　编撰

痧胀然犀照序

　　夫医者，虽小道也，技能救人疾厄，全人骨肉，其任岂不重乎！今岁，时症忽起，若老、若壮、若幼，一染其病，忽忽就毙，即有来势稍缓者，亦旦发夕死。而医者竟无术救援，茫无所措。有进药而亡者，有不及药而亡者，纷纷然矣。甚至一家没二三人五六人者，良可悲夫！客曰：是病无法治乎？曰：王养吾《痧症全书》即救时病之妙方也。康熙年间，曾刻板行世，沈金鳌又条贯而传之。独怪其医者，于是书罕见罕闻，宜其一遇是症束手无策也。夫痧胀，七十余症矣，治痧有认症之诀，有粹、刮、放三法，遵其法而治之百发百中，即如冷痧、紧痧来势最急，顷刻即死，若治之得法，顷刻即生。余因是书传之不广，取王沈二君汇而刻之，题其颜曰《痧胀燃犀照》。

道光元年秋七月濛滨冯敬修

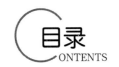

目录
CONTENTS

痧胀然犀照　上卷

痧胀然犀照　下卷

痧胀然犀照　上卷[①]

锡山沈金鳌著

天彭冯敬修述

痧胀凡例

痧胀，人皆曰方书未载，此见闻不广耳。夫中满霍乱，见《内经》霍乱吐泻，见巢氏《病源》及《儒门事亲》绞肠痧，见《医学心悟》霍乱绞痛，见《丹台玉案》绞痛转筋吐泻并作，见《名医类案》，此皆痧症也。又辨痧症之法，见《临症指南》。又青筋胀，即乌痧胀，见《洗冤录》，且云此病倘误认为阴症，妄投以药，断乎不救。但诸家言痧者少，至王养吾言痧则诸症咸备。

痧症初起，周身畏寒，手足战摇，或腹疼背冷。其甚者，头昏卒倒，目闭口噤，六脉如丝，此冷痧之最急者也。以通关散吹鼻中，次用灯心焠之，次用刮法，然后进药。

初起，又有不畏寒冷，先两足麻，次两手麻，又次背麻，又次唇麻。如尚不治，则头闷神昏，牙关紧闭。以通关散吹鼻中，焠法刮法并施，然后进药。

焠法　先眉心，次鼻准，次两太阳各一壮，耳前听会各一壮。如牙关尚未开，以通关散搽口内大牙床，外于听会穴再各焠三四壮，口噤自开。

刮法　先刮胸背二处，以酒杯口刮之；两手弯曲池、两足弯委中，不用酒杯，只以手从上推下各二十四次，然后屈两手刺之，如取眉火之壮。若病重者必放血。

放血法　凡痧症之重者，如紧痧、闷痧，头闷卒倒及绞肠急痛等症，宜于两手足弯先推刮之，刮法如前。再以针放其毒血，并刺其十指尖，令俱出血，乃可渐安。

绞肠痧，腹中绞痛难忍，宜刮，宜放血，药宜八号大有方、十号节象方。张子和云：此症若投理中汤及附片、巴霜俱不可救，宜六一散加香薷，以新汲冷水调服，立刻向安。

伤暑发痧及霍乱，身热、自汗、口渴不止、脉来洪大，宜白虎汤。石膏五钱，知母三钱，甘草一钱，粳米一撮。

痧胀昏迷闷倒如中风状，不省人事，口眼皆闭，用通关散。不得嚏，焠以灯火。若未知，宜玉枢丹磨服，吐出痰涎，进活血顺气之药。

酒后发痧，不省人事，闭目狂言，如见鬼祟。先宜通关散，次以灯火焠各穴，次刮其手、足、背、胸。但此症有祟，凭之焠刮时彼必以言力拒，谓不可焠、不可刮，切勿听其狂言。再以玉枢丹磨服，则狂言自止，乃可渐安。

通关散　牙皂、细辛、生半夏、薄荷、硼砂，共为细末，每用少许吹鼻中，加冰片、麝香更妙。此方减半夏，可吹可服，但服只宜少许，切勿多。

玉枢丹　即太乙紫金锭。山慈姑去皮焙、二两，千金霜一两，红芽大戟一两五钱，麝别研三钱，糯米浓汁作锭。

痧症通用方　荆芥、细辛、薄荷、香附、郁金、降香、陈皮、枳壳、槟榔。口渴加花粉，面肿加菊花，喉痛加山豆根、桔梗，心烦加栀子，腹胀加大腹皮，内热加连翘、知母，痰多加贝母、白芥子，气壅加乌药，血滞加茜草、丹皮，食积加山楂、莱菔子。

痧胀然犀照

锡山沈金鳌撰

天彭冯敬修述

痧胀源流

痧胀，风、湿、火三气相搏病也。夫痧胀之病自古已有，痧胀之名自古未立。考之方书曰干霍乱，曰绞肠痧，曰青筋，曰白虎症，曰中恶，即皆痧胀病者

---

① 痧胀然犀照：本无，据下卷补入。

也。特未专立痧胀之名，而其症亦偶一患之，未如近今之甚耳。故从古患此症者，北方多有，谓之曰青筋症，又曰马头瘟。今则南方遍行，谓之曰水痧，又曰水伤寒，江渐则为痧，闽广则曰瘴气，其实一而已矣。惟古已有此病，故凡方书所以治干霍乱、绞肠痧、青筋、白虎、中恶者，皆即治痧胀之方药。惟古未立此名，故凡后世焠、刮、放等法及所以治之之方剂，皆自古所未专详。后之医者因得藉口，以为古书之所无，今人自不能治，以致患此症者，俱束手以视其毙，亦可憾矣！虽然皇古无医书，自轩岐创法，历代名人各有撰术，因而一切之病著，一切之治法亦备。痧胀之病，特古未遍行，故治法遂略耳。迨后世其病既盛，其法又何常不有人详论之耶！且痧胀至今时而始有人详论，不犹之一切病症亦为古略而后详耶！是亦理有，固然无足怪也！夫所谓今时详论痧胀者何人？王养吾是也。养吾名凯，昆陵人，精于医，尤善痧症，曾详列七十二种正变痧，于康熙间刻《痧症全书》行于世，而其板惜早湮没，其书不甚传。向余于痧胀一症，曾遍稽古方书，言干霍乱等症者，参以己见著为论。后得养吾书读之，详尽无遗，仍复理精词达。虽其言兼症、变症、类症处未免头绪太烦，然掘底搜根，发前人所未发。直觉养吾未有书，痧症如隐烟雾中；养吾既有书，痧症如显日月临照中。而人皆得共见也。视余向之所论，殊为简而未赅矣，乃即养吾之言最精确者采辑而条贯之，以著斯篇。又恐人不知余斯篇之实，本于养吾而反没养吾也。因于此特申之，亦不敢掠人之美云。

痧胀辨症

且余前言，痧胀为风、湿、火三气相搏之病者，何也？风为厥阴风木，湿为太阴中土，火为少阳相火，三气杂揉，清浊不分，升降不利，遂至胸腹胀急，或痛或不痛，而痧胀之症以成，此则病因之由于内者也。其实内三经之因其发必由外感。而外感必分表里，其始感于肌表，人自不知，则入半表半里，故胸闷、呕吐、腹痛也，用焠法可愈。不愈，以药治之，宜四号否象方、五号观象方。或感于半表里，人自不知，则入于里，故欲吐不吐，欲泻不泻。痧毒冲心，则心胸大痛。痧毒攻腹，则盘肠吊痛。用放血法，自愈。不愈，以药治之，宜十四号丰象方、十九号大畜方。或中于里，人自不知，则痧气壅阻。恶毒逆攻心膂，立时发晕，气血不流，放之亦无紫黑毒

血。即有亦不多，此痧毒入深，凶兆也。但当审脉辨症，风、寒、暑、湿、气、血、食积、痰饮辨其何因治之，使苏，令气血流动，然后扶起放痧。如不苏，急以药灌之，宜二十一号暌象方、三十三号巽象方。如此重症当立时连进汤丸，方能有救，迟则必死。凡痧胀服药，但由痧气壅盛，而无食积瘀血，宜冷服；若痧气壅阻，食积而无血痧，稍冷服；若痧毒盛而血瘀，微温服。若痧入气分而毒壅宜刮痧；若入血分而毒壅宜放痧。其大较也。

且痧症必分凉热，如痧犯太阳则头疼发热；犯少阳则耳旁肿胀，寒热往来；犯阳明则但热不寒，面目如火；犯太阴则腹痛身凉；犯厥阴则少腹或胁胸痛，亦身凉；犯少阴则腰痛，亦身凉；犯肺则咳嗽，痰喘，微热，甚则鼻衄；犯心则心痛，或心胀，头额冷汗如珠，而身或热或凉；犯膀胱则小便血，甚则身热；犯大肠则痢、脓血、呕吐、身热；犯肝则沉重不能转侧，晡热内热，甚则吐血；犯三焦则热毒内攻，口渴、便结，而身热。此痧犯六经脏腑，而寒热之外现者也。

又有痧气壅盛，发为热症，或热而不凉，或日晡发热，或潮热往来，皆痧毒阻而不通，搏击肌肉毒发而为热。若误为外感传经，热症发汗温饮，虽慢痧迟缓，势必益盛，变出头汗、发狂、谵语种种重症。不知外感之脉浮数而紧，热症之脉洪数有力，痧症之脉终有不同，或有可疑，须看痧筋辨之，即明矣。而痧胀又必观其所起与其所伏。盖痧之发也，与中风、痰厥、昏迷相似，若脉不洪滑便有可疑，非真痰矣。故症或口渴、身热，而脉变为沉迟症；或不渴、身凉，而脉变为紧数，皆为脉症不合，必以青紫筋色辨之方有确见，不得误认为中风、痰厥、昏迷。且其病源之起伏更有显然者，如先吐泻而心腹绞痛，其痧从秽气而发为多也；先心腹绞痛而后吐泻，其痧从暑气而发为多也；心胸昏闷，痰涎胶结，遍身肿胀，疼痛难忍，四肢不举，舌强不言，其痧从寒气久伏郁为火毒而发为多也。则其源之所在，安可不详辨哉！

痧胀治法

夫治痧胀与治他症之法异。治痧胀必先明乎他症之所以异，何以言之？如伤寒，食未化，下之太早反引寒邪入胃，变而为热，热邪固结，所食不能消化乃成结胸。若痧症新食固，宜以吐为先，至所食既入，骤然痧胀。虽所食消化未尽，下之无害。盖痧胀非有

寒邪入胃变成热结之患。但因痧毒在肠胃，部分肌肉作肿、作胀，盘肠绞痛，遍及脏腑。故外宜用刮放以泄毒于表，内可即下以攻毒于里，则肿胀自消，食积因之通利，原无结胸之可忧也。但下之必兼去食积，又宜以渐而进，中病即止。痧毒若犯咽喉，则痰喘如锯，先放其痧，急用薄荷、牛蒡、童便、山豆根之类以清之，兼用吹药，宜二十号损象方。痧症危急，大便不通，急宜放痧，用药攻之，宜润下丸。小便不通，亦急放痧，用药分利之，宜四十四号未济方。

枚举两三端，可见痧与他症之异也。即或有痧与他症相兼而发，亦当首重治痧兼医他症，以痧症急而他症缓也。惟胎前产后有痧当并处治，盖胎前宜补，痧症宜消；产后宜温，痧症宜凉也，此际最当斟酌。

虽然痧症之发，其表里寒热起伏以及他症同异，固不可忽视，而痧气侵犯要必先及十二经，故其发时每随所犯之经而有十二经现症。必明乎此，方可随症寻经设治。而十二经脉所起及十二引经之药俱不可知，试条列焉。

或腰背、头项连及风府胀痛难忍，是足太阳膀胱经痧也。其脉起于小足指外侧之端。其引经之药黄柏、藁本。

或两目红赤如桃，唇干鼻燥，腹中绞痛，是足阳明胃经痧也。其脉起足次指外间，又一支入足中指外间，又一支入足大指端。其引经药葛根、厚朴、白芷，少用。

或胁肋肿痛，痛连两耳是足少阳胆经痧也。其脉起足四指间。其引经药柴胡、青皮。

或腹胀板痛不能屈伸，四肢无力，泄泻不已，是足太阴脾经痧也。其脉起足大指端。其引经药酒炒白芍。

或心胸吊痛，身重难移，作肿作胀，是足厥阴肝经痧也。其脉起足大指丛毛上。其引经药柴胡、青皮、川芎。

或痛连腰与外肾，小腹胀硬，是足少阴肾经痧也。其脉起足小指下。其引经药独活、盐、酒。

或咳嗽声哑，气逆发呛，是手太阴肺经痧也。其脉起手大指端。其引经药葱白、桔梗、白芷，少用。

或半身疼痛，麻木不仁，左足不能屈伸，此手太阳小肠经痧也。其脉起手小指端，循外侧上行。其引经药：羌活，少用。

或半身胀痛，俯仰俱废，右足不能屈伸，是手阳明大肠痧也。其脉起手食指端。其引经药白芷，少用。

或病重沉沉，昏迷不省，或狂言乱语，不知人事，是手少阴心经痧也。其脉起手小指内侧，出其端。其引经药独活、细辛。

或醒或寐，或独语一二句，是手厥阴心包络经痧也。其脉起手中指端。其引经药柴胡、丹皮。

或胸腹热胀，揭去衣被，干燥无极，是手少阳三焦经痧也。其脉起手无名指端。其引经药川芎，少用。

夫既因十二经现症而知何经之痧，即可因何经之脉所起之处以施针刺，再用药治之，其患痧胀之不愈哉？

或有谓针刺手足无如指顶为妙者，法最简便参用可也。然而治痧莫要于手法，更有不可不明者。手法奈何，不外焠、刮、放三者而已。

盖痧在肌表有未发出者，以灯照之，隐隐皮肤之间，且慢焠。若既发出，有细细红点状如蚊迹，粒如痞疥，疏则累累密则连片，更有发过一层复发两三层者，焠法。看其头额及胸前、两边、腹上、肩、腰，照定小红点上，以纸捻条，或粗灯草微蘸香油，点灼焠之，即时曝响。焠毕便觉胸腹宽松，痛亦随减。此火攻之妙用也，此焠法也。

痧在皮肤之里有发不出者，则用刮法。若背、脊、颈骨上下、胸前、胁肋、两肩、臂弯，用铜钱或碗口蘸香油刮之；若在头额、项后、两肘臂、两膝弯，用棉纱线或苎麻绳蘸香油戛，见红紫血点起方止；大小腹软肉内痧，用食盐以手擦之，既刮出，痛楚亦轻矣，此刮法也。

古人云：东南卑湿之地，利用砭。所谓针刺出毒者，即用砭之道也。但今放痧俱用铁针，轻者一针即愈，重者数刺不痊。盖因痧毒入深，一经铁气恐不能解。惟以银针刺之，庶入肉无毒，又何惧痧患之至深乎？此刺法也。

夫治痧之手法既明，而放痧之要处宜悉。放痧者，即刺痧也。其可放之处有十：一在头顶心百会穴，只须挑破略见微血以泄毒气，不用针入；二在印堂，头痛甚者用针锋微微入肉，不必深入；三在两太阳穴，太阳痛甚者用之，针入一二分许；四在喉中，两旁惟虾蟆、大头瘟可用；五在舌下，两旁惟急喉风、喉鹅痧可用，急令吐出恶血，不可咽下；六在两乳，乳头垂下尽处是穴，此处不宜多用，不如看有青筋，在乳上、下者刺之；七在两手十指头，其法用他人两手扒下不计遍数，捏紧近痧息处，刺十指尖出血，一法用线扎住十指根，刺指背近甲处出血，随人取用，若刺指尖太近指甲当令人头眩；八在两臂弯曲池穴，臂弯名曲池，腿弯名委中，先蘸温水拍打，其筋自出，然后迎刺勿伤其筋；九在两足十指头与刺手指同法；十在两腿弯，看腿弯上下前后，有青筋所在名曰痧眼，即用针迎其来处刺之，勿伤其筋。如无青筋，用热水拍打腿弯，直刺委中便是，惟此穴可深入寸许（不明针法者，勿深刺）。或谓刺腿弯痧筋法，细看腿弯上下，有筋深青色或紫红色者即是痧筋，刺之方有紫黑毒血。其腿上大筋不可刺，刺亦无血，令人心烦；腿两边硬筋上不可刺，刺之筋吊。臂弯筋色亦如此辨之，此说参看可也。以上刺痧要处皆当紧切牢记。

总之，凡痧有青筋、紫筋，或现于一处，或现于数处，必须用针刺之，去其毒血。然针必当先认痧筋，医者不识，猛浪用药，药不能到血肉之分，或痧症复发，痧毒肆攻，轻者变重。病家不能明其故，归咎于医，医者之名由兹损矣。故放痧必须令其放尽。

然亦有不尽者，何也？盖痧者热毒也，或误饮热汤，其青紫筋反隐不现，即略现放之，或毒血不肯流，刮痧亦不出，热汤为之害也。当急饮冷水解之，然后可再放而血流，再刮而痧出。又有毒痧方发，为食物积滞所阻，与痧毒凝结于中，即放之不尽，刮之不出者，食物积滞为之害也，当先消食积而再刮放。或有痧毒、痧滞、热结、血凝、瘀血不流阻于胸腹，刮放不尽者，当先散瘀血而后刮放。又有痧毒方发，兼遇恼怒气逆伤肝作胀，故痧气益盛，而刮放俱难尽，又当先用破气药而再刮放，如此痧毒皆可渐消矣。

然而痧筋不同，有现者、有微现者，有乍隐乍现者，有伏而不现者。其现者毒入于血分为多；乍隐乍现者毒入于气分为多；伏而不现者毒结于血分为多，微现者毒阻于气分为多。现者人知放刺。微现者乃毒阻于肠胃，痧筋不能自显，虽刺无血，即微有血，点滴而不流，治疗之法但宜通其肠胃，痧筋自现，从而刺之可也。乍隐乍现者又必待现而放之矣。至伏而不现者，虽欲放而无可放，必从脉下合症辨之，孰为所发之病在缓，孰为所见之症候甚急，即症与脉相合又必细辨其何痧。治法，结于血者散其瘀，结于食者消其食，结于痰积者消其痰积。迨结散之后，痧筋必然复现，然后刺放，其病可得而理也。

治痧之手法，岂可不讲求之者乎！如果善用手法，使痧毒得泄于外，则必再求用药之法以扩清其内。

而治痧之药大约以克削为主，不可用补益。盖以痧者，天地间疠气也，入气分则毒中于气而作肿作胀，入血分则毒中于血而为蓄为瘀。凡遇食积痰火，气血因之阻滞结聚不散，此所以可畏也。故壮实者，有痧症忽饮热酒、热汤而变者固然；即虚弱者，

有痧症忽饮热酒、热汤而变者亦无不然。至如人有杂症兼犯痧胀，是为杂病变端，亦畏热酒热汤。人不知觉，遂遭其祸，则痧症之发又何论人虚实乎？夫惟实者犯之，固当以有余治，虚者犯之，亦即以有余治。盖其有余者，非有余于本源，乃有余于痧毒也。故药虽克削，病当之中病即已，于本源依然无恙。可见治痧之药绝无补法，痧之有实无虚也，明甚！然则有手法以泄毒于外，有药剂以清毒于内，痧不得其治乎！乃竟有放血不出、用药不效者，岂遂无法以治之。盖痧筋隐隐放之而血不流，即昏迷不醒，势在危急。若审其无食积、血痰阻滞于中，急用阴阳水，或泥浆水，或晚蚕沙水，或白沙糖梅水，或细辛水，择一种用之，俟其稍醒，然后扶起再行别法疗治。有因血瘀放之不出者，用桃仁、红花、童便之类；有因饭后便犯痧症，多用盐汤或矾汤冷饮，以吐去新食；食久痧胀，用莱菔子、山楂、麦芽消之；有积痧阻，用大黄、槟榔驱之，宜晋象方；或痰血凝结，昏迷欲死，不省人事，用菜油二两、麝香一钱调下立醒。如是先去血痰、食积之阻滞者，则痧筋自然复现，痧气自然散行，而后可刮即刮，可放即放，当药即药。盖缘痧症初发，未攻坏脏腑故也。总之，肌肤痧用油盐刮之，则毒不内攻；血肉痧看青紫筋刺之，则毒有所泄；肠胃及脾肝肾三阴痧须辨经络脏腑、在气在血，则痧气内攻者可消、可散、可驱，而除其病根也。且凡病用药得宜，断无不效，独痧症竟有得宜亦不效者何故？夫痧热毒也，热毒宜凉不宜温，宜消不宜补，汤剂入口必须稍冷，冷则直入肠胃，而肌肤血肉之间虽有良剂安能至？故治莫先首刮放也，如刮放而肌肤血肉之毒已除，后将肠胃肝脾肾之毒用药驱之未有不效者矣。然有刮放过仍然不效，奈何？盖虽刮而刮有未到，虽放而放有未尽，则肌肤血肉之毒犹在，故药有不效也。若刮已到，放已尽，而痧症犹在，则毒惟在肠胃及肝脾肾三阴经络，非药将何以治之耶？

虽然痧之治法即已精详，而痧之名称又当枚举。盖痧各有受病之由，其源虽不离七情六气，然不尽关七情六气也。有因粪秽所触而发，有因饥饱劳逸而发，有因传染时行瘟疫而发。痧本无定脉，凡脉与所患之症不相应者即为痧之脉。痧亦无定症，或感风、感食、感劳、感痰，而以本症治之不效者皆为痧之症。有其症即应有其治，故养吾于有所感而独发为痧者，定为正痧三十六症，而以三十六方治之。又以痧之发或兼他症、或类他症、或变他症，皆有必然之势，故复即此而定为变痧三十六症，而以二十八方治

之。总计痧症共七十有二，治痧方六十有四，又以一症有兼用数方者，有一方或可治数症者，有有症而不必用药因无方者，其方难于立名，遂取六十四卦象定名编次。盖以症皆已析，方皆已造，从古无七十二痧之名，亦无六十四方之治也，今取其方症而列陈之如下。

正痧三十六症

一曰风痧。头疼，腿疼，身热，自汗，咳嗽，腹痛，此因时邪所感，不可同伤风治法纯用疏风，当用刮法后服药，宜第一号乾象方。

二曰暑痧。头眩，恶心，自汗如雨，脉洪拍拍，上吐下泻，腹痛或紧或慢，宜第二号姤象方。而亦有暑胀不已者，宜第三号遁象方，如竹叶石膏汤、六一散俱可用。

三曰阴痧。腹痛而手足冷者是也，宜用火焠，或因秽气所触而致，宜第四号否象方。

四曰阳痧。腹痛而手足暖者是也，出血即安，或因郁气不通之故，宜第五号观象方。

五曰红痧。皮肤隐隐红点，如痦疹相似。痧在肌表，感受虽浅，热酒、热汤亦不可犯。外用焠刮，宜第五号观象方。

六曰斑痧。头眩，眼花，恶心，呕吐，身有紫斑，痧在血肉，急用刮放，迟则渐入于里，必生变症，宜第六号剥象方。

七曰乌痧。满身胀痛，面目鳌黑，身有黑斑，毒在脏腑，气滞血凝，以致疼痛难忍，宜第七号晋象方。

八曰吐痧。汤水入口即吐，急用伏龙肝，研碎，水泡澄清，饮即定。若汤药亦以此水煎之，宜第四号否象方。

九曰泻痧。水泻不计遍数，不可下，不可温，不可涩，惟分理阴阳，用五苓散，去桂、白术，换苍术加车前、木通之类。

十曰紧痧。其痛急，霎时晕倒，不过半刻即死，故曰紧。若知之者急为放血、焠、刮，宜涤痧丸，或可救。

十一曰慢痧。紧痧只在顷刻，慢者或十日半月而死，或一月、两月而死，甚有至三月、四月而死，此诚痧之慢矣，然亦必须速治。盖其死虽迟，若治之不速则痧毒蔓延于肠胃经络，症多凶险。如痧毒结滞于身，或左右，或上下，或表里，其在内者先坏脏腑，在中先损经络，在表者先溃肌肉，若一不治之，将来

便成死症。夫痧之有紧有慢，人不识者多未能逐症详明。如痧初犯，邪气胜，元气衰，或十日半月一发，或一月、二月一发，久之则日近一日。盖由胃气本虚，故两数犯，当用药以充其胃气，则毒自解而痧自断矣，宜六十四号归妹方。

十二曰晕痧。一时头眩，眼暗，昏迷跌倒，乃毒痧所攻。毒血一冲必致败坏脏腑，其势甚急，不能少延。盖因毒血与食积、痰气结聚心腹胸膈，而经络未转，气血不通，虽放而血不流，虽刮而痧不显。治法视其食积、痰、血、气阻及暑热、伏热、秽气之类，消之散之，俟胸膈一松，则昏迷自醒，然后验其青紫筋以刺之，宜第八号大有方、第九号坎象方。

十三曰绞肠痧。心腹绞切大痛，或如板硬，或如绳转，或如筋吊，或如锥刺，或如刀割，痛极难忍，轻者亦微微绞痛，胀痛非常，放血可愈。若不愈，必审脉症何因，辨明暑秽、食积、痰、血、气阻施治，须连进数药，俟其少安，方可渐为调理。此症多有放血不愈，听命于天，不肯服药，遂至痧毒攻坏脏腑而死者，良可惜哉。一妇，夏月，痧痛甚急，刮放不愈，更易三医，莫敢任事。邀余往，视六脉微伏，治之未愈，其夜绞痛如前。明晨复视，右手脉伏，更放痧三十二针，兼行刮法，用宝花散、沉香丸，清茶稍冷饮之，并投散痧解毒、活血顺气之剂，遂安睡神清，气血渐和。宝花散即十号节象方，沉香丸即八号大有方。一人作泻，腹痛如绳绞。延余视之，脉洪大数实，放痧不愈，用乌药顺气汤加大黄，下积而痊。一妇，口吐涎痰，腹痛六日不愈，左脉微伏。余刮其痧，少安，投以药，不服。次日复昏沉大痛，余刺其左手中指，令出毒血，兼刮痧不愈，用降香桃花散，以砂仁汤微冷送下，并用防风散痧汤加山豆根、茜草、丹参、银花、山楂、莱菔子，稍冷服而安。桃花散即十二号既济方，散痧汤即一号乾象方。一童子，春正月发痧，盘肠绞痛。延余视之，脉俱伏。余刮其痧，用沉香郁金散、棱术汤，冷饮之，稍愈。至黄昏复绞痛非常，叫喊不已，以细辛大黄丸微冷饮之，更投紫朴汤乃痊。郁金散即十三号革象方，棱术汤即十四号丰象方，大黄丸即十五号明夷方，紫朴汤即十六号师象方。

十四曰抽筋痧。两足筋抽疼，忽一身青筋胀起，如筋粗，必须处处大放毒血，宜十七号艮象方。

十五曰暗痧。心中闷闷不已，欲食不食，行坐如常，即饮温热，不见凶处，心腹腰背不痛，但渐渐憔悴，日甚一日，若不知治亦成大害。此痧之慢而轻者

也，放之即愈。亦有头痛，发热，心中作胀，类于伤寒；亦有寒热往来，似疟非疟，闷闷不已；亦有咳嗽烦闷，有似伤风；亦有头面肿胀，两目如火；亦有四肢红肿，身体重滞不能转侧，此痧之慢而重者也。误吃热汤、热酒、热物，遂乃沉重，或昏迷不醒，或痰喘气急狂乱。如遇此症必先审脉辨症，果系何因，在表者刮，在中者放，在里者或丸或散或煎剂，必须连进数服，俟其少安渐为调理。一妇，夏四月，忽然昏迷沉重，不省人事，颜色渐黑，左脉洪大，右脉沉微。余曰：此暗痧也。审其腿弯青筋三条，刺之，紫黑血如注，不醒，刮痧亦不醒，用沉香郁金散加砂仁、荆芥稍冷服。次日以宝花散加薄荷、大黄微冷以服，少醒。至五日复刮痧，用三香散加砂仁，温下乃安。宝花散即十号节象方，三香散即十八号贲象方。一老人，六日发热沉重昏迷，舌上黑苔芒刺，狂骂不已，六脉俱伏。余曰：此痧之最重者。腿弯有青筋刺之，但有黑血数点，痧血不流，将人死地，用宝花散、蒺藜散，稍冷饮之，更以紫苏厚朴汤投之。次日痧退少苏，但身重如石不能转侧，舌上黑苔不退，用红花汤合清凉至宝饮治之，以渐而愈。蒺藜散即十九号大畜方，苏朴汤即三号遁象方，至宝饮即六号剥象方。一婢，十二岁，六日不食，头面微肿，六脉俱微，人以为有停食。余曰：脉微而面肿，此痧也。刺腿弯青筋一针，紫黑血流，少愈，用宝花散稍冷饮之，一服而安。一妇，怀孕，失火，急下楼，坠仆绝声，以惊治不效，安胎又不效，明日胎下，儿已死。诊之，脉伏细，按如有一丝，但四体温软，如熟睡状，急为刺手足血，便呻吟，投涤痧散乃苏，更用十九号大畜方并二十号损象方而痊。

十六曰闷痧。 痧毒冲心，发晕闷地，似中暑、中风状，人不知觉，即时而毙，此痧之急者。如略苏，扶起放痧，不愈，审脉用药，急投涤痧丸。如发晕不苏，扶之不能起，必须审症，的确果后何因，先用药数剂灌苏，然后扶起再放痧，再调治，宜十号节象方、九号坎象方。一妇，夏六月，发晕昏闷，两寸脉芤而散，余部如常，但重按之时见歇止，此暑热秽气触犯心经之痧也。扶之不起，用宝花散及薄荷汤、藿香汤冷服，稍醒，扶起刺出毒血，三针不愈，用沉香阿魏丸、薄荷汤微冷饮之渐安，后用四物调理而痊。

十七曰落弓痧。 忽然昏闷不醒，或痰喘不已，眼目上吊如小儿落弓之症。此暗痧难识，必须审脉辨症是何痧毒，再看身之凉热、唇舌润燥何如，然后治之。一人，九月间发热，口渴昏闷不醒，两目上翻，

六脉微细而伏，先用宝花散加砂仁汤冷饮而醒，扶起放痧十二针，去其紫黑毒血，又投救苦丹并细辛大黄丸，以砂仁汤，稍冷送下，又用防风散痧汤加金银花、丹参、山楂、莱菔子而安。救苦丹即二十一号暌象方。一人，秋八月时常身热，口中微渴，因饮热茶倏然沉重昏闷，沉重不醒，左尺沉细，动止不匀，右寸脉浮而芤。此肾虚而痧犯之，肾水之痧逆行于肺，故痰气壅盛而发晕也。用独活红花汤入贝母、牛膝同煎，加童便饮之，更进红花散而醒，乃扶起放痧。二日后，痧气清，改用补中益气汤、六味地黄丸调理而痊。红花汤即二十二号履象方，红花散即二十三号中孚方。

十八曰噤口痧。 默默不语，语亦无声，形如哑子。此乃痧气壅盛，热痰上升阻逆气管，故咽喉闭塞。治宜先放其痧，审其肺肾脾三经之脉为要，然后推详余经之脉，则知病之所由来矣。一女，冬十一月忽然痧胀，心中烦闷，昏沉不语，虽放痧稍醒，而终日无声，左关有力，右脉沉伏。余曰：此伤气之痧也。曰为后母所詈。以陈香橼一个煎汤，微冷饮之，稍有声而未愈。次日左脉弦长而动，此怒气伤肝，而痧气阻于肝也。刺腿弯紫筋三针，血流如注，又刺顶心、臂二十余针，用三香散、陈皮厚朴汤加元胡、香附，微温饮之，乃痊。陈皮厚朴汤即二十四号渐象方。

十九曰扑鹅痧。 痰涎壅盛，气急发喘，喉声如锯，痛若鹅喉。但鹅喉之症，喉内肿胀，痧则只如鹅喉之痛而不肿胀，又形如急喉风，但喉风之症痛而不移，痧则痛无一定，且痧有痧筋，喉鹅、喉风俱无痧筋，此可辨也。一人，喉间痰气壅盛，吹钓痰之药益甚，且痛极难忍，脉多怪异。余曰：此三焦心包络之痧也。于臂指青筋刺十针，腿弯青筋刺三针，出紫黑血甚多，不愈，用沉香郁金散、救苦丹以清茶冷饮之，外吹冰硼散，又用荆芥银花汤微冷饮之，三剂而平。冰硼散即二十五号震象方，银花汤即二十六号豫象方。又一人，喉痛之极，痰涎壅盛，医作喉风治。余视其腿有青筋，告之曰：此痧也。不信，饮以热汤至夕而殂。

二十曰角弓痧。 心胸胀极，痧毒内攻，故头项而上，形如角弓反张，是脏腑已坏死症也。然反覆试验，又得一治法。胸腹胀闷，自不必言，身难转侧，或手足拘挛不能屈伸，有时踡缩，有时反张，急将毛青布一块蘸油烧，抹其手足拘急处，再口含火酒喷其通体。少顷，定觉舒展松动，然后用药，或可回生，宜十号节象方、十八号贲象方之类。

二十一曰瘟痧。寒气郁伏于肌肤血肉之中，至春而发，变为瘟症，是名瘟痧；又暑热伤感凝滞于肌肤血肉之中，至秋而发，亦名瘟痧。但春瘟痧毒受病者少，不相传染，时或有之；秋瘟痧毒受病者多，老幼相传，甚至一家数人犯痧，或一方数家犯痧。其发也，必恶寒发热，或腹痛，或不痛，似疟非疟，或气急发喘，头面肿胀，胸膈饱闷，或变下痢脓血，轻者牵连岁月，重者危急一时。治宜放血、消食积为主，俟痧毒已泄，然后和解清理，除其寒热，健脾养血。一人，九月恶寒发热，吐痰咳嗽，胸闷，口渴，舌上有苔，左脉歇止，右脉沉而有力，刺其痧筋，毒血不流，昏卧不醒，此误饮热汤也。用阴阳水一碗，加明矾三分，饮之，又投消食去积之药，加熟大黄一钱，微冷饮之，少愈。次日痧筋复现，刺十指十针，臂弯二针，又投以活血解毒之品，诸症渐安。一妇，恶寒发热，心胸烦闷，头面肿胀似大头瘟，六脉俱伏，亦瘟痧也。放痧不愈，先投矾汤冷饮，次用透窍、下气、消毒，加牛膝同煎，微冷饮之，二服痊。一人，十月寒热如疟，心腹绞痛，吐泻不已，六脉沉紧，亦瘟痧也。用沉香阿魏丸，清茶微冷送下，并和脾宣化饮入大黄一钱，微冷饮之，次日乃愈。阿魏丸即九号坎象方，宣化饮即二十八号恒象方。

二十二曰蒲痧。初起跌倒，牙关紧闭，不省人事，捧心拱起，鼻煽耳鸣，急宜大放毒血，宜七号晋象方、九号坎象方、二十九号升象方。

二十三曰脱阳痧。小腹急痛，肾缩面黑，气短出冷汗，名为脱阳。有似发痧，用连发葱白三茎研烂，酒四碗煮一碗，作三服，又炒盐熨脐下气海穴，令气热自愈。

二十四曰羊毛痧。腹胀连背心，或腰胯如芒刺痛，宜用烧酒瓶头泥研细，将烧酒和成团带潮，随痛处将团土滚之。少顷，即有细细羊毛滚在团上，疼即止，屡用皆验。

二十五曰羊筋痧。腹胀，浑身板痛，此于上羊毛痧症，或胸前，或腰背。当用小针穿皮，提出筋毛自愈，只拣疼处，看其有毫毛聚起者便是，宜涤痧丸、普济消毒饮。

二十六曰紫疱痧。痧症不内攻则外溃，即如为肿为毒之外，又有发为紫疱血者，此真痧之异者也。宜刺腿弯及十指头，令出毒血，宜三十号井象方。

二十七曰疯痧。疯者，天地之疠气蕴于血肉，散于肌表，留于经络，此最恶候也。痧亦时行恶毒之气所钟，变为大疯，又何疑乎？曾见一人犯大麻疯症，眉发俱脱，面目颓败，手足蹉挛。遇一老者，为之放痧三次，曰：痧疯也。传一方，金银花六钱，苦参四钱，牛膝三钱，赤芍、红花、生地各二钱，黄芩、皂角刺各一钱，日日服之，以渐而痊。

二十八曰血痧。胸中胀闷，饮食俱废，两胁疼甚，口中尝涌淡红血沫如西瓜瓤。宜薰陆香为君，佐以茜草、刘寄奴之类，治之自愈。

二十九曰蛔结痧。痧毒攻胃，故蛔死入于大肠，与宿粪相结，腹中大痛，是为蛔结。又有痧毒入胃，胃必热胀之极，蛔不能存，因而上涌，乘吐而出，或蛔结腹痛不大便，或入大肠由大便而出，与伤寒吐蛔、伏阴在内者不同。法当清其痧胀为主，先用刮法，然后服药，宜二十六号豫象方、十五号明夷方、三十一号大过方。

三十曰铜痧。浑身上下、头面、眼珠尽如姜黄色，直视，四肢僵直，六脉似有似无，一时又如沸羹，大小便闭，淹淹欲死。急投涤痧丸，刺指、臂、委中，俱令出黑血，宜三十二号随象方。

三十一曰铁痧。头面俱黑，手足十指如锅煤色，不治，以周身血凝聚也。急深刺委中，令多出黑血，用火酒擦身，或救十中之一。

三十二曰痧块。痧毒留于气分，成气痞痛；留于血分，成血块痛；壅于食积，成食积块痛。盖因刮痧放痧稍愈，痧毒未尽，不用药消之之故。治法，在气分者，用沉香、砂仁之类；在血分者，用桃仁、红花之类；由食积者，用槟榔、莱菔子之类；或气血俱有余毒者，当兼治之；或气血更兼食积者，并合治之。又有痧症不忌食物者，痧毒裹食结成痧块，两胁下痛，其痧块变症多端，故难治。且治痧惟在初发，若不知忌，或饮温热，毒血凝结，即慢痧，不至杀人，亦成胁痛，瘀之日久，势必难散。宜二十九号升象方、三十三号巽象方及九号坎象方加贝母、白芥子；七号晋象方。

三十三曰身重痧。痧症初发，势虽凶暴，未必身重，若饮热汤、热酒，痧即阻塞经络血肉之间，遍身重痛不能转侧，或呕吐腹胀，脉伏。放痧之后，治先消痧解毒，宜三十五号家人方。如痧气渐减，再放痧，用三十六号益象方。

三十四曰心烦嗜睡痧。痧气冲于心胸，故心烦或嗜睡，此等俱慢痧。若误以心烦嗜睡治之，必日甚，倘吃温热必日凶至不起。治法，刺血为主，可不药而全安。

三十五曰遍身青筋痧。痧发面色如靛，满身青筋胀起，粗如筋状，其痛自小腹起，攻上胸胁，困倦不堪。切不可误认作虚，急刺曲池、委中，令出黑血，宜涤痧丸以火酒下。

三十六曰遍身肿胀痧。痧者，暑热、时疫、恶疠之气，攻于里则为痰喘、为瘀血，昏迷不醒。若元气壮实，内不受邪，即散其毒于肌肤、血肉之表，为肿、为胀。若吃热汤、热酒，便成大害。此痧之暗者，宜从脉异处辨之。一女，手足俱肿，将及于腹，六脉弦细沉迟，此慢痧症也。余曰：宜先放痧。因畏刺不肯放血，越六日，肿胀益甚。复延余治。令一妇代放二十余针，紫黑毒血已出，用宝花散稍冷服之，并投散痧解毒、消瘀顺气之剂，以其痧绵延日久不能速效，至二十余贴乃安。一女，久生恶疮，腹大如鼓，手足俱肿，左脉微数，右脉歇止。余思疮毒入内作胀，其脉宜洪数有力，方为脉症相符，今脉不洪数而微数歇止，脉症不合，此慢痧为患也。视其腿弯，果有青筋，连刺五针，紫黑血如注，未愈，又刺左右十指头十余针，用宝花散及桃仁红花汤，进八服乃痊。桃仁红花汤即三十六号益象方。

变痧三十六症

第一曰伤寒兼痧。凡伤寒头痛、寒热头痛诸症，或当暑天，或触秽气，或感疫疠，忽犯痧胀，是惟认脉看筋辨之。必先治痧，痧退乃治伤寒。若误食温汤、热酒、生姜，立见凶危。一人，五月伤寒，忽昏迷沉重，卧不能转。余曰：此伤寒犯痧，先治其痧可起。不信，延他医治之，益昏迷不醒，后求余治。夫其人昏迷者，痧气冲心也；身不能转侧者，痧毒入血分经络之间也，乃先放其痧，用宝花散、圆红散及防风胜金汤，俱微冷服，痧退治其伤寒而安。胜金汤即三十七号无妄方。一女，夏四月头痛发热，属伤寒太阳症，用羌活冲和汤加减治之，稍愈。第四日，面赤身热，心胸烦闷，六脉洪大无伦，此伤寒兼痧也。视其左脚弯，青筋隐隐不甚现，乃痧气壅阻之故，刺之流紫黑血，投以必胜散，稍轻。次日指筋现，刺十针，至夜右脚弯青筋现，刺三针去其毒血，服圆红散乃少安。又因早进饮食后发热面赤，投以山楂、莱菔子、柴胡、陈皮之类，脉仍洪大无伦，此痧毒复发也。又刺两足青筋，去其毒血，进必胜汤二剂，稍冷服之，未已。偶饮温茶，立刻狂言，盖痧毒未尽散，因温饮而复发也。以井水二腕服之，又冷服必胜汤五剂，痧气乃清。但病久身虚发晕，服参芪及十全大补

汤，始愈。必胜汤即三十四号小畜方。

二曰痧症类伤寒。《伤寒集》中仅有四症类伤寒，至于痧症类伤寒，比四症犹凶暴，而方书不载，故医家不识。夫伤寒头痛、恶寒发热是太阳经症，寒从肌表而入，故宜发散。若痧症头痛，是痧毒上攻头面三阳，不因外感。其恶寒发热虽在肌表，是时行之气所感，由呼吸而入，搏击于肌表之中作为毒热，内热而外寒，故亦恶寒。治宜先刺巅顶放痧，以泄其毒，用药惟以透窍、解毒、顺气为上，若误用麻黄、羌活，发表太甚，反助痧毒火邪，势必恶毒攻冲作肿、作胀，立时凶危。故痧之头痛、恶寒发热与伤寒虽同，而治法各异。要知痧症宜清凉，则痧毒可内解；伤寒宜辛散，则寒气可外舒。固不可以治痧症者治伤寒，更不可以治伤寒者治痧症也。急刺腿弯、指、臂及顶心，宜十号节象方、三十八号噬嗑方、三十九号颐象方、四号否象方。

三曰伤风咳嗽痧。痧从时气所感，因而咳嗽，肺经受伤，不可以伤风治之。夫伤风，以疏风为主。若痧，当刮痧为先，药以清喉顺气、凉肺散痧为主。若专主疏风，纵非紧痧，亦必咳嗽日甚，缠绵不已，劳嗽等症由此而成，慎之。治法，宜四十号蛊象方加前胡、山豆根。

四曰咳嗽呕哕痧。痧毒之气上凌肺经，故气发呛而咳嗽，痰涎上涌，故呕哕，恶心，面目浮肿或心胸烦闷，此热毒入于气分，痧筋往往不现，治以刮痧为主。间有入于血分者，必有痧筋，然后刺之，药宜理痧毒为主。若作伤风咳嗽治则误矣。宜十号节象方加童便，微冷服，又二十号损象方，或一号乾象方加薄荷、贝母、童便。

五曰霍乱痧。痛而不吐泻者，名干霍乱，毒入血分也，宜先放痧，然后服药。新食宜吐，久食宜消，食积下结宜攻。痛而吐泻者，毒入气分也，宜刮痧，视其有青筋则放。宜调其阴阳之气，须知肠胃食积宜驱不宜止，止则益痛。若吐泻而后痛者，此因泻粪秽气所触，宜用藿香正气散，须防食积、血滞，或消、或攻、或活血。若山药、茯苓不可乱施，燥湿之品、温暖之药俱所当禁。大抵干霍乱，盘肠大痛，放痧之后，宜服十号节象方及润下丸。若腹中大痛，吐泻数十次，其痛更甚，宿食吐泻尽，乃毒入血分，血瘀作痛也，宜二十七号损象方、二十三号中孚方。

六曰痧痢。夏伤于暑，秋必疟痢。痢疾初发，必先泄泻，泻则肠胃空虚，虚则易触秽气，即成痧痛。或天气炎热，时行疫疠，感触肠胃，因积而发，亦致

痧痛。夫痢不兼痧，积去便轻；若一兼痧，势必绞痛异常。只治其痢，药亦不效，或变痢如猪肝色，或如屋漏水，或惟红血水，或变噤口不食，呕吐凶危，或休息久痢。惟先治痧，兼治积，则痧消而积易去，积去而痧可清矣。急放刮之，宜九号坎象方，砂仁汤下，或三十号井象方。或更发热，胀闷，沉重，痢下紫血，六脉洪大不均，此痧气不清，毒尚盛也。急刮放之，宜三十五号家人方入童便饮，次以苏木、红花、茜草、五灵脂、乌药、香附、当归以去其瘀。

七日痧类疟疾。 痧有寒热往来，或昏迷沉重，或狂言乱语，或痰喘不休，或心胸烦闷、叫喊不止，或呕秽、吐痰、睡卧不安，或大小便结、舌黑生芒。如此垂竭，脉必有变，不与疟同，宜细细辨之。一人，秋七月日晡寒热，昏沉，胀闷，大便不通，舌焦苔厚，左脉浮大而虚，右脉沉细而涩。余思疟疾之凶如此，脉不应虚且涩，视其乳下有青筋，刺二针出紫黑毒血。又令刮痧，用散痧、消毒、治血之剂加大黄三钱，稍冷服之，大便通，诸症退。惟寒热未除，投以小柴胡汤及六君子调治而安。

八日疟疾兼痧。 疟疾连朝间夕，卧床不起，往往因暑热相侵，心中迷闷，或感时疫兼犯乎痧。疟因痧变，势所必至，不可慢以为疟，而忽视之。疟之为害，尚可延缓；痧之为害，必至伤人。自非先治其痧，决难全愈，宜十号节象方、八号大有方。一妇，六月患疟，日晡寒热，七八日后忽壮热不已，昏沉不醒，左脉弦数，右脉虚而沉涩。余曰：左不匀而右虚涩，非疟脉也，疟之变而为痧也。刺左臂青筋一针，流紫黑血如注，用荆芥汤加藿香、莱菔子、厚朴、槟榔并化毒丹，微冷饮之，稍醒。次日，复刺指头出紫黑血，仍投荆芥汤加枳实、大黄，微冷饮之。热退后，以三香散运动其气而痊。荆芥汤即五号观象方，化毒丹一作四十一号离象方。

九日头痛痧。 痧毒中于脏腑，其气闭塞不通，上攻三阳巅顶，故痛入脑髓，发晕，沉重，不醒人事，名真头痛。朝发夕死，夕发旦死。急刺破巅顶出毒血，以泄其气，药惟破毒气清脏腑为主。若痧毒中脏腑之血分，壅痧不流，上冲三阳头面肌肉，故肌肉肿胀，目闭耳寒，心胸烦闷。急刺破巅顶及其青筋，药宜清血分、破壅阻为要。气分宜四十二号旅象方；血分宜先冷服红花膏子半盏，再用四十三号鼎象方。

十日心痛痧。 痧毒冲心属之于气，则时疼时止，痰涎壅盛，昏迷烦闷，此其候也。治宜刺手臂，服顺气药为主。痧毒攻心属之于血，则大痛不已，昏沉不

醒，此其候也。治宜刺腿弯，服活血药为主，迟则难救，宜十一号屯象方。

十一日腰痛痧。 痧毒入肾，则腰痛不能俯仰。若误吃热汤、热酒，必烦燥昏迷，手足搐搦，舌短耳聋，垂毙而已。故凡痧中于肾脉，或左尺虚微、右尺洪实，或兼歇止者，急刺腿弯出黑血，宜十二号既济方①连服。

十二日大腹痛痧。 痧毒入大小肠，则小腹大痛不止，形如板推，绞痛不已。治之须分左右二股，屈伸为验。一人，小腹大痛，每每左卧，左足不能屈伸，此小肠经痧也。或痧筋不现，先用木通汤冷服四剂，俟左腿弯痧筋现，刺二针出紫黑血，再投红花汤冷服乃安。一人，大腹大痛，每每右卧，右足不能屈伸，大肠经痧也。急刺右腿弯三四针，流毒血如注，服枳实大黄汤，冷投，半夜已安。木通汤即四十四号未济方。如夏月不头疼、发热，但觉小腹痛，或心腹俱痛，胀痞不能屈伸，此皆暑火流注脏腑，故先小腹痛偏及心腹。药宜六和汤清解之，或四苓散加木瓜、紫苏、香薷和散之，或藿香正气散加山栀，或用炒盐和阴阳水探吐痰涎亦可。

十三日头眩偏痛痧。 痧气慢者上升于三阳头面，常觉头眩，内热，或半边头痛，心烦不安，宜刮痧。不愈，用清热下气之剂治之。

十四日流火流痰痧。 痧毒传变不待时日，朝发于足而足肿痛，夕发于手而手肿痛，朝发于肌肤而肌肤红肿，又发于里而痰喘不休。此等痧乍隐乍现，乍来乍去。按其脉而痧脉又不现，最难识认。如痧毒所流及之处，热者似流火而非流火，肿者似流痰而非流痰，或痛极难忍，或痛痒不已，此又痧之变者也。欲知此痧，须看病势凶暴，不比流炎、流痰之轻且缓，验其痧筋发现，刺之无疑。然后凭脉审证，因所犯风、暑、湿、食、痰、血、气阻而分治之，斯能有效。倘或不觉，便成死症。一人，日间左足小腿红肿大痛，至夜则腹痛而足不痛，次日左足小腿又复红肿大痛，至夜又腹痛而足乃不痛，来去不常，痛无一定，但六脉如常。难据为痧，视其腿弯有青筋三条，刺之，流紫黑血甚多，反加痰喘，此放痧未尽故也。用荆芥银花汤加土贝母二钱，微冷服二贴，少愈。次日，左足弯下又现痧筋，刺去毒血，并刺巅顶一针，以前汤加牛膝三钱，二剂痧退。又以红花汤服半月，

---

① 十二号既济方：原文为二十二号，十二号既济方为治痧毒中肾之剂，二十二号为履象方痧有因于血郁者，功效不符，径改之。

乃安。一人，晚间右大腿红肿，其痛方已，喉旁又发肿而痛。初不觉其为痧，只见时症犯此者多，细看两臂痧筋刺之，毒血如注，且气口脉洪而实，用紫朴汤倍山楂、莱菔子加大黄一钱饮之，食消便下而安。

十五曰痰喘气急痧。 先有痰喘气急，而痧胀因之，先治其痧，后治痰气，无令痧为本病之助。先有痧胀，而后痰喘气急因之，但治其痧，而痰喘气急自愈。若有痧症寒热不清，痰喘气急者，兼和解；痧有但热无寒，痰喘气急者，兼清热；痧有食结不化，痰喘气急者，兼消食顺气；痧有二便不利，痰喘气急者，急攻其里；痧有痢下脓血，或赤或白，痰喘气急者，速攻其积；痧有瘀血凝滞，小便利，大便黑，痰喘气急者，速消其瘀；痧有呕吐紫黑血或鲜血，痰喘气急者，当防痧毒攻坏脏腑，不痛者可治，痛而不已者难治，服药不应者死。一人，夏四月发热，头痛，胀闷，昏迷，痰喘气急，六脉无根。余曰：脉法无根者死，若为痧胀则尚可救。视有痧筋，放之未愈，用沉香郁金散、圆红散稍冷服之，又投牛黄丸一服，昏迷即醒，胀闷、痰喘气急俱平。更用防风散痧汤加青皮、连翘、山楂、莱菔子、熟大黄一钱，服之乃安。牛黄丸即四十五号蒙象方。一女，痰喘，气急，胀闷，左三部浮紧而数，右三部如无。余曰：痧胀暗发也。刺乳下二针，出紫黑毒血如注，六脉俱复如旧。进和脾宣化饮二服，稍冷饮之，渐痊。一人，春二月痰喘气急，发热身重，腹中绞痛，六脉沉微，刮放不效。以藿香汤稍冷服之，又用棱术汤加大黄五分，微温服之，诸病俱退。藿香汤即四号否象方。

十六曰半身不遂痧。 心主血，痧毒中血分，故易攻心，此痧症所以头昏也。若痧之慢者，冲激迟缓，未逆于心，留滞经络，或在左或在右，半身疼痛，或麻痹不仁成半身不遂，总因痧毒为害也。见有青筋，即宜刺破，乃用药散毒、活血、消瘀，自愈，宜四十六号涣象方。

十七曰鼓胀兼痧。 先鼓胀而后痧气乘之，鼓胀益甚。在鼓胀不可先医，在痧自宜早治。一人，腹胀如鼓，脐突筋青，胸口将平，知为血鼓之症。其指头黑色，此鼓症之所无也，视指色有青筋，兼痧无疑。刺二十余针于臂弯、腿弯，又刺青筋五针，去其毒血，略轻，以蒺藜散微温饮之，脐下青筋渐退，改用鼓胀之药去其恶水，日服治鼓香橼丸。二月余，鼓症俱平，不复发。

十八曰痧变鼓症。 痧者，毒也。慢痧之毒迁延时日，留滞肌肤、血肉、肠胃之中，若不早治，即成真

鼓。一人，气急作胀，心胸饱闷，脐下青筋突起，心口将平，此慢痧成鼓也。刺腿弯青筋六针，出紫黑血甚多，又刺指出毒血，二十四针，脐上青筋色淡，腹内稍宽，以宝花散微冷饮之，腹鼓亦消。

十九曰老病兼痧。 先有痰火、咳嗽之疾，忽然喘急痰涎，喉声如锯，或头汗如油，喘而不休，心胸烦闷，莫可名状。虽云痰火危困，然亦有兼感时气，或触秽骤然势盛者，必须察脉按症，先清其痧，次治其痰，渐补其气血，斯可耳。一妇，素犯痰火，忽痰涎壅盛，喘急不休，喉声如锯，六脉不匀，有如雀啄。夫老弱痰火之脉，歇止亦不足怪然。视其骤然而作变，此必兼痧症也。腿弯下现青筋二条，刺之出紫毒血如注，先用散痧、消食、豁痰、顺气之剂，并进牛黄抱龙丸，病势渐安，后补其气血而愈。

二十曰弱症兼痧。 先患痧弱不足之症，或吐血，或干嗽，两颧、唇口鲜红，或骨蒸发热不已。一感时气传染，或因秽气相犯，必兼痧胀，由是烦燥发热，或痰喘，或咽喉如哽，或心腹胀闷，较平时之症益觉沉重。视其腿弯必有青筋，此宜先治痧，令痧毒退尽，方治本症。宜十号节象方，以清茶微冷送下。

二十一曰内伤兼痧。 人有内伤讵无外感，外感之症不独风寒，即夏月暑热，或时疫传染，或秽气触犯，一受于身亦如外感。然内伤本病也，外感标病也。内伤若兼痧，宜先辨痧症治其标，后审内伤治其本。一妇，因争家产互殴，发热沉重，咳嗽吐痰，胸中胀闷，知其内伤兼痧也。刺痧筋二十余针，投宝花散，微温服之，稍轻。又用四十七号讼象方，治其内伤，下黑粪瘀血，诸症俱除。更以六十二号谦象方补之，并前诸症亦安。

二十二曰痧变痨瘵。 痧症有忌饮热汤者，有反喜热汤者，惟其喜饮热，痧益难辨，慢痧所以渐成痨瘵也。原夫痧毒之始入于气分，令人喘嗽、吐痰、发热、声哑，盖火毒伤肺，肺为娇脏，若不知治，变为百日紧痨，轻亦数年难愈，卒以危亡。痧毒之始入于血分，重者多在一刻，轻者岁月稍延，但毒瘀胃口，必须去毒而乃愈；如毒瘀肝经，损坏内溃，吐血数发，势急多危；毒瘀心包络更加凶险，不待时日；毒瘀肾经，腰脊疼痛，嗽痰咯血，日甚一日，不可得痊。凡痧毒遗患总成痨瘵，治须识之于始，若久而脏腑溃损便属不治。一人，痧胀不服药，但放痧三次，胃脘间结成一大块，咳嗽，吐痰，发热，不食，日渐瘦削，右关脉芤而紧，余脉皆数。余曰：必内有余血，吐出方解。用桃仁、苏木、泽兰、白蒺藜、香

附、乌药，酒煎服之，吐出紫黑血碗许。更用活血引下之剂，加童便，酒服之而愈。

二十三曰痧变吐血、鼻衄、便红。痧毒冲心，则昏迷；痧毒冲肺，则气喘痰壅，甚则鼻衄；痧毒入肝，则胸胁疼痛，不能转侧，甚则血涌吐出；痧毒流入大肠则大便血，流于小肠则小便血。治宜先清其痧毒之气，顺其所出之路，则气自顺而血自止矣。若不知治，紧则变在顷刻，迟则亦成痨弱，或时时便血、溺血，难愈也。一人，痧胀，但放痧不服药，变筋骨疼痛，十日后吐血甚多，疼痛不愈。其脉芤，此痧气已退，尚存瘀血。用桃仁红花汤活血之剂，四服而痊。一女，痧痛，溺血，放痧不愈，用荆芥薄荷汤加益母草、金银花、牛膝、连翘，治之而安。薄荷汤即四十九号坤象方。一幼儿，痧痛，大便血，先放痧，用四十八号同人方。一人，痧胀，鼻衄，是痧气由衄而泄也，用六号剥象方。

二十四曰痧变发斑。痧粒不过红点而已，至有浑身成片斑烂，发热头晕者，宜五号观象方。其有痧变发黄者，邪热攻于脾肾，而土之本色见于外也。盖脾为阴脏，属己土主燥；胃为阳腑，属戊土主湿，一湿一燥，互相薰蒸，故发黄也。方治载在铜痧条。

二十五曰犯痧小便不通。痧毒结膀胱，令便溺不利，小腹胀痛难忍，宜四十四号未济方，并涤痧丸、润下丸。

二十六曰眼目怪症痧。夫痧者，火毒也。若犯痧症，适与心主之火相合，痧毒逆冲，须防攻心之患。今少阴心君不受邪，逆犯厥阴肝母，故两目红肿如桃，甚则眼珠突出。然他症患目，惟在于目。若因痧为患，先心中烦闷，而后目疾因之。若不早治，则痧毒已乘阳位，其火势交极，轻则坏目，重则殒命。治宜先刺巅顶百会穴以泄毒气，当放者放，当刮者刮。用清火、活血、顺气之剂，加牛膝、石斛以引火归原，诚为良法。若心中烦闷，头眩，两目红肿大痛，眼珠突出，左目尤甚，至晚即昏沉眩晕，宜五十号复象方，加童便服，眼珠自收。若两目通红，甚至起障生翳，此痧之余毒在肝，宜五十一号临象方加灯心、白芙蓉叶，水煎温服。

二十七曰痧后牙疳。此痧毒入于胃也，宜五十二号泰象方，神效。又如痧后胸膈痛，痧毒虽退，尚留瘀血在胸膈间，是积血作痛也，宜失笑散。

二十八曰妇女倒经痧。经行之际，适遇痧发，经阻逆行，或鼻衄，或吐红，肚腹肿胀，卧床不能转侧、肚腹不痛，亦为暗痧。若痧毒攻坏脏腑者，不治。急放痧，宜五十三号大壮方。

二十九曰胎前产后痧。孕妇犯痧最易伤胎，产后之痧须防恶阻，较之平人更甚。当痧毒未内攻时急为救治，庶易收效。若暗痧陡发于此际，则胎前痧脉溷于有孕，产后痧脉杂于恶阻，又无心腹痛可据，须当究其症候，察其声色。看有痧筋，急宜刺破，肌肤痧壅，焠刮兼施。至若痧毒横行肆攻脏腑，莫可挽回矣。

三十曰胎前痧痛。凡毒气攻胎，常恐伤胎殒命。况痧之毒气初发，而胎之元气尚嫩，决难安静。至若安胎用白术、当归、茯苓之类，为痧症之所大禁，而痧症破气、破血之剂，又为胎孕之所大忌，又当加以斟酌。设刮痧、放痧不愈，欲活血解毒，用金银花、益母草、丹参、红花、桑寄生，则消瘀而不伤胎元；欲顺气，用香附、陈皮、厚朴、砂仁、乌药，则行气而不伤胎气；欲散痧，用防风、荆芥、细辛、独活，则透窍而不动胎孕；欲消食积，用山楂、莱菔子、神曲、麦芽，则宽中而不伐胎气，采择于中，最为稳当。然痧毒势盛，此等之药难以速效，或权用一二味克伐，又恐于胎气有妨，不可不慎，宜五十四号夬象方。

三十一曰产后痧痛。产后用药必须温暖，痧症用药惟重清凉，彼此相反。而立方之际，毋执产后一于温暖，亦无执痧症亦于清凉也，今统制一方，为临症之法。散痧用独活、细辛；破血用桃仁、红花；顺气用香附、乌药、陈皮；解毒用金银花、紫花地丁；消食用山楂、莱菔子、神曲、麦芽。如产后常用姜灰、肉桂以温血，是痧症所忌。痧症必用荆芥、防风以散痧，连翘、薄荷以清热，又产后所不宜也。况痧症胀极，尤贵大黄、枳实、槟榔以通积滞，而产后更不可用。盖痧而用温，胀者益胀，产而用凉，瘀者益瘀，惟取微温之气则两不相妨。若痧症更凶，再加童便以清热消痧，是乃良法。一产妇，三日腹中绞痛，胀大如鼓，恶露不通。余思产后腹痛当在心腹，今大腹绞痛异常，非产妇本病，及按其脉，洪数有力，此产后兼痧胀也，可取痧筋验之。不信，混投产后之药，益昏迷不醒。复求余治，痧筋不现，先以童便一杯，饮之少苏，刺其十指二十针，出紫黑毒血，然后扶起，放腿弯六针，用独活红花汤微温服之，痧尽而恶露乃行。一妇，产后八日，恶露去血太多，忽恶寒发热，胸中胀闷，脉洪大无伦。余思恶露已去，何以仍得是脉？此必兼痧也。视其痧筋，紫红色者二条，放出毒血，脉不洪大。又刺臂十余针，用五十五号需象方四贴，病安。一妇，产后六日，遍体皆痛，寒热如疟，昏闷异常，脉时歇止，阅其左中指、右无名指，微带黑色，知其兼痧也。刺指上七针、臂一针、舌底紫黑筋一针，出毒血甚多，昏闷稍轻。用五十六号比象方，四剂而愈。

三十二曰小儿夹惊痧。小儿一时痰涎壅盛，气急不语，眼上翻，手足发搐，肚腹胀满，误作惊治不效。看有痧筋，速为出血，额现痧粒，急为火焠。先令痧退，然后治惊，宜四十五号蒙象方。

三十三曰痘前痧。痘本先天因时而发，必由外感，如痧亦时疫之气所感，作胀作痛，而胎元之毒因之俱发。凡痘未见点之前兼痧，必心胸烦闷，痰涎壅塞，甚至昏迷沉重，不醒人事，此其候也。小儿滑疾之脉，厥厥动摇头，类于痧症，虽若疑似难明，然痧有痧筋可辨，宜先刺出毒血，而后用药清理之。痧一退，而痘自起矣。若痘点已形，触秽复隐，痘科自悉，不载。一儿，五月痘发犯痧，不醒人事，腿弯有紫筋两条。余曰：两目少神，四肢战动，痘之候也；隐隐微点，现于面上，痘之形也。口热如炉，色带红紫，热之甚也。但是痰喘气急，腿有痧筋，必痘因痧胀而发。治宜先透痧，兼发痘，用五十七号兑象方一贴，稍冷服之，痘乃发，十二朝而痊。

三十四曰痘后痧胀。凡痘后中气多虚，有感必伤。尝有小儿痘后，收靥脱痂，安然无事，一遇暑热所侵，或秽恶所触，即成痧胀，往往忽然生变。人多认为恶痘所致，即痘科亦然竟不知痧之为害，有如此也。宜二十六号豫象方合二十八号恒象方。又凡痘后见有痧筋，倘遇人已虚弱，只可辨其为痧，用药治之，切忌针刺。非不可针也，人已气血不旺，痘变不常，若一差池，为害不浅，故针切宜忌之。

三十五曰疮症兼痧。疮症者，心火血热所致，故火盛而脓肿作痛。然脓痧虽痛，必渐渐而来，非若兼痧之骤。故凡疮疡兼痧，其肿痛必多可畏处，况疮脉多洪数，兼痧脉固不同，筋色又可辨验，不容混也。急刺指头及头顶，宜五十八号困象方[①]、五十九号萃象方。

三十六曰痧变肿毒。痧毒不尽，留滞肌肉腠里之间，即成肿毒。宜先放痧，用解毒散痧之药以除其根。然后审毒所发，照十二经络、脏腑，分阴阳、寒热处治，轻则清之，重则下之，虚则补之，实则泻之。若红肿甚者，属阳，宜五十九号萃象方。白色平

肿，不易起发者，属阴，宜六十号咸象方。毒又有半阴半阳者，宜五十八号困象方加引经药以透之。凡毒穿破之后宜护，皆以神仙太乙膏贴之。若肿毒无脓，只有毒水流出，或脓少血多，须拔去毒水脓血，宜飞龙夺命丹研碎，些些填太乙膏中贴之。若毒水尽，但贴膏，不必用丹。又有毒口难收者，宜掺红玉散以收之。又有肉带黑色者，用代刀散以绵花微掺之，则肉转红色，可贴膏而愈。一人，遍身疼痛，背发一毒疽，黑烂痛苦，脉沉而微，其指头带黑色，口恶热饮，此痧变恶毒，用凉药围之而成背疽也。令去其围药，放痧讫，俟痧气已绝，用六十号咸象方温托之，外敷代刀散如前法。黑色变红，点太乙膏而痊。

凡痧退之后，痧气已绝，气血虚弱者，急宜补，宜六十二号谦象方、六十三号小过方。若屡患痧症者，待痧气既清调理之，宜六十四号妇妹方。以上三十六变痧也。

脉 法

痧症脉多微缓细涩，或有时弦数；或有时浮大，又虚而无力，疾徐不伦；或六脉俱伏，伏亦无妨，又有或左或右，一手伏者；又有一部、两部伏者，痧气一退，脉即渐远。假如头疼壮热，脉应洪实，而反微迟者，痧也。又如厥冷不语，脉应沉细，而反滑数者，痧也。大抵痧脉与他脉有异，脉症不符，便舍症而从脉。凡诊痧症，无过此两言。且痧之毒气，冲激于经络、血肉之分，或脉多洪数，或沉紧，或大而无伦，或洪实有力，或脉症稍有不合，便审痧筋有无。有则俟刮放后，再诊脉之来复如何，以断病之寒热虚实从治；无则凭脉断其寒热虚实用药。如伤寒杂病自有本脉，若一兼痧，其脉必变，病必凶暴。然兼痧之脉，自可细考而知也。凡临伤寒症，见有沉微或伏之脉，似直中三阴，外视其症，稍有不合，便取痧筋验之。有则为痧，无则为阴症。施治或凉或热，万不失一。且刮放、服药之后，经络即通，其脉必不如前之沉微或伏矣。然后按脉辨证，治其伤寒，未有不效。至若杂病兼痧，有沉微或伏之脉，亦以此法验。

① 五十八号困象：原为为三十八号，三十八噬嗑方治痧症类伤寒，
　五十八号困象方治痧后热毒流连不已至成疮疡，径改之。

痧胀然犀照　下卷

锡山沈金敖著
天彭冯敬修述

宜忌诸药

凡治痧胀，有宜忌之药，如人参、白术、山药、黄芪、熟地、白芍、甘草、茯苓、猪苓、半夏、白芷、苍术、升麻、肉桂、附子、吴萸、生姜、干姜、五味、木瓜、竹沥、杜仲、枸杞、骨脂、伏神、枣仁、苁蓉、巴戟、柏子仁，以上忌药切不可犯。凡治吐用半夏、藿香，独痧症作吐，半夏性燥，防其助火邪，切不可用；藿香虽可以治痧，恐肠胃中有食积、瘀血阻滞痧毒者，误用之，止吐反有闭门逐盗之患。凡痧症服药、饮汤皆宜稍冷，忌热汤、热酒。若饮热汤、热酒，轻必变重，重必变危，难以救治。又痧病略轻，胸中知饿，设骤进饮食必复，痧胀立能变重，必忍耐一二日乃可万全。凡痧胀，或五日、或十日不饮食，亦不妨者，以痧胀满塞胸膈也，俟痧气尽，自然思食。生姜，痧症大忌，切不可泡汤服及作药引，犯之必殆。又枣子、龙眼、川椒、蒜、烟、滚汤、醋、面、鸡、鱼等物，均当忌之。

宜用诸药

凡治痧病，宜疏利，不宜补滞。所宜之药如陈皮、枳壳、荆芥、柴胡、葛根、薄荷、青皮、枳实、防风、前胡、厚朴、紫苏、细辛、独活、桔梗、香附、郁金、木香、砂仁、乌药、连翘、秦艽、栀子、贝母、天冬、杏仁、桑皮、赤芍、香橼、丹参、山楂、红花、苏木、桃仁、三棱、莪术、神曲、麦芽、牛膝、牛蒡、泽兰、莱菔、茜草、银花、香薷、地丁、菊花、青黛、乳香、阿魏、胆星、雄黄、竹黄、蚕沙、没药、角刺、牛黄、麝香、明矾、石膏、龟甲、姜虫、童便、梅花、板蓝根、血见愁、红蓼子、紫荆皮、火麻仁、刘寄奴、益母草、地骨皮、穿山甲、白芥子、元胡、灵脂。痧气壅遏未有不阻滞于中，故作痛作胀，用细辛、荆芥、防风、薄荷之类，从表而散；用青皮、陈皮之类，从中散；用枳实、大黄之类，从大便而下；用木通、泽泻之类，从小便而利；用山楂、莱菔之类，所以治其食之阻；用银花、红花之类，所以治其血之壅；用槟榔、棱术之类，所以治其积之滞。痧症寒热不由外感，其毒从鼻吸而入，搏击肌表，羌活、麻黄俱在所禁。如荆芥、细辛善能透窍，以恶毒之气由窍而入，故用此二味治痧，令其由窍而泄。凡遇冷痧、紧痧，以荆芥、细辛及牙皂角为末，吹鼻中立刻取效。若防风，乃臣使之品，取为透窍之佐，但防风多伪，用者辨之。至麻黄、羌活，专主发表，若误用之，反有升发火毒之患。

宜忌相半之药

治痧有宜忌相半之药，不得不用者，如羌活、藿香、檀香、当归、黄连、元参、川芎、沉香、丁香、生地、黄芩、花粉、木通、大黄之类。如必不得已而欲用之，轻者只可三分，重者亦只可四五分至钱许。

治痧胀共六十四方

一号乾象方，原名防风散痧汤

是方专治感风成痧之剂。

防风　细辛　陈皮　枳壳　金沸草　荆芥穗等分[①]

水煎，稍冷服。口渴加花粉；内热加连翘、知母；寒热加柴胡、独活；吐不止加童便；痰多加贝母、瓜蒌霜；头面肿加薄荷、甘菊；喉肿加射干、山豆根；手足肿加威灵仙、牛膝、金银花；心痛加莪术、元胡；腹胀加大腹皮、厚朴；小腹胀痛加青皮；血滞加茜草、丹皮；瘀血面黑加红花、苏木；赤白痢加槟榔；触秽加藿香、薄荷；放痧不出加苏木、桃仁，倍细辛、荆芥。以上加法，大同小异，余可类

---

① 分：原文无，据文意补入。

推，后不具载。

二号姤象方，原名薄荷汤

此方专治伤暑成痧之剂。

香薷 薄荷 连翘各一钱 金银花 厚朴 木通各七分

水煎，冷服。切不可误投热汤，误则添病。

三号遁象方，原名紫苏厚朴汤

此方专治痧有暑胀不已之症。

香薷 苏叶 厚朴 山楂 枳壳 莱菔 陈皮等分

水煎，冷服。汗多，去紫苏。

四号否象方，原名藿香汤

此方治阴痧之症，腹痛而手足冷者是也。

藿香 香附各四分 薄荷七分 枳壳 连翘 山楂 元胡各一钱

水煎，冷服。按：此方宜加砂仁一钱。又秽气触而成痧，此方主之。

五号观象方，原名荆芥汤

此方治阳痧之剂，腹痛而手足暖者是也。

防风 荆芥各一钱 川芎三分 连翘 陈皮 青皮各八分

水煎，稍冷服。食不消加山楂、莱菔；有积加槟榔；心烦热去川芎，加栀子；痰多加贝母、白芥子；气壅加乌药、香附；血壅加桃仁、红花；郁闷不舒加细辛；食积加三棱、莪术；暑热加香薷、厚朴；大便秘加大黄、枳实；小便秘加木通、泽泻；喉痛加薄荷、射干、大力，去川芎；咳嗽加桑皮、兜铃。按：此亦治气郁之症。

六号剥象方，原名清凉至宝饮

此方治痧热之剂，及呕吐头眩。

薄荷 地骨皮 山栀 丹皮 花粉 元参 细辛等分

水煎，稍冷服。

七号晋象方，原名阿魏丸

此方治食积壅阻，气滞血凝，痧毒瘀痛难忍，头面黑色，手足俱肿，胸腹胀闷等症。

元胡 苏木 灵脂 天仙子各一两 莪术 广皮 三棱 枳实 厚朴 槟榔 姜黄各七钱 乌药五钱 降香 沉香各三钱 阿魏二钱 香附四钱 莱菔子一两

水泛为丸。每次十五丸，砂仁汤下。

八号大有方，原名沉香丸

此方治痧症气急，胸腹胀痛，迷闷昏沉。

沉香 槟榔各五钱 莱菔 枳实 厚朴各七钱 三棱 莪术 天仙子 广皮各六钱 蔻仁 乌药各四钱 木香二钱 姜黄五钱

水泛为丸。每服三十丸，砂仁汤稍冷服。

九号坎象方，原名沉香阿魏丸

此方治痧气壅血阻，昏迷不醒，遍身沉重不能转侧。

灵脂 广皮各一两 青皮 天仙子 三棱 莪术 姜黄各七钱 枳实六钱 蔻仁 乌药各五钱 木香 沉香各二钱 阿魏一钱

制法、服法同八号。

十号节象方，原名宝花散

此方通治痧症之仙剂，绞肠痧痛用之最良。

郁金二钱 细辛一两 降香三钱 荆芥五钱

共末，每服三匙，清茶冷服。

十一号屯象方，原名乌药顺气汤

此治痧气内攻之剂。

三棱 莪术 白芥 元胡 莱菔各一钱 枳壳 青皮 乌药各八分 红花七分 香附四分

水煎，冷服。

十二号即济方，原名降香桃花散

此治痧毒中肾之剂。

降香五钱 牛膝二两 凤仙花 红桃花 红花各七钱 蒺藜一两

为末，砂糖调童便冲服。

十三号革象方，原名沉香郁金散

此治痧气寒凝之剂。

郁金 沉香 木香各一钱 乌药三钱 降香二钱 细辛五钱

共末，每三钱，砂仁汤冷服。

十四号丰象方，原名棱术汤

痧有因于食积者，此方主之。

三棱 莪术 莱菔 青皮 乌药 槟榔 枳实各一钱

水煎，稍冷服。

十五号明夷方，原名细辛大黄丸

痧有大便干结、气血不通、烦闷壅盛、昏沉者，此方主之。

细辛 大黄 枳实 厚朴 桃仁 青皮 火麻仁等分

水泛为丸。每服一钱，重者二钱，再重者三钱，灯心汤稍冷送下。

十六号师象方，原名紫朴汤

痧有食气壅盛者，此方主之。

三棱 莪术 厚朴 山楂 枳实 莱菔 连翘 青皮 细辛等分

水煎冷服。此方能治绞肠痧。

十七号艮象方，原名丁香阿魏丸

痧有食积成块，痛而不已，推上移下，日久叫喊，筋脉抽掣者，此方主之。

灵脂 莱菔 山楂 神曲 青皮各一两 莪术 厚朴各八钱 三棱 槟榔各七钱 蔻仁 乌药 姜黄各五钱 沉香 木香各三钱 阿魏二钱 丁香一钱 水泛为丸。每服一钱，紫荆皮汤下。

十八号贲象方，原名三香散

痧有过饮冷水久而不愈者，此方主之。

木香 檀香 沉香等分

为末，每服五分，砂仁汤微冷送下。

十九号大畜方，原名蒺藜散

此方专治食积、瘀血、痧毒凝滞成块日久不愈之症。

蒺藜二两 泽兰 姜黄 莱菔 山楂 茜草 贝母各一两 元胡 灵脂各一两五钱 槟榔七钱 银花八钱 乌药 青皮各六钱 桃仁一两二钱

共为末，每服一钱，温酒下。

二十号损象方，原名圆红散

此方治气郁不散之症。

没药三钱 细辛四钱 蒺藜 元胡 桃仁各一钱 降香三钱

共为末，每服一钱，酒下。

二十一号暌象方，原名救苦丹

此方治痧气郁闷之剂。

枳实 莱菔各一两 郁金二钱 乌药 连翘各八分

共为末，茶清稍冷送下。

二十二号履象方，原名独活红花汤

痧有因于血郁者，此方主之。

独活 蒺藜 桃仁 蒲黄 红花 元胡 乌药各一钱 枳壳七分 香附三分

水煎，微温服。

二十三号中孚方，原名红花汤

此方专治血痰之症。

红花 青皮 蒲黄各一钱 香附四分 枳壳六分 贝母二分

水煎汤，温服。

二十四号渐象方，原名陈皮厚朴汤

痧有因于气阻者，此方主之。

陈皮 青皮 山楂 厚朴 乌药等分

水煎，冷服。痰多加贝母、白芥；头汗枳实、大黄；口渴加薄荷、花粉；血瘀加香附、桃仁、元胡；痧筋不现加细辛、荆芥。

二十五号震象方，原名冰硼散

此方专治痧症咽喉肿痛。

天竹黄二钱 硼砂二钱 朱砂一分 元名粉八厘 冰片五厘

共细末，吹喉中。

二十六号豫象方，原名荆芥银花汤

此方专治血滞之症。

刘寄奴 荆芥 红花 茜草 丹皮 赤芍各一钱 乌药五钱 香附三分 蒺藜八分

水煎，温服。

二十七号解象方，原名如圣散

此方专治痧症咽喉肿痛。

大力 苏梗 薄荷 甘菊 贝母 银花 连翘 枳壳各二钱 桔梗五分 乌药四分

水煎，加童便温服。

二十八号恒象方，原名和脾宣化饮

此方治痧气食结，胸中饱闷，胸腹绞痛。

腹毛以黑豆汤泡洗 陈皮 细辛 莱菔 前胡 麦芽各一钱 山楂三钱

先以山楂煎汤，代水煎药，稍冷服。

二十九号升象方，原名苏术汤

此方治痧毒、血瘀成块，坚硬突起不移者。

苏木二两 蒺藜 元胡 桃仁 红花各一两 大活三钱 降香 姜黄 赤芍各六钱 灵脂七钱 大黄五钱 香附 乌药 三棱 莪术 陈皮 青皮 皂刺各四钱

共为末，每服二钱，酒下。

三十号井象方

痧有发紫疱者，此方主之。

莪术 红花 泽兰 桃仁 乌药 桔梗 川芎 牛膝

水煎，温服。

三十一号大过方，原名连翘薄荷汤

痧有食积而气阻者，此方主之。

香附 莱菔 槟榔 山楂 陈皮 薄荷 连翘各等分 木香末二分

水煎，砂仁末五分冲和，稍冷服。此方并蛔结亦治。

三十二号随象方，原名枳实大黄汤

痧有毒结于大肠者，此方主之。

赤芍 陈皮 桃仁 枳实 茵陈 黄芩 瓜蒌 银花 栀子 连翘各一钱 大黄三钱

水煎，微温服。此方亦治铜痧遍身似姜黄者。

三十三号巽象方，原名三香元

此方治过服冷水成痞满者。

沉香 木香各五钱 砂仁 莱菔各八钱 檀香三钱 灵脂六钱

水泛为丸。每服五分，白汤下。

三十四号小畜方，原名必胜汤

痧有因于血实者，此方主之。

香附 红花各四分 桃仁 大黄 贝母 山楂 赤芍 青皮 灵脂各一钱

水煎，微温服。

三十五号家人方，原名当归枳实汤

此方消食顺气和血。

归尾 枳壳 赤芍各一钱 山楂 莱菔各二钱 厚朴八分

水煎，微冷服。此方亦治身重。

三十六号益象方，原名桃仁红花汤

此方治血结不散症。

桃仁 红花 苏木各一钱 青皮八分 乌药四分 独活六分
刘寄奴一钱 蒺藜一钱二分

水煎，微温服。

三十七号无妄方，原名防风腾金汤

痧有因于食积、血滞者，此方主之。

莱菔 槟榔 山楂 连翘 赤芍 银花各一钱 防风 乌
药 元胡 枳壳各七分

水煎，稍冷服。此方亦治暑气冲心发昏晕。

三十八号噬嗑方

此方治痧症类伤寒。

桃仁 苏木 乌药 香附 蒺藜 独活 泽兰 山楂

水煎，微冷服。

三十九号颐象方

此方治痧因伤食、口干、身热等症。

柴胡 莱菔 山楂 连翘 红花 枳实 荆芥 花粉 炒
大黄各二钱

水煎，冷服。

四十号蛊象方，原名射干兜铃汤

此方治痧似伤风咳嗽。

射干 兜铃 桑皮 桔梗 薄荷 花粉 元参 贝母 枳
壳 银花 甘菊等分

水煎，温服。

四十一号离象方

此方治痧症痰气壅盛。

青皮 厚朴 枳壳 柴胡 贝母 知母 藿香 槟榔 陈
皮 葛根

水煎，温服。

四十二号旅象方，原名清气化痰饮

痧有痰气阻塞者，此方主之。

贝母二钱 姜黄一钱 陈皮八分 细辛五分 青皮 厚朴各
七分 荆芥六分 乌药五分

水煎，冲砂仁末五分，微冷服。此方并治真头痛。

四十三号鼎象方，原名蒲黄饮

此方专散痧毒，引火下行。

牛膝二钱 独活 枳壳 桃仁 连翘 泽泻 赤芍 山楂
姜黄 蒲黄各一钱

水煎，冷服。

四十四号未济方，原名木通汤

痧有毒结于膀胱者，此方主之。

牛膝二钱 银花 丹皮 连翘 元胡 泽兰 白及 蒲黄
木通各一钱 细辛五分

水煎，冲童便，微温服。

四十五号蒙象方，原名牛黄丸

痧有痰涎喘急者，此方主之。

竹黄 胆星各三钱 雄黄 朱砂各五分 麝香 牛膝各三分
甘草汤泛作丸，梧子大。每服三丸，白汤下。

四十六号涣象方

痧有半身不遂者，此方主之。

丹参 覆花 姜黄 陈皮 元胡 赤芍 穿山甲 泽兰
山楂 皂刺

水煎服。

四十七号讼象方

此方专治内伤兼痧。

泽兰 元胡 赤芍 桃仁 陈皮 红花 乌药 独活 丹参

水煎，温服。此方加银花并治内伤咳嗽。

四十八号同人方，原名当归枳壳汤

此方养血和中之剂。

当归 山楂 红花 枳壳 赤芍 续断 青皮 茜草 丹
参 连翘

水煎，微温服。并治吐血便红。

四十九号坤象方，原名荆芥薄荷汤

此方治痧症气血阻塞。

蒺藜 荆芥炭 赤芍 薄荷 青皮 陈皮等分

水煎，微温服。

五十号复象方

痧有兼眼目怪症者，此方主之。

连翘 栀子 茜草 枳壳 丹皮 赤芍 牛膝 石斛 银
花 草决明

水煎，冲童便服。

五十一号临象方，原名拨云散

痧后余毒在肝，两目通红，甚者起障生翳，此方
主之。

羚羊 生地 黄连 木通 荆芥 谷精 赤芍 甘草 甘
菊 大黄 木贼 羌活 望月沙

水煎服。

五十二号泰象方，原名清疳解毒散

此方专治痧后牙疳。

人中白三钱 红花 硼砂 青黛各一钱 甘草 儿茶 薄
荷 细茶 黄连各五分 冰片一分 牛黄 山甲各五厘

研至无声。先用浓茶洗去腐肉，吹之。

五十三号大壮方

此方专能行经散瘀，治妇人倒经兼痧。

桃仁 红花 山楂 独活 细辛 香附 青皮

水煎，冲童便服。

五十四号夬象方

此方专治胎前之痧。

桑寄生 红花 香附 荆芥 莱菔 益母草 细辛 神曲

水煎，冲砂仁末服。

五十五号需象方

此方专治产后之痧。

羌活 细辛 丹参 柴胡 牛膝 乌药 山楂 陈皮 银花 益母草

温服。此方治产后绞痛。

五十六号比象方

此方专治产后之痧。

香附 姜黄 桃仁 苏木 山楂 丹参 牛膝 艾叶 柴胡 羌活 银花 益母草

水煎，微温服。

五十七号兑象方

此方治小儿痘前之痧。

荆芥 防风 连翘 红花 青皮 莱菔 桔梗 枳壳 山楂 牛蒡子

水煎，温服。

五十八号困象方

此方治痧后热毒流连不已至成疮疡。

羌活 红花 荆芥 木通 当归 牛膝 青皮 连翘 蝉蜕 大力子

五十九号萃象方，原名忍冬解毒汤

此方治痧后余毒发为疮疡红肿。

菊花 荆芥 红花 甘草 木通 连翘 贝母 银花 大力 生地等分 胡桃肉一枚

水煎，温服。

六十号咸象方，原名参归化毒汤

此方治痧后余毒流连，气血虚而不溃，以此化毒托之。

人参 当归 黄芪 甘草 银花 红花 贝母 山楂 皂刺 白芷 胡桃

水煎，空心温服。

六十一号蹇象方，原名赛金化毒散

此方治痧后热毒发痈、发疔，疼痛不已。

乳香 没药 贝母 雄黄 花粉 黄连各一钱 酒军 赤芍各二钱 大力子一钱二分 甘草七分 山甲七分

共末，每服五分，蜜汤下。

六十二号谦象方，原名参苓归术汤

凡痧后调理，此方主之。

人参 茯苓 当归 白术 白芍 黄芪 陈皮 川芎 熟地 甘草

水煎，空心服。

六十三号小过方，原名奏凯和解汤

凡痧症退后调理和解，此方主之。

银花 贝母 大力 扁豆 山药 山楂 当归各一钱 人参四分 甘草三分 胡桃肉一枚 莲米六枚

水煎，空心温服。

六十四号归妹方，原名绝痧丸

此治屡患痧症之专方，必待痧症痊愈，然后服之，以绝其根。若痧气未除，切不可服，恐甘能作胀热，反以助邪也。

炒盐 枯矾各一两 川乌 甘草各五钱 干姜三钱

米饭为丸。每服一钱，白汤温服。新犯痧者，一二服即愈。久犯痧者，十服全愈。盖用甘草以助胃，用干姜、川乌以充胃，用枯矾以解毒，用食盐以断痧，五味之妙用，诚为千古之良方。若病人素本虚寒，必加倍多服，方能有效。

校后记

　　此书为冯敬修在沈金鳌《沈氏尊生书·杂病源流犀烛》的基础上加标题犀照之，对艰涩之处稍加说明。分上、下2卷，刊于道光元年（1821年）。上卷包括痧胀源流、痧胀辨证、痧胀治法、正痧三十六症、变痧三十六症。下卷列宜忌诸药及治痧胀六64方。其中"痧胀辨证"之内容是综合《痧症全书》"治痧须分表里""治痧宜看凉热"两节；"痧胀治法"内容摘自"治痧当明经络""治痧当明百病""治痧莫要于善用手法""放痧不用药不效治法""放痧不出用药不效治法"5节。72痧症病名和64痧方与《痧症全书》相差无几。现存清咸丰五年乙卯（1855年）乐安堂刻本、清光绪三十二年丙午（1906年）丛芝轩刻本等。本次点校以清光绪三十二年丙午（1906年）丛芝轩刻本为底本。

痧法备旨

清·管颂声　刻

序

痧病不见《内经》，古医家无道及者，自明季始有羊毛痧等名，而践者以意创为治法，民生赖焉。今之医者，以其治法之非古也，鄙而不言，遇是症，辄依附《内经》及张、李、戴、朱诸家论治。然病新，法古鉴枘，不人夭枉殊多。不知治法无分今古也。各是病斯各是治，古之圣师不能逆知今之各，痧病是以阙。然无一言，今人能言之，以补古人所未备。不以为幼儿痘，反以为罪乎？是病之古无而今有者，不独痧也。重征交证，而痘疮为如发于中。原本朝开疆域，而青腿牙疳始见于上塞，其治法皆非三代两源时所有，而今皆遂用之，则又何所？不知鄙而不言者之未为通方也。以新证治为古所无，今以失古人之经之谨，治为今所创，无功罪点忞忞。今人多当之痧之为痧病都在膜原经络，法以刮刺为先，重毒深入脏腑，治以药所为要。考古者《灵枢》论治先言针灸，《金匮》以来如为经方。痧症繁非重是，二者不备本叙多。郭右陶著《痧胀玉衡》一书，巴郡欧阳氏约之为《要略》，而徐东皋梓以行世，其书简明为法，方论甚详，而于针砭修习大纲，得前人收录《痧症指微集》一卷，于武陵旧书肆，不详作者名氏，阅其重列杂症五十，大症十六，各详经穴，以施刺灸，而方药稍简。余不揣固陋，合二书为一，则繁订讹梓之，以传名曰《痧法备旨》，盖为针灸方药二法甚详而后备也，卷内则名仍以本名，不敢掠前人之美也，而设治痧者，照前依据，以奏捷效，庶不至以无楷少夭。谨序言大略如此。

咸丰二年岁次壬子中秋前三日苍溪管颂声

庚枣甫书于新桥米船楼

新刻治痧要略原序

　　凡人之暴病，大抵皆起于风寒暑热天行不正之气。乃均受不正之气，独有寒热感于外而毒攻于内者。今人心腹绞痛，呕吐不止，甚至昏昏沉沉，不省人事者，则痧症是也。夫世之业岐黄者，不乏高明之士，每于之人突发痧症者，但以风寒湿热之常法治之，而不肯指明曰痧。余亦不知是何意，见此其所以用药似慎，而于救急末由也。痧有轻重缓急之不同，必须审其经络之所属。盖其毒有发于脾胃者，有发于肝肾者，有发于大、小二肠以及膀胱者，此各经痧症，并有血分、气分之殊，而惟心经之痧，其毒尤甚，其痛更烈，俗语所谓乌痧胀、绞肠痧，最为难治，是可以寻常风寒暑湿之症视之乎？乾隆癸丑夏，余田京师回楚，正值溽暑之时，目击北道上发症者甚多，或以刮放合宜，安保无虞，或以刮放过，迟悠忽殒命。余未尝不叹痧之为害大矣。迨抵家时，与汉南戚好罗星六翁谈及痧症，星六翁因以家藏古巴欧阳调律公集著古本《治痧要略》一书，借余抄看，余潜心体玩数月，乃见《要略》内痧有各症，无不别其经络，治痧之各法无不求其尽善，并于痧兼杂症之治法，百病变痧之治法，以及刮刺不尽之因，用药不效之故，无不条分而缕晰焉。此书出，可以寿世，可以救急。余因付之梓人，公诸同好幸得一二君子精于岐黄者，更于此书取其是，正其非，将广布流传，万全无弊，是则余之所厚望也夫。

乾隆伍拾九年岁在甲寅秋月汉邑徐东皋序

重刊治痧要略叙

　　愚自少博涉方书，见夫风寒暑湿与夫虚实劳瘤奇险百出之类，莫不户分门别，各有专家，各有藏书，各有传人，出名山而寿梨枣，殆不啻汗牛充栋巳也。惟痧症一书不少概见，间有及之者，不过如世俗所云乌痧胀、绞肠痧而已，即《痧胀玉衡》一书繁而不简，仿而治之亦不过以寻常时症审其虚实而为之慎选药，粗施刮刺而已。求其别经络治法，刮刺必穷不尽之义，药耳必究不效之故，而条分缕晰，又简约易明者，盖未之前闻。以故折肱良家，第守恒说，从未有另出手眼，而为人济急缓于顷刻，救性命于临时者则甚矣。痧症为最险，而治法为独难也，中间得汉邑徐东皋所刊罗星六家藏古巴欧阳调律先生秘授《治痧要略》一书。寝食久之始悉刺症与他疾迥殊，其一切轻重常变之端，无不追本溯源，使人一目了然，如前所云诸善状。愚尝准其方以施诸人，屡试屡验，更仆难数，真救世之仙方，应急之神术也。微特岐黄家，当人有其书，即粗知字义者，亦可讲求于平日，而洞彻其精微也。奈历年既久，传者不多，其板不知藏于何处，不零落否？尚有好善之士，纵而广布之否？愚无从问也，因仍其原本，付梓重刊，量力印送如千卷，简末增入兑金丸一方，此方亦得自异传，依法修合，其验如神，倘博雅君子见是书而更有以折其衷，阐其义，并推广其传，是又愚叟殷殷，原望之心也矣。

道光念肆年岁次甲辰季夏月鄂城崇山敬坪氏凤翅张惟义谨

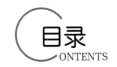

秘授治痧要略

痧症指微集

秘授治痧要略

古巴欧阳调律集著

汉南罗星六抄授

汉邑徐军皋新刊

鄂城张惟仪重刊

黄岩管颂声合刊

痧症源委

痧症乃感受时行不正之气，或地中雾露积潦熏蒸之气，或圊溷秽恶之气，有感于肤腠者，有感自口鼻者，入肤腠则阻滞经络，入口鼻则郁伏膜原，所中之毒有重轻，中毒之人有强弱，而治之难易分焉。其病四时皆有，而夏秋居多，以暑湿郁蒸即为热毒也。四方俱有，而东南居多，以江浙闽粤地形异湿故也。

痧症脉诀

郭右陶《痧胀玉衡》云：痧无定脉，并脉与病不合者，即为痧脉。盖人患痧症，则经络气血凝塞，而脉必不常故也，当初受邪时，毒先入肺，阻在肌表气分，肺为华盖，致有心胸痞闷、腹皮紧急背胀等候。肺主一身之气，气不达于四末，致有中魁麻冷，甚或十指皆然，斯时脉必离经，大小不匀，迟数不等，但少浮脉耳。惟夹风，则脉浮而微数；夹痰，见滑；夹食，气口紧盛；夹外寒，人迎紧盛；夹内寒，必见弦涩；夹内热，数而有力，此轻痧兼症，脉之大概也。至入血分，脉必沉涩而滞，四肢厥冷，阻塞经络，脉必沉迟而代。毒入脏腑，或四肢如冰，冷汗淋漓，极危之侯，脉必迟微，甚至沉伏，或一手伏为单伏，两手伏为双伏。此时虽有兼症，亦无脉可凭，更有直中经络脏腑之症，一染痧毒，立时昏厥，手足强直，口目嘴吊，或霍乱转筋，危在顷刻者。其因有二：一由受毒极盛，直入脏腑血分；一由秉质素亏，何经空隙即入何经，其脉皆沉伏或迟微，须急用刮刺，俟其气血渐渐流通，脉息渐渐起伏，然后可辩虚实及何经受邪，方可用药调治，以望生全。且脉伏时，先于两足太冲、跗阳、太溪等穴，看其脉息有无，若两足俱伏，百难活一，两足未伏，急用刮刺，庶可望救也。

痧症分十二经论

头项腰脊，连风府，上颠顶，胀痛难忍，而发热者，足太阳膀胱经之痧也。胁肋肿胀，痛连两耳，及耳旁微肿，寒热往来，或耳聋者，足少阳胆经之痧也。两目红肿，唇干鼻燥，但热不寒，胸中闷痛者，足阳明胃经之痧也。胸胁吊痛，下连小腹，及两肋肿胀，身难转侧者，足厥阴肝经之痧也。腹胀板痛，泄泻不已，四肢无力，而身重者，足太阴脾经之痧也。痛入腰肾，小便胀硬，或恶寒蹉卧者，足少阴肾经之痧也。咳嗽声哑，气逆发呛，痰喘微热，甚则鼻衄者，手少阴肺经之痧也。半身疼痛，麻木不仁，足不能屈伸，及小便癃闭，甚则溺血，或身热者，手太阳小肠经之痧也。半身胀痛，俯仰俱废，右足不能屈伸，及下痢脓血，呕吐身热者，手阳明大肠经之痧也。心痛或胀，额汗如珠而冷，身或热或凉，及昏迷不醒，狂言谵语者，手少阴心经之痧也。或醒，或寝，独语一二句，默然昏昏，叫之则应者，手厥阴心胞络之痧也。胸腹热胀，干燥无比，烦躁不宁，不能安枕，升则口渴，降则便闭者，宜清其里。身热而在表者，宜透其肌，刮放在所必施，引经当知分别。

症分表里轻重生死论

痧之初起必由外感凑于肌表，人不自觉，渐入半表半里，以致胸中作闷，欲食不食，行坐如常，别无痛苦，即饮食热，不见凶处，但或呕或吐，日渐憔悴，此痧之慢而轻者，刮之可愈，用荆芥防风汤之类解之。若不早治，则入于里，欲吐不吐，欲泻不泻，而腹痛生焉。至毒上升则心胸大痛，毒下郁则盘肠吊痛，此时犹可以放而愈，用陈皮厚朴汤之类清之。若又失治，则痧气壅阻，恶毒直攻心膂，立时昏晕，脉亦莫辨，危在旦夕，当用宝花散、矾红丸之类降之，令其苏醒，侯血气流动，再行刮放，迟则不救矣。若初起时，头痛发热，胸前作胀，似乎停食外感；或寒热往来，胸中恶烦，似乎三阳痢疾；或咳嗽烦闷，怯寒畏风，似乎伤风；或头面肿胀，面目如火，胸次不爽；或四肢红肿，身体沉重，难以转侧，此痧之慢而重者，急宜刮放，用宝花散之类解之，若忽而失治，便成大害也。痧之重症，心胸高起如馒头者，不治；背心一点痛者，不治；腰肾间一点痛者不治，心胸左右有一点痛者，不治；胁肋大痛者，不治；角弓反张者，不治；四肢肿痛者，难治；鼻管如烟煤者，死；舌卷囊缩者，死；环口黧黑者，死；额汗如珠，喘不休者，死；昏迷不醒，刮放不出，服药不应者，死；痧块大痛，口不绝声，服药不应者，死；四肢不收，两手脉伏者，死；肉如烂泥，针刺直入，不知疼痛者，死；元气素弱，误服药饵，日久痧老血定者，死，临症者宜详之。

症分由发辨

《玉衡》云：痧无定症，有因暑、因寒、因风、因热、因食、因痰、因劳、因气、因秽恶。凡以本病药治之愈甚者，皆为痧症。盖先吐泻而心腹绞痛者，由触秽所发居多；先心腹绞痛而吐泻者，由伤暑所发居多；心胸窒闷，气不得舒，或痰涎胶结，懊恼不宁，由吸热所发居多；遍身肿胀，疼痛难言，由外寒郁内热所发居多；更有夹食、夹痰、夹血、夹气，随症变现，各宜体察。痛而绞动者，毒壅气分，而有食也；痛而不移者，毒壅血分，而有瘀滞也；发于头面上部者，毒气上冲也；发于手足下部者，毒气下注也；上吐下泻者，暴气冲激也；烦闷胀满者，恶气闭塞也；恶寒发热者，气遏于肌表也；胸膈偏痛者，毒滞于经络也；为肿为胀者，外感风寒，内夹食积，而表里受病者也；吐血、溺血、便血者，痧毒泛滥，而受其溃败者也；咳嗽喘急者，毒壅气分，而致痰逆也；时昏倒者，毒壅血分，血之攻心也；手足软而不能运动者，毒入血分而注四肢也；腰胁痛而不能转侧者，毒阻血分而瘀滞经络也；结为痧块，疼痛者，毒血凝结而内伤脏腑也；变成肿毒溃烂者，毒血抑揭而外腐肌肉也。临症者，当随病兼治，不可以一端泥也。

诸痛类痧辨

腹痛之症不一，有食痛者，中脘作痛，遇所伤之食即痛，其痛胀饱闷，有似于痧，然气口脉必有力可辨。若因新食停滞，复感寒气，寒食相搏，隐隐作痛，其胸胁胀满，有似于痧，然必嘈杂不安，嗳气吞酸，气口脉见陈迟可辩。有气痛者，恼怒所伤，愤闷郁结，不得舒畅，心胸隐痛，作止不常，其胸膈寒滞，呕逆恶心，吐不能止，疼不可安，有似于痧，然脉必两关沉弦可辨。有火痛者，胃火上逆，呕吐酸水，口渴欲饮，饮入即吐，虽似于痧，然手足温暖，六脉洪数可辨。有寒痛者，形寒饮冷，寒气内郁，或胃口隐痛，或下部作疼，必喜手按，遇热则减，脉必沉迟无力，但饮热则安，饮冷则甚可辨。有虫痛者，胃脘疼痛，犹如刀伤，痛极厥冷，搔抓不定，或吐清水，脉必无定，起伏无常，然痛定则安，别无所苦。有积痛者，旧有宿积，聚结肠胃，因触而发，痛多不移。逐一分辨，而痧痛之症，自然迥别，不致混淆也。

诸晕类痧辨

晕亦不一，有气闭而晕者，其脉沉；失血而晕者，其脉芤；痰迷而晕者，其脉滑；火冲而晕者，其脉数；暑中而晕者，其脉虚；湿壅而晕者，其脉濡；气虚而晕者，其脉微；血虚而晕者，其脉涩；风中而晕者，其脉浮缓；寒中而晕者，其脉沉紧；暴怒而晕者，左关弦大；劳力而晕者，右关浮洪，此晕脉之大略也。若脉与症不合，骤晕无因者，必痧气上冲，或痧气内郁上冲者，其晕甚。内郁者，其晕微。再以刮法捻之，重则看痧筋别之，可以燎然无疑矣。

痧类杂症辨

痧有似乎杂症，而实系痧症者，治之一差，则轻者重，重者危矣。痧有发热恶寒，类于伤寒；有咳嗽多泪，类于伤风；有潮热往来者，有日晡而热者，有头汗者，有目汗者，有心烦者，有心痛者，有头晕如不足者，有胀闷如停食者，有昏沉嗜睡者，有烦躁不眠者，有耳聋而惊，遇响而恐，若虚极之候者，此皆痧之慢者也。有头面肿胀，似大头瘟；有咽喉锁闭，似急喉风；有一时昏倒，似中风中暑；有暗哑迷乱，四肢僵直，似惊魂落魄；有若流火流痰，或上或下，忽左忽右，或肿或疼，游走不定；有头风者，有若霍乱者，有变疟者，有变痢者，此皆痧之变也。察其脉症必不相应，刮之则有痧，放之则血黑。若以杂症治之，必不效而尤甚矣，所当审之确，辨之明，而后可以无误也。

看唇舌法

痧为急症，若一时昏迷不醒，口不能言，脉多隐伏，安危莫辨。当先看其唇色，黑者死色，紫者重色，红者生色，白者多气，色黄者多食。再看其舌，色黑者凶，色黄者重，色淡红者轻，色深红者内热，色淡白者痰气。盖色黑则势极而水竭，色黄则内热有食，色淡红则微热，药不可太冷，色深红则热重，药不可香燥，色白则痰凝，药宜清痰理气，又须分苔之有无、厚薄而治之。

看痧筋法

凡看脉症不合者，即当视痧筋之有无，有则据痧用药，一看两腿弯上下有细筋，深青色，或紫色，或深红色，或浅红色，即是痧筋。刺之，方有紫黑毒血。其腿上大筋，切不可刺，刺则令人心烦。腿两边硬筋，亦不可刺，刺则令人筋吊。一看两臂弯，一看舌下两旁筋色，亦如之。其余胸肋等处亦照法看筋挑之。今有挑痧斑者亦效，但痧筋有点现，有微现，有乍隐乍现，有隐而不现。点现者，毒入于血分者也；微现者，毒入于气分而为食所阻也；乍隐乍现者，毒入于气分者也；隐而不现者，毒结于血分而为积所滞也。入于气者，开之；入于血者，行之；阻于食者，消而降之；滞于积者，驱而破之。则无不显之痧筋，无不治之痧症矣。

试痧法

初病时，以生豆嚼之不腥，白矾吮之不涩者，即是痧症。若饮菜油不臭者，为绞肠痧。咬生芋艿而甘者，为羊毛痧。

治法总论

痧感气分，而毒在肌表者，或作胀作呕，或微眩，微恶寒，不知饥，宜急刮之，毒气不致内攻则愈。若入血分，而毒在血肉者，或痛或泻，或懊恼不宁，或发热，或两胁胀痛，宜急刺之，毒气得以外泄则愈。但有风寒暑热之宜分，食积痰气之宜辨，所当因症而施治者也。若深入而重者，毒滞于脏腑经络之内，直攻心腹，呼之不应，扶之不起，危在须臾，宜急用药救之，且先灌凉水，使痧气少降，而后进药，庶可得生。最忌热汤、热酒、粥饮米食，若不知禁，则轻者必重，重者必危，或结痧块，日后变出奇症。凡服药进饮，俱有冷热温凉之法。内无食积血瘀，只有痧气壅闭者，宜冷；但夹食积，而无血瘀者宜稍冷；兼血瘀者，宜微温，不得任意，致药不效而病日增矣。

探吐法

知是痧症，即以滚汤半杯，井水半杯，名阴阳水，调白矾二钱，服之取吐。不吐，再服，自然能吐，则痧毒自解矣。或用炒盐调阴阳水，或炒盐加皂角煎汤冷服，或白矾加顶发灰，冷水调服，均能取吐效。

刮法

背脊颈骨上下及胸前胁肋、两肩臂，用汤碗口，蘸盐，调菜油刮之。头额腿，可用绵线，或苎蘸盐油刮之。大小腹软肉处，以手蘸盐油擦之

刺法

古人砭法，用磁锋也。今皆用针，当以银针为得法。若用铁针，恐铁气入肉，痧毒难清矣。用针不过微微入肉一二分，不必深刺。头顶百会穴，惟取挑破，略见微血，以泄痧毒之气而已，不可直刺。手足指尖，须离甲三分，不可太近，近则令人头晕。舌下两旁，亦只挑破见血，不可伤筋。再主心骨下一寸，不必看痧之有无，亦宜挑之。此刺痧之大法也。

刺痧各穴

头顶心百会穴、印堂、两太阳穴、喉两旁、舌下两旁、乳黑晕上边、两臂弯即曲池穴、两腿弯即委中穴、两手十指尖、两足十指尖。

用药大法

痧之为病，乃感受四时不正之气，故当以驱邪为

主,养正非所先也。宜疏散不宜大表;宜下降,不宜升提;宜凉解,不宜辛热;宜清理,不宜滞涩;宜消导,不宜补益;宜开通,不宜收敛;宜行气,不宜补气;宜活血,不宜补血,佐之以解毒,兼之以清火、化气以消其胀,行血以逐其邪,此用药之大法也。又须因病制宜,用荆芥、防风之类者,从表而散也;用陈皮、青皮之类者,从中而消也;用枳实、大黄之类者,从大便而下也;用木通、泽泻之类者,从小便而下也;山楂、莱菔所以治其食之阻;槟榔、莪术所以驱其积之滞;香附、砂仁所以开其气之闭;红花、银花所以活其血之凝。此因病用药之大法也,神而明之,存乎其人!

刮刺不尽之因

痧乃热毒,若饮热汤,不特能助毒气上升,即痧筋亦隐而不现,或略现筋色,刺之血亦不流,刮亦不出,当急饮凉水以解之,然后再刺而血流,再刮而痧出。又有内为饮食积滞所阻,而刮刺亦不能尽,当先消食积而后刮刺。又有痧毒凝结,热极血燥亦不能流,当先清热活血而后刮刺。又有痧气正发,忽触恼怒,肝气上逆,愈胀愈闷,当先用顺气之剂而后刮刺。刮刺之法,一次不中,不妨至再至三,以中为度。

用药不效之故

凡治病用药,若得其宜未有不效者,乃痧症有用药得宜而不效者,何也?缘痧为热毒,宜凉不宜热,入口必须带冷,冷则下降,热则上升,故得宜之药而热服则不效矣。亦有不先行刮刺以泄其毒而药亦不效,又有刮刺未尽而药仍不效者,总当求之冷服,求之刮刺而自效矣。

刮刺不出治法

急痧莫善于刮刺。有刺之而血不流者,须审其无食积痰血阻滞于中,即用宝花散冷服,或阴阳水,泥浆水,晚蚕沙汤,择而用之,俟其稍醒,再为刮刺。如因血瘀而不出者,用童便、红花、桃仁之类行之。因食后即犯者,用盐汤,或矾水以吐之。因食久痧胀者,用莱菔子、山楂、麦芽之属消之。夹积者,用槟榔、枳实、大黄之属下之。因痰食凝结,昏迷不醒,用菜油二两、射香一钱,调下立苏,然后再为刮刺,则痧自出而血自流,此刮刺不出之治法也。

胀痧治法

痧胀者,气之闭也,火之逆也。气为毒壅,火为毒升,故胸膈作胀,头目不清,治法必先开其气,降其火,而后胀可消也。若食阻痧气于上者,则吐之;食壅痧气于中者,则消之;食结痧气于下者,则导之。凡下窍闭者,多下泄,或溏泄,或泄蛔,或吐蛔,当行气于中;上窍闭而复升者,则作闷作胀,或头痛,或面肿,当用清凉调气之剂引而降之,疏而通之。至如气为毒壅,必兼伤血,而行气中当活血,血为毒壅,气亦随之,而行血中必利气,故治胀必治气,治气必治血。活痧气行,破痧气走,血败痧气散,而降火亦在其中矣,此治痧之要术也。

焠痧斑法

治法汇曰:脉伏心烦,谓之欲斑,或心不安,身痛如束,或手战耳聋,或咳,或呕,皆发斑之候。今痧症亦有发斑者,俗名斑痧。盖痧气入里,则为胀为痛,发现不一。若里气壮实者,毒气不能入内,郁于肌肉之间,郁久则热,热则发斑,欲出不出,而脉伏心烦,或咳,或呕之症作矣,用火照之,则皮里内外,隐隐如黍,须用药透发,使痧斑外现而毒可散。或用灯草火焠之,则爆爆后,便觉胸膈宽爽。此痧之在表者,其症多发于春夏之交,乃外寒郁内热而成也,脉症与治法汇之论颇同,故特表而出之。

凝壅聚结治法

痧毒入血分之症,轻重有四:初入者,为凝;凝多为壅之血,或聚左聚右,为聚;血滞一处,为结最重,聚次之,壅又次之,凝为轻。治法凝者,以红花、泽兰为主;壅者以延胡、桃仁为主;聚者,以苏木、茜草为主;结者,以五灵脂、降香为主。轻者用药不可重,重则恐伤血分;重者用药不可轻,轻则难攻毒邪,必须权其轻重,分其凝壅聚结而施治,庶得奏效焉!

痧兼杂症治法

痧气与杂症相兼而发者,当先治痧气,后理杂症。盖痧气急而杂症缓,况痧气不清,而杂症亦不能除。即弱症易患痧,必于痧退七八分后,方可兼治本症,至痧气悉平,即当当调补。惟胎前产后有痧,当并治之，然胎前宜养血，痧症宜活血，产后宜温补，痧症宜凉解，必须斟酌，不可轻投。胎前忌刺委中穴、合骨穴，用药忌温热燥利，消痧以丹参、银花、益母草、红花、寄生等味，顺气以香附、陈皮、砂仁、厚朴、乌药等味，散痧以荆芥、防风、独活、细辛等味，消食以莱菔子、神曲、麦芽等味。产后痧药，温凉均不宜，仿佛胎前，但散痧忌荆芥、防风，顺气忌砂仁、厚朴，消食忌山楂，药宜少温服。刺后与服药后忌饮热汤酒食二三时，犯者无救。

百病变痧治法

旧病绵延之人，忽然变重，势甚危急者，须细检病中，或感暑热风寒时行不正之气，或触秽恶不洁之邪，乘虚而入，变为痧症，人自不知。若仍用本病药治之，未有不伤其生者。当审脉症合与不合，先行刮刺，兼用痧药治之，俟痧气已退，方可治其旧病，百病中多有之，不可不变通以疗人也。

痧兼伤寒不同治

伤寒有外感三阳症，有直中三阴症，有传经热症，治之各有方法，兼痧气则治法不同矣。或先受痧气而后感寒者，谓之慢痧，可先散寒而兼治痧。若先受寒而后感痧者，痧症为急，当先治痧而后治寒。《经》曰：先病为木，后病为标，标病急，而本病缓，急则治其标也。若痧气暴发，热极而生寒战，甚至手足厥冷，似乎阴症者，此紧痧也，即饮以凉水，施以刮刺，治以痧药。倘见其寒战厥冷，用阴症之药，则杀人甚于刃矣。

寒痧辨

痧属热邪，然亦有寒者，非痧之有真寒也，因人以痧病为热，过服寒凉，以致寒凝痧伏，变而为寒，故痧症无食积血痰阻滞者，方可竟用寒凉剂，若有所阻滞，任意寒凉，不知通变，痧毒反凝结而不散矣。每见夏月行路之人骤饮溪涧冷水而毙者，盖因劳役之时，气必上升，血随气转，亦皆上壅，冷水一激，则凝而不能复下矣，轻则畜血、吐血，甚者随毙，职是故也。寒痧之变，因亦同是，间有寒症，必是外感风寒，药亦以疏散理胃为主，若竟用温热之剂，无此法也。

暴病怪病为痧

《经》曰：暴病多属火，怪病多属痰，此固一论也。今观痧症，暴病多属痧，怪病多属痧，亦非虚语。如痧气入腹忽然绞痛，几不欲生，痧毒冲心，忽然晕倒，即可殉命，岂非暴乎！有暗痧，有闷痧，有禁口，有盘肠，有落弓，有扑蛾，有急喉，有倒经，有大头，有鼓胀，有蛇舌，有羊毛，不一而足，岂非怪乎！若执为痰火之论，则所误者多矣，然当何以辨之？火症，脉必数；痰症，脉必滑。如遇暴怪之症，脉不见数滑，反见沉迟伏隐者，所谓脉症不合，即痧症也。痧之为暴、为怪，有甚于痰与火者，可不辨哉！

痧症有实无虚

痧乃时行之疠气，入于气分，则作胀作呕；入于血分，则为痛为瘀；入于经络，则变现不常；攻于脏腑，则凶危立至，是皆邪气有余之为病也。壮实之人，固当以泻邪为主，即不足之人，亦当以清痧为要，所以痧症有实无虚，清解驱除在所宜先，调理培补必于收后。

痧症咽喉为急

痧犯咽喉，则痰涎胶腻，或痛或喘，闭塞不通，岂可缓视，急用牛牛蒡子、薄荷、僵蚕、山豆根、童便之类以清之，或兼用冰硼散吹之，再刺治痧喉两旁以泄之，此急则治标之法也。

痧症二便宜通

痧症之急，毒在上壅，故大便不通者，即宜刺痧，用药以通之；小便不通者，即宜刺痧，用药以分利之，使痧气下降，不致冲塞也。

痧症下宜早

伤寒症食未化者，下之太早，反引邪入胃，而成结胸。若痧胀，有新食者，固宜先取吐，以去其食。如所食既久，难未尽化，下之无妨。盖痧郁于肌肉，壅于肠胃，盘结绞痛，冲激脏腑，不为速治，变幻莫测。须外用刮刺，以泄其毒于表，内用攻下，以泄其毒于里，则胀痛可除，结滞可通，痧毒可解，无结胸之可虑也。但中病则止，不宜过剂，以伤元气。

论数患痧

痧症人多不识，置而不讲，间有挑痧者，类非医士，不克祥明。有云痧当放血，放即救人，有云痧不可放，放则屡发。斯言一出，误人不少。不知屡患痧症者，非放痧之故，由于元气虚，胃气弱，所以易于感受。当于病痧之时，必除其根，清痧之后，必固其本，使元气充实，胃气强壮，自无屡发之虑矣。

痧后禁忌

痧症略松，胸中觉饿，若骤进米饮热汤，痧气复发，立刻变重，必须忍耐一二日，方可渐渐饮食。如真觉大饥势不能忍者，先煮挂面少许，温服之，然后再进米粥，庶免食复之虞。《指微集》云：凡痧后有三不治，饮烧酒多复发者，不治；大忌房事，重者百日，轻者五十日，犯之复发者，不治；更谨忌一切发物，食之复发者，不治。

方药 计二十一方，又便用方，又附三方①

四宝花散 此治痧之仙方也。

郁金一钱 细辛 降香各三钱 荆芥四钱

共为细末，每服三匙，清茶稍冷服。

散痧汤 治痧因于风者。

防风 荆芥 陈皮 金银花各八分 蝉蜕五分 红花三分 泽兰六分

水煎，稍冷服。头面肿加薄荷；腹胀加厚朴；手足肿加威灵仙，倍银花；内热加连翘；小腹痛加青皮；寒热加独活；吐不止加砂仁；热加童便；痰多加杏仁、僵蚕；血滞倍红花；咽肿加薄荷、山豆根；食积加山楂、麦芽；心胃痛加延胡、香附；赤白痢加槟榔；口渴加葛根；面黑，血瘀也，加茜草、桃仁；面红，血热也，加童便；胸膈胀加蚕沙、枳壳；触秽加降香、砂仁、薄荷。

散表汤 治痧为寒邪外闭者。

防风 荆芥 独活 陈皮各一钱 细辛 香附 砂仁各三分 银花 红花各五分

水煎，稍冷服。

消暑汤 治痧因于暑者

香薷 青蒿 薄荷 泽泻 木通各七分 连翘 银花各八分

水煎，冷服。

正气汤 治痧因于触秽者。

蚕沙一钱 香附七分 青蒿六分 陈皮五分 千金子 砂仁 薄荷各三分

水煎，微冷服。

荆芥汤 治痧因于气者。

荆芥 陈皮 香附 枳壳 薄荷 红花各八分 郁金二分

水煎，稍冷服。食滞加莱菔子；痰多加白芥子；气壅加乌药；血壅加桃仁、红花；心烦热加山栀；伤暑加青蒿、银花。

三因散 治痧因食积致气血阻滞者。

山楂 莱菔子 槟榔 香附各一钱 红花 泽泻各五分

其为细末，每服五分，清茶稍冷服。

消积汤 治痧因积滞而痛者。

山楂 麦芽 槟榔 厚朴各八分 荆芥 香附 薄荷 泽泻各五分

水煎，稍冷服。血瘀加桃仁；头汗加枳实、大黄；腹痛加降香；胸胀加枳壳、郁金。

矾红丸 治一切痧气攻痛者。

白矾三钱 矾红一两

其为细末，浓米饮，为丸芡实大，每服一丸，薄荷汤冷服。

救若丹 治痧气郁结者。

枳实 莱菔子各一两 千金子一钱 乌药 连翘各八钱

共为细末，每服五分，清茶凉服。咳嗽加杏仁、桑皮；头痛加菊花；大便不通加大黄；小便不通加木通、泽泻；放痧不出加荆芥、细辛；腹痛加延胡索。

导痰汤 治痧因痰壅不降者。

僵蚕 瓜蒌 牛蒡子各一钱 陈皮 银花各八分 薄荷 泽泻各五分

水煎，微冷服。

化毒丹 治痰气壅盛者。

银花 薄荷 僵蚕各一两 细辛 枳壳 瓜蒌去油各五钱

共为细末，每服六分，清茶稍冷服。

清凉散 治热痧痛常上升者。

薄荷 连翘 山栀 青蒿 木通 泽泻 银花 香附 蚕沙各一钱

水煎，稍冷服。

四七汤 治痧因血滞而痛者。

桃仁 银花 红花 五灵脂 香附 山楂各一钱 木通五分

水煎，微温服。

圆红散 治血郁不散者。

---

① 计……方：原书正文无，据前目录补入。

延胡索 桃仁各一两 细辛四钱 降香 没药去油,各三钱 蒺藜一钱

共为细末,每服一钱,温汤服。

鲜毒汤 治痧滞经络肌肉发为肿毒疔疮者。

银花三钱 土贝 连翘 地丁 牛蒡子各八分 穿山甲 木通 青蒿各五分 菊花一钱

加胡桃肉一枚,水煎,温服、毒在背加皂刺;在面加白芷;在胸加瓜蒌、僵蚕;在手足倍银花。

牛黄丸 治痧毒上攻,痰涎喘急,人事不省者。

胆星 天竺黄各三钱 雄黄 朱砂各五分 牛黄 麝香各三分

其为细末,浓米饮为丸梧子大,每服两丸,灯心汤冷服。

郁金散 治过饮寒凉致痧毒遏伏者。

细辛五钱 乌药三钱 降香二钱 沉香 木香 千金子各一钱

共为细末,每服三分,砂仁汤稍冷服。

三香丸 治过服寒凉以致痞闷者。

莱菔子 砂仁各八分 五灵脂六分 木香 沉香 檀香各五分

共为细末,水法为丸,每服五分,温汤服。

冰硼散 治毒客咽喉肿痛不消者。

天竺黄 硼砂各二钱 朱砂 冰片各二分 元明粉一分

共为细末,以竹管吹之。

消疳散 治痧后牙疳。

人中白三钱 花粉 硼砂 青黛 儿茶 冰片 珍珠各一钱 薄荷 黄连 雨前茶各五分

共为极细末,先用浓茶拭净,渗之。

便用方

阴阳水、泥浆水、蚕沙汤、炒荞麦汤、白矾和锅煤汤以上俱治痧痛,陈佛手柑汤凉服,陈香橼汤凉服,蚱蜢汤以上俱治痧胀;青蒿汁冲水服治暑痧;热童便治痧吐。

兑金丸 即塘楼痧药方,灵验异常,有起死回生之功,相传系肘后仙方,秘不与人。一大宦出重资购之,数载始得,每两需银二钱许。

锦文大黄切片,晒干,六两 明天麻切片,焙干,二两六钱 麻黄去节,细剉,晒干,三两六钱 雄黄透明者,水飞,三两六钱 茅山苍术色黑而小,有朱砂点者,米泔水浸软,切片晒干,三两 甘草去皮,微炒,二两四钱 真蟾酥舌舔即麻者真,九钱,好烧酒化为丸 丁香不拘公母,六个 麝香须真上好,三个 朱砂研细,水飞,三两六钱

上药十味,共为细末,择天医吉日,放净空处制,如蟾酥酒不能胶粘,酌和糯米粥浆,丸如萝卜子大,用朱砂为衣,将两碗对合,以手摇掷,使药丸在碗内磨转,自能坚实而光亮,晒干收贮瓷瓶内等用。

凡痧胀痰厥,并卒中寒暑,不省人事,及惊风险症,牙关紧闭者,先以二三丸研细,吹入鼻内,即苏。或用阴阳水,或凉水,灌六七丸,自愈。若山岚瘴气,夏月途行,空心触秽,口含三丸,邪毒不侵。痈疽疔疮及蛇蝎毒虫所伤,捣末,好酒调涂,立消。小儿发痘不出,闭闷而死,及痰涎壅盛,用葱白三寸煎汤,加倍调服,有效。小儿急慢惊风,脚直眼到,牙关紧闭者,将四五丸研末,吹入鼻内,即醒,再汤调灌五六丸,立愈。遇有自溢者,轻轻解下,速研数丸,吹鼻,若胸口尚温者,皆可复生。凡跌死、打死、惊死、喝死、魔魅死、气闭死、溺死,痰厥、冷厥者,只要略有微气,皆可将此丸研末,吹鼻灌口,可冀复活,奏效神速矣。惟孕妇产后忌服。

人马平安散 朱砂研细,水飞,三钱 火硝二钱 麝香 冰片 炒葶苈 白矾各三分 牛黄 食盐各一分 真金箔三十张

共研极细末,入瓷瓶内,无泄气,凡遇痧症,点眼角内。烧香齐云:端午日午时,以雄黄、火硝各一钱研细,加麝香一分共研极细末,入瓷瓶内,以簪脚挑点精明穴,男左女右,立愈。此即诸葛武侯人马平安散,治中暑昏倒及时疫、小儿惊风皆效,并治牛马六畜病。

痧药摘要计八十三味①

荆芥 气香,味辛,性温,入足厥阴、少阳、阳明气分药也。散风、清血中火,透肌解毒,表头风、喉风、热风、湿风均治。最消痧毒,善发斑疹,痧筋隐隐不现,非此不彰。

---

① 原书内容不全,疑为合刊时摘录不全。

痧症指微集

黄严管颂声庚堂甫校订合刻

取铜人尺寸法

头部直寸 以前发际量至后发际，分作一尺二寸。若前后发际不明者，取两目中心上至大椎，其分作一尺八寸。

头部横寸 以眼内眦角至外眦角为一寸。

腹膺部直寸 以天突之膻中，分作八寸；岐骨至脐心，分作九寸；脐心至横骨，分作五寸。

腹膺部横寸 以两乳中间分作八寸。

背部直寸 以大椎至尾骶，共二十一椎，通长分作三尺，上七椎，每椎一寸四分一厘；中七椎，每椎一寸六分一厘，十四椎，前与脐平，共二尺一寸一分四厘；下七椎，每椎一寸二分六厘，共八寸八分二厘。

背部横寸 手部横直寸并用同身寸 以男左女右，手中指中节；内庭两横绞，为一寸；夹脊第二行，各开一寸五分，第三行，各开三寸。

取穴法

头部 八穴

百会一穴 在顶心中央陷中，容豆许，去前发际五寸，后发际七寸。

水沟一穴 在鼻柱下，人中中央，一名人中穴，灸不及针。

丝竹空二穴 在眉梢头，发际陷中，脉筋动处。禁灸，灸之令人目小无所见。

悬厘二穴 在头两角下陷中，俗名两太阳。

脑户一穴 在枕骨上陷中，俗名脑门，百会穴后四寸五分，强间穴后一寸五分。

风府一穴 在脑户穴后一寸五分，入发际一寸，大筋内宛宛中，疾言其肉立起。禁灸，灸之令人失音。

印堂一穴 在两眉中间。此穴只宜手撮，不宜针刺，若见势重，不得已而用针，只宜浅横刺皮，不可深入。

前顶心一穴 在百会穴前一寸五分，颅会穴后一寸五分，骨陷中。宜灸，不宜针。

胸部 三穴

紫宫一穴 在胸前第三支肋骨中陷中，结喉下七寸六分，华盖穴下一寸六分。

膻中一穴 在第五支肋骨中，两乳中间陷中，紫宫穴下三寸二分。禁针。

中庭一穴 在第七支肋骨中陷中，膻中穴下一寸六分，岐骨上六分。

腹部 三穴

中脘一穴 在岐骨下四寸五分，脐上四寸。多灸为佳。

气海一穴 在脐下一寸五分，阴交穴下五分宛宛中。凡有积滞痛，大小便闭及月水不调，产后恶露不清，并痛上攻心，一切气疾，皆宜灸二三十壮。

章门二穴 在脐上二寸，两傍各开六寸，肋骨尽处。侧卧，屈上足伸下足，取动脉处。

肩膊部 二穴

缺盆二穴 在肩下横骨陷中，即琵琶骨。

肩井二穴 在缺盆上，肩大骨前一寸五分。以三指按，当中指下陷中。不宜针刺，不得已止可针三分，若深入，令人闷倒。凡看痧症，必刮此以验是否。

手部 十穴

臂臑二穴 在肘上七寸，高肉上，俗名虾蟆肉。

曲池二穴 在屈肘曲骨中，横绞头陷中，以手拱胸取之。

大陵二穴 在掌后横绞中，两筋间陷中。

间使二穴 在掌后横绞上三寸，两筋间陷中。凡看痧症，必先刮此，与大陵四处，刮透仍不散，再用针刺出微血。

中魁二穴 一名阳溪，在手腕中上侧，两筋间陷中即寸脉后陷中便是。

大魁二穴 在中指尖，去指甲三分。

丑虎二穴 在食指尖，去指甲三分。

大骨空二穴 在大指尖，去指甲三分。

小骨穴二穴　在小指尖，去指甲三分。

十宣穴　在十指尖离甲两旁。【以上五穴同仁图不录。】

足部四穴

委中二穴　在腿弯腘中，两筋间约纹内动脉应手处。

跗阳二穴　在外踝上三寸，后筋骨宛宛中。

合阳二穴　在膝约绞中央下二寸。

阳交二穴　一名别阳，一名足节，在膝后外踝上七寸，膀肚略小处。

背部十八穴

大椎一穴　一名百劳，在大椎上陷中。禁针。

命门一穴　在十四椎节下间，伏而取之。可灸，不可针。

腰俞一穴　在二十一椎节下间，伏而取之。

长强一穴　在脊骶端下三分，俗名尾巴庄。

风门二穴　在第二椎下，两旁各开一寸五分。

肺俞二穴　在第三椎下，两旁各开一寸五分。禁针。

心俞二穴　在第五椎下，两旁各开一寸五分。不可针。

膈俞二穴　在第七椎下，两旁各开一寸五分。

肝俞二穴　在第九椎下，两旁各开一寸五分。

脾俞二穴　在第十一椎下，两旁各开一寸五分。

胃俞二穴　在第十二椎下，两旁各开一寸五分。

肾俞二穴　在第十四椎下，两旁各开一寸五分。

大肠俞二穴　在第十五椎下，两旁各开一寸五分。

小肠俞二穴　在第十七椎下，两旁各开一寸五分。

膀胱俞二穴　在第十九椎下，两旁各开一寸五分。

白环俞二穴　在第二十一椎下，两旁各开一寸五分，伏而取之。

膏肓二穴　在第四椎下，两旁各开三寸。百脉从此过，百病皆治。禁针，多灸为佳，但刮不能去病。

魂门二穴　在第九椎下，两旁各开三寸，正坐取之。

以上校对铜人针灸，摘录集内所用者四十八穴，余不备载。

治法难症五十，增要略七症

天顶痧

头顶胀紧痛，亦名顶心胀，日久不治，必成摇头痼疾。治法：刮顶心，不愈，用蒜片填顶心，艾灸之五壮或七壮，看人强弱，无有不愈。自肩井至前顶

心，不宜针刺。

颠折痧

头颠摇不止，痛如打折，面带麻木，久则并舌麻木，舌尖吐出者。治法：刮脑户穴，针刺风府穴。凡用针，以浅而横，不宜深而直入，恐伤筋骨矣。

日月痧

两太阳痛，或左痛，或右痛，久则心肺俱胀，胀则满身麻木，眼目酸疼，饮食不贪，口吐酸水。治法：刮悬厘穴，仍可用针刺之，在刺丝竹空穴。

头风痧

满头脑疼痛。先用两指捻印堂，再用针刺丝竹空穴。

鹤顶痧

眉心红色，刺痛如丝起，变黑色。先用指捻印堂穴，如见势重，不得已再用针刺，只宜浅横刺皮，不可深入。

增眼痛痧

两目红肿如桃，甚则眼珠突出，必先觉胸闷，而目疾因之。当先刺百会穴，再用清肝脾、活血降气、消痰之药。

蟹眼痧

两眼睛定，亚亚出痛，并头胀紧痛。先用两手大拇指抵住两眼眶上，少顷，以两指捻印堂穴，捻出红斑或紫斑，以针轻浅刺出血。

黑眼痧

眼白变黑，用稀莶草二钱、硝一钱，阴阳水煎汤，洗三五次愈。若久不治，邪缠肾经，两目昏暗，迎风下泪羞明，渐成外障目疾。治法：刮两悬厘穴，刺两小骨空穴，或第二节刺出血。

耳钟痧

耳内响如钟鸣，鸣则聋。用针斜刺风府穴，再以油钱刮悬厘穴。

鼻砧痧

有左鼻塞不通，有右鼻塞不通，有双鼻塞不通者。先用灯心撚喷嚏，再刺水沟穴。

蛇舌痧

舌似蛇吐舌，伸缩不止，呕吐酸水顽痰。用油盐刮肩井穴。久不治，则舌尖冷，冷则心偏而发痴病。

羊舌痧

舌斜伸左边，眼亦偏左，舌斜右，眼亦偏右，先胸膈如闪痛，日久不治，则邪气下降，满身胀紧，多笑而成痴呆矣。用针刺之，舌斜左刺左，斜右刺右，刮两肩井穴。

黑舌痧

舌变黑色，若久不治，则变黑枯而硬，是为不治症。刺舌上中间出血，刮两臂臑穴。

樱桃痧

舌上生紫泡，用针刺破，出血而愈矣。

黑泡痧

舌上生黑泡，心经受邪，极重，稍迟不救。刺法同前。

黑齿痧

牙齿变黑色，日久不治，毒气入骨而难治矣。针刺水沟穴，再刮两臂臑穴。

增扑蛾痧

痰涎涌盛，气急发喘，喉内作声。痛如喉蛾，但喉蛾之症喉内胀肿，而喉痧之症痛而不肿。又若喉风，但喉风之痛不移，喉痧之痛无定，以此辨之。治亦清痰降火，少佐风药，当以僵蚕、牛蒡子为主。

锁喉痧

耳下颈项连及喉中胀痛，难尽饮食。刮两耳后上骨筋络间，左痛刮左，右痛刮右，灸亦如之，不宜针刺。

喉风痧

喉下肩上，皮肉刺痛，久成漏肩风，两手举不起，亦有或左或右之偏，手随偏而不能举，渐成半身不遂。刮灸同前。

脑后痧

满头脑疼，宜刺风府穴，刮两臂臑穴，如误用发表药，顷刻而死。

斜肩痧

如左肩痛，左肩垂下，右亦如之，延久不治，手举不起，成半身不遂。若用官方药反重，以三指拍曲池穴，拍出紫泡，刺出微血，再刮臂臑穴。

手指黑痧

十指甲内全黑血也，最重，三日内外不治则死。十指甲内发黑点者轻。两症俱刺十宣穴，两向俱刺出黑血可治，此系五紧痧。

白线痧

将手推臂弯上下，推出皮内隐隐白色如线者轻。刮两曲池穴，再刺中魁穴。

黑线痧 又见后大症内

此肾经受邪毒入骨髓中间，一遇寒颤毒气上冲，寒后火热，用两手将患人手臂上推捋，捋出皮内隐有黑色如线者重，刮两曲池穴、间使穴，以针刺间使穴上黑线起处出微血，大陵穴、臂臑穴、肩井穴，以上五处各一刺，俱要出血。如黑线上至肩井穴，已属

险症。若攻至胸前紫宫等穴者，不治。此系五紧痧。

黑丝痧

此肾经受邪，毒入骨髓中间，一遇寒颤，毒气上冲，寒后火热，用两手将患人手臂上推捋，捋出皮内隐隐有黑色如线者，刮两曲池穴、间使穴，以针刺间使穴上黑线起处，出微血，大陵穴、臂臑穴、肩井穴，以上五处各一刺，俱要出血，如黑线，上至肩井穴，已属险症，若攻至胸前紫宫等穴者，不治。此系五紧痧。

增咳嗽痧

痧气每由呼吸而入，先感肺经，邪留不散，而咳嗽之症生焉。伤风之嗽，鼻流清涕，声重多痰。感痧之嗽，鼻干多呛，胸前气闷。不可纯用疏风发表之药，宜润肺宽胀，顺气散痧，兼刮肩背治之。

增呃逆痧

呃逆诸症俱有之，古人每用丁香、柿蒂等药为治，若痧症发呃，乃因口鼻吸入暑痧，客于胃脘，痰阻食滞，热气抑郁，因上逆为呃。宜先刮胸前喉旁等处，内用清凉之药解之。如鲜芦根、鲜省头草、青蒿之类，使郁热稍舒，邪从小便而出，则愈矣。不可泥古投以香燥也。

对胸痧

对心胸有筋梗起，或红、或紫、或黑。刮按筋上即消，横刺三针即愈。

钻心痧

自上钻下痛者，顺而轻，忌食热物；自下锁上痛者，逆而重，痛至出声不得者死。此系寒气上逆，刮紫宫穴、膻中穴、中庭穴、中脘穴、章门穴，背后膏肓穴、心俞穴、魂门穴、命门，针刺中魁穴、大骨空穴、小骨空穴。

穿胸痧

咳嗽而流清涕，梗梗钻痛。刮两缺盆穴、紫宫穴，刺中魁穴、大骨空穴、小骨空穴。

穿膈痧

或左或右，斜痛闪烁之状，是为三症。治法一般同前。

迸血痧

血逆上行，逆在心内。若无伤者，口呕鲜血，有伤者，口呕紫血，是为两症。两间使穴、大陵穴，刺出微血，心中大痛，用滑石末三钱，以麻油调服，呕出血痰。如不痛，不必用药。

闷气痧

心中气闷。刮同上法，刺间使穴，大陵穴。凡看

痧，先刮刺二穴，宜坐不宜睡。

肚胀痧

此脾家并大小肠受邪，饮食不贪，腹中气胀紧痛。刮紫宫穴、中庭穴、膻中穴、中脘穴，刺中魁、大小骨空穴等处。

膈食痧

先受风寒后，兼停食，以致胸膈饱满，汤水小进，呕酸作痛。先用滑石末三钱、麻油一两调服，呕出积滞，再刮紫宫、膻中、中脘、中庭等穴，膈俞穴、肝俞穴、脾俞，刺两中魁穴、大小骨空穴共六穴。

盘脐痧

脐上盘旋，悠悠作阵痛，内若筋吊，常连懊恼，绞肠迷闷。刮膻中穴、中庭穴、中脘穴、气海穴。若不治，刺中魁穴、大小骨空穴，放后当用救苦丹和矾水服之。

盘肠痧

脐下软，当大小肠间悠悠作阵痛难忍，口中号叫。治法同前。

寒气痧

寒气入经，身发潮热。刮两臂臑、两曲池，共四穴，刺中魁、大小骨空，共六穴。

热痧

外皮热邪，发热狂躁，周时不治则死。刮法同上寒症，再以三指拍曲池穴，刺出微血，并刺十指尖，用绿豆煎清汁服之一碗即愈。

大肠痧

大肠积热，小腹胀痛，小便如常者轻，如小便不通者，十六大症内险症。须拍阳交穴，拍出紫块，刺出血。

小肠痧

腰骨如打折痛，初但腰骨痛，久则周身骨节痛而胀紧。刮痛处出紫块，刺破出血愈。

斜腰痧

左腰闪痛，身侧左；右腰闪痛，身侧在右。刮痛处，再拍阳交穴，刺中魁穴、大小骨空穴，共六穴。

反弓痧

小儿患者多，头后仰，脚亦后缩，胸腹挺前，延久不治则死。用三指拍曲池、阳交穴，拍出紫块，以针刺出黑血，再刮肺俞穴。

皮肤刺痛痧

满身皮肤刺痛。刮臂臑穴、曲池穴、间使穴、大陵穴，刮透仍不散，以针刺出微血，再刺两大魁穴、两小骨空穴，出微血。

阴阳痧又见十六大症内

或半身冷，或半身热，或半身麻木，或半身难动，延久不治则成半身不遂。刮臂臑穴，刺两中魁穴、两丑虎穴，令出微血。

天泡痧

或寒，或热，或寒热相兼，初发在间使穴，或在大陵穴，如黑痣大，或三五粒，或七八粒，渐渐长大，大如棋子样。以手捋之，往上往下活动，痛处异常，若移至曲池、臂臑、肩井，犹可救，若游走至胸前紫宫穴则不治矣。急以油绳扎住间使穴，两手将泡捋至曲池穴，刮出黯血而愈，愈在顷刻。

增紫泡痧

痧毒郁遏不内攻则外溃，毒伏阳明，日久发为紫泡，或如圆眼大，或如蚕豆大，溃有紫血，内陷一坑，须刺十手指尖、十脚趾尖、两臂弯、两腿弯，去尽毒血，内用苏木、泽兰、金银花之类，少加牛黄治之。

红斑痧

发红斑痧者。刮两臂臑、曲池、间使、太陵、百劳穴、膏肓穴。

紫斑痧

紫斑痧者，迟则难救。刮刺俱照前法。

黑斑痧

发黑色斑者，过时不治，口吐黯血而无救矣。先刮两肩井、臂臑、胸前膻中穴、中庭穴、背后膏肓二穴、命门穴，亦可灸，针肾俞二穴、白环俞二穴，用三指拍曲池，再拍两阳交穴，拍出紫块，刺出黑血，再刺中魁穴，小骨空穴，务要出血，并刺间使二穴。此系重症，如刺之无血不治。此名五紧痧，五脏俱受毒也。

疟疾痧

外感风邪，悠悠寒来。刮间使、两太陵，出痧为度。刺中魁穴、两大小骨空穴，出微血，停二日，以姜汁和热酒尽量服之，疟自愈矣，不可用治痧药。

痢疾痧

腹中受邪，泄泻无度，腹中微痛。刮肾俞穴、两大肠俞穴、小肠俞穴，刺两中魁穴、两大小骨空穴。

漏底痧

腹内受邪，或红或白，泻痢不止，里急后重，又夹痧者，刮刺同前，用石榴皮、石菖蒲五钱，炒研细末，砂糖调为丸，藿香汤下。如上膈有食积者可用，若无食积、腹胀、腹梗、漏底者，不治。

缩脚痧

小儿患者多，满身经络收缩，手拘挛，或左手左脚缩，或右手右脚缩。先以三指拍曲池穴、阳交穴、两臂臑穴，针刺曲池穴、阳交穴。

脚趾黑痧

腰先微痛，毒气坠下，故脚趾俱黑色，小便出血。若小便出血块者，不治。若过一周时则死，半日内可治，刺十趾甲尖，刺阳交穴。此系五紧痧。

锁经痧 又名夹斑痧

先因恼怒郁结胸膈，又受邪气纽结而成，以致风急气结，喘结经脉，直不知痛痒，日夜号叫。刮紫宫、膻中、中庭、中脘等穴，刺中魁、大小骨空六穴，出微血。若不愈，以紫石英一两和麸皮半斤炒热，绢包熨胸前。

增 痧块

痧毒结于气分则成气痞，结于血分则成血块，夹食痰则成积块，皆能作痛，时做时止，日甚一日。治法：在气分者，用砂仁、沉香为君；在血分者，用桃仁、红花为君；夹食积者，用莱菔子、槟榔为君，或气血二分兼有毒邪者，兼而治之。

增 痧疯

疯者，疠气所感，兼风寒湿热之邪，留于肌肉经络之间而成者也。痧者，亦时行疠气，若留郁于肌肉经络，久而不散，变为恶症。若大麻风，眉发俱脱，面目颓败，手足拳挛，谓之痧疯。当频用刮刺，频出毒血。内用金银花六钱、苦参四钱、牛膝三钱、赤芍、红花、生地、防风、荆芥各二钱、皂刺一钱、黄芩一钱五分，水煎，日服，可以渐愈。

大症十六 增要略一症

羊毛痧

此因天气炎热，露体乘凉，风中游丝，沾着皮肉，钻入毫窍，无论头面、胸背手足，卒然刺痛，刻急一刻，此系天地间之疠气，挑出，形如羊毛，色亮如料丝，毛已滚出，其痛自平矣。

按： 此症未列治法，今采一条补之，云：羊毛痧发时，必心中难过，口吐白沫。以雄黄末二钱、青布包之，蘸热烧酒，在后心、前心四周擦之，自大收小，归于当中，重擦之必有羊毛沾于布上。倘前后心有一簇红点子，则一针挑之，随服五毒散，方用紫背天葵子、紫花、地丁、蒲公英、野菊花各一钱二分、金银花三钱，加酒引服后，被盖取汗。

黑线痧

此症前部已载。但发在手，或左右俱有，或在左手，左腰腹先微痛，左手举不起，在右手，右腰腹、手亦如之。有黑气如线一条，隐隐在皮肤间，自臂腕至间使①穴为第一关，至曲池穴为第二关，至臂臑穴为第三关，胀至三关为险症。若再胀，线至肩井穴，穿至胸前紫宫穴，则不治。男发左手，女发右手者不治，两手俱发者不治，周身发者不治，过一周时者不治。治法：先刺中指尖出血，钱刮黑线处，若能止痛，其手可举，认明起处，以针横刺间使穴、曲池穴、臂臑穴，刺出黯血，刺断黑线，服总痧煎方，大概不过三关者可治。

乌痧 此有二症

先发寒战，牙齿眼白俱黑色，周身四肢俱胀痛入腹者，延至周时不治则死。因受热而发者，先身热如火，牙齿眼白皆黑。若周身四肢胀痛入腹者，半日不治则死。治法：先以三指拍曲池穴，一路拍上至臂臑，拍出黑块，不拘多少，刺出黑血。热症用麻油四两、滑石末三钱和服，服后吐出臭水而愈。寒症用鸡毛向喉中搅，令作呕，呕出粘痰而愈。如腹仍痛大便闭者，用小红药下之，或瓜蒂箭。无论寒热症，刺刮呕下后，俱用总痧药煎方，停冷服。

黑珠痧

元气不足，身体暴躁，汗出当风，邪闭于内，卒然发于头面，周身四肢，形如斑点，如黑痣，初与肤平，速治可救，迟则舌上俱黑，满身虚胀，黑珠绽凸不治。治法：先刺大指尖、小指尖，刮臂臑穴、两手弯、风府穴，下部有黑珠，刮两间使穴、肩井穴，小退，服总痧药。

红朱痧

禀气厚实，感冒风邪秽气，无处发泄，卒然周身毛孔内透出红点如珠，初与肤平，刺刮如上法。如红珠绽起，不识医治，延至满身肿胀痛极，口不能言，睛不能转，不省人事将危者，急用灯心蘸油，向背后膏肓穴、魂门穴、胃俞穴、命门穴、肾俞穴，以上共九穴，焠之，其火自然爆熄而人苏矣。若仍未苏，再用艾圆，以蒜片隔灸紫宫穴中七壮，无有不愈。

痧伤症

小儿患者多因先患痧后又感冒风寒，大人因痧愈后酒色过度，或远行劳碌饥饱，因下部伤力，不红不肿，或一腿痛起，或两腿俱痛，渐渐连小膀脚跟，俱吊痛，初起饮食如常，身无寒热，至三四日后，则筋骨收缩，日夜疼痛，不能坐立，亦不能伸缩，若一痛

---

① 使：原书为"死"，据文为改为"使"。

起则头眩眼花，日夜叫喊，满身发热，形神憔悴，认为阴症，延挨必成不治。治法：先将痛处刮出黑色，即将黑处挤出黑血，或紫黯血，外用晒干猪娘屎、红花、牛膝各一钱、红枣七个，灯心一团，阴阳水煎服，一连刺刮七日，则渐渐愈矣。

痧劳症

初起乍寒乍热，不以痧法调理，误为感冒、饮食伤脾、因犯疟疾等症，用发散药及姜、葱之类，以至发热不退。虽服药停止，饮食无味，逐渐减少，口干便难，此为痧劳，久则骨髓蒸干而死。治法：针刺痧症背部肺俞穴、膏肓穴、心俞穴、膈俞穴、脾俞穴、胃俞穴、命门穴、肾俞穴、小肠俞穴、长强穴，自上至下，不可躐等，必要刺出微血，只可浅横刺皮，不宜深直，恐伤筋骨。如禀气薄者，每日刺两三穴；禀气厚者，每日刺四五穴，逐日看光景，以退热不痛为度。每日以红枣二两、童便两碗，同煎至将干，惟食红枣，二月而愈，平日之病俱散矣。

水臌痧

起初不识，是痧原因腹痛而起，误为停滞饮食，或忍受寒湿，久而发热不退，皮肤臌胀，手足绽开，不能缩握，色亮如水晶。亦有认为鹅白，亦收缩小，水不出，此系痧胀。乃因药不对症，结成水鼓痧。若药再不对症，或不医治，必胀死矣。治法：刮委中穴，刺出清水，要以手往下顺捋，则水沿流不停，否则水上而不出，若过一夜针眼仍没而水干，到明日刺合阳两穴，又明日，刺阳交二穴，又明日，刺跗阳二穴，俱照前顺捋清水，四处共八穴，作四日一周，周而复始。每腿每日各刺一孔出水，不可多针。因久病后，恐泄元气，切勿躐等，共刺七十二针，共计三十六日，刺出血为度，如无血者不治。外每日用童便煮红枣吃，又用红花河水煎汤，不拘时当茶吃。再用窄颈葫芦一个，切下顶，剜出穰子，将童便灌满，仍以顶盖上，外用砂锅贮河水，将葫芦入锅内，以水平葫芦为准，炭火煮水滚，随溲随添，煮五个时辰为度，倾出童便服之，明日再连葫芦切碎，同藿香、槟榔、砂仁、红花各一钱，芦根一大枝，灯心二十段，阴阳水各一碗，煎入分服，又明日照前用葫芦煮童便服，明日照前煎服，共用葫芦三个，自刺出水后，忌食盐，起针至三十六日，则水放尽，有血出而病愈矣。以后红枣、红花茶俱不必吃，再以陈酒十斤，红花、牛膝各一两，入瓷瓶封好，隔汤煮三柱香，每日空心服，服完方可入盐。

气臌痧

此原系实病，服药已多，医不能救其一二，今卒然腹痛或胃脘痛，而起渐渐胀满紧痛，口唇、指甲俱黯色，初发热温服，渐乃如火，饮食不沾，手足麻木，脉息沉伏，医不下药，视为死症，此痧邪所致。若遇识者，不治臌而治痧，痧愈而臌亦愈矣。治法：先刺十指尖，再刺曲池穴，刮两肩井穴；第二日，灸前顶心穴，以手捻红印堂穴，浅刺；第三日，刮脑户穴、风府穴，又针百劳穴、风门穴、肺俞穴各一针；第四日，针膏肓穴、心俞穴、膈俞穴各一针；第五日，针魂门穴、脾俞穴、胃俞穴各一针；第六日，针肾俞穴、命门穴、大肠俞穴、小肠俞穴各一针；第七日，膀胱俞穴、白环俞穴、长强穴各一针；第八日，针悬厘穴二针；第九日，针阳交穴，十脚趾尖。凡针带横，不宜直，以一二分为率，不可太深。用针一日，以广木香三钱、槟榔一钱、芦粟根二钱、童便一碗，阴阳水一碗、红枣二两，煎至半碗，并红枣食之。第二三服亦如之。童便一碗，水一碗，煎法同前，吃至半月后不但痧消，而气臌亦愈矣。

半身麻木痧

此因平日积受风寒湿气而成于痧，及发时自头面身躯以至脚底半边热半边不热，或左或右，举动不起，痛痒不知，口嘴歪斜，饮食半边受，半边不受，口中满出唾涎，因知是瘀痧。医误为中风，用药不效，势必至于痰裹瘀血坚硬，反成不治。治法：患左治左，患右治右，每日计二十一穴，针系竹空穴，刮肩井穴，针曲池穴，五指尖各一，针风府穴、肺俞穴、膏肓穴、魂门穴、胃俞穴、膀胱俞穴，共六针。委中穴、跗阳穴，五指尖各一针，初刺无血，惟清水或痰。针后三日，再各针一次，不可连日叠针，至一月满十次，冷者渐热，水者成血，不用服药，将红花、木香浸酒，每日空心不拘时服，自能愈矣。

妇人阴户肿胀痧

此症皆因癸水来时感冒风寒、秽恶、惊恐、恼怒、劳碌或郁火无由发泄，结而成此，处女患之者多，初起小腹阴户微痛胀，小便闭塞，小肿起青筋，四五日后，胀紧如臌，身发热，饮食不进，用利小便退热凉血之药而反呕恶出痧，下仍闭塞，过八九十日不治。治法：针刺玉门头，向上入两分，勿可向下，但针至则渗出微血，小便随手而出，即时爽快而热退，不用服药。再或以瓷器，刮阴户两旁出紫块而除根。若腹上青筋胀紧，以紫石英、大艾各一两，铜勺炒热，绢包熨小腹下部，再以温汤澡洗，自然渗出痧水而愈矣。

增倒经痧

经行之际，适感痧气，至经阻逆行，肚腹痛胀，卧床不能转侧，或衄血，或吐血，皆痧毒之气腾而上溢。若竟认作失血则误矣，须先刮刺，再用行血顺气清凉之剂，如桃仁、红花、童便等类治之，庶无不愈矣。

阴阳痧

此症前部已载，今复详于此。其症卒然腰眼热，或上半身热，恶心腹痛，下半身冰冷，大小便闭者，急治可救。或上身冷，下身热者，不治。无论上身下身冷热，但至一月时者，不治。治法：上半身热者，令壮健人将热手尽力向下顺捋，此阴阳隔绝，接引阳气下降，并熨足心，急刮委中穴，刮出痧点，针刺出血水，顺捋活动，刺出紫血，或黑血，再刺十脚趾尖出血。如无血再捋再刮，以见血为度，随用滑石一钱、麻油一两和服，呕出粘痰宿食，自然小便俱通，下身渐热，如恶心不止，或腹痛者，用伏龙肝、槟榔、藿香、木香、枳壳、芦粟根、砂仁、灯心、阴阳水煎，冷服。

烂肠痧

初起胁肋痛，痛极则发寒热，邪欲外攻而不能出，上攻不透。胃之下口接小肠，小肠下口接大肠，大肠之下接膀胱出溺之处，后接肛门出屎之处，只往下降，邪气热极，急用石膏、竹叶、灯心以清其心火，再用五虎丹以下之。若上部不清，痧邪难解，先以滑石一钱、麻油一两和服，以吐尽粘痰为度，方可用下药以下之。若不医治，胃口延烂至脾及大小肠位，饮食不进，大小便出血，而无救矣。如治后有余邪流入脾及大小肠等处，必须按明痛处以蒜片垫艾圆灸之，灸散其邪。在夏月，不可灸，宜刮刺出血而愈。

花前疳痧

此出痘正见点，或起水，或灌浆，毒气发泄之余，卒然感冒痧邪。邪气与元气搏击，逆住行血而凝结，初则卒然腹痛，热渴口干，胸膈不宽，饮食不进，暴躁，坐卧不安，脉息沉伏，正痘黑陷，稍有迟延，毒攻周身，火势甚，必将精血煎干，元气逐尽。治法：先刺十手指尖、脚趾尖各出黯血，再用新鲜芦根三两洗净捣汁，约二两加芦粟根三钱煎服，外用红枣核烧烟放被中熏之，则仍起尖灌浆，而归正痘矣。

痘后痧症

痘后余毒未尽，痧邪乘虚而入，先腹痛、胸饱、身热、饮食不贪、大小便闭或泄泻，初则面红，渐则

变黑，脉息断绝，手指甲俱黑色者，不治。如十指甲尚作红紫色者，可治。治法：先刺十指尖出血，再刺间使穴、大陵穴、人中穴各一针，如泻用木香、槟榔、藿香、芦粟根、陈榴皮、阴阳水煎服；如大小便闭，用麻油二两、甘草五钱煎服，至一二剂，随有宿屎下四五次，以陈米汤补之。

阴痧症

症有四种，俱卒然而发。一症：头面四肢，周身冰冷，手足战摇，牙关咬紧，口不能言，睛定直视，头摇脚掉，手足面容渐变黑色，六脉全无，元气已脱者，不治。虽有各症，而手足面容未变黑色者，急刺人中穴，并舌尖、十手指尖、十脚趾尖及臂弯内，出微色，以童便一碗服之，或可挽回造化。一症：身热暴躁，叫号不出，头摇脚掉，牙关紧闭，口不能言，睛定身僵，六脉全无。初则面红，渐渐紫黯而黑色者，不治。虽有各症，而手足面容未变黑色者，先用麻油一两以牙柄撬开口灌之，再以绿豆煮清汁一碗冷服，必苏能言。用钱刮两臂臑、臂弯、肩井、脑后风门、背后膏肓、命门穴，或针或刮，量而行之。一症：先患伤寒未愈，又冒痧邪，身手如冰，寒颤不语，脉息全无，面色黑者，亦属阴症，刮刺俱同前，服药亦同前，加陈皮、灯心、阴阳水煎服。一症：先患伤寒未愈，又感痧邪，腹痛泄泻，初则不热，渐渐发热，热而不能言语，治法：仍用煎药，加芦粟根、榴皮、灶心土、江鱼背鳞鳍各三钱，炙干研末，蜜丸，泻止而伤寒愈，痰水散而痧气自见，再看痧犯经受邪而治可也。

痧症通用药

木香 藿香 槟榔 青皮 陈皮 芦粟根各二钱 灯心一丸

阴阳水煎服。重症加母猪屎、滑石、鸡子清、铁锈、飞盐、明矾以上六味，下部痧症必用之药，冷水不可太冷，以温和服之。

凡看重痧，有停结于内，以致口开、舌硬、身僵、手足不动、七窍闭塞，六脉沉，服但有微温，手足不冷者可治。如头面额角起黑滞色，至面部及鼻准下者，不治。若未到鼻者，可治。两耳枯焦者，不治。凡重症，须开四门，盖因受邪重，壅塞元气故也。舌上居中一针立开七窍，人中一针理元气，膏肓穴百脉从此过，针之以通百脉。第四指正面一针，反面一针，男左女右，提醒六脉，其余治法同上。舌乃心之苗，凡人有病，总现于舌，只稍舌下内藏青筋左右二条，筋上如珠，名为痧眼，用银针或铜刀锋利之

物尖刺入紫筋内，出黑血可愈。若痧久血不走。用刀挑破血筋即流，挑不出黑血即死，无疑矣。

陆氏曰：一切痧气有七十二症，痧变伤寒亦有七十二症。凡痧不除根，其病总在，或一年，或半载，胸膈不清，小腹系胀，皆因痧气未清，不忌食物，变种种恶病，人自不识耳！

痧症经验秦艽汤

秦艽四钱 羌活 红木香各三钱 大力子 独活 元胡索 威灵仙 元荽子 桃仁 乌药 茜草各二钱 江枳壳 红花各一钱

水煎服，脚转筋加木瓜；脐下痛加青皮；肋下痛加柴胡；面肿加薄荷；腹胀加大腹皮、厚朴；手足肿加钩藤；内热加连翘、知母；痰多加贝母、瓜蒌；吐不止加童便；寒热加柴胡；血滞加丹参；喉肿加山豆根、射干；食积加山楂、莱菔子；心痛加蓬术；口渴加花粉、槟榔；面黑加藕木；触秽加藿香、薄荷叶；痧放不出加细辛；手足与口伸缩不止加钩藤。

校后记

　　《痧法备旨》，系《治痧要略》(清·欧阳调律撰)和《痧症指微集》(作者不详)的合刊本。《治痧要略》系郭志邃《痧胀玉衡》一书提要汇辑本。内容简明，偏重于方论。《痧症指微集》列述多种痧症的病因病机和治则治法，治法详于针灸、刮痧、药物结合，是一本比较注重临床实际的痧症专著。此书部分内容节选自天台普净《痧症指微》，然作者发挥较多，尤其是各种痧症的治法。1852年管颂声将此二书合刻，改名《痧法备旨》。现有初刻本等。

痧胀玉衡摘要

清·盛朝扬　编辑

痧胀玉衡摘要附秘方

宁慈盛朝扬辑
古越王万清参
金义何圣辉阅
宁慈郑开勳校
金义后学冯肇伟录印

序

　　且人生斯世幸而得为天下之良相则济一人亦无不可也，如内伤外感与夫胎前产后等症探方不一，兹不具论，独是痧之一症命悬须曳，必变顷刻。昔郭右陶先生已著有《痧胀玉衡》一书编行天下，照义理非冒以贯通，而方法不无繁剩，于是摘其间之易为人所晓者，并参以各书所载良方采辑一书，名曰《痧胀玉衡摘要》。便染是疾者须看脉之真假，认症之的确，然后投剂，当无用药之差。不然冒昧尝试，妄行针刺而贻误不少。余心为痛悯，特为是序记之。

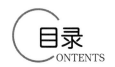
痧胀玉衡摘要 附秘方

痧胀玉衡摘要_{附秘方}

辨是痧非痧法^①

凡骤然腹痛又有缓痛数日，疑是痧痛不决，将蜡烛着口食之，是痧烛味如糖甜，食至蜡烛油气即止。又方取生芋食之，是痧芋味如梨味，食至生芋味麻口即止。食菜油如蜜食，至菜油气即止。

治痧简便方

取白明矾_{五分}研细，清水调服，不致错误。如无佩带，取黄荆柴叶数张挫丸清水吞。又方蓼草头亦可。予迭次力劝，凡居家出外，不费之惠物备辨二味白矾与大蒜。如出外，做一小袋，佩带白矾_{一二钱之}数、大蒜_{数枚}。若离家骤然肚痛，将白矾五分研细，清水调服。如被蛇虫咬，即用白矾_{一钱、研细}、大蒜_数_枚，仝捣为丸，清水吞，不致毒气攻心。如被蛇咬，必急先将裤带缚紧，离患处上下一寸之数，即将尿或向水洗去毒血，搔抓捻洗净毒血，即寻别药医治。此方特重，繁立于此。

治钩脚痧方

取荞麦子_{即花麦子}二两清水煎浓，导冷服。经验日久。

绞肠痧

心腹绞匕大痛，或如板硬，或如绳缚，或如筋吊，或如锥触，或如刀割，痛极难忍，轻者亦微微绞痛，胀闷非常，放痧可愈。若不愈，必审脉症何因，辨暑秽、食积、瘀血所阻施治，须连进数服，俟其少安，可渐为调理。此症世多放痧数次不愈，听命于天，不肯服药，遂至痧毒攻坏脏腑，惟死而已惜哉。

---

① 辨是痧非痧方：正文无，据前目录补入。

若针刮不愈，用降香、桃花、砂仁微冷服之。又用山豆根、丹参、金银花、山楂、卜子煎浓稍冷服而安。又方取旧纺车线烧灰汤泡导冷服，屡验。

唇舌痧

痧者，急症也。若迷不醒，口不言，其心胸烦一种难过之苦，将何以辨之。治以先观其唇舌，色黑者凶，色黄者重，淡红者较之略轻。盖黄色而知内热，黑色热极，淡红略轻，虽黑用药不可太冷，要看其有胎无胎，其症始有法治之。

吹通关散法

男左女右，鼻不喷则死，得喷则生。

通关散

牙硝_{一分} 明矾_{二分} 九节菖蒲_{三分} 原麝_{四厘} 北细辛_{五分} 皂角_{六分} 地胡椒_{七分}

共为极细末，宜贮瓷瓶听用。

痧脉决生死法

脉微细者生，脉实大急数者重，脉洪无伦者凶。一部无脉者轻，一手无脉者重，两手无脉者死。六脉无根，放痧服药不应者不治。诸怪脉现，放痧服药不应者死。

治痧救人脉诀_{见《痧胀玉衡》}

或谓余曰：古书所载屋漏、雀啄诸怪现者死，脉代者死，为五脏有绝也。况一部无脉，二三部无脉，焉得有生理乎？及览《玉衡》，痧胀只有六部无脉者死，即诸怪脉，必曰放痧服药不应者死，与古书所载不同，何欤？曰：古人论此等脉为死脉者其常也，余论此等脉尚当救之者因乎痧之变也，凡痧脉胀之脉都有类诸死脉者。余惟见此疾实怜之，㝵万一有可救者因痧之变，不执常脉而轻弃之也。医案不录。

痧胀凶症

痧有心胸高起如馒头者不治，背心一点痛者死，角弓反张者死，腰肾一点痛者死，心胸左右有一点痛者不治，胁肋痛者不治，四肢肿痛者不治，鼻如烟煤者死，舌卷囊缩者死，环口黧黑者死，头汗如珠喘而不休者死，昏迷不醒放痧不出服药不应者死，痧块大痛服药不应者死。

放痧不出治法

痧症危急莫善于先放其痧，乃今更有放痧而血不流者，虽痧筋隐隐无可如何。故放痧之人往往遇此便云凶，是其放痧虽血不流而亦有可救者，方用阴阳水，或泥浆水，或晚蚕砂水、细辛水，或白糖霜梅水，择一方用之，必能救之。如饭后便犯痧症，多用盐汤或矾汤冷饮，以吐其新食必醒。如妇女经闭，桃仁、红花煎浓入童便可救，再不醒，用菜油二两、麝香一钱调服立苏。切不可作死症不治，惜矣。

咽喉治法

痧症危急，如犯咽喉则痰喘如锯，先放其痧，急用薄荷、大力子、童便、山豆根之类以清之，或兼用冰硼散以吹之，然后余症俱从缓治。

闷痧

痧毒冲心发晕闷地，一似中风中暑，人不知觉，即时而毙，此痧之急者。如略有苏醒，扶起放痧。不愈，审脉服药施治。如发晕不醒，扶之不能起，必须审脉辨证的确果系何因，先用药数剂灌醒，然后扶起放痧，渐为调治，治方见下。

先刺痧筋，方用薄荷、沉香、阿魏，调微冷饮之渐安。

噤口痧

默然不语，语亦无声，形如哑子，此乃痧气壅盛，热痰上升，阻逆气管，故咽喉闭塞而然。治宜先放其痧，审其心肾脾三经之脉为要，然后推详余经之脉，则知病之本矣。先刺腿弯筋三针血流如注，又刺顶心、臂、指二十余针，内服厚朴、陈皮、香附等类则醒。

医家当识痧筋本《痧胀玉衡》

痧症轻者脉固如常，重者脉必变异。医家但识夫脉，不识痧筋，势必据脉用药，而脉已多变，则实病变虚，虚病变实，诚不可恃。乃若取痧筋不合者认痧筋有无，有则据痧用药，无则据脉用药，及无差误。故余谓医当识痧筋。

辨痧筋秘法

每逢痧胀先将两旁超骨沿，有痧筋必粗胀，将病人两手提起，如射箭拉弓貌，其筋易撮，将此筋撮数十次即瘥，或再服治痧等药，或用通关散吹之。

放痧有十

书云刺必用银针，如铁针有毒。

一在头顶心百会穴；

一在印堂；

一在两太阳穴；

一在喉中两旁；

一在舌下两旁；

一在双乳；

一在两手十指头向里小湾穴一韭叶之数；

一在两臂弯细筋宜放。粗筋不宜；

一在两足十指头向里小湾穴一韭叶之数；

一在两腿弯细筋宜放，粗筋不宜。

刺腿弯筋法

腿弯上下有细筋青色，或紫色，或深红色者，肌肤白嫩者方有紫红，即是痧筋，刺之方有紫黑毒血。其腿上大筋不可刺，刺亦无毒血，反令人心烦。腿两边硬筋上筋不可刺，刺亦恐人筋吊。若臂弯筋色亦如此。辨之其余，非亲见不明白，不具载。至如头顶心一针，惟取挑破略见微血，以泄痧气之毒而已，不可直刺。其指尖刺之太近指甲，当知令人头眩，若一应刺法，不过针锋微刺入肉，不必深刺法。手足指上向内弯处名小弯穴，此处离指甲一韭叶便是。

刮痧法

背脊颈骨上下及胸前胁两背肩臂刮痧，用铜钱蘸香油刮，或用刮舌刮子脚蘸香油刮之。头额腿上痧用绵线或麻绵蘸香油刮之，大小腹软肉内痧用食盐以手擦之。

治痧三法

肌肤痧用香油盐刮之则痧毒不内攻，血肉痧看青紫筋刺之则痧毒有所泄，肠胃脾肝肾三阴经络痧治之须辨经络脏腑，在气在血，则痧气攻内者，可消可散可驱，而绝其病根也。

便用七方

一方 用井水、溪水各一半同服治痧痛。

一方 用泥浆水服之治痧痛。

一方 用白糖霜搅乌梅水服治痧痛。

一方 用细辛五分为末，砂仁三粒泡汤吞治痧痛。

一方 用晚蚕沙为末，白滚汤服治痧痛。

以上五方治痧症无食积阻滞者效。

一方 用明矾五分，白汤一碗冷服治痧痛。

一方 用食盐一撮，白汤一碗冷服治痧痛。

以上二方乃吐深食阻滞痧毒之法，必多饮方吐，少则不效。

大小便宜通

痧症危急，大便不通急宜放痧而攻之，小便不通宜放痧而分利之。

倒经痧

经行之际适遇痧，经阻逆行，或鼻红，或吐红，肚腹肿胀，卧床不能转侧是也，肚腹不痛亦为暗痧。若痧毒攻坏脏腑者不治。

治验

一沈宏先内人经期发热，鼻血如注，昏迷沉重，肚腹作胀。延余诊之，脉伏。余曰：兼痧而经逆者也。宏先善放痧，刺腿弯二针，出紫黑毒血，不愈。余用桃仁、红花、独活、细辛、山楂、香附、青皮，加童便饮之，经行调理而愈。

胎前痧痛论

胎前痧痛，毒气攻胎，尚惧胎孕绞动伤胎殒命，况痧有毒血攻冲，胎孕娇嫩，决难安静，至如安胎用白术、当归、茯苓之类，痧所大禁，若一误用，立时痧胀凶危。其痧胀所宜是破血、破气之剂，又胎孕所忌。愚尝斟酌其间，若刮痧、放痧不愈，必欲活血解毒，用金银花、丹参、益母草、红花、桑寄生消瘀而不损胎元，顺气用香附、陈皮、厚朴、砂仁、乌药行气而不伤胎气，散痧用荆芥、防风、独活、细辛透窍而不动胎孕，消食用山楂、卜子、神曲、麦芽宽中而不伐胎性，采择于中最为稳当。然痧毒势盛，此等之药难于速效，或权用一二味克伐，又恐于胎有害，此予所以反复而不敢轻任也。

产后痧痛论

产后用药必须温暖，痧胀用药惟重清凉，症属相反，处治之方毋执产后一于温暖，亦毋执痧胀一于清凉也。愚尝遇此等症，窃以为消瘀破血之药，虽同其余，有不可通用，是以制就一方为临症之法。散痧用独活细辛，破血用桃仁、红花，顺气用香附、乌药、陈皮，解毒用金银花、紫花地丁，消食用山楂、卜子、神曲。如产后利用姜炭、肉桂以温血痧，症所大禁。痧症利用荆芥、防风以散痧，连翘、薄荷以清热，产后所不宜。况痧胀极，尤重大黄、枳实、槟榔以通其积滞，而产后络脏腑，在气在血，则痧之攻内者可消、可散、可驱而绝其病根也。产后药更不可禁，恐用此伤产后之气分也。且产妇服药宜温，痧症服药宜冷，若痧而用温胀者益胀，产后而用冷痧者益痧。故予临症性取微温之气，则即无害产后而亦无助痧祸。若痧更凶极，微温之气难于制，治加童便以清热消瘀，产后、痧症俱得其宜矣。

治验

一顾月溪内室产后三日，腹中绞痛，胀大如鼓，恶露不通，延余诊之。余患产妇腹痛当在小腹，大腹胀痛亦仅微瘀。今产妇大腹绞痛异常，非产妇本症，又按脉洪数有力。余曰：此产后兼痧胀也，当取痧筋验之。不信，漫服产后药，益觉昏迷不醒，后求余治，势已危极，痧筋不现。先取童便一杯饮之少苏，阅十指筋刺出紫黑毒血二十一针，然后附起放腿弯痧筋六针，绞痛稍定，用独活红花汤微温服之，迨痧毒消尽，胀痛尽止，恶露俱通后调补乃痊。

一蒋南轩内室产后八月，恶露去过多，忽恶寒发热，胸中胀闷垂危，延余。脉洪大无伦，余思：恶露不尽犹可，今恶露去尽何以骤得此脉？因语之曰：脉尽凶，若兼痧可救。南轩善放痧，信余言。人视痧筋红色者二条放毒血。余复诊之，不复洪大，又刺指臂出紫黑毒血三十余针。用独活、细辛、柴胡、金银花、丹参、益母草、牛膝、石斛、乌药、山楂、陈皮四剂，微温服之，寒热痧闷俱除后调补而愈。

一单公廉内室产后六月，遍体疼痛，寒热如疟，昏闷异常。延余，六脉时有歇指，阅左中指右无，各指微带黑色，乃知兼痧之症。刺指上紫黑毒血七针，臂上毒血一针，舌底下紫黑毒血一针，昏闷疼痛稍缓，用独活、桃仁、苏木、木香、香附、童便、姜黄、山楂微温服，二剂疼痛昏闷俱除，但寒热未已，用金银花、丹参、益母草、艾叶、柴胡、独活、姜炭、牛膝、山楂温服，四剂寒热乃瘳，调补月余而健。

痧前禁忌

痧忌热汤、热酒、粥汤、米食诸物，盖饭热汤、热酒粥汤则轻者必重，重者立毙。吃米食诸物恐结成痧块，日久变出奇病难救疗，如有幸而食消不殒命者，不可以此为例也。

痧后禁忌

痧症略松，胸中觉饿，设或骤进饮食即复，痧胀立可变重，是必忍耐一二日为则，乃可万全。

绝痧方

治数患痧症，痧症已愈，然后可服，以绝其根。倘有痧气未除，断不可服。甘者作胀，热者助邪，反害之矣。

甘草 明矾 食盐各一两 川乌一钱 干姜三钱

共为细末，饭为丸，每服五分温白汤下。新犯者一二服即痊，久犯者十服痊愈，再不复发。用甘草助胃，用干姜、川乌充胃，用明矾解毒，用食盐断痧，诚为良方。但乌姜性热，有宜不宜者，每服只用五分为度，取其能绝痧根。若人属虚寒者，加倍多服方能有效。

校后记

  全书一卷。嘉庆末年（1820 年），宁慈盛朝扬辑成。该书"惜郭右陶先生已著有《痧胀玉衡》一书，遍行天下，照义理非冒以贯通，而方法不无繁杂，于是摘其间之易为人所晓者，并参以各书所载良方"，将《痧胀玉衡》理论部分大为压缩，选录唇舌辨、痧脉决生死法、治痧救人脉诀、痧胀凶证、放痧不出治法、医家当识痧筋、辨痧筋、放痧有十、刮痧法、治痧三法、大小便宜同、痧前后禁忌；摘录钩脚痧、绞肠痧、闷痧、噤口痧、倒经痧、产后痧痛、胎前痧痛 7 种痧；方药只保留便用七方和绝痧方，并附试痧与治痧秘方。

瘟痧要编

清·韩凌霄　著

序

旦天地一好生之德也，圣贤一好生之心也。昔人云：不为良相，即为良医。盖在上之有权者，莫如相；在下之有术者，莫如医。徽君韩公，赵郡诸生也，自壮岁举孝廉方正，乃高尚不仕，日以救人济世为心而医名大著。先是其家儒医数世，至先生而其名益彰。早岁见瘟疫流行，治者多不得其法，遂著《瘟疫要编》一书行世。书仅十余页，一切瘟疫莫不包括，其意要而精，其辞简而明，得是书者，皆秘为珍宝。先生犹日往来于燕、赵、韩、魏间，不辞劳，不受谢。千余里之遥，后车从者，常数十乘。每日活人无数，三十年来殆无虚日，上自仕宦下至庶民，皆视为一体，远近皆以半仙名。方今年逾古稀，恐风烛倏忽，遂将生平所理之症、经验之方汇为一编，仍以瘟疫为主，痧症次之，诸难症又次之，意欲流传久远，以为医家正宗。奈家门寒素，书成待梓。予与韩公相交最久，相知最深，因助资以付剞劂，并劝好义诸君子相赞而成，使后世之学医者得其宗主，则先生之书相传不朽，先生好生之心蔑以加矣。

光绪七年中元节书于保阳之问梅书屋淮南张海洋题

凡　例

一凡入病家，先辨明内伤、七郁、外感、六淫，方下手，不差。

一凡入病家，先认清是何病名，不致乱治。

一凡入病家，先辨明五脏六腑，何者阳虚，何者阴虚，方不致有虚虚实实之谬。

一凡入病家，要平准脉理，七表八里九道，或正克，或反克，或子来扶母，或母来益子，不可胡乱施治。

受业诸生

附贡魏嘉淦	廪生傅桢	曹长丰
生员姚同瓒	廪生董克怀	贾奉先
云骑蔚孟朝彦	监生王奎元	王智
增生李铖	骑都蔚李邦庆	王鸣鸿
廪生赵如璋	廪生刘昌晋	宋士彬
候补同知崇元	娄恩溥	侯晋隆
蔚云骑刘庆增	崔景林	翟森

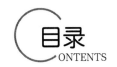
瘟疹要编　卷一

瘟疹要编　卷二

瘟疹要编　卷三

瘟疹要编　卷四

瘟疹要编　卷一

门生王奎元善长
杨希会省三、刘明晋晓轩仝参阅
门生乔攀桂珍重、男长泽德庵、世晚牟鸿猷俊生仝较阅

瘟疫正名论

《伤寒论》曰："发热而渴，不恶寒者，为瘟病"。后人改温字为瘟，殳字改为疫，又改证字为症。世人因温字改为瘟，即疑温瘟为两症，随变出冬伤于寒，至春发为温病，至夏发为热病。要知偶感风寒，人即发冷、作烧、头痛、项背拘急，况严寒之气伤人更烈，俟春夏方发为温热之病有是理乎？又有谓"冬不藏精，至春发为瘟病"，岂知发热咳嗽是阴虚生内热，焉得谓之瘟症乎？夫温者热之始，热者温之终，此乃瘟疫之病。名疫者，以其延门阖户皆病，如徭役之谓，又有时疫者，以其感时而发，故谓时疫；因其恶气中人，又谓之厉疫；以其得汗而解，又谓之汗病。不过是瘟疫之别名耳。此外，又有风瘟、暑瘟、湿瘟之异，实系瘟疫夹杂外感，非另有一种瘟疫也。尝读《伤寒论》一书，内有"清气中于上焦，浊气中于中焦"，是为瘟疫真传。惜乎为兵火焚残，无从考究其续余。迨刘河间作《原病式》，凡病不出乎六气之外，然有凉膈散等方，皆治瘟疫之药，但未立瘟疫之名，未明瘟疫之本，原后人无处问津，至明吴又可始立名目，并立瘟疫之治法，以开千古之愚蒙，救万世之灾苦，可与《伤寒论》并垂而不朽，俾后世之治瘟疫者，无复有歧路之叹。

瘟疫本原论

天以阴阳五行化生万物，故生生不穷。然生气之中，即有疫气在内。盖阴阳有偏盛，五行有舛错。其中即寓乖戾之气，加以兵凶旱涝之气，山风瘴疠之气，人中之而即病，是为瘟疫。但气不同，不专中之于人，中牛即为牛瘟，中马即为马瘟，鸡中之即鸡瘟，然人病而马不病，牛病而鸡不病，气虽不同，皆生气中之疫气也，但其气不同。更有一说，天地之清气生人则贵，厚气之生人则富，浊气之生人则愚，淫气之生人则贱，暴疠之气生人则为凶犯；以生物而言，毒气则生野葛，醇良之气则生牛羊，慓悍之气则生虎豹，毒气则生蛇蝎。人身本中和之气，中此毒气，伤其中和之气，此患瘟疫之原也。

瘟疫流行论

夫天地，以气所鼓荡者也，而气之为气皆有名目。一阴一阳曰二气，风寒暑湿燥火则有六气，映明出霄则有九气，旋转乾坤则有二十四气，年岁变迁则有五运六气，此皆有名可稽。至于疫气寓于其中，无形可见，无迹可查，其来无时，其去无方，在年岁有重轻，在四时有盛衰，在方隅有多寡，或缠绕于城市，或流连于村落，或一方安然无事，或一方延门阖户，死亡甚众。医者察其病症相似，即认为瘟疫，不可有误。

瘟疫变化不一论

瘟疫为病，有从战汗、自汗、盗汗、狂汗而解者；有自汗淋漓，热渴反甚，终得战汗方解者；有表解而里有余邪，未有他故，越几日前症复发者；有无汗竟传胃者，胃气拥郁，必因下乃得汗而解者；有发黄因下而愈者；有因下而斑出者；有竟从发斑而愈者；有先有汗，旋继以疹子，疹愈后，旋又大汗而解者；有身痛、恶食、恶寒而即发斑者，斑消后而症益加重，始终不甚热，当视其脉而施治，有斑非下不愈者；又或男子适逢淫欲，下焦空虚，热乘虚陷于下焦，气道不通，以致小腹胀满、小便不利、每夜发热，用利水药不效，得大承气汤，一服大便通、小便

如注而愈者；或有他病，一隅之亏，邪乘宿昔所损者，大抵邪行如水，唯洼者受之，变化不一，皆因人而使。大凡因疫症而发旧病，但治瘟疫而旧病可愈。

瘟疫传染论

夫人一身六腑之热从口鼻而出，所谓清阳升六腑；五脏之热自大小便而去，所谓浊阴走五脏；经络之热自毛孔而出。风寒伤于皮毛即起粟粒，毛孔闭塞，热不得泄，见汗即解；或因临风脱衣，或因强力入水，遂得此症。此自作之病，不能传人。至于瘟疫，则疠气从口鼻入，人触之即病，所以入病人之家要识向背，家中人不知焚香避秽等法，所以传染，甚至有传染一家，相继不绝，令人可畏，医人病家皆当知所避忌。

伤寒与瘟疫不同论

或曰："子言伤寒与瘟疫有霄壤之隔，今用三承气及桃仁承气、抵当诸汤皆伤寒方也，既用其方，必同其症，子何言之异也？"曰："夫伤寒，必有感冒之因，或单衣露风，或强力入水，或当檐出浴，随觉肌肉粟起，既而四肢拘急、恶风恶寒，然后头痛、身痛、发热恶寒，脉紧无汗为伤寒；脉缓有汗为伤风。"至于瘟疫，初起原无感冒之因，忽觉凛凛以后，但热而不恶寒；然亦有有所触因而发者，或饥饱劳碌，或焦思气郁，皆能触动其邪，是促其发。但不因所触无故自发居多，促而发者，十中之一二耳。且伤寒之邪自毛窍入，瘟疫之邪自口鼻入。伤寒感而即发，瘟疫多感人而后发。寒感邪在经，以经传经；瘟疫感邪在内，内溢于经，经不自传。伤寒感发甚暴，瘟疫多淹缠二三日，或渐加重，或淹缠五六日，忽然加重。伤寒初起以发表为先，瘟疫以疏利为主；伤寒投剂得汗而解，瘟疫发散虽汗不解；伤寒投剂可使立汗，瘟疫汗解，俟其内溃，汗出自然不可以期；伤寒解以发汗，瘟疫解以战汗；伤寒汗解在前，瘟疫汗解在后；伤寒发斑则病笃，瘟疫发斑则病衰；伤寒不传，瘟疫传染，二者各自不同。其所同者，伤寒瘟疫皆能传胃，至是同归于一，故皆用承气辈，导邪而出，要之伤寒瘟疫始异而终同也。伤寒之邪自肌表一径传里，如浮云之过太虚，原无根蒂，唯其传法始终有进而无退，故下后皆能脱然而愈；瘟疫之邪始则匿于膜原，根深蒂固，发时与营卫交并，客邪经由之处，营卫

未有不被其伤者，因其伤，故名曰："溃然不溃，则不能传，不传则邪不能出，邪不出则疾不疗"。故瘟疫下后多有不能顿解者，盖瘟邪每有表里分传者，一半向外传，则邪留于肌肉；一半向内传，则邪留于胃家，邪留于胃，故里气结滞，里气结，表气因而不通，于是肌肉之邪不能即达于肌表，下后里气一通，表气亦顺向者，郁于肌肉之邪方能尽发于肌表，或斑，或汗，然后脱然而愈。伤寒下后无有此法，虽曰终同，及细较之，而终又有不同者矣。或曰："伤寒感天地之正气，瘟疫感天地之戾气，气既不同，俱有承气，又何药之相同也？"曰："风寒瘟疫，二者与吾身之真气势不两立，一有所着，则气壅火积。气也、火也、邪也，三者混一，与之俱化，失其本然之面目，均为之邪矣"。但以驱逐为功，何论邪之同异也？譬如初得伤寒为阴邪闭藏而无汗，伤风为阳邪开发而多汗，始有麻黄、桂枝之分，原其感而未化也，传至少阳并用柴胡，传至胃家并用承气，至是亦无复有风寒之分矣，推而广之是知瘟邪传胃治法。

瘟疫出汗论

瘟疫之发动始也，格阳于内，不及于表，故先凛凛恶寒，甚则四肢厥逆，阳气渐积，郁极而伸，厥回，而中外皆热。至是但热而不恶寒者，因阳气之通也，此际应有汗，或反无汗者，在乎邪结之轻重也。即便有汗，乃肌表之汗，非由中达外之汗。邪未溃散即有汗，徒伤表气，邪气深伏，何能得解？俟伏邪已溃，表气潜行于内，乃大作战汗，由中达外，振战止而复热，此时表里相通，故大汗淋漓，衣被湿透，邪从汗解，当即脉静身凉，神气清爽，划然而愈。若伏邪未净，所有之汗不过卫气渐通，热亦暂减，逾时复热矣。其发热或暂，或久而昼夜纯热，或黎明少减，因邪气之重轻也。瘟疫与疟仿佛，但疟不传胃，惟瘟疫乃传胃耳，必俟伏邪内溃而后大汗方愈。

瘟疫岁岁不断但有盛衰多寡轻重之殊论

瘟疫盛行之年，所患皆重，最能传染，人皆知其为瘟。至于微瘟反觉无有，盖毒气所钟者不厚也。

瘟疫衰少之年，闾里所患者不过几人，且不传染，时师皆以伤寒为名，不知者固不瘟，即知者亦不便言瘟，然则何以知其为瘟？盖脉症与盛行之年纤

悉相同，至于用药取效毫无差别，以是知瘟疫四时皆有，常年不断，但有多寡轻重耳。

瘟疫不行之年，亦有微瘟，众人皆以感冒为名，实不知为瘟也。设用发散之剂，虽不合病，然亦无大害。抑知瘟之愈，实非药也，即不药亦自愈；至有稍重者，误投发散，其害尚浅，若误用补剂及寒凉，反成痼疾，不可不谨。

阳症似阴论

凡阳厥手足厥凉，或凉过肘膝，甚至手足指甲皆青黑，剧则遍身冰凉如石，血凝青紫成片，或六脉无力，或脉微欲绝，以上脉症悉见纯阴，犹以为阳症，何也？及审内症，气喷如火，齿烂口臭，烦渴谵语，舌干口燥，舌苔黄黑或生芒刺，心腹痞满，少腹痛疼，小便色赤、涓滴作痛，非大便干结即大便胶闭，非胁热下利即热结旁流，以上内三焦悉见阳症，所以为阳厥也。粗工不察内，多下，症见表症脉象纯阴，误投温剂，祸不旋踵。

凡阳症似阴者，瘟疫、正伤寒通有之；至于阴症似阳者，此系正伤寒，瘟疫无此症，故不附载。

瘟疫阳症似阴者，始必由膜原以渐传里，先几日发热，以后四逆似伤寒；阳症阴者，始必由阳经，发热，脉浮而数，邪气自外渐次传里，里气壅闭，脉体方沉，乃至四肢厥逆，盖非一日矣。其真阴症者，病即恶寒而不发热，其脉沉细，当即四逆，应急投附子回阳。失治，二三日即死。

捷要辨法：凡阳症似阴，外寒而内必热，故小便血赤；凡阴症似阳者，格阳之症也，上热下寒，故小便清白。但以小便赤白为据，以此推之可无大差。

似表非表似里非里论

瘟疫初起，邪气盘踞于中，表里隔阻，里气滞而为闷，表气滞而为头痛、身痛。医见此症误认为伤寒表症，因用散剂强发其汗，妄耗津液，经气先虚，邪气不损，依然发热，甚则邪气传里，表气不能通于内，内必壅于外，每至午后潮热，甚则头胀痛，热退即已；表实者乃以表症妄投升散之剂，经气愈实，大气上升，头痛转甚，须下之，里气一通，经气降，而头痛立止。若感冒，头疼无时不痛为可辨也，且有别症相参，不可一途而取。若汗、若下后脉静身凉，浑身肢节反加痛甚，一如被仗，二如坠伤，少动则痛苦

啼号，此经气虚营卫行涩也，三四日内经气渐回，其痛渐止，虽不药必自愈。设妄引经论，以为风湿相搏，一身尽痛不可转侧，遂投疏风胜湿之剂，身痛反剧，以此误人甚众。伤寒传胃，即便潮热谵语，下之无疑，今瘟疫初起便作潮热，热甚亦能谵语，若误认里症，妄用承气，是为诛伐无辜，不知伏邪附近于胃，未入腑亦能潮热，午后潮热甚亦能谵语，不待胃实而然也。如常疟，热甚亦能谵语；痹虐，不恶寒，但作潮热，此岂胃实者耶？此乃似里非里之症，误投承气，里气先虚，及邪陷胃，转见胸腹胀满，烦渴益甚，病家见势危笃，以致更医，医见下药更甚，乃指大黄为砒毒，或投泻心，或投柴胡枳桔，留邪在胃，变症日增，神脱气尽而死，向则不应下而反下之，后则应下而反失下，总因表里不明，用药先后失序之误。

诸窍乃人身之户牖也，邪自窍而入，必由窍而出。《经》曰："未入于腑者可汗而已，已入于腑者可下而已。"麻徵君复增汗下吐三法，总是导引其邪从门户，可为治法之大纲，舍此皆治标云而。今瘟疫首尾一于为热，独不言清热者，实因邪而发热，但能治其邪，不治其热，而热自已。夫邪之与热，犹形影相依，形亡而影未有独存者，若以黄连解毒泻心汤等纯乎类聚寒凉专务清热，既无汗吐下之能，焉能使邪从窍而出？是忘其本，徒治其标，何异于小儿捕影。

脉症不应论

表症脉应浮不浮，亦有可汗而解者，以邪气微，不能牵引正气，故脉不应；里症脉应沉不沉，亦有可下而解者，以邪微，不能抑郁正气，故脉不应。阳症见阴脉，亦有可生者，神色不败，言动自如，乃禀赋脉也。再问，前日如无此脉，乃脉厥也。下后脉实亦有病愈者，但得症减复有实脉，乃天年脉也。夫脉不可一途而取，须以神气、形色、病症相参，以决安危为善。

先后虚实论

病有先虚后实者，宜先补而后泻；先实后虚者，宜先泻而后补。所谓先虚后实者，或因他病先亏，或因年高血弱，或因先有劳倦之极，或因新产下血过多，或旧有吐血崩漏等症；瘟疫时发，即触动旧疾，或吐血，或崩漏，以致亡血过多，然后瘟气渐渐加

重,以上并宜先补而后泻。凡遇先虚后实者,此万不得已而投补剂一二贴后,虚症稍退,便宜治瘟,若连进补剂必助瘟邪,祸害随至。先实而后虚者,瘟邪应下失下,血液为热搏尽,原邪尚在,宜急下之,邪退六七宜急补之,补之虚回五六,慎勿再补,多补则前邪复起矣。下后必俟加添虚症者,方可补。若以意揣度其虚,不见虚症,误用补药为害不浅。

病之既虚且实者当补泻间用论

病有纯虚纯实,非补即泻,何有乘除?设遇既虚且实者,补泻间用,当详孰先孰后、从少从多、可急可缓,随症施治。

客邪胶固于血脉结为痼疾论

凡人向有他症尪羸,或久疟,或内伤瘀血,或吐血、便血、咳血、男子遗精白浊精气枯涸、女人崩漏带下血枯经闭之类,以致肌肉消铄,邪火即生,故脉近于数。此际稍感瘟疫,医人病家见其谷食暴绝,更加胸膈痞闷,身痛发热,彻夜不寐,指为原病加重,误以绝谷为脾虚,身痛为血虚,不寐为神虚,遂投参、术、归、地、茯神、枣仁之类,愈进愈危,知者以瘟疫法治之,发热减半,不时得醒,谷食稍进,但数脉不去,肢体时痛,胸胁锤痛,过期不愈。医杂药频试,补之则火愈炽,泻之则损脾坏胃,滋之胶邪愈固,散之则经络益虚,疏之则精气愈耗,守之则日渐近死。盖但知其伏邪已溃,表里分传,里症虽除,不知正气衰微,不能托出表邪,留而不去,因与血脉合而为一,结为痼疾也。肢体时痛者,邪与营气搏也。脉数身热不去者,邪火益郁也。胁下锤痛者,火邪结于膜原也。过期不愈者,凡瘟邪交卸近在一七,远二七,甚至三七,过此不愈者,因非其治,不为坏症,即为痼疾也。夫痼疾者,所谓客邪交固于血脉,主客交浑,最难得解,且愈入益固,治法当乘其大肉未消、真元未败,急用三甲散,多有得生者,更附加减法,随其素而调之素指平素旧病。

三甲散

鳖甲 龟甲醋炙,各一钱,为末 川甲土炒为末,五分 蝉蜕去翅、足,五分 僵蚕焙研,五分 干漆炒烟尽,五分 白芍酒炒,七分 当归五分 甘草三分

水煎,温服。

若素有老疟、痃疟,加牛膝一钱、首乌一钱;胃弱者用九蒸九晒;素有郁痰者加贝母一钱;有老痰,加瓜蒌霜五分;善呕者勿用;咽干作痒者加花粉、知母各五分;素燥嗽者,加杏仁一钱,去皮、尖、研。病减半勿再服,当用调理法。

行邪伏邪论

凡邪所客,有行邪、有伏邪,故治法有难易、有迟速。行邪者,如正伤寒,始自太阳,或传阳明,或传少阳,或自三阳入胃,如行人经由某地,本无定处,因其漂浮之势,病虽重实轻,在经一汗而解,若果在胃一下而愈,药到便能获效。所谓伏邪者,瘟疫之邪伏于膜原,如鸟栖巢,如兽藏穴,营卫所不关,药石所不及,至其发也,邪毒渐张,内侵于腑,外淫于经,营卫受伤,诸症渐显,然后可得而治之方,其浸淫之际,邪毒尚在膜原,此时但可疏利,使伏邪易出,邪毒既离膜原,乃观其变,或出表或入里,然后可导邪使去,邪尽方愈。初发时毒势渐张,莫之能御,其时不唯不能即廖①,而病症日惟加重。病家见症反增,即欲更医,医不解,亦自惊疑,竟不知先时感受邪甚则病甚,邪微则病微,病之轻重非关于医也。谚有云:伤寒莫治头,劳怯莫治尾。若果正伤寒,初受于肌表,不过在经之浮邪,一汗即解,何难治之?有不知谚盖指瘟疫,所以瘟疫方张之际,热不可遏,但使邪毒速离膜原便是治法,全在后段工夫。识得表里虚实,更详轻重缓急,投剂不差,可以万举万全,即使感之,最重者按法治之,必无殒命之理。若夫久病枯极,酒色耗竭,耆耋风烛,此等已是天真岁绝,更加瘟疫,自是难支,又不可同日而语矣。

老少异治论

凡年高之人,最忌剥削。设投承气,以一当十;设用参术,十不抵一。盖卫营枯涩,几微之元阳易耗而难复也。不比少年气血生机甚捷,但得邪气一除,正气遂复,所以老年慎泻,少年慎补,何况误用耶?或有年高禀厚、年少赋薄者,又当别论。如人方肉食而病适来,以致停积在胃,用大小承气连下臭水稀粪;若与承气中加人参一味,虽月馀所停之积皆下,盖参助承气之力鼓舞胃气,宿物始动也。

---

① 廖:疑为"疗"字之误。

四损不可正治论

凡人大劳、大欲及大病、久病，气血两亏，阴阳并竭名为四损。此际忽又加瘟疫，邪气虽轻，并为难治，以正气先亏，邪气自陷，猝难得解。故谚有云：瘟疫偏死下虚人，正此谓也。正气不胜者，气不中以息，言不足以听，或欲言而不能，感邪虽重，反无胀满痞塞之症。真血不足者，色萎黄，唇口刮白，或因吐血崩漏，或因产后亡血过多，或因肠风脏毒所致，感邪虽重，面目反无阳色。真阳不足者，或四肢厥逆，或下利清谷，肌体恶寒，恒多泄泻，至夜尤甚，口鼻冷气，感邪虽重，反无燥渴、发热、苔刺等症。真阴不足者，五液干枯，肌肤甲错，感邪虽重，应汗无汗，应厥不厥，凡遇此症，不可以治疫常法治之，误用承气攻下必死。当从其损而调之，调之不愈者，方许稍以常法治之，不及者损之极也，是故一损二损，轻者或可挽回，重者治之无益；三损四损，虽卢扁复生无所施矣，更以老少参之，少年过损或可调之，老年损多治之不及，以枯魄独存，化源已绝，不能复滋生也。

轻瘟误治每成痼疾论

凡客邪皆有轻重之分，惟瘟疫感受轻者，人所不识，往往误治而成痼疾。彼瘟疫之重者，身热如火、头痛、身痛、胸腹胀满、苔刺、斑黄、狂躁谵语，人皆知为瘟也。感之轻者，头身微痛，午后稍有潮热，饮食不甚减少，但食后或觉胀满恶心，脉微数，如是之瘟，最易误认。且感瘟之际，来而不觉，既感不知，最无凭据，又因所感之气薄，发时故现症不甚，虽头痛身痛，饮食不绝，力可徒步，病人无处追求，每妄诉病源，医不善审察，随情错认，有如病前适遇小劳，病人不过以此道其根由，医不辨是非，便引东垣"劳倦伤脾，元气下陷"之说，乃执"甘温除大热"之说，用补中益气汤壅补，其邪愈壅愈热，愈热愈瘦，愈瘦愈补，多至危殆。或有妇人产后患此，医家便认阴虚发热，血虚发痛，遂投四物及地黄丸，泥滞其邪，迁延日久，病邪日固，遍邀女科，无出滋阴养血，屡投不效，复更凉血通瘀，不知原邪仍在，积热不除，日渐尪羸，终成废瘵。凡人未免七情劳顿，医者不知为瘟，乃引五火相扇之说，或谓心火上炎，或指为肝火冲击，惟类聚寒凉直折，反凝滞其邪，徒伤胃气，瘟邪不去，瘀热何清，延至骨立而毙。或尚

有淹缠，适逢微瘟，未免身痛发热，医家病家同认为原病加重，仍用前药加减，有妨于瘟疫，病更加重，至死不觉者。如此种种难以尽述，聊举一二，推广之可以知所审慎矣。

补泻兼施与泻后补合论

症本应下，耽搁失治，或为缓药羁迟，火邪壅闭，耗气搏血，精神迨尽，邪火独存，以致寻衣摸床、撮空理线、筋惕肉瞤、肢体振战、目不了了，皆因应下失下，邪热一毫未除，元神将脱，补之则邪毒愈甚，攻之则几微之气不胜其攻，攻不可，补不可，两无生理，不得已勉用陶氏黄龙汤。

黄龙汤

大黄　厚朴_{姜炒}　枳实　芒硝　熟地　当归

照常服用。

按：大虚不补虚何以回，大实不泻邪何以去？勉用参地以回虚，承气以逐实，此补泻兼施之法。

补泻兼施之法

先泻后补之法，纯用承气下，症少减，神思稍苏，续得肢体振战，怔忡惊悸，心内如人将捕之状，四肢反厥，眩晕郁冒，项背强直，并前寻衣摸床撮空等症，此皆大虚之症、将危之病也，急用人参养营汤，少退，速去前药。盖瘟疫系客邪火热燥症，人参固为益元气神品，但偏益阳有助火固邪之痹，此时又非良品，不得已而用之，瘟疫非下后大虚而妄投人参为害不浅。

人参养营汤

人参　麦冬_{去心}　五味　熟地　当归　酒芍　知母　广皮　甘草

照常煎服。

纯用破气药论

瘟疫心下胀满，邪在里也。若纯用青皮、枳壳、槟榔诸香燥破气之药，冀^①宽其胀，此大谬也，不知内壅气闭原有正客之分。假令根于七情郁怒，肝气上升，饮食过度，胃气填实，本无外来邪毒客气相干，不过自身之气血壅滞，投以香砂枳蔻之类，上升者即降，气闭者即通，无不见效。今瘟毒传于胸胃，以致

---

① 冀：jì，古同"冀"。

升降之气不利，因而实为客邪累及本气，但得客邪一除，本气自然升降，胀满立消。若专用破气之剂，但能破正气，邪毒何日而散？胀满何自而消？治法非气不愈，既而肠胃燥结，下既不通，中气郁滞，上焦之气不能下降，因而充积。倘膜原或有未尽之邪，亦无前进之路，于是表里上中下三焦，皆阻成痞满燥实之症，得大肠一通，诸窍皆通，向所郁于肠胃之邪由此而下，肠胃即舒，在膜原设有传不尽之余邪，方能到胃而下也，譬河道一通，前既行馀皆连尾而下矣。至是邪结尽去，胀满顿消，皆藉承气大黄之力。大黄本非破气药，以其润而能降，故能逐邪拔毒、破结导滞，加以枳朴者，佐使云尔。若纯用破气之品，津液愈耗，热结愈固，滞气无门而出，疫邪无路而泄，乃望宽胸利隔惑之甚矣。

妄投寒剂论

瘟邪结于膜原与本气并固，昼夜发热，五更消减，日晡益甚，此与瘅疟相类。但瘅疟热短，过则如失，明日至期复热。今瘟疫热长十二时中，首尾相接，寅卯之间乃其热之首尾也。其始也，邪结膜原气并为热，胃本无病，误用寒凉，妄伐生气，此其误者一也；及邪传胃，烦渴口燥，舌干苔刺，气喷如火，心腹痞满，午后潮热，此应下之症。若用大剂芩连知柏专务清热，殊不知热不能自成，皆由邪在胃家阻碍正气，郁而不通，火亦留止，积火成热，其误者二也。智者必用承气逐去其邪，气行火泄而热自已，若用寒凉何异扬汤止沸乎？每见今医好用黄连解毒汤、泻心汤等类，盖本《素问》热淫所胜，治以寒凉，即遇热甚，反指大黄能泻而损元气，黄连清热且不伤元气，更无下泄之患，由是凡遇热症大剂与之二三钱，不已增至四五钱，热又不已，昼夜连进，其病转剧有等日入，腹皮干燥乃调胃承气症也。因无痞满，益不敢议承气类，聚寒凉专务清热，又思寒凉之最者莫如黄连，因而再倍之，日近危笃，有邪不除，耽误至死，犹言服黄连至几两热不能清，非药不到，或言不治之症，或言病者之数也。他日凡遇此症，每每如是，虽父母妻子感瘟，不过以此法毒之，不知黄连苦而性燥，与大黄虽均是凉药，但大黄走而不守，黄连守而不走，一燥一润，一通一塞，相去甚远，且瘟疫首尾以通行为治，若用黄连反招闭塞之害，邪毒何由以泄，病根何由以拔也？

问曰：间有进黄连而得效，何也？曰：其人正气素盛，又因所受之邪气本微，此不药自愈之症。医者误投温补，转补转郁，转郁转热，此以三分之客邪，转加七分误补，添造之热也。续加烦燥、烦渴、不眠、谵语等症，故投黄连，其症顿去，要之黄连只可清添造客热，但因热减而正气回，所存邪热，气行即已，医人不解，遂归功于黄连，他日治瘟疫则无效矣！必以昔效而今不效，反疑病原本重，非药之不到也，可乎？执迷不悟，所害更不可胜计矣。

又问曰：间有未经温补之误，进黄连而愈者，何也？曰：凡元气胜病为易治，病胜元气为难治。其人元气素盛，所感之邪本轻，是正气有余足胜邪也，虽与黄连不能抑郁正气，此为小逆，以正气犹胜而疾幸愈也。医者不解，窃自邀功。他日设遇邪气盛者，非导邪不能疗，误设黄连，反招闭塞之害，未有不危者。

妄投补剂论

有邪不除，淹缠日久，必至尪羸。庸医望之，辄用补剂。殊不知无邪不病，邪去而正得复，何患病之不愈也？今投补剂，邪因正气日郁，转郁转热，转瘦转补，循环不已，乃至骨立而毙，犹言服参几许，补之不及，天数也。病家止误一人，医者终身不悟，不知杀人无算。

服寒剂反热论

阳气通行温养百骸，阳气闭塞郁而为热，人身之火无处不有，无时不在，但喜通达耳。不论脏腑、经络、表里、上下、血分、气分，一有所阻，便即发热，多由壅郁然。火郁而又根于气，气常灵而火不灵，火不能自运，赖气为之运，所以气升火亦升，气降火亦降，气行火亦行，气若阻而火屈曲，热斯发矣，是气为火之舟楫。瘟邪透出于膜原，气为之阻时欲到胃，是求伸而未能遽达也。设投寒剂抑遏胃气，气益不伸，火更屈曲，所以反热也，往往服芩连知柏之类，病人自觉返热，间有灵便者，但言我非黄连症，亦不知其何。故医家终以寒凉清热，热不能清，竟置弗疑服之反热，全然不知，虽至白头终不究，心悲夫。

舍病治弊论

一人感瘟，发热、烦渴、思饮冰水。医者以为，凡病须忌生冷，禁止甚严。病者苦索，弗予，遂至两目火迸咽喉焦燥，不时烟焰[1]上腾，昼夜不寐，目中见鬼无数，病剧苦甚，乘隙匍匐，窃取井水一盆，置之枕傍，饮一杯自觉清凉，二杯鬼物潜消，三杯咽喉声出，四杯筋骨舒畅，饮之六杯，不知杯落枕旁竟睡熟，俄顷大汗如雨，衣被湿透，脱然而愈。盖因人瘦而多火，素禀阳脏，始则加之以热，经络枯燥，既而邪气传表，不能作正汗而解，此时若误投升散，则病转剧，今得冷饮，表里和润，所谓弊除即是兴利，自然汗出矣。有因食、因痰、因寒剂而致不效者，皆当舍病求弊，以此类推，可以应变于无穷矣。

急症急攻论

瘟疫发热一二日，舌上白苔如积粉，早服达原饮一剂，午后舌变黄色，随现胸膈满闷烦躁，此伏邪溃，邪毒传胃也。前方加大黄下之，烦渴少减，热退六七分，午后复加烦躁满闷、舌变黑生刺、鼻如烟煤，此邪最重复瘀到胃。急投大承气汤，傍晚大下，夜半热退，次早鼻黑苔刺如失，此一日之间而有三变，数日之法一日行之，因其毒盛传变亦速，不得不紧，设此症不服药或投缓剂羁迟，二三日必死，即不死，服药亦无及矣，常见瘟二三日即死者，乃其类也。

注意逐邪勿拘燥粪论

瘟疫可下者三十余症，不必悉具，但见舌黄、心腹痞满，便于达原饮中加大黄下之。设邪在膜原，已有行动之机，欲离未离之际，得大黄促之而下，实为开门驱贼[2]之法，即使未愈，邪亦不能久羁，二三日后余邪入胃，仍用小承气撤其余邪。大凡客邪贵乎早治，乘人气未散、肌肉未消、津液未干，病不致危殆，投剂不至掣肘，愈后亦易平复。欲为万全之策者，不过知邪之所在，早拔去病根为要耳。但要量人之虚实，度邪之轻重，察病之缓急，揣邪气离膜原之多寡，然后药不空投，药无太过不及之弊。是以仲景自大柴胡以下立三承气汤，多与少与自有轻重之殊，勿拘于"下不厌迟"之说，应下之症见下无结粪，以为下之早，以为不应下之症，误投下气，殊不知承气本为逐邪而设，非专为结粪而设也，必俟其粪结，血液为热

① 焰（yān 燕）："焰"的讹字。
② 贼：疑似为"贼"。

所搏，变症叠起，是犹养虎遗患，医之咎也。况多溏粪失下，但蒸极臭如败酱，如藕泥，临死不结者，但得秽恶一去，邪毒从此而消，脉症从此而退，岂徒孜孜粪结而后行哉！经血枯燥之人，或老人血液衰少多生燥结，或病后血气未复亦多燥结，在经所谓不更衣十余日无所苦者，似此有何妨害，以是知燥结不至损人，邪毒之为殒命也。要知因邪致燥结，非燥结能致邪热也，有病失下，燥结为之壅闭，瘀邪郁热并难得泄，但得结粪一行，气通而邪热乃泄者，又是一说也。要之邪为本，热为标，结粪又其标也，能早去其邪，安患燥结也。譬如滞下本无燥粪，初起质实频数窘急者，芍药汤加大黄下之，此岂因结粪而然耶，乃为逐邪而设也。或曰：得积滞而设与？余曰：非也。邪气客于下焦，气血壅滞，注而为积，若徒执去积以为治，则已成之积方去而未成之积复生，须用大黄逐去其邪，是乃断其生积之原，营卫流通，其积不治而自愈矣。更有虚痢又非此论，或问脉症相同，其粪有结有不结何也？曰：如其人觉病大便即不行，续得蕴热，益难得出，故蒸而为结也；一如其人平素大便不实，虽胃家热甚，但蒸作极臭，状如粘胶，至死不结，应下之症，设引经论初硬后必溏不可攻之句，诚为千古之弊。

大承气汤
大黄 枳实 厚朴 芒硝

小承气汤
大黄 枳实 厚朴 甘草

调胃承气汤
大黄 芒硝 甘草

按： 三承气汤功用仿佛热传里但在痞满者宜小承气汤；中有坚结者加芒硝软坚而润燥，病久失下，虽无结粪，然多粘腻极臭恶物，得芒硝助大黄有荡涤之能，此大承气汤之所以立也；设无痞满惟有结粪而有郁热者，调胃承气汤宜之，三承气功效俱在大黄，余皆治标之品也。

因症数下大小便宜临时斟酌论

瘟疫下后，二三日或一二日舌苔复芒刺，邪未尽也，再下之；苔刺虽未去而锋芒已软，然渴热未除，更下之；渴热减，苔刺脱，日后复热，苔刺又生，更宜下之。有一人患瘟月余，苔刺凡三换，计服大黄二十余两，始得热不作，其余脉症方退，所以凡下不以数计，有是症则投是药。医家见理不透，经历未到，中道生疑，往往遇此症反致耽搁，但其中有间一

日一下者，有连下三四日者，有连下二日间一日者，其中缓急之施，有应柴胡清燥汤，有应用犀角地黄汤者，至投承气某日应多与，某日应少与，其间不能得法亦足以误事，此非可以言传，当临时斟酌耳。

解后宜养阴忌投参术论

夫瘟疫乃热病也，邪气内郁，阳气不得宣布，积阳为火，阴血每为热搏，暴解后余焰尚在，阴血未复，大忌参术黄芪，得之反助其壅郁，余邪留伏，不唯目下淹缠，日后必变生他症，或周身痛痹，或四肢挛急，或流火结痰，或遍身疮伤，或两腿攒痛，或劳嗽涌痰，或气毒流注，或痰核穿漏，皆骤补之为害也。解后阴枯血燥，宜清燥养营汤。若素多痰及少年肥盛者，投之有腻肠之弊，亦宜斟酌。大抵瘟疫愈后，调理之剂投之不当，不如节饮食静养为上。

清燥养营汤

生地 知母 花粉 白芍 陈皮 甘草

水煎。如表有余者，宜加柴胡。

松峰曰：归地芍药皆养营之品，而生地大能清燥，知母寒滑润肾、燥而滋阴，花粉亦润燥而泻火，又恐其凝滞，加陈皮以利气疏通之，与甘草共臻太和也。

柴胡养营汤

前方内加柴胡、黄芩。

松峰曰：素有余热，尚宜散、宜清，故加柴胡、黄芩。此方白芍宜减，以表有热应散不应敛也。

承气养营汤

大黄 厚朴 枳实 当归 白芍 生地 知母

水煎。胸膈不清者，宜蒌贝养营汤。

此解后，尚有里症，曰未尽，是已衰其半矣，故不敢专用承气，而归芍生地佐之。此方又用白芍矣。

蒌贝养营汤

蒌仁 川贝 当归 白芍 桔红 苏子 知母

松峰曰：蒌贝所以化痰，桔苏所以理气，气顺而痰自清也，知母、花粉亦清痰利膈，所以养营不用地黄，因有痰涎胸膈不清之症，恐其腻滞也，四方俱和平稳当。

传变不常论

吴又可有九传之法，松峰加之十传，以予鄙见，去其繁琐，只有三传四传则可矣。倘邪入胃则为内传，或舌苔黄黑起芒刺、胸胁胀满、大便闭结、胁热下利，或热结旁流，或大便粘滞、臭不可闻，宜用承气等汤；外之症痛身痛发热，而后凛凛并胸胁胀满等症，宜用金豆散加僵蚕、浮萍，或汗或斑，即可以愈；若表里双传，内有胸胁胀满，外有头痛、身痛等症，只可治内不必治外，内壅已去，营卫自然舒畅，可以汗解，至于自复仍照旧治，无有不愈者也。

损复论

邪之伤人也，始而伤气，继而伤血，继而伤肉，继而伤筋，继而伤骨。邪毒既退，始而复气，继而复血，继而复肉，继而复筋，继而复骨，是柔脆易于损亦易复也。

瘟痧要编　卷二

疫症繁多论

松峰曰：余于疫既分三种，曰瘟疫，曰寒疫，曰杂疫，三者具而疫症全矣，然犹未也。有遇年一冬无雪，天气温和，至春不雨，入夏大旱，春杪即疫疠盛行，正瘟疫殊少而杂疫颇多。有小儿发疹者，有大人发疹者，有小儿疹后患痢患泻者，有大人患痢泄泻者，有泻而后痢者，有先痢而后泻者，有泻而兼腹胀痛者，有胀痛而不泻痢者，有泻痢既愈迟之又久而复作者，有瘟疫既愈迟之又久而复作者而与前症不同，有腹胀而不痛者，有痛而不胀者，有不思饮食者，有单发热者，有先瘟症而后不语者，有肿头面者，有遍身长疖者，有霍乱者，有身痒者，有患瘟症而兼泄泻者，城市乡井延门阖户相同此，岂达原饮一方所能疗？与其治法与平常患泻痢胀痛等症亦异，此皆杂疫之类也。要之杂疫无病不有，惟无咽隔梦遗症病耳。

治疫症最宜变通论

世之重疾，无逾风、劳、臌、膈，而四者之治均有蹊径可寻。如风症只真中、类中二条，真中殊少治法无多，只有类中亦不过气血亏损而已，故景岳恐人认作风治，特立非风一门，究其治法，惟大补气血而止。劳症即云难治，亦不过阴阳、水火、气血、先天后天，视其何者亏损而补益之。臌胀有驱水理气之殊。噎隔只润燥养血之法。惟至疫，变化莫测，为症多端，如神龙之不可方物①。

临症施治最不宜忽也。瘟症尚好治疗，识其表里已得大纲，即有传变杂症，如斑、汗、发黄之症，皆易捉摸，即杂疫如所谓诸瘟、诸痧、诸挣等症，各具疗法，亦易施治。惟乙巳年，民之所患并非奇疾怪症，不过痢疾、泄泻、肚腹胀痛，有何难疗？孰意用平日治法治之，皆不应效，或二三人同患一症，而治

法各异者，施之此人而效，施之彼人而又不效矣；或有一人患是症而愈而复作者，其治法又异，施之前此而效施之后此而又不效矣，若非具慧眼卓识而窥见一方者，岂能人人而济之乎？盖必深明乎。司天在泉之岁，正气客气之殊，五运六气之微，阴阳四时之异，或亢旱而燥热烦灼，或霖雨而寒湿郁蒸，或忽寒而忽暖，或倏晴而倏阴，或七情之有偏注，或六欲之有匿情，或老少强弱之异质，或富贵贫贱之殊途，细心理会再加望闻问切一一详参，庶病无遁情而矢，不妄发。至于治法，千变万化，随症用药，莫可明言。故仲景曰：瘟疫不可先定方，瘟疫之来无方也。旨哉斯言疫病一门又岂一百一十三方所能尽哉？是在留心此道者，神而明之可耳。

立方用药论

杂症用药品多或无大害，即如健脾者，多用白术固已，再加山药可也，再加扁豆亦可也，再加莲肉、枣肉亦无不可也；即如补肾者，多用熟地固已，再加枸杞可也，菟丝子亦可也，再加苁蓉、首乌、芡实、杜仲亦无不可也，补药固不厌多，即杂症药品过繁亦为害尚浅，觉其不善，速为减去，或可挽回。而瘟疫不能也，即如葛根治瘟症药中至和平之品，若邪在大阳加之太早，反足以引邪入阳明矣；又如葛根与白芷均属阳明散剂，而白芷温散，葛根凉散，白芷散阳明风寒之邪，葛根散阳明温热之邪，若瘟邪在阳明用葛根而再用白芷，必然掣肘；又有半夏与贝母有消痰之功，然贝母开肺郁、治肺中热痰，半夏除脾湿、去胃中寒痰，且半夏多用燥入血分。瘟疫愈后，多落头发，所以瘟疫用药按其脉症，真知邪在某经，或表里并病合病，单刀直入，批隙导窍，多不过七八味而止，至于分两之重轻，则在临时看其人之老少虚实、病之浅深进退而酌用之，所以书内记载之方大半止有炮制而无分两，欲以变通者，俟诸人耳。

---

① 不可方物：原书脱漏，据《松峰说疫》补入。

青 筋

此症因气逆而血不行并恶血上攻于心也，多由怒气相冲，或忧郁气结不散[1]，或恼怒复伤生冷，或房劳后受寒湿，以致精神恍惚，心慌气喘，噎塞上壅，呕吐恶心，头目昏眩，胸胁痞满，心腹刺痛，胁肋腰背皆痛，头痛胸痛，口苦舌干，面青唇黑，四肢沉困，百节酸痛，或憎寒壮热，遍身麻痹，手足厥冷颤抖，默默然不语，不思饮食等症，皆恶血攻心所致。古无治法，刺两手曲池上青筋出瘀血可愈，或屡患屡刺，莫之能除。妇人以气血为主，故丹溪曰"气血和，百疾不生"。此病先伤于外，而复损其血，兹制一方，名白虎丸。白虎西方肺金之谓，青筋乃东方肝木之象，以白虎而治青筋，金能平木，有至理存焉，能代针砭之苦，且免后之复发，兼治男子久病便血，夫人崩漏带下，并一切打扑内损血不能散，心腹痛欲死者，服之神效。

白虎丸

千年石灰去净泥土，细研

水糊丸如绿豆大，每用烧酒送下五十丸，看病轻重加减，至于他症，引子随症用。

痰疫刘秉锦[2]

患此病者，初得之亦并不显寻常瘟疫应有等症，不过头微痛，身微觉拘急塞热，心腹微觉疼痛胀满，三两日内抖然妄见鬼神，狂言直视，口吐唾沫，鼻中流涕，手足燥扰，奔走狂叫，脉沉紧而数，身休不热，亦有热者，却与邪入阳明胃腑发狂迥异，此感疫疠之气，风火痰三者合而成病，不急治，二三日即死。宜先针少商穴并十指尖，急服竹沥解疫煎一二剂，神效。此亦世所罕有之症，曾有患此者，余染觉叱异，因思暴病皆属于火，怪病皆属于痰，以意为之，先用针法后用药饵，辄效，一时患者数人方知其疫也。

治之应手而愈，遂定其名曰"痰疫"，笔之以备采择焉。

竹沥解疫煎

黄连　栀子　胆草　僵蚕　胆星　蒌仁　川贝　桔红

半夏

流水煎好，用竹沥姜汁兑服，竹沥用半盅。

辨呕吐哕呃逆咳逆噫气

丹溪书呕吐门曰有声有物谓呕吐，是混呕吐为一。张景岳亦不以为然，而未尝深辨及。观李东垣，则以为有声有物谓之呕；孙真人则以吐为有物无声。详呕吐字意当以孙李为是。字汇"呕"亦同"讴"，大讴必有声，而认庵谓气逆则呕，盖气一逆必作声，随拥所食之物而俱出矣。吐则较呕所出更易，开口便漾出，又岂有声哉？至于"哕"之一症，《经》中杂病篇直作"呃逆"，而海藏河涧则以哕为干呕，张景岳谓呃逆古无是名，其在《内经》则谓之哕，是特古今之称名不同，而"哕"与"呃逆"断不可混为一症也。"哕"虽以河涧海藏说为是，而《东垣十书集》中则谓哕之声浊恶长而有力，直至气尽而后止，非如干呕之轻，而不甚也。是较之刘王所说，则更明白晓畅矣。至于呃逆即东垣所谓吃忒者，是此症称名不一，随其方言而呼之。有曰格得者，有曰打呃者，有曰打歌得者，总与哕为二症，明系今之所谓打呃是也。金鉴中以为格格连声，气从胸下来，自冲脉出口作声，岂非善于形容者乎？至于咳逆与呃逆则又不可相混，有以咳逆为呃逆者，有以咳逆为哕者，是皆未详味经文耳。经本以咳嗽气逆为言，如《气交大论》曰：岁金太过，甚则喘咳逆气，又曰：咳者也，此咳逆之非呃逆亦甚明矣，而咳逆之非哕又何辨乎？至噫之说，《灵枢》：寒气客于胃，厥逆从下上散，复出于胃，故为噫。仲景谓上焦受中焦气未和不能消是故能噫。据此则噫者即嗳气也，亦即俗之所谓拔气也，此理甚明，人所易晓。总之，有声有物曰呕，有物无声曰吐，有声无物曰哕，呃逆者即打呃之谓，咳逆者咳嗽之甚，以致气逆上冲也，字汇作饱食气满而有声，岂非所谓拔气者乎？症各不同，断难相混，至于得病之由与其治法各有虚实寒热之异。

善 后

瘟疫愈后调养之方往往不讲，而抑知此乃后一假工夫所关甚巨也。即如过饱者，曰食复；恼怒者，曰气复；疲于筋力者，曰劳复；伤于色欲者，曰女劳复。载在经书，世皆知之，尚有时而触犯。此外，人所最易忽者犹有三，焉不在诸复之条者也。虽已愈多

---

[1]　散：原文为"敬"，据文意改为"散"。
[2]　刘秉锦：清代医家。字灌西，诸城（今山东）人，为名医刘奎之子。与其父共同著成《松峰说疫》《瘟疫论类编》等书。本节选自《松峰说疫》。

日，而气血苟不充足，犯之随有醸成终身之患者焉。一曰淫欲几入房事必撮周身之精华，以泄血气未充，七日未能来复，慾事频数，势必积损成劳，尪羸①损寿；一曰劳顿，或远行，或作苦，疲弊筋力，当时不觉，将来支体解㑊，未老先衰，其苦有莫可名言者；一曰忍饥，愈后几有觉饿，必得稍食，万毋强耐，过时反不欲食，强食亦不化，是饥时既伤于前，强食又伤于后，中州拜而肺金损，则劳嗽，脾胃之病成矣。三者人多忽之，故不可不谨。

论传经

胃为十二经之海，疫邪传里入胃，泻胃则诸经之火均消。倘有不传胃而先传他经者，又有泻胃之后胃虽清而他经之火有未净者，须得按经施治，爰将传经治法开列于下。

太阳经头痛热渴

太阳以寒水主令。手太阳以丙火而化气于寒水，阴胜则壬司气而化寒，阳胜则丙火达令而化热，故太阳以寒水之经而易于病热，冬不藏精，相火升泄伤其寒水闭蛰之气，火旺水亏已久，及春夏感病，卫闭营郁，寒水愈亏，故受病即发热作渴而不恶寒也。太阳在六经之表，是以感则先病，其经自头下项行身之背，故头项痛而腰脊强。肺主卫，肝主营，而总统于太阳。太阳之经在皮毛之部，营卫者皆皮毛之所统辖，瘟病卫闭而营郁，祛清营热而泄卫闭，治宜凉金补水而开皮毛，元霜丹主之。

元霜丹 治太阳头痛项痛，腰脊强，发热作渴。

浮萍三钱 麦冬二钱，去心 元参二钱 丹皮二钱 白芍一钱 甘草一钱

生姜引。水煎，热服，覆被见汗。

身痛、脉紧、烦燥、无汗

瘟疫在太阳，脉浮，头痛，发热汗出，以风强而气不能闭也。若脉浮而紧，发热恶寒，身痛腰疼，烦燥无汗而喘促者，是寒束而邪不能泄也。盖瘟疫有汗，寒疫无汗，以风性疏泄而寒性闭藏，卫阳过闭，邪不能营郁莫达则烦燥喘促，与伤寒同治，宜以浮萍清散经络之热也。

浮萍黄芩汤

浮萍三钱 黄芩一钱 杏仁二钱，去皮尖 甘草一钱

生姜、大枣作引。

烦热燥渴

病在太阳经，未入阳明之腑，不至遽生烦渴。若阳明燥盛之人，经热过盛，燥气内应，则见烦渴；阳明从燥金化气，腑燥发作，故有烦热便难之症。今腑燥未作，胸燥先动，是以烦渴生焉。其太阳表未解宜浮萍石膏汤，清金而解表，绝其燥热入腑之源。表症已解，第以白虎加元参汤，清燥生津。气虚者加人参以益气，因表解而阳虚，恐燥去而阳亡也。

白虎加元麦汤 治太阳经罢烦热燥渴。

石膏三钱 知母一钱 甘草一钱 粳米一钱 元参二钱 麦冬三钱

流水煎，热服。

人参白虎加元麦汤 治太阳经罢气虚烦渴。

石膏 知母 炙草 粳米 人参 元参 麦冬

流水煎，热服。

阳明经目痛鼻干

阳明以燥金主令。足阳明以戊土而化气于燥金。太阳胜则阳明化气而为湿，阳明胜则太阴化气而为燥，故阳明之经易于病燥。冬水失藏，相火升，胃津槁，脾精亦亡，太阴之湿久化阳明之燥。春夏感病，卫阳遏闭，营热郁发，土焦金燔，燥气愈盛，其经挟鼻络口行身之前，故目痛鼻干而身热不卧，阳莫胜于阳明，燥热在经不得泄越，迟则胃腑积热，藏阴渐枯，便伏异日危机。于其腑热未动之时，凉泄经络以清其热，则后患绝矣，素雪丹主之。

素雪丹 治阳明身热，目痛鼻干，不卧，胸烦口渴。

浮萍二钱 白芍一钱 石膏三钱 麦冬二钱，去心 元参三钱 葛根一钱 丹皮二钱 甘草二钱 生姜三片

流水煎，热服，见汗。

瘟病方传阳明之经，腑热未作，法宜清热而发表；热甚者，必伤肺气，当用人参白虎汤，清金泄热，益气生津乃为妙。

目痛鼻干，呕吐泄利

三阳之经阳明为盛，足阳明从燥金化气，太阳表邪不解，经热内传，火性就燥必入阳明，阴盛于里而阳盛于表，腑燥未作，经燥先动胆木，逆行而贼胃土，胃气壅遏不能容受，故呕吐而泄利，缘经邪郁迫其腑气故也。

浮萍葛根汤 治阳明经症，目痛鼻干，烦渴不卧。

浮萍三钱 石膏二钱 葛根二钱 元参二钱 甘草一钱

生姜引，流水煎。热服。

浮萍葛根芍药汤 治阳明经泄泻。

---

① 羸：疑似"赢"。

浮萍 葛根 石膏 元参 甘草 白芍

流水煎。

浮萍葛根半夏汤 治阳明经呕吐。

浮萍 葛根 石膏 元参 白芍 生姜 半夏 甘草

流水煎，热服。

阳明腑证，汗出潮热，谵语腹满

病传阳明经不得汗解，腑阳素旺之人以经热郁蒸而腑热内作，开其皮毛则见大汗淋漓；第汗愈泄而土愈焦，燥愈增而热愈盛，每申酉之交应时发热如潮汐不爽，是谓潮热；燥土消灼心液，故谵语；燥矢壅遏腑气，故满痛，迟则藏阴耗亡，营气郁，陷死生攸关，不可不急下也，以大、小、调胃承气加白芍生地汤。

大黄 甘草 芒硝 白芍 生地

流水煎服。

小承气加白芍生地汤

大黄 厚朴 枳实 生地 白芍

流水煎服。

大承气加白芍生地汤

大黄 芒硝 厚朴 枳实 白芍 生地

流水煎服。

少阳经胁痛耳聋

少阳经以相火主令。足少阳以甲木而化气于相火，顺则下蛰而温肾水，逆则上炎而刑肺金，故少阳经最易病火瘟。寒水藏，相火炎蒸，已旺于衰发之时，春夏感病，卫闭营郁，热盛火发，热当得令之候，愈极重赫。彼少阳，伤寒二日在表，三阴在里，阳盛则热，阴盛则寒，少阳居表里之半，是以往来寒热；至于瘟病三阴经气从阳化热，故但热而无寒也。其经自头下项络耳循胁行身之侧，故胸胁痛而耳聋；火曰炎上作苦，故咽干而口苦。相火内郁则刑肺金，甲木内郁则克胃土，外无泄路，势必焦土流金而入阳明，得以清凉和解之法散其炎烈，红雨丹主之。

红雨丹

柴胡 黄芩 白芍 甘草 丹皮 元参

生姜为引。

三阳经络皆受其病而未入于腑者，法应汗之，但瘟病与伤寒、伤风、寒暄异气，不宜麻桂辛温，滋以清润之剂、凉泄经络燥热方是瘟病汗法，其伤在卫气而病在营血，营郁热发，故用丹皮白芍泄热而凉营也。

瘟疫阳明经热不解则入少阳之经。少阳在二阳之里三阴之表，阴盛则传太阳之脏，阳盛则传阳明之

腑，少阳者入脏入腑之门户。瘟疫营郁热盛，火旺木枯，故但传胃腑而鲜入脾脏，传胃则木邪逼土，腑气郁遏而生吐利，是宜清散经邪，杜其入腑之路也。

小柴胡加花粉白芍汤 治少阳经目眩耳聋，口苦咽干，胸痛。

柴胡 黄芩 半夏 甘草 生姜 白芍 花粉

大柴胡加元参地黄汤 治少阳经传阳明胃腑呕吐泄痢。

柴胡 黄芩 半夏 白芍 枳实 大黄 生姜 大枣 元参 生地

流水煎服。

三阳传胃

瘟疫经热不解，外泄无路，断无但在经络不传胃腑之理，此自然之属次，宜用攻泄。盖胃土燥热，必灼脏阴，其肺脾肝肾精液久为相火煎熬，益以燥热燔蒸脏阴必至枯竭，是当滋其脏阴泄其腑热，勿令阳亢而阴亡也，白英丹主之。

白英丹 治阳明腑病，谵语腹满，潮热作渴。

大黄 芒硝 炙草 枳实 厚朴 元参 麦冬 丹皮 白芍 生地

流水煎服。

阳明戊土，居三阳之长，阳盛之极必皆归宿阳明而入胃腑。瘟疫三阴脏病悉以胃热为之根本，虽曰"五脏六腑皆受病"，而阳明胃腑实其纲领也。其里热发作不拘在何脏腑，总以泄胃为主，而兼清本部，但肠胃未至燥结，则第滋脏阴不须承气；即燥结未甚，亦当俟之经尽之后，腑邪内实，始用泄热滋阴之法，一下而清矣；若燥热隆盛，则不拘日数俱可泻下，是当用伤寒急下之法，不可循伤寒缓攻之条，以其内热郁伏，原与伤寒不同也。

三阳传胃发斑

瘟疫三阳经病，营郁热盛，势必内传胃腑。胃阳素旺燥热感发，经腑同气，表里俱病，腑热内逼而脏消灼，过经不解则危。瘟疫所最忌者，营热不能外泄，盖以卫盛而营衰，脾阴虚而胃阳旺也。若脾阴不衰，胃阳不旺，六经既通，邪欲内传而脏气杆格外御，经邪热无内陷之隙，则蒸泄皮毛发为斑点而病轻矣。若一入胃腑，腑日盛则脏阴日枯，不得不用泄法，缓则泻于经尽之后，急则泻于经尽之前，腑热一清则经热外达而红斑先发矣。

太阴经腹满嗌干

太阴以湿土主令。手太阴以辛金而化气于湿土，阳明盛则太阴化气而为燥，太阴盛则阳明化气而

湿，故百病之在太阴皆是湿。而惟瘟病之在太阴则湿化为燥，以其冬水失藏，相火泄而脾阴燥。春夏感病，营郁热旺，湿气自当愈耗，其经自足走胸行身之前布胃络咽，故病传太阴则腹满而嗌干。太阴之湿为阳明之燥所夺，燥亢湿枯必死，宜清散皮毛泄阳明之燥而滋太阴之湿也，黄酥丹主之。

黄酥丹 治太阴腹满嗌干，发热作渴。

浮萍 生地 炙草 丹皮 白芍 生姜

流水煎。

少阳经干燥发渴

少阴以君火主令。足少阴以癸水而化气于君火，阳盛则丁火司权而化热，阴盛则癸水达令而生寒，故百病之在少阴多是寒。而惟温病之在少阴则化寒为热，以其冬不藏精，水亏火泄。春夏感病，更值火旺水虚之候，其经贯肾络肺而系舌本，故口燥舌干而渴。肾主水，人身水火相列，水枯而火亢则亡矣，是宜消散皮毛泄君火之亢而益肾水之枯也，紫玉丹产之。

紫玉丹 治少阴口燥舌干，发热作渴。

浮萍 生地 知母 元参 甘草 天冬 生姜

流水煎。见汗。一方加丹皮、花粉，去知母、甘草。

厥阴经烦满囊缩

厥阴以风木主令。手厥阴以相火而化气于风木，治则木达而化温。病则火郁而生热，以厥阴乙木原胎丁火，故厥阴之经最宜病热。瘟病卫闭而遏营血，营郁是以发热。而营藏于肝，方其隆冬火泄，营血已伤，势将腾沸。春夏感病，卫闭营遏，血热更剧，其经自足走胸行身之侧循阴器而络于肝，故烦满而囊缩。手厥阴之火扇以足厥阴阴之风，风烈火炎煎迫，营血枯槁命殒，是宜清散皮毛泄相火之炎而滋风木之燥也，苍霖丹主之。

苍霖丹 治厥阴经烦满囊缩、发热作渴。

浮萍 生地 白芍 当归 丹皮 甘草 生姜

流水煎，见汗。

厥阴发斑

瘟病传至厥阴，邪热斯甚，若木营血畅，经脏润泽，营热不能内传六经，既偏别无出路则郁，外发而见红斑。若营虚不能透发，过时斑见而色带紫黑，营血败伤多至不救，是宜解表凉血，使其营热发达，亦苍霖丹主之。

凡瘟疫之愈终由汗解，往往有下后而仍自解以汗者，是瘟疫之需汗孔急矣。因思能发者莫过于浮萍，其性凉散入肺经达皮肤，发汗甚于麻黄，《本草》载

之详矣，间尝以之治瘟症，辄效，始敢笔之于书。

论 饮

烦渴思饮，酌量与之。若饮之过多，自觉水停心下，名停饮，宜四苓散。如过渴思饮水及饮冷，无论四时皆可量与，盖内热之极得冷饮相救甚宜，能饮一升止与半升，宁使少顷再饮，至于梨汁、藕、蔗、酱西瓜可备不时之需；如不欲冷，当易百沸汤与之，必至不思饮知胃矣。

论 食

瘟疫有首尾能食者，此邪不传胃，切不可绝其饮食，但不宜过食耳；有愈后数日微渴微热不思食者，此微邪在胃，正气衰弱，强与之即为食复；有下一日便思食，食之有味，当与之先与米饮一小杯，加至茶杯，渐进稀粥，不可尽意，饥则再与，如忽加，吞酸反觉无味，胃乃伤也，当停谷一日，胃气复，复思食，仍如渐进法；有愈后十数日脉净身凉、表里俱和，但不思食者，此中气不苏，当与粥饮，迎之，得谷后即思食觉饥，如久而不愈者以人参一钱煎汤饮之，少顷，胃气但觉思食可母食。

调理法

凡人胃气强盛，可饥可饱。若久病后，胃气薄弱最难调理，盖胃体如灶，胃气如火，谷食如薪，合水谷之精微升散为血脉者，如熘其糟粕下转为粪者，如烬是以灶大则薪多，火盛薪断而余熘犹在，再续薪不费力而燃矣，若些小铛锅止受薪数茎稍多则减，稍断火绝，死灰而求复燃，不亦难乎？若夫大病之后，客邪新去，胃口方开，几微之气，所以多与、早与、迟与皆不可也，宜先与米汤，次糊饮，次糜粥。要饮食尤当循序渐进，母先后其时，当设炉火，昼夜勿令断绝，以备不时之用。思食即与，稍缓则胃饥如剡，再缓则胃伤反不思食矣，既不思食再食亦不化，不化则伤而又伤。若幸不食复者，吃粥当如初进法；若再多食及食粘腻之物，胃气壅甚，必胀满难支；若气绝谷存乃致反复，形神俱脱而死矣。

瘟疫与六气辨

夫瘟疫自口鼻入为内中之邪，或客于上焦，或

客于中焦，或客于下焦，总中于内，非若风、寒、暑、湿、燥、火外之客，感丝毫不可乱治，须具慧眼，再小心辨真施治。

伤寒辨

伤寒之症秋分之后方有，春分之后即无。受此症脉见紧象，项背寒冷不敢见冷，鼻干，不眠，轻为感冒，重为伤寒，一汗可解。

伤风辨

伤风之症脉见浮象，头痛发热，鼻塞声重，鼻流清涕，有汗，怕风。

伤暑辨

伤暑脉见虚浮，四肢无力，口渴而不欲言，两目懒睁而出汗，头痛，发热。

伤湿辨

伤湿脉见缓象，浮缓在表，沉缓在里。《脉经》曰：湿家为病，一身痛而发热，两目黄而体沉重。

伤燥辨

伤燥脉紧而数，此系秋风一高而暑湿全退，风中有火有寒伤人津液，故为燥症，宜用养血润燥之品。

伤火辨

伤火，脉见浮数为虚，沉数为实，宜辨虚实为要。

治瘟疫初起论

瘟疫初起论膜原之邪一动表里阻滞，里气滞而为闷，表气滞而为头痛、身痛、头晕、目眩、浑身发热，倘有畏冷之时浑身凛凛，是表气未透，以后阳气渐通，但发热而不恶寒。其邪之轻者或一汗而愈，其感之重者虽汗不效，当视或传表或传里或传某经而施治，须得认真方妥。

治瘟疫初起用

金豆解毒汤。

金银花三钱 绿豆皮二钱 甘草一钱 广皮一钱 蝉脱八分

井水煎服。

银花能清热解毒，疗风止渴；绿豆甘寒，亦清热解毒之药，兼通十二经，逐疫毒无微不入；甘草解一切毒，入凉剂则清热，通行十二经，以为绿豆、银花之佐；加陈皮调中理气，营卫无凝滞；蝉蜕取其性之善退，轻浮透肌表，可散皮热，开肌滑窍，使毒气潜消也。此方于瘟疫始终，加减消息用之。倘治不效，舌苔厚或微黄色，拟用升降散

升降散方

酒军一两 僵蚕五钱 姜黄五钱 蝉蜕五钱

共研细末。大人、壮人每服三钱，小儿、老人弱人减半，用浮萍煎水调服。

此方用大黄逐五脏之热，加姜黄直达血海，僵蚕散六腑之热，通经活络，加蝉蜕直达皮毛。恐汗不出加清凉解疫而发汗，如再治不愈，是疫毒太盛，用达原饮使疫毒速离膜原，或传表或传里随症施治。

达原饮

槟片 厚朴 草果 知母 白芍 黄芩 甘草

水煎，午后服。

按：槟榔能磨，能消除伏邪，为疏利之药，又除岭南瘴气；厚朴破戾气所结；草果辛烈气雄，除伏邪盘踞，三味协力直达巢穴，使邪气溃败，速离膜原，是以为达原也。热伤津液，加知母滋阴热；伤营卫，加白芍以和血；黄芩清燥热之余；甘草为和中之用，以后四味不过调和之剂。

大头瘟疫症治论

此症疫毒中于上焦，心火以动，则六阳之火俱随上升于头面，所以头面俱肿而起水泡。又头痛如劈，以致焦头烂额，痛不可忍，宜外用金黄散冷茶调涂，内服普济消毒饮加减治之。

金黄散方

花粉 川柏 姜黄 白芷 厚朴 甘草 陈皮 大黄 苍术 天南星

共研细末，清茶调敷。

普济消毒饮方

黄连 条芩 元参 桔梗 甘草 蓝根 马勃 花粉 连翘 姜蚕 蝉脱 薄荷 升麻

至于分两，随症加减。如大便闭结，用小承气汤；如谵语烦躁，加犀角一两钱。

发颐治法论俗名时毒

此症发于胆经，脉行于耳前，胆经有相火，胆火上浮，相火或随之成疮。用赤小豆一两、雄黄研为末，醋敷之。

摇头症治论

《经》曰：诸风掉眩，皆属肝。木多因风火上乘所致风木动摇之象也，古人治此有灸百会、风府等穴，松峰不以为然。头之所以摇，以热极生风故耳，

清其邪热，其摇自定。又有心绝而摇头者，则神支而阴竭，阳气无根不能自主，所以摇。

衄血证治

《伤寒论》太阳风寒在表而致衄者，用麻桂以散之，松峰以为不然。瘟疫衄血断不发散，惟服绿糖饮，往往取效。盖绿豆皮清凉，非若寒苦之品，糖发散而无升举之虞。倘或不效，凌霄云再加毛根、浮萍二、三钱，无不见效。世人多以衄血为红汗，或可以愈，病理或然也。

绿豆饮

绿豆皮三钱 红糖三钱

水煎服。

吐血症治

衄出于肺行清道，吐出于胃行浊道。衄之热在经，主表；吐血之热，在腑，主里。血之存于胃中为守营之血，守而不走，诸阳受热当汗不汗，热毒深入其中，其血为火所逼而上逆，从肺窍出咽而为吐矣，亦有蓄血上焦而吐者。瘟疫始终一于为热，宜犀角地黄汤，有虚弱人用茅根芍药汤加减便可见效。

新制茅根芍药汤

麦冬 黄芩 茅根 丝瓜络 芍 生地炭存性 丹皮 槟榔

水煎。

犀角地黄汤

生地 丹皮 白芍 甘草

水煎。

无声证治论

方书多将失音与不能言合为一症，岂知失音者舌仍能转运，而喉中则寂然无声；不能言者，或舌强不能转动，或喉中格格难出，其声自在也。余以无声解之，自难与不能言混呼矣。瘟疫无声十不救一，所谓"热病喑哑不言，三四日不得汗出即死"，此症总由疫邪入脏，热气冲塞灼燔所致。然析之仍有数条，有因邪热冲心，心气耗损而然者，宜清心降火，用生地、麦冬、花粉、贝母、连翘、天竺黄、犀角之属；有因火烧肺金不能宣布者，宜用清肺降火，黄芩、川贝、牛子、栀子、柿霜之类；有因热痰壅闭而气不得宣者，宜降火清痰，用贝母、蒌仁、胆星之类。降火则

宜诊视其脉，火在何经，择其本经凉药，并加本经之品而兼之，并将枳壳、陈皮、桔红、佛手等理气之品择而用之。

治咽喉肿痛重症

此症疫毒传心，毒与诸阳之火亦随克肺，心火克肺，肺经难支，故咽喉痛肿。其热甚烈，勺水难入，不急治，肺绝，四五日即不治。先用针刺破少商穴，穴在手大指内侧指甲角一韭叶远，刺之见紫血，即吹三黄散。

三黄散

大黄 川柏 黄连 朴硝

等分，共研细末，吹患处。

如喉关不开，再吹白绛雪散。

白绛雪散

熟石膏一钱 硼砂一钱 牙硝五钱 胆矾五分 朴硝五分 泥片二分

共研细末，吹患处。

如再不开，即用雄黄解毒丸。

雄黄解毒丸

雄黄一两 郁金一两 巴豆十四粒，去皮，去油

共研细末，醋煮糊为丸。如绿豆，遇症磨服三四丸，吐痰即愈。

俟喉关一开即服加元参射干汤。

元参射干汤

元参四钱 射干四钱 牛子钱半 麦冬三钱 苦桔梗三钱 甘草二钱 连翘五分 条芩一钱 川贝二钱

煎服。身有红色或烦躁，加犀角末二钱、生地四钱、丹皮二钱；倘或大便不通，用承气下之以后仍用前药。

瘟疫发斑症治

此症疫毒发于肝脾二经，心火未有不动者。盖心为肝之子，为脾之母，三经皆主血，心生血，肝藏血，脾统血。毒入二经血分则血热沸腾，故益于脱表。然心生血而藏神，肝藏血有藏魂，脾统血而藏意，血溢于外，虽毒由斑解，则内必空虚，神魂意俱无依靠，故昏迷不醒、谵语等症。此时拟用承气，则脾血益虚，血虚则气即散，故喘脱而死；用白虎汤，则胃以寒呃噎即生，胃败亦死；用犀角地黄汤恐太寒则血凝而不能消斑，不善调理亦死，但毒在气分七日

后即可以汗而愈，入血分又七日，盖二七则阴火方净
不可妄治，只拟用凉血活血，使血归经而自愈，至出
斑倘斑出不快，先服加减托里举斑汤。

举斑汤

山甲五分 当归三钱 丹参二钱 柴胡四分 葛根五分 甘
草一钱 千头子二钱，炒

凉血活血汤

丹参 当归 生芍 丹皮 青黛 麦冬 桔梗 花粉 甘
草 地肤子

水煎，温服。

如日久大便不通，宜**养营承气汤**下之。

当归 酒芍 大黄 厚朴 枳实 朴硝 甘草

邪在胸膈

瘟疫胸膈满闷，腹却不满，心烦喜呕，欲吐不
吐，虽吐而不得大吐，欲饮食不能，此瘟邪留于胸
膈，宜瓜蒂散吐之。

瓜蒂散

瓜蒂二钱 赤小豆一钱 桅子仁一钱

水煎，温服。

瘟疫发黄症治

瘟疫传里，移热下焦，小便不利，邪无输泻，轻
气郁滞，其传为黄，身如金者，宜**茵陈汤**。

茵陈一两 桅子四钱 大黄五钱

水煎，温服。

按：茵陈为黄病之专药，今以病较之，黄因小便
不利，故用山桅除小腹屈曲之火，瘀热既除，小便自
利，当以发黄为标，小便不利为本。小便不利病原不
在膀胱，乃系胃家移热者，又当以小便不利为标，胃
实为本，是又当以大黄为专功，山桅次之，茵陈又其
次也。设去大黄而止服茵陈是忘本治标，鲜有效矣，
且邪热在胃而徒用茵陈，不惟难以退黄，小便间亦
难利。

松峰曰：瘟疫发黄，惟阳明与太阳有之，黄者土
之正色，二经俱属土，故发黄。盖外不能汗，内不得
小便，脾胃之土为热所蒸，如合面然，故外发黄色。
但黄色明属阳黄，色暗属阴，唯瘟疫之黄止湿热、蓄
血两条，瘀热发黄、脉浮滑坚数，其症则头汗至项而
还，腹[1]微满，小便不利而渴者是也。瘀血发黄、脉

微而沉而结，其人如狂，小腹急结硬满，小便自利，
大便重者是也。至于发黄而体如薰，直视摇头，鼻出
冷气，环口黧黑，皆不能治。

斑黄并发症治

松峰曰：凡伤寒、瘟疫现诸症相兼者，多惟斑黄
并发，少见同时而发者。有从兄庚钦病发黄，旋又发
斑，余往诊视，甚觉骇异，以其素虚，随服托里举斑
汤、茵陈五苓散二方采择加减服之，斑黄并治，冀其
奏效，服一剂。次早战汗后斑黄并退，其病豁然，随
名其方曰"斑黄双解散"，兹录于下以备采因扩而统
之。或斑甚而黄轻者，则以治斑为重而以治黄为轻；
或黄重而斑轻，则以治黄为重而以治斑为轻。又有先
疹而后黄者，有先黄而后斑者，有发黄而兼发疹者，
斑黄之症不一，巧妙之治各殊参伍，以尽其变错综，
以尽其神，左右逢源，是业医者因时以制宜也。

斑黄双解散

茵陈 猪苓 茯苓 泽泻 黑桅子 生地 甘草 当归

呃逆证治

胃气逆则为呃，吴中称为冷呃。以冷为名，昧
者遂指为胃寒，不知寒热皆能呃逆也。若不以本症参
之，专执俗语为寒，便投丁桂姜萸，误人不少，当从
其本而消息之，如见白虎症则投白虎汤，见承气症则
投承气汤，膈间邪气则宜导痰。如果胃寒可用丁香柿
蒂散宜之，要之治本病症，呃自止，宜视脉气为要，
补有用生姜及红糖煎汤，热服即止。

善怒治法

怒发发狂者，而不仅于怒矣，而兹不狂心中暗恼
而不自禁也，因名曰"善怒"，惟心腹郁滞难通，未
见有以此殒命者，唯专治瘟，瘟愈而怒自己矣。

发狂症治

狂之为病有二，而阴症不与焉。《经》曰：重阳
则狂。又曰：邪入于阳[2]则狂，诸经之狂，总阳盛也。
一日发狂，盖阳明多气多血，阳邪入胃腑，热结不
解，因而发狂。其症则妄起行，妄笑语，登高而歌，

---

① 腹：原文为"复"，据文义改为"腹"。

② 阳：原书为"阴"，据文意改为"阳"。

弃衣而走，踰垣上屋，呼号骂詈，不避亲疏，数日不食，皆因阳明邪热上乘心肺，故令神志昏乱。如此是为邪热已极，非峻逐火邪不能自己，故但察其面赤、咽痛、潮热、噫气、五心烦热、唇肿口哕、发黄、脉实、形如醉人、大便硬结，或腹满而坚有可攻等症，则宜大承气、六一顺气等汤，消息出入下之；再甚则为阳毒，斟酌施治，如无胀满坚实等症而必胃火使然，则但以白虎汤、抽薪饮等泄去火邪，自愈。一日如狂，或当汗不汗，或覆不周而不汗，大阳之邪热无从而出，故随经入腑，小腹硬满，小便自利，下焦蓄血，《经》所谓"热结膀胱"，其人如狂是特如狂而未至狂耳，宜桃仁承气汤下之，即愈；至于狂乱而小便自遗，直视汗出，辄复热不能食，舌卷囊缩，难治。

抽薪饮

黄芩 石斛 木通 黑栀子 川柏 枳壳 泽泻 甘草

水煎。

循衣摸床

瘟疫而治循摸，热已危矣，而治之得法亦有能生者。其一由阳明里热之极者，盖阳明者胃也，肝有邪热而移于胃，故现此症。胃主四肢，而风木乃动摇之象是循摸，乃肝与胃腑邪热所致也，脉滑者生，涩者死。如有下症宜承气等汤。其一由用火劫汗而然者，小便利者生，小便不利者死。余曾见一人患瘟疫，不时循摸，询之，谓曾用火罐将胃口乱拔，冀其作汗，变现此症，遂用寒凉和解之药而愈。盖未下症第因火劫所致，清之即愈；亦有不因火劫、不因吐下后而有是症者，总宜清和解为安。

谵语症治

伤寒谵语讝语，解者纷纷。考其字义，谵语者，不论寤寐，乱言独语如见鬼状，因胃热上乘于心，心为热冒，则神识昏乱错杂，俗谓之说胡话是也，语之轻者，热之轻者也，甚则狂语不休、骂詈喊叫、不识人而热则深矣。讝语者乃合目自言，寐而自止，较之谵语则又轻矣，此谵讝二字之分解也。谵语向入阳明门，以余之所阅历，三阳皆有，阳明居多耳，亦有初得病而即谵语者，更兼昏不识人及不能食，其病必重。若无此症，或睡则讝语，而寤则清醒，或寐时偶为讝语，而有时止歇，其病则轻矣。谵讝之由又自不同，有邪在表者，有邪入里者，有邪在半表半里者，有表虚里实者，有汗后者有下后者，有蓄血者有燥屎者，有邪入心经者，有合病并病者，有亡阳者，当察其兼症，与脉、与声、与色、与人之虚实，始得病情也。此专讲邪热之症，有汗下后用补者，而阴寒不在此例，脉和者易愈，短则难治，身微热、脉洪大者生，逆冷、脉沉者微弱细急不治，或气上逆而喘满、或气下夺而自利皆为不治。

瘟痧要编　卷三

体厥症治

阳症阴脉<small>细微如蛛丝</small>，身冷如冰<small>全身皆凉，火逼在内</small>，为体厥。

有卖卜者，年四旬，禀赋肥甚，忽患瘟疫，口燥舌干，苔刺如锋，不时太息，咽喉肿痛，心腹胀满，按之痛甚，渴思冰水，日晡益甚，小便赤涩，得涓滴则痛甚，此下症悉备，但通身如冰，指甲青黑，六脉如丝，寻之则有，稍按则无。医者不究里症热极，引《全生集》以为阳症，但手足厥逆冷过肘膝便是阴症，今以通身冰冷比之，冷过肘膝更甚，且陶氏以脉分阴阳，二症全在有力无力，今已脉微欲绝，比之无力更甚，此阴症而得阴脉之极，又何说焉？诸阳症竟置不问，欲投附子理中汤。未服，延予至，以脉相参，表里正较，此阳证之最者，下症悉具，但嫌下之晚耳。盖因内热之极，气道壅闭，乃至脉微欲绝，此脉厥也。阳郁则四肢厥逆，况素禀肥盛，尤易壅闭。今抗阳已极，以致通身冰冷，此体厥也。六脉如无者，群龙无首，症亦危矣。其急投大承气汤，嘱其缓缓下之，庶脉至厥回便得生矣。其妻闻一曰阴症一曰阳症，天地悬隔，疑而不服，更请一医，指言阴毒，须炎丹田，其兄叠延三医，皆言阴症，妻乃惶惑，病者自言何不卜之神明，遂卜，得从阴则吉从阳则凶，更惑于医之议阴症者居多，乃进附子汤，下咽如火，烦躁顿加，乃叹曰：吾已矣，药之所误也。不逾日而卒。

脉厥

瘟疫得里症，神色不败，言动自如，别无怪症，忽然六脉如丝，微细而轻，甚至于无，或两手俱无，或一手先伏。察其人不应有是脉，今有此脉者，皆缘应下失下，内结壅闭，荣卫逆于内不能达于四末，此脉厥也。亦有多用黄连、石膏诸寒剂强遏其热，致邪愈结，脉愈不行者，医见脉微欲绝，以为阳症得阴脉

为不治，诿而弃之，以此误人甚众。若更用人参生脉散辈，祸不旋踵，宜用承气缓缓之下，六脉自复。

蛔厥

瘟邪传胃，胃热如沸，蛔动不安，下既不通，必反于上，蛔因呕出，此常事也。但治其胃，蛔厥自愈。每见医家妄引经论以为脏寒，蛔上入膈，其人当吐蛔，胃中冷必吐蛔之句，便用乌梅丸，或理中安蛔汤，方中乃细辛、附子、干姜、桂枝、川椒，皆辛热之药，投之如火上添油，殊不知瘟症表里上下皆热，始终从无寒症者，不思现在事理，徒托纸上交辞以为依靠，随坦然用之无疑，因此误人甚众。

邪热散漫

瘟疫脉长洪而数，大渴，复大汗，通身发热，虽汗不解，宜白虎汤。

按：白虎汤辛凉发散之剂，清肃肌表气分药也。盖热毒已溃，中膈渐开，邪气分离膜原尚出表，然内外之气已通，故多汗、脉长洪而数。白虎辛凉解散，或战汗，或自汗而解。若瘟疫脉虽数，不宜用白虎汤，宜用承气汤；若邪已入胃，宜用承气，亦不宜用白虎汤。

肢体浮肿

瘟疫潮热而渴，舌黄身痛，心下满闷，腹时痛，脉数，此应下之症也。外有通身及面目浮肿，喘噫不已，小便不利，此瘟兼水肿，因三焦壅闭，水道不行。但治在瘟，水肿自已，宜小承气汤。向有单腹胀而后瘟疫，治在瘟；若先年曾患水肿已愈，兹因瘟而发者，治在瘟，水肿自愈。病人通身浮肿，下体益甚，脐凸，阴囊及阴茎肿大，色白，小便不利，此水肿也，继又身发大热，午后益甚，烦渴，心下满闷，喘急，大便不调，此又加瘟疫也。因下之，下后

胀不除反加腹满，宜承气加甘遂二三分，此水肿兼瘟，大水在表微瘟在里也，故并治之。瘟疫愈后，先自足肿，小便不利，肿渐至心腹而喘，此水气也，宜治在水。瘟疫身羸弱，言不足以听，气不足以息，得下症，少与承气汤，下症稍减，再与之，眩晕欲死，盖不胜其攻也，绝谷期月，稍补则心腹胀满，攻不可，补不可，守之则元气不鼓，余邪沉匿膜原，日进水饮而已，心腹忽加肿满烦冤者，向来沉匿之邪悉传表里也，宜承气养营汤，一服病愈。设肿，微汗之自愈宜蝉蜕、浮萍之类。瘟疫里症失下以致面目浮肿及肢体微肿、小便自利，此表里气滞，非兼水肿也，宜承气汤，里气一通，表气亦顺，浮肿顿除。瘟疫愈后，数日先自中肿，小便如常，虽至通身浮肿而不喘，更无别苦，此气复也。盖血乃气之依归，气先血而生，无所依归，故暂浮肿，但净养节饮食自愈。妊娠更有兼水之症，亦宜养营承气汤亦愈，但勿重剂。

感冒触瘟

瘟疫伏而未发，因感冒风寒触动其邪相继而发，既有感冒之原由，复有风寒脉症当细忆想复细体认。先投发散药，一汗而感冒解。一二日，续头痛，身痛潮热，烦渴，不恶寒，此感冒去瘟邪发也，以瘟疫法治之。

如何知其为瘟疫之发，当于潮热下三症参之方得。

神虚谵语

应下稽迟，血竭气耗，内热烦渴，谵语此属实，是未下以前谵语；诸下症具，而数下之，渴热并减，下症悉去，五六日后谵语不止者，不可以为实。此邪气去元神未复，宜清燥养营汤，加辰砂一钱。郑声谵语，态度无二，有虚实之分，不得不分而治之。

郑声辨

论曰：实则谵语，虚则郑声，重语也。夫音必有语，语必有声，盖言声则郑，而语则重也。人虚而精神衰乏，不能自主，语言重复，絮聒而声，有类于郑耳。郑声淫是状，其声之哼哼唧唧，颇似淫声，惟冯氏谓声战无力，不能接续造字出于喉中为得解。凡患此者，其声必低气，必短脉，必无力，色必萎悴，其兼症则目无赤色，舌无苔刺，身无大热，口无烦渴，小便清长，大便清润或泄泻，凡自言自语喃喃不

全者皆是也。瘟疫始终一于为热，罕见此症，或多汗亡阳、下多亡阴者有之。若果虚，最忌攻发，少有差谬，无不即死，速宜察其精神，辨其阴阳，斟酌温补以救其根本为要；若昏沉上气，喘促发呃不止，不省人事，即死。

腹痛

瘟疫虽属热症，而腹痛则有寒之分，但热则其常，而寒则其变也。寒痛多有所因，或服凉药过多，或不宜用凉药而妄投，或恣意食生冷物，或汗下正气虚而感寒，皆能致痛，或因病中恼怒气滞积食者。亦有之无故而痛者，绝少，即有之，亦必因素有积，因瘟病而触发之者也。凡复痛，但将凉水与饮而试之，若饮水痛可少止者，属热痛；剧者，属寒。若绕脐硬痛，大便结实，烦满而渴，气粗噎气者，皆属燥屎与实热痛也，急用承气等下之。因食积痛者，更有恶食、恶心、噫气腐臭等症，治亦同；若小便硬痛，小水自利，大便黑色，身目黄者，属蓄血，亦用寒剂加行血药下尽黑物，自愈。凡实热痛，脉必沉实有力，若微弱者，仍当详审，从缓治之。若饮水愈痛，或时绵绵微痛不甚亦不止，重按则愈，肠鸣泄利，澄彻清冷，口吐苦涎，此为寒痛，当用热药救之，但须详脉之有力无力。如腹痛而兼身大热者，恶饮水，呕恶肠鸣如流水声，此表热内寒也，先温其里次解其表。

应下诸症

凡瘟疫初起，邪热未入于胃，舌苔未黄，不可即下，恐胃中空虚。瘟邪入胃，即成结胸，此下之太早之症也。然又有不可下，不下则变症百出，但可下之症太多，不能悉举，谨将要紧可下之症开列于下。

头胀痛胃家实，气不降，下之痛止，若瘟疫初起舌苔未黄万不可下。

目赤、咽干宜下。

唇燥裂、唇焦、唇口皮起、口臭此皆胃热，可下。

口燥渴更兼有下症者可下之。

舌白苔渐黄色可下之。白砂苔干硬如沙皮，津液干枯，舌虽不能变黄，宜急下之。

舌黑苔邪毒在胃，薰腾于下而生黑苔，有津液泻泽作软黑苔；有舌干燥作硬黑苔者，下后黑皮自脱。又有一种舌俱黑而无苔，此经气非下症也，妊娠多见。

舌芒刺热伤津液，此毒之最重者宜急下之。

舌裂日久失下，血液枯极多有此症，宜急下之。

舌短、舌硬、舌卷皆邪气盛，真气亏，急下之，毒邪去，真气回，舌自舒。

大便闭转屎气均矢气也，极臭更有下症，宜下之。

大肠胶闭、胁热下利、热结旁流宜下之。

小便闭以大便不通，气结不舒，大便行，小便立解。莫服利水药，宜下之。

小便赤黑、涓滴作痛、小便极臭皆内热甚，宜下之。

扬手掷足内热极，宜下之。

四逆、脉厥、体厥并属阳气内郁，不能四布于外，胃家实，宜下之。下后反见此症者，为虚脱，宜补。

脉沉而数、气喷如火内热极，宜下之。

二便不通大便通，小便自利。

结胸治

吴又可《瘟疫论》中只有胸胁腹满一症，而抑知结胸痞气瘟疫中皆有之，且不因误下而成者更多也。《论》曰：太阳经病表，未解，医反下之，隔内拒痛，心下因硬，则为结胸。又曰：从心下至少腹硬满而痛不可近为结胸，皆大陷胸汤主之。夫曰：隔内拒痛是胸胁。间事曰：心下硬则兼胃之上脘而言也，曰从心下至少腹则又兼满腹而言矣。盖表传里必先胸以至心腹耳，第大结胸最重，小结胸次之，痞气则又其次也。愚以为不论大小结胸以及痞气支结皆属于郁，郁而未有不结者，总以开郁为主，而痞结自散矣。又当审其兼证，诊其脉理，气郁者顺之调之，血郁者行之破之，痰郁者化之上之，表郁者散之和之，里郁者攻之下之，热郁者清之，或过服凉药寒郁者温之，食郁者消之，水郁者利之，而治痞结之能事尽矣。又或用葱熨法以解胸中实邪，不特治结胸为然。遇瘟疫用药弗效，俟六七日应汗不汗之期，觉心腹稍有痞闷疼痛，用葱熨，往往大汗而解。

罨熨法

生葱　生姜　生萝卜如无，以子代之

葱姜等各分两当随症加减，如有表邪或气滞者，生葱为君；寒多者，生姜为君；痰食滞者，萝葡为君。凡用各等分，或葱多些亦好，上各数两，共捣烂入锅炒热，用布包一半，熨患处，冷则将锅中热者再包换之，轮流更换，觉透为度，无不开通，汗出而愈。

数下亡阴

有下症，以邪未尽不得已而数下之，间有两目如涩，舌反枯干，津液不到咽，唇口燥裂，缘其人所禀阳脏，素多火而阴亏，今重亡津液，宜清燥养营汤。设渴热未除，里症仍在，宜承气养营汤。

下后脉浮

里症下后脉浮而微数，身微热，神思或不爽，此邪热浮于肌表、里无壅滞也。虽无汗，宜白虎汤，使邪从汗解。若大下后或数下后，脉浮空而数，按之豁然如无，宜白虎加人参，覆被则汗出。下后脉浮而数，原当汗解，迁延五六日，脉症不改，仍不得汗者，以其人或自利经久，或素有他病先亏，或本病日久不痊，或反复数下以致周身血液枯涸，故不得汗。白虎卒凉，除肌表散漫之邪热，加人参以助周身之血液，使经络润泽元气，鼓舞腠理开发，故得汗。但因先病多亏，石膏不宜多用。

下后脉复沉聚

里症下后脉不浮，烦渴减，身热退。越四五日，倘无饮食劳复而复热者，乃膜原尚有余邪隐匿，因而复发，宜再下之，即愈。但当少与，慎勿过剂。

下后身反热

应下之症下后当脉静身凉，今反发热者，此因内结开，正气通，郁阳暴伸也，如炉中伏火拨开，虽焰，不久自息，此与下后脉反数义同。又有瘟疫初发本原，当日渐加热，此时胃无邪，误用承气，更加发热，实非承气使然，乃邪气方张分内之热也，但嫌下早，徒伤胃气耳，日后传胃仍再下之。

下后脉反数

应下失下，口燥舌干而渴，身反热减，四肢时厥，欲得近火壅被，此阳气伏也。既下，厥回，去炉减被，脉大而加数，舌上生津，不思饮水，此里邪去，郁阳暴伸也，宜紫胡清燥汤去花粉、知母加葛根，随其性而升泄之。此症近白虎，但热渴既除又非白虎所宜也。

下后热不除

下后或数下，膜原尚有余邪未尽，传胃，邪气与卫气相并，故不能热邪顿除，当宽缓两日，俟余邪聚胃再下之，后宜柴胡清燥汤缓剂调理。

柴胡清燥汤

柴胡　黄芩　陈皮　花粉　知母　甘草

水煎。

下后反痞

邪留心胸，令人痞满，下之痞应去，今反痞者，虚也。以其人或因他病先亏，或因新产后气血两虚，或禀赋娇怯，因下益虚，失其健运，邪气留止故痞。若更用行气破气之药转成坏症，宜参附养营汤。

参附养营汤

生地　当归　白芍　人参　干姜　附子

果如前症，一服痞如失，倘有下症，下后脉实，痞未除者，再下之。

此痞症原有虚实之分，一者有下症，下后痞即减者，为实；一者表里微热，脉不甚数，口不渴，下后痞反甚者，为虚。若潮热、口渴、脉数而痞者，投之祸不旋踵。

下后反呕

邪留心胸，胃口热甚，皆令呕不止，仍兼心下胀满、口渴发热等症，此应下之症。下之，诸症减去六七，呕亦减半；再下之，胀除、热退、渴止，向则数日不眠，今则能寐，呕转甚，此瘟毒去，胃气虚寒也，少进粥饮，便欲吞酸，宜半夏藿香汤。

半夏藿香汤

半夏　藿香　干姜　茯苓　陈皮　白术　甘草

下后夺液无汗

瘟疫下后，脉沉，下症未除，再下之。后脉浮者，法当汗解，三五日不得汗解，其人预亡津液也。

一人瘟疫，得下症日久，失下，日遂下利纯臭水，昼夜十数行，乃致口燥唇干舌裂。邀予诊视，乃热结旁流，急与大承气汤，一服去宿粪甚多，色如败酱，粘胶臭恶，是晚利顿止，次日服清燥汤一剂。脉尚沉，再下之；脉始浮，下症减去，肌表仅存微热，

此应汗解尚不得汗，然里症既尽，中气和平，饮食渐进，半月忽战汗，盖缘下利日久，表里枯燥之极，饮食半月，津液渐回，方可得汗。可见脉浮身热，非汗不解，血燥津枯，非液不汗。昔人以夺血无汗，今以夺液无汗，血液虽殊，枯燥则一也。

下后夺气不语

瘟疫下后，气血俱虚，神思不清，惟向里睡，似寐非寐，似寤非寤，呼之不应，此正气夺。与其服药不当，莫若静养，虚回而神思自清，语言渐朗。若攻之，脉必反数，四肢渐厥，此虚虚之祸。凡见此症，表里无大热者，宜人参养营汤补之。能食者，自然虚回，而前症自除；设不能食，正气愈夺，虚症转加，法当峻补。松峰曰：瘟疫失于汗下原有不语一症，此恶候也，唯多痰，服竹沥可以奏效，此之不语与夺气不语大相悬殊。

病愈结存

瘟疫下后，病愈，脉症俱平，腹中有块，按之则疼，自觉有所阻而膨闷；或时有升降之气往来不利，常作蛙声，此邪气已尽，宿结未除也。此不宜攻，攻之徒损元气，气虚益不能传送，终无补于治，法须饮食渐进，胃气消复，津液流通，自能润下也。常遇病愈后食粥半月，结块方下，坚黑如石。

病愈下格

瘟疫愈后，脉症俱平，大便二三旬不行，时时作呕，饮食不进，虽少与汤水呕吐愈加，此为下格。盖下既不通必反于上。设误认番胃，乃与牛黄狗宝；及误作寒气，投藿香、丁香、二陈之类，误也，宜调胃承气，热饮，顿下宿结及溏粪胶粘恶物，呕立止，所谓欲求南风须开北牖也。呕止慎毋骤补，若少与参芪，则下焦复闭，呕吐仍作，此与病愈结存仿佛，但彼往来蛙声一症，故不呕而能食。可见毫厘之差遂有千里之异，二者大便俱闭，脉静身凉，而一安一危者，在气通气塞之间而已结在气通，下格气塞。

病愈元气复

严正甫室瘟疫后，脉症俱平，饮食渐进，忽肢体

浮肿，别无所苦，此元气复也。盖大病后血未盛，气暴复，血乃气之依归，气无所依故浮肿，嗣后饮食渐进，浮肿渐消。若误投行气利水之药，则谬矣。张德甫患噤口痢无度，骨立后痢减，仍毫不能食，以人参一钱煎饮，瞬息身肿如气毬，自后饮食渐进，肿渐消已，后肿间有肌肉矣。

病愈水气

若大病后三焦受伤，不能通调水道下输膀胱，小便不利，肢体浮肿，此水气也，与气复悬绝，宜金匮肾气丸及肾气煎。若误用行气利水药必剧。凡足冷肢体常重为水气，足下冷体轻为气复。

病愈类痿

余桂玉室瘟疫后四肢无力，如瘫痪，数日后右手始能动，又三日左右手俱动，不治自愈。

大便下血

瘟疫病在太阳经，失汗，热入血分为热，血溢于肠胃，倘大肠闭塞即留为畜血，大肠通利则为便血。治法宜泻阳明之热，用承气加地榆、蜜炙槐花。

小便血

热到膀胱，小便赤色；邪干气分，小便胶浊；干于血分，则小便血。邪至膀胱者，乃瘟邪分布下焦从胃来，治在胃兼治膀胱。若入血分即便血，不愈用承气汤，宜桃仁汤。

桃仁汤

桃仁 阿胶 丹皮 当归 滑石

畜　血

畜血不论伤寒、时疫总因失下，邪热久羁，无由以泄，血为热搏，留于经络，败为紫血，溢于肠胃，腐为黑血，便色如漆。大便反易者，虽结粪得瘀而润下，结粪虽行，真元已败，多至危殆。其有喜忘如狂者，此胃波及于血分，血乃心之属，血中留火，蔓延心家，宜其有是症，仍从胃治。

松峰曰：血症应分为三等，衄吐症、唾呕为上部，结胸为中部，畜血下焦为下部。夫血何以能畜

也？吴氏曰：病在太阳，当汗不汗，则淤血在里，必血结也。《活人》云：失汗而热在里，热化为血，其人善忘而如狂，血上逆则善忘，血下畜则里急。吴又可曰：瘟疫失下，邪热久羁不泄，血为热搏，留于经络败为紫血，溢于肠胃腐为黑血，便色如漆，大便反易。合此三说而畜血之义始尽，盖病在太阳失汗，热蕴于中，血为热所搏，始留经络，缠溢肠胃，则当下矣；斯时又失于下，邪热久羁不泄，瘀于下焦，故小腹硬满急胀，皮见青紫筋，则畜血之症成矣，其见症则有善忘如狂、小便自利、大便色黑、谵妄燥渴、脉沉实结，皆畜血之候。医者诊视，当揣其小便硬满而痛，问其小便，若小便不利是津液留结，可利小便；若小便自利者，即是畜血矣。若太阳病有热结膀胱而如狂者，症之轻者也，宜桃仁承气汤；若阳明病有畜血而喜忘者，病之甚者也，抵当汤难用，可代以承气之类加桃仁、红花、归尾破血之物；或兼虚者以玉烛散之类下之，则畜血去而病愈矣。

汗症论

自汗

自汗不因发散自然汗出也，伏邪中溃，气通得汗，邪欲去也。若脉长洪而数，身[①]热大渴，宜白虎汤，得战汗方解。里症下后续得自汗，二三日不止，或四五日不止，身微热，热甚则汗甚，热微汗亦微，此属实，表有留邪也，邪尽则汗止，汗不止者，宜小柴胡以佐之，表解则汗止。设有三阳经症，当用三阳随经加减药，有里症时当盛署，多作自汗，宜下之。若面无神色，唇口刮白，表里无阳症，喜热饮，稍冷则畏，脉微欲绝，忽得自汗，淡而无味者，为虚脱，发即不治，急当竣补，补不及者，不治。大病之后表邪尽去，每饮食惊动即汗，此表里虚怯，无药亦自愈。

盗汗

松峰曰：睡则卫气行于里，内有伏热，其在表之阳气不密，故津液得泄，热蒸于外，腠里开，而盗汗出；醒则卫气行于表，而盗汗止矣。杂病盗汗责在阴虚，瘟疫盗汗总邪在三阳所致。三阳经俱有盗汗，而邪在半表半里居多，故总以和解施治。观仲景论三阳合病之盗汗而归重于但欲眠睡，热在胆经可知矣，小柴胡汤主之。

---

① 身：原文为"自"，据《松峰说疫》改为"身"。

狂汗

狂汗者，伏邪中溃，欲作汗解，因其人禀赋充盛，阳气冲击，不能顿开，故忽热坐卧不安，且狂且躁，少顷大汗淋漓狂躁顿止，脉净身凉，豁然而愈。

内壅不汗

瘟疫表里分传者，医见有表症复有里症，乃引经论，先解其表，次攻其里，连进大剂麻黄，绝无汗，转见烦躁者，何耶？盖发汗之理由中以达表，今里气结滞，阳气不能敷布于外，即四肢尚未免厥逆，又安能气液蒸蒸以达表耶？凡见表里分传之症，务宜用承气先通其里，里气一通，不待发散，多有自汗而解者。

劳 复

瘟邪退，脉症俱平，但元气未复，或因梳洗沐浴、多言妄动、车马劳碌，遂至发热，前症复起，唯脉不沉实为辨，此为劳复。盖气为火舟楫，今真气方长，劳而复折，真气既亏，火亦不前，如人欲济，舟楫已坏，岂可渡乎！是火也。某经气陷，则火陷于某经，陷于经络则为表热，陷于脏腑则为里热。虚甚热甚，虚微热微，治法轻则静养可复；重则大补气血，俟真气一回，血脉融和，表里通畅，所陷之火随气输泄，自然热退，而前症除矣。若误用承气及寒凉剥削之剂，则变症峰起，卒至殒命，宜安神养血汤。

安神养血汤

熟地 当归 白芍 茯神 远志 枣仁 广皮 甘草

自 复

若无故自复者，以伏邪未尽，此名自复。当问前得某症，所发亦某症，并曾服何药而愈。稍与前药，以彻其余邪，自愈。

瘟 疟

凡疟寒热如期而发，余时脉静身凉，常疟也，以疟法治之。设传胃者，名为温疟，以疟法治者，当以瘟疫治之。下后里症寒热独存者，是瘟减疟在。疟邪未去者，宜疏脾饮，或不二饮；势在而挟虚者宜补，或补中益气汤。

先疟后瘟

疟疾二三发或八九发后忽然昼夜发热，烦渴不恶寒，舌生苔刺，心腹痞满，饮食不进，下症渐具，此原先瘟疫被疟疾掩也。今既显瘟症，当以治瘟法治之。

瘟疫兼痢

凡下利脓血，更兼发热而渴，心腹痞满，呕而不食，此瘟痢兼，最为危急。夫瘟疫者，胃家事也。瘟邪传胃，必从下解，其邪之出必籍大肠之气传送而下方愈。若痢者，大肠内事也，大肠既病，失其传送之职，故正粪不行，纯乎下利脓血，向来谷食停积在胃，直须大肠，邪气将退，胃气通行，正粪自此而下，始能复其传送之职。今大肠失职，正粪尚自不行，又何能与胃载毒而出？毒既不出，羁留在胃，最能败坏真气。在胃一日有一日之害，一时有一时之害，势必耗气搏血，神脱气尽，不治。凡遇是症，在痢尤为吃紧，瘟痢俱急者，宜槟榔顺气汤，一举两得。

槟榔顺气汤

槟榔 白芍 枳实 厚朴 大黄

药 烦

应下失下，真气亏微，及投承气。下咽少顷，额上汗出，发根燥痒，邪火上炎，手足厥冷，甚则振战，心烦坐卧不安，如狂之状，此中素亏不能胜药，名为药烦。凡遇此症急投姜汤即已。或再用药中加生姜煎服更宜，匀三四次服，以防呕吐不纳，或再用生姜汁更妙。

停 药

服承气腹中不行，或次日方行，或半日仍吐原药，此因病久失下，中气大亏，不能运药，名为停药。乃天元岁绝大凶之兆也，宜生姜以和药性，或加人参以助胃气。更有邪实病重而用剂轻者，亦令药不行，此不必加姜与参；重剂则行矣，二者须当细辨。

瘟疫兼暑

瘟疫兼暑，最难分晰。盖暑病之在表者，有头痛烦躁、肌体大热、脉浮气喘、口干面垢、自汗、手足逆冷，名暑厥。搐撮名暑风，昏不知人为中暑，其症与瘟疫表症相混。暑症之在里者，有呕逆泄泻、心肠痞满或兼腹痛，又最易与瘟疫之在里者相混。唯于少气、倦怠、大渴三症辨其为暑。第瘟疫亦发渴，但瘟疫在表虽渴亦不甚，必至传里方甚；至暑症不论表里皆渴，而在表者其渴较瘟疫之表者更凶猛，殊甚也。以此为辨，庶得其情。如果系瘟兼暑症，即当用解瘟却暑之剂，亦不必拘于日期，见表治表，见里治里，又宜先治其瘟，瘟解而暑热亦从而退矣。倘遇此症，仍当于达原饮中将祛暑之药加减出入之，可也。

瘟疫兼湿

《活人书》曰：其人伤湿，又中于暑，名曰暑湿，不得谓之湿瘟。《金鉴》曰：瘟复伤于湿，名曰湿瘟。其症两胫逆冷，妄言多汗，头痛身重，胸满，宜白虎汤加苍术、茯苓。瘟湿两治不应，则用除湿达原饮分治湿与瘟，诚一举而两得也。

除湿达原饮

槟榔 草果仁 厚朴 白芍 甘草 栀子 黄柏 茯苓

妇人瘟疫

妇人伤寒瘟疫与男子无二，唯经水适断适来及崩漏、产后与男子稍有不同。夫经水之来，乃诸经血满归注于血室，下泄为月水。血室，一名血海，即冲任脉为诸经之总任，经水适来，瘟邪不入于胃，乘热入于血室，故夜发热谵语。盖胃气昼行于阳，不与阴争，故昼则明了；夜行于阴，与邪相搏，故夜则发热谵语。又有至夜发热而不谵语者，亦为热入血室，因有轻重之分，不必拘于谵语也。《经》曰：无犯胃气及上二焦必自愈。若有如结胸状者，血因邪结也，当刺期门穴乳两旁偏左右稍下以通其结，治之以小柴胡汤，然不如此者功捷。

经下适断，血室空虚，其邪乘虚传入，邪盛正亏，经气不振，不能鼓散其邪，为难治，且经已断，其邪不能从血以泄，邪气何由即解？与适来之时有血虚血实之分，宜柴胡养营汤。新产后亡血过多，冲任空虚，与素有崩漏经气久虚，皆能受邪，与经水适断同法治之。

马印麟曰：经水适断，瘟邪内搏，血结不散，邪无出路，昼则热轻，夜则热重、谵语发渴，此热结血瘀也，用小柴胡去半夏加花粉、桃仁、红花、丹皮、生地、犀角等味，以破血逐邪。腹满而痛不大便者，

前方中酌加大黄，微利之。

松峰曰：马印麟治法与吴又可稍异，附录之，以俟临症者酌其人虚实、病之轻重、寒热而变通焉。愚见方中总宜加当归为主。

妊娠瘟疫

孕妇瘟疫，设应三承气，须随症施治，切不可过虑慎母，惑于参术安胎之说。病家见用承气先自惊疑，或更左右嘈杂，必致医家掣肘，则子均害之。若应下之症反用补剂，邪火壅郁，热毒愈炽胎愈不安，胞胎何赖？是以古人有悬钟之喻，梁腐而钟未有不落者。惟用承气逐去邪，火毒消散，炎熇顿转为清凉，气回而胎自固，当此症候返见大黄为安胎之圣药。历治历当子母俱安，若待腹痛如锥，腰痛如折，未堕欲堕之候，服药亦无及矣。虽投承气，但可愈病，而全母是胎原安不住，非因投承气之故，无咎于医也。

或曰：孕妇而投承气，设邪未逐先损其胎，当如之何？余曰：结粪瘀热肠胃间事也，胎附于脊，肠胃之外，子宫内事也，药先到胃，瘀热绕通，胎气便得舒畅而得所养，是以与利除害于返掌之间，何虑之有？但毒药治病衰去七八，余邪渐散，慎毋过剂。

凡妊娠瘟疫万一有四损者，不可正治，当从其损而调治之，产后间治非损而治，补必死。

松峰按：孕妇而投承气，定当减去芒硝，不得已用止可损胎存母，不如止用大黄为妥。盖此一味已足荡涤其邪秽矣。此之用大黄不过专为孕妇而得里症应下者言之，若邪在表者，当速逐其表，勿使内陷为上。又产后而感瘟，当于治瘟药中带补药，如熟地、当归之类，所不缺即参芪，亦间或可用，但当审慎。

小儿瘟疫

凡小儿感风寒痧痢等症人所易知，一染瘟疫人所难窥，故谵语良多。盖幼科专于痘疹、吐泻、惊、疳并诸杂症，在伤寒瘟疫甚略之一也。古称幼科为哑科，盖不能尽所苦以告师，师又安能悉乎？问切之义，但知其身热，不知其身痛头痛也；但知其不思乳食、心胸膨闷，疑其内伤乳食，安知其瘟邪传胃耶？但见呕吐、恶心、口渴、下利青黄臭水，以小儿吐泻为常事，又安知其胁热下利耶？凡此总不暇致思为瘟疫二也。小儿神气娇怯，筋骨柔脆，一染瘟疫，缓延失治，即便二目上串，不时惊搐，肢

体发痉，十指勾曲，甚则角弓反张，乃疫邪游溢经络所致。及延幼科正合其平日学习见闻之症，多误认为慢惊风，随用抱龙安神等丸，竭尽惊风之剂，转治转剧。因见不啼不语，又将神门、眉心乱灸，火虽微，内攻甚急，两阳相搏，如火加油，死者不可胜犯，深为可怜。今凡遇瘟疫流行，大人可染，小儿岂独不可染耶？所受之邪则一但因其气血怯弱、筋骨柔脆故现症异耳，务宜逐邪清热兼解瘟毒，故用药与大人仿佛。凡五六岁以上者药当减半，二三岁者四分之一可也。又肠胃柔脆，少有差误，为祸更速，临症尤宜审慎。

松峰曰：大凡值瘟疫盛行时，小儿现发热等症，或可断其为瘟症。倘瘟疫不行之年，小儿偶感瘟疫，于何辨之？必有目赤或便赤，舌苔黄黑，或骤然身热，或身热烙手，或日晡潮热、斑黄麻疹等症，方可定为瘟疫。若妄以为杂病，瘟症则又失之矣。总之，辨小儿瘟疫是极难事，锦于儿科颇多经历，故谨跋于此。

瘟痧要编　卷四

瘟疫有三种论

传曰：疫者，民皆疾也。又曰：疫厉也，中人如磨厉伤物也。夫曰：民皆疾而不言何疾，则疾之所该也，广矣。盖受天地之厉气，城市乡井以及山陬海澨所患皆同，如徭役之役，故以疫名耳。共病千变万化，约言之则有三焉。一曰瘟疫，夫瘟者，热之始，热者温之于始，终属热症，初得之即发热、自汗而渴，不恶寒。其表里分传也，在表则现三阳经症，入里则现三阴经症，入腑则有应下之症，其愈也总以汗解。而患多在热时，其与伤寒不同者，初不因感寒而得厉气，自口鼻入始终一于为热，热者瘟之，总故名之曰瘟疫耳。二曰寒疫，不论春夏秋冬，天气忽热，众人毛窍方开，倏而暴寒，被冷气所逼，即头痛、身热、脊强。感于风者，有汗；感于寒者，无汗。此症亦与太阳伤寒伤风相似，但系天之孽众，人所病皆同，且间有冬月而发疹者，故亦得以疫称焉，其治法则有发散解肌之殊，其轻者或喘嗽气壅，或鼻息声重，虽不治亦自愈。又有病发于夏秋之间，其症亦与瘟疫相似而不受凉药，未能一汗即解，缠绵多日而始愈者，此皆所谓寒疫也。三曰杂疫，其症则千奇百怪，其病则寒热皆有，除诸瘟、诸挣、诸痧瘴暴症之外，如疟痢、泄泻、胀满呕吐、喘嗽、厥痉、诸痛、诸见血、诸痈肿、淋浊、霍乱等疾，众人所患皆同者，皆有厉气以行乎其间，故往往有以平素治法治之不应，必洞悉三才之蕴而深究脉症之微者，细心入理，一一体察，方能奏效，较之瘟疫更难揣摩。盖治瘟疫尚有一定之法，而治杂疫得随症施治，且其病有寒者，有热者，有上寒而下热者，有上热而下寒者，有表寒而里热者，有表热而里寒者，种种变态不可枚举。世有瘟疫之名而未解其义，亦知寒疫之说而未得其情，至于杂疫往往皆视为本病，而不知为疫者多矣。然特表而出，以俟后之览者。杂疫形类甚多，故开列于后，以俟后之治症者按症酌量用之。

葡萄疫

小儿多患此症，以受四时不正之气，郁于皮肤结成，大小青紫斑点，色若葡萄，发在遍体头面，乃为腑疫。瘟毒传胃，牙根出血，久则必致亏损，初起宜服羚羊角散清热凉血，久则胃脾汤滋益其内。有牙要腐烂者，人中白散。

加减羚羊角散

羚羊角末　防风　麦冬　元参　知母酒炒　黄芩　牛子　甘草节　银花

胃脾汤

白术　茯神　陈皮　远志　麦冬　沙参　五味　甘草节

此汤必实有不足之症方可用，初起切勿轻投。

人中白散　治小儿走马牙疳，牙龈腐烂黑臭。

人中白　儿茶　黄柏　薄荷　青黛　泥片

共研细末，先用温水洗净，吹药于疳上，日六七次。涎从外流者吉，内收者凶。

捻颈瘟

其症喉痹、失音、颈大、腹如虾蟆者是也，宜荆防败毒饮。

荆防败毒饮

荆芥　防风　羌活　独活　柴胡　前胡　桔梗　枳壳　川芎　茯苓　潞参　甘草

姜、葱引。

虾蟆瘟

其症咽喉肿痛、涕垂稠粘，甚则往来寒热、身痛拘急、大便秘结，有类伤寒，亦与捻颈瘟相似，但以不腹胀为异。治法凉散和解，攻下败毒，随症施治，无不效，方俱散见各医书，本门不多赘。其治疗捷法于初起时，用手在病人两臂自肩项极力将其中凝滞厉气恶血赶手腕数次，用带子将手腕扎紧，不令恶血走散，用针刺少商穴并十指甲后薄肉处正中间，捻出恶血，则愈<small>少商穴在大指内侧指甲角一韭叶，有穴便是，见血。</small>又将脖项患处口唧盐水，用力吮咂，俟肉色红紫成片则愈，或用针将项一挑，手捻，针孔出血，密密挑即愈。

大头瘟<small>此症有阴阳、可汗不可汗</small>

其症发于头上并脑后、项颊与目赤肿而痛发热，症俟伤寒，治疗散见于各医书，本兹不赘，用前刺法亦妙。

大力子丸　兼治哑瘴。

元参　连翘　甘草　桔梗　熟军　石膏　黄连　黄芩　荆芥　防风　川羌　大力子

为末作丸，每服三钱。

又方

僵蚕　大黄　姜汁

丸弹子大，蜜水和服一丸。

又方　普济消毒饮

又方　大头瘟生疙瘩及喉闭，将疙瘩及喉闭并将疙瘩刺出血，即愈。

瓜瓢瘟

其症胸高胁起，呕汁如血，宜生犀饮。

生犀饮

黄土　犀角　苍术　川连　岕山茶—撮

流水煎，入金汁和服，日三夜二。大便结加大黄；渴加花粉；表热去苍术、黄土；便脓血去苍术倍加黄土、加黄柏，使便滑，人中黄可代金汁。

杨梅瘟

其症遍身紫块忽发出霉，疮者是也，用清热解毒汤下人中黄丸，并刺块出血。

清热解毒汤方

黄连　黄芩　生地　白芍　石膏　知母　人参　甘草　升麻　葛根　羌活

日三服夜二服。

人中黄丸

大黄三两　苍术二两　桔梗二两　滑石二两　人参五钱　香附两半　人中黄二两

神曲糊为丸，清热解汤送下。

疙瘩瘟

其症发块如瘤，遍身流走，旦发夕死，三棱针刺入委中三分，出血，并服人中黄散。

人中黄散

人中黄一两　明雄　朱砂各一两

研为末，薄荷桔梗汤下二钱。

消毒散　治时疫疙瘩恶症。

大黄　牡蛎　僵蚕各一两

为末，蜜丸弹子大，新汲水化下一丸。

软脚瘟

其症便清泄白，足重难移，宜苍术白虎汤，即白虎汤加苍术。

绞肠瘟—名痧

其症肠鸣干呕，或水泻气不通，则探吐之，宜双解散，有阴阳二症。阴痧腹痛，手足冷，身上有红点，用灯草蘸油点着将点焠之；阳痧肠痛，手足暖，以针刺少商穴并十指尖近指甲处，刺法见前。

阴阳水方

滚水一盅　冷水一盅

对服，或加沙盐少许更好。

观音救苦丹　<small>磨，点眼角二三次，兼治咽喉诸症，含麦大一块化咽；一切肿毒、恶疮、蛇蝎伤津，研，擦患处。</small>

火硝一两　白矾四两　黄丹二两　朱砂　明雄各五钱

地浆　于南墙背阴处掘一坑，入凉水一罐，缴之，再候清，取饮。

又方　生白矾末二钱　冷水滚，各半盅调服。

鸬鹚瘟

其症两腮肿胀，憎寒恶热。外用赤小豆、柏叶共捣烂，水醋调敷；内服薄荷浓煎汤，服之。

龙须瘟

其症喉硬舌强并牵耳中，急以针刺喉上，横七针，竖七针。

朱砂研末，少许、蜜入烧酒和匀，灌之。

芋头瘟

其症昏沉不食，用芋头烧成炭存性，研，黄酒吃。

蟹子瘟

其症喉痛，发热，恶心，连腮颊头亦痛，喉旁有疙瘩，四散红丝如蟹爪。压舌，针挑之，要挑爪不可挑项，每爪上挑一针，血出旋以朱砂末搽之，再啥咽醋少许，即愈。如刺当中顶即为伤蟹，盖必出脓，不食而危。

版肠瘟

其症初发如伤寒热病，三四日小腹胀满，不治数日死，用麻一缕如指粗，先自两肩头刮至手腕，刮出紧黑疙瘩，针刺破，挤出恶血；又自两大腿根刮至两足跟，有紫疙瘩，刺破出恶血男先左女先右；又自咽窝刮至脐下，刺法如前，即时愈。

胁痛瘟 不治数日死

其症但胁肋痛，萝白切片，蘸烧酒刮痛处，出痧即愈；未愈，用豆油一大盅，铜杓熬三分之一，服之愈；又法青布包黑几蘸烧酒刮痧；又法烙香油厚饼碗口大，乘热熨痛处，冷即易，可用三四饼，勿食饼，弃之，忌生冷。

刺蝥瘟痧

其痧壮热烦闷，遍身痛如蝥刺所伤，俗名蝥刺瘟，以痧治之。林月溪患时疫，壮热口渴，胸腹迷闷，手摩之如刺蝥伤痛，遍体皆然，因放腿窝痧二十余针，毒血成流，用山甲、姜蚕、皂刺加活血顺气药，饮之而痊。

地卜瘟痧

暑热时疫恶毒之气攻于里则为痰喘，为血瘀，昏迷沉重，不省人事。若元气壮实，内不受邪，不入于里，即散其毒于肌肤血肉之表，为肿，为胀。忌饮热汤热酒，刺腿弯痧肋并十指尖出血，内服宝花散。

宝花散

郁金一 细辛二 降香三 荆芥四

共研末，清茶调二钱服。

桃红汤 治血凝结。

桃仁 红花 苏木 青皮 乌药 独活 白蒺藜

水煎服。

紫朴汤 治痧有食气结者。

厚朴 山楂 三棱 莪术 枳壳 连翘 青皮 陈皮 细辛

水煎，冷服。

手足麻瘟

其症先少腹痛作羊疗，挑之无血，随起紫疙瘩，手足麻，麻至不知人而死。急令人以足踏病者手之三关脉上男左手女右手，用力踏，勿放，直待四肢不麻，病人自觉心头发火，方放之，自愈。若放之早，虽愈后，亦缠滞三关脉，即两手寸口胗脉处。

狼掐翻 有二种

其起喉痛，旋气不通，杀人甚速，对真虎耳尖，照耳轮边用磁峰刺，出血即愈。

又一种心中不安，旋不能言，牙关紧闭，不省人事，身冷，出冷汗，以手试其两颊下有斜出一硬物，碍手，便是。竹箸摇开口，入指探，喉两旁有物如麦大，有单有双，并掐破出血，初病血鲜，久病血紫，立愈，指顶先用盐搽。

蚰蜒翻

两目红肿，鼻流清涕，日夜啼号，以针蜜刺太阳穴如指甲大一块，愈。刺后以芋头捣烂敷印堂至山根。

椅子翻

不语不食，形如呆痴，用椅子圈手拿处削下木片，煎服，愈。

扁担翻

发则两肋撑胀难忍，用扁担挑处削下木片，煎服，愈。

王瓜翻

两肋形如王瓜，胀痛，用针自咽喉挑起，从上而下密挑至脐上，横挑两肋至腰脊骨而止，随挑随愈，初挑无血，渐挑即有血，挑腰脊对头即愈。不然，再发不救。

白眼翻

其症唯翻白眼，顶门灸三艾。如不愈，再灸三艾，即愈。

绕脐翻

其症先绕脐痛，渐至满腹，旋气塞胸胁，两肋胀满，冲咽喉，气不通，不省人事，不急治，即死。先以针挑两耳尖，次挑结喉下咽窝两骨尖，次挑背后肩胛骨下两骨尖，并令出血，立愈。

疙瘩瘟

其症先寒后热，浑身发疙瘩，赤紫黑色，渐至大恶寒发热，不治即死，宜参连散。

参连散

人参 黄连各二钱 台射少许 泥片少许

四味共研细末，黄酒调服，外以透骨草、黄连煎水洗之。

麻雀挣

其症胸背肿痛，小腹胀满，见食即呕，心中跳跃，两大腿腋见血，愈。

鸦子挣

其症眼肿，浑身青紫，两胁攻心，大小便不通，男挑龟头，女挑鸡冠阴户心，出血，愈。

乌沙挣

其症两胁胀，胃口痛甚，随将病者手腕赶捻，视有柴疙瘩者，即此症也。治用大针将手腕重刺一针时，若见紫血喷出，沙胀随消。忌冷白饭、绿豆。

黄鹰挣

其症肚腹搅痛，翻上翻下，治法从胳膊上赶下内

中气血，用带子将两手腕扎住，各指头稍抱甲内上当中刺一针，捻出恶血，即愈。

羊毛挣

其症发热无汗，心内发烧，口干呕吐，前后心毛孔周围高阜紫色三四处，即此症也。治用针挑前后心，挑患处将羊毛剔净，蒙被出汗，即愈；如不应，再用沙糖少许、生姜三片、武夷茶一撮同煎服。忌腥冷，月余不犯。

又法用青布蘸烧酒遍身擦，黄蒿水薰洗，亦可汗。又法用手推背上二筋，撮起，掐紧时许。

鹁鸽挣

其症浑身发热，解里衣，体热不可当，心口一块滚上滚下，挑肚脐并两乳，即愈。

乌鸦挣狗挣同此治法

其症头痛，头沉，头扬，恶心，眼黑，发搐，指甲先青然后遍身皆青，上吐下泻，不能言，小便痛，甚至无脉身凉，如不急治，倾刻殒命。牙关如闭，速用箸摇开口，令病人卷舌，视之根下，如有青红紫泡，急用针刺泡，见血，用雄黄末点之，滚水和雄黄末饮之，或炮药点之亦好，盖被出汗方愈，忌风三五日。

兔儿挣

其症直走旷野，趋跳不宁，急用凉水和炮药灌之，只许走治，不许坐治。或有用湿土埋其头，使闻土气即愈。

长蛇挣

其症腹痛打滚，先挑肚腹三针，次头顶一针，脚心三针，即愈。

缠丝挣

其症腹胀痛，头痛，心顶前后心或有紫黄眼子，针破，以醋擦之。如遍体麻木，无此痕者，亦是此症，将胳膊、腕眼、腕青筋针出紫血，用炒盐调滚水

灌之即愈，水入姜三片亦可。

哑叭挣

其症不能言，用鞋底蘸凉水打头顶门。如孕妇患此，将项门发分开，以手蘸凉水轻轻拍之，即愈。

母猪挣

其症以头拱地，打滚，先针舌根，次将两手，除大指不针，其余八指将包指甲薄肉，每刺一针，捻出恶血，再用猪槽水洗手腕，即愈。

老鼠挣

其症唇黑紫肿，咽喉肿痛，或胸膈膨胀，挑发角见血即愈，或挑两肩中心。

虾蟆挣

其症腹胀满，或肿痛，将肚脐周围挑之，又挑小腹三四针，即愈。

海青挣

其症头痛，捧头打滚，用带子札住头，然后将眉际、眼角、咽窝、顶心各处挑之，即愈。忌风三日。
眼角是大眼角。

眠羊挣

其症似睡，眉不开，转身疼痛发胀，渴气疼痛，治法挑把骨根出血，即愈。

野雀挣

其症浑身发红，或前后心有红紫黑眼，头痛胁胀，挑腋下六针，发一针，而愈。用苋菜种煮水洗浴，甚良。

狐狸挣

其症头痛，或干哕发吐，不思饮食，头仰，浑身发汗，张口乱呼谵语，用针挑咽窝并前后心则愈。

猿猴挣

其症坐卧不安，心胀满，口舌发青，指甲青，小腹疼，挑阴囊线即愈。

莽牛挣

其症肚胁胀痛，心痛，翻起唇来挑里边，挑唇上牙花即愈。

鹰嘴挣

其症肚胀疼，头晕眼黑，心内胀，用白矾水灌之，再挑后心及耳，稍即愈。

松峰按：挣挑刺，随将恶血捻出为妙。有病深重者，挑刺无血，必用手极力捻之，见血方愈。诸挣遇有口禁不开者，用乌梅楷擦牙根即开。盖酸先入筋，木能克土，使牙关软，软则开矣。

赤膈类伤寒

凡胸膈赤肿疼痛，头痛，发热恶寒，名赤膈伤寒，宜荆防败毒散加蒌仁、黄连、黄芩、紫金皮、元参、赤芍、升麻、白芷。如症有表复有里而胸膈赤肿疼痛者，双解散加蒌仁、黄连、紫金皮；如表已退大便燥实者，胸膈肿痛者，凉膈散解毒加蒌仁、枳壳、桔梗、紫金皮、赤芍，又宜棱针刺肿处出血；如半表半里胸膈肿痛者，小柴胡汤加桔梗、蒌仁、紫金皮、赤芍。

凉膈散
连翘 大黄 甘草 栀子 黄芩 薄荷
竹叶引。

黄耳类伤寒

凡耳中策策痛者，是风入肾经也，久则变恶寒发热、脊强背直如痉之状，曰黄耳伤寒，宜小续命汤加僵蚕、天麻、羌独活，次用荆防败毒加细辛、白芷、蝉蜕、黄芩、赤芍、紫金皮。

小续命汤方
防风 桂枝 麻黄 杏仁 川芎 白芍 人参 甘草 黄芩 防己 附子少许，不可多

解㑊类伤寒

解者，肌肉解散；㑊者，筋不束[1]骨。其症似寒非寒，似热非热，四体骨节解散懈堕、倦怠烦痛，饮食不美不知味，俗呼为痧病，《内经》名为解㑊。原其因或伤酒中湿，感冒风寒，房事过多，妇人或经水不调，气血不和，皆能为此似痧，病实非痧病也。治宜先蘸热水打其臂膊里面，或以麻蘸水刮之，刮打必皆令其皮红紫为度，更宜针刺十宣、委中二穴，出血，当服苏和丸。

苏和丸方

麝香 沉香 丁香 檀香 香附 草蔻 白术 诃子 朱砂 青木香 犀角 薰陆香 泥片 安息香 苏合油

共研细末，用安息膏并炼蜜丸，如弹子大，蜡包，用时化开，水服一丸。

痧症类伤寒

岭南闽广间，溪毒、砂风、水弩、射工、蜮短狐、虾须之类，俱能含砂射人，被其毒，则憎寒壮热，百体分解，似伤寒初发。土人治法以手摩痛处，用角筒入肉，以口吸出其毒，深入于骨，若虾须之状，其疮类疔肿，不治必死。彼地有鸂鶒、鹁班等鸟，专食以上诸虫，故以此鸟毛粪服之，及笼此鸟于身畔吸之，其砂闻气自出而愈。

喉管伤寒

喉中作痒难忍，吃茶酒、汤水便不可救。

薄荷二分 麝香一分

为末，吹喉，待气通，涎碗许，然后吃陈米汤半碗，即愈。

油痧瘴

其症两胁胀满，筑心疼痛，或腹内搅肠作痛，头晕眼黑，或大小便闭塞，气不通畅，命在旦夕。将绵花子油与吃，试之香甜，不油气者，即是此症。速将绵子油令病人吃足，或用至四五两、半斤一斤，立愈，仍将油吐出不少，奇方也。

乌痧瘴

其症初中，头痛恶心，两胁胀痛攻心，不能坐卧，得此症吃黄豆不腥气者，即是。用车头油十三两、黄连三钱、乳香三钱。二味为末，用车头油共捣匀，丸桐子大，百草霜为衣，用无根水送七丸，立效。愈后一日勿食，忌腥冷气恼数日。

哑瘴

其症血乘上焦，令人昏迷，甚则发躁狂妄，亦有哑而不能言者，皆由败血瘀心、毒气聚胃所致，用柴胡、黄芩、半夏、人参、枳壳、大黄、黄连、甘草、姜三片、枣枚煎服。

锁喉黄

其症面黑、目黄、舌白、语涩、牙关紧闭、胸痛，缓不过二三日即死。人皆错以乌痧治瘴治，多致误命，如遇此症，将牙关撬开，用蓝布擦去舌白，次以钱蘸盐水刮两太阳穴，出紫点泡，针刺出血，见黄水为度，脖项两侧亦如此治，后用生大黄三钱、硫黄一钱，共捣末，水二盅煎七分，温服立愈。

羊脖子猴

其症咽喉暴肿而痛，痰涎壅盛，水浆难入，甚则脖项亦肿，寒热交作，头面烘热，或四肢厥逆，气息不顺，用真阿魏三分、射香三分、巴豆一个，去油、杏仁一个、红枣一个，共捣烂，丸桐子大，银硃为衣，绵纸包一层，用时将纸撕去，按男左女右塞鼻孔，汗出即愈，避风，忌口二三日。

谷眼

其症初觉时头晕，心乱躁烦不宁，渐而心腹疼痛，即是此症。有紧慢之分，紧者立刻殒命，急以银针针大眼角内白皮及两耳稍、鼻尖、聪门、太阳穴、见血即愈。凡有心腹痛兼吐泻者俱是此症，俱宜挑。初起先挑鼻尖，后挑别处，挑后用陈醋半碗入银子少许共入砂锅熬三五滚，临服时再用银子入醋内研搅，温服，立刻回生。若治迟，危急，看舌根下有紫泡，挑破，盐搽，即愈。

---

[1] 束：ci 刺，古同"刺"。

天行鲁疮

其症发斑疹，头面及身须臾周匝状，如火疮，或戴白浆，此毒恶之极，宜急治。取好蜜通摩疮上，以蜜煎升麻一碗拭之。

疫厥

凡人感瘟疫，视其脉症尚不至殒命，不救，而突然无气，身直，甚至无脉，且不惊慌，视为已死，此疫厥也。急用腊月雄狐胆，必腊月，预为备收为妙。松峰曰：如得此症，不论有无狐胆，总宜先刺少商穴并十指甲上薄肉，摄出恶血，并用好皂牙末吹鼻，或用京中灵宝如意丹十余粒吹鼻，可活。

羊毛疔

万历年间，金台有妇人以羊毛遍鬻于市，忽不见，继而都人身生泡瘤，渐大痛死者甚众，瘤内唯有羊毛，有道人传一方，以黑豆荞麦涂之，毛落而愈。

缠喉风

其症咽塞，水谷不下，牙关紧急，不省人事，杨氏一字散。

雄黄 蝎稍 枯矾 藜芦 牙皂

共研细末，用豆大一块纳鼻中，搐之，立效。

赤瞎

其症两目突然红肿疼痛，此亦时疫也，救苦汤治之。

桂枝 连翘 红花 细辛 归尾 苍术 胆草 羌活 黄芩 麻黄 柴胡 防风 藁本 黄柏 黄连 生地 知母 白芍 甘草

食远服。

神鬼箭打

其症身痛有青筋，以乱发擦痛处，发卷成团而硬者，方是此症。用金银花浓煎汤，饮之；不愈，再加甘草。发不卷不硬者，非此症，不必服，另察脉与兼症治之。

雾气

其症心烦少气，头痛项急，起则目眩欲倒，身微热，战掉不自安，时复憎寒，心中欲吐，吐时无物。新猪粪入上好黄酒中搅开，用细白绢滤出清汁，顿热服之，尽剂，铺厚上盖重补取汗，天寒房内生炭火，常令暖毋寒，寒则不汗；如汗出，候干乃起。慎风冷，兼治疟及风劳虫毒。

抱心疔

其症肚痛连心，两胁胀满，脊背痛上连头痛，痛极浑身强直，昏晕欲死，视其症脐上必有红丝一条，照心口蔽骨下二指挑断其丝，又于两肋骨端亦挑两处，如前法；又于脊上对脐肾俞穴上下各指半再挑，二处如前法。皆将盘丝挑尽断，皆以皂凡末纳，挑眼内，令满，以手揉之即愈。忌腥冷、豆腐诸豆并一切蔓生之物，三日后食发物发所挑疮口。

瘟痧

其症恶寒发热，或腹痛，似疟非疟，气急喘逆，头面肿胀，胸腹饱闷胀满，或泄泻下痢脓血，轻者牵连弥月，重者危急一时。治宜放痧消食积为主，痧毒已泄，宜和解清理除其寒热，健脾养血补其中虚。

宜识痧筋

凡痧青筋、紫筋或现于一处，或现于数处，必用针去其毒血，然后视症用药。

放痧十则

——在头顶心百会穴；

——在两眉中间印堂；

——在两眉稍洼陷处太阳穴；

——在结喉两旁；

——在舌下两边青筋；

——在双乳以上俱斜刺；

——在两手十指尖当中近甲薄肉；

——在两腿弯委中穴；

——在两足十指尖当中近甲薄肉；

——在两臂弯委中①穴以上俱直刺。

放痧法

腿弯上下有细筋深青色，或紫色，或深红色者便是，刺之则有紫黑毒血，腿上大筋不可刺，刺亦无毒血，反令人心烦。两腿边硬筋上筋不可刺，刺之恐令人筋吊。手背筋色亦如此辨之。至于挑者，唯取挑破皮略见血，至于指尖刺之太近指甲令人头眩。凡刺不可太深，针方好铁，针有毒。刘秉锦按：两腿弯、两臂弯，止此二处宜。痧筋，刺之余处，亦不言痧筋是无痧也，只按穴放之可耳。法有直刺、斜挑之异，故以放字该之。至于挑法亦当有随症施治，如头痛则挑印堂及太阳穴；胃痛则挑心窝；腹痛则绕脐挑之；胁痛是密挑两肋以及挑肩井穴。

挑背、挑项、挑耳尖耳轮、挑腰、挑软肋用针斜刺皮，挤血；至于少商穴及两手足十指尖乃直刺，如无血，亦须挤之。

刮痧法

背脊项骨上下及胸胁两肩背臂之痧，用钱蘸香油刮之；头额腿上痧用棉纱线或麻线蘸香油刮之；大小腹软肉内痧，用食盐以手擦之。

新定②刮痧法

脖项后当中洼处刮一道；
脖项后两旁左右太筋上各刮一道；
前身两肩下肋上软肉缝中各斜刮一道；
两肋软缝中左右各刮三道；
左右肩靠着肩井软肉处各刮一道；
背脊骨两旁竖刮自项下至腰各刮一道；
背后胁肋软缝中左右各刮三道；
以上皆用钱蘸盐水刮之；
一切痧症唯或麻刮臂弯，专治眩晕恶心痧。若非痧症，刮之亦不红紧。

松峰曰：前刮痧法出《痧症玉衡》书，新定刮痧法乃屡用而屡效者并录之，以备择用。

治痧三方

肌肤痧用油盐水刮之，则毒不内攻；血肉痧看青紫筋刺之，则毒有所泄；内形痧须辨经络脏腑在气在血，则可消散而绝其根。

治痧分经络症候

足太阳膀胱痧　腰背巅顶连风府胀痛难忍。

足阳明胃经痧　两目红赤如桃、唇干、鼻燥、腹中绞痛。

足少阳胆经痧　胁痛肿胀，痛连两耳。

足太阴脾经痧　腹胀板痛且不能屈伸，四肢无力，泻不止。

足厥阴肝经痧　心胃吊痛，身重难移，作肿身上，作胀腹内。

足少阴肾经痧　痛连腰肾，小腹胀硬。

手太阳小肠经痧　半身疼痛，麻木不仁，左足不能屈伸。

手阳明大肠经痧　半身胀满，俯仰俱废③，右足不能屈伸。

手少阳三焦经痧　胸腹热胀，揭去衣被，干燥无极。

手太阴肺经痧　咳嗽声哑，气逆发呛。

手厥阴心包络痧　或醒，或寐，或独语一二句。

手少阴心经痧　病重沉沉，昏迷不醒，或狂言乱语。

用药大法

痧症药宜冷服，盖昏迷不醒乃痧之热毒攻心，故心不能自主而昏迷，冷药入口从膈间顺流而下，则热毒在胸臆者随药而消，故旋清醒，即尚昏迷，必有食积血痰阴塞，再按脉症用药开导攻下，未有不醒者。兹特举用药之一隅，以俟神而明之者，用荆防之类从表而散，用青皮、陈皮从中而消，用大黄枳实之类从大便而下，用木通、泽泻之类从小便而行，用楂芽、卜子之类所以治其食之阻，用银花、红花之类所以治其血之壅，用槟榔、莲术之类所以治其积之滞。

---

① 委中：疑似为"尺泽"。
② 新定：原书无，据《松峰说疫》补入。
③ 废：原书为"发"，据《松峰说疫》改为"废"。

痧前禁忌

忌热汤、热酒、粥汤、米食诸物。犯之，轻者必重，重者不治。

痧后禁忌

痧后略松觉饿。骤进饮食即复，忍耐一二乃可万全。

扑鹅痧

其症痰涎壅盛，气急发喘，喉声如锯，痛似喉蛾，但喉蛾肿胀，此则无之；又形似急喉风，但喉风痛而不移，此则痛无定处；且喉鹅无痧筋，此有痧筋。依前刺法刺之，服方、吹方开后择用。

米硼散 治痧症咽喉肿。

天竺黄可用人中黄代之 硼砂各二钱 朱砂 泥片二分 元明粉八分

共研细末，吹患处。

救苦丹 治痧气郁闷之剂。

枳壳 萝卜各一两 乌药八分 连翘八分 郁金二分

共研末，清茶调令下。

荆芥银花汤 此治血滞之剂。

荆芥 银花 红花 茜草 丹皮 赤芍 白蒺藜 乌药 香附

水煎，温服。

附诸痧痛方

井水、河水各半，和服

泥浆水澄清服

白糖和梅水服

晚蚕沙末，白滚水调候冷服

以上治痧症无食积者。

吐法 明矾，白汤一碗，候冷化服。

又方 食盐一撮，白汤一碗，候冷和服。

二方必多饮方吐，少则不吐。

试痧症法

吃黄豆，不豆腥气；白矾不涩，即是痧症。

前分诸论治杂症为三门，此外又有不能以类相从

者，则位置于此。凡疫后杂症有益偏方莫不兼收，以为瘟疫羽翼耳。

愈后大便数日不行，别无他症，此三阴不足，以致大肠虚燥，此不可攻，饮食渐加，津液流通，自能润下也。觉谷道夯闷，宜蜜导或胆导，甚则用六成汤。

六成汤

熟地 当归 白芍 天冬 麦冬 肉苁蓉

日后更燥者，宜六味地黄丸去泽泻。

愈后大便夜泻

愈后脉沉细而弱，每至黎明或半夜后便作泻，此命门真阳不足，宜七成汤。

七成汤

故脂 附子 茯苓 人参 五味子 甘草

服之不愈，加肉果、益智仁。

愈后咳嗽

此病失治，以致气血虚损而血尤虚，肾水不足不能润肝，然相火寄于肝胆，胆燥则相火即动，肺阴不足不能制肝，金木反克，故作嗽，宜用平肝滋肾汤。

平肝滋肾汤

麦冬 紫苑 冬花 陈皮 白芍 大熟地

水煎。气虚加党参；肺热加天冬、川贝。

愈后水肿

此症由于攻伐大过，或寒凉伤脾，脾虚不能制水，肺虚不能行水，以致浑身肿胀，心腹胀满，宜用除湿利水之药。

逐水汤

茯苓一两 车前半两 王不留五钱 赤小豆三钱，不可用广豆 好肉桂四分 大腹皮二 竹叶二十片 灯心三十寸

水煎。后忌盐一百日，更宜常服金匮肾气丸。

胸腹胀满

此症由于凉药伤脾，或素日脾虚肝旺，肝气克脾，脾不能运化，故作胀满，宜用枳术香砂丸。

香砂枳术丸

白术一两 枳壳五钱 木香五钱 砂仁五钱

共研细末，神曲和为丸，每服三钱，姜汤送下。

吐酸水

此症过服凉药，寒伤脾胃，脾伤生湿，胃寒则吐，肝气乘虚克脾，曲直作酸，故吐酸水，拟用香砂六君子汤，健脾以舒肝气。

香砂六君子汤

广皮 半夏 木香 砂仁 党参 白术 茯苓 炙草 生姜三片

水煎。

头晕心慌夜不能寐

此症由于攻伐太甚，诸经气血损虚，心肾尤甚，拟用补心丹主之。

补心丹

茯神 连志 枣仁 丹参 当归 生地 熟地 麦冬 天冬 桔梗 党参 元参 柏子仁

竹叶为引。

拾遗增补前有是症，今有增方。

治劫

血茅根汤芽根一两水煎，饮治衄血，如涌泉，用草纸叠十余层，井水湿透，分开发贴顶心，慰之。瘟病愈后鼻衄不止，用青绵线将两手中指第一节屈伸处扎紧，又绵纸剪二三寸宽叠数层，新汲水湿透，搭于两肩头上，热则另换人法用好黄酒四五壶，令两足浸其中。

齿劫

椒矾饮

川椒四十九粒 白矾少许

用醋煎服。

畜血

地黄汤代抵当汤，比抵当汤较和平。

生地二钱 干漆一钱,炒,烟净 生藕汁 蓝叶 大黄 桃仁 当尾 红花

水与藕汁同煎。畜血有上中下之殊，胸中手不能近而痛者，加犀角；中焦手不可近，桃仁承气；脐下、小腹手不可近，用地黄汤，或加苏木、枳实以代抵当汤。

治阳明瘟暑

当归饮治阳明瘟暑，大热，渴。

当归 葛根

水煎，冷服，见汗。

生姜退黄法 生姜捣烂，周身擦之，即愈。

独参丸 治发狂不避水。

苦参末，蜜丸，如绿豆大，薄荷汤二钱。

治发狂

醋治狂法 阴狂阳狂皆治。于病人室中生旺火一盆，将好醋一大碗倾于火上，病人闻之即安。如兼舌出不收，用麻黄水洗净，用泥片、牛黄、台射研末，点舌上，即收。

呃逆

枳香散

枳壳五钱大炒 木香钱

共研末，滚水调服一钱，再用黄蜡烧烟熏二三次，即止。

治禁口痢

连梅丸

黄连五钱 乌梅肉三钱

研末，蜜丸桐子大，每服二十丸，日三服。

治狂躁并结胸

苦参散

苦参末黄酒调服三钱。

浮肿瘟疫亦治大头瘟

黑豆二合 甘草三钱

治发颐腮肿

青黛 甘草 银花 瓜蒌

水酒煎。

抵当汤。

治阴肿囊茎发热

羊屎　川柏

煮水浸洗。

治瘴疠[①]

便蜜饮　治瘴疠诸疟，无论新久。

童便一杯　白蜜二匙

共搅，去白沫，顿服，取吐碧绿痰出为纱[②]，不然不除根。

治毒痢

龙骨汤　毒痢大烦渴作热，三焦疮蜃，张口吐舌，生疮不认人，目烂。

龙骨半升，水二斗，煮四升

用瓶装蜡封口，沉井底，过夜，取出，徐徐饮之。

治天时热毒攻手足痛欲断

猪蹄汤

猪蹄一具，去毛　葱一握

水煮汁。

阴阳易

少腹急痛，热酒吞猪卵二枝。

又方　小肠急痛，肾缩面黑，喘，不救即死。大葱七根、生姜二两，共切，黄酒煎服，仍如炒葱，熨气海穴，毋令冷。

又方　治热气上冲，胸中烦闷，手足挛搐搦如风者。花粉、竹茹水煎，调烧裆散服妇人劳复。

又阴阳汤　拘急手足拳，小腹急，头痛不能举。椎鼠屎十四个，菲根一握，大水煎服，又煎二沸，温服取汗，手足即伸。

又方　干姜末三钱，白水调服，盖被取汗，手足即伸。

又方　手足甲二十片，中衣裆一片，烧炭存性，分三服，温酒下。男用女，女用男。

① 治瘴疠：正文脱，据原书目录补入。
② 纱：原文脱，据《松峰说疫》补入。

治瘟疟热多

常麦竹叶煎

常山一钱　小麦一钱　竹叶一钱

水煎，五更服。

热病口疮成蜃

桃枝煎　用桃枝煮浓汁，含之，下部有疮纳入之。

平胃散　治脾湿痰痞、宿食满闷呕泻及岚瘴不服水土。

陈皮　苍术　厚朴　炙草

姜引煎。

如伤食加神曲芽或枳实；湿盛加五苓散；痰多加半夏；脾倦不思食加白术；痞闷加枳壳、木香、香附；大便结闭加熟军；小便赤涩加苓泽；风寒加葱豉苏芷防风。

助　汗

古有汗下吐三法，而汗居首者，以邪之中人非汗莫解也。吐虽有散意，待汗以成厥功不之有急时因时难汗而始用此，是不论伤寒瘟疫而汗之，功为自矣。瘟疫虽有不宜强发其汗，但有时伏邪中溃欲作汗解，或其人秉赋充盛阳气冲激不能顿开者，得取汗之方以接济之，则汗易出而邪易散矣。兹谨择和平无碍者数方以备用，倘瘟疫之轻者，初觉即取而试之，又安知不一汗而解乎。

姜梨饮

大梨一个　生姜一块

同捣汁，入童便一盏，重汤，顿服，又取**汗方**点眼取汗。

泥片　枯矾　粉草

共研细末，蘸无水点眼角，先饮百佛汤一二碗，点后两手紧搬两肩屈腾片时，即汗，二三次汗透，即愈。

塞鼻手握出汗方　谵语，循衣摸床，形如醉人，且如猴像，呕逆目赤，皆云猴症，实阳毒也。

台射　黄连　朱砂各三分　班毛一分

共研细末，枣肉为丸，银朱为衣，作二丸，用绢包一塞鼻内，男左女右，一握手中，出汗即愈。

葱头梗米粥　治时瘟取汗。

白梗米一碗　葱头一千根，连须

水煮粥，一滚服，取汗。

止 汗

瘟病如大汗不止，将发入凉水盆，足露于外，宜少盖，用炒麸、糯米粉、龙骨、牡蛎煅，共研细末，和匀，周身扑之，汗自止，免致亡阳之患。

渴

瘟疫鲜有不渴者，故弗可以不讲也。邪在表，则不渴；在里，则渴。三阳虽有渴症，但不若三阴之盛也，故太阴腹满嗌干，少阴口燥舌干而渴，厥阴则消渴矣。瘟病之渴，一于为热初传则热微而渴微，传深则热甚而渴甚，但未有不见兼症而独渴者。施治当先问其所以饮，欲冷欲热欲多欲寡，更须审其表里、经脏、曾否汗下于瘟疫初起及至传与六经，治法中细寻症脉，斟酌用药，第治其瘟邪而渴自除矣。倘不应当于伤寒发渴条中采取。施治所最要者饮水常使不足毋令有余，不甚渴而多饮则悸动、支结、喘咳、噎哕、肿满、泄泻、小便不利诸症起矣，然又不可禁饮。凡瘟疫有欲饮而思饮者，盖得水则能和胃气而汗解也，禁饮多致闷乱不救。

休息泻

自古痢以休息名，罕闻泻而休息者也有之。自余阅历始此，则不系之以瘟而系之以疫矣，盖因时发无少长皆同也。其病自长夏至秋皆且有自夏至秋而不愈者，始终并无瘟疫表里等病，有兼胀者，有不兼胀者，食则不减而最恶饮水，意其为湿也。而其时甚早经岁不雨，不知湿从何来，泻时日数十行，不治终不遂止。长夏炎热，烁石流金，投以健脾温补之药始痊，阅数日而复作矣，间或痊可再阅数日而又数日而又作矣，缠绵不已，有至数月者。询其复作之由，半因吃冷与饱食所致，戒矣，只食七八分饱，服药月余则不复作。患绝少不起者，然病体支离莫可当矣。

下 痢

瘟疫下痢病矣，不轻矣。大抵属寒者三，热者七，湿则其仅见者也，而吴又可《瘟疫论》中胁热下痢等说，单以热论不亦偏乎？第瘟疫病下痢之属寒者，轻浅，自不得与冬月感寒、与直中阴经者同日而语也。其属寒者有三：一则感原无大热之瘟病而过用凉药，因致瘟不除而泻又作，此时宜舍病治药只得先温其里，里温泻止，而瘟病不除也，再解其表，瘟病原无汗法，斯时仍用和解疏利，视其邪在某经，细心施治，治之而邪仍不解必其先此下痢，时有伤元气阴虚营枯不能作汗，此时又宜平补滋阴，用熟地、当归、白芍、炙草，再佐以白术、山药、连肉。气滞者加陈皮，有寒者加煨姜，不寐者加半夏、茯神，呕恶者加藿香，调理施治，则自然汗解而愈矣。或见其大便不实，恐下痢复作，余前药中再重用茯苓、制首乌、白扁豆等药，消息施治，无不获效。一则因大便后而泄泻者，亦因元气亏损，气血伤败，或宜健脾，或宜补肾，或宜补气，或宜淡渗，或宜固涩，视其病之轻重、人之虚实而调治之。一则有不因服凉药与攻下而自痢，或因岁气之偏，时气之戾，司天在泉之殊，致饥馑之触忤，感而成病。初觉亦头痛、身痛、身发热、自汗、微恶寒，继则突然泄泻，却无谵语、郑声、昏冒、舌苔燥渴、斑黄等症，其脉即不洪数，亦不细数，投以达原饮而痢益甚，投元霜、素雪等丹而痢不除，此症原无大热，乃瘟中之变局。问其渴则恶饮水，视其舌并无黄苔，知其非热痢无疑，总以健脾补肾为主，而以利水佐之，此之补肾却不用熟地，又恐其滑肠，尤忌当归，用大首乌、菟丝子、山药、茯苓、白术、苍术、白扁豆、人参、陈皮、炙草等药消息施治，此时反以下痢为本，而瘟疫为标，盖泄不止则元气日亏，表邪益不能解。若下利止，纵有表邪再于补药中带和解施治。况经此大泄，瘟邪亦不能逗留矣。再者不利，虽有表症，不可发汗，恐走津液则胃益虚，必成胀满，当先治痢，痢止，内实正气复，邪自解，得微汗而愈。盖下痢为内虚，若发其汗，则内外皆虚，变症出矣。仲景《伤寒论》三阳合病皆能自利，有发表和解攻里之殊。瘟病发表之说，至于攻里凉药，夫凉所以除热也，则试言下利之属热者。热下利必有兼症，或有口苦咽干唇焦舌躁谵语烦渴尿赤目赤潮热等症，则或用寒凉，或用攻下，通因通用，在所必施。总之，下痢不过寒热两端，视其兼症，皎若列眉，其因于寒者，口无燥渴，甚则恶饮水，恶寒，小便清白，脐下多寒，身虽热手足厥冷，粪白或淡黄，完谷不化，有如鸭溏，澄彻清冷腥臭，脉不洪硬且无力，至于蜷卧闭目向壁，引衣自盖，出言微细，不欲见明，面如刀刮等症，则系冬月严寒直中阴经之候，瘟疫下痢，虽寒亦无此矣。其因热者，发热烦躁，欲饮水，燥渴，小便黄赤更兼涩而不利，脐下热，泄出作声，所下如垢腻，奇臭，其色青黄、赤酱色、黑色，后重，得凉药则止，得热药则增，其脉则洪数浮滑弦大盛强，以此辨寒热，万不失一，治各不同，医者宜审。

避瘟诸方

雄黄丸 治瘟疫不相染。

明雄一两 丹参 赤小豆 鬼箭羽二两

避瘟丹 烧之能避一切秽恶邪气。

苍术 乳香 甘松 细辛 芸香 降香等分

糊为丸，豆大，每用一丸，焚之良久，又焚一丸，略有香气即妙。

福建香茶饼 能避一切瘴气、瘟疫、伤寒、秽气，不时噙化。

沉香二两 白檀香二两 粉草五钱 台麝五分 泥片三分

共为细末，糯米汤调丸，黍米大，噙化。

透顶清凉散 凡遇时令不正瘟疫流行，人各带之或嗅鼻可免侵染。

白芷 细辛 当归 明雄 牙皂各等分

共研细末，磁硫贮，勿泄气。用时令病人噙水，内将药搐鼻，吐水取嚏，不嚏再吹，嚏，方已止。患未患者，皆宜用。

神圣避瘟丹

苍术加倍 香附 羌活 独活 甘松 三奈 白芷 赤箭 大黄 雄黄各等分

共为细末，糊丸，弹子大，黄丹为衣，晒干。正初一日平旦焚一柱，除一岁瘟疫邪气。

避瘟丹

苍术 红枣

和丸焚之。

又方 时疫流行，水缸内每早投黑豆一握，全家无恙。

入病家不染方

香油和雄黄、苍术末涂鼻孔，即出，纸条探嚏；或饮雄黄酒一杯，止涂雄黄于鼻孔亦可。

瘟疫不染

五月五日五时，苍耳嫩叶阴干收之。遇疫时，为末冷水服二钱，或水煎，举家皆欲，能避邪恶。

一方 以贯仲一枚浸水缸内，合家饮之，避瘟。

避瘟丹 烧之避瘟邪气。

乳香 苍术 细辛 甘草 川芎 降香 白檀 枣肉

丸焚之。

一方 六月六日采马齿苋晒干，元旦煮熟，盐醋调食之，避瘟。

一方 立春后，庚子日，温蔓菁汁，合家并服，不拘多少，可避瘟疫，萝卜汁亦可。

太乙流金散 大避瘟疫。

雄黄半两 羚羊角一两 雄黄 白矾 鬼箭羽八钱

共研细末。三角绛囊盛二两，带心前并挂户上，又青布包少许中庭焚之。

神仙祛瘟方 服后，已病者即痊，未病者不染。

川芎 苍术 甘草 干葛

葱三根连根水煎。

一方 雪水能解瘟疫，单饮可以，煎药亦可。

六一泥 治瘟疫八九日，已经汗下，病不退，口渴咽干欲饮水者。

六一泥即蚯蚓粪

不拘多少，新汲水调服。

观音救苦散 专治伤风、伤寒并疫气所侵，稍觉头昏脑闷，项背拘急，吹鼻取嚏，毒气随散，永不染者，仙方也。

川芎二钱 藿香二钱 藜芦二钱 丹皮二钱 延胡二钱 雄黄四钱 白芷四钱 朱砂二钱 牙皂四钱

共研细末，磁器收贮，用时先噙水在口内，以药吸入两鼻孔，吐水取嚏。未病者，吹之，不染；牛马等受瘟者吹之，亦效。

跋

　　予攀桂自读书以来，即好医术，编阅古今医书，未敢自信。后从先生游面命而提，手指口授，始豁然大悟。受教三十年如一日焉，所谓无行不与诲人不倦者也。先生常言世之最害人者莫过疫痧二症，早岁著《瘟疫要编》一书行世，犹恐其言之不尽，复著此编，受业有年书成属攀桂跋，遂奉先生之命，赘简末短歌三章。

赵州受业六品衔乔攀桂敬跋

校后记

全书四卷。清·韩凌霄撰。成书并刊于清·光绪七年（1881年）。韩凌霄，河北赵州人。先业儒，举孝廉，后业医，行医于河北、山西各地，医名甚著。"不辞劳，不受谢，千里之遥后车从者常数十乘"（张海洋序）。行医三十年，七十余岁时著成《瘟疹要编》。本书取吴又可《温疫论》、刘奎《松峰说疫》两书内容，删繁就简，结合临床经验，拾遗补缺，汇为一篇。内容以瘟疫为主，疹证次之，杂症又次之。卷一主要论述瘟疫的病因、流行、变化、辨证、治则、误治、传变等共三十一论，有些论述后附方药。卷二前半部主要分别按六经论述瘟疫治疗方面的理论如用药法，善后调理等，后半部及卷三论述瘟疫初起、大头瘟、衄血等七十余种瘟疫症证治，每症均附方药，并对小儿、妊娠、妇人瘟疫进行了专题论述。卷四论述瘟疫、疹证证治共六十余症，并介绍了刮疹等疗法。后附治杂症续编，介绍了二十八种杂症的治疗。本书论述瘟疹全面而简要，宜于临证参阅。现存主要版本清·光绪七年辛巳（1881年）刻本。

七十二种痧症救治法

陈景岐 编

序 言

　　近来痧症之发盛行各地，急则旦发夕死，夕发旦死，一经患此，性命可危，缓则或变为疟，或转为痢，或腹胀足肿，或热势不退，渐至神识昏迷，纠缠可厌。种种病状，殆难悉举。痧症之明目繁多，而痧书之流传特鲜，此种痧症救治法，即为适应时症需要而作也。考古之医籍，独略于痧症，甚至有人以为古无痧字，故方书中均未详载，其所言者不过于霍乱门中偶一及之耳。缘是之故，在医家则不信有痧，往往阻其针放，在针放之人，则又往往禁人服药，各持偏见，于病者均无所利。兹书之作，实根据于《痧症指微》及《痧症全书》《痧症汇要》等书而成，针放之人，可由此而知用药之大法；一般医家，可由此而明针治之精微。余汇治痧诸家之学识，辑为此书，以供各界之参考而宏其用也。为序如是，希阅者进而教之，则幸甚矣。

常熟陈景岐谨识

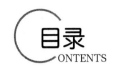
七十二种痧症救治法

上篇　痧症总说

中篇　诸痧分治

下篇　药方备要

七十二种痧症救治法

上篇　痧症总说

一、论痧原

痧症先吐泻而心腹绞痛者，从秽气痧发者多。先心腹绞痛而吐泻者，从时气痧发者多。心胸昏闷痰涎胶结，从伤暑伏热而痧发者多。偏身肿胀疼痛难忍，四肢不举，舌强不言，从寒气冰伏过时郁为火毒而痧发者多。

二、论奇经八脉

凡人一身，有经脉、络脉，直行曰经，旁支曰络，经凡十二，手之三阴三阳，足之三阳三阴是也。络凡十五，另有一别络，而脾又有一大络，并任督二脉为十五也。（难经为阴维、阳维是也）共二十七气相随上下，如泉之流，如日月之行，不得休息。阴脉营于五脏，阳脉营于六腑，阴阳相贯，循环无端，莫知其纪，终而复始。其流溢之气，转相灌溉，内滋脏腑，外濡腠理。奇经八脉，不拘制于十二正经，无表里配合，故谓之奇。盖正经犹夫沟渠，奇经犹夫湖海也。正经之脉阴盛，则溢于奇经，是以脉络流溢，诸经不能复拘也。故秦越人比之天雨下降，沟渠满溢滂沱妄行湖海，此发《灵》《素》之秘旨者也。八脉散见群书，略而不详，务须参考，方能洞悉病机也。

三、治痧当分表里

痧之初发，感于肌表，次入于半表半里，故胸中作闷，或作呕吐，而腹痛生焉。此毒入气分，可以刮痧而愈。不愈，用荆芥汤、藿香汤之类而治之。

感于半表半里，次入于里，故欲吐不吐，欲泻不泻，痧毒冲心则心胸大痛，攻腹则盘肠吊痛，此毒入血分，可以放痧而愈。不愈，宜选用陈皮紫朴汤、棱术汤之类治之。

痧中于里，则痧气壅阻，恶毒逆攻心膂，立时发晕，刮痧而痧不起，放痧而扶不能起，即扶起而气血不流，无紫黑血出，或略见血点。此痧毒入肠胃、经络与脾、肝、肾三阴，凶险可知。审脉辨证，系风、寒、暑、湿、气血、食积、痰饮何因而施治，令其苏醒，气血流动，然后扶起放痧。如不醒，即择牛黄丸、三香丸、救苦丹之类救之，迟救必死。

四、治痧当明经络

古人云：不明十二经络，开口动手变错。痧症各有所属不可不知。腰背巅顶连及风府，胀痛难当，足太阳膀胱经之痧也。面目红赤如桃，唇干鼻燥，腹中绞痛，足阳明胃经之痧也。胁肋肿胀，痛连两耳，足少阳胆经之痧也。腹胀板痛，不能屈伸，四肢无力，泄泻不已，足太阴脾经之痧也。心胸吊痛，身重难移，作肿作胀，足厥阴肝经之痧也。痛连腰肾，小腹胀硬，足少阴肾经之痧也。咳嗽声哑，气逆发呛，手太阴肺经之痧也。半身疼痛，麻木不仁，左足不能屈伸者，手太阳小肠经之痧也。半身胀痛，俯仰俱废，右足不能屈伸者，手阳明大肠经之痧也。病重沉沉，昏迷不醒，或狂言乱语，不省人事，手少阴心经之痧也。或醒或昧，或独语一二，手厥阴心包络之痧也；胸腹热厥，揭去衣被，干燥无极，手少阳三焦之痧也。

五、治痧宜看凉热

痧犯太阳则头痛发热；犯少阳则耳旁肿胀，寒热往来；犯阳明则面耳如火，但热而不寒；犯太阴则腹痛；犯厥阴则少腹或胸胁痛；犯少阴则腰痛，以上皆身凉。犯肺则咳嗽，痰喘微热，甚则鼻衄；犯心则心痛，或心胀，其额冷汗如珠，而身或热或凉；犯膀胱则小便溺血，甚则身热；犯大肠则痢下脓血，重则呕吐身热；犯肝则沉重不能转侧，晡热内热，甚则吐血；犯三焦则热毒内攻，上则口渴，下则便结。盖身凉而内热者，宜攻其里；外热者，宜透其肌。

六、治痧宜先辨证

痧痛而绞动者，痧毒壅阻于食积之气也。痧痛而不移者，痧毒壅于血分而有瘀也。痧发于头面上部者，痧之毒气上壅。痧缠于手足下部者，痧之毒血下注也。痧有上吐下泻者，痧气上下冲击也。痧有烦闷气胀者，痧气壅塞于心膈也。痧有恶寒发热者，痧气遏抑于肌表也。痧有胸膈偏痛者，毒血流滞于经络也。痧有结滞肠胃者，食积血瘀为肿为胀也。痧有吐血便血者，痧血泛溢而尤溃败也。痧有咳嗽喘急着，痧毒壅于气分而生痰逆也。痧有立时闷死者，痧之毒血攻心也。痧有手足软而不能运者，痧入于血分而毒注下部也。痧有腰胁俱痛者，痧阻于血分而有瘀也。痧有偏痛于半身者，毒注于半身而瘀血也。痧有身重不能转侧者，痧之毒血壅瘀而不能转运也。痧有变成肿毒溃烂者，毒血凝滞而攻坏肌表也。凡治痧胀，一见脉之不合于证，先看痧筋，次审气色，三听声音，四推犯病之由，其间或有食积血痰阻于上中下左右各处之分，需细辨其病源，然后用药不误也。凡痧脉有一部独异，或六脉俱异，即有异之中亦有阴阳虚实，脉之神气可辨，要非一端可执，尚其审诸。

七、辨十二经之痧脉

脉芤而浮者，肺痧也。脉芤而散者，心痧也。脉弦长而动者，肝痧也。脉芤大而滑实者，脾痧也。脉沉细而动止不匀者，肾痧也。大肠之痧，类于肺而长。小肠之痧，类于心而细。胆之痧类于肝而数。胃之痧类于脾而紧。膀胱之痧类于肾而虚浮。三焦、命门之痧，脉必怪异。

八、痧脉宜辨外感内伤

伤食之痧，脉多战动。伤血之痧，脉多芤滑。伤暑之痧，脉多洪滑而疾数。伤风之痧，脉多沉微。秽触之痧，脉多变异不常。伤气之痧，脉多沉伏，或形如雀啄。伤寒湿之痧，脉多沉细。

九、治痧宜知脉证不合

痧证脉多微缓细涩，有时弦数，即或浮大，亦必

虚而无力，徐疾不伦，或有六脉俱伏，伏亦无妨，痧气既退，脉即渐还。假如证有厥冷不语，脉应沉细而反滑数，证有头痛壮热，脉应洪实而反微迟，此皆脉证不合，须识其痧。一取其青紫筋而辨之，自有确见。俟放过之后，再诊脉之来复何如，以断病之寒热虚实而为之施治。若无痧筋，则凭脉断其寒热虚实而为之用药可也。

或曰：犯痧似伤寒何如？曰：肺主皮毛，心主血，肝主筋。伤风犯痧，三部脉现者居多。且风阳也，风伤卫在表，故脉浮；伤风有汗，表虚也，故脉缓。犯此证，脉不浮缓，反见沉紧或洪大，此痧胀之一验也。若伤风带寒，鼻寒畏冷，脉当浮而微紧，今脉反沉伏，或芤长，此痧胀之二验也；若伤风热，鼻寒，声重，喉痛，脉当浮而微数，今脉反沉紧，或芤，或伏，此痧胀之三验也。若伤风有痰，气急发喘，脉当浮滑，今脉反微细沉伏，此痧胀之四验也。以此推之即可知矣。

或又曰：犯痧似伤寒，何如？曰：冬月正伤寒，身热无汗，人迎脉紧盛。若余月虽有头疼恶寒，身热无汗，总名伤寒，人迎脉未有紧盛者。假如冬月有正伤寒之证，不见正伤寒紧盛之脉，或变为沉迟，或变为微细，是脉证不合，为痧证之发可知。且如伤寒有两手无脉曰双伏，一手无脉曰单伏，必有正汗也。此以汗之将来，一时脉伏言之，非云时时脉伏而有汗也。若所犯伤寒证已如是，而脉之伏也，日日如是，则脉与伏脉、正汗之说不合，独不可验其为痧乎？又如伤寒传经逆证，有云气口紧盛，伤寒之验。若证犯胸中饱闷，宜气口紧盛，今脉反若空虚，脉证不合，更可验其为痧之发矣。

痧有眩晕，与诸晕证不同，大都血晕脉芤，气晕脉沉，痰晕脉滑，火晕脉数，湿晕脉濡，暑晕脉虚，血虚发晕脉微，风中而晕脉浮数，寒中而晕脉弦紧，劳力而晕脉有尺浮洪，此晕脉之大略也。若病似血晕，脉反短；似气晕，脉反浮；似痰晕，脉反涩；似火晕，脉反迟；似湿晕，脉反劲；似暑晕，脉反实；似血虚发晕，脉反滑；似气虚发晕，脉反大；似中风而晕，脉反沉紧；似中寒而晕，脉反微缓；似劳力而晕，脉反细实，是皆脉证不合，历验之而信其为痧也。

十、痧脉决生死法

痧脉脉微细者，生；实大急数者，重；洪大无论者，凶。一部无脉者，轻；一手无脉者，重；两手无

脉者，危。六脉无根，放痧服药不应者，不治。诸怪脉现，放痧服药不应者，死。

丹溪治杂症以气血痰为先，痧胀何能离此。痧有气寒者，为喘急，为胀满者，为呕哕，为头眼胀，其痛紧，脉必洪数，属阳。有气闭者，为昏冒，口噤目翻，厥冷，虽痛口不能言，脉必沉伏，属阴。痧有血热者，为烦躁，为紫斑，为头面赤，为衄口出红沫，脉必实大，属阳。有血阻者，腰痛胁痛，攻心痛，手足青紫，脉必紧劳，乍大乍小，属阴。痧有痰壅者，喉中漉漉有声，吐咯不出，呕吐酸水清涎，脉必弦滑，属阳。有痰厥者，卒倒，手足厥冷，肌肤芒刺，遍身青筋，坐卧不能转侧，脉必微细，似有似无，属阴。亦不能谓阳痧则生，阴痧则死。痧有脉伏三日，亦得救活者，在得其窍而已。

古书所载屋漏雀啄，诸怪脉现者死，脉代者死，而痧胀之脉，都有类诸死脉者，尚可挽救万一，毋执常脉而轻弃之也。

十一、论用吐下诸法

伤寒食未化，下之太早，反引寒邪入胃，变为热邪，固结所食，乃成结胸。若痧症，新食以吐为先，至所食既久，骤然痧胀，虽食消未尽，下之无碍。盖因痧本火毒在肠胃，肠胃部分肌肉作肿作胀，盘肠绞痛，遍及脏腑，故外宜刮放以泄毒于表，内可即下以攻毒于里，则肿胀自当潜消，食积因之通利，非有寒邪入胃，变成结胸之可忧也。但下之必兼消散食积，又宜以渐而进，中病即止。【食在胃中，停滞不化，若误下之，食塞胃之下口幽门，截然中断，犯之多死，食虽既久，仍当探吐。曾见食已一周时，犹能探吐而出，若吐而无食，则已入肠，始可攻下。】

霍乱症恶心肚痛，上吐下泻，泻如水注，此感受暑火暴发，升降不利，清浊不分，所泻皆五脏津液，宜急用五苓散，或胃苓汤以分利阴阳，清暑火之气。有夹食积者，亦不可过下，恐津液暴涸，元气损伤也。更有吐泻无物，亦有上下关闭关，竟不吐泻者，为干霍乱。惟心腹绞痛，令人立毙，急以炒盐汤探吐，通则可救。即定后周时勿进粒米，得食复发，慎之。至如呕尽泄空倦极，当用六和汤调理。

十二、治沙要法

用药必须详辨脉证，不可轻率。而手法不明，药亦不能速效，故手法为治痧之要。

一曰焠　痧在肌表有未发出者，以灯照之，隐隐皮肤之间，且慢焠。若既发出，细细红点，状如蚊咬，粒如瘄麸，疏则累累，密则连片，更有发过一层，复发两三层者。焠法：看其头额，及胸前两边，或腹上及肩膊处，照定小红点上，或以纸条，或将灯草，微蘸香油点灼焠之，即时爆响，便觉胸腹宽松，痛亦随减。

二曰刮　痧在皮肤之内有发不出者，则用刮法。若背脊、颈骨上下及胸前、胁肋、两肩臂弯，用铜钱或碗口，蘸香油刮之。在头额、项后、两肋臂、两膝腕，用棉纱线或苎麻绳，蘸香油，戛见红点血痕起方止。大小腹软肉内，用食盐以手擦之，痧既刮出，痛楚自轻。

三曰刺　凡痧有青筋紫筋，或现于数处，或现于一处，必须扶病者起立，用针刺之，去其紫黑毒血，然后据痧用药。刺以银针为佳，银性最凉，入肉无毒。【忌用热汤洗澡，愈洗愈将毒气赶入腹内，若用温水拍打痧筋，则不以为嫌。】

十三、放痧有十处

（一）在头顶心百会穴　只须挑破，略见微血，以泄毒气，不用针入。

（二）在印堂　头痛甚者，用针锋微微入内，不必深入。

（三）在两太阳穴　太阳痛甚者，用针入一二分。

（四）在舌下两旁　惟急喉风、喉鹅证宜刺，急令吐出恶血，不可咽下。【《松峰说疫》：舌底视有紫泡、紫筋，用针挑出恶血。】

（五）在喉中两旁　惟虾蟆、大头瘟宜刺。

（六）在双乳　乳头垂下尽处，是穴名乳中。此处不宜轻刺，不如看有青筋在乳上下者刺之。

（七）在两手十指头　其法用他人两手，将病者之臂扐下，不计遍数，捏紧近脉息处，刺十指顶血出。

（八）在两臂弯外侧　名曲池穴。先以温水拍打，其筋自出，然后针刺。

（九）在两足十趾头　治法与手指同。

（十）在两腿弯内侧　名委中穴。惟此处可深入寸许，又腿湾上下前后，细看有青筋、紫筋，名曰痧眼，即用针迎其来处刺之。如无，用温水拍打，痧筋自出。腿上大筋不可刺，刺亦无血，令人心烦。腿两边硬筋不可刺，刺之恐令筋吊。臂弯筋亦如之。

十四、手经脉及主治

（一）手少阴心经穴　止于少冲，在手小指内侧端，去爪甲角如韭叶。刺一分，留一呼。

主治热病，烦满上气，心火上炎，眼赤血少，呕吐血沫及心痛，冷痰少气，悲恐善惊，口热咽酸，胸胁痛，乍寒乍热，臑臂内后廉痛，手挛不伸。《乾坤生意》云此为十井穴。凡初中风跌倒，卒暴昏沉，痰涎壅满，不省人事，牙关紧闭，药水不下，急以三棱针刺少商、商阳、中冲、关冲、少泽及此穴，使血气流通，乃起死回生急救之妙穴。

（二）手太阳小肠经穴　起于少泽，在手小指外侧端，去爪甲角一分陷中。《甲乙经》曰：在小指之端，去爪甲一分陷中。刺一分，留二呼。

主治痎疟汗不出，喉痹舌强，心烦咳嗽，瘰疬臂痛，颈项痛不可顾，目生翳。

（三）手少阳三焦经穴　起于关冲，在手无名指外侧端，去爪甲角如韭叶。刺一分，留三呼。

主治头痛口干喉痹，胸中气噎不食，肘臂痛不能举，目昏昏。一云：主三焦邪热，口渴唇焦口气，宜泻此出血。

（四）手厥阴心包络经穴　止于中冲，在中指端，去爪甲如韭叶陷中。刺一分，留三呼。

主治热病汗不出，头痛如破，身热如火，心痛烦满，舌强痛，中风不省人事。

（五）手阳明大肠经穴　起于商阳，在手食指内侧，去爪甲角如韭叶。刺一分，留一呼。

主治胸中气满喘咳，热病汗不出，耳鸣耳聋，寒热痎疟，口干颐肿，齿痛目盲，恶寒，肩背肢臂肿痛相引，缺盆中痛。

曲池　在肘外辅骨屈肘曲骨之中，以手拱胸取之。刺七分，留七呼。主治伤寒振寒，余热不尽，胸中烦满热渴，瘰疬颠疾，偏风半身不遂，风邪泣出，臂膊痛，筋缓无力，屈伸不便。

（六）手太阴肺经穴　止于少商，在手大指内侧，去爪甲角如韭叶，白肉际宛宛中。刺一分，留三呼五吸。宜用三棱针刺微出血，泄诸脏之热。

主治烦心呕哕，心下满，汗出咳逆，痎疟振寒，腹胀肠满，唇干唾沫，饮食不下，寒栗鼓颔，手挛指痛。

尺泽　在肘中约文上屈肘横文，筋骨罅中动脉。肺实泻之，刺三分，留三呼。

主治呕吐上气，喉痹鼓颔，心烦，身痛不得汗，舌干，咳唾脓血，心痛气短，痎疟汗出，中风，肩背痛，洒淅寒热，风痹肘挛，四肢肿痛不得举，胁痛腹胀，小便数溺色变遗失无度，筋急。

十五、足经脉图

（一）足厥阴肝经穴　起于大敦，在足大指端，去爪甲如韭叶及三毛中。【足大指爪甲后为三毛，毛后横纹为聚毛。】一云：内侧为隐白，外侧为大敦。刺二分，留十呼。

主治卒心痛汗出，腹胀肿满，中热喜寐，五淋七疝，小便频数不禁。病左取右，病右取左。

（二）足太阴脾经穴　起于隐白，在足大指内侧端，去爪甲角如韭叶。刺一分，留三呼。

主治腹胀满不得卧，呕吐食不下，胸中痛，烦热暴泄，衄血，尸厥不识人，足寒不得温，小儿客忤惊风。

太白　在足大指后内侧核骨下，赤白肉际陷中。刺三分，留七呼。

主治身热烦满，腹胀食不化，呕吐泻痢脓血，腰痛，大便难，气逆霍乱，腹中切痛，肠鸣，膝股胻酸，转筋，身重骨痛。

（三）足阳明胃经　止于厉兑，在足大指内次指端，去爪甲角如韭叶。【足中指赤阳明气血所发。】刺一分，留一呼。

主治尸厥口噤气绝，状如中恶，心腹满水肿，热病汗不出，寒热疟不食，恶风鼻不利，多惊发狂，好卧足寒，膝膑肿痛。

解溪　在冲阳后一寸五分，足腕上系带处陷中。一曰：在足大指、次指直上，跗上陷者宛宛中。刺五分，留五呼。

主治风气面浮头痛，厥气上冲，喘咳腹胀，颠疾烦心，悲泣惊瘛，转筋霍乱，大便下重，股膝胻肿，又泻胃热，善饥不食，食即支满腹胀。

三里　在膝眼下三寸，胻骨外廉，大筋内宛宛中。坐而竖膝低跗取之，极重按之，则跗上动脉止矣。刺五分，留七呼。

主治胃中寒，心腹胀痛，逆气上攻，脏气虚惫，胃气不足，恶闻食臭，腹痛肠鸣，食不化，大便不通，腰痛膝弱不得俯仰，小肠气兼阴交，治中邪霍乱。

乳根　在乳中一寸六分，去中行四寸陷中，仰而取之。刺三分，留三呼。主治胸下满痛，臂痛，乳痛，凄凄寒热，霍乱转筋。

（四）足少阴肾经穴 起于涌泉，在足心陷中，屈足卷指宛宛中。刺三分，留三呼。

主治尸厥面黑，喘咳有血，目视慌慌无所见，善恐，心下结热，风疹，风痛，心痛不嗜食，男子如蛊，女子如妊，咳嗽，气短，身热，头痛，胸胁满，小腹痛，肠澼泄泻霍乱，腰痛，大便难，转筋，足胫寒痛，热厥，五指尽痛，足不践地。

（五）足少阳胆经穴 止于窍阴，在足小指内次指端，去爪甲如韭叶。刺一分，留三呼。

主治胁痛，咳逆不得息，手足烦热，汗不出，口干，头痛，转筋，肘不能举。

（六）足太阳膀胱经穴 止于至阴，在足小指外侧，去爪甲角如韭叶。刺一分，留五呼。

主治风寒头重鼻塞，胸胁痛，转筋，寒疟，汗不出，烦心，足下热，小便不利，失精，脉痹，从足小指起牵引上下。

委中 在腘窝中央，约文动脉陷中，伏卧屈足取之。刺五分，留七呼。

主治太阳疟从背起，先寒后热，熇熇然汗出难已，头重，转筋，腰脊背痛，半身不遂，遗溺，小腹坚，风痹，髀枢痛，膝痛，足软无力。凡肾与膀胱实而腰痛者，刺出血妙；虚者不宜刺【春月不宜刺出血】。此穴主四肢之热。委中者，血郄也。凡热病汗不出，小便难，衄血不止，脊强反折，瘛疭颠疾，足热厥逆不得屈伸，取其经血立愈。

以上诸穴，皆合左右手足言。一曰针刺手足，即指顶亦可。

百会穴 【系于督脉】在前顶后一寸五分，顶中央旋毛心，容豆许，直两耳尖上对是穴。刺二分。

主治头风头痛，耳聋鼻塞，中风言语蹇滞，口噤不开，或多悲哭，偏风半身不遂，风痫卒厥，角弓反张，吐沫，心神恍惚，惊悸，健忘，痎疟，小儿风痫。一曰：百病皆治。【囟门后一寸五分为前顶，前顶后为百会，勿误以囟门为百会也。】

印堂 在两眉中间。王本云即攒竹误。攒竹属太阳膀胱经，在精明穴之上，眉头陷者中。

左金津 右玉液 在舌下两旁紫脉。

阴交【系于任脉】在脐下一寸，三焦募也。主治绕脐冷痛。兼三里，治中邪霍乱。

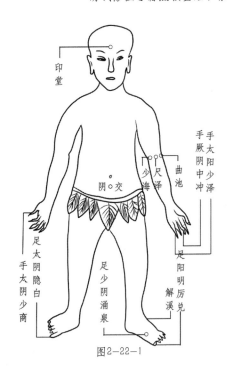

图2-22-1

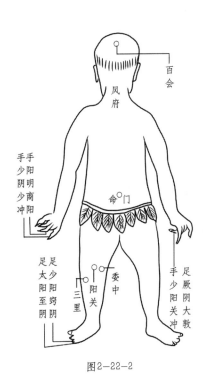

图2-22-2

十六、辨诸痛似痧

腹痛不一，有食有气，有火有冷，有虫有积，俱似痧非痧，不可无辨。食者，失饥伤饱，聚中脘作痛，其证遇食即痛，胸膈饱闷，似痧者一，然按脉气口必然有力可辨。若因冷食入胃，食与寒气相搏于中，则心脾郁结，胸胁满闷，中脘作痛，似痧者二，然按脉气口必然无力，但有嘈杂冲胸，嗳气吞酸可辨。气者，因怒气所伤，不得发越，胸膈气塞，冲击心脾，呕逆恶心，吐不能出，其疼手不可按，坐卧不定，奔走叫呼，似痧者三，然按脉两关必然洪大，余部俱必应指，及刮之无痧，痧筋不现可辨。火者，因热作痛，胃火上逆，呕吐酸水，必然口渴欲饮，饮入即吐，其证手足温暖，面带阳色，似痧者四，然按脉六部洪数，又与痧类，必看痧筋，兼用刮法可辨。冷者，久属虚寒，沉寒作痛，其脉必然平软，似痧者五，但饮热则安，饮冷痛发可辨。虫者，胃脘疼痛，有如刀触，痛极按心，搔爬难定，兼之脉息无伦，徐疾不一，似痧者六，然虫积必有因，各有所喜，或泥，或酒，或茶叶，或糖物，食之便安。若遇槟榔、五灵脂杀虫等物，或药性力薄，不能驱逐，势必咬齿，翻动肠胃，更加疼痛可辨。积者，旧有宿积，聚结肠胃，忽因行动，作疼作痛，似痧七者，然痧筋不见，刮痧无影可辨。如是辨之的确，方知痧痛详明，然又有兼痧者，将论脉阅筋而加察焉。

十七、论胀

胀者，气之闭也。气为毒壅，故作肿作胀，所以治痧当先治气。如食阻其气于上则吐之，食壅其气于中则消之，食化而结气其下则导之。凡诸积之阻滞者，大抵皆然。凡下窍闭者多上吐，或吐蛔，或吐血，当导气于下；中窍闭则下泄，或泻水，或泻蛔，当行气于中；上窍闭而复升则作闷，或头疼，或上肿，俱当用清凉引下之。至如气为毒壅，必伤血分，血为毒凝，活血为上，以红花、泽兰为主。血为毒壅，破血为先，以延胡索、桃仁为主。血为毒聚且结，败血为要，聚以苏木、茜草为主。结以五灵脂、降香为主。盖治痧必兼治血，血活毒气行，血破毒气走，血败毒气散。轻者用药不可重，重则恐伤本原，重者用药不可轻，轻则治之不效也。

十八、治痧无补法

痧者，天地间厉气也。壮实者有痧证，饮热酒热汤而变，虚弱者亦然，发痧又何论人之虚实乎？夫惟实者犯之，固当以有余治，虚者亦即以有余治。盖

其有余者非有余于本原，乃有余于痧毒也。故用药克消，病自当之，中病即已，于本原依然无恙，可见痧无补法矣。【治痧散去五六，尚存三四，用药之法，虽宜尚重痧证，又当顾虑本原，至略存一二，尤宜保护本原，稍治其痧。不然，岂不有误于不足之证乎？】

十九、治痧宜通大小便

痧证危急，大便不通，急宜放痧而攻之；小便不通，宜放痧分利之。伤寒食未化，下之太早，反引寒邪入胃，变而为热，热邪固结，所食不能消化，乃成结胸。痧胀积食未消，下之无害。盖痧毒在肠胃，作肿作胀，盘肠作痛，故外宜用刮放以泄毒于表，内可即下以攻毒于里，则肿胀潜消而食积亦通矣，小便之通，亦所以宣蕴热也。

二十、痧筋不现治法

痧筋有现者，毒入于血分，人知刺而放之。有乍隐乍现者，毒入于气分，人知俟其现而放之。有微现者，乃毒之阻于气分，虽刺之无血，有亦点滴而已，治疗之法，宜通其肠胃，而痧筋自现，然后放之。有状而不现者，乃毒之结于血分，人受其害而不觉，必从其脉之不合于证而辨之，必取其所发之病在缓。所见之证候更候有甚急者，即病与证之不合，又可辨其为痧。治疗之法：结于血者，用桃仁、红花、童便之类以散之；结于食者，新食用盐汤或矾水以吐之，食久用萝卜子、山楂、麦芽之类以消之；结于痰积者，用陈皮、杏仁之类以治之；积痧阻者，用槟榔、大黄之类以驱之；痰血凝结，昏迷不省者，用菜油二两、麝香一分以灌之。审其无食积、血痰阻于中，或阴阳水，或泥浆水，或细辛水，或白砂糖梅水，择一种用之。有痧毒方发，遇恼怒气逆，伤肝作胀，用理气药以顺之。有误饮热汤，痧筋不现，急饮冷水以解之，然后再刮再放，痧毒皆渐消也。故放刮未尽，血肉之毒犹在，不可归咎于药之无功。放刮数次不愈，伏毒盘踞脏腑，即当用药治之，又不可徒恃乎放刮也。

二十一、用药大法

痧气壅遏，未有不阻寒于中，故作痛作胀，用荆芥、防风之类，从表而散；用青皮、陈皮之类，从中而消；用枳壳、大黄之类，从大便而下；用木通、泽

泻之类，从小便而行；用山楂、卜子之类，所以治其食之阻；用银花、红花之类，所以治其血之壅；用槟榔、莪术之类，所以治其积之滞也。

二十二、用引经药

手太阳小肠、足太阳膀胱　宜藁本、黄柏，少用羌活。

手少阳三焦、手厥阴心包络，足少阳胆，足厥阴肝　宜柴胡、青皮，少用川芎。

手阳明大肠、足阳明胃　宜葛根、石膏，少用白芷，忌升麻。

手太阴肺　宜葱白，少用川芎，忌升麻；

足太阴脾　宜酒炒白芍，忌升麻。

手少阴心　宜独活、细辛。

足少阴肾　宜独活盐酒炒，忌桂枝。

二十三、食品宜忌

痧忌热汤、热酒、粥汤、米食诸物。如误食之，则轻者必重，重者立毙，吃米食诸物，结成痧块，甚难救疗。宜忌不可不审也。

食宜　生王瓜、灯心汤、生慈茹、荸荠、苹果、西瓜、藕、梨、青盐佛手。

食忌　龙眼、大枣、菱、瓜、桃、梅、杏、李、糖食、面、面筋、粉皮、索粉、米团、糯粽、醋、酒、辣酱、花椒、胡椒、芥菜、姜、葱、韭、大蒜、鸭、鸡、鱼、虾、猪肉、羊肉、狗肉、牛肉【尤忌】、烟、茶。

待痛止后，知饿方可吃饭汤、清水、米粥、米糊汤，亦宜少用，且须冷吃，不然则复发。

二十四、痧胀简便救急方

荞麦炒焦去壳，为末，温汤调三钱服。【荞麦与皂矾相反，服荞麦后药中忌服。】

芦栗子，或用梗，煎汤，待冷服。

凉水、滚水各半冲服。

河水、井水各半冲服。

细辛为末，同砂仁汤冷服，治气阻受寒痧。

晚蚕砂为末，滚水调，候冷服。

羊粪一把，将滚水泡，以碗口封合一时，滤去渣，服之。

白砂糖搅梅水服。

童便饮碗许。

绿豆煎汤温服，绿豆粉泔水亦可。

麻油一盏灌下。

芦柴根煎汤，微温服。

菜油二两、麝香一分，昏迷不醒欲死，调下立苏。

萝卜子煎汤，温服。

伏龙肝【灶釜底泥】泡水饮，止呕吐。

陈樟木、陈皮等分，东壁土水煎，连饮三四服。

生豆腐浆饮一碗。

丝瓜叶捣汁饮，又可止霍乱。

生黄豆细嚼，有痧患者，不豆腥气。

烧盐汤灌下探吐，或盐放铲刀头烧红，淬水中饮。

明矾为末，阴阳水调服，亦可探吐，多则用三钱。

生芋艿，有痧患者，食之变甘。

掘新萝卜，捣汁饮。

用银硃点眼角。

以上诸方，用之有效有不效，然有益无损，简便易行，随人选用可耳。

二十五、杂症救急法

杂症之与痧有关系者，其原因众多，兹摘救急法数条如下，以备采择而善用之焉。

（一）治中恶法

《赤水元珠》曰：中恶者，无故忽病倒是也，多得之于道中，及早晚在门外。此以猝受非节之气，使人心腹绞痛，气冲心胸，不急治则死。磨京墨一盏，热汤服之，或盐汤探吐亦可。如睡卧间，忽然而绝，亦是中恶之候。脉应指，心头缓者，捣菖蒲汁灌之。如口噤，用菖蒲末五分，安舌底，又吹入两耳及鼻中，则苏。

《准绳》曰：妊妇中恶，一味金银藤煎汤服之。凡中恶者，不得近前叫唤，但唾其面，即咬脚跟及拇指，略移动卧处，徐徐唤之。原无灯，不可用灯照。待少醒，以皂角末吹鼻取嚏。男子中恶，身有青痕作痛，用金银花二三两，煎汤饮之，极效。

（二）治中臭毒

《医通》曰：臭毒，俗名发痧，由中臭秽而然。其候腹痛或上连头额，或下连腿及委中俱痛，欲吐不吐，欲泻不泻，或面青脉伏，或面紫脉坚，以生黄豆与嚼，觉香甜者即是，觉腥者非也。有病死少间复苏者，有腹痛绵延数日不已者，有误认食积，屡攻不应，迟至日久而死者，此阴邪秽气郁遏胃中所致。余尝用利气药以散秽浊之气，用香附一味，童便浸晒为末，服之立效，或越鞠丸、沉香降气散亦佳。但凡臭毒腹痛，脉或伏，或细小，或弦劲，或带促急，皆阴逆阳伏之象，不可误认阴寒而投热药，为害不可胜言。即砂仁、生姜，辛温散窜，皆当忌之；热汤、热酒亦不可饮。热则上冲，莫制也。如见面青唇黑，脉劲搏指，厥逆喘促者，多不可救。

（三）治霍乱

仲景曰：邪在上则吐，邪在下则泻，邪在中焦则既吐且泻，此急病也。《合参》曰：用香油以细碗边蘸刮胸背项臂，以行气血，极妙。《准绳》曰：有宜吐者，虽已自吐利，还用吐以提其气，或白矾汤，或樟木汤。《三因方》吐法：用极咸盐汤热饮令吐亦妙。

切莫与谷食，虽米饮一呷，入口即死。必待吐泻尽，过二三时，直至饥甚，方与稀粥，以迟为妙。《赤水元珠》曰：霍乱已死，腹中尚暖，气未绝者，用盐填脐中令满，大炷艾灸三五七壮，可苏。吐泻已透，而余吐余泄未止，腹有余痛者，一味报秋豆叶煎服，干者尤佳。

（四）治干霍乱

《准绳》曰：干霍乱，忽然心腹胀满绞痛，欲吐不吐，欲泻不泻，躁乱愦愦无奈，俗名绞肠痧是也。古方用盐熬调以童便，不独降火，兼能行血，诚为良法。《合参》曰：阴阳水和炒盐少许，搅匀令饮探吐，不吐再饮。

（五）治霍乱转筋

陈无择曰：转筋者，以阳明养宗筋，属胃与大肠，今暴吐下，精液顿亡，宗筋失养，必致挛缩，甚至舌卷囊缩而难治也。《生生子》曰：转筋，扁豆叶汁入米醋服之效。转筋时以盐擦患处三十五匝，虽皮破无碍，可效。转筋不住，男子以手挽其阴，女子以手牵其乳近两边，此千金妙法也。仲景曰：治转筋入腹，鸡屎白炒为末，方寸匕，以水六合和温服。《圣济总录》曰：用苦酒或盐汤以絮纳之，煮裹患处。转筋入腹及通身转者，不治。

（六）治射工毒

江南溪涧中有毒虫，名曰射工。含沙射人，遇水中影，人即染病，寒热顿作，头疼目痛，筋急体强，呼吸闷乱，状如伤寒，土人曰此痧病也。用真正玉枢丹，磨服一锭即安。又寒热发疮，偏在一处，方用红苋茎叶，捣汁饮一升，日再服，以渣敷之。马齿苋同。惟鹅喜食此虫，邻近人家以多蓄鹅为贵。

（七）治瘴气法

闽广山岚瘴气，俱出自毒蛇、恶兽吐焰而成。凡行山路，见有一阵黑气飞过，急忙伏地，掩其口鼻，俟过再行，则无妨碍。若受其毒气，即腹痛寒热，唇脸指甲青紫，急用平胃散，加槟榔、紫苏、半夏、葱、姜煎服，汗出为度，用玉枢丹亦妙。

凡岭南烟瘴之地，溪中多毒，有砂虱、水弩、射工、蜮、短狐、虾须，此类俱能含沙射人。被其毒者，寒热交至，百体分解，肢节痛酸，似伤寒初发之状。彼土人治法，以手扪摸痛处，用角铜入肉，以口吸出其沙，外以大蒜煨熟捣膏，封贴创口即愈。诸虫惟虾须最毒，若不早治，十死八九。其毒深入于骨，状如虾须疮类疔肿。彼地有鹩鹊鹧鸪等鸟，专食诸虫，以此鸟粪煅灰服之，及笼此鸟于被毒病人身畔吸之，其沙闻气自出而病愈矣。

二十六、备用救济良方

玉枢丹—名紫金锭

[主治] 治瘴气蛊毒，解恶药服砒，毒菌河豚、死牛马肉、狐狸、鼠、莽之毒，蛇犬恶虫所伤，一切痈疽发背，诸疮瘾疹，赤肿诸瘤，不服水土，随手取效。

[药品] 山慈菇俗名金灯笼，去皮，焙，二两 文蛤一名五倍子，搥破，洗，焙净，三两 红芽大戟去芦，焙干，二两五钱 千金子一名续随子，去壳，研去油，取霜，一两 麝香研末，三钱

一方加明朱砂水飞，三钱为衣。

[服法] 每用一锭，生姜汁、薄荷煎汤研服，井花水冷磨亦得。孕妇忌服。阴阳二毒，伤寒心闷，狂言乱语，胸膈壅滞，邪毒未发，并瘟疫、山岚、瘴气、缠喉风、痧胀腹痛，冷水入薄荷一小叶，同磨下。急中风癫，鬼胎鬼气，用无灰酒下。缢溺心头暖者，及惊死鬼迷未隔宿者，并冷水磨细，急灌下。蛇、犬、蜈蚣伤，冷水磨涂伤处。新久诸般疟疾，临发时桃柳枝煎汤磨下。小儿急慢惊风、五痫、二痢，牙关紧急，蜜水、薄荷叶同磨下，并涂牙关。牙痛，含药少许吞下。汤火伤，东流水磨涂。打扑伤损，炒松节无灰酒下。年深日久头痛、太阳痛，用酒磨浓涂纸下，贴太阳穴。诸般痛疾，口喎斜，唇眼掣，及夜睡流涎，言语蹇涩，卒中风口噤，牙关紧急，筋脉拳

缩，骨节风肿，手足疼痛，行立艰辛，风气疼痛，并用酒磨下。痈疽发背未破之时，用凉水磨涂痛处，并服，良久觉痒即消。

普济消毒饮

［主治］泰和年间，民多疫厉，初觉憎寒壮热体重，次头面肿甚，目不能开，上喘咽喉不利，舌干口渴，俗称大头伤寒。诸药杂治，终莫能愈，渐至危笃。东垣云：身半以上，天之气也，邪热客于心肺，上攻头面而为肿耳。因制此方，活者甚众。

［药品］黄芩酒炒 黄连酒炒，各五钱 生甘草 元参 板蓝根 陈皮去白 连翘各二钱 桔梗 薄荷各五分 牛蒡 大黄各三钱 马勃一钱 天虫炒 升麻 柴胡各七分 川芎 防风各八分

［服法］共为细末，半用汤调，时时服之；半用蜜丸噙化，服尽良愈。或用水二碗，煎一碗，食远温服。

益元散

［主治］消暑热，利小便，止渴除烦、降火利窍之药。

［药品］滑石①水飞，六两 粉甘草一两，为末 一方加朱砂，名辰砂六一散。

［服法］治小儿身热咳嗽，微带惊风，用灯心汤调服，屡屡有效。

硫矾丸

［主治］有小年病痧，或十日半月，或一年半载，发则痛不可忍，叫喊惊人，随即晕死，或用酸灰熏鼻，或盐汤探吐，并用华佗危病方，略得解醒，后服此丸，遂得永愈。予屡行而屡效，真神方也。

［药品］明矾 硫磺各四两，先将二味入罐内，用豆腐浆同煮一昼夜，取去豆腐等渣，仍入罐，慢火熬至干燥，罐盛二药，埋在地内，深三尺许，三昼夜取出，矾硫俱化为紫金色，最下一层有泥渣，不用 茯苓 山药各三两，二味同在锅内蒸，取出晒干，露一宿 当归酒洗，炒 白蒺藜酒浸一宿，炒，各四两 乌药略炒，三两 杏仁去皮尖，焙，一两五钱 陈皮盐水炒，一两 小茴香炒，一两 半夏水浸一宿，次日入姜汁二两、明矾五钱、角刺一两，切碎同煮，多用水煎干，取煮净半夏二两

［服法］共为细末，同制矾硫，用胶枣肉，丸绿豆大。每清晨白滚汤服一钱五分，临睡服一钱。

华佗危病方

［药品］吴茱萸 木瓜 食盐各五钱

［服法］用炒焦，用砂罐盛水三钟煮，令百沸，

随病人冷热任意服之。

炼石丹

［主治］痧胀通用。

［药品］千年石即陈石灰，一两 松根石即琥珀，三钱 水滑石即滑石，二两

［服法］水滴丸。表里烦躁者，青黛为衣；眩晕心闷者，朱砂为衣。每服二钱，芦粟汤下。

如圣散

［主治］治当心痛，遍身骨节牵痛，或呕吐恶心不时发者，兼治疝气、荣根。

［药品］枳壳三两 小茴香三钱 盐砖烧红，三分

［服法］共为末，服三钱。

仙方脑麝丸

［主治］治山岚瘴气，荼痰酒渴，除伏暑，退心热，止喉疼，开目雾，及赤白等痢，一切火证。

［药品］黄药子 白药子各三两 天花粉二两 川连一两 广木香三钱 沉香三钱 麝香五分 片脑三分

［服法］用猪胆汁为丸，每丸重一分。瘴气痰渴，老年痰火，临卧时噙化三丸。暑天行路，常噙一丸，止渴消暑。如感大热，用五七丸，同好茶一撮、盐梅一个，擂碎，井华水调下。心热头疼目雾，噙化三五丸。赤痢用茅根汁擂七丸。白痢用茶梅擂服。

通灵万应丹 即塘西痧药，神效仙方

［主治］能治山岚瘴气，发痧肚痛等证。

［药品］茅山苍术色黑而小，有朱砂点者佳，米泔水浸软，切片，烘干为末，三两 丁香不拘公母，六钱 明天麻切片，焙干为末 雄黄透明者，研细，水飞 麻黄去节，细到，焙为末 朱砂研细，水飞，各三两六钱 真蟾酥九钱，好烧酒浸化 麝香上好者为末，三钱 锦纹大黄切片，晒干为末，六钱 甘草去皮，微炒为末，二两四钱

［服法］各为细末，以糯米粥浆和丸，如萝卜子大，用朱砂为衣，候干，收贮磁瓶备用。轻者用三丸，重者用七丸。纳舌下，少顷咽下，其痛即止。居家出行，尤宜常佩。孕妇忌服。中暑头眩眼黑及绞肠腹痛，一时闭闷不省人事及斑痧等证，先将二丸研细，吹入鼻内，或纳之舌下，少顷吞下，再灌六丸，阴阳水或凉水下。中寒骤然腹痛，阴阳反错，睡卧不安，手足厥冷，吐泻不出，卒然难过，治法如前。山岚瘴气，夏月途行，及空心触痧，口含三丸，邪热不侵。感冒风寒，恶心头痛，肚腹饱胀，及风痰等证，治法照前。痈疽疔毒及蛇蝎毒蛇所伤，捣末，好酒调敷，立见消愈。小儿发痘不出及急慢惊风，痰涎壅盛，并年老臌胀噎嗝等证，灯心汤或凉水加倍调服，

---

① 滑石：原书无，据益元散组成补入。

俱能有效。【此方不宜与玉枢丹一时并服，以甘草与红芽大戟相反，又灵宝如意丹。虽痧证极凶险者，取效甚灵。惟北平皮氏所制，最为道地而方未载。】

桃灵散

[主治] 通行气血。专治痧胀腹痛，手足拘挛，俗称蛛蜘瘟者。

[药品] 桃仁去皮尖，水研，沥干，用纱布包好，干灰中压一夜，三两　五灵脂生用，酒拌，晒干，二两　延胡索酒拌，晒干，二两　广木香生研，一两　广陈皮一两　滴乳香五钱　陈香圆炒，二两　没药五钱

[服法] 共为末。每服三钱，淡盐汤下，重者二服。孕服忌服。

八宝红灵丹

[主治] 痧证昏迷不醒。

[药品] 朱砂水飞，一两　明雄黄六钱　真麝香三钱　冰片三钱　硼砂六钱　礞石四钱　牙硝二钱五分　真金箔五十张

[服法] 共为细末。每服一分，极灵效。

丹平散

[主治] 辟秽散寒，通窍解毒。性味平和。相传昔年大疫，贵州丹平山雷震出此碑刻，故名之为丹平散，辛巳年施送经验。

[药品] 牙皂三钱　广藿香　白芷　广皮　贯仲　薄荷　生甘草黄　木香　桔梗　半夏各二钱　明雄黄　明朱砂各二钱五分　防风一钱　细辛三钱　枯矾一钱五分

[服法] 共为末。如有卒患昏晕、牙关紧急、手足麻木、咽喉肿闷、心腹疼痛等证，先用一分吹鼻，次用一钱。白芷开水冲服。再看前后心，如有红点，用针刺破，立愈。

卧龙丹

[主治] 治同上。

[药品] 灯草灰用青竹筒装紧，烧，存性，净重一两　大梅片一钱　西牛黄六分　麝香一钱　闹杨花　牙皂各三钱　细辛二钱

[服法] 共为细末，贮磁瓶内，勿令出气，临用取少许搐鼻取嚏。

神医七液丹

[主治] 治瘟疫疟痢、烂喉痧症、瘢疹伤寒、时毒痈疽。一切疮毒、暑风卒忤、霍乱吐泻、诸般痧气，一服得命，三服全愈。无论男妇老幼、胎前产后及血证，皆可服。

[药品] 滑水十二斤，研细，以生甘草三十两泡汤，浸，漂飞，以甘草汤尽为度，研极细，晒干为君。以后七液次第拌之，晒干鲜萝卜汁拌制过滑石，晒干，以下同　鲜佩兰叶　鲜紫苏叶　鲜藿香叶以上各三十两　鲜侧柏叶三十两，此难取汁，先将生藕

汁浸，同捣烂，方绞得出汁，拌滑石，晒干　鲜荷叶取新嫩者，同上法生大黄片三十味，用无灰陈绍酒一斤浸汁，捣拌，晒干，此丹成矣

[服法] 痢疾红者，用黑山栀一钱；白者，用姜三片，煎汤化服；痛痢、噤口痢，用广木香磨五分，开水化服；疟疾用生姜三大片、姜制半夏一钱煎服；烂喉痧并一切证，白滚汤化服。每服三钱，小儿减半。仓卒不能取药引，用开水化亦可。外证可有葱汁调涂。

寸金丹

[主治] 治赤白痢疾、霍乱吐泻、胸腹闷痛。

[药品] 香附子　川羌活　山楂肉　川芎　新会皮　前胡　干葛　紫苏叶　赤苓　广木香　薄荷　砂仁　茅术　赤芍　乌药　防风　广藿香　白芷　厚朴各三两　生甘草一两五钱　生蔻仁二两　枳壳　草蔻各一两　六神曲五两

[服法] 以上诸药晒干，磨为细末，飞辰砂一两为衣，丸如桐子大。每服三钱，用藿香汤送下。

辟瘟丹

[主治] 瘟疫暑毒。

[药品] 生甘草　金银花　绿豆各四两　净黄土一斤

[服法] 共为末，水捣石菖蒲为丸，如桐子大，每服三钱。痧疫行时预服之以辟瘟病，中暑毒者，连进三服，皆陈皮汤下。

风瘴辟瘟丹

[主治] 时疫痧瘴，老幼男妇皆同者。

[药品] 厚朴　苍术　羌活　防风　陈皮　枳实　香附　牛蒡子各一钱　槟榔　白芷各八分　藿香　川芎各五分　细辛四分　甘草三分

[服法] 姜葱煎服。无汗，加苏叶、薄荷；身重汗出加防己、石膏；口渴加葛根、天花粉；遍身疙瘩加兰叶、大黄、僵蚕；温疟加柴胡、半夏；肌肉发红紫黑斑加元参、大青、连翘；大便闭结加大黄；先中温又中暑加白芍、香薷；头痛加川芎；风温身体灼热加黄芩、黄连、栀子；咳嗽唾涕，头目昏眩加荆芥、金沸草。

牛黄八宝丹

[主治] 痧证及发斑发狂，浑身赤紫，痧后毒疡随消。

[药品] 元参瓦焙　明雄黄各五钱　羌活炒　川黄连土炒　犀角　羚羊角　川贝母炒，去心　乳香出汗尽　没药各三钱　青黛水飞　琥珀各二钱　珍珠四分　劈砂水飞，五钱　牛黄　冰片各二分

[服法] 上药制为细末，另用拣净银花、甘菊、紫花地丁各二两、甘草五钱、长流水五碗，砂锅慢火煎至

半，取汁绞滤清，桑柴熬膏，入炼蜜盏许，再熬粘箸，和前末丸，每丸三分。幼一丸，长二丸，蜜汤调服。

郁金丸

［主治］治痧症腹痛，一服见功，并治九种心疼。

［药品］五灵脂醋炒，一两 延胡索八钱 砂仁炒 生明矾各五钱 木香 郁金 明雄黄为衣，各二钱

［服法］神曲糊丸，卜子大。每服三十六丸，唾津咽下，或温水下。

润下丸

［主治］大肠燥实，二便秘结，痧毒壅盛者。不独润肠，兼利小便。

［药品］大黄酒制，四两 黑丑炒为末，二两

［服法］牙皂煎汁，丸凤仙子大。每服一钱，多至二钱为止，灯心汤下。不独润肠，兼利小便。

治膨香圆丸

［主治］或水或食或气，皆可治之。

［药品］萝卜子炒六两 陈香圆四两 香附醋制，二两 广皮去白 荆三棱醋炒 莪术醋炒 泽泻 茯苓各二两 山楂去核 青皮去瓤，各一两

［服法］神曲糊丸，豌豆大。每服五六十丸，米饮丸。

大羌活汤

［主治］《经》云：两感者死不治。一日太阳与少阴俱病，头痛发热恶寒，口干烦满而渴。太阳者，府也，自背俞而入，人所共知。少阴者，藏也，自鼻息而入，人所不知也。鼻气通于天，故寒邪无形之气从鼻而入，肾为水，水流湿，故肾受之。又云：天之邪气，感则害人五脏。以是知内外两感，脏腑俱病，欲表之则有里，欲下之则有表，表里既不能一治，故死矣。然所禀有虚实，所感有浅深，虚而感之者必死，实而感之浅犹或可治。

［药品］羌活 独活 防风 防己 黄芩 黄连 苍术 白术 细辛 炙草等分 知母 川芎 生地黄倍之

［服法］俱用片，每服共两半，煎一大盏热饮之，不解再服。此解利两感神方也。若痧证与此仿佛，可加减而选用也。

加减圣效散

［主治］伤寒时疫，风湿阴阳两感，表里未辨，或内热外寒，或外寒内热，肢节拘急，头项腰脊疼痛，发热恶寒，呕吐喘咳，鼻塞声重，及饮食生冷，伤在胃脘胸膈饱满，肠肋胀痛，心下痞结，手足逆冷，肠鸣泄泻，水谷不消，小便不利等症。东坡莅杭

时多疫，设此剂以活众。原名圣散子，今有与痧症相类者，疗之悉效。

［药品］卜子炒 砂仁炒 槟榔 陈皮 延胡各八钱 厚朴 防风 苍术 蒿木 ［藿香叶 柴胡 独活 石菖蒲 泽泻 枳壳 细辛各五钱 草豆蔻去壳，十个

［服法］共为粗末，每五钱，水盏半，煎一盏，去滓温服，取遍身微汗即愈。时气不和，空心饮之，可避邪疫。

失笑散

［主治］血迷心窍，不知人事，妇人产后心腹绞痛，及腹中瘀积血作痛者，男女惯发痧胀，服此永不再发。

［药品］五灵脂去砂，炒 蒲黄等分，炒

［服法］为末，每服一二钱，温酒调服。

白虎汤

［主治］温病身热自汗，口干，脉来洪大，霍乱、伤暑、发痧神妙。

［药品］石膏煨，五钱 知母三钱 甘草一钱 粳米一撮 加竹叶名竹叶石膏汤。

［服法］上药清水煎服。此为三阳经解表之药，切记有汗当施，无汗者当戒。盖无汗者必须柴葛升麻以解表邪，不可见其身热误用白虎，以郁遏其热，使之不得越也。

加味活命饮

［主治］一切痧后留滞热毒，发为疮肿、发背、疔疽。

［药品］银花 大黄各三钱 归尾 陈皮各钱半 花粉 赤芍 生地 薄荷 防风 白芷 贝母 甘草节 穿山甲土炒 乳香各一钱 没药 角针各五分

［服法］水二杯，入大瓦瓶封口煎，混服，侧睡，忌铁器酸味诸毒物。大溃勿服。毒在背加角针钱半，在腹加蒌仁二钱，在头面手足，加银花五钱。

熨脐方

［主治］治寒痧腹痛。

［药品］麝香三分 倭硫黄 公丁香 上肉桂 吴茱萸各一钱

［服法］共为细末，每用二分，青葱汁调匀，置脐中，外贴一小膏药，炒热麸皮熨之。

辟瘟香方

［主治］焚此香使烟气随鼻息出入，能将脏腑停滞洗涤一空，实可立起沉疴，杜绝传染。凡属蛇虫毒气，边方瘴疠以及六畜疫疾，皆可熏治。

［药品］苍术十二斤 白芷 山柰各八斤 桃枝十二斤，向

东南者 桂皮二斤 大茴香 檀香 甘松去净泥 香附 降香各三斤 乌头二斤，一名上附子 白蒺藜 贯仲 鬼箭各一斤 雄黄 雌黄各八两

[服法] 共切碎，晒干，春筛为细末，酌加香榆曲，以粘为度，用细竹丝为骨，合成线香。遇有病者，闭户，将此香或焚帐内，或焚床前均可。

以上诸方，皆试验良方，苟有力者，酌量采取，照方合送，功德无量。

二十七、辨唇舌胎

唇舌色黑者凶，色黄者重，色淡红者略轻。盖黄色内热，黑色热极，淡红色虽热，用药不可太冷。又要看有苔无苔，其证始有治法矣。

痧胀有别证之舌苔，舌苔非即痧胀之证。盖舌苔乃足阳明胃腑热极，气冲心胸，舌为心苗，故见苔，治宜石膏、黄芩、黄柏之类。若不先治痧，恐此等药又寒凝血分，反成大患，故先理其痧，后治舌苔可也。

二十八、治痧当绝其根

痧之为害，治之已愈，若一月未除，即复肆毒，又遍周身。如在表者已刮，在中者已放，而在内者少有未消，一吃热物，痧毒即由内而攻表。在内者已治，在中者已放，而在表者未刮，即复由外而攻内，表里俱治矣。而在中者未放，亦复传变表里。故治痧当绝其根。

痧气之所犯者，邪气胜夫天气，虽人壮实而不免。痧证多犯者，由元气虚，则邪气易感，是以有数患痧痛之人，非刮则放。而谓痧不可刺，刺即多犯尔。不知痧之易感，必由于胃气本虚，用绝痧方充其胃气，又用参芪大补之味以实之，则痧自断。然必痧证已痊之日，全无些须痧毒，然后可服以绝其根，否则断不可服，恐中有甘辛温热之味，反助其邪毒尔。

二十九、饮药方法

痧无食积瘀血，而痧气壅盛者，宜冷服。盖热毒之气在心膈者，随药而消。昏迷不醒，可以救刮放之不及。痧气壅阻于食积，而无血瘀者，稍冷服。痧有毒盛而血瘀者，微温服。夫云稍冷者，九分冷一分温也。云微冷者，八分冷二分温也。云微温者，冷者四分之三，温者四分之一也。

中篇　诸痧分治

一、痧症大意

观夫痧症诸书，美矣善矣，学者果能揣摩纯绎，遇病施治，自有得心应手之妙。但嫌神琐烦杂，难于记识，恐披览者，未必能诵忆而不忘也。故特编为俚句，附志于中，如诸穴部位，所属经脉，上中下部，大症以及不治之症，用药宜忌，一一分析详明。倘不嫌粗鄙，潜心读熟，自然了如指掌，亦足为后学之一助云而。

二、痧症诸穴部位歌

前顶心穴在顶心，眉间量至后发际，折半量来穴在中，囟会之下上星穴。两旁太阳明悬厘，神庭印堂上下分，眉梢尽处云丝竹，人中即是水沟称。枕骨之上名脑户，发际陷中是风府，争食塘间称哑门，颅息穴在耳后存。胸骨三支是紫宫，五支筋骨是膻中，中庭穴在六支取，中脘乳脐折半逢，脐上两旁章门穴，屈肘点下是其中。脐下板寸名气海，腹间诸穴从此终。肩窝陷中是肩井，凡看痧症先刮之。验痧是否可用针，臂臑肘上加七寸。曲池却在手臂弯，间使知其手陷中。大陵一穴诊脉侧，大指尖名大骨空，中指尖稍中魁穴，食空五虎小骨空。背脊一椎名百劳，二旁风门三肺交。四是膏肓心命五，七膈九肝魂门符。十一脾俞十二胃，十四椎中命门居。十六大肠十四肾，十八之旁小肠俞。十九膀胱二一环，末椎一节是长强。背穴两旁一寸半，惟有膏肓开三寸。百劳命门居中间，长强一穴末节终。环跳穴在腿髂内，内膝眼名阴陵泉。阳陵泉在外膝眼，腿弯之内是委中。下二寸半阳交穴，承山跗阳虎相逢。要和背脊旁分寸，须量患人中指中。

三、痧症诸穴所属经脉歌

天顶印堂脑风府，命门长强属督脉。任脉所属在膻中，中庭中脘气海是。手足三阳脉交会，却在百劳一穴中。手足阳明大肠胃，交会在于水沟穴。章门穴是厥阴经，小肠所属君须记。丝竹颅腮并肩井，属手少阳三焦经。手阳明之大肠经，臂臑曲池为所属。若云足少阳胆络，正在悬厘与阳交。背上风门并肺俞，膏肓膈腧并肝俞。魂门脾腧与胃肾，大肠小肠及白环。十二穴处一经属，俱足太阳膀胱经。

四、上部痧症歌及救治法（共二十种）

天顶头顶心胀紧，我刮顶心即可愈，如不愈时用艾灸，蒜瓣垫穴五七壮。颠折头摇如打折，面带麻木颠不休，香油钱刮脑户穴，针刺风府要认清。煎用砂仁槟榔木香藿香，木通粟梗加灯芯，日月太阳左右痛，寒邪入肺心胞胀。身麻眼酸呕酸水，刮刺悬厘并丝竹。蟹眼睛定凸出痛，两手大指抵眼眶，针刺印堂或指捻，捻出红斑轻针刺，头风满头脑俱疼，指捻印堂兼丝竹。鼻砧鼻寒有三症，吹鼻出涕刺水沟。蛇舌舌伸如蛇吐，心经受邪呕顽痰，刮两肩井刺舌尖，久则心偏或心病。羊舌舌伸左右，眼亦随舌偏一边，胸膈如闷身胀紧，随舌斜伸针刮肩。耳锁耳内如钟鸣，肾经受邪气不顺，鸣即耳聋刺风府，针刺肩井与悬厘。黑眼眼白变为黑，豨莶皮硝煎汤洗，若邪传臂两目昏，迎风泪下怕日明，渐成外胀目疾病，刮悬厘刺小骨空。白眼珠睛白膜遮，洗治俱同前黑眼。久怒必如伤木肝，身热精干必失明。黑齿肾经受邪气，针刺水沟刮臂臑。黑舌心经受邪气，刮臂臑穴刺舌中。锁喉耳下头项痛，喉风肩皮如刺疼，久则两手不能起，二症刮灸在颅腮。鹤顶眉心红色痛，心经受邪刺印堂。樱桃舌上生紫泡，黑泡邪甚治相同。以上上部诸痧症，与上颠折痧同用。

（一）颠折痧

头摇痛如打折，面带麻木，颠摇不止，此系感冒痧邪。人视为缓症，不放在心，如久不治，邪走心经，并舌麻木，舌尖吐出。

治法：当用香油钱刮脑户穴在枕骨上强间后一寸五分陷中，属督脉，禁刺，刺则令人哑，俗云脑门是也，用针刺风府穴在顶上入发际一寸两筋之间宛陷中，枕骨下五分，脑户下二寸是穴。若再下五分，是哑门穴，倘误针刺，则失音，俗云争食塘是也，属督脉。

药品用：砂仁　木香　藿香　槟榔　木通　芦粟梗等分

加灯芯三十寸，阴阳水煎。凡服煎剂，俱要微冷服，以下仿此。

（二）日月痧

两太阳痛，或右痛，或左痛，此系身受寒邪，日久不治，邪入心肺两经，心肺俱胀，胀则满身麻木，眼目酸痛，饮食不贪，吐酸呕水。

治法：用钱蘸香油刮悬厘穴_{在头上两旁，从额斜上头角下陷中是穴，属足少阳胆经，俗云两太阳是也}，针悬厘穴，再刺丝竹空穴_{在眉梢尽处，入发际陷中脉动处是穴，属手少阳三焦经}。凡用针刺，可浅而横斜，不宜深而直入，恐伤筋骨害人。用药同前。

（三）蟹眼痧

两眼睛定而凸出出痛，并满头胀痛。

治法：先用大拇指抵两眼眶上少顷，微针印堂穴_{在两眉中间属督脉，俗云眉心内是也}。又法，以指头在印堂捻出红斑，或紫斑，用针浅刺出血。用药同前。

（四）头风痧

满头满脑胀痛，此系外受风邪，内伤于食。

治法：先用两手指捻眉心印堂穴，再用针刺两丝竹空穴_{丝竹空穴见前}，只宜横浅，不宜直深。用药同前。

（五）蛇舌痧

舌吐出如蛇，伸缩不止，此系心经受邪，呕吐酸水粘痰。

治法：用香油钱刮两肩井穴_{在肩上缺盆陷中，大骨前一寸五分，以三指按之，当中指下陷中是穴，属手少阳三焦经，俗云肩窝是也}。此穴不宜针，只宜刮，刮透再刺舌尖。倘久不治，则令人笑，笑后心偏而发痴矣。用药同前。

（六）羊舌痧

舌尖伸左，眼亦偏左，舌斜伸右，眼亦偏右，此系肺经受邪，因脱衣先脱左，左受邪，先脱右，右受邪，先脱胸则胸膈闷痛，日久不治，则邪气下降，满身胀紧，多笑而成痴病矣。

治法：用针刺舌，斜左刺左，斜右刺右，用香油粘钱刮两肩井穴。用药同前。【别云：舌斜左刺右，斜右刺左，存参】

（七）耳镇痧

耳内响如钟鸣，鸣久则聋，此系肾经受邪，气脉不顺。

治法：用针刺风府穴_{在脑后入发际一寸两筋间，载在颞折痧内}，再以香油粘钱刮悬厘穴。用药同前。

（八）脑后痧

满后脑疼痛，属脑门受风邪之气，如误用表药，则顷刻可危。

治法：宜用针刺风府穴，用香油粘钱刮肩井穴，两臂臑穴。用药同前。

（九）黑眼痧

眼白变为黑，而系外皮受邪。用豨莶草、皮硝各一钱，阴阳水煎汤，一日洗三五次可愈。若日久不治，则邪传肾经，两目昏庸，迎风下泪，怕日羞明，渐成外障目疾。

治法：用油钱刮两悬厘穴，刺两小骨空穴_{在两手小指第二节曲节尖上，刺出血}。用药同前。

（十）白眼痧

眼珠白膜遮睛。此肾经受邪，亦用豨莶草、皮硝各一钱，阴阳水煎汤，洗三五次可愈。若久不治，倘再遇怒伤肝，身体发热，眼珠内胀，将珠睛劫干而失明矣。

治法：同黑眼痧。【按：别本无黑眼痧、白眼痧而有眼目痧，其言谓痧者，火毒也。若犯痧证，适与心立之火相合，故痧毒逆冲，最要防攻心之患。今少阴心君不受邪，逆犯厥阴肝母，故两目红肿如桃，甚则眼珠突出，最为凶险。然他症患目，惟在于目。若因痧为患，必然心中先觉烦闷，而目疾因之。苟不早治，轻则坏目，重则殒命。治宜先刺百会穴，以泄毒气，当放者放，当刮者刮，用清火活血顺气之药，如银花、茜草、连翘、山栀、枳壳、丹皮、赤芍、草决明，加牛膝、石斛、以引火归原，诚为良法。或再加童便，微冷饮之。】

（十一）黑齿痧

牙齿变为黑色。此系肾经受邪，心腹胀满，气喘发热，日久不治，为毒邪入骨，大寒大热而难治矣。

治法：宜针水沟穴_{即人中，在鼻柱下三分，须口内含水，则此上见凸珠是穴，属手阳明大肠、足阳明胃二经交会处}，用香油钱刮两臂臑穴_{在肘上七寸颗下高肉上大筋两骨罅陷中，平手取之，下得令拿，拿则手令急。其穴禁忌针刺，属手阳明大肠。凡人手臂有两节，上一节为肘，自肩胛而下，居中手臂湾为曲池穴，下一结尾臂，臂之下为手腕也}。

（十二）黑舌痧

舌上变为黑色。此系心经受邪，若日久不治则变焦色而硬，是为不治之证。

治法：针刺舌上中间出血，用油钱刮两臂臑穴。用药同前。

（十三）锁喉痧

耳下颈项作痛。此系睡卧受邪，枕上开口，漏风喉中，以致胀痛难食汤物。

治法：用油钱刮颊腮二穴_{在两耳后上骨筋络间，属手少}

阳三焦经，不宜针刺。左痛刮左，右痛刮右，不愈以艾灸垫蒜瓣，或五壮，或七壮。

（十四）喉风痧

喉下肩上，皮肉刺痛，此亦为外皮受邪。若日久不治则成漏肩风，两手举不起，亦有偏左左手不举，偏右右手不举，渐成半身不遂者。

治法：刮刺灸同上锁喉痧。一说颅腮作颅息在哑门两旁，哑门即争食塘也。

（十五）鹤顶痧

眉心红色刺痛，此系心经受邪，热毒上冲也。如凸起变为黑色者不治。

治法：急用针浅刺印堂穴在眉心中间属督脉，本忌针刺，只宜以手捻，捻至微肿方止，若见势重，不得已用针，宜浅横刺皮。

（十六）樱桃痧

舌上生紫泡，此系心经受邪。

治法：刺舌上紫泡，出血可愈。用药同前。

（十七）鼻砧痧

有左鼻塞，有右鼻塞，有双鼻塞三症，此系外受风邪。

治法：先用人马平安散嗅入鼻，如无鼻涕，再用灯芯打喷涕，再针水沟穴在鼻柱下三分，口中含水凸珠上是穴，属手阳明大肠、足阳明胃二经会处。用药同前。

（十八）黑泡痧

舌上生黑泡，此系心经受邪，毒气冲肺，极重，治若稍迟，则不可救。

治法：针刺同樱桃痧。

（十九）天顶痧

头顶心胀紧而痛，此系脾经受邪，毒中百会穴，日久不治，或误用药饵，必成痼疾摇头。

治法：用香油钱刮头顶心穴属督脉。如不愈，用蒜瓣垫穴上，以艾灸之，或七壮，或五壮，看人强弱而定。凡自前顶穴至肩井穴，不宜针刺，刺则令人寿夭。用药同前。

（二十）头痛痧

痧毒中于脏腑之气，闭塞不通，上攻三阳巅顶，故痛入脑髓，发晕沉重，不省人事，名真头痛，朝发夕死，急刺破巅顶，出毒血以泄其气，药惟破其毒气，清其脏腑为主。痧毒中于脏腑之血，壅瘀不流，上冲三阳头面，故肌肉肿胀，目闭耳塞，心胸烦闷，急则刺破巅顶及诸青筋，药宜清其血分、破其瘀阻为要。痧气慢者，上升于三阳头面，常觉头眩内热，或半边头痛，心烦不安，宜刮痧，不愈，用清凉之剂治之。【此条系见太仓鹤堤所辑之《痧证汇要》】

五、中部痧症歌及救治法共十六种

皮肤刺痛外受邪，刮臂臑穴与曲池，再刮间使大陵穴，针两中魁小骨空，药用砂仁木香藿香，槟榔粟梗木通灯灯芯。斜肩左右斜垂下，刮臂臑刺曲池穴，缩脚痧经受邪气，满身经络收缩痛，手足左右或独缩，刮臂臑刺阳交穴曲池。天泡痧邪有三症，或寒或热或俱来，间使大陵如黑痣，急以油线扎间使，若将黑泡至曲池，刺泡出血方能愈。反弓头脚俱仰后，肾经受邪脑凸前，刮肺俞并肾俞穴，曲池阳交紫块针。腰疼左右有三症，须刮命门刺中魁，红斑出汗冒风邪，刮臂臑间使池曲，大陵百劳膏肓穴，左右十二刮宜多。紫斑治法同红斑，黑斑五脏俱受毒，过时不治吐血死，先刮肩井与臂臑，膻中膏肓及命门，肾俞白环俱刮之，先刺阳交曲池穴，再刺大小中六指，如刺无血几不生，再刺十指阳交穴，此等是为五经痧，切勿胡言莫轻视。白线痧推手臂弯，刮两曲池刺中魁。黑线邪毒入骨髓，一遇寒颤毒上攻，双手推搒患者臂，刮刺背臑与曲池，直至间使大陵穴，还有肩井并刺之。黑线至肩已属险，攻至紫宫则不治。对胸当胸有筋起，青红紫黑刮针愈。

（一）皮肤刺痛痧

满身皮肤刺痛，此系外皮受邪。

治法：用香油钱刮臂臑二穴俗云手臂上头肩胛下是也，再刺曲池二穴即手臂弯上面辅骨交头尽出，以手拱胸，在横纹大陷中，属手阳明大肠经，又间使穴在腕上大横纹后三寸两筋间陷中，属厥阴心包络经，即臂上诊脉处，再上数寸，与外手侧支沟穴相对，又大陵穴在臂上离掌后一寸横纹两筋陷中，即诊脉处之旁，属手厥阴心包络。凡看病症，必先刮此四处，如刮透痧仍不散，再以针刺出微血，又刺两中魁穴在两中指尖出指甲三分、两小骨空穴在小指尖出指甲三分出微血。

药品用：砂仁五粒 木香三钱 藿香三钱 槟榔三钱 木通八分 粟梗三钱 加灯芯三十根，阴阳水煎，微冷服。

（二）斜肩痧

此系外皮受邪，左肩痛，则左肩垂下，右肩痛，则右肩垂下。如延久不治，手举不起，渐成半身不遂，若用官料方药反重。

治法：以三指拍两曲池穴，拍出紫块，刺出微血，再以香油钱刮两臂臑穴【在手臂上七寸，高肉上大筋两骨陷中】用药同前。

（三）阴阳痧

此种有四症，或半身冷，或半身热，或半身麻木，或半身难动，延久不治，则成半身不遂。

治法：以香油钱刮两臂臑穴、两肩井穴在肩上陷中缺盆骨上，即喉下胸前横骨至肩上，与骨尖对，属少胆经。凡看痧必先刮此以验是否，禁针刺，刺则令人闷，不省人事，用针刺两大骨空穴在两手大指尖、两中魁穴在两手中指尖是也、两小骨空穴在两手小指指尖是也、两五虎穴在两手食指尖甲三分，俱要刺出血，用药同前。【按：太仓孙鹤堤则谓痧之慢者，留滞筋络，为半身疼痛，为麻痹不仁，成为半身不遂痧。如见有痧筋，极宜刺破，然后用药以散其毒，活血以消其瘀，痧根即拔，其证渐痊。】

（四）缩脚痧

此系肺经受邪，有四症，小儿患者多，满身经络收束，手足拘挛，或左手，或右手，或左足，或右足独缩。

治法：先以三指拍曲池穴，阳交穴，拍出紫块阳交穴在两足膝后外踝骨上七寸，属足少阳胆经，俗云腿湾下外侧边是也。先以钱刮骨边臑穴，继刺阳交穴，斜刺曲池穴曲池阳交。先拍后刺，用药同前。

（五）天泡痧

此系肺经受邪，有三症，或寒症，或热症，或寒热相兼症。初发在间使穴在手臂湾下三寸动脉处中间、大陵穴在手臂上中间，即诊脉旁。如黑痣大，或三粒，或五粒，或七八粒，渐渐胀大如围棋子大，以手捋之，往上往下活动，痛楚异常。若移至曲池穴并至臂臑穴犹可救，若游走至胸前紫宫穴在胸前第三支筋骨中则不治矣。

治法：急以油线扎住间使穴，两手将泡捋至曲池穴，刺出黯血，而愈在顷刻，用药同前。

（六）反弓痧

此系肾经受邪，小儿患者尤多，头后仰，脚亦后缩，腹胸前凸，挨延不治则死。

治法：用三指拍曲池穴、阳交穴在膝下踝外上七寸膀肚上，拍出紫块，以针刺出黯血，用油钱刮肺俞穴在脊第三椎两旁各开一寸零五分是穴，属足太阳膀胱经、肾俞穴在背脊第十四椎两旁各开一寸零五分是穴，属足太阳膀胱经，腰眼是也。用药同前。

（七）腰痛痧

此系肾经受邪，有三症，或左痛，或右痛，或左右俱痛。

治法：以香油钱刮命门穴从上数下，在背脊第十四椎骨节中间，从下数上，在第八椎骨上，伏而取之，不在两旁，在脊眼中，属督脉，可刮可灸，但非高手不可针，针刺两中魁穴中魁穴一名阳溪，在手中指尖出甲三分。用药同前。【按：太仓孙鹤堤则谓腰痛痧系痧毒入肾则腰痛不能俯仰，若误饮热酒热汤，必然烦躁昏迷，手足搐抽，舌短耳聋，垂毙而已。】

（八）红斑痧

此系出汗时感冒风邪，汗出不透，先皮外受邪，风气攻入腠理，与正气搏击，故发红斑。

治法：以钱刮两臂臑穴、间使穴、大陵穴、百劳穴在背脊第一椎上平肩节中间有陷中，属手足三阳脉交会处，属督脉，可刮可灸，禁针、膏肓穴在背脊第四椎微下一分，第五椎微上三分，两傍各开三寸是穴，属足太阳膀胱经，百脉皆从此经过，无病不治。若但用刮，恐一时不能去病，又禁针，必要多灸为佳，（一云在五椎骨上两旁，各开三寸是令惠人正坐，以草心于中指第二节横纹尖内量一寸，每一椎骨一寸一分，记六寸，先将笔点百劳穴为准，起下六寸尽头，亦用笔记，再将草心折半，横量两旁尽出是穴、命门穴，以三指拍曲池穴，阳交穴。用药同前。

（九）黑斑痧

此亦先系皮外受邪，因受毒太重，直攻入脏腑，故皮外发斑黑紫色，一周时不治，则必口吐黯血而无救矣。

治法：用油钱先刮两肩井穴在臂上缺盆陷中、两臂臑穴、胸前膻中穴在胸前第五支筋骨之中，属肾脉两乳中间陷中，仰卧取之。内为心君之地，只可刮不可针，切记之、中庭穴在膻中穴之下一寸六分陷中，自第一支筋骨数至第六支筋骨中，是穴属任脉，俗云中脯是心口塘也、背后膏肓二穴、命门一穴、肾俞二穴俱见上、白环俞二穴在背脊第二十一椎下，从下数上，在第二椎两旁各开一寸五分，则属足太阳膀胱经，取准法注明于背穴图中。用三指拍曲池穴，再拍两膝下外侧阳交穴，拍出紫块，刺出黑血，再刺手指中魁二穴中指尖离甲三分是也、大骨空穴大指尖是也、小骨空穴小指尖是也，务要出血，并刺间使二穴在手臂弯下三寸，此系重症，如刺无血，不治。此乃五紧痧，五脏俱受毒也。

（十）紫斑痧

此系皮外受邪，先入腠理，与正气搏击，正不能胜邪，攻入脏腑，故皮外则发紫斑，迟则难救。

治法：针刮用药与前红斑痧同法。

（十一）手指黑痧

此系皮外受邪，攻入脏腑，故十指甲内，发生全黑色者为重症，三日内不治，则必至死。十指甲内发黑点者为轻症。

治法：两症俱针刺十指尖两向，俱刺出黑血可治。此系名五紧痧，用药同前。【按：十指黑痧之外，又有称为手臂痛痧者，如手臂有痧，不攻脏腑者为慢痧，惟刺手臂，攻及脏腑者为紧痧，则宜兼服痧剂。】

（十二）脚趾黑痧

此系肾经受邪，腰先微痛，毒气坠下，故脚趾多黑色，小便出血，甚至小便出血块者。过一周时不治则死，半日内则可治。

治法：针刺十趾尖出血，并刺阳交二穴。此亦系五紧痧，用药同前。

（十三）白线痧

此系皮外受邪，将手臂弯上下推捋，推出皮内隐隐有白色如线者轻。

治法：用油刮两曲池穴，用针刺两中魁穴，此亦系五紧痧，用药同前。

（十四）黑线痧

此系肾经受邪，毒气已入骨髓间，一遇寒气，毒气上冲，寒后大热，用双手将患者手臂上捋，捋出皮内隐隐有黑色如线者重。

治法：用油钱刮两曲池穴，用手推捋间使二穴穴法在前，随间使穴上黑线起首处，用针刺出微血，大陵穴上一刺，曲池穴上一刺，肩井穴上一刺，双刺五处，俱要出血。如黑线上至肩井穴，已属险症，若攻入胸前紫薇宫等穴不治。此亦系五紧痧，用药同前。

（十五）对胸痧

此系肺经受邪，当胸有筋梗起，或青或红，或紫或黑。

治法：俱用香油钱按筋上刮之即消，如不消，以针亦按筋上横刺三针即愈。用药同前。

（十六）心痛痧

心痛痧者，如痧毒冲心，属之于气，则时痛时止，痰涎壅盛，昏迷烦闷，治宜刺手臂，服顺气之剂为主，痧毒攻心属之于血，则大痛而已，昏沉不醒，治宜刺腿弯，服活血之剂为主，迟则难救。【按：此证见孙氏所著之《痧证汇要》，特补于此。】

六、下部痧证歌及救治法（共二十种）

盘脐脐上悠悠痛，宜刮膻中及中庭，再刮中脘刺气海，在刮中魁小骨空，用药砂仁槟榔藿香，更加粟梗与木通。盘肠软档作阵痛，口中叫号治上同。钻心肝肾两受邪，自上钻下顺而轻，自下钻上逆而重，先刮紫宫及膻中，中庭中脘章门穴，膏肓心俞魂门命门，再刺中大小六指，砂仁木香与槟榔，青皮藿香兼粟梗，用药等分此为宗。穿胸须刮缺盆紫宫，即琵琶骨，针刺中大小指尖。穿胸膈痧有三症，左右斜痛治上同，疟疾悠悠寒热来，间使大陵刮痧出，针刺六指及四陵两大陵穴，两阴陵穴，姜汁热酒尽量服。漏底红血泄不休，痢急后重治同痢，叶中查肉与粟梗，陈皮石榴皮菖蒲相，糖调为丸藿香汤送。逆痧肝邪血上行，紫血有伤

鲜血无，宜刮间使大陵穴，心痛滑石麻油服，煎用粟梗砂藿香，槟榔四味共灯芯，加陈佛手成方局。肚胀受邪在脾肠，紫宫中庭及膻中，中脘共刮此四处，再刺六指魁骨空，砂仁槟榔木香藿香蔻仁，青皮陈皮与元胡索。闷痧心肝肺受邪，刮同肚胀之四穴，宜刺间使与大陵，粟梗木通槟榔藿，砂仁木香与青皮，元胡索广皮香橼服。另有胀后生寒痧，刺指曲池刮臂臑，砂仁藿香与粟梗，槟榔灯芯共煎之。热痧发热发狂躁，曲池拍出紫块刺，并刺大中小指尖，绿豆粉汁服碗愈，大胀积热在大肠，小胀腹痛便闭重，阳交穴拍出紫块针，砂仁木香藿香枳壳槟榔灯芯。小胀受邪在小肠，小肠虽胀却不痛，稀莶枳实炒热熨绸包熨，砂仁木香藿香槟榔芦粟梗。穿骨骨节胀紧痛，痛处刮出紫块刺。斜腰左右刮痛处，拍阳交穴刺六指。膈食一名胃寒痧，胸膈饱满酸水吐，滑石麻油和服之，呕出积滞兼刮刺，先刮紫宫及膻中，中庭中脘并脊俞，膈脾肝俞在脊外，刺中大小及六指。锁金又名夹板痧，邪气怒气相结纽，紫宫膻中中庭中脘，中后引刺十指尖，紫石英末与麸皮，两味炒热熨脐服。

（一）盘脐痧

此系肾经受邪，脐上盘旋悠悠作痛

治法：用香油钱刮胸前膻中穴，并中脘、中庭二穴中脘在脐上四寸，以线自乳头下量至脐口，折为两段，居中是穴属任脉，俗云肚皮上，不拘痧症可刮，一切杂病可灸，三十壮自愈、脐下气海穴在脐直下一寸五分，属中脉，宜刮之，有积滞痛，大小便秘者，必刮针此穴，又灸治脐下疼痛，上攻心服，小便赤涩，妇人月水不调，产后恶露不下，一切气疾，可灸二十七壮至一百壮。如不愈，再针刺中魁穴、小骨空穴中指尖、小指尖是也。

药品用：砂仁 藿香 木通 槟榔 芦粟梗等分，加灯芯三十寸，阴阳水煎八分服。

（二）盘肠痧

此系肾经受邪，脐下软档大小肠间，作阵痛难忍，口中叫号。

治法：同上。【按：此症又名绞肠痧，如心腹绞绞大痛，或如板硬，或如绳转，或如筋吊，或加锥触，或如刀割，痛极难忍。轻者亦微微绞痛，胀闷非常，放痧可愈。不愈，必审服证何因，辨暑秽食积痰血所阻施治，须连进数服，世多因放痧数次不愈，听命于天，不肯服药，惜哉。】【又按：此症实即霍乱痧，如痛而不吐泻者，名干霍乱，毒入血分，宜放痧。新食宜吐，久食宜消，食消下结宜攻，痛而吐泻者，毒入气分，宜刮痧。不愈，视有痧筋则放，宜调其阴阳之气为】要。

（三）钻心痧

此系肝肾二经受邪，自上钻下痛者，顺而轻，忌食热物，自下钻上痛者，逆而重，至声不出者死。此系寒邪上逆。

治法：用香油钱粘刮胸前紫宫穴在胸前第三支肋骨中，属肾脉，为肺系之中、中庭穴（在胸前第六支肋骨中，属任脉、膻中穴在胸前第五支肋骨中两乳中间、中脘穴在脐上四寸、章门穴少阳胆经所属、背后两膏肓穴在背脊第四椎下一分，两旁各开三寸是穴，可刮可灸，多灸愈妙，禁针、心俞穴背脊第五椎下，两旁各开一寸五分，属太阳膀胱经，可刮，不可针灸、魂门穴背脊第九椎下，两旁各开三寸是穴属，膀胱经、命门穴在背脊第十四椎骨节中间伏而取之，属督脉，用针刺中魁穴，两手中指尖、大骨空穴两手大指尖、小骨空两手小指尖。

药品用：砂仁五粒 藿香三钱 槟榔一钱 通草四分 木香五钱 木香五钱 青皮一钱 粟梗三钱 加灯芯三十寸，阴阳水煎八分服。

（四）穿胸痧

此系肺经受邪，咳嗽，鼻流清涕，胸前梗梗钻痛，胁肋胀痛。

治法：用油钱刮两缺盆穴即琵琶骨陷中，不可针，并紫宫穴，针刺中指尖、大指尖、小指尖。用药同前。

（五）穿膈痧

此系肝经受邪，或左或右，或斜，痛扪闪烁之状，是为三症。

治法：同前。

（六）疟疾痧

此系外受客邪，悠悠寒热往来。

治法：用油钱刮两间使穴、两大陵穴，刮出痧为度。针刺中魁穴、大骨空穴、小骨空穴，少出微血，停两日，姜汁少许和热酒，尽量服之，出汗而虐自愈。不用煎药。【按：痧有寒热往来，类乎疟疾，或昏沉，或狂乱，或痰喘，或烦闷叫喊，或呕哕吐痰，睡卧不安，或大小便结，舌黑生芒。如此重极，脉必有变，不与疟同，宜细辨之。】【又按：虐忽兼犯乎痧，虐必因痧而变，苟漫以为虐而忽视之，必至伤人，自非先治其虐，即轻痧亦必有遗患。】

（七）痢疾痧

此系腹内受邪，泄泻无度，腹中微痛。

治法：用油钱刮两肾俞穴在命门两旁，与前脐平、两大肠穴在背脊第十六椎下两旁各开一寸五分是穴，属太阳膀胱经、两小肠穴在背脊第十八椎下，两旁各开一寸五分是穴，属太阳膀胱经，针刺中魁穴、大骨空穴、小骨空穴。

药品用：山楂三钱 槟榔一钱 芦粟梗三钱 旧草囷底

伏龙肝即灶心土 木香八分 加灯芯三尺 阴阳水煎。

【按：此症如为痢而兼痧，势必绞痛异常，只治其痢，药用无效。或变痢如猪肝色，如屋漏水，或红血水，或噤口不食，呕哕凶危，或休息久痢。惟先治其痧，兼治其积，则痧消而积易去，积去而痢可清矣。】

（八）漏底痧

此系腹内受邪，或红或白，泄泻不止，或里急后重，又夹痧者。

治法：针刺同痢疾痧。

药品用：陈石榴皮五钱 山楂肉炒 芦粟梗炒，各五钱 石菖蒲五分 共为末，砂糖调，捻饼为丸，藿香汤下。如上膈有食积者，用此可治，如无食积，腹胀脐凸出而漏底者不治，亦不用此药。

（九）血逆痧

此系肝经受邪，血逆上行，迸在心内。若无伤者口吐鲜血，有伤口吐紫血，是为两症。

治法：用油钱刮两间使穴在手背上、两大陷穴即诊脉旁，拍出紫块，刺出微血。如心痛，用滑石末三钱和麻油一两服，呕出血痰，如不痛，不必用此药。

药品用：粟梗三钱 砂仁五粒 槟榔二钱 藿香三钱 陈佛手一钱 加灯芯三十寸，阴阳水煎服。

（十）肚胀痧

此系脾经并大小肠受邪，饮食不贪，腹中气胀紧痛，青筋起者。

治法：用油钱刮紫宫穴胸前第三支是也、膻中穴第五支是也、中脘穴在脐上四寸、刺中魁穴中指尖、大骨空穴大指尖、小骨空穴小指尖。

药品用：砂仁五粒 木香 藿香三钱 槟榔一钱 芦粟梗三钱 陈皮一钱 青皮一钱 元胡索一钱 白蔻一钱 加灯芯三十寸，阴阳水煎服。

（十一）闷痧

此系心肝肺三经受邪，因气所致。

治法：刮同上肚胀痧，刺间使穴、大陵穴。

药品用：藿香三钱 槟榔三钱 芦粟梗三钱 木通八分 木香八分 青皮一钱 陈皮一钱 元胡索一钱 香圆皮一钱 加灯芯三十寸，阴阳水煎，服后不可睡，必要坐直。

【按：此种闷痧，系痧毒冲心，发晕闷地，一似中风中暑，人不知觉，即时而毙。此痧之危者，略有苏醒，扶起放痧不愈，审脉施治。如发晕不醒，扶不能起，必须审脉辨证，果系何因，先用药，数剂灌醒，然后扶起放痧，渐为调治。】

（十二）寒痧

此系外受寒邪，寒气入经，身发潮热。

治法：用钱刮两臂臑穴、两曲池穴。用针刺中魁中指尖、大骨空大指尖、小骨空小指尖穴。

药品用：砂仁五粒 藿香三钱 槟榔一钱 芦粟三钱 灯芯三十寸，阴阳水煎服。

【按：孙氏之寒痧辨，其文足资参考，彼谓痧证之发，未有不起于寒者，然有时为寒，非真寒也。盖因世人知痧之热，而服大寒之剂以至此。夫犯痧证，必无食积血阻于中，方可服寒饮而得效。若一有食积血阻而饮大寒，则食不消，积不行，血不散，痧毒反冰伏凝阻，未有得安者矣。当见高岩穷谷之中，山路遥远，行旅感受暑气，渴饮山润之水，而即毙者，是为寒痧。盖由痧毒攻心，服寒饮太过，痧毒遂凝结于心胸，多致不救，幸遇放痧之人，毒血一行，便无阻滞，得有其命。故方书有服阴阳水者，不独取井水，即此故耳。是以久服凉饮之后，痧有未瘥者，又当以微温之药施之，略用三香温和之剂，诚为权宜之术。若骤用桂附干姜吴茱萸参芪之属，则又误矣。】

（十三）热痧

此系外受热邪，发热狂躁，一周时不治则死。

治法：用三指拍曲池穴，拍出紫黯块，刺出微血，用香油钱刮两臂臑穴。余同上寒痧症各穴，服绿豆粉清汁碗半而愈。

【按：孙氏有痧热之说，以为痧气壅盛，发而为热证，或热而不凉，或日晡发热，或潮热往来，皆痧毒之气，阻而不通，搏激肌表发而为热。不识者认为外感、传经热证，发汗温饮，即致慢痧迟缓，势必益甚，变出头汗，发狂谵语，种种重症，不知外感之脉浮数而紧，热证之脉洪数有力，而痧证之脉终有不同，或有可疑，须看痧筋辨之。】

（十四）大肠痧

此系大肠积热，小腹胀痛，小便如常者轻，闭塞者重。系十六大症内险症。

治法：须拍脚上阳交穴在膝下，属少阳胆经，拍出紫块，针刺出血。

用药品：砂仁 木香 藿香 槟榔 枳壳 灯芯、阴阳水煎服。

（十五）小肠痧

此系小肠受邪，小腹胀而不痛者可治。

治法：用豨莶草、枳壳炒热，绸包扎紧，运熨胀处。

药品用：砂仁五粒 木香六分 藿香三钱 槟榔一钱 粟梗三钱 加灯芯，用阴阳水煎服。

（十六）穿骨痧

此系肾经受邪，腰间骨如打折，初起腰骨痛，痛久周身骨节痛而胀紧。

治法：用香油钱刮痛处，刮出红紫块，挑破出血。用药同前。

【按：骨节疼痛，或为暗痧相缠，此痧最慢，不可不知也。】

（十七）斜腰痧

此系肾经受邪，有二症，或左腰闪痛，身侧在左，或右腰闪痛，身侧在右。

治法：刮痛处，用手拍两足阳交穴，刺大骨空穴、小骨空穴、中魁穴。用药同前。

（十八）膈食痧

又名胃寒痧，此系肝脾两经受邪，先手风寒，兼停冷食，以致胸膈饱满，汤水不下，及呕酸痛。

治法：先用滑石末一钱，麻油一钱，呕出积滞，用油钱刮紫宫穴、膻中穴、中脘穴、中庭穴、背后俞穴在第七椎下，两旁各开一寸五分、脾俞穴在第十一椎下，两旁各开一寸五分，刺中魁大骨空、小骨空六穴。凡量骨椎旁分寸，以患人中指中一节为一寸，背上薄，只可刺三分，不可深，深则害人不浅。

（十九）锁颈痧

此系心肝二经受邪，又名夹板痧。因日前恼怒，郁结胸膈，又猝受邪气邪热，与怒气相结而成，一欲出，一欲入，以致气喘，经脉胀直，不知痛痒，日夜叫号。

治法：用钱刮紫宫穴、膻中穴、中庭穴、中脘穴，刺两手中魁大骨空、小骨空各穴，出微血。若不愈，则用紫石英末一两和麸皮半升，炒热，绸包熨胸前即愈。用药同前。

（二十）头虚脚肿痧

头面虚肿，有因风热者，消风热可愈。因痧毒上攻三阳，宜先刮放，后用清凉引下之剂治之。至若妇人脚肿，初小腿肿，后大腿肿，渐渐入腹，睡即腿足不肿，内发胀闷，起则胸腹宽松，足腿复肿。延至数年，大小便不利，即成真臌。此湿毒之气，蒸淫于足，伤其血分，变为慢痧。不由鼻入，故吃汤无害，脉亦有现，有不现，及阅痧筋，或在腿，或在足面，或在足两旁，必多刺数次，出毒血为要。不愈，当服药平其气血为主。

有慢痧缠为脚气者，上身气血流通，脉往往不现，但两尺微微有力而已。凡遇杂病，切忌升提，以防是痧，若不知治痧，筋一散，无从可放矣。

【按：此种痧之施治法，似颇有参考之必要，故依孙氏所辑之语附录于此。】

七、大痧症歌及救治法（共十六种）

羊毛身着游丝飘，满身刺痛乱咆哮，烧酒坛泥水调滚，滚出丝条痛自消。黑线黑气如线条，腰腹先痛手昭昭，初至间使为一关，次至曲池为二关，若遇臂臑为三关，险症至肩穿胸过，或过周时俱不治，中魁刺血刮黑线，再刺间使与曲池，臂臑三穴黑线处，男左女右称不治，前剂砂仁与木香，槟榔藿香枳实灯心服。乌痧之症有寒热，牙齿眼白俱黑色，先拍曲池与臂臑，拍出紫块针黑血，热服麻油滑石末，寒用鹅毛喉中搅，呕出臭水与粘痰，砂仁藿香槟榔粟梗作煎剂。黑珠痧点如黑痣，舌黑痧凸莫医治，大食中小指俱针，再刺曲池刮风府，下部黑珠刺阳交，再刺肩井与间使，用药同上加红花，不脱砂仁槟榔粟梗藿香枳实，红珠毛孔透红点，刮刺同前黑珠痧，如将危不省人事，急用灯煤击九穴，膏肓穴魂门穴命门穴肾俞穴，蒜瓣垫胸灸七壮。痧伤筋缩头目眩，日夜号叫形神焦，急刮痛处刺出血，红花牛膝枣子木通猪粪煎。痧劳乍寒复乍热，筋骨疼痛饮食减，背脊诸穴俱要针，童便红枣日日吃，肺俞膏肓心俞膈俞肝俞脾俞胃俞，命门肾俞肠大肠、小肠膀胱环白环长强俞穴。水臌痧起原酸痛，皮肤臌胀手脚缩，亮如水晶似河白，缩水不出成此痧，先刮委中腿弯刺出血，抚摩顺捋流清水捋则水流不停，倘不捋，则止而不出，明日再针二阳交穴，递针承山穴跗阳穴，总要照前顺捋下，四处八穴九八针，四日一周周而复始，三旬有六刺七二，刺无血出命难存，每日童便煮枣服，便入葫芦煮倾便服同葫芦挖去瓤，装入童便，后倾去童便，单吃葫芦，藿香木香槟榔红花芦根梗煎，前后葫芦凡三个，刺出水后忌食盐，愈后红花三两牛膝七两酒浸陈酒十斤，磁罐封好锅内煮三炷香，空心日服永不发，半身麻木在半边，积风受邪寒湿成，若患在左则针左，若患在右针右边，每日须针念一刺，针丝竹穴刮两肩井穴刺曲池穴，五指穴风门穴膏肓穴魂门穴，胃俞肾俞膀胱俞及委中，跗阳两脚各一针，初刺无血惟清水，匝月之内针十次，冷者渐热水成血，红花木香等药治，能食酒饭功莫轻。阴户肿胀发有来，感冒风寒污秽气，惊恐恼怒或劳碌，郁火莫息郁结成，初起阴户小腹微痛，小便闭塞小便处青筋阴户肿，四五日后胀如臌，饮食不进身热如火，治法以针揭开阴户，将针向上针二分，渗出微血小便爽出快如常，身热可退再用刮，两旁

刮紫块出邪虽泄，腹上紧胀未能平，须用紫石英一两，与艾一两炒热熨，往下熨捋温汤洗，渗出淡水自然愈。阴阳痧系腰眼起，恶心腹痛冷热异，上热下冷可疗医，上冷下热决难治，治法先令健旺人，热手尽力向下捋，接阳向下熨足心，刮委中穴刺血水，再刺脚趾尖出血，倘然无血再刮刺，见血为度莫再针，滑石麻木油研和服，呕出粘痰并宿食，小便一通下渐温，恶心不止或腹疼，用煎药槟榔木通粟梗枳壳砂仁伏龙肝。烂肠痧邪先入胃，渗及中脘延入脾，感冒六淫痧邪盛，胁肋痛起寒热生痛起则发寒热，延烂至脾及二肠大肠、小肠，两便大便、小便出血命堪伤，胃之下口小肠接，小肠之下接大肠，后接肛门至秽气，邪盛热极下焦伤，药用竹叶石膏共，五虎丹下方为妙，上部不清先用吐，滑石麻油功可效，余邪流入脾大肠，按明痛处黑笔记，蒜瓣垫灸散其邪，夏月不灸刮可愈。花前痧干感六淫，进住气血猝腹痛，热渴口干心不宽，脉息沉伏痘黑陷，先刺手足十指尖，芦根捣汁约三碗，粟梗煎服枣核薰，起胀灌浆汗亦散。痘后痧干毒未散，邪乘正虚而入之，腹痛膈饱身发热，便闭或泄脉断绝，指若黑色难以疗，红色紫色尚可医，急针指尖出其血，间使大陵并曲池，人中之穴亦可针，倘泄泻用木香藿香，芦粟槟榔榴皮共，便闭麻油甘草汤。气臌腹胀小腹痛，或者腕痛渐胀满，口舌指甲俱黯色，初温温热渐如火，饮食不沾手足麻，脉息沉伏如死痧，岂知识者只医痧，痧若愈时臌亦愈，先刺十指肩井穴曲池穴，第二日灸前顶穴，印堂人中捻针刺同，第三日刮脑户风府，百劳穴风门穴肺俞穴五针，四日针膏肓穴心俞穴膈俞穴，五针魂门穴脾俞肾俞胃俞命门穴，六针大肠俞及小肠俞，七是膀胱俞穴环白环强长强穴，八悬灸九阳交穴脚趾尖，用针一日服煎剂，槟榔粟梗枣红枣木通三二服。属阴痧症共四种，一是身冷手足摇，牙关咬紧面渐黑，元气已脱决不治，如色未黑刺人中，舌尖指甲与趾肩，曲池出血童便服，或可挽回夫造化。一症身热猝暴躁，叫号不出头脚掉，牙闭眼定身体强，面红渐暗变黑色，若面手足未黑色，撬开牙关灌麻油，绿豆清汁服渐苏，刮臂臑穴曲池肩井风门膏肓命门。一症伤寒又冒邪，寒颤不语身如冰，脉无面黑属逆症，刮针同前煎五味，木香砂仁槟榔共，青皮广皮加灯芯。一症亦是伤寒邪，腹痛泄泻渐发热，热极不语须针刺，粟梗榴皮伏龙肝蜂蜜丸服之。

（一）羊毛痧

此系天气炎热，郁勃潮湿，夜不能安寐，挨至将曙，露身乘凉，风中有游丝飘来，人身沾着，钻入皮

肉，此系天地间之邪气，无论手足头面胸背，猝然满身刺痛，一刻紧一刻，倘一时不识，痛至半日，自皮入心，咆哮跳喊，面色渐黄而死。

治法：即以烧酒坛上泥块，研碎水调，捻成团丸，周身滚碾，碾至一时，将泥拍开，看有丝如羊毛，色亮如料丝，则邪气滚出矣，其痛自平而愈。若无酒坛泥块，即将烧酒拌陈干土，作团亦可。

（二）黑线痧

此症先发在手，或左或右，或两手俱有，如发在左手，则左膊肿痛，左手举不起，发在右手，则右膊肿痛，右手举不起。腰腹亦然，有黑气如线一条，隐隐在皮肤间，自臂至间使穴为第一关，至曲池穴位为第二关，至臂臑穴为第三关，胀过三关为险症。若再胀至肩井穴，穿至胸前紫宫穴，则不治。男发在左手，女发在右手者，不治。两手俱发者，不治。周身发者，不治。过一周时者，不治。

治法：先刺中魁穴出血，香油钱刮黑线处，其痛渐止，手稍可举，认明黑线处起处，所针横刺间使穴、臂臑穴，谷刺断黑线出黯血。

（三）乌痧

此症有二，俱系预先感冒风邪，未经发泄，又因为受寒而发者。先发寒战，牙齿眼白，俱发青黑色，周身四肢俱胀痛人腹中者，延过周时，不治则死。有因受热而发者，先身热如火，牙齿眼白俱黑，若周身四肢胀痛入腹中者，半日内不治则死。

治法：先以三指拍曲池穴，一路拍上至臂臑穴，排出紫黑块，不拘多少，刺出黑血，热症用麻油四两，滑石末三钱和服，服后呕出臭水而愈。寒症用鹅毛向喉咙中搅呕，呕黏痰而愈。入腹仍痛，大便闭者，用小红药下之，或瓜蒂箭插入粪门，出大便而止。无论寒热症，针刺刮呕俱用，后再用槟榔一钱、藿香三钱、砂仁五粒、粟梗三钱、木香八分、燈芯三十寸，阴阳水煎服。

（四）黑珠砂

此系元气不足，又因重受秽气风邪，身体发热暴躁，正在出汗，遇风停止，不得畅达，邪气结闭于内，猝然发于头面周身四肢，形如斑疹黑痣。初发与肤平，摸不碍手，速治可救，迟则舌上俱发黑点，满身疼胀，黑痣绽凸出者不治。

治法：先以针刺大指尖、食指尖、中指尖、小指尖、手臂弯。惟风府穴，可刮不可针。下部有黑珠，刺两阳交穴，刮两肩井穴、两间使穴，自然黑珠少退。即用砂仁三粒、藿香三钱、槟榔三钱、粟梗三钱、红花八分、燈芯三十寸，阴阳水煎冷服。

（五）红珠痧

此系禀气厚实，因天气郁勃，重受秽气，正欲出汗，感冒风寒，邪气闭塞在内，无处发泄，猝然周身毛孔内透出红点，如珠色亮，初出与肤齐平，刮刺同前黑珠痧法，药亦同上，加木香服之而愈。如红珠绽凸，不识医治，迟延至满身胀肿，痛极不能言，睛不能转，不省人事，将危殆者。

治法：急宜燈芯粘香油，点侧背后膏肓穴在四椎下一分，两旁各开三寸、魂门穴在九椎下，两旁各开三寸、胃俞穴在背脊十二椎下，两旁各开一寸五分，属膀胱经、命门穴、肾俞穴。以上共九穴，各将燈煤击其穴上，自然爆燃，而人苏醒矣。如不醒用艾团将蒜瓣垫在胸前紫宫穴在胸前第三支肋骨中，灸七壮即愈。针刮服药同前。

（六）痧伤

此症小儿患者多，因前患愈后感冒邪气，或大人因痧愈后，酒过房劳，或远行饥渴忙碌，因下部伤力。起初不红不肿，或一腿痛起，或两腿俱痛，渐渐连小膀脚跟肿痛。起初饮食常如，身无寒热，至三四日后，即筋骨收缩，日夜俱痛，不能坐立，不克伸缩，若一痛起，则头眩眼花，日夜叫喊，满身发热，身形憔悴，医治不效，认为阴症，延挨则不治矣。

治法：先用油钱刮痛初，刮出黑暗色，即将黑处刺出紫黑血，一连针刮七日，则渐渐愈矣。必服药以助之。

药品用：红枣七枚 木香八分 牛膝一钱 槟榔一钱 母猪粪一两，泥包，煨过 加灯芯二十寸，阴阳水煎服。

（七）痧劳

此症初起，乍寒乍热，倘不认是痧，误为感冒，饮食伤脾，疟疾等症，因过服发表姜葱之类，以致发热不退，虽服药停止，仍然发热，疼痛不止，饮食无味，渐渐减少，口干便难，此为痧劳，久则骨髓蒸干而死。

治法：用针刺背部，如元气薄者，每日两三穴，热退下不通为度，必要刺出微血，只可浅[①]淡横刺皮，不宜深而直入，恐伤筋骨。背上自上至下，穴穴俱针。若禀气厚实者，每日针五穴，逐日看光景，针刺不克躐等。每日用红枣二两、童便两碗，煎至将干，唯食红枣，二月而愈，平日之病俱散，针法开列于下：

肺俞二穴 背脊第三椎两旁一寸五分，属膀胱经。

① 浅：原书为"淡"，疑误，据文意改为"浅"。

心俞二穴　背脊第五椎下，各开一寸五分，属膀胱经。

肝俞二穴　背脊第九椎下，两旁各开一寸五分，属于膀胱之经络。

胃俞二穴　背脊第十二椎下，两旁各开一寸五分，属太阳膀胱经。

肾俞二穴　背脊第十四椎下，两旁各开至一寸五分，属膀胱之经。

小肠俞二穴　背脊第十八椎下，两旁各开一寸五分，属膀胱经。

膀胱俞二穴　背脊第十九椎下，两旁各开一寸五分，属膀胱经。

白环俞二穴　背脊第二十一椎下，两旁各开一寸五分，属膀胱经。

膏肓二穴　背脊第四椎下一分，五椎上二分，各开三寸，用灸不针。

膈俞二穴　背脊第七椎下，两旁各开一寸五分，属太阳膀胱经。

脾俞二穴　背脊第十一椎下，两旁各开一寸五分，属太阳膀胱经。

命门穴　背脊第十四椎中骨节间，伏而取之，属督脉。

太阳俞二穴　背脊第十六椎下，两旁各开一寸五分，属足太阳膀胱经。

长强俞穴　背脊二十二椎末节下，属督脉，俗云在尾巴莊是也。

凡量骨椎旁，以患者人中指一节为一寸。凡在背穴，不可深刺，只可三分。

（八）水臌痧

此症初起，不识是痧，原因腹痛而起，认为停滞饮食，或认受寒热，用药过多，久而身渐发热不退，皮肤肿胀，手足缩开，不能缩握，色亮如水晶，亦有认为河伯，缩水不出，此是痧胀。因用药不对症，致结成水臌痧。若再服不对症药，或不医治，必致胀死。

治法：先以香油粘针刮委中二穴在两膝后两筋两骨之间，立地取之，属膀胱经，禁灸，可针五分，即腿弯也，针刺出血或清水，要将手向下按摩顺捋，则水流不止，否则水即止而不出矣。若过一夜，针眼仍没而水干，到明日离委中穴下二寸半，针刺阳交穴即小腿肚也，亦向下捋，流出清水。又明日离阳交穴二穴下二寸五分，是承山二穴，用针刺后，亦向下捋，流出清水。又明日离承山二穴下二寸五分在外裸三寸后筋骨之中，跗阳二穴，亦照前针捋，流出清水。共四处八穴，作四日一周，周

而复始，每日两腿各刺一孔出水，不可多针，因久病后，恐泄元气，切不可躁等。共刺七十二针，共刺三十六日，须刺至出血为度，如无血者不治。此外每日用童便一碗，煮红枣吃，又用红花河水煎，不拘时当茶吃。再用窄劲葫芦一个，将刀去顶，刳去瓢子，将童便灌满，仍将顶盖上，外用沙罐煮河水，将童便、葫芦放入罐内，以平葫芦为准，炭火煮以滚，随浅随添，煮五个时辰为度，倾出童便服之，明日将住过葫芦切碎，同藿香、槟榔、砂仁、红花各一钱，芦粟一大枝，灯芯三十寸，阴阳水各一碗，煎八分服之。又明日又将窄劲葫芦一个，照前入药前煎煮，总要服至三个葫芦，自针刺出水血之后，忌食盐面，须针至三十六日，则水放尽，自然血出病愈，愈后再将陈酒十斤、红花三两、牛膝一两，入瓷瓶封好，外用河水，锅内隔煮三柱香为度。每日空心服，服后方可食盐，亦不发矣。

按：他书上，委中针过后一夜，又离委中穴一寸三分，两筋陷中，针合阳二穴，然后再过一夜，针阳交二穴，余俱同，但多合阳二穴，又属五处矣。查委中、合阳、承山、跗阳，俱属太阳膀胱经，而阳交属少阳胆经，或阳交系合在之误，亦未可知，以备存参。

（九）半身麻木痧

此症因日前积受风寒湿气而成痧，及发时，自头面身躯以至脚底，半身热，半身不热，或左或右，举手不起，不知痛痒，嘴眼歪斜，饮食半边受，半边漏出。但口中无膣延滤出，因知是痧痧。倘误为中风，用药不效，势必至痰裹瘀血坚硬，反成不治之症。

治法：患左针左，患右针右，每日须针二十一针。穴法列后：

患在左者，针左耳丝竹穴在眉梢尽处，入发际陷中，属三焦经，凡枕头止可一分，刮左肩井穴，针左曲池穴、左手五指尖各一针，背后针风门穴在第二椎两旁，各开一寸五分，属膀胱经、左膏肓穴、左魂门穴、在九椎两旁，各开三寸、左胃俞穴、肾俞穴、膀胱俞穴，共九穴，续针下腿弯委中穴、小腿上跗阳穴、左脚五趾尖各一针。初刺无血，唯有清水，或淡血水，针过三日后在每穴各针一次，不可重多，针至全月计满十次，冷者渐热，水者成血，不用服药。将红花、木香浸酒，每日空心，不拘时随量服，自然病愈。患在右者，则针右半边，穴法如左半边者。

（十）阴户胀痛痧

此症因月信来时，感冒风寒秽恶之气，惊恐恼怒劳碌，加以郁火无由发泄，郁结而成。处女患者

为多。初起阴户、小腹微微胀痛，饮食不减，但小便闭塞不通，小腹肿起青筋，四五日后，小腹阴户，胀紧如鼓，身渐发热如火，饮食不进。误用利小便退热凉血药，虽突出痧，下截仍然闭塞，过八九日，则不知亦。

治法：将阴户揭开，将针向上针入二分，切不可向下或横刺，但针至渗出微血，小便随手而出，顷刻爽快如常，而热退矣。不用服药，以油钱刮阴户两旁，刮出紫块，痧泄邪去而除根。若腹上青筋胀紧，一时不能平复，须以紫块石英一两、蕲艾一两，铜器内炒热，用绸包紧，放肚上往下熨，再于浴锅温汤洗澡，则会阴户自然渗出痧水而愈。或将针法教其或夫或母自针亦可。

（十一）阴阳痧

此症猝然从腰眼起，或士上本身恶热心腹痛，下半身冷，大小便闭者，急治可救。或上半身冷，下半身热者，不治。无冷上半身热冷，下半身热冷，至一周时者，不治。即偏左偏右，下半身冷，冷至上身者，不治。

治法：上半身热，下半身冷者，令健旺人，将热手尽力向下顺捋，此阴阳隔绝，故须尽力顺捋，接引阳气下降，并熨足心。急以油钱刮两委中穴，刮出痧点。用针刺出血水，将下截顺捋活动，刺出紫血黑血，在刺十脚趾尖出血。知无血者，须再捋再刺在刮，以见血为度。随用滑石三钱，麻油一两，研碎和服，呕出粘痰宿食，自然大小便俱痛，下半截渐渐温热。如恶心腹痛仍不止，可用煎药。

药品用：槟榔一钱 木通八分 藿香一钱 芦粟三钱 枳壳一钱 砂仁五分 伏龙肝三钱 加灯芯三十寸，阴阳水煎服。

（十二）烂肠痧

此症是痧邪预先入于胃口，如无瑕疵，不能为害，正胜邪之故也，缓缓渗入胃脘，又因脾胃相为表里，延及脾家，日后偶冒风寒暑湿燥火之邪，与前邪相助，得以肆虐矣。人身气血，上下流行无滞，脾统血，血行至脾胃，遇此邪气，两相搏击，两相结钮，血不能行，凝滞期间，刻钮一刻，则血一刻凝滞一刻，正气刻衰一刻，攻内攻外，攻上攻下，致胁肋痛起，愈结钮而痛愈紧，痛极则发寒热。邪欲外攻不能出，上攻不能透，胃之下口接小肠，小肠下口接大肠，大肠之下接膀胱出溺之处，后接肛门，只往下降，邪盛则热极。

治法：即用石膏、竹叶、灯芯，以清其火，又用五虎丹以下之。若上部不清，现以滑石末和麻油服，吐尽粘痰，方可用药以下之。若不治，胃口延烂至脾及大小肠胃，饮食不进，大小便出血，则无救矣。如有余邪，流入脾胃大小肠等处，必须按明痛处，将黑笔点记，以蒜瓣垫上，以艾叶灸之，散其痧邪。若夏月初秋，不可灸，宜刮刺出血即愈。

（十三）花前痧干

此症因痘正见点时，或起胀时，或灌浆时，毒气发泄之际，猝然感冒痧邪，邪与元气搏击，迸住气血而凝结，初则猝然腹痛，热渴口干，胸膈不宽，饮食不贪，身体暴躁，坐卧不安，脉息沉伏，正痘黑陷。因邪气乘隙而入，与痘毒淆合为一，两种毒气，与元气搏击，不克相敌。以脉息沉伏，稍有延迟，毒攻周身，热甚如火势，必将精血煎干，元气垂尽而死。

治法：先将手食指、足十趾尖，各刺出黯血。再有鲜芦根三两，洗尽捣汁，约三盏，加芦粟梗三两，煎服。外用红枣核，放在锅内，用文火烧烟熏之，则痧邪自散，仍能起胀罐浆而归正痘矣。

（十四）痘后痧干

此症因出痘后余毒未净，痧邪先乘虚而入，以致腹痛胸饱，身热，饮食不贪，大小便闭，或泄泻。初则面红，渐渐变黑，脉息断绝，手指甲俱黑者，不治。因先出痘，元气受伤，令毒上加毒，正不胜邪，致变黑色，精血煎干，元气耗散，所以不治。如腹痛胸饱，身热便闭便泄，十指甲红色、紫色者可治。

治法：先刺十指尖出血，再刺二间使、大陵、曲池三穴，各一针。如泄泻，用木香、粟梗、藿香、槟榔、陈石榴皮，阴阳水煎服。如大小便闭，用麻油二两、生甘草五钱，煎服至一二次，随有宿粪出四五次。如不止，以陈米稀粥汤补之，自止。

（十五）气臌痧

此症原系实病，老医服药虽多，十不能救一二。今又猝然腹痛，或小腹痛，或胃脘痛而起，渐渐胀满紧痛，口唇指甲俱黑。初发微热，渐如火灼，饮食不沾，手足麻木，脉息沉伏，医不下药，视为死症，此乃痧邪所致。若遇识痧者不医臌而医痧，痧若痊而臌亦愈。

治法：先刺十指尖，并刺两曲池二穴，两肩井二穴。第二日灸前顶穴，以线从眉间量起，至从发髻，折半当中，是穴属督脉，此穴宜灸不宜刺；惟印堂穴，当捻不宜刺；人中穴，以手捻红浅刺。第三日刮脑户穴，宜刮不宜刺；风府穴亦如之，不宜针百劳穴在背脊第一椎平肩上，居中是穴，风门穴在背脊第二椎两旁各开一寸五分、肺愈二穴在背脊第三椎两旁各开一寸五分，各一针。第四日在膏肓穴、心俞穴、膈俞穴，各一针。第五日在魂门穴、脾俞二穴、胃俞二穴、命门穴，各一针。第六日在肾俞二穴、大肠俞二穴、小肠俞二穴，各一针。第七日在膀胱俞二穴、白环俞二穴、长强俞二穴，各一针。第八日针悬厘二穴，头角两旁眉梢上即太阳穴。第九日针阳交二穴、十脚趾尖，凡刺带横浅，不宜直深，以一二分为率，不可太深。用针一日，即服煎药，用：槟榔一钱、粟梗三钱、红枣一两、黄木香三钱、童便一碗、阴阳水一碗，煎至半碗，并红枣食之。第二三日，服药亦如之。以后去粟梗、木香二钱，余药同。服至半月后，不但痧消，而气臟亦愈。

（十六）阴症痧

此有四症，俱猝然而发。

一症头面周身四肢俱冷，手足摇动，牙关紧闭不言，眼定头摇，脚掉，手足面容脚变黑色，六脉全无，元气已脱，不治。如虽有以前各症，而手足头面未变色者。

治法：急刺人中穴，并舌尖、十手指尖、十脚趾尖，及两曲池穴，刺出微血，以童便一碗服之，或可挽回造化。

一症猝然身热暴躁，叫喊不出，头摇脚掉，牙关紧闭不言，眼定身强，六脉全无。初则面红，渐渐紫暗而变黑色者，不治。虽有以前各症，如头面手足未变色者。

治法：先用麻油一两，以牙刷柄撬开牙关灌入。再以绿豆煮清汁一碗，冷服必苏，苏后能言。用钱刮两臂臑穴、曲池二穴、肩井二穴、脑后风府穴、背后膏肓穴、命门穴，或针或刮，量而行之可也。

一症先患伤寒未愈，复感痧邪，身手如冰，寒颤不语，脉息全无，面黑色者，亦属逆症。

治法：刮刺同前。药品用：砂仁、木香、青皮、槟榔、陈皮、灯芯、阴阳水煎服。

一症先患伤寒未愈，复感痧邪，腹痛泄泄，初不发热，渐渐发热，热极不语。

治法：刮针皆同前，仍服前药，加芦粟梗五钱、石榴皮三钱、伏龙肝三钱、江鱼脊刺三钱，酒炙，俱炙干研末蜜丸，每日空心服二钱，泄止而伤寒亦愈。

八、痧症可治不可治歌及一切治法

凡看治痧可与否，口开舌硬身体僵，脉沉窍闭有

微温，手足未冷尚堪救。若是头顶起黑色，延至面部鼻准下，两耳焦枯命难存，如未至鼻犹可治，受邪重者壅元气，治法先要开表剂。

凡看重痧症，有停结于内，以致口开，舌硬，身僵，手足不动，七窍闭塞，六脉沉伏，但有微温，手足不冷者，可治。如头额起黑滞色，至面部及鼻准下者，不治。两耳焦枯者，不治。若额起黑色至面上，未至鼻准头者，可治。须开四门，因受邪重壅塞元气故也。舌上居中海泉穴一刺，名开七窍。人中穴一刺，理元气。膏肓穴二针，百脉从此经过。第四指正面一刺，反面手指甲下二分一刺，男左女右，提醒六脉。其余治法，照症同上。

有人患痧者，因医家不识是痧，以他症医之，服药无效，反而转剧。因药气与痧气相持，六脉将绝，人事不知，快快将毙。用滑石一两和麻油二两，调服呕吐痰水，散诸药毒，而痧气自散。再以痧症视何经络受邪，治之自愈。药品宜用木香理气散滞，藿香能止霍乱，槟榔破气消痧下积，青皮理上部气，陈皮能理霍乱，粟梗专以消痧，以上各一钱，加灯芯、阴阳水煎服。

重痧须用母猪粪、滑石末、石膏、鸡子清、三绣、飞盐、明矾，以上诸药，为下部痧症必用之品。水不可太冷，以温和水冲服。

痧症不论轻重，有三不治。

一、因痧症愈后，误饮烧酒多者，复发则不治。

二、因劳碌受风寒，又冒暑邪，已经治愈，随行房事，以致复发者，不治。

三、因痧症愈后吃豆腐浆复发者，不治。

凡痧症愈后，切忌房事，重症忌百日，轻症停一月，最忌发物，姜葱辛热之类，月余不食方免。

刮法 见前。

刺法 若欲刺者，先于当刺之处，寻着痧眼，然后横而斜刺之，不可深而直。如痧眼不显，以温水潮当刺之处，将三指轻拍几拍，其眼自显。总以刺出血为度，若无血以手捋之自出。

灸法 若欲灸者，以独囊大蒜切片，衬其穴上，然后以艾火燃灸。

焠法 见前焠法同。

通用主方 陈芦粟梗 木香 槟榔 藿香 砂仁 木通合等分 灯芯草三十寸 阴阳水煎服

死痧 背心一点红者死，角弓反张者死，腰肾一片痛者死。心胸左右一点痛者不治。胁肋痛者，四肢痛者，难治。鼻孔如煤者死，舌卷囊缩者死，口蜃黑

者死。头汗如珠，喘不息者死，昏迷不省人事，刮刺服药死效者死。痧块大痛，服药不应者死。

抽筋霍乱一切痧症外治急救法　将上好高粱酒，以手蘸之，在两膀弯即委中穴上，重重打拍，见红紫黑色为度，后再打拍头颈项下总筋上，照前法。重者，随痛必须忍受，其拍打膀弯上，其首分男先左，女先右，无不效验。如无高粱，用上好烧酒亦可。

治痧气永远不发方　凡发痧气，无论胀闷轻重，绞肠闭气等症，依方服之，立见神效，亦可除根。即向未频发者，再发再服，不过三次总可除根，永不复发。

方用　明矾二钱　杵碎，用沸汤和凉水吞服。不善吞者，研末调水服亦可。矾味涩，是痧，到口甜矣。吞服调服俱可，小儿减半，孕妇弗忌。

后背穴图

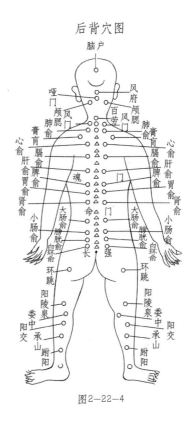

图2-22-4

正面穴图

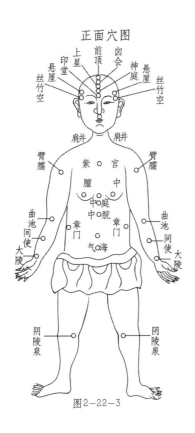

图2-22-3

下篇 药方备要

一、痧症相宜之药品

乌药 善行周身之气。凡痧气阻滞者，得此无处不到。用三分至五分。

红花、银花、茜草 治血解痧。用六分至一钱。

卜子、山楂、麦芽、神曲 痧为食壅，取其善消而不暴也。

大黄 大便不通，痧气闭塞，非此不能攻而下之。用五分至一钱五分，宜为丸，以备急用。若痧胀之极，必须急服此以攻之，丑黄等分，粥丸三分，稍冷汤下。

陈皮、青皮 陈行痧气，青伐肝气。痧气壅阻不行者，非此不利。用六分至一钱。

枳壳、枳实 破痧气，驱毒气，除胀气，下食气。积滞壅塞者，非此不开，但枳壳性缓，枳实性速，各有所宜。用五分至一钱五分。

桃仁 破痧活血。痧为血阻，非此不流；痧为血滞，非此不顺。去皮而用，为皮味涩而阻血路也。用七分至一钱六分。

秦艽 活血驱风，消痧毒。筋骨疼痛，壮热不清者，非此不解。用三分至六分。

桔梗 入肺经，为诸药之舟楫，其性上而复下，故能引枳壳破胸中最高之气。用六分至八分。

香附 行血中之气。恐其香燥，须用便制；欲其行血，必要酒炒；取其敛血。在于醋炒，用三分至八分。

木香 痧后心腹疼痛不休，胸胁胀闷，寒凝气滞，得此而抒。若痧始发忌用。用一分至三分。

砂仁 顺气开郁，散痧消食。此始终可用之要药，用三分至一钱。

穿山甲 土炒为末，透痧消痧，破瘀托毒。善走经络，引诸药所不能到者，即到所犯经络血分之所。用一分至五分。

童便 解痧毒，消痰降火最速，定痛，治血痢。痢下血水，诸药莫及。

天虫 能治血分之痰，佐山甲，透经络，以破痧毒。用须炒末，自一分至二分。

荆芥 透肌解表，散痧。痧筋隐隐不发者，非此不现。用四分至八分止。

防风 透肌发表，为臣使之助。寒热往来，痧毒壅滞，郁遏不发者，非此不清。用三分至七分止。

细辛 开窍破血，散痧之要药也。用三分至五分。痧证寒热，不由外感，其毒从鼻吸而入，搏击肌表。荆芥、细辛，善能透窍，使由窍入者亦由窍泄；防风为使，取为透窍之佐，不比麻黄、羌活专主发表，反有升发火毒之虑也。

连翘 消痧毒，解诸经火邪，清热而不滞，治痧之要药也。用七分到一钱。

姜黄 其性虽温，善能消痧，下气破恶血。用二分至四分。

川郁金 入心经，散郁消痧。痧毒攻心者，非此不能立奏其功。方中所载郁金不得以价贵，谓姜黄亦能下气消痧而代之也。

贝母 川者专消热痰，土者兼破瘀血。用一钱至一钱五分。

白芥子 胁下之痰，非此不达。用四分至六分。

雄黄、牛黄、胆星、天竹黄 消痰丸中宜用。

麝香 开窍散痧，功亦甚大。

当归 头身尾各有所宜，用须斟酌。

柴胡 和解表里，专治少阳胆经寒热往来。用六分至一钱。

干葛 散阳明胃经之邪，兼能解渴。用六分至八分。

前胡 疏风消痰治嗽。表热者宜用，用六分至八分。

桑皮 治嗽泻肺。用四分至八分。

兜铃 泻肺嗽。用三分至五分。

杏仁 泻肺润肠胃，利气消痰涎。去皮尖，用四分至一钱。

麦冬、天冬 润肺消痰，一治其本，一治其标。去心，用七分至一钱五分。

山棱、莪术 食积心疼。痧毒滞痞闷者，宜用六分至八分。

五灵脂 善消宿血。血块凝滞不散，非此不破。用五分至八分。

龟甲 去两胁，酥灸为末。破宿血，胜于灵脂。在胸者用上半截，在下者用下半截。

苏木 败恶血。新瘀者莫及，用五分至一钱五分。

延胡索 活血行气。气血凝滞作痛，用五分至一钱。

香薷 通上彻下，利水气。治暑气之要药，用五分至一钱。

紫朴 宽中治呕，消痰下气。用六分至八分。

牛膝 活血，引痧气下行。用八分至二钱。

薄荷 辛凉利窍，消肿解毒，清气清喉。用五分至一钱。

紫苏 疏风顺气。身热当用，用三分至六分。

角刺 透毒，能引诸药至于痧毒血瘀之所，立奏其攻。

牛蒡子 解痧毒清喉。痧中要药，用七分至一钱。

没药 止痧痛，破瘀血。用四分至一钱。

晚蚕沙 解痧毒治热。

阿魏 破积聚，逐恶血，其功甚大。

火麻仁 润大肠，肠胃燥结者宜用。

独活 发散治热。其性至头而还，力薄不能远发，且可活血解痧毒，是治痧要品。**芎䓖** 治痧热，解毒。有痧患者，食之甘美。

黑砂糖 活瘀血，解痧毒。故瘀血作痛者，得此则安。

食盐 解痧毒定痛，用之吐去新食。

明矾 解痧毒，消痰定痛，用之探吐宿食甚妙。

【按：此药所用分数，如遇西北强壮人，当加一、二、三倍，不可执一。】

赤芍 血热发斑症者可用。

丹参 有去瘀生新之妙。

刘寄奴 散瘀血，解痧毒。

紫花地丁 解毒化斑。

陈香圆 破结气可用。

泽兰 解痧毒。

地骨皮 退热除蒸，止阴虚劳热骨蒸。

石膏 病痧暑天最多，自汗大渴，用白虎汤即解。

板蓝根 即靛叶，普济消毒饮中以解瘟毒。

小青 一名血见愁，清热除蒸最速。

梅花 得一元气，治痧上品。取半开者，纸笼悬当风处阴干。

桃花 苦、平，下宿水，除痰饮，消积聚，利二便。取贮之法同上。

甘菊花 清心解毒，叶亦可用。

天仙子 即红蓼子，治痧块，多用亦能去痞积。

益母草 妇人胎产俱宜。

栀子 凉心去火，发斑及痧根红者可用。

青黛 治痧至妙之品。

丹皮 泻血中伏火，破积血，通经脉，和血凉血。

蒲黄 性滑，行血消瘀，通经脉，利小便。

白蒺藜 散肝风，泻肺气，破血消癥，通乳坠胎。

降香 辛、温，辟恶气。

金铃子 即苦楝子，苦寒能入肝舒筋，能导小肠、膀胱之热，因引心包相火下行，通小便。

浮石 降火软坚，止渴止嗽，通淋，除上焦痰热。

射干 泻火解毒，散血消痰，治咽痛，利大肠。

山豆根 泻心火，消肿止痛，治喘满热咳，腹胀。

白扁豆 调脾暖胃，通利三焦，降浊升清消暑治湿能消脾胃之暑，止渴止泻。

续断 补肝肾，通血脉，理筋骨，破瘀血，治腰痛。

桑寄生 益血安胎，治崩漏。

石斛 补脾肾，平胃气，除虚热。

樟木 辛、温，无毒。治中恶心腹痛，霍乱腹胀，宿食不消。

芦粟 即稷也。甘、平。益气和中，宣脾利胃，治霍乱吐泻如神。【按：粟即高粱。】

羊粪 苦、平、无毒。燔之，治小儿泄，痢肠鸣惊痫。

二、痧症宜忌参半之药品

元参 清气消痰，滋阴润肺，但色黑止血，痧有瘀血忌用。

生地 凉血。血热者可用，血瘀者非其所宜。

黄连、黄芩 冷性凝滞，痧中忌用，用须酒炒，或姜汁制。

羌活 痧证忌其发表太过，若头痛或又因受寒而起，更兼痧证欲用之，引太阳经，止可用半分至二分。

川芎 上行头目，头角骨痛者必需下通血海。肝脏不华者，当用一分至三分止，恐提痧气上腾也。

檀香 痧后心腹疼不休，胸胁胀闷，寒凝气滞，得此而抒。若痧始发忌用。用一分至三分。

干姜 过服寒冷之水，宜少用，善散寒气也。若用之不当，亦能助热毒，当忌。

木香、车前、泽泻 痧气郁阻，小便不利，在所当求。若郁热太重，不因小水，更在所禁。用二分至五分。

大腹皮 下气行水，治痞胀。稍涉虚者勿用。酒洗，再黑大豆汁洗，晒，炭火煨。

威灵仙 善走十二经络，治诸风痰积，浮肿闭结，大走真气耗血。

瓜蒌 降痰治嗽，荡热涤垢，清咽利肠。胃虚脾泄者忌用。

旋覆花 软坚下气，行痰水，通血脉。入肺与大肠经，冷利大肠虚者宜戒。

白豆蔻 利三焦，暖脾胃，散滞气，消酒积。若火升作呕，因热腹痛，气虚诸证宜禁用。

槟榔 破滞散邪，消食行痰。泻胃中至高之气，使之下行。气下陷者勿用。

三、痧症相忌之药品

人参、黄芪、白术、山药 用之恐补痧气。

甘草 用之恐成痧块难治，在所忌用。

茯苓、猪苓 恐其渗漏，转实痧气，俱在禁例。

升麻 禁用，恐提痧气上升。

麻黄 发表太过，禁用。

肉桂、附子、吴茱萸 禁用，恐助痧毒。

木瓜、五味子 酸敛，忌用。

半夏、白芷、苍术 性燥，忌用，半夏虽治吐要药，独痧证用之助火益邪。

藿香 惟取其正气以治秽触，然亦必痧毒无阻，乃可俟冷饮之。倘肠胃中有食积血瘀留滞痧毒，用以止吐适成其毒，下通痧毒其吐自止。

花粉 性沉寒，止渴。痧毒未清者忌用，恐凝滞痧气。

竹沥 性寒，忌用。用须姜汁炒，方走经络。

熟地、白芍 补血敛血，痧所大忌。

杜仲、补骨脂、枸杞子 即腰痛亦不可用。

茯神、柏子仁、枣仁 即虚烦亦不可用。

苁蓉、巴戟 尤忌用。

黑丑 通上彻下，痧毒胀满必须用此于丸药中，枚入立功。凡破气之味，俱莫能及，但耗散真气，究宜慎用。

【按：木瓜霍乱转筋必用之品；花粉降火止渴，方中间用；若苍术、升麻、半夏、白芷等，于治痧丹丸中用之要，亦非所禁也。

又按：上之细辛一味，极散真气，过服即能杀人，壮实而痧重者多止钱许，老稚单弱，酌减量，痧轻者可勿用。兜铃清热降气，但肺虚挟寒者大忌。即贝母，亦非风寒湿滞诸痧症所宜。】

四、备用诸方

防风散痧汤

[主治] 治痧之有因于风者。

[药品] 防风 陈皮 细辛 银花 荆芥 枳壳各等分

[加减法] 头面肿加薄荷、甘菊；腹胀加大腹皮、厚朴；手足肿加威灵仙、牛膝，倍银花；内热加连翘、知母；痰多加贝母、瓜蒌仁；寒热加柴胡、独活；吐不止加童便；小腹胀痛加青皮；血滞加茜草、丹参；咽喉肿加山豆根、射干；食积腹痛加山楂、卜子；心痛加延胡索、莪术；面黑，血瘀也，加苏木、红花；口渴加花粉；赤白痢加槟榔；秽触加藿香、薄荷；放痧不出倍细辛、苏木、桃仁、荆芥。

[服法] 水二钟，煎七分，稍冷服。

荆芥汤

[主治] 治痧有郁气不通者。

[药品] 荆芥 防风各一钱 川芎三分 陈皮 青皮 连翘各八分

[加减法] 食不消加山楂、卜子；心烦热去川芎，加黑山栀；有积加槟榔；痰多加贝母、白芥子；血壅加桃仁、红花；气壅加乌药、香附；郁闷不舒加细辛；食积加山棱、莪术；大便不通加枳实、大黄；暑热加香薷、紫朴；小便不通加木通、泽泻；咳嗽加桑皮、兜铃；喉痛去川芎，加薄荷、射干、大力子。

[服法] 煎服同上

陈皮厚朴汤

[主治] 治痧之有因于气阻者。

[药品] 陈皮 紫朴 山楂 乌药 青皮等分

[加减法] 痰多加白芥子、贝母；血瘀加延胡索、香附、桃红；口渴加薄荷、花粉；痧筋不现加细辛、荆芥；头汗加枳实、大黄。

[服法] 煎服同上

棱术汤

[主治] 治痧之因食积者。

[药品] 山棱 卜子 莪术 青皮 乌药 槟榔 枳实各一钱

［服法］煎服同上。

藿香汤

［主治］治痧之因秽气者。

［药品］藿香 香附各四分 薄荷七分 枳壳 山楂 连翘各一钱

［服法］煎同上，冷服。

薄荷汤

［主治］治痧之因于暑者。

［药品］薄荷 香薷 连翘各一钱 紫朴 银花 木通各七分

［服法］煎服同上。

紫苏厚朴汤

［主治］治痧之有暑胀而不已者。

［药品］紫苏 香薷 紫朴 枳壳 红花 青皮 陈皮 卜子 山楂各等分

［服法］煎服同上。

防风胜金汤

［主治］治痧之因于食积血滞者。

［药品］防风 乌药 桔梗 枳壳 元胡索各七分 卜子二钱 槟榔 银花 山楂 连翘 赤芍各一钱

［服法］煎法同上，稍冷服。

紫朴汤

［主治］治痧有食气壅盛者。

［药品］紫朴 山楂 卜子 山棱 莪术 枳实 连翘 青皮 陈皮 细辛各等分

［服法］煎服同上。

必胜汤

［主治］治痧有因于血实者。

［药品］红花 香附各四分 桃仁去皮尖 大黄 贝母 山楂 赤芍 青皮 五灵脂各一钱

［服法］煎同上，微温服。

独活红花汤

［主治］治痧之因于血郁者。

［药品］独活 红花 桃仁去皮尖 蒲黄 延胡索 白蒺藜炒为末 乌药各一钱 香附三分 枳壳七分

［服法］煎服同上。

射干兜铃汤

［主治］治痧之似伤风咳嗽者。

［药品］射干 桑皮 兜铃 桔梗 薄荷 元参 花粉 贝母 枳壳 甘菊 银花各等分

［服法］煎法同上，稍冷服。嗽甚加童便饮。

当归枳壳汤

［主治］此为养血和中之剂。

［药品］归身 山楂 枳壳 红花 赤芍 青皮 茜草 连翘 丹参 续断各一钱

［服法］煎法同上，微温服。

荆芥银花汤

［主治］此为治血滞之剂。

［药品］荆芥 红花 茜草 丹皮 银花 赤芍各一钱 香附三分 乌药五分 白蒺藜去刺，捣末，八分

［服法］煎服同上。

桃仁红花汤

［主治］此治血结不散之剂。

［药品］桃仁去皮尖 红花 苏木各一钱 青皮八分 乌药四分 独活六分 赤芍 茜草 连翘 丹参 续断各一钱 白蒺藜去刺，捣末，一钱二分

［服法］煎服同上。

红花汤

［主治］此治血痰之剂。

［药品］红花 蒲黄 青皮各一钱 香附四分 贝母二分 枳壳六分

［服法］煎服同上。

清凉至宝饮

［主治］此为清痧热之剂。

［药品］薄荷 地骨皮 丹皮 黑山栀 元参 花粉各等分 细辛倍加

［服法］煎同上，稍冷服。

如圣散

［主治］治痧有咽喉肿痛者。

［药品］牛蒡子 苏梗 薄荷 甘菊 银花 川贝母 连翘 枳壳各一钱 桔梗五分 乌药四分

［服法］水煎，微温，加童便冲服。

宝花散

［主治］此治痧之仙剂。

［药品］郁金一钱，凡方中用此味者不可用姜黄代 细辛三两 降香三钱 荆芥四钱

［服法］共为细末，每服三匙，清茶调，稍冷服。

沉香郁金散

［主治］此治痧气寒凝之剂。

［药品］沉香 木香 郁金各一钱 乌药三钱 降香二钱 细辛五钱

［服法］共为细末，每服三分，砂仁汤稍冷服。

圆红散

［主治］治血郁不散。

［药品］没药置箸内放瓦上炭火，炙去油，为末，三钱 细辛四钱 桃仁去皮尖 延胡索各一钱 降香三钱 白蒺藜捣去刺，

一两

[服法] 共为细末，每服一钱，紫荆皮汤温服。

化毒丹

[主治] 治痧之痰气壅盛者。

[药品] 银花 薄荷各一两 细辛 枳壳各五钱 川贝母二两

[服法] 共为末，每服六分，细茶稍冷服。

三香散

[主治] 治过饮冷水痧不愈者。

[药品] 木香 沉香 檀香各等分

[服法] 共为细末，每服五分，砂仁汤微冷服下。

三香丸

[主治] 治过饮冷水痞闷者。

[药品] 木香 沉香 檀香各五分 砂仁 卜子各八钱 五灵脂六钱

[服法] 共研末，水发为丸，白汤微温下。

救苦丹

[主治] 此治痧气郁闷之剂。

[药品] 枳实 卜子各一钱 郁金二钱 乌药 连翘各八钱

[服法] 共为末，清茶稍冷下。

冰硼散

[主治] 治痧之咽喉肿痛。

[药品] 硼砂 天竺黄各二钱 朱砂二分 元明粉八厘 冰片三分

[服法] 共为末，吹入喉中。

牛黄丸

[主治] 治痰涎喘急。

[药品] 胆星 天竺黄各三钱 雄黄五分 朱砂五分 牛黄 麝香各四分

[服法] 共为末，甘草水为丸，如梧桐子大。每服二丸，淡姜汤稍冷服。

细辛大黄丸

[主治] 治痧之大便干结，气血不通，烦闷壅盛昏沉者。

[药品] 细辛 大黄 枳实 紫朴 麻仁 青皮 桃仁去皮尖，等分

[服法] 共研末，水发为丸。每服一钱，重者二钱，再重者三钱，淡姜汤稍冷下。

和脾宣化饮

[主治] 治痧气食结，胸中饱闷，腹内绞痛。

[药品] 广皮 卜子 细辛 前胡 大腹皮去黑翳，黑豆汤泡洗 麦芽各一钱 山楂二两，煎汤代水

[服法] 先煎山楂汤，然后再纳诸药煎服。

消疳解毒散

[主治] 治痧后牙疳。

[药品] 天花粉 儿茶 官硼 青黛水澄，各一钱 人中白三钱 薄荷 甘草 黄连各五分 牛黄 珠子各一分 雨前茶五分 冰片一分

[服法] 研细，以无声为度。先用浓茶拭净，去其腐肉，然后吹之。

牛黄八宝丹

见前。

活络透毒饮

[主治] 治痧后热毒流连，以此治之。

[药品] 羌活 红花 荆芥 牛蒡子 木通 当归 牛膝 蝉退 青皮 连翘各等分

[服法] 水煎，温服。

忍冬解毒汤

[主治] 治痧后余毒窃发者。

[药品] 金银花 土贝母 甘菊 荆芥穗 牛蒡子 红花 甘草 紫花地丁 连翘各等分 胡桃肉一枚

[服法] 水煎，温服。

拨云散

[主治] 治痧后余毒在肝，两目通红，甚至起障者。

[药品] 生地 黄连 木通 荆芥穗 谷精草 甘草 赤芍 羚羊角 大黄 木贼草 甘菊 羌活 银花 望月砂

[服法] 加灯芯、白芙蓉叶，水煎，温服。

赛金化毒散

[主治] 治痧后热毒流连，疼痛不已，发痈发疔者。

[药品] 乳香 没药各出汗 川贝母去心炒 雄黄 天花粉生用 黄连各一钱 甘草七分，生 赤芍二钱，炒 牛黄二分 大黄二钱，半炒半晒 冰片一分半 珠子四分，研无声为度

[服法] 共为极细末，用蜜汤调服。

加味活命饮

[主治] 治一切痧后留滞热毒发为肿毒疔疽。

[药品] 穿山甲土炒 银花 大黄各三钱 归尾 陈皮各一钱五分 花粉 薄荷 甘草节 生地 白芷 防风 贝母 乳香各一钱 皂角刺五分 没药五分 赤芍一钱

[加减法] 毒在胸加瓜蒌仁二钱；毒在面加白芷一钱五分；毒在头面手足加金银花二钱；毒在背加皂角刺一钱五分。

[服法] 水二大钟，煎八分，空心温服。忌醋并诸毒物，禁房事。

参归化毒汤

[主治]治痧后余毒流连，气血虚不能即溃，以此化毒托出之。

[药品]人参 当归 黄芪 甘草 银花 牛膝 红花 贝母 山楂 皂角刺 白芷各等分

[服法]水二钟，加胡桃肉一个，煎七分，空心温服。

[主治]痧退之后调理和解。

[药品]银花 土贝母 牛蒡子 山药 白扁豆 山楂 荆芥 当归各一钱 人参四分 甘草三分

[服法]水二钟，加核桃肉一个、莲肉六粒，煎七分，空心温服。

参苓归术散

[主治]痧气退尽，气血虚弱者，以此补之。

[药品]人参 白茯苓 当归 白术 白芍药 陈皮 黄芪 川芎 熟地 甘草各等分

[服法]水煎，空心温服。

沉香丸

[主治]治痧气急，胸腹胀痛，迷闷昏沉。

[药品]沉香 槟榔各五钱 卜子 枳实 厚朴各七钱 山棱 莪术 广皮 天仙子即朱蓼子，各六钱 白豆仁 乌药各四钱 木香三钱 姜黄五钱

[服法]水发为丸，如绿豆大。每服三十丸，砂仁汤稍冷下。

沉香阿魏丸

[主治]治痧气壅血阻，昏迷不醒，偏身沉重，不能转侧。

[药品]五灵脂 广皮各一两 青皮 天仙子 姜黄 莪术 山棱各七钱 枳实六钱 白豆仁 乌药各五钱 木香 沉香各二钱 阿魏

[服法]如前，稍冷汤下。

丁香阿魏丸

[主治]治痧食积成块，痛而不已，推上移下，日夕叫喊，病久不愈者。

[药品]卜子 五灵脂 楂肉 神曲 青皮 枳实各一两 莪术 厚朴各八钱 山棱 槟榔各七钱 白豆仁 乌药 姜黄各五钱 木香 沉香各三钱 阿魏二钱 丁香一钱

[服法]水发为丸，如绿豆大。每服十丸，紫荆皮汤温下。

阿魏丸

[主治]治食积壅阻，痧毒气滞血凝，疼痛难忍，头面黑色，手足俱肿，胸腹胀闷。

[药品]延胡索 苏木 五灵脂 天仙子各一两 莪术 广皮 枳实 山棱 厚朴 槟榔 姜黄各七钱 乌药五钱 降香 沉香各三钱 阿魏二钱 香附四钱 卜子一两

[服法]丸法如前。每服十五丸，砂仁汤稍冷下。

苏木散

[主治]治痧毒血瘀成块，坚硬突起不移者。

[药品]苏木二两 红花 延胡索 白蒺藜捣去刺 桃仁去皮尖，各一两 独活三钱 五灵脂七钱 降香 姜黄 赤芍各六钱 大黄五钱 乌药 山棱 莪术 陈皮 青皮 皂角刺 香附酒炒，各四钱

[服法]共为细末，每服二钱，温酒下。

蒺藜散

[主治]治食积瘀血痧毒凝滞成块，日久不愈。

[药品]白蒺藜捣去刺，二两 泽兰 姜黄 卜子 楂肉 茜草 土贝母净，各一两 延胡索 五灵脂各一两五钱 槟榔七钱 银花八钱 乌药 青皮各六钱 桃仁去皮尖，一两五钱

[服法]共为末，每服一钱，温酒下。

探吐法

用盐汤或矾汤稍冷服，令吐去所食，以解痧毒所阻，必须多饮则吐。

当归枳壳汤

[主治]消食顺气和血之剂。

[药品]归尾 枳壳 赤芍各一钱 山楂 卜子各二钱 紫朴八分

[服法]水煎，微冷服。

清气化痰饮

[主治]治痧痰气壅塞之剂。

[药品]贝母二钱 姜黄一钱 细辛 橘红各八分 青皮 紫朴各七分 荆芥六分 乌药五分

[服法]水煎，冲砂仁末五分，微冷服。

蒲黄饮

[主治]治痧毒散瘀引火下行之剂。

[药品]牛膝三钱 独活 枳壳 连翘 桃仁去皮尖 泽兰 赤芍 山楂 姜黄 蒲黄各一钱

[服法]水煎，微冷服。

乌药顺气汤

[主治]治痧气内攻之剂。

[药品]山棱 莪术 卜子 白芥子 延胡索各一钱 枳壳 青皮 乌药各八分 红花七分 香附四分

[服法]水煎，稍冷服。

降香桃花散

[主治]治痧气中肾之剂。

[药品]降香五钱 牛膝二两 桃花 红花 大红凤仙花各七钱 白蒺藜一两

[服法] 共为末，黑砂糖调童便冲服。

木通汤

[主治] 治痧毒结于膀胱之剂。

[药品] 牛膝三钱 丹皮 细辛 连翘 银花 泽兰 白芨 蒲黄 木通 延胡索各一钱

[服法] 水煎，加童便微温服。

枳实大黄汤

[主治] 治痧毒结于大肠之剂。

[药品] 赤芍 青皮 枳实 桃仁去皮尖 火麻仁 银花 槐花 黄芩酒炒 连翘各一钱 大黄三钱

服法 水煎，微温服。

连翘薄荷饮

[主治] 治痧食积气阻之剂。

[药品] 香附 卜子 槟榔 山楂 陈皮 连翘 薄荷各等分 木香二分，磨冲

[服法] 水煎，加砂仁五分，稍冷服。

荆芥薄荷汤

[主治] 治痧气血阻塞之剂。

[药品] 荆芥炒黑 赤芍 薄荷 白蒺藜捣去刺，为末 青皮 陈皮等分

[服法] 水煎，微冷服。

失笑散

见前。

绝痧方

[主治] 治数患痧症，必痧症已愈，然后可服。

[药品] 甘草 明矾 食盐各一两 川乌一钱 干姜三钱

[服法] 共为细末，米饭捣为丸。每服五分，白汤温下。新犯痧者一二服即愈，久犯痧者十服痊愈，不复发矣。【按：此用甘草以助胃，用干姜、川乌以充胃，用明矾以解毒，用食盐以断痧，诚为良方。但乌姜性热，恐人有宜有不宜，故每服止用五分为则，惟取其能绝痧根尔。若人属虚寒者，必加倍多服，方能有效。】

加味五苓散

[主治] 治中暑烦渴，身热头痛，霍乱吐泻，及膀胱积热，便秘。

[药品] 猪苓 茯苓 泽泻 苍术泔浸 车前 木通

[服法] 清水煎服。

胃苓汤

[主治] 治中暑伤湿夹食，腹痛泄泻，及口渴便秘。

[药品] 猪苓 茯苓 泽泻 苍术泔浸 厚朴 陈皮去白

[服法] 清水一盏，煎至七分，空腹时温服。

六和汤

[主治] 治伏暑霍乱吐泻，或寒热，或痢疾。

[药品] 厚朴一钱五分 赤苓 霍香 扁豆 苍术泔浸 甘草各一钱 半夏 人参 杏仁 甘草各五分

[加法] 中暑加香薷；感寒加紫苏。

[服法] 清水煎，稍冷服。或加生姜三片，红枣三枚。

霍香正气散

[主治] 治风寒伤食，头痛寒热，及霍乱吐泻。

[药品] 霍香 紫苏 白芷 茯苓 腹皮各三钱 桔梗 紫朴制 半夏曲 白术土炒 陈皮各二钱 甘草一钱

[服法] 每服五钱，加生姜三片，红枣三枚，清水煎，不拘时服。

祛瘴辟瘟丹

[主治] 治受时行不正之气瘟疫痧胀，老幼男妇皆同。

[药品] 厚朴 苍术 羌活 防风 陈皮 牛蒡子 枳实 香附各一钱 槟榔 白芷各八分 霍香 川芎 细辛各四分 甘草三分

[加法] 无汗加苏叶、薄荷；口渴加葛根、天花粉；身重汗出加防己、石膏；温疟加柴胡、半夏；遍身疙瘩加兰叶、大黄、僵蚕；大便闭结加大黄；肌肉发红紫黑斑加元参、大青、连翘；头痛加川芎；先中温又中暑加白芍、香薷；风湿身体灼热加黄芩、黄连、栀子；咳嗽唾涕，头目昏眩加荆芥、金沸草。

[服法] 加姜枣煎服。

加减圣功散

[主治] 治伤寒时疫，风湿阴阳两感，表里未辨，或外热内寒，或外寒内热，肢节拘急，头项腰脊疼痛，发热恶寒，呕逆喘咳，鼻寒身重，及食饮生冷，伤在胃脘，胸膈饱懑，肠胁胀痛，心下痞结，手足逆冷，肠鸣泄泻，水谷不消，小便不利等证。

[药品] 厚朴 防风 苍术 藁本 霍香叶 柴胡 独活 泽泻 石菖蒲 枳壳 细辛各五钱 槟榔 元胡索 陈皮 砂仁 卜子炒，各八钱 草豆蔻十个，去壳

[服法] 共为粗末，每服五钱。水一盏半，煎一盏，去渣温服，不计时候，取遍身微汗即愈。时气不和，空心饮之，可辟邪疫。

【按：此方原名圣散子，即东坡涖杭时见民多痧疫，设剂投治，全活者万余人。今有痧证相类者，疗之无有不效。

白虎汤

[主治] 治温病身热，自汗口干，脉来洪大，霍

乱、伤暑、发痧，神妙。

[药品] 石膏五钱，煨熟 知母三钱 甘草一钱 粳米一撮

[服法] 清水煎服。如加竹叶名竹叶石膏汤。

【按：病在阳明肌肉，则巨阳之表邪已解，故外不恶寒，又无头痛身疼之症，但自汗而发热也。《经》曰：热淫所胜，佐以苦甘。以知母、甘草解其热，盖热则伤气，用粳米、甘草之甘益其气，且治不眠烦躁也，烦者肺，躁者肾也，以石膏为君，佐知母之苦，以清肾之源，因石膏体坚而重坠，知母沉寒而走下，故用米草之甘以缓之，使不速达于下焦也，白虎金神，司秋者也，暑火至秋而衰，且知母苦寒，又能保太阴肺金之气，故名白虎，以为三阳经一解表药耳。虽是三阳解表药，切记有汗当施，无汗当戒。盖无汗者必须柴葛升麻以解表邪，不可见其身热误用白虎，以郁遏其热，使不得外越也。】

大羌活汤
见前。

润下丸
见前。

武侯行军散
[主治] 散痧逐瘀，去一切恶秽。

[药品] 牛黄 麝香 冰片各三分 明雄黄 硼砂 火硝各一钱 飞金三十张

[服法] 共研细末，吹鼻。

绌荆郁香散
[主治] 散痧疫神品。

[药品] 细辛一西 荆芥五钱 郁金二钱 紫降香三钱

[服法] 共为末，每服一钱，微温汤调服。

回春丹
[主治] 一切痧疫。

[药品] 茅山苍术去净毛，二两 原麝香一钱 母丁香一两 广木香生研一两 蟾酥四钱 沉香六钱 郁金一两 明雄黄天水飞净，七钱。

[服法] 共为末，水法为丸。加飞净朱砂四钱为衣，每服五里，微温水服，亦可研末吹鼻。

透顶清神散
[主治] 散瘟疫一切头痛。

[药品] 细辛 猪牙皂 白芷 当归

[服法] 等分为末，用少许吹鼻内。

郁金丸
见前。

转筋丸
[主治] 治食积成块痛不已，筋脉抽掣转筋。

[药品] 神曲 楂肉 五灵脂 枳实 卜子 青皮各一两 莪术 厚朴各八钱 木香 沉香各三钱 阿魏二钱 三棱 槟榔各七钱 姜黄 乌药 寇仁各五钱 丁香一钱

[服法] 水法丸，每服三分，紫荆皮煎汤服。

解毒中白散
[主治] 治烂喉喉痛，疳疮烂蛾。

[药品] 人中白煅 青黛水飞 儿茶 硼砂各一钱 燈香灰贮青竹筒内塞紧煅灰，三分 马勃粉 明雄黄各二分 真冰片一分。

[服法] 共研末，吹喉内，如烂甚加牛黄一分，珍珠一分。不烂肿甚，加元明粉一钱。

【按：以上数方之丸散，须先修合备用，庶几临时有济。】

逐疫郁香汤
[主治] 治痧疫吐泻，膻中闭塞腹痛。

[药品] 荆芥 郁金 广橘皮 紫降香 香附 砂仁各一钱 广木香生研 细辛各五分 神曲 西河柳 千脚土各三钱

[加减法] 食积加卜子、三棱、楂肉、莪术。血瘀加桃仁、寄奴、云脂、泽泻；痰多加贝母、白芥子；秽触加藿香；小便不通加木通；大便不通加熟大黄；呕不止加灶心土；湿重加苍术；署日大浊加石膏、滑石；心火盛加黄连，此味守而不走，不可早用多用。一二日后内热去，去细辛，加丹皮、花粉、山栀、犀角、羚羊角、连翘等品，审轻重，辩气血量加。

[服法] 水两碗煎，冷服。

花粉丹皮汤
[主治] 治痧疫内热。

[药品] 花粉 丹皮 山栀 地骨皮 薄荷 元参 郁金各一钱 细辛三分

[服法] 水煎，冷服。

橘贝汤
[主治] 治痧疫痰多壅塞并头痛。

[药品] 橘红八分 贝母二钱 姜黄一钱 青皮 荆芥各六分 乌药 细辛 薄荷各五分 郁金一钱。

[服法] 水煎，微温服。

清火散瘀汤
[主治] 治痧疫血瘀。

[药品] 连翘 赤芍 羚羊角 独活 姜黄 桃仁 蒲黄 泽泻 丹皮 山楂各一钱 牛膝三钱

[服法] 水煎，微温服。脉实舌赤加犀角。

加减喉痹散
[主治] 治痧疫喉痛、喉肿、喉烂。

［药品］桔梗　牛蒡子　元参　薄荷　贝母　前胡　僵蚕　连翘　金银丸　花粉　木通　郁金　荆芥各一钱　西河柳三钱　童便一杯　马勃三分

［服法］水煎，微温服。

平藿丸

［主治］治吐泻。

［药品］广藿梗　块茯苓　制半夏　真厚朴　净银花　制苍术　红花各一钱　降香三钱

［服法］研末为丸，每服三钱。

人马平安散

［主治］霍乱痧胀、山岚瘴疠、暑热秽恶诸邪直干包络，昏晕不省人事。

［药品］雄黄　硼砂　硝石各一两　朱砂五钱　梅冰片　当门子各二钱　飞金一百页

［服法］研细末，和匀，瓷瓶紧装，每服二三分，凉开水调下，或嗅少许于鼻内。

校后记

　　1935年，陈景岐编《七十二种痧症救治法》。本书实为选辑《痧症指微》《痧症全书》及《痧症汇要》三书，重新编次而成。全书分上、中、下三篇。上篇为痧症总论，记载辨痧、治痧以及用药，其中间附陈氏见解，主要录自《痧症全书》；中篇介绍72种痧症治，录自《痧证指微》；下篇为药方备要，分设痧证相宜之药、宜忌参半之药及相忌之药，将人参、升麻、麻黄、肉桂、茯苓等均列为痧证忌药，主要录自《痧证汇要》。现存1935年、1939年上海大通图书社铅印本。本次校点以1935年铅印本为底本。

下篇

刮痧现代研究

引 言

　　本书主编杨金生研究员率领的课题组除了开展前面所述的痧证文献整理和理论研究外，还开展了刮痧的临床评价、作用机制以及标准规范研究，如承担了国家中医药管理局《刮痧技术操作规范》国家标准、人力资源和社会保障部保健刮痧师、中医刮痧师国家职业标准、中华中医药学会《刮痧技术操作规范》行业标准等多项刮痧国家职业标准和刮痧技术操作规范国家标准、行业标准的制定工作，还组织开展了"十一五"科技支撑计划《刮痧补泻手法治疗腰痛的规范化研究》、国家自然基金《不同手法刮痧的生物学效应和机制研究》等课题的研究工作，发表了相关研究论文。现将近年来已经发表的研究成果汇总如下，以期让读者更好地了解刮痧现代研究进展。

目录

"痧"的基本概念与刮痧的历史沿革

1. "痧"的基本含义

在中医古籍中，"痧"所指一般有三层含义：一是指痧症，即多发于夏秋两季，因感受风寒暑湿燥火六淫之邪气或疫疬之秽浊出现的一些病症。如头痛、咳嗽、烦闷、头面肿痛、眩晕胸闷、手足肿痛、身体肿痛、脘腹痞满、恶心呕吐、腹泻、指甲青黑等等，称之为痧证，又称痧气或痧胀。《痧胀玉衡·卷上》曾论述其发病与症状的关系时说："痧症先吐泻而心腹绞痛者，从秽气痧发者多；先心腹绞痛而吐泻者，从暑气痧发者多；心胸昏闷，痰涎胶结，从伤暑伏热痧发者多；遍身肿胀，疼痛难忍，四肢不举，舌强不言，从寒气冰伏过时、郁为火毒而发痧者多。[1]"再考察"痧"字来历，可知"痧"是从"沙"字而来，这是由于一些古代医家认为痧症的致病物是所谓"粪土沙秽"之类。如《痧症全书·论痧》说："古无痧字……惟霍乱条下有不吐泻而腹绞痛者，曰干霍乱，亦名绞肠痧。缘南方体气不实之人，偶触粪土沙秽之气，多腹痛闷乱，名之曰痧，即沙字之讹也。[2]"至于痧胀的"胀"字，则是由于痧毒可胀塞肠胃、壅阻经络而来。痧症可从不同角度加以分类，如按证候属性可分为热痧、寒痧、阴痧、阳痧等，按发病原因可分为暑痧、瘟痧、绞肠痧等。《痧胀玉衡》从临床实用的角度出发，比较重视按发病缓急来分类，如分成慢痧、紧痧、急痧之类。

二指麻疹，也即麻疹的别称。《临症指南医案》邵新甫按："痧者，疹之通称，有头粒而如粟象；瘰者，即疹之属，肿而易痒。[3]"麻疹是由麻疹病毒引起的急性发疹性传染病，多见于小儿，易流行于冬春季节。在《痧胀玉衡》作者郭志邃的家乡，就把麻疹叫作痧子，所以郭氏特地指出说："麻疹在他方，有名唐子，有名蚤疹，在槜李则名痧子，而痧胀亦名为痧，不可不辨。"并在书中设立专节加以辨析。

三指"痧象"，现代中医学所说的"痧"，就是指所谓"痧象"。痧象是经刮拭治疗后，在相应部位皮肤上所出现的充血性改变，如红色粟粒状、片状潮红，紫红色或暗红色的血斑、血泡等。如《保健刮痧师》国家职业资格培训教程中，明确痧是通过刮拭人

体以后，在皮肤上出现的皮下充血和出血改变。其颜色形态为红色栗粒状、丘疹样、大片状潮红高起、紫红色或红色血斑、血包或血管浮起成串。一般情况下，身体健康者出痧较少，且均匀，多为红色；出痧的部位一般多在头面、背部及四肢外侧容易出痧；胸腹及四肢内侧不易出痧，若出痧说明手法偏重。慢性病患者，多伴有紫痧或血包；急性病多为栗粒状，大面积；若为血斑、血包，说明病情较重。另外，通过出痧部位判断健康状况：凡经络线路和穴位区域容易出现痧，提示相应经络所联系的内脏功能病变。例如在背部膀胱经循行路线上均匀刮拭，心俞穴区出现紫痧或痧斑，则说明心脏功能变化，应提早预防和保健。了解痧象判断康复程度，若出痧散在，颜色浅淡，说明病情较轻，容易康复；若出痧较多，而且点大成块、紫色血包等，说明病情较重，不易康复，需多次刮痧才能有效。若刮痧时，局部立即出现痧迹，宜改为轻手法刮拭，使痧慢慢透发出来，以减轻疼痛，简称"透痧"。还有一些神经肌肉瘫痪之人，刮痧后不易出痧，切不可硬刮、重刮，强求出痧，若多刮几次，痧象自然浮现，说明病情好转，这亦称"透痧"。

2. 刮痧疗法的历史沿革

大多数学者认为，刮痧疗法与砭石、针灸、热熨、推拿、拔罐、放血等方法源流紧密联系、相互演变而产生。从这个意义上说，刮痧疗法的历史可以追溯到2000多年前的先秦时代。例如《五十二病方》多处论述的"布炙以熨""抚以布"。"白疣"篇云："以蚕挈疣令赤，以□之。一日，洒，以新布執暨（概）之，傅。如此数，卅（日）而止，令"，与《灵枢·九针》所述铍针"取法于巾针"很可能有渊源关系。《五十二病方·乾骚方》的"先執洒骚以汤"，"抚以布"，也是一个有力的证明。又如用布裹热盐"以熨头"等等，可以看出现代刮痧法之抚摩法、擦法与其有一定的渊源。《五十二病方·婴儿瘛》："婴儿瘛者，目□□然，胁痛，息瘿瘿然，屎不○化而青。取屋荣蔡，薪燔之而□匕焉。为湮汲三浑，盛以鎓，因唾匕，祝之曰："喷者鎓喷，上○○○○○○如鎓星，

下如锋血，取若门左，斩若门右，为若不已，○薄若世。因以匕周锋婴儿瘛所，而洒之锋中水，候之，有血如蝇羽者，而弃之于垣，更取水，复唾匕浆以锋，如前。毋徽，数复之，徽尽而止。令[4]"。明岚[5]认为，用饭匕，或汤匙在婴儿瘛引起手足四肢伸缩抽动部位进行揩法抚摩、擦拭时，局部要洒以经过三浑、三澄清之地浆水，抚摩、擦拭后等待局部"有血如蝇羽"出现即可。如需再抚摩擦拭，法如前。经过数次揩法治疗，直至婴儿瘛之徽象完全消失为止。这里从法所用工具、技术要领、方法、步骤、要求、医疗效果、适应证等来分析，刮痧在2000多年前已具雏形。

此外，刮痧疗法还与《内经》所载的砭石疗法或刺络疗法有更直接的关系。如《素问》记载用刺络疗法治疗腰痛说："刺解脉，在郄中结络如黍米，刺之血射以黑，见赤血而已。"从中不难看出，刮痧疗法与这种刺络疗法在方法、机制上的相似性。清·朱永思在评论郭志邃的著作时，即认为郭氏学说在理论与方法上都直接来源于《内经》。他说："古帝制九针之法，以疗民病，多刺少药。即如《内经》有云：'诸疟而脉不见，刺十指间出血，血去必已（注：见《素问·刺疟》）。'夫脉不见者，即集中症脉不合之谓也；制针疗病，出血去疟，即集中放血泄毒之治也。此正后人所当师其意而通其法者。"李经纬认为，刺络疗法亦称刺血法，或称之为放血疗法，与刮痧疗法最为密切，在刮痧法中原本就有刮痧与放痧两大内容，放痧法或亦可称之为放血法，这些疗法均源自民间长期经验之总结，以及保健治疗范畴相类外，还都具有简、便、廉、验的共同特质与各自特点。

虽然刮痧疗法形成的具体时间已不可考，但其长期以来流传于民间，薪火相传，沿用不废。宋元之际，民间已比较广泛地流传用汤匙、铜钱蘸水或油刮背部，以治疗腹痛等症的方法和经验，而且这些经验已引起了医学家们的注意。如宋·王裴《指迷方瘴疟论》将刮痧称之为"挑草子"。元·危亦林的《世医得效方》较早地对痧证作了明确记述："心腹绞痛，冷汗出，胀闷欲绝，俗谓搅肠痧。"明代有关痧症的记述更加丰富，如明·李梴的《医学入门》中载有："将大指爪从针尾刮至腰，此刮法也。"但是李氏论述的刮法并非刮痧，而是将其作为针刺疗法的一种手法论述。其后针灸学家杨继洲编《针灸大成》一书，书中引用了陈氏的《小儿按摩经》的论述："刮手背法：从儿手背刮至中指梢，能使儿泻。"还引用了《保赤推拿法》的"刮者，医指挨儿皮肤，略加力而下也"。

将针灸、按摩之刮法、推法向刮痧法过渡。杨清叟《仙传外科秘方》在《解救诸毒伤寒杂病一切等证》里论述到："搅肠沙证发，即腹痛难忍，但阴沙腹痛而手足冷，看其身上红点，以灯草蘸油点火烧之；阳沙则腹痛而手足暖，以针刺其十指背近爪甲处一分半许，即动爪甲指背皮肉动处，血出即安。仍先自两臂将下其恶血，令聚指头出血为好。又痛不可忍，须臾能令人死，古方命名乾霍乱，急用盐一两，热汤调羹入病人口中，盐气到腹即定。"王肯堂《证治准绳·杂病·霍乱》："乾霍乱，忽然心腹胀满，搅痛，欲吐不吐，欲泻不泻，躁乱，愦愦无奈，俗名'搅肠沙'者是也……刺委中穴并十指头出血亦好。"万全《万氏家传保命歌括·霍乱》："干霍乱者，忽然心腹胀满，绞刺疼痛，蛊毒烦冤，欲吐不吐，欲利不利，状若心灵所附，顷刻之间，便致闷绝，俗名'绞肠沙'者是也，宜用吐法、刺法、灸法……刺法：委中两穴，以冷水，手指起青，三棱针刺，去紫黑血，效。"虞搏《医学正传》："乾霍乱：忽然心腹痛，欲吐不吐，欲泻不泻是也，俗名肠痧即是……委中穴出血，或十指头出血，皆是良法。"龚廷贤《寿世保元》："霍乱吐泻，心腹作痛，炒盐两碗，纸包纱护，顿其胸前，并肚腹上截，以熨斗火熨，气透则苏，续又以炒盐熨其背，则十分无事。"张景岳《景岳全书·杂证谟》："针灸法，刺委中穴出血，或刺十指头出血，皆是良法……今东南人有括沙之法，以治心腹急痛。盖使寒随血聚，则邪达于外而脏起始安。"并且张氏在其著作中对刮痧疗法的作用机制及部位进行了论述："细穷其义，盖以五脏之系，咸附于背，故向下刮之，则邪气亦随而降。凡毒气上行则逆，下行则顺，改逆为顺，所以得愈。虽近有两臂刮痧法，亦能治痛，然毒深病急者，非治背不可也。"之后还有著名医学家张璐在其代表作《张氏医通》中总结性地指出："尝考方书，从无痧证之名……世俗以瓷器蘸油刮其背上，随发红斑者，谓之曰痧"，"俗名番痧"，"举世有用水搭肩背及臂者，有以苎麻水湿刮之者，以瓷油润之者"。

至清代，刮痧疗法大为盛行，如清人王庭记述其家乡的情况说："无何，则吾乡挑痧之法盛行矣。先是乡人有粪秽感痧，例用钱物蘸油而刮，及此多用挑。然行之大都妇人，以故为名医者不道。"在此基础上，古代医家对痧症的研究终于在清代取得了突破性进展，其主要标志就是出现了第一部痧症研究的专著——郭志邃撰于康熙初期的《痧胀玉衡》，该书对痧症的病源、流行、表现、分类与刮痧方法、工具以及综合治疗等方面都做了较为详细的论述。如记载刮痧法说："其治之大略有两法焉，如痧在肌肤者，刮之而愈；痧在血肉者，放之而愈，此二者，皆其痧之浅焉者也，虽重亦轻，若夫痧之深而重者，胀塞肠胃，壅阻经络，直攻乎少阴心君，非悬命于斯须，即将危于旦夕，扶之不起，呼之不应，即欲刮之放之，而痧胀之极，已难于刮放矣……则刮放之外，又必用药以济之。""背脊颈骨上下及胸前胁肋、两背肩臂痧，用铜钱蘸香油刮之，或用刮舌掊子脚蘸香油刮之；头额腿上痧，用棉纱线或麻线蘸香油刮之。大小腹软肉内痧，用食盐以手擦之。"该书不但奠定了痧症研究的理论基石，而且总结了痧症临证治疗的丰富经验，因而对后世有较大的影响。王凯于1688年编撰《痧症全书》，该书历年刊行次数仅次于《痧胀玉衡》，据统计也有20次之多，在清代为刮痧疗法的普及做出了贡献。张志聪《侣山堂类辨》："所谓痧者，身上由斑点如痧，或用麻刮，则累累如沙砂，故名曰砂……故浅者刮之，深者刺之，使邪气外泄，而痛可止。"高鼓峰《四明心法·霍乱》中叙："有乾霍乱者，俗名斑痧，又名搅肠痧，吐泻不见，面色青冷。急刺委中部分出血，明矾调饮探吐，或用阴阳盐汤，或用菜油探吐，兼用碗刮背上，用苎麻根蘸清菜油，刮夺命穴，督脉后、天庭等处，后服砂仁细末数口，连嗳数十声，即愈。"吴尚先《理瀹骈文》是一部外治法的专著，总结了不少刮痧疗法的运用。如治疗伤寒发斑"发斑用铜钱于胸背四肢刮透，即于伤处用蛋滚擦"。治疗阴痧、阳痧"阴痧腹痛、手足冷，灯火爆身上红点。阳痧腹痛、手足暖，以针刺十指尖、臂上肥弯、紫筋出血；或用盐擦手足心，莫妙少磁调羹蘸香油刮背。盖五脏之系咸在背，刮之则邪气随降，病自松解"。吴道源撰《痧证汇参》，在论述"痧痢之症"时指出："痧不兼痢，刮放即愈。"在实际经验中，强调了兼用刮痧、调气、导痧等综合思想等。陈修园《陈修园医书七十二种》中有《急救异痧奇方》《吊脚痧方论》、《烂喉痧辑要》、《喉痧正义》等，在《烂喉痧辑要·论证》中曰："凡痧症欲出未出之时，宜早为发散，以解其毒，则为余患。"病因为"一时戾气之染"。"凡热邪壅于肺，逆传心包络，痧疹不得出，或已出而复没者，乃风寒所遏而然。若不早治，毒必内攻，以致喘急音哑而死。急用升麻葛根汤，加荆芥、牛蒡子、桔梗、蝉蜕、樱桃核、浮萍草、枇杷叶等，煎服；外用芫荽酒、苎麻蘸酒夏之。"传染病

学家王孟英也特别注重刮痧疗法的应用，在其著作中多处引用了《痧胀玉衡》之论述，如"郭又陶曰：先吐泻而心腹绞痛者……宜用油盐刮其皮肤，则痧不内攻"，并且在其引后按语中指出："若乾霍乱之治，虽有探吐刮背之妙，然有不因痰湿饮食之滞……《玉衡》书具有，兹不多赘"。此外，清代编撰刊行的痧病专著不下20余部，主要者如沈金鳌的《痧胀燃犀照》2卷（1821年）、孙玑的《痧症汇要》4卷（1821年）、佚名的《痧症旨微集》1卷（1852年）、夏云集的《保赤推拿法》1卷（1885年）、陆乐山的《养生镜》1卷（1905年）等。

新中国成立后，1960年人民卫生出版社出版了江静波先生著的《刮痧疗法》一书，开创了现代研究刮痧之先河，将刮痧、放痧、拍法等以"刮痧"概之，使刮痧由原来局限的"痧病"和"出痧"走上了学术论坛，为之名正。90年代以来，在全球回归自然疗法的热潮中，刮痧疗法比肩成势，并有多部著作面世。吕季儒《吕教授刮痧健康法》、王敬、杨金生《中国刮痧健康法》、张秀勤、郝万山《全息刮痧法》、侯志新《经络微针穴区刮痧法》、孔垂成《中医现代刮痧教程》等十余部，使刮痧疗法登上了医疗保健的舞台。这些著作的特征有三：在理论上，由经验刮痧发展成为中医针灸经络理论指导，循经走穴，内症外治的辨证刮痧；在实践中，扩大了刮痧疗法的应用范围，由原来的治疗痧病发展到内外妇儿等科近400种病症，并涉及消除疲劳、减肥、养颜养容等养生保健领域。在机制研究上，从活血化瘀、免疫调节、改善新陈代谢等方面进行钻研，使刮痧疗法与针灸、按摩、拔罐等方法成为公费医疗、医疗保险的特色项目。如今保健刮痧又被国家劳动和社会保障部列为职业劳动技能，并制定了保健刮痧师国家职业标准，编写《保健刮痧师》国家职业资格培训教程成为广大群众自我保健和创业就业的一项劳动服务技能。刮痧真可谓是"不用手的按摩，不用针的针灸，用刮痧板的拔罐"，以其简、便、廉、验、速和易掌握、较安全、疗效好的特点，将为人类的健康事业做出更大贡献。

总之，刮痧疗法发展到现在，已由原来粗浅、直观、单一的经验疗法，上升到有系统中医理论指导、有完整手法和改良工具、适应病种广泛的自然疗法之一。其中刮痧工具由刮子脚、苎麻、棉纱线、麻线、铜钱、瓷碗、瓷调羹，到今天人们最常用的水牛板和玉石刮痧板；刮痧介质由水、香油、桐油、芫荽酒、盐姜汁，发展到今天刮痧专用的刮痧油和刮痧润

肤乳；刮痧部位由从前单一的胸腹部、肩背部、四肢部、头项部，到今天循经走穴、内症外治，体表大部分部位均可刮拭的辨证刮痧；刮痧手法从由上而下，由轻渐重的刮摩擦之以及常常配合使用的"放痧""扯痧""粹痧""拍痧""撮痧""钳痧""拈痧""扭痧""夺痧""提痧""掐痧"等等，发展到今天的轻刮法、重刮法、直线刮法、弧线刮法、点压法、按揉法、角刮法、边刮法、梳头法、摩擦法、弹拨法、拍打法、逆刮法、揪痧法、颤刮法、挑刮法以及刮痧与拔罐、刮痧与按摩配合的各种手法近30多种；刮痧治疗范围已在传统刮痧主要治疗痧症的基础上广为扩大，已能治疗内科、妇科、男科、儿科、外科、皮肤科、伤科、眼科等11大类400多种病症。它已不仅仅是仍然流行于民间的特色疗法，也是当今医疗机构针对骨关节疼痛性疾病的常用治疗方法，作为非药物外治法的刮痧疗法，源于古代，盛于明清，如今正以崭新的面貌为广大民众的健康服务。

参考文献

[1] 郭志邃. 痧胀玉衡·卷上[M]. 刻本. 书业堂，1675（清康熙十四年乙卯）.

[2] 王凯. 痧症全书. 论痧[M]. 重刻本. 1864（清同治三年甲子）.

[3] 叶桂. 临症指南医案[M]. 邵新甫按. 重刻本. 卫生堂，1803（清嘉庆八年癸亥）.

[4] 马王堆汉墓帛书整理小组编. 五十二病方[M]. 北京：文物出版社，1979：40，42，61-62.

[5] 明岚. 刮痧法探源[J]. 中华医史杂志，2004，34（3）：152.

（杨金生，王莹莹，赵美丽，武晓冬，李贤俏，张颖，訾明杰，王兵；中国中医基础医学杂志，2007，13（2）：104-106）

《痧胀玉衡》痧症辨证论治研究

清代医家郭志邃（字右陶，檇李[今浙江嘉兴]人）所著《痧胀玉衡》一书，是现存中医古籍中第一部比较系统的痧症专著。所谓痧症，是因感受风寒暑湿燥火六淫之邪气或疫疠之秽浊所出现的一些病症，多发于夏秋二季。临床表现为头痛、咳嗽、烦闷、头面肿痛、眩晕胸闷、手足肿痛、身体肿痛、脘腹痞满、恶心呕吐、腹泻、指甲青黑等等，古代称之为痧症，又称痧气或痧胀。可见于西医学的流行性感冒、急性胃肠炎、中暑等等。《痧胀玉衡》中关于痧症的辨证治疗，进行了比较系统的总结与探讨，并从不同角度加以分类。如根据证候属性可分为热痧、寒痧、阴痧、阳痧等；按发病原因可分为暑痧、瘟痧、绞肠痧等；按发病缓急来分为慢痧、紧痧、急痧之类。在痧症的因、证、脉、治等各方面多有发挥，为后世对于痧症的辨证治疗和刮痧疗法的系统研究打下了良好的基础。[1]

一、基于八纲辨证的痧症治则

从八纲辨证的角度看，痧症多属里热实证。以表里而言，痧症虽属里证，但其病邪袭人，也有一个自表至里的过程，病位也有所不同，治疗须依病位而定："若痧在肌肤，当刮即刮。痧在血肉，当放即放。痧在肠胃、经络与肝、肾、脾三阴，当药即药。若痧气肆行，不拘表里，传变皆周，当三法兼用。"[1]以寒热而言，痧症属热证，"内热者，宜攻其里；表热者，宜透其肌"。[2]以虚实而言，无论患者体质是虚是实，痧毒袭人，总为邪实之证，故以驱邪为首务，郭氏对此以"开门驱寇"作譬强调说："夫惟人之实者犯之，固即以有余治之；而虚者犯之，亦当以有余治之。盖其有余者，非有余于本原，乃有余于痧毒也。论者以为人之实者，固可以有余治之，而人之虚者，以有余治之，则益虚其虚矣，而不知非然也。夫人有痧毒，如家之遇贼寇也；人有虚实，如家之有厚薄也。假若贼寇操戈已入于室内矣，而乃以家之资财之薄也，其贼寇可不驱而出之乎！吾见家有贼寇，必先驱之为是。人有痧毒，亦无不先驱之为是也。故痧发不论虚实，驱毒在所当先，……此痧之所以有实而无虚也。"[3]

痧症兼夹有其他病证，则以痧症为标为急，他病为本为缓，"所贵医者识窍，先治其痧，后理其病。所谓急则治其标，缓则治其本者，此类是也"[4]。郭氏在《痧脉似气血有余辨》中还特地举了这方面的一个例证：一劳弱吐红之症，其脉洪实有力，他医遇此，以为脉证不符，症候凶危，辞别而去。郭氏视察其腿弯有青筋色，先放其痧，六脉遂和，症候亦平。经进一步调理后，再用六味地黄丸及十全大补汤服之而劳弱不足之症亦愈。这就是在细辨正虚邪实、标本缓急之后，先治其标实、后理其本虚而获全效。

痧症发病本身也往往表现为痰喘呼吸困难、二便不通以至昏迷不醒等危急之症，此时更应积极救治。如昏迷不醒时，应先以急救方药治之，消散其邪热、秽气、食积、痰血之因，"俟其稍醒，然后扶起，再行别法疗治"。[5]郭氏还认为，由于昏迷不醒系痧之热毒冲于心膈，而痧症用药必须冷服，冷药之性更有助于消散心膈热毒，所以此时"用药以救之，而能必其效"[6]。

二、临床特定的刮、放、药三大治法

除一般治则外，痧症还有其特定的治法，即郭氏所归纳的刮、放、药三法："其治之大略，有三法焉：如痧在肌肤者，刮之而愈；痧在血肉者，放之而愈，此二者皆其痧之浅焉者也，虽重亦轻。若夫痧之深而重者，胀塞肠胃，壅阻经络，直攻乎少阴心君，……即欲刮之放之，而痧胀之极，已难于刮放矣。……痧症至此，信乎非药不能救醒，非药莫能回生。则刮放之外又必用药以济之。"[7]

"凡气分有痧宜用刮，血分有痧宜用放，此不易之法。至脏腑经络有痧，若昏迷不醒等痧，非放刮所得治，兼用药疗之无足怪也。"[8]"肌肤痧，用油盐刮之，则痧毒不内攻。血肉痧，看青紫筋刺之，则痧毒有所泄。肠、胃、脾、肝、肾三阴经络痧，治之须辨经络脏腑，在气在血。则痧之攻内者，可消、可散、可驱，而绝其病根也。"[9]

这就是说，痧在肌肤或入于气分，应采用刮痧的方法，使痧毒尽透肌表而出。痧在血肉，痧毒难以外透肌表，应采用放痧的方法，使痧毒随血而出。刮、放部位一般于痧筋显现之处。有时痧筋隐而不现，需查找原因先行针对性治疗，使痧筋复现，痧气散行，而后刮放。如果是痧至脏腑经络甚而昏迷不醒，或经刮放而痧毒不尽，则应选取祛热逐邪解毒、顺气活血等类方药治疗，"借草木以挽凶危"[10]。当然，临证时不能将此三法机械割裂开来，应视病情而定单用或合用，至若"痧气肆行，不拘表里，传变皆周，当三法兼用。"[11]

1. 刮法

《痧胀玉衡》所载刮法的具体方式为："背脊、颈骨上下及胸前胁肋、两背肩臂痧，用铜钱蘸香油刮之，或用刮舌刮子脚蘸香油刮之。头额、腿上痧，用棉纱线或麻线蘸香油刮之。大小腹软肉内痧，用食盐以手擦之。"[12]这类方法在民间发展得更为丰富，如运用的器具还有边缘光滑的嫩竹板、瓷器片或碗的边缘、瓷酒杯、小瓷汤勺、银圆、玻璃、毛发等。此外，还可用医者的指甲，如清代医家夏云集所用之"夏法"："刮者，医指挨皮肤，略加力而下也。"[13]所用润滑剂除香油外，还有其他食用油与桐油、酒、清水等。

传统刮痧法至今有了更大的发展。现代刮痧疗法，是在中医基础理论指导下，用特制的水牛角刮痧板涂抹清热解毒、活血止痛的润滑剂，针对不同的疾病，在人体脊背、颈部、胸腹、肘窝、腘窝等部位或经穴处的皮肤表面进行由上而下、由内向外的反复刮拭，直到皮肤出现红色或青紫瘀斑、瘀点为度（有时也不强求皮肤出痧）。刮痧治病的机制是多方面的。一般而言，所谓"通则不痛"，刮痧使经络疏通，营卫调和，诸多痛证将随之减轻以至消失。从更深层次的体表—经络—脏腑学说考虑，刮痧能使受刮的经络穴位处充血，改善局部微循环，起到增强机体自身潜在的抗病能力和免疫能力的作用，而达到扶正祛邪治病、保健强身的目的。

现代刮痧疗法所应用的刮拭工具，其材质、构造及光洁度等方面更加适合人体各部位刮痧的需要，诸如金属类器具的易致疼痛、易伤皮肤、产生静电，瓷器类、生物类器具的易碎、不易携带，以及现代化学用品如塑料品给人体皮肤造成的危害等缺点均可避免。而且刮痧手法多样，可结合按摩、点穴、拔罐、杵针等手法，使刮痧成为不直接用手的按摩、点穴疗法，不用针刺入肉的类杵针样的针灸疗法，不用拔罐器的拔罐疗法，以及采用刮痧板的疏经通络的气功导引方法等。

现代刮痧疗法集预防、治疗和保健为一体，因其简便易行、无须服药、见效甚快而广受患者欢迎。在治疗性刮痧方面，近年来一些综合性医院或中医特色专科医院的针灸科、推拿按摩科、理疗科、康复科等广泛采用该法，以治疗疼痛性疾病、骨关节退行性疾病和神经、肌肉、血管性疾病等，均取得了较好的疗效。保健刮痧则是以保健为主要目的，手法更简便，操作更安全，主要适用于疾病早期预防、病后康复、功能性病症以及亚健康征候、减肥美容、消除疲劳、提高功能等方面。

2. 放法

放法又称刺法，"凡痧有青筋紫筋，或现于数处，或现于一处，必须用针刺之，先去其毒血"[14]。郭氏总结出10处常见的放痧部位，即头顶心百会穴、印堂、两太阳穴、喉中两旁、舌下两旁、双乳、两手十指头、两臂弯、两足十指头与两腿弯。刺时只需针锋微微入肉，不必深入。刺头顶心时，须挑破略见微血即可，不可直刺。有些部位则不能采用放刺法，如："腿上大筋不可刺，刺亦无毒血，反令人心烦。腿两边硬筋上筋，不可刺，刺之恐令人筋吊。□□其指尖刺之太近指甲，虽无大害，当知令人头眩。"[15]放痧的器具，郭氏最为推崇银针，他说："余惟以银针刺之。则银性最良，入肉无毒，以之治至深之痧毒，不尤愈于铁针乎？此余所以刺痧筋者，独有取乎银针也。"[16]

运用放法时需要注意的是，有时痧筋并不明显而呈微现、乍隐乍现甚至伏而不现的情况，这往往是由于痧毒壅阻于脏腑经络之间而致。若勉强刺放，或刺而无血，或虽有微血而点滴不流。此时的治疗原则，是必须先采用药物等其他治法，使痧筋显现后再用放法。如痧毒壅阻于血者，可用活血破瘀之味散其瘀；壅阻于食者，通其肠胃而消其食；壅阻于痰积者，治其痰积之类。待壅结消散之后，痧筋自然复现，然后再行刺放。另外，放痧必须放尽，而食积、血痰之类阻滞痧毒，还可导致放痧数次而不愈，这时也要先消除其食积、血痰之类，尽放其痧毒。

3. 药法

所谓药法，即采用方药进行治疗，这是相对于刮、放等外治法的内服方法。经过刮放之后，肌肤血肉之毒已除，但脏腑经络之毒仍有未尽，这就需要采用治疗痧症的专门方药继续进行治疗，才能达到治愈疾病的目的。需要注意的是，采用方药治疗，首先要在肌肤血肉之痧毒经刮放尽后才能进行，否则很可能用药不效；其次要辨证准确，用药得当，如"轻者用药不可重，重则恐伤本原；重者用药不可轻，轻则治之不效"。[17]另外，由于痧症症情复杂，如犯在气分有兼痰兼血，在血分有兼食兼积，或又有兼外感内壅等等，用药需考虑周到，所以郭氏又有"痧胀用药不厌多"之说[18]。

由于痧症的主要病机为热毒逆乱、气血壅闭，所以调理气血可谓治痧的要术。郭氏认为："治痧先当治气"，"治痧必兼治血"[19]。

如痧气壅于气分时，"下窍闭者……当导气于下；中窍闭……当行气于中；上窍闭……俱当用清凉引下之"[17]。

临证所见，痧毒最易与肠胃食积相与为患。此时如食阻痧气于上而食积不久，可首先考虑采用吐法。食壅痧气于中，则应采用消法。若食结痧气于下而宿食不化，需采用攻下消导之法，但要注意把握分寸，中病即止。气为毒壅，久之必伤血分。此时如"血为毒凝，活血为上；血为毒壅，破血为先；血为毒聚且结，败血为要。"[17]总之，治胀必治气，治气必治血，这是由于血活痧气行，血破痧气走，血败痧气散，如此毒气不留，而降火亦在其中了。

三、诸痧治疗

痧症发病时可有不同的症状表现，如伤风咳嗽、腹痛、半身不遂以至昏迷等；又有痧似他证，如痧似麻疹等；他证似痧，如诸痛类痧等；他证兼痧，如伤寒兼痧、痰喘气急兼痧、劳弱兼痧、疟疾兼痧、胎前产后痧等。凡此种种，《痧胀玉衡》中均对其证治予以专门详述，尤其在书中所载医案中有生动体现。《痧胀玉衡》录有郭氏经治的212则医案，这些医案是郭氏系统医药理论与丰富临证经验的集中反映，具有较高的学术水平，足资痧症研究者与临床医生借鉴。因此本文将散见于书中的医案辑出并加以集中整理，分为外感、痘疹癍毒、杂病、疮疡痛肿、妇人、小儿、眼耳口齿等7类，各类中的相似病证又接近排列，作为附录2列于文后，以供参考。

《痧胀玉衡》卷下"备用要方"篇载录治痧方剂65首，各方的说明涉及功效主治、组成、制法、用法、用量、加减、注意事项等，颇有个人心得。如论服药之温凉时，认为痧症总系实热邪毒之气壅胀，故强调汤药应以冷服为原则，否则极易引起变症，使病情恶化。其间又可有细分之处："痧无食积、瘀血而痧气壅盛者，冷服。痧气壅阻于食积，而无血瘀者，稍冷服。痧有毒盛而血瘀者，微温服。"[18]甚至对汤药的温凉程度都做了量化的细致说明："饮汤规则：云稍冷者，九分冷一分温也；云微冷者，八分冷二分温也；云微温者，冷者四分二三，温者四分之一也。"[19]治痧方剂的具体运用在书中论述部分亦有所见，如"痧分表里辨"篇叙荆芥汤、藿香汤用于痧入于半表半里，陈皮紫朴汤、棱术汤用于痧入于里，牛黄丸、三香丸、救苦丹用于痧毒入深昏迷之救急等，但总的来说所涉不多，其个中奥秘还需从郭氏的大量医案中去细心揣摩体味。

四、禁忌与病后调理

1. 痧症的禁忌

主要是禁饮食温热。如热汤、热酒、热粥及其他温热饮食等，不论患者体质虚实或是否有兼夹之症，均在所禁。这是由于患痧后进食温热，易与痧毒结成痧块，导致病情复杂而难于治疗。需要注意的是，在经过治疗病情有所缓解但尚未痊愈时，仍要守此禁忌，否则很容易导致痧症复发加重，"如在表者已刮，在中者已放，而在内者少有未消，一吃米饭或热汤、热酒，痧毒即复，由内而攻表，遂遍周身；如在内者已治，在中者已放，而在表者未刮，即复由外而攻内；若表里具尽治矣，而在中者未放，亦复传遍表里。"[20]此时除禁食温热外，还不可进食过早，以免食物与未尽之痧毒相裹，结于胸腹而难以解散，可视情况以忍耐一二日为宜。另外，痧气未尽，也不宜服用参、芪等甘辛温热大补之类的方药，否则可能助长残余痧邪之势。

2. 痧症病愈后的调理

要注意饮食清淡，勿以油腻，对此郭氏举僧人为例说："更见禅僧痧胀，愈后不复再发，以无荤腥故也。自今而后，凡遇痧患得愈者，当知所戒，即无屡发之患。"[21]一般而言，慢痧的病情相对较轻，预后较好。但如果迁延失治，或放痧数次不愈而痧毒不尽，或犯禁忌误饮热汤、热药等，则痧毒攻坏脏腑可致内溃，预后转恶。所以即使是慢痧，也不应忽视，而须予以及时妥当的治疗，即郭氏所谓"慢痧必须速治"[22]，而且"治痧当绝其根"[20]。至于紧痧、闷痧等凶症，预后不良。《痧胀玉衡》中列举了一些症候，如痧发而见四肢肿痛、胁肋痛、心胸高起，如馒头、心胸左右一点痛、背心一点痛、腰肾一点痛、角弓反张、鼻如烟煤、舌卷囊缩、环目鳖黑者，以及头汗如珠，喘而不休；昏迷不醒，放痧不出，服药不应；痧块大痛，服药不应等，认为均属所谓"难治""不治""死"的凶症，这类说法应当在临证实践中加以参考验证。

郭氏治学强调辨证论治，尤其重视制方施药时的"三因制宜"。如说："至于风气之强弱，年岁之多寡，精力之厚薄，必须以己为断，然后原疾量药，贯微彻幽；度节气而候温凉，参脉理而合轻重，始乃取应如神，捷于桴鼓。不然，鲁莽从事，是犹南辕而返北辙也，乌可得哉！"[23]。这是强调"因人制宜"与"因时制宜"。又说："余近地气禀柔弱，故方中分两，从乎减少，便能取效。"[19]若遇西北风高土燥之地，刚强勇壮之人，其分两必须加倍，或加二倍三倍，方能有效。"[19]"其中分数，如遇西北强壮人，当加一二三倍，不可执一。"[24]这是强调"因地制宜"。

《痧胀玉衡》是中医古籍中第一部比较系统的痧症专著，内容丰富，说理明晰，堪称痧胀全书，首次较为系统地总结了历代以来有关痧症辨治的基本理论与实践经验，为后世所本，流传颇广，对相关学术的发展产生了较大影响。

参考文献

[1] 郭志邃. 痧胀玉衡·痧症发蒙论[M]. 刻本. 书业堂，1675（清康熙十四年乙卯）.

[2] 郭志邃. 痧胀玉衡·玉衡要语·治痧宜看凉热[M]. 刻本. 书业堂，1675（清康熙十四年乙卯）.

[3] 郭志邃. 痧胀玉衡·玉衡要语·痧有实而无虚辨[M]. 刻本. 书业堂，1675（清康熙十四年乙卯）.

[4] 郭志邃. 痧胀玉衡·玉衡要语·痧有百病变症[M]. 刻本. 书业堂，1675（清康熙十四年乙卯）.

[5] 郭志邃. 痧胀玉衡·玉衡要语·放痧不出治法[M]. 刻本. 书业堂，1675（清康熙十四年乙卯）.

[6] 郭志邃. 痧胀玉衡·玉衡要语·用药必效[M]. 刻本. 书业堂，1675（清康熙十四年乙卯）.

[7] 郭志邃. 痧胀玉衡·痧胀看法·放痧辨[M]. 刻本. 书业堂，1675（清康熙十四年乙卯）.

[8] 郭志邃. 痧胀玉衡·玉衡要语·治痧三法[M]. 刻本. 书业堂，1675（清康熙十四年乙卯）.

[9] 郭志邃. 痧胀玉衡·玉衡要语·痧筋原于血中之毒[M]. 刻本. 书业堂，1675（清康熙十四年乙卯）.

[10] 郭志邃. 痧胀玉衡·玉衡要语·刮痧法[M]. 刻本. 书业堂，1675（清康熙十四年乙卯）.

[11] 夏云集. 保赤推拿法. 刻本. 1890（清光绪十六年庚寅）.

[12] 郭志邃. 痧胀玉衡·玉衡要语·放痧有十[M]. 刻本. 书业堂，1675（清康熙十四年乙卯）.

[13] 郭志邃. 痧胀玉衡·玉衡要语·刺腿弯痧筋法[M]. 刻本. 书业堂，1675（清康熙十四年乙卯）.

[14] 郭志邃. 痧胀玉衡·玉衡要语·用针说[M]. 刻本. 书业堂，1675（清康熙十四年乙卯）.

[15] 郭志邃. 痧胀玉衡·痧胀看法·凝壅聚结辨[M]. 刻本. 书业堂，1675（清康熙十四年乙卯）.

[16] 郭志邃. 痧胀玉衡·玉衡要语·痧胀用药不厌多[M]. 刻本. 书业堂，1675（清康熙十四年乙卯）.

[17] 郭志邃. 痧胀玉衡·痧胀看法·论胀[M]. 刻本. 书业堂，1675（清康熙十四年乙卯）.

[18] 郭志邃. 痧胀玉衡·玉衡要语·痧症治宜明[M]. 刻本. 书业堂，1675（清康熙十四年乙卯）.

[19] 郭志邃. 痧胀玉衡·凡例[M]. 刻本. 书业堂，1675（清康熙十四年乙卯）.

[20] 郭志邃. 痧胀玉衡·玉衡要语·治痧当绝其根[M]. 刻本. 书业堂，1675（清康熙十四年乙卯）.

[21] 郭志邃. 痧胀玉衡·后记[M]. 刻本. 书业堂，1675（清康熙十四年乙卯）.

[22] 郭志邃. 痧胀玉衡·玉衡要语·慢痧必须速治[M]. 刻本. 书业堂，1675（清康熙十四年乙卯）.

[23] 郭志邃. 痧胀玉衡·自序[M]. 刻本. 书业堂，1675（清康熙十四年乙卯）.

[24] 郭志邃. 痧胀玉衡·药性便览[M]. 刻本. 书业堂，1675（清康熙十四年乙卯）.

（杨金生，赵美丽，王莹莹，李贤俏，张颖，武晓冬，訾明杰，王兵；中华医史杂志，2007，37（2）76-79）

古代痧症的诊断与鉴别诊断

痧症，是多发于夏、秋两季，因感受风寒暑湿燥火六淫之邪气或疫疬之秽浊出现的一些病症。临床表现为头痛、咳嗽、烦闷、头面肿痛、眩晕胸闷、手足肿痛、身体肿痛、脘腹痞满、恶心呕吐、腹泻、指甲青黑等等，古代称之为痧症，又称痧气或痧胀。"痧症先吐泻而心腹绞痛者，从秽气痧发者多；先心腹绞痛而吐泻者，从暑气痧发者多；心胸昏闷，痰涎胶结，从伤暑伏热痧发者多；遍身肿胀，疼痛难忍，四肢不举，舌强不言，从寒气冰伏过时、郁为火毒而发者多。"再考察"痧"字来历，可知"痧"是从"沙"字而来。"古无痧字……惟霍乱条下有不吐泻而腹绞痛者，曰干霍乱，亦名绞肠痧。缘南方体气不实之人，偶触粪土沙秽之气，多腹痛闷乱，名之曰痧，即沙字之讹也。"至于痧胀的"胀"字，则是由于痧毒可胀塞肠胃、壅阻经络而来。痧症相对于西医学的霍乱、流感、急性胃肠炎、中暑等等。清代医家郭志邃所著《痧胀玉衡》，是中医古籍中第一部比较系统的痧症专著，它首次较为系统地总结了清代以前有关痧症的诊断和鉴别诊断，并从症状、脉象、舌象和兼夹症等加以分类。对常见的45种痧症从诊断、鉴别诊断、特定的刮、放、药三大法治疗以及病后调理等论述，为我们对于痧症的辨证治疗和刮痧疗法研究积累了丰富的经验。

一、痧症的诊断

痧症的诊断和分类。如按证候属性可分为热痧、寒痧、阴痧、阳痧等；按发病原因可分为暑痧、瘟痧、绞肠痧等；按发病缓急可分为慢痧、紧痧、急痧之类。各痧症状不尽相同，痧者，暑热时疫恶毒之气，攻于里则为痰喘，为血瘀，昏迷沉重，不省人事。若元气壮实，内不受邪，不入于里，即散其毒于肌肤血肉之表，为肿、为胀。若误饮热汤热酒，便成大害，此痧之暗者，宜从脉异处辨之。古代痧科专著《痧胀玉衡》中，对清代以前痧症的诊断和鉴别诊断，结合症状、脉象、舌象和兼夹症等加以分类。对常见的遍身肿胀痧、闷痧、落弓痧、噤口痧、角弓痧、扑鹅痧、伤风咳嗽痧、痘前痧胀、痘后痧胀、胎前产后痧、胎前痧痛论、产后痧痛论、倒经痧、痧热头汗痧、痧烦痧睡、老弱兼痧、疮症兼痧、弱症兼痧、痧

变劳瘵、膨胀兼痧、痧变膨胀、半身不遂痧、内伤兼痧、紫疱痧、痰喘气急痧、痧疯、痧重、眼目痧、瘟痧、头眩偏痛痧、流火流痰痧、咳嗽呕哕痧、霍乱痧、绞痛痧、胁痛痧、痧痢、蛔结痧、头痛痧、心痛痧、腰痛痧、小腹痛痧、痧块、痧变吐血鼻衄便红、吐蛔泻蛔痧、痧变肿毒等等45种痧症，从诊断、鉴别诊断、特定的刮、放、药三大法治疗以及病后调理等方面一一论述，归纳总结如下。

1. 痧症的常见症状

痧症最为常见的症状是腹痛吐泻、心烦昏闷、痰喘声哑、遍身肿胀或麻痹不仁、痧筋显现等，其脉象多洪数，或沉伏而紧，或大而无伦，或洪实有力。

痧毒入于大小肠，多发腹痛。轻者微微绞痛，胀闷非常；重者绞绞大痛，或如板硬，或如绳缚，或如吊拽，或如锥刺，或如刀割，痛极难忍。郭氏称为盘肠痧，也有医家称之为"绞肠痧"。如明代医家秦昌遇曾有记述："痧胀腹痛之症，忽尔胸腹胀痛，手足厥一冷，指甲带青，痛不可忍，不吐不泻，或吐或泻，按之痛甚，俗名绞肠痧，此即痧胀腹痛之症也。"吐泻则是由于痧气上下冲激而致。

心主血，痧毒入于血分，故易攻心。痧症昏迷不醒，即是毒气犯心，壅塞心膈所致，临证最需提防。这又分两种情况：一种称为痧气冲心，属邪在气分，可见胸腹时痛时止，痰涎壅盛，昏迷烦闷，但症情相对较轻，尚可救治；一种称为痧毒攻心，为毒入血分，则胸腹大痛不已，昏沉不醒，此时毒邪极易攻坏脏腑，所以病情甚为凶险。痧气壅盛于气分则痰涎胶结，若阻逆气道则声哑。遍身肿胀或麻痹不仁，是痧毒滞塞于经络血肉之间、气机失之转运而致。

2. 痧症的特殊体征——痧筋

（1）痧症体征 痧筋是指发痧时腿弯、肘弯上下怒张的静脉，呈深青、紫色或深红色，这是痧症的一种典型体征。痧毒入于气分，痧筋可不现；如入于血分，必有痧筋。正是由于血中有毒，所以痧筋现为青紫色。具体又可分为现、微现、乍隐乍现、伏而不现等不同情况。现者，多为毒入于血分；微现者，多为毒阻于气分；乍隐乍现者，多为毒入于气分；伏而不现者，多为毒瘀于血分。痧筋经刮刺之后一般有紫黑

毒血流出。如果在被刮拭的经脉穴位局部皮肤出现充血性改变，如红色粟粒状、片状潮红、紫红色或暗红色的血斑、血泡等，称为痧块，也即所谓痧象。这是由于刮放后余毒未尽，留于气分、血分，聚结成块而致。根据痧块颜色的深浅，又可判断热邪的轻重程度，即红者为热，紫者为热盛。

痧筋的辨识，是确诊痧症的一种重要方法，也可以说是痧症诊断的一种特异性方法。痧筋的有无，对痧症能否确诊具有决定性作用。因此，郭氏一再指出"医家当识痧筋"，反复强调辨识痧筋的重要性。如说："若医家但识其脉，不识痧筋，势必据脉用药，而脉已多变，则实病变虚，虚病变实，诚不可恃。曷若取脉症不合者从痧筋有无，有则据痧用药，无则据脉用药，乃无差误。"又具体细致地介绍这种诊法道："针锋所刺，不过锋尖微微入肉，有痧毒者，方有紫黑血流；若无痧毒者，其锋尖虽刺，点滴全无。故痧有痧筋可辨，亦如别病之有别症可辨也。"

（2）痧症脉象 有脏腑经络之痧与外感内伤之痧脉症的区别。脏腑经络之痧脉象为肺痧芤而浮，心痧芤而散，脾痧大而滑实，肝痧弦长而动，肾痧沉细而动止不匀，大肠之痧类于肺而长，小肠之痧类于心而细，胃之痧类于脾而紧，胆之痧类于肝而数，膀胱之痧类于肾而浮虚，三焦命门之痧脉必怪异；痧毒搏激于经络、血肉之分，故脉洪数，或大而无伦，或洪实有力；痧毒之气阻抑于经络、血肉之间，故脉沉伏而不见。外感内伤之痧脉象为伤风之痧多沉微，伤寒湿之痧多沉细，伤暑之痧多洪滑而疾数，秽触之痧多变异不常，伤食之痧多战动，伤气之痧多沉伏或形如雀啄，伤血之痧多芤滑。

（3）痧症舌象 痧症本身并无一类特异性的舌象，如患痧症时的舌苔也不过是病性寒热的征兆而已。所以在痧症的诊治中，应先全力治痧，待痧毒退后再据舌苔之象善后。另外，在痧症患者昏迷不醒、口不能言时，可通过观其唇舌来辨别病情之寒热轻重，即色淡红者有热，病情较轻；色黄者为内热，病较重；色黑者知热极，凶。由于痧症本身症情已够复杂，再加之病情传变以及痧似他证、他证似痧、他证兼痧等种种情况，以致《痧胀玉衡》中冠以痧证名目者达四五十种之多，连郭氏自己也慨叹道："痧之为怪，更有甚于痰也！"不过，由于有痧筋这样的标志性体征，所以痧症的症状又具有一定的典型性。

3. 痧症的证候分类

（1）以表里而言 初感痧气，可见咳嗽，这是肺经受伤，并非外感伤风。痧毒入于半表半里，可见胸中作闷，或呕吐，并导致腹痛。入于里，可见欲吐不吐，欲泻不泻。如果痧毒冲心，则心胸大痛；痧毒攻腹，则肠道大痛。痧毒入深，痧气壅阻，可逆攻心胸，见发晕昏闷。

（2）以上下内外而言 痧毒上攻头面三阳，可见目闭耳塞，面色红黑，头面虚肿，头眩内热，或半边头痛，心烦不安，甚则痛入脑髓，昏闷不省人事；若上凌肺金，可见气逆发呛而咳嗽，痰涎上涌，或呕哕恶心，或心胸烦闷。痧毒流注于下，可见十指青黑、手肿、足肿。痧毒壅滞于内，可致食结、痰结、血结、吐蛔、泻蛔等；痧毒流散于外，可发大肿、大毒、流火、流痰等。

（3）以气血而言 痧毒入于气分则闭塞不通，作肿作胀。入于血分则壅蓄为痧，又有凝、壅、聚、结的轻重之别。凝为初犯之症，凝多而塞即为壅；聚指血壅或左或右，结指血滞一处。结为重，聚次之，壅又次之，凝为轻。痧毒入血，既可导致心痛、胁痛、腹痛、腰痛、盘肠吊痛、手痛、足痛、遍身疼痛诸痛证，又可发为鼻红、吐红、泻血、便血等血证。

（4）对感痧之后脏腑、经络证候变化而言

表3-3-1 痧犯脏腑证候表（$\bar{x} \pm s$）

脏腑	症候
肺	咳嗽痰喘微热，甚则鼻衄
心	心痛或心胀，其头额冷汗如珠，而身或热或凉，甚则昏闷
肝	沉重不能转侧，晡热、内热，甚则吐血
肾	腰痛不能俯仰
大小肠	腹痛绞绞不已，形如板硬，痢下脓血，重则呕吐身热
膀胱	小便溺血，甚则身热
三焦	热毒内攻，上则口渴，下则便结

表3-3-2 痧犯十二经脉证候表

十二经脉	证候
手太阳小肠经	半身疼痛，麻木不仁，左足不能屈伸
手少阳三焦经	胸腹热胀，揭去衣被，干燥无极
手阳明大肠经	半身胀痛，俯仰俱废，右足不能屈伸
手太阴肺经	咳嗽，声哑，气逆发呛
手少阴心经	病重沉沉，昏迷不醒；或狂言乱语，不省人事
手厥阴心包经	或醒或寐，或独语一二句
足太阳膀胱经	腰背、巅顶连风府胀痛难忍
足阳明胃经	两目红赤如桃，唇干鼻燥，腹中绞痛
足少阳胆经	胁肋肿胀，痛连两耳
足太阴脾经	腹胀板闷，不能屈伸，四肢无力，泄泻不已
足少阴肾经	痛连腰肾，小腹胀硬
足厥阴肝经	心胸吊痛，身重难移，作肿、作胀

（5）以轻重缓急而言 慢痧是指痧毒之邪尚未攻及脏腑，又有轻、重两种情况：轻者行坐如常，无心腹腰背痛胀，但心中闷闷不已，食欲不振，虽饮食温热，也不转为重症，不过却日渐憔悴，这种情况又称为暗痧。慢痧之轻者虽然病情并不凶险，但是多有杂病兼痧的现象，如果不加审慎治疗，往往缠绵难愈，或者愈后频频复发。慢痧之重者则或头痛发热，心中作胀，类于伤寒；或寒热往来，似疟非疟，闷闷不已；或咳嗽烦闷，有似伤风；或头面肿胀，两目如火；或四肢红肿，身体重滞，不能转侧。慢痧如日久不治，势必溃烂肌表、损坏脏腑经络；如误进热汤、热酒、热物，就会转为紧痧之类重症。

痧毒之邪攻及脏腑，称为紧痧，多由慢痧日久不治转化而来，此时病情转重，证候复杂，病苦万状。如果是伤寒兼痧，则先有痧症而后感寒为慢痧之轻，先受寒而后患痧症为慢痧之重；痧毒骤发，出现热极而生寒战、手足厥冷的情况，则属紧痧。

急痧又称为闷痧，是由于痧毒冲心而致，症见突然晕闷倒地，如同中暑、中风，病情极为凶险，一有拖延，就可能发生生命危险，所以应该即时展开急救。另外还有一些特殊的痧症，如郭氏所称之落弓痧、角弓痧、扑鹅痧、瘟痧、霍乱痧等，也都属于病情极为凶险之证。

痧症日久不治还可传变为其他种种病证，按郭氏所述，可变化为黄疸、臌胀、瘦弱、劳瘵、疟疾、脚气、血疱、发颐甚至麻风等。

二、痧症的鉴别诊断

痧症证情复杂，症发多样，常常表现出痧似他证、他证似痧、他证兼痧、脉症不和等情况，这就需要在诊断时加以审慎甄别。

1. 患本为痧，而证候或某些症状却貌似其他病证，可称为痧似他证

临床应该与伤风、伤寒、急喉风、大头瘟、中风、中暑、头痛、真心痛、心烦、嗜睡、吐泻、疟疾等杂病区分。如痧症可有头痛、寒热，类于伤寒；咳嗽、烦闷，类于伤风。头面肿胀，似大头瘟；咽喉锁闭，似急喉风；眩晕昏闷，似中风、中暑。既可似气虚、血虚、阳虚诸虚证，也可似痞闷、结胸等实证。可发为头痛、真心痛、心烦、嗜睡、吐泻、疟疾等杂病，也可发为蓄血、倒经、麻疹等妇儿诸证。鉴别诊断的关键，仍要从脉症不和入手，如证似伤风，脉本当浮缓，"有犯此症，脉不浮缓，反见沉紧或洪大，

痧胀一验也。若伤风带寒，鼻塞畏冷，脉当浮而微紧，脉反沉浮或乱长，痧胀二验也。若伤风热，鼻塞声重，喉痛，脉当浮而微数，脉反沉紧或乱或伏，痧胀三验也。若伤风有痰，气急发喘，脉当浮滑，反微涩沉伏，痧胀四验也。以此推之，足矣"。

2. 患本非痧，而证候或某些症状却与痧症难分，可称为它证似痧

如以腹痛为辨，鉴别甚详："腹痛不一，有食、有气、有火、有冷、有虫、有积，俱似痧非痧，不可无辨。食者，先饥伤饱，聚中脘作痛，其症遇食即疼，胸脯饱闷，似痧者一；然按脉气口必然有力，可辨。若因冷食入胃，食与寒气相搏于中，则心脾郁结，胸胁满闷，中脘作痛，似痧者二；然按脉气口必然无力，但有嘈杂冲胸、嗳气吞酸，可辨。气者因怒气所伤，不得发越，胸膈气塞，冲激心脾，呕逆恶心，吐不能出，其疼手不可按，坐卧不定，奔走叫呼，似痧者三；然按脉两关必然洪大，余部俱必应指，及刮之无痧、痧筋不现，可辨。火者，因热作痛，胃火上逆，呕吐酸水，必然口渴欲饮，饮入即吐，其症手足温暖，面带阳色，似痧者四；然按脉六部洪数又与痧类难以细分，必看痧筋，兼用刮法，可辨。冷者，人属虚寒，沉寒作痛，其脉必然平软，似痧者五；但饮热则安、饮冷痛发，可辨。虫者，胃脘疼痛有如刀触，痛极按心，瘙爬难定，兼之脉息无伦，徐疾不一，似痧者六；然虫必有因，各有所喜，如茶虫喜食茶叶，糖虫喜食糖物，或泥或絮，或酒或盐，其为虫也，必有一好，食之便安；若遇槟榔、五灵脂杀虫等药，或药性力薄，不能驱逐而出，势必咬齿翻动肠胃，更加疼痛，可辨。积者，旧有宿积，聚结肠胃，忽因行动，作痛作疼，似痧者七；然痧筋罕现、刮痧无影，可辨。如是辨之的确，方知痧痛详明，治之得法。"

3. 脉症不和，即痧证之脉与所患之症不相应

从证候方面说，除常见症状外，症发纷繁杂乱的情况并不少见，郭氏总结另有4个要点有助于痧症的诊断。一是症属疑似。"凡症属凶危，有似是而非……如似伤寒而非伤寒，似疟疾而非疟疾之类；或虚实难明，阴阳交错，往往有痧毒杂焉，俱当用看痧法辨之。"二是病症不合。有的病证性本属缓，而却发为倏急，"即病与症之不合，又可辨其为痧"。三是症治不效。"右陶尝言：痧亦无定症，或感风、感时、感劳、感痰，而以本症治之不效者，皆为痧之症。"四是脉症不和。郭氏认为，"痧症轻者，脉固如

常；重者，脉必变异。"而痧症重者的表现之一，就是与其他疾病兼夹出现。"若伤寒伤风，一兼痧症，其脉必变……凡遇杂症有痧皆然。"这时脉症不和的脉、症，主要是指兼夹病证的脉症而言；脉症不和的表现，或脉象非其常象，或脉象虽为常象，而症状却与本证有所不合。前者如伤寒阳证，脉当紧盛一类，若脉反现沉迟、微细甚若空虚，即是脉症不合，应高度怀疑兼痧。后者如伤寒阴症而症有不合："按之见有沉微或伏之脉，一似直中三阴经，而其外现症候，稍有不合于三阴经症，便取痧筋而验之，有则为痧，无则为阴，施治之药，或凉或热，万不失一。"伤寒如此，杂病亦然。如中风、痰厥、昏迷之类，"切其脉而不洪滑，即有可疑。或症有口渴身热，脉变而为沉迟；或症有不渴身凉，脉变而紧数；此皆脉症不合。须识其痧，一取青紫筋色而辨之，自有确见。"总之，对于脉症不合，郭氏强调要以验看痧筋之有无为纲，并结合其他望、闻、问的诊断方法，以明确痧症有无的诊断，并随之确定相应的治疗方法："故治痧胀，一见脉之不合，先看痧筋，次审气色，三听声音，四推犯病之由，其间或有食积血痰阻于上中下、左右各处之分，须细辨其病原，后用药不误也。""若症脉稍有不合，便当审其痧筋有无。有，则俟其放痧之后，再诊其脉之来复何如，以断其病之寒热虚实施治；若无，即以其脉断其寒热虚实用药。"

4. 它证兼痧，则是指痧症与其他病证同时兼夹为患

如伤寒兼痧、疟疾兼痧之类。这种情况如症情典型，鉴别诊断相对较易。

（赵美丽，焦玉梅，李贤俏，王莹莹，张颖，杨金生；中国中医基础医学杂志，2007，13（11）：854-857）

刮痧疗法临床治疗病种研究与展望

刮痧是在中医经络腧穴理论指导下，用特制的器具，在体表进行相应的手法刮拭，出现皮肤潮红，或红色粟粒状，或紫红色，或暗红色的血斑、血泡等出痧变化，达到活血透痧、防治疾病等的一种外治法[1]。刮痧疗法是中医特色的非药物外治技术，是中医临床（针灸、按摩、刮痧、拔罐）四大特色技能之一，是医保和公费医疗确认的诊疗项目，是社区中医临床适宜推广技术项目、乡村医生中医技能要求掌握的项目。具有疏经活络、活血化瘀、改善微循环，排毒解毒、促进新陈代谢、补益气血、提高人体免疫力，调整骨关节的结构和功能等作用，对疼痛性疾病、骨关节退行性疾病和神经、肌肉、血管性等疾病的康复具有重要作用；能够预防老年人慢性病和促进其恢复；对亚健康具有较好的调控作用，通过刮痧能够提早干预、提早治疗、防止亚健康向疾病发展。近年来刮痧疗法已广泛应用于临床各科，取得了较好的治疗效果。笔者通过总结1994—2007年437篇刮痧相关论文，总结了刮痧疗法的临床应用规律，现将有关刮痧疗法治疗病种的临床研究情况报告如下。

一、单一刮痧疗法治疗病种的临床研究情况

1. 内科疾患

（1）呼吸系统疾病

①感冒：乔起敏等[2]刮痧治疗了90例感冒患者，轻症64例治愈率为100%，重症26例治愈率为92.3%，无论风寒、风热和暑湿感冒都取得了较好的疗效，并指出对于免疫能力低下、容易感冒的患者，刮痧治疗能够使患者免疫能力增强，少患感冒。蔡旺盛[3]辨证选取刮痧介质治疗感冒发热患者100例，风寒型用姜汁，风热型用薄荷液，暑湿用藿香正气水，寒包热以大青叶液为介质，刮痧后30min体温正常者57例，较治疗前降低>1℃但仍高于正常者34例，无明显变化者9例。

②哮喘：孟春梅等[4]用平滑竹板或水牛角板或骨板刮拭前胸、手臂阴经、脊柱为主治疗心肺疾病哮喘患者30例，有效24例，显效5例，无效1例。认为哮喘的发病机制主要在肺和肾，刮痧通过对外在经络、穴位的刺激，起到补肺、益肾、宁心神的作用，从而

治疗哮喘。

（2）内分泌系统疾病

①原发性高血压：钟以林[5]选用具有疏肝化瘀作用的田七花、玫瑰花、茉莉花加工提取成刮痧油，治疗52例高血压病患者，刮拭半小时后收缩压降低5kPa左右，舒张压降低2kPa左右，治疗前后具有显著性差异（P＜0.01）；并且在刮痧后4h降压效果仍旧显著。指出刮痧降压宜多用重手法，在患者未服用任何降压药的前提下降压持续时间长，效果可靠。

②糖尿病：张君[6]随机对照研究了刮痧对糖尿病患者的安神助眠作用，发现刮痧疗法加基础治疗方法可明显改善匹兹堡睡眠质量指数，改善患者的睡眠质量。刮拭具有镇静安神的穴位可改善糖尿病患者的睡眠质量，缓解由于失眠引起胰岛素拮抗激素分泌增多而造成的血糖明显升高；同时指出糖尿病患者刮痧应用轻度、适宜的刮拭手法，以防止皮肤破损。

③高脂血症：杜竹林[7]在临床中通过选择刮拭与病情相关的体表投影区、对应区及经穴部位，以改善脏腑功能，调整经络气血运行，益气健脾，疏肝理气，活血化瘀，从而治疗高脂血症，取得了较高的疗效。

（3）消化系统疾病

①胃炎：王晓玲[8]对73例胃炎所致胃脘痛患者进行了随机对照研究，刮痧组42例有效率为97.6%，654-2针剂对照组有效率为81.9%，差异显著（P＜0.05）；刮痧组最短2天后复发，对照组最短2h后复发，差异显著（P＜0.01）。

②慢性乙肝：王利东[9]开展了刮痧治疗慢性乙肝的随机对照研究，刮痧组加基础治疗组有效率98.0%，基础治疗对照组有效率62.5%，差异显著（P＜0.05）；治疗组总胆红素等复常率明显高于对照组（P＜0.05）。

③肝硬化腹水：王利东[10]在保肝利尿的治疗基础上又加用经络全息刮痧法治疗肝硬化腹水48例，总有效率为95.8%，对照组有效率65.0%，差异显著（P＜0.05）；并且两组在腹水消退时间等方面也有显著性差异。

④急性胃痉挛：杨明杰[11]用红花油刮拭上下腹部治疗急性胃痉挛18例，治愈15例，显效3例。认为刮

痧通过刺激体表腧穴，能活血化瘀、调理胃肠功能、解除胃肠痉挛，使胃肠道食物顺利排除。

(4) 泌尿系统疾病

①肾绞痛：蔡虹[12]用循经刮痧法治疗40例肾绞痛患者，有效率95%，认为循经刮拭足太阳膀胱经的肾俞、志室、太溪、三阴交，能加强局部血液循环，调整经脉脏腑功能，通利经脉，调和气血，使紧张的肌肉松弛，提高痛阈，疼痛即止。

②慢性前列腺炎：张建军等[13]刮痧治疗慢性前列腺炎75例，并与口服前列康片对照，治疗组有效率98.7%，对照组有效率为80.0%，临床痊愈率、总有效率均明显优于对照组（P<0.01）。本病易复发，待症状消失后，仍需保健刮痧，以防复发，但不必抹油，不必出痧。

(5) 免疫系统疾病

①类风湿性关节炎：喻建平[14]刮痧治疗类风湿性关节炎患者20例，与常规西药治疗（美洛昔康、甲氨蝶呤、柳氮磺砒啶）20例对照，治疗组有效率95%，对照组有效率80%，刮痧疗法不仅能提高有效率，还能缓解内服药物对胃肠道的不良反应。

②强直性脊柱炎：刘观湘等[15]以X线提示的病变区为主刮痧治疗强直性脊柱炎36例，治愈32例，好转4例，1年后随访复发6例，疗效明显优于非甾体类抗炎药及一般综合疗法。刮痧通过穴位刺激和热效应，能疏导和兴奋神经，促进血液循环、增强机体免疫力，加强局部新陈代谢和活化细胞，从而治疗强直性脊柱炎。

(6) 精神疾病

①顽固性失眠：杨现新[16]以刮拭全头、督脉、足太阳膀胱经为主治疗28例失眠患者，痊愈22例，好转6例，有效率100%。

②神经衰弱：范思敏[17]刮痧治疗神经衰弱患者56例，22例症状消失，28例症状改善，症状稍有改善者6例，总有效率100%，失眠多梦者尤效，认为刮痧疗法可使大脑皮层产生保护性抑制，使高级神经活动恢复平衡，从而改善神经衰弱症状。

(7) 神经系统疾病

①中风后呃逆：宋填凤[18]刮痧治疗中风后呃逆患者41例，痊愈18例，显效19例，无效4例，对初发者尤效。认为刮拭大椎等经穴，不但可通阳化气，而且还可疏调手足阳明经气而和胃降逆，起到治疗作用。

②周围性面神经麻痹：徐卢勇[19]用循经刮痧法治疗周围性面神经麻痹36例，痊愈34例，显效2例，总有效率100%，疗程最长20次，最短7次。并指出刮痧治疗面瘫选经以阳经为主，一是面部为阳经汇聚之所，又为邪侵之处，故取阳经以活血通络，祛除留滞之邪；二可振奋阳气，扶正祛邪。

③中风后遗症：董其美[20]用现代刮痧疗法循背部督脉及太阳膀胱经刮拭治疗中风病恢复期病人56例，与中药比较疗效显著（P<0.01），并可明显改善偏身麻木、半身不遂、头痛头晕、言语蹇涩症状。

2. 外科疾患

（1）腰椎间盘突出症：宋强[21]循经刮痧治疗186例腰椎间盘突出症，3~5次为一疗程，1个疗程痊愈132例，有效51例，无效3例，2个疗程痊愈145例，有效38例，无效3例，总有效率98.4%，并且随访3年疗效稳定。

（2）落枕：赵宏亮[22]刮痧治疗100例落枕患者，经1次治疗症状完全消失者86者，占86%，症状有好转返回再治者10例，占10%；2次治愈40例，占40%，总有效率100%。

（3）急性腰扭伤：吴乃田等[23]用自制的具有活血作用的中药刮痧油治疗急性腰扭伤256例，其中经1~2次治疗症状明显减轻、腰部活动基本恢复正常者112例，部分恢复活动者107例；经3次以上治疗效果不明显者37例。认为刮痧疗法一方面通过神经反射或神经体液调节，能增强中枢的综合分析协调作用，使机体各部得到调整而达到新的平衡；另一方面，局部刺激使毛细血管扩张，血流量增加，帮助治疗药物的吸收和受损细胞修复，促进代谢产物交换和排除而恢复功能。

（4）肩周炎：刘智斌等[24]刮痧治疗肩周炎150例，痊愈112例，显效23例，好转15例，有效率100%，以急性发作期和慢性缓解期疗效最为显著。分析刮痧能疏通经络，使病变组织、细胞得到营养而活化，起到调气行血、活血祛瘀的作用，使其通则不痛。

（5）颈椎病：刘爱芳[25]刮痧治疗颈椎病35例，经治疗均获效，临床症状消失或减轻；并发现有改善椎动脉供血的作用，改善25例，3例恢复正常，7例无明显变化。

（6）肩背肌筋膜炎：石晓兵等[26]刮痧治疗肩背肌筋膜炎患者60例，并与口服扶他林片剂配合局部红外线照射对照，治疗组总有效率98.33%，对照组总有效率为76.09%，差异显著（P<0.01）。认为通过刮拭可使局部组织的血管、神经受到低度良性刺激，提高

局部组织的兴奋性，改善局部血循，增强肌肉的氧化作用，使病变组织新陈代谢逐渐恢复正常，炎症得以控制，疼痛得以缓解。

（7）肱骨外上髁炎：董柯[27]以红花油或香油为刮痧介质治疗65例肱骨外上髁炎患者，治愈52例，显效10例，好转3例。

（8）骨质增生：张治愈等[28]用海蛤壳做刮痧板，配以骨灵涂液（由骨碎补、威灵仙、穿山甲、皂角刺、醋、酒精加工而成）循经刮痧治疗骨质增生148例，治愈79例，显效43例，有效23例，无效3例。

（9）软组织损伤：归予恒[29]刮痧治疗体育运动员软组织挫伤52例，痊愈13例，显效20例，改善18例，无效1例。

3. 妇科疾患

（1）乳腺增生：罗雪冰等[30]用自制刮痧活血剂（主要由红花、桃仁组成）采用经络全息刮痧法治疗乳腺增生86例，治愈60例，好转26例，总有效率100%，以肝郁气滞型疗效最好。认为刮痧通过对乳腺对应部位的刺激，调整下丘脑-垂体-卵巢轴内分泌功能，抑制增生细胞DNA复制，特别是对气之会膻中及期门、阿是穴的强刺激，能调节生殖内分泌，使激素水平趋于正常。

（2）原发性痛经：郑红[31]用自制的刮痧油（由川乌、肉桂、丹参、桃仁、细辛、干姜、红花、菜籽油加工而成）刮痧治疗52例痛经患者，治愈40例，好转9例，总有效率94.23%。认为其作用机制可能与松弛子宫肌肉痉挛，改善宫内缺血、缺氧状态，利于经血排出有关。

4. 儿科疾患

（1）小儿支气管肺炎：刘文英等[32]循经刮痧治疗小儿支气管肺炎30例，显效28例，有效2例，总有效率100%。

（2）小儿遗尿：莫逢娟[33]以刮拭太阳膀胱经、任脉和远近配穴法为主治疗小儿遗尿32例，治愈24例，好转8例。

（3）小儿脑瘫：王焕英[34]刮痧治疗24例脑瘫患者，总有效率91.67%，且年龄越小效果越好。

5. 其他

（1）中暑：阮志强等[35]采用泻刮法治疗中暑30例，刮拭1次出痧，当即显效或症状改善，有效率100%。指出刮拭人体特定皮部能将表邪及时祛除，以解表清暑、宁心开窍。

（2）带状疱疹：高玉萍等[36]刮痧治疗带状疱疹后遗症神经痛68例，治疗2次痊愈17例，3次痊愈42例，4次痊愈6例，2例未坚持治疗，1例无效。认为通过刮拭皮部特定部位，刺激体表络脉调节神经系统，改善人体气血流通，疏通经络，行气活血，达到排泄瘀毒、通则不痛之功效。

（3）痤疮：林宏等[37]刮痧治疗痤疮患者34例，并与中药外敷对照，治疗组显效26例，好转5例，无效3例；对照组38例显效30例，好转4例，无效4例，两组疗效虽无显著差异，但林宏认为刮痧疗法能够调整内分泌，抑制皮脂腺的分泌而有抗炎作用，能够增加血液中的含氧量，活化细胞，而有补氧祛瘀之功，简便易行，疗效快。

（4）黄褐斑、蝴蝶斑：王晓碧[38]在临床中用活血药酒刮拭患者背部的督脉、足太阳膀胱经及两胁肝胆经循行区治疗此病均取得了较好的疗效。

（5）慢性疲劳综合征：王振琴[39]认为足部刮痧法是慢性疲劳综合征的克星，每晚临睡前刮拭足底6个基本反射区，可以有效缓解疲劳。

（6）肥胖：李国秀[40]用清脂液（由生大黄、泽泻、首乌、丹参、山楂、决明子、全瓜蒌、白芥子加工而成）刮痧治疗23例单纯性肥胖者，治疗后体重平均下降3.5 kg，各种围度平均减少6.12cm，总有效率78.3%。认为刮痧不但可直接刺激末梢神经，调节神经、内分泌系统；局部刮拭又可使局部组织血液循环加快，新陈代谢旺盛，加速脂肪细胞分解，从而去脂减肥。

二、刮痧与其他外治法的综合应用情况

为了加强刮痧疗法在临床上的治疗效果，临床刮痧又多配合针灸、拔罐、按摩、刺络放血、足反射法、运动疗法等方法，它们与刮痧疗法均属于经络相关的自然疗法，其作用机制相近。如在刮痧力度达不到的施术部位，通过针灸增强刺激来加强疗效；或在刮痧后出现痧点的部位刺络放血；或刮痧后痧消退慢者用理疗方法帮助痧吸收并加快代谢。或刮痧配合以上疗法中的一种，或刮痧与多种外治法综合应用，其治疗病种更加广泛。除以上论述的病种以外，涉及的西医学病种还有支气管炎、急性胃痉挛、顽固性呃逆、胃肠炎腹痛、肠炎腹泻、术后肠梗阻、慢性阑尾炎、慢性胆囊炎、心绞痛、心律失常、肾炎、尿潴留、痔疮脱肛、三叉神经痛、小舞蹈病、坐骨神经痛、不安腿综合征、腰肌劳损、膝关节骨性关节炎、股外侧皮神经炎、脱屑性红皮病、荨麻疹、麦粒肿

（睑腺炎）、霰粒肿、沙眼、耳聋耳鸣、急慢性鼻炎、急慢性咽炎、月经不调、慢性盆腔炎、子宫肌瘤、小儿厌食、小儿遗尿症、小儿脑瘫等；报道中涉及的中医病症有感冒、咳嗽、哮喘、中暑、头痛、胃痛、胁痛、胸痹、腹痛、黄疸、呃逆、便秘、泄泻、脏躁、不寐、痿证、中风、腰腿痛、梅核气、痰饮、消渴、淋证等，均取得了较好的效果，在此不再述。

三、展望

近年来刮痧在临床中的应用越来越广泛，涉及内、外、妇、儿临床各科的常见病和多发病，且疗效比较显著，笔者对单独使用刮痧疗法治疗的病种进行了归纳和论述，包括刮拭部位、穴位、手法以及治疗效果等，同时也对刮痧配合其他外治法治疗的病种进行了概括，涉及临床各科常见病，据统计达400种[1]，这充分显示了刮痧疗法治病的潜在优势和广阔前景，但也存在一些尚需解决的问题，今后应该从以下几方面加强刮痧疗法的研究。

（1）加强刮痧疗法操作规范与疗效标准研究。至目前为止，刮痧的操作规范和疗效评定标准尚无统一认识，这就直接影响对疾病疗效的比较分析和客观评价。这与中医治疗技术的标准化研究不足有关，今后需要加强这方面的研究，争取在标准化、规范化和统一公认的平台上，遵循循证医学原则，使刮痧疗法的临床研究逐步规范。

（2）加强刮痧疗法作用机制的基础研究。从资料看，搜集到的437篇有关刮痧疗法的文章中，大多为临床应用报道和疗效观察，临床作用机制的探讨较少，其实验研究就更为甚微，因此要加强这方面的工作，把临床观察和实验研究结合起来，使刮痧疗法的作用机制更加明确，以促进刮痧疗法在临床中的推广应用。

（3）开展刮痧疗法适宜病种的研究。刮痧疗法是从整体概念出发，以十二经络及腧穴理论为依据，众采针灸、按摩、点穴、拔罐等中医非药物疗法之所长，凡针、灸、按摩、拔罐等方法治疗的疾病，都宜用本法治疗，因此应该进加强其治疗的适应范围中优势病种的研究和单一病种刮痧治疗操作规范的研究，使刮痧疗法有针对性地发挥其在预防、保健和治疗方面的优势。

（4）科学认识刮痧疗法的禁忌。尽管刮痧疗法在临床上应用比较广泛，但也与其他任何一种疗法一样，具有一定的局限性和禁忌，如有出血倾向、皮肤高度过敏、极度虚弱、严重心衰者应禁刮或慎刮。刮痧疗法具有严格的方向、时间、手法、强度和适应证要求，如果操作不规范就容易出现不适反应，甚至病情加重的情况。

（5）加强刮痧工具和介质的研制和开发。从搜集的资料看，现代刮痧疗法其工具主要有牛角刮痧板、玉石板以及磁板，其形状分为三角形、长方形以及边角凹凸或梳状，应该研制适用于人体不同部位、不同病情的刮痧板；刮痧介质除香油、红花油、传统的刮痧油、乳以外，已经有医家在自制刮痧介质方面做了有益的探索[3, 21, 28, 30-31]，并且指出在临床中不仅要辨证施刮，也应该研制出适用于不同病证的刮痧油，通过刮痧油的改进增强刮痧的疗效。

刮痧疗法既有悠久的历史，又有新颖的创意，其简便易行，治疗方法多种，适应证广泛，疗效显著，为人类的健康事业开辟了一条新途径。尤其在当前，疾病谱和死亡谱发生了较大变化，一些严重的心身疾病、老年病、疑难病日益增多，医药费用昂贵，药物的毒副作用及抗药性更是日趋严重，刮痧疗法作为一种自然疗法在预防保健和治疗慢性病方面发挥了巨大的作用。刮痧疗法简、便、廉、验、速和易学、安全、有效，容易走进社区为广大群众所接受，作为中医非药物疗法具有很好推广实用价值。

参考文献

[1] 杨金生，王莹莹. "痧"的基本概念与刮痧的历史沿革[J]. 中国中医基础医学杂志，2007，13（2）：104-106.

[2] 乔起敏，刘冬青. 刮痧治疗感冒90例临床观察及护理[J]. 长治医学院学报，2000，14（1）：73.

[3] 蔡旺盛. 刮痧治疗感冒发热100例疗效观察[J]. 社区中医药，2005，21（15）：36.

[4] 孟春梅，吴慧君. 刮痧疗法治疗哮喘30例[J]. 四川中医，1999，17（5）：53.

[5] 钟以林. 刮痧疗法对52例高血压病患者降压效果观察[J]. 内蒙古中医药，1994，13（4）：22-23.

[6] 张君. 刮痧疗法改善糖尿病患者睡眠质量的观察[J]. 天津护理杂志，2006，14（3）：159.

[7] 杜竹林. 运用全息经络刮痧治疗高脂血症[J]. 双足与保健, 2003, 3 (5): 24.

[8] 王晓玲. 刮痧疗法治疗急性胃脘痛[J]. 河南中医, 1996, 16 (6): 369.

[9] 王利东. 经络全息刮痧法在慢性乙肝患者中的临床应用[J]. 中国民间疗法, 2007, 15 (9) 14-15.

[10] 王利东. 经络全息刮痧法在肝硬化腹水中的应用[J]. 中国民间疗法, 2000, 8 (7): 15.

[11] 杨明杰. 中医刮痧治疗急性胃痉挛18例分析[J]. 光明中医, 2005, 20 (5): 64-65.

[12] 蔡虹. 刮痧治疗肾绞痛40例[J]. 中国民间疗法, 2001, 9 (10): 18.

[13] 张建军, 王志刚. 刮痧治疗慢性前列腺炎150例[J]. 中国民康医学, 2006, 18 (10): 792.

[14] 喻建平. 刮痧治疗类风湿关节炎临床观察[J]. 实用中西医结合临床, 2005, 5 (4): 53-54.

[15] 刘观湘, 孙修合. 刮痧疗法治疗强直性脊柱炎36例[J]. 中医药研究, 2001, 17 (1): 27-28.

[16] 杨现新. 刮痧疗法治疗分析[J]. 实用中医内科杂志, 2004, 18 (4): 375.

[17] 范思敏. 刮痧治疗神经衰弱56例[J]. 长春中医学院学报, 2000, 16 (2): 32.

[18] 宋填凤. 刮痧疗法治疗中风患者呃逆41例[J]. 中国民间疗法, 1998, 6 (1): 24.

[19] 徐卢勇. 循经刮痧治疗周围性面神经麻痹36例[J]. 福建中医药, 1999, 30 (3): 43-44.

[20] 董其美. 循经刮痧疗法应用于中风康复治疗的体会[J]. 按摩与导引, 1998, 14 (1): 10.

[21] 宋强. 刮痧治疗腰椎间盘突出症186例疗效观察[J]. 河南外科学杂志, 2002, 8 (4): 33.

[22] 赵宏亮. 刮痧治疗落枕100例[J]. 按摩与导引, 2001, 17 (1): 46.

[23] 吴乃田, 章汉平, 肖强兵, 等. 刮痧疗法治疗急性腰扭伤256例的临床体会[J]. 湖北中医杂志, 2004, 26 (6): 47.

[24] 刘智斌, 何玲. 刮痧治疗肩周炎探析: 附150例临床报告[J]. 现代中医药, 2003, 16 (4): 61-62.

[25] 刘爱芳. 刮痧疗法治疗颈椎病35例[J]. 中国民间疗法, 2003, 11 (5): 20.

[26] 石晓兵, 白书臣, 熊敦善. 刮痧治疗肩背肌筋膜炎106例临床疗效分析[J]. 中国中医骨伤科杂志, 2000, 8 (5): 31.

[27] 董柯. 穴位刮痧治疗肱骨外上髁炎65例[J]. 人民军医, 2003, 46 (11): 681.

[28] 张治愈, 季艳华. 新法刮痧治疗骨质增生148例[J]. 中医外治杂志, 1997, 6 (2): 22.

[29] 归予恒. 刮痧疗法在治疗软组织损伤中的应用[J]. 中国运动医学杂志, 1994, 13 (2): 124.

[30] 罗雪冰, 刘南梅. 刮痧治疗青春期乳腺增生病86例临床观察[J]. 中国中医药信息杂志, 2007, 14 (7): 61.

[31] 郑红. 刮痧治疗原发性痛经52例[J]. 中医外治杂志, 2000, 9 (4): 25.

[32] 刘文英, 张淑芳. 刮痧疗法治疗小儿支气管肺炎30例[J]. 陕西中医, 2001, 22 (12): 750.

[33] 莫逢娟. 刮痧治疗小儿遗尿32例[J]. 广西中医药, 2006, 29 (3): 46.

[34] 王焕英. 刮痧治疗小儿脑瘫24例临床观察[J]. 中国中医基础医学杂志, 2002, 8 (8): 58-59.

[35] 阮志强, 崔悦宁. 中暑的刮痧疗法[J]. 宁德师专学报: 自然科学版, 2005, 17 (4): 410-412.

[36] 高玉萍, 陈郅春. 刮痧疗法治疗带状疱疹后遗症神经痛68例[J]. 中国社区医师, 2003, 19 (7): 36.

[37] 林宏, 陈美华. 刮痧放血法治疗痤疮的临床观察[J]. 中国医药学报, 2000, 15 (1): 75.

[38] 王晓碧. 刮痧疗法治疗黄褐斑、蝴蝶斑[J]. 中国民间疗法, 1997, 5 (5): 6.

[39] 王振琴. 慢性疲劳症的克星——足部全息刮痧法[J]. 医药与保健, 2002, 10 (5): 173.

[40] 李国秀. 清脂液刮痧治疗单纯性肥胖效果观察[J]. 时珍国医国药, 2007, 18 (1): 2807-2808.

（王莹莹，杨金生；中国针灸，2009，29（2）：167-171）

刮痧对家兔皮肤血流灌注量及组织形态学影响的比较研究

刮痧是祖国传统医学非药物疗法的重要组成部分，是在中医经络腧穴理论指导下，用特制的工具，在体表进行相应的手法刮拭后出现皮肤潮红，或红色粟粒状，或紫红色，或暗红色的血斑等出痧变化，达到活血透痧、防治疾病的一种外治法[1]。刮痧疗法对人体具有活血化瘀、舒筋通络、调整阴阳、排除毒素、改善调节免疫等诸多功能。刮痧主要作用于皮肤、肌肉和微血管，不同的操作手法可使皮肤微血管血流量和皮肤血管的形态发生不同的变化。刮痧常用手法按刮拭程度不同可分为轻刮法、重刮法。为探讨刮痧的作用机制和研究刮痧不同手法对皮肤组织血管是否有损伤，对其安全性做进一步的了解，笔者选用健康家兔作为实验动物，采用激光多普勒血流成像技术，观察刮痧轻、重手法对皮肤血流灌注量的变化，并取刮痧区皮肤组织做形态学的初步观察。

一、皮肤血流灌注量观察

1. 实验方法

（1）实验对象

健康家兔2只，体重3kg~3.5kg，雄性。

（2）实验仪器

使用瑞典PERIMED公司生产的PeriScan PIM II型激光多普勒血流注成像仪，激光波长为670 nm，本仪器与计算机连接，并应用LDPI Win 2.5图像软件进行体表血流图的记录、分析、处理和存贮。本仪器系统具备同时记录检测部位激光血流图和直观实物图像的功能，通过体表血流的频移产生的多普勒效应，测量频移的大小，可计算出皮肤下1mm范围内组织中微血管的血流灌注量[3]，两图对照，用以分析血流分布与实际体表位置的对应关系。

（3）操作方法

采用1.5%氯醛糖+25%乌拉坦+1.5%四硼酸钠的混合液，按6ml/kg耳缘静脉注射麻醉，推药速度应缓慢，随时观察动物的反应情况。在家兔背部，使用科德士750宠物电推子推毛，推后静置10min，以排除由于推毛引起的血流变化。刮痧区选背部，脊椎两侧中段，由于家兔皮肤较薄，皮下脂肪少，故刮痧力量大致相同，通过时间长短的不同区别轻重手法，脊椎右侧施重刮法，时间5min；左侧施轻刮法，时间3min。隔3d，待痧退后，再重复刮痧，共刮痧3次。分别记录实验结果，刮痧3次结束后进行形态学切片观察。刮痧板和刮痧润肤乳使用北京金龙康而福健康研究中心的产品。

（4）实验记录

以督脉为分界线，扫描中心点对准督脉正中，右侧为重刮区，左侧为轻刮区，扫描中心点距尾根20cm。刮痧后将被检测部位，置于激光多普勒血流仪激光扫描头正下方，选定扫描模式和成像范围，根据观察部位确定扫描面积，扫描范围选用Width 45 x Height 60，扫描精度选用"Medium"，扫描强度为7~7.5。首先记录刮痧前被刮痧区域的血流图，施刮痧手法后即刻记录1次，然后再分别记录刮痧15min、30min、60min、90min后刮痧区的血流图，并存贮图像于计算机磁盘中以备分析。在记录血流图的同时计算机同步记录相同检测部位的直观图像，以便分析血流图和实际体表部位的对应关系。

2. 实验结果

使用仪器自带的软件LDPI Win2.5对实验数据进行处理分别选定轻刮痧区和重刮痧区，其结果如表3-5-1所示，典型血流图如图3-5-2所示。

表3-5-1 家兔轻重刮痧区不同时段
血流灌注量的变化（$\bar{x} \pm sd$）

时间	血流值（PU）	
	轻手法	重手法
刮前	0.698 ± 0.153	0.704 ± 0.128
即刻	0.896 ± 0.120	0.968 ± 0.065
15min	0.854 ± 0.110	0.854 ± 0.095
30min	0.844 ± 0.113	0.850 ± 0.120
60min	0.844 ± 0.147	0.876 ± 0.133
90min	0.842 ± 0.124	0.852 ± 0.120

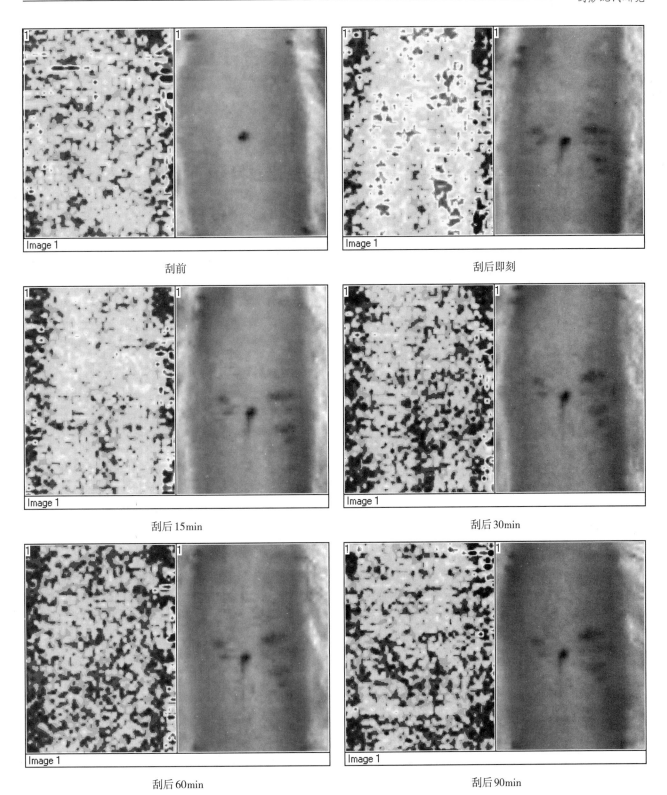

刮前

刮后即刻

刮后15min

刮后30min

刮后60min

刮后90min

图3-5-2　家兔刮痧区施刮痧轻重手法前后不同时段血流变化分布图像

　　结果提示：刮痧后即刻局部皮肤血流量较刮痧前有明显升高，而且重手法较轻手法更为明显；在刮痧后15min~90min之间的不同时段，无论是轻手法还是重手法，局部血流量与刮痧前比较，均维持在较高水平，且轻手法与重手法之间无明显区别。另外，其中1例在1次重手法刮痧后出痧明显，对出痧部位与非出痧部位进行比较显示，出痧部位的血流量为0.75PU，非出痧部位的血流量为1.10PU，提示出痧点部位的局

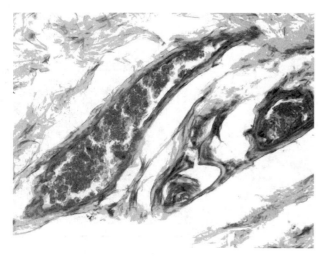

图3-5-3　重手法区皮下组织中血管扩张，
内有淤血，HE染色，X40

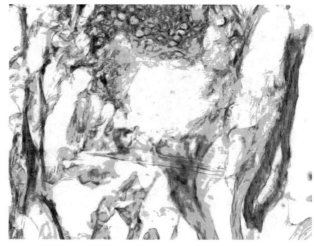

图3-5-4　轻手法区皮下组织中血管扩张不明显，
无淤血，HE染色，X40

部血液循环较差，可能与血脉瘀阻不畅有关，该结果有待进一步观察

二、皮肤组织形态学观察

1. 实验方法

切取刮痧区皮肤组织块（包括重手法区和轻手法区），速冻于恒冷箱切片机内（-25℃）进行冰冻切片，HE染色，脱水，二甲苯透明，封片，显微镜观察分析和拍照。

2. 实验结果

在刮痧重手法区内皮肤有瘀血现象出现，皮下组织内的多数血管呈扩张状态，并多有淤滞成团的血细胞存在（图3-5-3）。轻手法区皮下组织内的血管扩张不如重手法区明显，未见有瘀血现象存在（图3-5-4）。可见刮痧的操作手法不同，对家兔皮肤组织中的血管形态产生不同程度的影响。

三、讨论

家兔可作为刮痧实验动物的选择。家兔体色浅，表皮薄，真皮较厚，对刺激反应敏感，近似于人[4]，且家兔耳大，耳缘静脉清晰可见，静脉给药麻醉，深度适中，实验全过程无须追加麻药，由于麻醉状态稳定，实验室温度保持在25℃左右，室温恒定，实验结果可排除温度和情绪的影响。既往也有文献报道对高脂血症家兔动物模型沿督脉施刮痧术，观察刮痧对家兔血液流变学的影响[5]。

刮痧对微循环系统的作用是明显的。激光多普勒血流成像技术是以大面积体表图像显示微循环状态的新技术，微循环具有提供全身各组织养料的运送和废物的排出的功能，所以观察体表微循环血流灌注量的变化可大致反应一种疗法的作用机制和效果。血流实验结果显示，刮后即刻血流量明显增高，重手法区血流高于轻手法，直观图显示重手法区出痧明显多于轻手法区。说明刮痧的轻重手法对血液循环均有影响，且影响是不同的。

刮痧轻重补泻手法对皮下组织的影响是不同的。刮痧手法直接影响到刮痧的效果，根据不同的病症和刮痧部位选择不同手法，其中轻刮法也称为补法，是指刮痧时刮板接触皮肤面积大，移动速度慢或下压刮拭力量小的一种方法；重刮法也称为泻法，在刮痧时刮板接触皮肤面积小，移动速度快或下压刮拭力量较大[6]。刮痧主要作用于皮肤组织、肌肉及微血管，较重的手法可导致皮下微血管扩张变形，血细胞聚集瘀滞成团，毛细血管破裂，血液外溢，皮肤局部形成瘀血斑，也就是形成"痧"，即"痧像"[1]。痧像是皮肤经刮拭后，在相应部位皮肤上所出现的皮下充血和出血改变。本实验证明了刮痧对皮下微血管组织形态产生不同的影响。

从文献资料可见，刮痧的临床报道和疗效观察研究较多，临床应用机制的研究尤其是实验研究较少。本实验比较研究刮痧对家兔皮肤血流灌注量及皮肤形态学的影响，以说明中医刮痧的作用机制和轻重即补泻手法的临床意义，虽然只是初步的现象观察，希望能对刮痧机制、临床应用、操作规范化及安全性等方面的研究提供依据。

参考文献

[1] 杨金生，王莹莹，赵美丽，等．"痧"的基本概念与刮痧的历史沿革[J]．中国中医基础医学杂志，2007，13（2）：104-106．

[2] 杨金生，王兵，赵永祥．刮痧疗法的规范研究[C]．2006全国砭石与刮痧疗法学术研讨会论文汇编，2006：164-166．

[3] 张栋，王淑友，马惠敏，等．激光多普勒血流成像技术对针灸效果的观察[J]．上海针灸杂志，2004，23（5）：37-40．

[4] 孙靖．实验动物学基础[M]．北京：北京科学技术出版社，2006：63．

[5] 中国中医研究院基础理论研究所刮痧专题组．刮痧对家兔血液流变学的影响[J]．河南中医，1996，16（1）：26-27．

[6] 杨金生．刮痧常用手法及应用[J]，中医杂志，2004，45（11）：875-876．

（田宇瑛，王莹莹，罗明富，张维波，王广军，王瑞红，黄涛，杨金生；中医外治杂志，2009，18（6）：8-9）

古今刮痧法的比较研究

现代刮痧疗法是在古代刮痧基础上进行更为广泛疾病治疗的一种外治法，是中医临床四大特色技能之一，与针灸、按摩、拔罐一并列入中医临床适宜推广技术，成为公费医疗、医疗保险目录中的中医特色外治项目，被医疗机构广泛应用。但通过研究"刮"和"痧"的概念及刮痧疗法的演变及发展过程[1]，不难发现，古今对于痧的表现、病因病机和治疗方法以及刮痧的工具、方法、刮拭部位、适应证和宜忌等方面虽有联系，但存在明显的差异。

一、刮法、刮痧法的演变与发展

《辞海》中将"刮"解释为"劀：搜刮，《周礼·天官·疡医》：'劀杀之剂。'郑玄注'刮，刮去恶疮脓血'"。[2]"刮"之本义即为刮去恶疮的脓血腐肉。在医学上最早的有关刮的医疗器具，应该是《山海经·东山经》[3]中记载的外科手术器械——砭针，"可以为砥（砭）针，治痈肿者。"《说文解字》[4]注："砭，以石刺病也。"可见，砭石在远古时期是刮拭体表、切开排脓的有效工具。《五十二病方》[5]中："干加（痂）：冶蛇床实，以牡蠃膏膳，先括（刮）加（痂）溃，即敷而□□，干，去□目□。"这基本代表了当时刮的适用范围和刮的常用工具，即用砭石刮去体表脓肿和溃痂等。

关于痧的记载，一些学者认为可以追溯到晋代的沙虱之患。包来发[6]认为最早记载痧症的医学文献是葛洪的《肘后备急方·卷七·治卒中沙虱毒方第六十六》，该篇记载了沙虱侵入人体的症状和治疗方法。"初得之皮上正赤，如小豆黍米粟粒，以手摩赤上，痛如刺，三日之后，令百节强，疼痛寒热，赤上发疮。此虫渐入至骨，则杀人。""比见岭南人，初有此者，即以茅叶刮去，乃小伤皮则为佳……"[7]后世隋代《诸病源候论》、唐代《外台秘要》卷第四十、日本《医心方》卷第十八亦收载此内容。《宋·太平圣惠方·卷七·卷第五十七治沙虱毒诸方》记载："夫山内水间，有沙虱者。其虫甚细，不可得见，人入水浴，及汲水澡浴，此虫着身。及阴雨于赤涧中，用针挑取虫病除。""中沙虱，有赤点如米……上以竹叶刮之，令血出。"此处刮法使用"茅叶刮去""竹叶刮

之"，并"乃小伤皮肤为佳"或"令血出"或用针挑除沙虱虫可能是刮痧、挑痧最初的含义。虽然对于沙虱毒是否是痧证的源头，还有待进一步考证，但应用刮法治疗病症已经明确了。

南宋·叶大廉《叶氏录验方》首次记载的"沙病"与后世痧证相关性较大，然其治法是使用艾灸"得沙"。[8]之后，元·孙仁存《仁存孙氏治病活法秘方》将痧症称为"沙子病"，载"沙子病，江南旧无，今所在有之。其证如伤寒，头痛，呕恶，闷乱，须臾能杀人，今人多用麻绳擦颈及膊间，出紫点则愈。或用针刺膝后委中穴，出血则愈"。并指出"今以绳擦之所，皆是太阳经脉所过之处，则邪气出而病愈矣"。[9]文中用绳擦出来的皮肤紫点，即为后世之所称"出痧"。其后元·危亦林《世医得效方》又对绳擦法做了改进："治沙证，但用苎麻蘸水于颈项、两肘臂、两膝腕等处戛掠，见得血凝皮肤中，红点如粟粒状，然后盖覆衣被，吃少粥汤，或清油生葱茶，得汗即愈。此皆使皮肤腠理开发郁利，诚不药之良法也。"[10]孙氏之绳擦法没有说明要什么材质的绳子，危氏之麻戛法则指明了需要苎麻，并且需要蘸水，因苎麻柔韧性良好，适于刮擦娇嫩的皮肤，刮后发汗效尤。虽然孙氏之绳擦法和危氏之麻戛法用具、手法、部位略有不同，但都要求术后造成皮肤出现痧点或痧斑，即"出痧"，这些均属于刮法，无论刮之前皮肤上有"痧"，还是刮之后皮肤上出现"痧"，通过刮擦以使"皮肤腠理开发郁利"，"邪气出而病愈"。元·汪汝懋《山居四要》中治绞肠痧，"以香油拍两小臂及脚心，苎绳刮起红紫泡"。[11]此法与危氏之麻戛法相同，但用了"刮"字，并用香油作为润滑剂，同时指明需要刮到"起红紫泡"为止，在刮痧强度和刮痧介质方面更进一步接近于现代。

明代刮痧法有多种改进之处。其一是以麻弓代手持麻团刮痧。如明·万全《保命歌括》云："用苎麻做弓，蘸热水于遍身刮之。"[12]明·丁凤《医方集宜》亦载："南方治用麻弦小弓，蘸香油或熟水，括手足、胸背、额项即愈。"[13]选用苎麻为弦做一小弓，用于刮擦，以增加刮拭力度；其二是刮拭的部位也较前增多，如胸背、额项等部位；其三是刮拭介质也由水改

为热水或熟水，意为增强皮肤腠理发散功用。另外，将刮痧法也应用于外感风寒等其他多种病证。《本草纲目》云："今俗病伤寒者，皆以麻及桃柳枝刮其遍身，亦曰刮沙，盖始于刮'沙病'也。"[14]这里刮痧的工具又增加了桃柳枝，但其具体施术方法不明。张景岳详细记载了用刮背法治疗绞肠痧的过程："择一光滑细口瓷碗，别用热汤一盏，入香油一二匙，却将碗口蘸油汤内，令其暖而且滑，乃两手覆执其碗，于病者背心轻轻向下刮之，以渐加重，碗干而寒，则再浸再刮，良久，觉胸中胀滞渐有下行之意，稍见宽舒，始能出声。"[15]张景岳用瓷碗边蘸香油刮背的治法，一直在民间流传。并认为"盖以五脏之系，咸附于背，故向下刮之，则邪气亦随之而降。凡毒气上行则逆，下行则顺，改逆为顺，所以得愈。虽近有两臂刮痧之法，亦能治痛，然毒深病危者，非治背不可也"。这与现代保健刮痧中强调刮背脊基本一致，中医认为脊椎双侧膀胱经上的背俞穴为内脏气血所输注，刺激背俞穴对五脏六腑之精气有直接的调节作用。西医学认为脊椎不但是人体的支柱，其内的脊髓神经还是人体大脑与四肢末端及内脏联系的桥梁，人体大多部位的神经支配几乎都是从脊椎双侧分布出来的，可见刮拭背部的重要性。

清代痧证病因范围扩大，病名不断增多，刮痧疗法治疗的病证也相应推广；刮痧施术方法更加精确，器具更为广泛，多用铜钱、刮舌刮子脚以及手来施行。如《痧胀玉衡》云："背脊、颈骨上下及胸前胁肋、两背肩臂痧，用铜钱蘸香油刮之，或用刮舌刮子脚蘸香油刮之。头额、腿上痧，用棉纱线或麻线蘸香油刮之。大小腹软肉内痧，用食盐以手擦之。"[16]此后又有另一部刮痧专著——陆乐山的《养生镜》，以大量篇幅论述了刮痧疗法的具体运用和治疗病症，比如："颠折、头痛舌麻，头摇不止，痛如打折，面带麻木，如久不治，邪入心经，则舌麻而舌尖吐出。用香油刮脑户穴（骨上一寸五分中，属督脉，禁针，针则令人哑）、风府穴（在顶下入发际一寸，两筋间陷中。乃枕骨下五分，脑户下二寸是穴，若再下五分，是哑门穴，倘误针，则失音）"。再如治类风，"喉下肩上皮肉刺痛，或酸楚作痛，延久两手举不起，或偏左偏右，为偏枯半身不遂之症，先刮颅囟穴（在两耳后上骨筋络间）、风门、风池、风府、少商、肩井、曲池诸穴。"又用刮痧法治斜肩，"此秽邪在皮肤肌肉之间，如左肩作痛垂下，右亦如之，延久则手举不起，或半身不遂，若用官料药服反重，以三指拍曲池穴、尺泽穴，拍出紫块，刺出紫血，再以香油钱括臂臑穴，肩井穴……"[17]可以发现，此时刮痧疗法已经不单单局限于刮拭肢体部位了，已经开始强调根据病症辨证取穴了，这在刮痧治疗上又是一大进步。吴尚先《理瀹骈文》是最具有影响的一部外治专著，总结了清代以前流传于民间并为群众广泛使用的各种外治经验，更把刮痧疗法列为内病外治大法之一。如治疗伤寒发斑"发斑用铜钱于胸背四肢刮透，即于伤处用蛋滚擦"。治疗阳痧、阴痧"阴痧腹痛、手足冷，灯火爆身上红点。阳痧腹痛、手足暖，以针刺十指尖、臂上肥考、紫筋出血，或用盐擦手足心，莫妙少磁调羹蘸香油刮背。盖五脏之系咸在于背，刮之则邪气随降，病自松解"。"痧以油刮背心，五脏咸解"[18]意思是说用了刮痧的方法，五脏的疾患都可以消除，足见前人对刮痧的重视。

二、古今刮痧法的传承与创新

古今刮痧法在刮痧工具、刮痧介质、刮拭部位、刮痧方法等方面都存在较大的差异，在传承中不断创新。

1. 刮痧工具

刮痧器具的使用与当时的科技水平和地理、气候环境有密切关系，如明清以前，人们多用砭石、竹叶、麻绳、苎麻、麻线、棉纱线，或桃枝，或铜钱，或瓷碗、瓷调，或刮子脚，或盐姜等；明清以来，多用铜钱，且南方多用水牛角。随着刮痧工具的改进，目前刮痧操作多选用水牛角、玉石、砭石刮痧板。这些材质具有光滑耐用、易于擦洗消毒和本身具有清热解毒、活血止痛、安神镇惊、润肤美容等作用。同时可制作成多种形状，如椭圆形、方形、缺口形、三角形以及刮痧梳子等，便于不同身体部位的操作和使用。

2. 刮痧介质

明清以前较常用是水、药汁、香油、食用油、桐油、芫荽酒、猪脂等；随着技术的改进，以前的介质逐渐被淘汰，目前人们研制了新型的刮痧专用介质——刮痧油和刮痧乳（刮痧活血剂）等，它是由医用植物油与中药精炼而成，具有清热解毒、活血化瘀、解肌发表、缓解疼痛、帮助透痧以及润滑护肤增效等作用。

3. 刮痧部位

刮痧疗病的刮拭部位从古至今，不断扩大，由仅刮出痧疹的局部，到"两肘臂、两膝腕处"，之后增加"背心自上而下刮"，元代以后，从刮颈项、臂膊间、肘膝弯，扩大到整个的背部、胸胁、头额、肩臂、手足等，并逐渐精确到穴位。根据不同病证，刮拭的部位和多少有别，或胸腹，或肩背，或四肢，或头项，或在循经有关的经穴部位上，进行刮摩擦之……。之后数百年来一直沿用，没有太大的变化。近些年，在辨证循经选位刮痧的思想指导下，几乎身体大部分部位都可以刮痧。同时，人们对体表一些不适宜刮痧的部位也有了明确的解释和规范，如：凡体表有疖肿、破溃、疮痈、痣、斑疹部位、皮下不明原因包块、急性扭伤、创伤或骨折部位、浮肿部位、严重过敏者、孕妇腹部和腰骶部等禁用刮痧。另外，人体之眼睛、口唇、舌体、耳孔、鼻孔、乳头、肚脐、前后二阴等部位也禁止刮痧。心尖部以及体表大血管处亦不宜重力刮痧。[19]

4. 刮痧宜忌

古代在刮痧时主要有如下注意：①补充水分和盐分。如《痧胀玉衡》载有："用井水河水各一半同服；用食盐一撮白汤一碗冷服。"这与现代刮痧后注意饮用温开水或糖盐水一杯相似，以补充水液，促进血液循环，有利于扶正祛邪，增强治疗效果；②禁热酒与热汤，"痧忌热汤与热酒，粥汤米食诸物"。因痧为热毒，应引用清凉饮料，避免以热济热，加重病情。③忌骤食与过饱，"痧症略松，胸中觉饿，设或骤进饮食，即复痧胀，立可变重，是必忍耐一二日为则，用可万全"。有研究认为，"痧病是机体的代谢（消化）功能受到严重破坏的体征"。[20]由于消化功能减低，骤食过饱，增加胃肠负担，导致病情恶化或复发。所以现代刮痧多主张刮痧后忌食生冷瓜果和油腻食品，强调过度饥饱、过度疲劳者不可接受重力、大面积刮痧，否则会引起虚脱。此外还要求应避风，注意保暖，以防刮痧时皮肤局部汗孔开泄，风邪袭入，加重病情。[19]

5. 刮痧原理

尽管古代医家对痧证病名、症状、病机等方面有不同观点，然对其治疗方法"刮法"作用机制的认识基本一致。前述引文表明元代时孙仁存、危亦林已详述治痧原理，明代许多医家也都分别进一步阐述。例如虞抟《医学正传》谓刮、放、焠"诸法，皆能使腠理开通，血气舒畅而愈"。[21]丁凤《医方集宜》云："北方刺青脉以出气血，南方括胸背手足以行气血，俱为散之义也。"[13]王肯堂《肯堂医论》称："痧胀由于十二经络清浊不分，流溢于奇经，致奇经脉现，则为病也，乃邪气滞于经络，每见刮刺，开通经络，而效尤捷也。"[22]张景岳《景岳全书》则称："今东南

人有括沙之法，以治心腹急痛，盖使寒随血聚，则邪达于外而脏气始安，此亦出血之意也。"[15]可以看出古代医家认为刮痧法的作用机制主要是开腠理、行气血、通经络、散邪毒。这与现代研究刮痧改善微循环、调节免疫和加强新陈代谢等功能基本吻合。

6. 刮痧方法

古代刮痧的方向大多为自上而下，由轻渐重，并且是边蘸油水、药酒，边刮拭涂抹，反复多次，直到皮肤上出现大片、大量的紫红色或暗黑色的，形如沙粒的点子（痧斑、瘀斑）为止。即所谓"令小伤皮肤为佳"或"令血出"，或"苎绳刮起红紫泡"，或"胸背四肢刮透"，或"觉病自松解"。对此《华佗神方·卷四·华佗治嗓口痧神方》有较为具体的描述："患者寂无声息。宜先用瓷匕浸于热水与香油汁中，在背心自上而下刮之。始轻后重，俟刮之痧点起块乃止。"[23]但古代医家对刮痧的具体手法、时间以及疗程很少记载。

此外，在很多情况下，不仅仅使用刮痧，常配合使用放痧疗法、焠痧疗法。所谓"放痧疗法"，就是用特定的工具在病者身上迅速点刺放血，使邪毒排泄出去，具有"发散""清泄"的作用。《痧胀玉衡》总结了放痧的十处常用部位：百会、印堂、两太阳、喉中两旁、舌下两旁、双乳、两手十指头、两臂弯、两足十趾头、两腿弯。强调放痧必须放尽，否则轻者变重，而食积、血痰之类阻滞痧毒，还可导致放痧数次而不愈，这时也要先消除其食积、血痰之类，尽放其痧毒。并强调了放法针刺深浅及注意事项："腿上大筋不可刺，刺亦无毒血，反令人心烦。腿两边硬筋上筋，不可刺，刺之恐令人筋吊……其指尖刺之太近指甲，虽无大害，当知令人头眩。"[16]放痧的器具，郭氏最为推崇银针，"余惟以银针刺之。则银性最良，入肉无毒，以之治至深之痧毒，不尤愈于铁针乎？此余所以刺痧筋者，独有取乎银针也。"郭氏还指出了刮法、放法、刺法的应用原则："凡气分有痧宜用刮，血分有痧宜用放，此不易之法，至脏腑经络有痧，若昏迷不醒等痧，非放刮所得治，兼用药疗之无足怪也。刺时只需针锋微微入肉，不必深入。刺头顶心时，须挑破痧见微血即可，不可直刺。"这与现代常用不锈钢三棱针进行刺络放血的方法和机制一致。所谓"焠痧疗法"，一名"灯火焦法"，是用灯芯蘸油，点燃后，在病人皮肤上红点处快速燃烧。这种疗法主要适用于寒性痧证的治疗。《仙传外科秘方》："搅肠沙证发，即腹痛难忍，但阴沙腹痛而手足冷，看其身上红点，以灯草蘸油点火烧之……"[24]《养生

镜》中也提到淬痧疗法："红珠禀气厚实，重感秽邪，风热无从发泄，卒然周身毛孔透出红点如珠，若红珠绽出，满身作胀，睛定牙紧，人事不省者，急用淬法……"[17]

江静波先生于1960年著《刮痧疗法》一书，将刮痧、放痧、拍法等以"刮痧"概之，使刮痧由原来局限的"痧病"和"出痧"走上了学术论坛，为之正名[25]。今天我们根据刮痧部位、刮拭力度、速度、接触面积等，将刮痧手法发展为近30种，如按刮拭力量大小分为轻刮法、重刮法；按刮痧板移动速度可分为快刮法、慢刮法、颤刮法；按刮拭方向分为直线刮法、弧线刮法、逆刮法、旋转法、推刮法；按刮痧板接触体表部位分为摩擦法、梳刮法、点压法、按揉法、角刮法、边刮法；双推法、平抹法、平推法、平压法等面部常用手法；弹拨法、拍打法、双刮法、揪痧法、挑痧法等刮痧特殊手法；以及刮痧配合方法刮痧拔罐法、刮痧按摩法等[27]。如此不仅规范了刮痧操作，提高了刮痧的治疗效果，而且又保证了刮痧治疗的安全性。

三、刮痧应用范围的不断扩大

古代刮痧是针对痧病而产生的一种外治法，多用于治疗痧病。痧病相当于西医学的什么病？目前尚难确定。它是许多疾病在发展变化过程中，反映在体表皮肤的一种共性表现，许多疾病都可以出现痧象，痧是其共同证候，统称之为"痧证"。随着对痧证病因病机认识的不断完善，古代医家推崇用"痧证"统领各种常见急危重症，对其进行概括和总结，形成痧证与杂病、伤寒等兼杂，加上常常根据症状来命名，使痧证病名繁多，这种现象清代尤为明显。清代各书以痧命名的病症多达百余种以上，内容包括内科、外科、妇科、儿科、五官科等疾病。如《痧胀玉衡》论述了80余种痧证的诊断和治疗，《杂病源流犀烛》载36种正痧名和36种变症，其他痧科专著中亦出现不少痧证名称。于是有人感叹曰"无人不痧，无症不痧"，"百病皆可发痧"。对古代各种痧证病名进行甄别，发现一些是根据各种疼痛的部位命名的，如十二经的痧、头痛痧、心痛痧、腰痛痧、小腹痛痧、胁痛痧、盘肠痧、扑鹅痧、烂喉痧；一些痧证是痧病表现的特殊症状，如类似西医学破伤风的角弓反张痧，类似急性阑尾炎的缩脚痛痧，类似腹股沟斜疝的坠肠痧，似指产后发热的产后痧，类似腹水的膨胀痧，类似肠梗阻的盘肠痧，类似偏头痛的头疯痧，类似癫痫发作的羔羊痧，类似癔病发作的鹰痧，还有形容腹胀痛而乱

滚的蛇痧，形容上吐下泻时摇头摆尾的蚯蚓痧，形容手足麻木、蚁走感的蚂蚁痧；还有一些是与杂病同时出现的，如惊风痰热痧、半身不遂痧、偏身肿胀痧、痰喘气急痧、咳嗽呕哕痧、伤风咳嗽痧等是症；以及一些病后变证，如痧变鼓胀、痧变痨瘵、痧变发斑、痧变发黄等。诚如清·章楠《医门棒喝·痧胀论》所述："痧胀书，始于近代，补古未备，原有救济之功。惜未详论六气之理，以明其源。但称为痧，而叙证状，多列名目，浅学未能细辨，每与杂病牵混。夫痧者，杂证中之一证，今名目多于杂证，使人目眩，而莫知其绪。"[27]这一方面说明了痧证病因复杂，临床极易混淆不清，同时也足以说明刮痧疗法的应用范围之广。虽然当时以"痧证"统率百病，但并不是仅用刮法治疗，古代医家重放痧、药痧等法。"其治之大略，有三法焉：如痧在肌肤者，刮之而愈；痧在血肉者，放之而愈，此二者皆其痧之浅焉者也，虽重亦轻。若夫痧之深而重者，胀塞肠胃，壅阻经络，直攻乎少阴心君……即欲刮之放之，而痧胀之极，已难于刮放矣……痧症至此，信乎非药不能救醒，非药莫能回生。则刮放之外又必用药以济之。"[16]

现代刮痧，根据中医经络理论辨证论治，常常配合针灸、拔罐、按摩、刺络放血等方法使用，效果明显。其适应证涉及内外妇儿各科，如：头痛、感冒、发热、咳嗽、哮喘、胃痛、腹泻、便秘、痹症、痿症、失眠、高血压、动脉硬化、中风后遗症、颈椎病、肩周炎、痛经、月经不调、乳腺增生、腰腿疼痛、各种神经疼痛、软组织劳损、肥胖等等，尤其对于外感类疾病，骨关节疼痛性病变以及神经肌肉血管病变和病后康复等有比较好的疗效[28]。同时由于其验、简、便、廉的特点，广泛应用于疾病预防和康复以及大众的自我保健。

纵观刮痧疗法古今发展过程，它已由原来粗浅、直观、单一的经验疗法，上升到有系统中医理论指导、有完整手法和改良工具、适应病种广泛的自然疗法之一。在理论上，由经验刮痧发展成为中医针灸经络理论指导，循经走穴，内症外治的辨证刮痧；在实践中，扩大了刮痧疗法的应用范围，由原来的治疗痧病发展到内外妇儿等科近400种病症，并涉及消除疲劳、减肥、养颜美容等养生保健领域；在机制研究上，从活血化瘀、免疫调节、改善新陈代谢等方面进行研究。刮痧疗法已不仅仅是仍然流行于民间的特色疗法，也是当今医疗机构对于骨关节疼痛性疾病的常用治疗方法，值得进一步推广应用和深入研究。

参考文献

[1] 杨金生,王莹莹,赵美丽,等."痧"的基本概念与刮痧的历史沿革[J].中国中医基础医学杂志,2007,13(2):104-106.

[2] 辞海[M].上海:上海辞书出版社,1999:230.

[3] 袁珂.山海经校注[M].上海:上海古籍出版社,1980:103.

[4] 许慎著.说文解字[M].影印本.北京:中华书局,1963:195.

[5] 马王堆汉墓帛书整理小组.五十二病方[M].北京:文物出版社,1976:87.

[6] 包来发.痧症简史[J].上海中医药大学学报,2003,17(1):17-19.

[7] 葛洪.补辑肘后方[M].陶弘景增补,杨用道再补,尚志钧辑校.合肥:安徽科学技术出版社,1996:390-393.

[8] 叶大廉.叶氏录验方[M].唱春莲,金秀梅点校.上海:上海科学技术出版社,2003:37.

[9] 曹洪欣.珍版海外回归中医古籍丛书[M].北京:人民卫生出版社,2008:319.

[10] 危亦林.世医得效方[M].王育学点校.北京:中国中医药出版社,1996:36.

[11] 胡文焕.养寿丛书全集[M].北京:中国中医药出版社,1997:118.

[12] 万全.保命歌括[M].武汉:河北科学技术出版社,1986:193.

[13] 丁凤.医方集宜[M].上海:上海科学技术出版社,1988:74.

[14] 李时珍.本草纲目[M].刘衡如,刘山永校注.北京:华夏出版社,1998:1575.

[15] 张介宾.景岳全书[M].上海:上海科学技术出版社,1959:443.

[16] 郭志邃.痧胀玉衡[M].刻本.书业堂,1675(清康熙十四年乙卯).

[17] 陈修园.陈修园医书七十二种[M].影印本.上海:上海书店,1988.

[18] 吴尚先.理瀹骈文[M].步如一,张向群校注.北京:中国中医药出版社,1995:423.

[19] 杨金生,闫孝诚.国家职业培训教程保健刮痧师(基础知识)[M].北京:中国劳动社会保障出版社,2005:124-126.

[20] 黄镇才,黄贤忠.痧病诊疗手册[M].桂林:广西民族出版社,1994:151.

[21] 虞抟.医学正传[M].北京:人民卫生出版社,1965:20.

[22] 陆拯.王肯堂医学全书[M].北京:中国中医药出版社,1999:2422.

[23] 华佗撰.华佗神方[M].杨金生,赵美丽,段志贤点校.北京:中医古籍出版社,1991:69.

[24] 杨清叟.仙传外科秘方[M].影印本.上海:上海涵芬楼,1935:16.

[25] 王敬,杨金生.中国刮痧健康法大全[M].北京:北京科学技术出版社,1997:1.

[26] 杨金生.刮痧常用手法及应用[J].中医杂志,2004,45(11):875.

[27] 章楠.医门棒喝[M].文果,晋生点校.北京:中医古籍出版社,1987:150.

[28] 王莹莹,杨金生.刮痧疗法临床治疗病种研究与展望[J].中国针灸,2009,29(2):167-170.

(王莹莹,杨金生;中医杂志,2010,51(3):274-277)

刮痧点线面位结合是临床获效的关键

早在中医经典传世著作《黄帝内经》中，就记载了砭、针、灸、药、导引五大疗法。砭是以石刺病，是刮痧、针灸早期的医疗形式；民间流传以石片、瓷片、水牛角板在体表进行刮拭的刮痧疗法，就是古代砭石疗法在当今的主要存续形式。

刮痧疗法之所以流传至今，沿用不废，不止是因为它简单、方便、廉价，更主要的是因为他的疗效。经过我们20年的观察总结，临床取效的关键在于刮拭时点线面位的结合，只有在中医经络腧穴理论指导下，重视刮痧过程中将刮拭部位的点线面位有机结合，循经走穴，辨证刮痧，才能提高刮痧的治疗效果，保障刮痧治疗的安全性。

所谓"点"，除了外治法常用的经典腧穴和以痛为腧的部位之外，还有一个很重要的位置就是肌肉的附着点。临床上疼痛与肌肉紧张有着密切关系，凡是疼痛则肌肉必紧张，肌紧张又势必疼痛。即《黄帝内经》所谓"不通则痛""痛则不通"。在软组织损伤类疾病的治疗中，局部的按痛点（压痛点）常常是软组织无菌性炎症的病变点。最敏感的压痛点往往在筋膜、肌肉的起止点以及两肌交界或相互交错的部位，这是因为筋膜处分布的神经末梢比较丰富，肌肉起止点和交界、交叉部分则因所受应力大，长期摩擦容易发生损伤[1]。据研究，压痛点是由于神经根鞘膜外存在无菌性炎症，受到刺激引起反射性肌肉痉挛，肌肉持续紧张，肌腹内压增高，血管被压缩并阻断肌肉内的血液循环，组织缺氧，代谢产物瘀积，发生无菌性炎症，刺激周围神经末梢产生疼痛，高强度的疼痛继而造成高层次肌紧张，如此不断递进，缠绵难解而形成肌肉痛、肌紧张的恶性循环[2]。例如在临床中对由于斜方肌紧张引起的颈部僵硬进行刮痧时，不仅要刮拭颈部的风池、风府、肩井等穴，更要重点刮拭枕骨隆突及两侧的肌肉附着点、乳突周围肌肉附着点，尤其是斜方肌的起止点。斜方肌起于枕外隆凸、项韧带及全部胸椎棘突，止于锁骨外侧端以及肩胛骨肩峰和肩胛冈。如果只是对颈部穴位进行刮拭，效果一般。

所谓"线"，也不仅是一般所指的经脉循行路线，还包括血管的分布以及走形线路。有研究者认为血管是经脉的方向导引者、组织者和可能有的活动参与者[3]。在刮痧时，除了刮拭经络的循行路线之外，更要注重血管的分布，顺着动脉血液循行的方向刮拭，促进血液循环，加速疼痛部位致痛物质的代谢和分解，以提高疗效。当然，这也不能一概而论，要依病性和病位而刮，如果是下肢静脉曲张，就要由下向上刮拭，顺着静脉血液循行的方向来刮痧刮拭，以加速静脉血液回流到心脏，减轻下肢静脉血管的压力和负担，其实质与促进血液循环的初衷是一样的。

所谓"面"，不仅仅是指疼痛的表面区域，而且要围绕神经支配区域和感传方向进行刮拭。神经纤维是经脉信息的传递本体。刮痧时要通过观察，判断疼痛区域的神经支配或者上一级神经元支配的体表区域，对其重点刮拭，这样治疗才有针对性。如小腿后外侧疼痛，除刮拭小腿局部和相关的委中、承山穴以外，还要刮拭同侧腰部的肾俞到关元俞区域，因为本区域的疼痛是由于坐骨神经受压引起的，要刮拭相应神经支配的区域，以提高疗效。

所谓"位"，不仅仅是指刮痧内脏疼痛所涉及的体表部位，更要刮拭支配该内脏神经在背部脊椎两侧的相对应部位。中医认为脊椎双侧的膀胱经上的腧穴为内脏气血输注之处，刺激背部脏腑腧穴对五脏六腑之精气有直接的调节作用。西医学认为脊椎不但是人体的支柱，其内的脊髓神经还是人体大脑与四肢末端及内脏联系的桥梁，人体各部位的神经支配几乎都是从脊椎双侧分布出来的。通过刮拭脊神经相应的躯体神经和内脏神经循行部位，达到使内脏病变和体表牵涉的疼痛区域标本兼治。其实传统古典刮痧，主要就是刮拭背部双侧[4]。如便秘所引起的左下腹疼痛，除刮拭腹部和相关的关元、中极穴以外，更要刮拭背部脊柱两侧相应的部位，从大肠俞向上、中、下髎区域，因为大肠蠕动和排便反射是由这个脊髓段的神经支配。

总之，运用刮痧法治病，既要刮拭患部的"点"又要刮拭经络、神经、肌肉、血管走形的"线"以及相关"面"，不能头痛刮头，脚痛刮脚，要做到点、线、面、位的结合，找到穴位或者疼痛点，参考经络和血液循环的方向进行刮拭，同时顾及相关神经支配区域，将刮痧技术和现代科学结合、局部重点刮拭和整体全面调节相结合。

刮痧疗病的刮拭部位从古至今，不断扩大，由仅刮出痧疹的局部，到"两肘臂、两膝腕处"，到元代从刮颈项、臂膊间、肘膝弯，扩大到整个的背部、胸胁、头额、肩臂、手足等，并逐渐精确到穴位，之后辨证循经刮痧，发展到现代点、线、面、位的结合。现代刮痧疗法，已由过去粗浅、直观、单一的经验疗法，上升到有系统理论指导、有完整手法和改良的工具、适应病种广泛的自然疗法之一。在理论研究上，由经验刮痧发展成为中医针灸经络理论指导，循经走穴，内病外治的辨证刮痧；在操作方法上，刮拭部位从脊背两侧或四肢远端穴位，发展为人体各部位点、线、面、位的结合等20多种手法；在工具选择上，刮痧板由原来的铜钱、毛发、苎麻、汤匙发展为材质和形状多样的水牛角、玉石、砭石等刮痧板；在适宜病种上，由早期主要治疗痧病发展到内外妇儿等科近400种病症，并涉及消除疲劳、减肥、养颜养容等养生保健领域。现代刮痧疗法是在古代刮痧基础上进行更为广泛疾病治疗的一种外治法。

刮痧疗法作为一种中医独特的外治法久用不衰，在千百年的历史进程中，既继承古代大法，也结合时代不断创新，刮痧操作手法和取穴部位在点线面位上的有机结合，必将明显提高刮痧的有效性、安全性。

参考文献

[1] 张自强，张晓刚.压痛点在骨伤科疾病诊断治疗中的应用[J].甘肃中医，2008，21（2）：12-13.

[2] 陈法鼎.压痛点刺激手法治疗颈椎病47例报告[J].中医正骨，1999，11（3）：40.

[3] 成少利.经脉线上肥大细胞、血管和神经的联合显示[J].西安医科大学学报，1996，17（4）：520.

[4] 王莹莹，杨金生.古今刮痧疗法的比较研究[J].中医杂志，2010，51（3）：274-276.

（杨金生，王莹莹，屈建峰，杨莉；中国康复理论与实践，2011，17（3）：300）

中国刮痧规范研究现状及展望

刮痧疗法是用特制的刮痧器具，依据中医经络腧穴理论，在体表进行相应的手法刮拭，以防治疾病的中医外治法法。刮痧疗法对疼痛性疾病、骨关节退行性疾病和神经、肌肉、血管性等均有较好的防治效果。

刮痧疗法发展历史悠久，源远流长，起源于先秦，到明清得到了长足的发展，现代在临床中得到了广泛的应用，尤其在职业分类、操作规范、作用机制、临床应用等方面开展了较为系统的研究，现将其研究现状介绍如下：

一、类研究

1. 职业

迄今设有"保健刮痧师"和"中医刮痧师"两个国家职业。因刮痧疗法已成为公费医疗、医疗保险的中医特色治疗项目，同时也已被列入"中医药进社区中医临床适宜推广技术项目""乡村医生中医技能项目"，故其使用对象主要包括三类：一是临床医师，如中医科、针灸科、理疗科、康复科和社区医务人员等；二是中医刮痧师，主要指专业的刮痧技师；三是保健刮痧师，主要从事刮痧保健的人员。

2. 操作规范

为规范刮痧实际应用，针对以上职业分类，相关部门分别制定了与职业分类相对应的操作规范。大凡从事临床医师和中医刮痧师刮痧临床治疗时都应该遵守GB/T 21709.22《针灸技术操作规范 刮痧》（审批）（GB/T 21709.22）；另外，还有中医刮痧师操作规范于2009年由国家中医药管理局国职业技能鉴定指导中心组织编写的《国家中医药行业特有工种职业技能鉴定培训教材—中医刮痧师》[1]。保健刮痧师操作规范有三个，一为于2005年由劳动和社会保障部中国就业培训技术指导中心组织编写的《保健刮痧师国家职业资格培训教程》[2]；二为2010年由中华中医药学会和世界中医药联合学会中医特色诊疗研究专业委员会联合发布的中医行业标准《中医保健技术操作规范—保健刮痧》（ZYYXH/T159-2010）[3]；三为国家中医药管理局医政司组织编写的《常用中医养生保健方法技术

指南—刮痧》，以上均为针对保健刮痧师而起草的操作规范。

二、研究

1. 国家职业技能研究

（1）保健刮痧：2003年，"保健刮痧"被中国国家劳动和社会保障部列为职业劳动技能，成为广大群众自我保健和创业就业的一项劳动服务技能。为推动保健刮痧师职业培训和职业技能鉴定工作的开展，在保健刮痧从业人员中推行国家职业资格证书制度，劳动和社会保障部组织制定了《保健刮痧师国家职业技能标准》[4]。2005年，组织编写了《保健刮痧师国家职业资格培训教程》，主要介绍了人体头、面、颈、肩、背、腰、胸、腹、四肢9大部位和头痛、颈痛、肩痛、背痛、腰痛、腿痛、感冒、便秘、痛经、腹泻、痤疮、肥胖、虚劳等15个常见病证的刮痧方法。在此基础上劳动和社会保障部又分别于2007年组织制定了《保健刮痧师职业培训计划、培训大纲、考试指导手册》[6, 7]，并开发了保健刮痧师国家考试题库。

（2）中医刮痧：刮痧疗法是中医临床实用的特色治疗项目。2008年，为贯彻落实《国务院关于扶持和促进中医药事业发展的若干意见》精神，配合中医药行业特有工种技能鉴定工作的开展，国家中医药管理局、人力资源社会保障部联合启动制订《中医刮痧师国家职业技能标准》[5]，于2009年7月颁布实施。为开展中医刮痧师职业技能的培训鉴定，之后又组织编写《国家中医药行业特有工种职业技能鉴定培训教材—中医刮痧师》，中医刮痧师教程在保健刮痧师教程的基础上增加了腹痛、中暑、咳嗽、哮喘、健忘、心悸、眩晕、落枕、耳鸣耳聋、乳腺增生、月经不调、内伤发热、高血压病、糖尿病、冠心病、中风后遗症、老年痴呆、抑郁症、痛风等34个中西医适宜病种的刮痧治疗方法。

2. 技术操作标准研究现状

（1）刮痧保健操作规范：2009年，基于国内外中医保健行业的发展需要，为规范中医保健技术操作，提升中医保健技术的安全性和有效性，国家中医

药管理局启动了中医保健技术操作规范的研究，保健刮痧列入首批项目之中，制定《中医保健技术操作规范—保健刮痧》（ZYYXH/T159-2010），于2010年3月1日颁布实施，详细介绍了保健刮痧的技术操作步骤与要求、注意事项、禁忌等，以作为刮痧医疗、保健从业人员中保健技术规范操作和技能水平考核的主要依据。

（2）刮痧临床操作规范：根据《国家中长期科学和技术发展规划纲要》提出的将实施知识产权战略和技术标准战略，形成技术标准作为国家科技计划重要目标的要求，2007年，国家中医药管理局开展中医药标准化项目，制定针灸相关的各种外治法的技术操作规范，《针灸技术操作规范—刮痧》列入其中之一。历经2年多的研究，2009年，经中国国家标准化管理委员会审核，报批为国家标准，编号为GB/T21709.22。该标准在系统论证的基础上，吸收近年来刮痧操作技术与临床研究方面的最新成果，从内容、结构和体系等方面对刮痧的相关术语、刮痧工具和介质、刮痧的操作步骤、施术方法（刮痧手法、刮痧次序、刮痧方向、补泻方法、刮痧时间、刮痧程度）、术后处理、适应范围、注意事项和禁忌等方面进行了全面的规范。《刮痧技术操作规范》国家标准的制定对提高中医刮痧临床疗效，规范刮痧临床应用，加快中医药技术标准化进程具有深远意义。

三、指南规范化研究

为使刮痧疗法更加系统化、标准化、规范化，提高中医刮痧临床疗效，在刮痧技术操作规范研究的基础上，2009年，"十一五"国家科技支撑计划中医外治特色疗法和外治技术示范研究项目中开展了《刮痧补泻手法治疗腰痛的规范化研究》的课题，以解决影响刮痧疗效的关键技术指标，客观评价刮痧疗法治疗腰痛的疗效、安全性，明确其适应证、临床应用原则，建立基于临床研究证据的刮痧外治技术操作指南。目前关于刮痧疗法开展的临床研究较多，但缺乏系统的研究，多为临床疗效的观察研究。本规范化研究主要分为实验研究、临床研究、指南制定三部部分，现将其实验研究和临床研究结果介绍如下：

1. 实验研究

大多数专家认为刮痧疗法的作用机制主要为疏经活络、活血化瘀、改善微循环，排毒解毒、促进新陈代谢，补益气血、提高人体免疫力，调整骨关节的结构和功能。检索文献发现刮痧疗法作用机制的实验研究较少，近年来略有开展，主要集中在刮痧对生化指标、抗氧化、免疫功能、血液循环的影响等方面。微循环具有提供全身各组织养料的运送和废物的排出的功能，所以观察体表微循环血流灌注量的变化可大致反应一种疗法的作用机制和效果。我们选用健康家兔作为实验动物，采用激光多普勒血流成像技术，观察刮痧轻、重手法对皮肤血流灌注量的变化，并取刮痧区皮肤组织做形态学的初步观察。发现在刮痧后15min、30min、60min、90min，无论是轻手法还是重手法，局部血流量与刮痧前比较，均维持在较高水平，有显著差异，且轻手法与重手法之间无明显区别；皮肤形态学显示刮拭区域有充血现象出现，皮下组织内的多数血管呈扩张状态，并多有淤滞成团的血细胞存在，说明刮痧疗法对家兔皮肤细胞以及组织中的血管等产生不同程度的影响。[8]

2. 临床应用

近年来，刮痧疗法得到了较为广泛的临床应用，取得了较好的治疗效果。本文通过汇总分析1994—2007年437篇刮痧相关论文，对单独使用刮痧疗法治疗的病种进行了归纳和论述，包括刮拭部位、穴位、手法以及治疗效果等，同时也对刮痧配合其他外治法治疗的病种进行了概括，涉及临床各科常见病，介绍如下：

（1）单一刮痧疗法：刮痧疗法广泛应用到内、妇、外、儿各科，按照临床文献报道频次从高到低排序，单一刮痧疗法治疗病证主要有感冒、哮喘呼吸系统疾病，原发性高血压、糖尿病、高脂血症内分泌系统疾病，胃炎、慢性乙肝、肝硬化腹水、急性胃痉挛消化系统疾病，肾绞痛、慢性前列腺炎泌尿系统疾病，类风湿性关节炎、强直性脊柱炎免疫系统疾病，顽固性失眠、神经衰弱精神系统疾病，中风后呃逆、周围性面神经麻痹、中风后遗症神经系统疾病；乳腺增生、原发性痛经妇科疾患，小儿支气管肺炎、小儿遗尿、小儿脑瘫儿科疾患；中暑、带状疱疹、痤疮、黄褐斑、蝴蝶斑、慢性疲劳综合征、肥胖等30种（类）病证。

（2）刮痧与其他外治法的综合应用：为了加强刮痧疗法在临床上的治疗效果，临床刮痧又多配合针灸、拔罐、按摩、刺络放血、足反射法、运动疗法等方法，因为他们均属于经络相关的自然疗法，其作用机制相近。如在刮痧力度达不到的施术部位，通过针灸增强刺激来加强疗效；或在刮痧后出现痧点的部位刺络放血；或刮痧后痧象消退慢者用理疗方法帮助痧吸收并加快代谢。或刮痧配合以上疗法中的一种，或刮痧与多种外治法综合应用，其治疗病种更加广泛。除以上论述的病种以外，涉及的西医学病种还有支气管炎、急性胃痉挛、顽固性呃逆、胃肠炎腹痛、肠炎腹泻、术后肠梗阻、慢性阑尾炎、慢性胆囊炎、心绞痛、心律失常、肾炎、尿潴留、痔疮脱肛、三叉神经痛、小舞蹈病、坐骨神经痛、不安腿综合征、腰肌劳损、膝关节骨性关节炎、股外侧皮神经炎、脱屑性红皮病、荨麻疹、麦粒肿(睑腺炎、霰粒肿、沙眼、耳聋耳鸣、急慢性鼻炎、急慢性咽炎、月经不调、慢性盆腔炎、子宫肌瘤、小儿厌食、小儿遗尿症、小儿脑瘫等34种(类)疾病；报道中涉及的中医病证有感冒、咳嗽、哮喘、中暑、头痛、胃痛、胁痛、胸痹、腹痛、黄疸、呃逆、便秘、泄泻、脏躁、不寐、痿证、中风、腰腿痛、梅核气、痰饮、消渴、淋证等22种(类)，均取得了较好的效果。

四、展望

1. 加强刮痧疗法作用机制的基础研究

从搜集到的437篇有关刮痧疗法的文章中，大多为临床应用报道和疗效观察，作用机制的探讨较少，其实验研究就更为甚微，因此要加强这方面的工作，把临床观察和实验研究结合起来，从点线面的角度阐述刮拭穴位、经络和部位的关系，探讨刮痧与针灸、按摩之间的异同，使刮痧疗法的作用机制更加明确，以促进刮痧疗法在临床中的推广应用。

2. 开展刮痧疗法适宜病种的临床研究

刮痧疗法是从整体概念出发，以十二经络及腧穴理论为依据，众采针灸、按摩、点穴、拔罐等中医非药物疗法之所长，凡针、灸、按摩、拔罐等方法治疗的疾病，都宜用本法治疗，因此应该进加强其治疗的适应范围中优势病种的研究，使刮痧疗法有针对性地发挥其在预防、保健和治疗方面的优势。

3. 加强刮痧治疗效果的评价研究

迄今为止，刮痧疗效评定标准尚无统一认识，这就直接影响对疾病疗效的比较分析和客观评价。这与中医治疗技术的标准化研究不足有关，今后需要加强这方面的研究，争取在标准化、规范化和统一公认的平台上，遵循循证医学原则，使刮痧疗法的临床研究逐步规范。

4. 开展刮痧对单一疾病治疗规范临床研究

刮痧疗法具有严格的刮拭方向、时间、手法、强度和适应证要求，如果操作不规范就容易出现不适反应，甚至病情加重的情况，刮痧疗法的规范研究具有重要意义。刮痧疗法的规范还需要在临床工作中不断地总结和完善，根据不同病症研究并制定相应的操作规范，使之成为中医外治法体系中即具有实用性又具有科学性的一门学科，以便更好地普及和推广。

5. 加强新型刮痧工具和介质的开发研究

从搜集的资料看，现代刮痧疗法其工具主要有牛角刮痧板、玉石板以及磁板，其形状分为三角形、长方形以及边角凹凸或梳状，应该研制能够更好地适用于人体不同部位、不同病情的刮痧板；刮痧介质除传统的刮痧油、乳以外，已经有医家在自制刮痧介质方面做了有益的探索，并且指出在临床中不仅要辨证施刮，也应该研制出适用于不同病证的刮痧油，通过刮痧油的改进增强刮痧的疗效。

参考文献

[1] 杨金生. 国家中医药行业特有工种职业技能鉴定培训教材—中医刮痧师[M]. 北京：中国中医药出版社，2009.

[2] 劳动和社会保障部中国就业培训技术指导中心. 保健刮痧师国家职业资格培训教程[M]. 北京：中国劳动社会保障出版社，2005.

[3] ZYYXH/T159-2010中医保健技术操作规范—保健刮痧[S]. 北京：中国医药科技出版社，2010.

[4] 中华人民共和国人力资源和社会保障部. 中医刮痧师国家职业标准[S]. 北京：中国劳动社会保障出版社，2009.

[5] 中华人民共和国劳动和社会保障部. 保健刮痧师国家职业标准[S]. 北京：中国劳动社会保障出版社，2005.

[6] 保健刮痧师职业培训计划、培训大纲[M]. 北京：中国劳动社会保障出版社，2007.

[7] 杨金生，王敬. 保健刮痧师国家职业技能鉴定考试指导手册[M]. 北京：中国劳动社会保障出版社，2007.

[8] 田宇瑛，王莹莹，杨金生，等. 刮痧对家兔皮肤血流灌注量及组织形态学影响的比较研究[J]. 中医外治杂志，2009，18(103)：8-9.

(王莹莹，杨金生；中国中医药信息杂志，2011，18(12)：4-6)

历代痧之病名及其内涵研究①

痧病在民间多见，且简便快捷，每获良效。然究竟有没有痧病，痧病起源于何时？其内涵如何？痧为何病？为什么许多疾病与痧发生联系？痧病一系列的问题有待我们研究解决。本文通过分析痧病病名的出现及演变历程，探讨痧之内涵。

一、研究对象的确定

回顾与"痧"相关的病名及其历史概况，痧的早期记载有沙、砂、疹、痧等形式，在早期医籍中多写作"沙"，宋以后"痧""沙"或"砂"并见。《集韵》云"沙亦从石"；《时病论》谓"名之曰痧，即沙字之讹也"；《痧症全书》则认为："古无痧字，本作沙，今俗作痧，又省作疹"。以上说明痧、疹、沙、砂四字在古代是互相通用的，不同"痧"字出现于不同的历史时期。因此，本研究全面收集有关痧、疹、沙、砂的痧病专书及综合性医籍中的痧科专篇，以整理痧病在历代的文献记载。

二、痧病病名的起源

对于痧病的起源，早在明代就有比较详细的考证。李时珍《本草纲目》载："今俗病风寒者，皆以麻及桃柳枝刮其遍身，亦曰刮沙，盖始于刮沙病也。沙病亦曰水沙、水伤寒，初起如伤寒，头痛，壮热，呕恶，手足指末微厥。或腹痛闷乱，须臾杀人者，谓之搅肠沙也。"李时珍认为刮痧疗法源于古代的刮沙病，沙病即"病风寒"，又叫水沙、水伤寒。并对"沙病"的病因按曰："郭义恭《广志》云：沙虱在水中，色赤，大不过饥，入人皮中杀人。"[1]可以看出，李时珍所指刮沙、刮沙病和沙病中的"沙"指的是沙虱。

此外，明代《普济方》卷三百零八《沙虱毒》称卒中沙虱为"沙子病"，云："沙子病江南旧无，今所在皆有之。其证如伤寒，头痛呕恶闷乱，须臾能杀人。多用麻绳搽头及膊间，出紫点则愈。或用针膝后委中穴，出血则愈。山水间多有沙虱，其虫甚细不可见。"[2]书中所载"茅叶刮去""竹叶刮之"，并"乃

小伤皮肤为佳"或"令血出"或用针挑除，刮去或挑去的仍是沙虱。

据范行准考证，沙虱即恙虫，成虫近棕褐色，长不超过1mm，幼虫呈鲜红色，长0.15～0.4mm，葛氏所见则为幼恙，文中以皮肤发疹伴有发热为特征的病症是恙虫病。[3]

虽然沙子病病名源于沙虱病，但多数学者认为沙虱病不属于痧证范围，因为"痧"字含义较广，尤其是明清以后，痧证不论何种症状都不以先出皮疹作为特异症状。[4]因此，无论从症状表现，还是病因，都无法认为痧病起源于沙虱毒，然此时应用刮法治疗病症已经很明确了。

综合分析相关文献之后，认为痧病名称出现在南宋。叶大廉《叶氏录验方》设"辨沙病论"篇，首次记载了"沙病"名称："江南旧无，今东西皆有之。原其证，医家不载。大凡才觉寒傈似伤寒，而状似疟，但觉头痛，浑身壮热，手足厥冷。乡落多用艾灸，以得沙为良。"[5]叶氏所指沙病的主要症状表现为"寒傈、头痛、壮热、手足厥冷"，并用饮艾汤试之，通过艾灸使皮肤充血，出现瘀斑，即为得沙，并因此得"沙病"之名。叶氏所指"得沙"与后世通过刮拭使皮肤充血而出痧的概念较为相近。叶氏所指沙病的症状表现并无特殊，恶寒发热、头痛、手足厥冷等这种"似伤寒非伤寒，似疟非疟"的疾病在前代早有论及，至少与前代论及的各种水虫病症状表现相似。如《肘后方》云射工"初得时，或如伤寒，或似中恶，或口不能语，或身体苦强，或恶寒壮热，四肢拘急，头痛，且可暮剧"。[7]足以说明具有恶寒发热、手足身冷、头痛、闷乱等症的疾病早就存在，只是未冠以"沙病"之名而已。

自《叶氏录验方》之后，痧病的记载逐渐多起来，对其病名、病因病机、症状表现、治疗方法等均有论述。如元·孙仁存《仁存孙氏治病活法秘方》卷三"沙子类"论述到：沙子病，江南旧无，今所在有之。其证如伤寒，头痛，呕恶，闷乱，须臾能杀人，今人多用麻绳擦颈及膊间，出紫点则愈。或用针刺膝

① 1. 科技部十一五支撑计划"中医外治特色疗法和外治技术示范研究—刮痧补泻手法治疗腰痛的规范化研究"（NO：2008BA53Bo63）国家自然基金面上项目"不同手法刮痧的生物学效应和作用机制研究"（NO:81173346）。

后委中穴，出血则愈"。[6]孙氏所载沙子病的症状表现，虽较叶氏多了"呕恶，闷乱，须臾能杀人"，但仍无特异；其治疗机制与后世痧证的治疗更为接近，尤其是用绳擦出皮肤紫点的方法，即为后世之所称"出痧"。

三、痧病病名之演变过程

1. 元代

孙仁存《仁存孙氏治病活法秘方》还于"沙子病"下，列举了"搅肠沙"一证：又有一证，心腹绞痛，冷汗出，胀闷欲绝，俗谓搅肠沙。今考之证，乃名干霍乱。[6]这是首次将绞肠痧归入痧病中，后世记载的痧病中大多包含绞肠痧。孙氏之所以将在《内经》时代就有记载的干霍乱列为沙子病，原因可能一是症状表现相似，均有呕恶、闷乱等；二是具有相似的治疗方法，尤其通过刮痧治疗均可获得良效，这点在后世的文献记载中可知。

之后，危亦林《世医得效方》对痧病病名、表现和治疗方法进行了详细的论述，危氏所述的痧病比《仁存孙氏治病活法秘方》的记载有了较大的发展，增加了水伤寒、水沙两种病名，包括四类病症：一是证如伤寒，头痛，呕恶，壮热，闷乱，须臾能杀人的沙子病；二为心腹绞痛，冷汗出，胀闷欲绝，俗谓搅肠沙的干霍乱；三为水伤寒，即发热伴有皮肤红点；四为水沙，表现为两足坠痛。其中，水伤寒和干霍乱在治疗上采用苎麻蘸水刮痧，灯草焠，针刺或用药物发汗；水沙则用针刺委中穴放血方法治疗。[8]

此外，汪汝懋《山居四要》出现了痧子绞肠、卷肠痧、绞腹痧、疴肠痧等有关绞肠痧的别名。《窦太师针经》还记载了十宣十穴"治伤寒，狂不识人，发痧等症"。《针灸集成》一书也记载了发痧病名。

总之，南宋沙病还没有出现其他病名，至元代，搅（绞）肠沙（干霍乱）列为沙病的一种，并出现了水伤寒、水沙、发痧之病名。

2. 明代

明代有关痧病的名称开始出现的较多，主要有以下四种情况：

一是以腹痛闷乱、不能吐泻为主症的病症，仍称绞肠沙，并在此基础上出现了绞肠沙的各类别名，如盘肠痧。

二是由于痧、沙、砂三字的互用，或者是病、症、证三字的互用，出现了"痧证""痧症""砂病""发沙""发砂"等相关名称，如虞抟《医学正传》使用了"发砂之证"与"砂病"之病名；江瓘《名医类案》使用了"发沙"病名。皇甫中《明医指掌》论述"忽然腹中大痛，呕吐脉沉，痧证也"。龚廷贤《寿世保元》设"发痧"一卷。

三是出现了痧病新的别名，如瘴气、青筋、乌沙。戴原礼认为痧证的病因为瘴气，因此又增加了一种与痧证相混的新病名——"瘴气"。首先将青筋与痧病联系在一起的是龚信《古今医鉴》，"青筋之病，北人多患之，南方有即痧症也"，认为青筋是痧证在北方的另一称谓。[9]

四是沙病与惊风发生联系，出现了新的痧证子病名，如乌沙惊、宿沙惊等。杨继洲《针灸大成》中出现了"乌沙惊""宿沙惊"等病名，首次把痧证与惊风联系起来。这为清代痧惊类著作合编奠定了一定的基础，清代出现了大量的痧惊合编的著作，如《绘图痧惊合璧》。

3. 清代

由于社会环境的变迁，痧病成为清代最突出疾病之一。清代痧病的研究呈现出三个特点：一是痧证专著相继出版，二是痧证病名不断增多，三是痧证病因范围扩大。清代痧病出现了痧胀、臭毒、番痧、阴阳毒、瘟痧、疫痧、斑痧、中恶等异名，其子病名更是甚多，以痧命名的病症多达百种以上，包括内科、外科、妇科、儿科、五官科等疾病。因此，在同一部古籍，包括痧证专著中，经常会有痧病、痧胀、痧症、翻、挣、吊脚痧、烂喉痧等名称同时出现，造成了痧病名称的混乱。此外，痧病相关异名的出现，也更加说明痧病并非古无是病，仅是名称不同，治法不同而已。

（1）痧胀：清代痧病比较突出的特点是强调"胀"这一症状，并以其命名，清之前痧病多以头痛、呕恶、闷乱等症状为主要表现，类伤寒及疟疾，并不突出"胀"，为何清代痧病强调"胀"？分析原因，可能与明末清初瘟疫流行，痧病中包括了大量的瘟疫有关。如《痧胀玉衡》"痧症发蒙论"篇载："迩来四方疫气时行，即今丑寅年间，痧因而发，乡村城市之中，俱见有此等症。""甚至阖门被祸，邻里相传，不可重悼。"[10]可以看出，此时痧病多指疫病，如书中论及的羊毛瘟痧、刺螫瘟痧、地葡瘟痧等。其后王孟英《随息居重定霍乱论·治法篇第二》记载："按《谈往》云，崇祯十六年有疙瘩瘟、羊毛瘟等疫，呼病即亡，不留片刻。八、九两月，死者数百万。十月间有闽人晓解病由，看膝有筋突起，紫者无救，红则速刺出血可活。"[11]据史料记载，崇祯十六年的瘟疫即为鼠疫，鼠疫的典型症状就是淋巴结的肿胀。[12]此时的痧病多指因外感疫疬等邪气而引起的以肿胀和皮肤有疹点的一类疾病，强调"胀"也就容易理解了。

（2）臭毒、番痧：有些医家认为臭毒和番痧也属于痧病的范畴，如张璐《张氏医通》所载："臭毒，俗名发痧，皆由中气素亏之故……古法有初得病时，饮以艾汤试吐……惟触犯臭秽而腹痛呕逆，世俗以瓷器蘸油刮其脊上，随发红斑者，谓之曰痧……近时有感恶毒异气而骤发黑痧，俗名番痧。"[13]

张氏认为发痧是臭毒的俗称，因脾胃亏虚，触冒恶毒异气而发病。由于"世俗以瓷器蘸油刮其脊上，随发红斑"而谓之曰痧，与现代"痧象""出痧"的概念较为接近。还指出"古法有初得病时，饮以艾汤试吐，即是此证"，可以看出张氏认为《叶氏录验方》中饮艾所试的"沙病"即是臭毒。从所述症状和所介绍的鉴别诊断及治法，臭毒系属痧病无疑。不过，臭毒这个病名在后世痧书里却很少引用。

此外，张氏还提出痧之另一别名"番痧"，因起于漠北，流入中原而获此名。番沙与臭毒同属痧证，但是病因不同，臭毒为感触秽气，番痧感恶毒之气，且症状较臭毒急剧，全身骤发黑痧，病情凶险。从症状表现来看，番痧可能指的是鼠疫。后人引用这个病名的较多，如王孟英曰："人身营卫之气，为邪气所阻，不能流通，则手足厥冷，肚腹疼痛，身有红斑隐隐者，此名斑痧，亦名番痧"。[13]张氏之"番痧论"被《痧症汇要》《痧胀名考》等书收录。

（3）阴阳毒：《订正仲景全书金匮要略注·百合狐惑阴阳毒病脉证并治第三》认为"此二证（阴毒、阳毒）即今世俗所称痧证是也"，"故治是证者，不必问其阴阳，但刺其尺泽、委中、手中十指脉络暴出之处出血，轻则用刮痧法，随即服紫金锭，或吐，或下，或汗出而愈者不少"。[14]现代研究认为阴阳毒病相当于急性喉痧和一些发斑性疾病，按照当时痧之内涵看来，似应属于痧病之范围。

（4）瘟痧、疫痧：清代疫病不断流行，痧病与瘟疫交织在一起，如《痧胀玉衡》中将瘟疫与痧证联系在一起，提出了"瘟痧"的病名，而且还列出了一些瘟痧并存的子病名，如刺蝥瘟痧、地葡瘟痧、羊毛温痧等痧证。

《痧胀玉衡》承袭明代吴又可"戾气自口鼻侵入人体"之说，认为"痧症寒热不由外感，往往毒从鼻吸入，搏激肌表，"是"时行之气所感，由呼吸而入"，感邪之后，可即时而发；亦可伏于肌肤、血肉间郁为伏热火毒，乘机而发，其至春、秋而发者，变为瘟症，又名瘟痧。此瘟痧并非一种新疾病，而是郭氏沿袭春温和秋温的说法而改为瘟痧。可以看出，瘟痧或指具有传染性的瘟疫，或指伏寒、伏暑而引起的温病。

陈继宣《疫痧草·辨论疫毒感染》将烂喉痧称为"疫痧""烂喉疫痧"，因其传染而成为疫痧。目前烂喉痧已明确为西医之传染性疾病猩红热。

（5）中恶：中恶，古人所谓中邪恶鬼祟致病者。《痧证汇要》论述了中恶症的表现和治疗，"中恶者，无故忽病倒是也，多得于道中，及早晚小外。此猝受非节之气，使人心腹绞痛，气冲心胸，不急治则死。磨京墨一盏，热汤服之，或盐汤探吐亦可。如睡卧间，忽然而绝，亦是中恶之候。"[15]《证治准绳·杂病》曰："中恶之证，因冒犯不正之气，忽然手足逆冷，肌肤粟起，头面青黑，精神不守，或错言妄语，牙紧口噤，或头旋运倒，昏不知人，此即是卒厥，客忤……吊死问丧，入庙登冢，多有此病。"[16]可以看出，中恶病因为冒犯不正之气，具有起病突然，来势凶猛，手足逆冷，肌肤粟起，头面青黑等表现，在发病原因和症状表现上与痧病有一定的相似之处。

随着痧病理论的发展，清代痧病病名繁多，可达数百种，如《痧胀玉衡》，论述了50种痧证的诊断和治疗；《痧症全书》载36种正痧名和36种变痧名；《急救异痧奇方》将症状拟物化，并以其肖似物命名，如乌鸦痧、蛇痧、虾蟆痧、蜈蚣痧等54种痧病名称；《痧证要诀》采用症状命名痧证的方式，记载了头疯痧、大头痧、缩脚痧等44种痧。《痧症指微》、《痧症传信方》等还有多种不同的痧症病名。汇总分析清代痧书，其痧病命名方式主要有以下几种，如按时令季节命名的暑痧、巳午痧等；按阴阳辨证命名的阴痧、阳痧等；按痧的外症命名的乌痧、紫疱痧、斑痧等；按经络循行命名的足太阳膀胱经等十二经痧；以比拟动物形状命名的乌鸦痧、虾蟆痧、蚂蚁痧等；按证候特点命名的霍乱痧、绞痛痧、闷痧等；以发病外形命名的落弓痧、角弓痧、噤口痧等；以发病部位命名的头痛痧、腰痛痧等；以兼夹杂病命名的半身不遂、咳嗽呕吐痧等；以痧后变证命名的痧变膨胀、痧变吐血衄血便红、痧变发黄等；以疾病发生阶段命名的痘前痧胀、胎前产后痧等；以患者体质命名的妇人隐疾痧、老弱兼痧、内伤兼痧等。

可以看出，清代"痧病"范围扩大，许多传染病，如麻疹、疟疾等，也称为"痧"或"兼痧"。此外，许多疑难病症，如半身不遂、翻胃、噎膈、呃逆、筋骨疼痛、久泻，甚至某些弱症、妇人隐疾、胎产、倒经、小儿夜啼、惊风、痰热等，也纳入到痧病范围中。分析原因，似乎适用治痧之法的病症，就可称为"痧病"。在郭志邃《痧胀玉衡》卷后补上去的许多"兼痧"和"慢痧"也可以说明这一点，"余因以治之所验，悉其症之所由。于甲寅岁著《玉衡》一书……书中凡述痧说，似已具详，两年来痧之变幻，更有隐伏于别病中者，伤人最多，非为世所罕识。尤余前书之所未及，因又有痧刻之续。"[16]这说明郭氏扩大痧病的范围，是在临床实践的基础之上，把通过刮、放、药等治痧方法而获效的均纳入痧病范围。

痧病最初是指具有寒栗、头痛、壮热、手足厥冷等表现，艾灸得沙的"沙子病"。之后医家由于在病因认识方面存在分歧，加上采用根据症状命名痧证的方法，造成痧证与杂病、伤寒、疫病混淆的现象日趋严重。诚如清代章楠《医门棒喝·痧胀论》所述："痧胀书，始于近代，补古未备，原有救济之功。惜未详论六气之理，以明其源。但称为痧，而叙证状，多列名目，浅学未能细辨，每与杂病牵混。夫痧者，杂证中之一证，今名目多于杂证，使人目眩，而莫知其绪。"[17]对于痧证名称繁多的历史现象，范行准在《中国病史新义》中评论到："元明以降的医家渐将各种传染病并入痧症，造成明清以后夺取伤寒、温病之席的基础。清中叶以降，痧症范畴日趋庞大，将外来传染病如霍乱、白喉、猩红热等传染病并入痧症之中。于是痧症成为传染病的代名词。"[18]

四、"痧"的内涵

痧病病名在痧病理论不断深入的漫长历史过程中，经历了由从属到独立、由狭义到广义、由单一到繁杂的演变过程。"痧"出现在历代文献中，内涵不一，痧病之所以有众多病名，与痧字含义宽泛不无关系。"痧"之含义主要有以下几种：

一指痧气，为民间称谓的暑热病症。指的是由于夏秋之间，感受暑湿浊气后，结于胸腹与经络之间，出现头痛、咳嗽、烦闷、头面肿痛、眩晕胸闷、手足肿痛、身体肿痛、脘腹痞满、恶心呕吐、腹泻等症，称之为痧症，又称痧气或痧胀。如《通俗伤寒论》所曰："日间触闻臭秽，夜间露宿贪凉，其大要也，夏秋最多。缓则寒湿凝滞于经络，或湿热郁遏于经髓；急则鼻闻臭毒而阻逆上气，或内因食积而壅塞中气，皆能气胀成痧，故统称痧气"。相当于西医学普通感冒的一种，中医多辨证诊断为暑湿感冒。

二指"痧"疹，即皮肤出现红点如粟，以指循皮肤，稍有阻碍的疹点。如邵新甫在《临证指南医案》按语中言"痧者，疹之通称，有头粒如粟。瘾者，即疹之属，肿而易痒。"[19]张志聪《侣山堂类辨》曰"所谓砂者，身上有斑点如砂，或用麻刮之，则累累如砂，故名曰砂……故浅者刮之，深者刺之，使邪气外泄，而痛可止。"[20]痧疹是疾病在发展过程中，反映在体表皮肤的一种表现。由于麻疹也有皮疹之表现，常与痧证混杂。在《痧胀玉衡》作者郭志邃的家乡，就把麻疹叫作痧子，所以郭氏特地指出说："麻疹在他方，有名瘄子，有名蚤疹，在檇李则名痧子，而痧胀亦名为痧，不可不辨。"[21]并在书中设立专节加以辨析。有一些文献认为痧是麻疹的别称或视麻疹为一种痧症，如工具书《辞源》《辞海》《汉语大字典》《中医字典》《汉语大词典》等。痧疹相当于西医学一些有皮疹类疾病，如湿疹、过敏性皮炎等。

三指温病或疫病，即指由于感受瘟疫之邪或者感触秽浊不正之气所致腹痛、吐泻一类的病症。如《痧胀玉衡》曰："痧者，天地间之厉气也"，"痧者，暑热时疫恶毒之气"，"迩来四方疫气时行，即今丑寅年间，痧因而发，乡村城市之中，俱见有此等症。或为暗痧，或为闷痧，或为痧痛，或为落弓痧、噤口痧、扑鹅痧、角弓痧、盘肠痧，或又因伤寒、疟、痢与夫胎前产后等症，而痧兼发，甚至阖门被祸，邻里相传，不可重掉。"又称痧疫、痧秽、痧痢、痧胀等。相当于西医学的急性传染病，如流行性感冒、细菌性痢疾等，有一定的传染性。

四指"痧象"。即我们通常所说的"痧"，一般指"痧象""出痧"，即经刮拭后，在相应部位皮肤上所出现的充血性改变，如皮肤潮红，或红色粟粒状，或紫红色，或暗红色的血斑、血泡等出痧变化。"痧象"是许多疾病在发展变化过程中，经过刮拭后反映在体表皮肤的一种共同表现，但依据体质、病性、病位、刮拭的部位、手法以及强度不同，而表现各异，许多疾病刮痧后都可以出现痧象，所以有"百病皆可发痧"之说。西医学认为，刮痧可能通过直接刺激体表，提高血流灌注量和皮肤温度，以及皮下血管充血、出血所产生的"痧"等作为刺激源，激活不同的生物学通路，发挥生物学效应，达到防病治病的效果。

"痧"为中医之特有病证名，其含义的变化是基于对疾病本身的观察和认识，以及医疗实践的基础而产生。在病因病机、症状表现和辨证论治上历代各家对其有不同的看法，因此在确定痧的含义时，应该以历史的眼光来分析。宋元多把经挑刮治疗出现斑点的病叫"沙"，如溪毒、射工、沙虱等病；明代多指以腹痛闷乱、不能吐泻为主症的病症，以绞肠痧为主；

清代"痧"是在之前"沙病"的基础上，结合当时瘟疫发病的某些特点而形成的疾病概念，多指痧疹和瘟疫类疾病；现代多指"痧象""出痧"，即刮拭后皮肤出现的颜色和性状的改变。

参考文献

[1] 李时珍. 本草纲目[M]. 刘衡如，刘山永校注. 北京：华夏出版社，1998：1575.

[2] 朱橚. 普济方·诸虫兽伤门[M]. 影印本. 北京：人民卫生出版社，1959：991.

[3] 范行准. 中国病史新义[M]. 北京：中医古籍出版社，1989：279-292.

[4] 沈金鳌. 痧症燃犀照·痧胀凡例[M]. 刻本. 丛芝轩，1906（清光绪三十二年丙午）：1.

[5] 叶大廉. 叶氏录验方[M]. 唱春莲，金秀梅点校. 上海：上海科学技术出版社，2003：37.

[6] 曹洪欣. 珍版海外回归中医古籍丛书. 北京：人民卫生出版社，2008：319.

[7] 葛洪. 补辑肘后方[M]. 陶弘景增补，杨用道再补，尚志钧辑校. 合肥：安徽科学技术出版社，1996：391.

[8] 危亦林. 世医得效方[M]. 王育学点校. 北京：中国中医药出版社，1996：36.

[9] 龚信. 古今医鉴[M]. 达美君等校注. 北京：中国中医药出版社，1997：163-164.

[10] 郭志邃. 痧胀玉衡·卷上[M]. 刻本. 书业堂，1675（清康熙十四年乙卯）：1.

[11] 盛增秀. 王孟英医学全书·随息居重定霍乱论[M]. 北京：中国中医药出版社，2010：149.

[12] 朱宇航，张森奉. 一场鼠疫与三个王朝. 文史博览[J]，2008（4）：54-56.

[13] 张璐. 张氏医通[M]. 上海：上海科技出版社，1963：492.

[14] 吴谦. 医宗金鉴·订正仲景全书金匮要略注[M]. 闫志安，何源等校注. 北京：中国中医药出版社，1997：306.

[15] 普净. 痧症汇要·上卷[M]. 刻本. 承恩堂，1879（清光绪五年己卯）：16.

[16] 王肯堂. 证治准绳·杂病[M]. 吴唯等校注. 北京：中国中医药出版社，1997：799.

[17] 郭志邃. 痧胀玉衡·后记[M]. 刻本. 书业堂，1675（清康熙十四年乙卯）：59.

[18] 章楠. 医门棒喝[M]. 文昊，晋生点校. 北京：中医古籍出版社，1987：150.

[19] 范行准. 中国病史新义[M]. 北京：中医古籍出版社，1989：289.

[20] 黄英志. 叶天士医学全书·临症指南医案[M]. 北京：人民卫生出版社，2004：158.

[21] 张志聪. 侣山堂类辨[M]. 铅印本. 上海：上海千顷堂书局，1935：45.

[22] 郭志邃. 痧胀玉衡·卷后[M]. 刻本. 书业堂，1675（清康熙14年乙卯）：2.

（王莹莹，黄龙祥，杨金生；中国中医基础医学杂志，2012，18（5）：484-487）

The Effects of Scraping Therapy on Local Temperature and Blood Perfusion Volume in Healthy Subjects

1. Introduction

Scraping, called Gua Sha in traditional Chinese medicine (TCM), is one of the unique non-medicinal external therapies of TCM under the guidance of the theory of meridians and acupoints. It involves using a smooth-edged instrument for surface frictioning to intentionally raise transitory petechiae and ecchymosis [1, 2]. To date, scraping has shown pain-relieving effects on myalgia and chronic pain [2 - 5], and can improve blood stasis and inflammation [6]. Although several reports indicate the effects of scraping therapy in clinical and experimental practices, the mechanism is still not clear. Recently, Tian et al. reported blood perfusion volume increased immediately after skin scraping in rabbits using laser Doppler imager [7]. In this study, we aim to determine the changes of the local blood perfusion volume and skin temperature after scraping in healthy subjects.

2. Methods and Materials

2.1 Laser Doppler Imager. PeriScan PIM II Laser Doppler Perfusion Imager (LDPI; Perimed AB, Jarfalla, Sweden) was used to measure skin perfusion volume. A low power 670 nm wave length was applied. A medium scanning pattern was used. The image primitive was set as 0.75mm × 0.75mm. The image size was set at 40mm × 40mm. The apparatus was connected to a PC computer to obtain the blood flow images of the body surface. The laser blood flow image and visual image of the detected areas were measured via LDPI 2.5 Image Software. The blood flow of the body surface was measured by Doppler frequency shifts which is proportional to a blood flow-related variable and is expressed in arbitrary perfusion unit (PU) [8]. The blood perfusion volume and the body position at different time points were analyzed after comparing the laser blood flow images and direct images demonstrated by the Laser Doppler Perfusion Imager.

2.2 Infrared Thermograph. WP-1 type of infrared thermograph with a temperature resolution of 0.08℃ was applied for thermal images in our study. Based on the infrared radiation photography, the apparatus was connected to a PC computer to convert thermo energy into temperature. The distributions and changes of body temperature were displayed as colorful images. A 3.41 version image processing software was used to analyze the data obtained from the images.

2.3 Scraping Stimulation. Scraping stimulation was performed by trained therapists using a buffalo horn scraper and a skin lubricant (Jinlongkang, Beijing Jinlong Kang Er Fu Scraping Cupping Research Institute, Beijing, China) to decrease friction. Scraping was conducted on the erector spinal muscle above the back spine (from C7-T10) along the bladder meridian of the right side. The scraping areas were 6-7cm in width and 20cm in length. Infrared thermal images were collected at scraping area from C7 to T7. Laser Doppler images were collected in two areas at the scanning centers of bilateral sides of the back spine (scraping area and non-scraping area at the opposite side) respectively. The areas were 4.5cm lateral to the spinous process of the 4th thoracic vertebra.

2.4 Subjects. Twenty-three healthy subjects (12 males, 11 females) aged from 20 to 40 years old were enrolled after physical examination. Laboratory room temperature were maintained at 24℃-27℃ without direct sunlight, infrared radiation, and indoor/outdoor ventilation.

2.5 Experimental Procedure. The subjects were seated in a square stool in the laboratory with their back exposed. Before collecting the infrared temperature images, the subjects were needed to stay calm for 15min to adapt to the room temperature. Infrared temperature images were collected at a sitting position. Then laser Doppler images of both sides of the selected areas at a prone position. After scraping for 5min, both infrared temperature images and the laser Doppler images of the above areas mentioned were collected immediately after scraping (0min), 15min, 30min,

60min, and 90min after scraping respectively.

2.6 Data Collection. For infrared thermal images, the subjects at were at a distance of 1.5m to the infrared thermograph. Then the detected area was determined and fixed with a calibration circle. The thermographic imaging system was input into a PC computer to save the infrared images and thermal images. For laser Doppler imaging, the blood perfusion volume of the selected scraping area on the right back and symmetrical non-scraping area on the left side were collected by laser Doppler imager. The images were processed by LDPI 2.5 imaging software for offline analysis.

2.7 Statistical Analysis. Data were all presented as mean ± SD. Statistical analysis was performed using SPSS 17.0 Software. A Student's t test was performed for the analysis of changes of temperature and blood perfusion volume between pre- and post-scraping, and scraping and non-scraping at different time points. P < 0.05 was considered as statistical significance.

3.Results

After scraping, all the 23 subjects (100%) reported obviously warm accompanied by slight pain at the scraping area. They all felt relax and comfort after scraping. It was observed that the skin became slightly red, and then subcutaneous hyperaemia and subcutaneous bloody spots were found in the local scraping area.

3.1 Changes of Blood Perfusion Volume before and after Scraping. Significant increase of blood volume was observed in the scraping area compared with the baseline level. PU values were 1.0-fold higher compared with the baseline level (0.966 ± 0.203 versus 0.469 ± 0.103, Table 3-10-1). Significant difference was noted in the blood perfusion volume within 90 minutes after scraping compared with the non-scraping area. (P < 0.001; Figures 3-10-1 and Figures 3-10-2, Table 3-10-1).

Table 3-10-1 Blood perfusion volume at different time points in scraping area and non-scraping area (PU), (n = 23, x ± SD).

PU	Scraping area (right)	Non scraping area (left)	P values
Before scraping	0.469 ± 0.103	0.453 ± 0.105	P > 0.05
immediately	0.966 ± 0.203	0.465 ± 0.089	P < 0.001
15min	0.685 ± 0.158	0.483 ± 0.076	P < 0.001
30min	0.586 ± 0.075	0.510 ± 0.080	P < 0.001
60min	0.553 ± 0.064	0.504 ± 0.061	P < 0.001
90min	0.558 ± 0.066	0.514 ± 0.052	P < 0.001

3.2. Changes of the Local Skin Temperature before and after Scraping. As was shown by infrared thermograph, the skin temperature of the scraping area increased significantly with the average temperature increased more than 1℃. Compared with the skin temperature obtained in the opposite non-scraping area and the scraping area before stimulation, significant increase of skin temperature was observed within 90 minutes after scraping, respectively (P < 0.05, Figures 3-10-3 and 3-10-4).

3.3. Correlation of Changes of Temperature and Blood Perfusion Volume in the Scraping Area. With regard to the skin temperature and local blood volume obtained within 90 minutes after scraping, a close correlation was noted between skin temperature and the local blood volume in the scraping area (r = 0.383, P < 0.01, Figure 3-10-5). Both temperature and blood flow perfusion values were still higher 90min after scraping compared with the baseline level (Tables 3-10-1).

4.Discussion

Scraping, called Gua Sha in TCM, is one of the physical stimulating therapies. Previous reports indicated that physical therapies such as acupuncture, moxibustion, massage, scraping and cupping basically shared similarities in their functions and mechanisms as they all developed from external stimulating therapies [9]. In the 56th Chapter of Plain Questions, an ancient works in TCM, it mentioned that "the 12 meridians and collaterals distributed in their relevant cutaneous regions". Zeng (1999) reported that the scraping performed by stimulating the collaterals on the surface of the body was efficient for the treatment of certain diseases. Therefore, the author speculated that the efficiency of scraping therapy was closely related with the function of collaterals [10]. Though several studies reported the effects of scraping therapy in clinical practices [2-5], its mechanism was still not well defined. In this study, Laser Doppler imager and infrared thermograph were used to detect the effects of scraping therapy on local temperature and blood perfusion volume of human body surface. Macroscopic observations and infrared images showed apparent changes of the local skin color and temperature before and after scraping. Furthermore, quantitative analysis indicated scraping could increase the local microcirculation and metabolism of subcutaneous tissues.

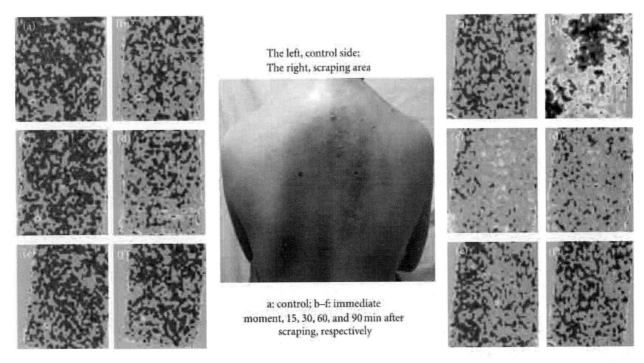

The left, control side;
The right, scraping area

a: control; b–f: immediate
moment, 15, 30, 60, and 90 min after
scraping, respectively

Figure 3–10–1 Visual image (middle) taken at 5min after scraping showed that the skin of the scraping area turned apparently red. Laser Doppler images (left, non–scraping side; right, scraping side) showed the blood perfusion volume. Images(a) – (f) were taken at 5 min before scraping, 0min, 15min, 30min, 60min and 90min after scraping stimulation, respectively.

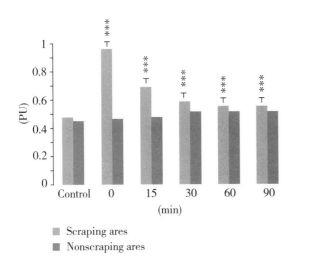

■ Scraping ares
■ Nonscraping ares

Figure 3–10–2 Changes of blood perfusion volume in scraping area and non–scraping area. ***$P<0.001$, compared with non–scraping area at the same time point.

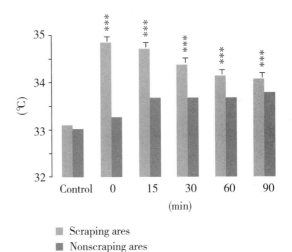

■ Scraping ares
■ Nonscraping ares

Figure 3–10–4 Changes of temperature in the scraping area and non–scraping area. **$P<0.01$, ***$P<0.001$, compared with non–scraping area at the same time point.

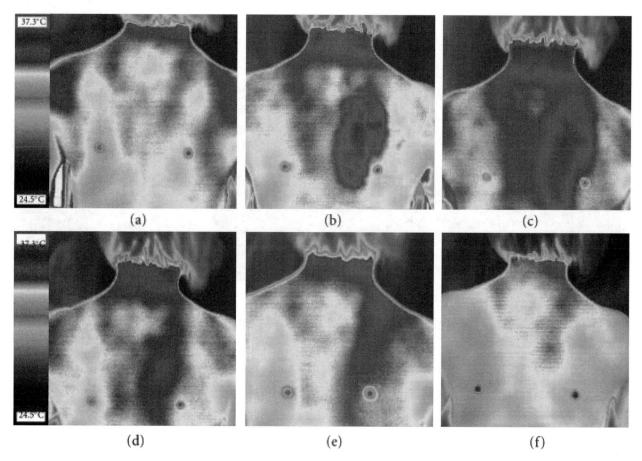

Figure 3-10-3 The infrared thermograph images showed the skin temperature of the right body side (scraping) increased significantly after stimulation. Skin temperature increased in the scraping area and extended onto the opposite side and the neck 15min after scraping. The local temperature increase lasted about 1 hour. (a) – (f): image otabined at 5min before scraping, 0, 15, 30, 60, and 90min after scraping.

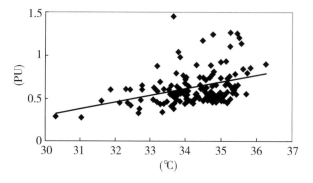

Figure 3-10-5 Correlation analysis between temperature and
blood perfusion volume in the scraping area.

Skin, covering the body surface, contains abundant capillaries functioned as the major organ for temperature regulation and body defense. Under normal conditions, the blood volume of microcirculation is in accordance with the metabolism level of the tissues and organs to keep a dynamic balance. The capacity and rate of substance exchange of external and internal capillary mainly depended on the open volume and permeability of the true capillary. The present study showed that the the blood flow volume in the scraping area significantly increased, especially immediately after scraping. The values of the blood flow increased 1.0-fold higher in the scraping area than those of the non-scraping area (Table 3-10-1). Our study is in accordance with the previous report which indicated that Gua Sha caused a 4.0-fold increase in microcirculation PUs at the scraping area for the first 7.5 minutes together with a significant increase in surface microcirculation during the entire 25 minutes of the study period following scraping stimulation (P < 0.001) [2]. The obvious increase of blood perfusion volume indicated that scraping stimulation could reflexively regulate the sympathetic vasodilator nerves to relax the precapillary sphincter, increase the local volume of blood flow and the amount of the opening capillaries directly, and promote local blood circulation. Scraping stimulation was possible to cause partial subcutaneous bleeding of the capillaries, resulted in hyperaemia or blood stasis [7], which can otherwise promote the metabolism of the tissues and improve local microcirculation [11 - 14]. According to the infrared thermograph images, a significant increase was noted in the scraping area. As was shown, an average of 1 ℃ was noted after scraping stimulation. Under normal conditions, temperatures at both sides of the body back are nearly the same and symmetrical [15]. Our results also indicated that scraping could lead to a long-lasting (60min) increase of temperature in the adjacent tissues and even further (Figure 3-10-3). It could affect these functions of the surrounding tissues. The effects of scraping to an extended area lies in that it causes more vessel dilation and increase of blood flow volume in the adjacent tissues as the cutaneous arteries trunk on the back are interconnected with each other to form a vessel network [16].

Generally, the blood circulations in human body surface were stable. Once the pressure and muscle relaxation of scraping extruded subcutaneous capillary, capillary network reconstruction and expansion was induced, which resulted in changes of cutaneous blood volume and skin temperature [12, 17]. This phenomenon indicated that scraping could change the subcutaneous micro-vascular pressure, leading to vascular dilation and increase of local temperature and the volume of blood flow of the scraping area. Previous study showed that heat could increase the temperature of the tissues, dilate the capillaries, increase local blood circulation, promote blood and oxygen supply, and strengthen the metabolism of the local tissues [13]. Based on our results, a strict correlation

was detected between the blood perfusion volume and skin temperature (r = 0.383, P < 0.01, Figure 3-10-5)

Scraping is performed according to the location of acupuncture points along meridians [18]. According to the previous report, thermal conductivity along meridians and beneath tissues was more remarkable than other parts of the body [19]. In addition, a positive correlation between the therapeutic effects and microcirculatory changes of the suffered areas or relevant points was found [20]. Moreover, a remarkable increase was noted in microcirculation and blood perfusion volume after scraping stimulation in the meridian and points [21]. Our study indicated that the responsive areas of scraping extended to the bladder meridian on both sides of the back spine, embodied by mainly by capillary dilation, obvious temperature change and expanded blood perfusion volume of the scraping areas. Generally, scraping of a tolerable intensity is a positive stimulation on the skin, and can helps to increase the metabolism of the local and adjacent tissues as well as activate physiological functions of the body. The increased temperature and microcirculation could reversely remove the microcirculatory obstruction, especially for arteriole angiectasis and spasm [22]. Scraping, stain stimulation mode, could change the skin color of the local scraped area and produce warming or even slightly pain. A variety of scraping stimulation performed on body surface would help to relieve the muscular spasm and improve the local metabolism of tissues, reduce the tension of blood vessels and nerves, and eliminate or reduce the negative impact of somatic disorders on visceral functions [23]. Therefore, it is an effective way for removing the microcirculatory obstruction.

In our study, Laser Doppler and infrared thermal imaging techniques were used for the first time for the detection of the skin temperature and blood volume in healthy subjects. The effect of scraping therapy was analyzed to clarify the mechanism of scraping from microcirculation and energy metabolism. Our study provided theoretical and clinical guidances on the research of meridians and collaterals for further studies. Further studies about the effects of the different scraping techniques on pressure changes of subcutaneous microcirculatory system, and the influences of scraping stimulation on meridians and collaterals should be performed in the near future.

Acknowledgments

The scientific investigations were supported by funds from national program of the "Eleventh Five-Year Plan" from the Ministry of Science and Technology (2008BAI53B063) to J.–S. Yang. Of the two corresponding authors, B. Zhu designed the experiment and J.–S.Yang has founding support to conduct the study. Q.–Y. Xu performed the experiment, Q.– Y. Xu and X.–Y. Gao constructed the manuscript and L. Yang and Y.–Y. Wang do data analysis and figure managing.

References

[1] J. S. Yang, Practitioner of scraping therapy of TCM [M]. Beijing: China Publishing House of Traditional Chinese Medicine and Pharmacology, 2011.

[2] A.Nielsen, N.T.M.Knoblauch, G.J.Dobos, et al. The effect of Gua Sha treatment on the microcirculation of surface tissue: a pilot study in healthy subjects [J] Explore, 2007, 3(5): 456 – 466.

[3] M. E. Schwickert, F. J. Saha, M. Braun, G. J. Dobos. Gua Sha for migraine in inpatient withdrawal therapy of headache due to medication overuse [J]. Forschende Komplementarmedizin, 2007, 14(5):297 – 300.

[4] M. Braun, M. Schwickert, A. Nielsen et al. Effectiveness of traditional Chinese "gua sha" therapy in patients with chronic neck pain: a randomized controlled trial [J]. Pain Medicine,2011, 12(3): 362 – 369.

[5] M. S. Lee, T. Y. Choi, J. I. Kim, et al. Using Guasha to treat musculoskeletal pain: a systematic review of controlled clinical trials [J]. Chinese Medicine, 2010, 5:162–168.

[6] A. Nielsen. Gua sha research and the language of integrative medicine [J]. Journal of Bodywork and Movement Therapies, 2009, 13(1): 63 – 72.

[7] Y. Y. Tian, Y. Y. Wang, M. F. Luo, et al. Effects of scraping on blood perfusion volume and histomorphology of rabbit skin [J]. Journal of External Therapies of TCM, 2009, 18(6): 8 – 9.

[8] D. Zhang, S. Y. Wang, and H. M. Ma. Observation on the efficacy of acupuncture by laser Doppler imaging techniques [J]. Shanghai Journal of Acupuncture and Moxibustion, 2004, 23(5):37 – 40.

[9] Y. Y. Wang, J. S. Yang. Study and prospects for clinical diseases treated with scraping therapy [J]. Chinese Acupuncture & Moxibustion, 2009, 29(2): 167 – 171.

[10] S.J.Zeng. Preliminary Study on the TCM principles of scraping therapy along the meridians [J]. Sichuan Traditional Chinese Medicine, 1999, 17(4): 54.

[11] S. H. Hong, F. Wu, X. Lu, Q. Cai, and Y. Guo, "Study on the mechanisms of cupping therapy," Chinese Acupuncture & Moxibustion , no. 31, pp. 932 – 934, 2011.

[12] X. Y. Liu, Y. N. Lv. Measurement for skin surface temperature after massage therapy [J]. Sichuan Traditional Chinese Medicine, 2007, 25(2): 101 – 103.

[13] Z. H. Guan, J. Xu. Effects of thermal needling on the nail fold microcirculation of protrusion of lumbar inter vertebral disc [J]. Chinese Acupuncture & Moxibustion, 1996, 26: 233 – 235.

[14] L. Zhang, L. T. Tang, X. L. Tong, et al. Effect of cupping therapy on local hemoglobin in human body [J]. Chinese Acupuncture & Moxibustion, 2001, 21: 619 – 621.

[15] H. M. Ma, D. Zhang, S. Y. Li, et al. Analysis on distribution of healthy subjects' back temperature and infrared thermal images [J]. Biomedical Engineering and Clinical Medicine, 2006, 10(4): 238 – 241.

[16] R. T Yu, X. F. Lou, M. L. Tang, et al. Effects of scraping on vascular anatomy of the back of the trunk [J]. Wenzhou Medical College, 2008, 38(2): 151 – 153.

[17] D. Zhang, H. M. Ma, S. Y. Wang et al. Preliminary study on microcirculatory images of different parts of the body surface by Laser Doppler imaging techniques [J]. China Microcirculation, 2004, 8(5): 283 – 285.

[18] Y. Y. Wang, W. J. Yi, W. L. Liu. Brief introduction to the functions of points inscraping therapy [C]. Report at 2009 Annual Conference sponsored by China Association of Acupuncture and Moxibustion, Bian stone Forum, 2009.

[19] P. M. Qin, J. S. Xu. Research on the correlation between meridians and microcirculation [J]. Henan Traditional

Chinese Medicine, 2005, 25(1):81 - 83.

[20] H. Q. Wang. General introduction to the relationship between meridians and microcirculation [J]. Shanghai Journal of Acupuncture and moxibustion, 1996, 15(3): 35 - 36.

[21] J. S. Xu, S. X. Zheng, X. H. Pan, et al. Effects of electroacupuncture on microcirculation perfusion and infrared radiation track of the body surface [J]. Fujian TCM College, 2010, 20(1): 13 - 15.

[22] B. J. Zhu, S. Y. Liang, C. J. Li, et al. The effects of moxibustion on microcirculation of bulbar conjunctiva for patients with angina pectoris [J]. Chinese Acupuncture & Moxibustion, 1986, 6(5):. 19 - 21.

[23] H. Y. Fan, J. Y. Cao, A. G. Yang, et al. Study on the mechanism of chronic fatigue syndrome treated by Plucking technique along the bladder meridian [J]. Guiyang Institute of Traditional Chinese Medicine, 2010, 32(2):3 - 5.

(XU Qing-yan, YANG Jin-sheng, ZHU Bing, YANG Li, WANG Ying-ying. The Effects of Scraping Therapy on Local Temperature and Blood Perfusion Volume in Healthy Subjects. Evidence-Based Complementary and Alternative Medicine, Volume 2012, Article ID 490292, 6 pages, doi:10.1155/2012/490292.)

委中穴区刮痧对本经同侧经脉线上皮肤微循环血流灌注量的影响

刮痧疗法在治疗各科常见病和多发病中疗效较为显著[1]。以往研究结果表明刮痧能有效改善正常人体表局部区域微循环和组织新陈代谢[2-3]，可能是其预防和治疗疾病的关键。在"腰背委中求"经典理论指导下，我们应用激光多普勒血流成像技术[4]，观察足太阳膀胱经委中穴区刮痧前后，本经同侧经脉线上L3棘突下旁开1.5寸，即气海俞区域的皮肤微循环血流灌注量变化，了解穴区刮痧对正常人体经脉线上远端皮肤血流灌注量的影响，从微循环角度探讨经脉的关联性和传导性，以探讨穴区局部刮痧防治远端部位病痛的临床效应机制，为刮痧治疗腰痛及刮痧疗效评价提供微循环方面的客观依据。

一、资料与方法

1. 仪器与材料

激光多普勒血流灌注成像仪：本研究使用PeriScan PIM II型激光多普勒血流灌注成像仪，激光波长为670nm。

刮痧工具：水牛角刮痧板，介质为刮痧油（北京金龙康而福刮痧拔罐研究院产品）。

2. 受试对象

经体检确认健康、填写知情同意书、无刮痧油过敏、无刮痧不适症的受试者10例（男5例，女5例），年龄20~40周岁。

3. 试验步骤

保持室温25~27℃，无阳光直射，无红外辐射，室内外通风隔绝。受试者脱去外衣裤，室内静候15min，以适应室温并平稳心情。将仪器与计算机联机，采用NR扫描模式，扫描精度Medium，图像元大小40mm×40mm。选定扫描中心点，暴露腰（T12~L5）、腿（腘窝）部。使用LDPI2.5图像软件，分别采集俯卧位两个选定区域［右侧腘窝（委中）和右侧L3棘突下旁开1.5寸（气海俞）］刮痧前的激光多普勒血流图和直观图像，同时对血流图进行存贮、分析和处理。然后由医生在右侧委中区域进行刮痧操作，用重刮法[5]，刮痧时间约5min，被刮部位皮肤呈潮红色、散在痧点。再分别采集两个选定区域刮痧后即刻（0min）、15min、30min、60min、90min的激光多普勒血流图像。应用小功率激光照射体表，通过体表血流的频移产生的多普勒效应，定量化地研究血流灌注量的大小和变化[6]。

4. 统计学处理

使用SPSS 17.0统计软件，选用组内配对t检验和相关性分析的统计学方法。数据以均数±标准差（x̄±s）表示，P＜0.05为差异有统计学意义的标准。

二、结果

按常规程序以重手法刮痧后，受试者感觉到刮痧部位有明显的热感和微痛感。外观可见被刮拭部位皮肤呈现红润、潮红色，无明显皮下瘀斑点（见图3-11-1）。

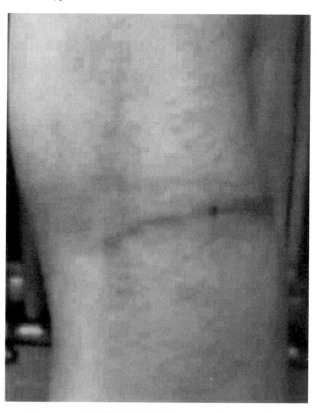

图3-11-1　健康受试者刮痧后委中穴区皮肤呈现潮红色，
皮下无明显瘀斑

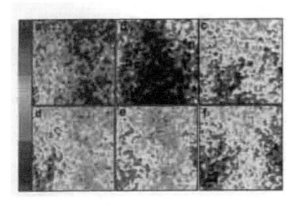
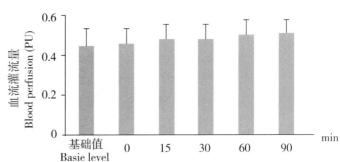

图3-11-2　激光多普勒图像显示健康受试者委中穴区刮痧前（a）、刮痧即刻（b）及刮痧后15min（c）、30min（d）、60min（e）、90min（f）血流灌注量的变化（$\bar{x} \pm s$，10例）

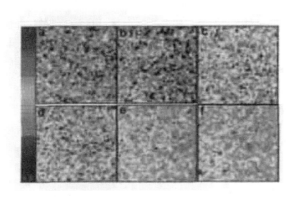
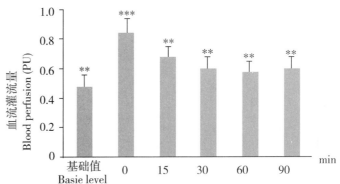

图3-11-3　激光多普勒图像显示健康受试者气海俞穴区在委中穴刮痧前（a）、刮痧即刻（b）及刮痧后15min（c）、30min（d）、60min（e）、90min（f）血流灌注量的变化（$\bar{x} \pm s$，10例）

1. 委中穴区刮痧前后局部血流灌注量的变化及同侧本经经脉线气海俞穴区血流灌注量的变化

由图3-11-2可见，委中穴区刮痧后，局部血流量明显增加。刮痧即刻与刮痧前相比，血流量（PU值）从0.48 ± 0.08增加至0.84 ± 0.14，且在观察的90min内，局部血流量均高于刮痧前（$P < 0.001$，$P < 0.01$）。

由图3-11-3可见，委中穴区刮痧后，同侧经脉线上气海俞穴区血流量也有增加。刮痧前与刮痧后90min的血流量（PU值）从0.45 ± 0.09增加至0.52 ± 0.03，且与刮痧前相比，刮痧后15、60、90min气海俞穴区血流量均明显升高（$P < 0.05$）。

2. 刮痧后委中穴区与本经同侧气海俞穴区血流灌注量相关性分析

相关性分析可见，委中穴区刮痧后血流量升高时，气海俞穴区的血流量也相应升高，两个部位相关系数$r = 0.296$，$P < 0.05$（双侧），二者呈正相关关系（见图3-11-4）。

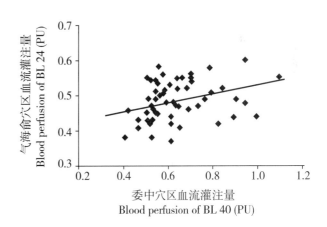

图3-11-4　健康受试者刮痧后委中穴区与气海俞穴区血流灌注量相关分析

三、讨论

现代刮痧疗法，是在中医基础理论指导下，遵循经脉运行和病变特点，用特制的水牛角刮痧板，在涂刮痧油的体表进行刮拭，以治疗疾病的一种外治方法

[7]。现代经络研究认为，作为人体功能的联络、调节和反应系统，经络调控有其特殊的规律[8]。"腰背委中求"是中医经穴疗法中远端取穴的典型代表，以通过刺激远端委中穴的方法来治疗腰背部位的疾病，是中医针灸临床常用的治疗手段之一。本研究试图通过刮痧的方法，探讨委中穴区与腰背之间的关系。

从解剖学角度来看，委中穴的进针层次依次为：皮肤→皮下组织→腘筋膜→腘窝→腘斜韧带，腘窝中由浅入深有胫神经、腘静脉、腘动脉，靠近腘窝外侧缘有腓总神经通过[9]，而分布到委中穴区周围组织的神经纤维主要来自 L 4-5 和 S 1-3 神经。余维豪等[10]通过应用 HRP 神经示踪剂，对腰部局部肌肉和委中穴位的神经分布进行逆向示踪研究，发现委中穴位的神经投射到脊髓的节段与腰背部肌肉的神经节段分布，在后根神经节和脊髓有相重叠的部位，这为"腰背委中求"提供了形态学的依据。

刮拭委中穴区，不仅局部区域皮肤血流灌注量较刮痧前有显著升高，而且同侧经脉线上腰背部位气海俞穴区的皮肤血流灌注量较刮痧前也有明显升高，血流灌注量变化是研究微循环的重要参数之一。有研究表明针刺委中穴治疗腰痛的机制之一，是通过增加膀胱经的皮肤血流量，使腰部膀胱经被疏通，气血运行恢复正常，从而减轻腰痛症状[11]。而血流灌注量的改变能够反映机体微循环的功能状态[12]，也是与能量代谢密切相关的指标。在自然状态下，环境比较稳定时，体表微循环是相对恒定的[13]。微循环承担着血液运输功能，维持循环系统血压，平衡血流分布，不断

与机体组织进行营养和代谢物质交换，维持内环境稳态，调控组织和器官的功能[14]。本研究从激光多普勒图像和量化数据结果证明，委中穴区与同侧经脉线上气海俞穴区的皮肤血流灌注量刮痧后较刮痧前有明显升高，且两部位之间存在着明确的正相关关系，说明在经脉线上的穴位区域进行刮痧，不仅可以改善被刮区域局部皮肤微循环，还可以改善沿经脉线远端的皮肤微循环状态。

刮痧是循经走穴的外治方法，古人有"宁失其穴，勿失其经"的临床取穴原则，刮痧过程中涉及的不仅仅是体表一个穴位，而是一个穴位区域以及相关联经络体系，恰恰说明了这一点。既往从生理学角度探讨循经感传现象的研究很多[15-17]，我们通过穴位区域刮痧刺激经脉，观察经脉线上远端区域微循环的变化，支持了经脉具有循经传导效应[18]及经脉功能具有整体性[19]的观点。

本研究远端部位的选择是以经络循行为依据，即刺激经过病变部位经络的远端或疼痛所属内脏经络的远端，以调整经气，治疗疾病[20]。经络的物质基础和运动状态，也许是人体多系统（神经、血管、淋巴管、肌肉等）甚至整个人体都要参与并密切联系、浑然一体的生命活动的总和。经络既是疏通微循环的途径，也是治疗疾病的通道。穴区刮痧也可能就是利用这个途径和通道，改善刺激部位和沿经脉线组织的皮肤微循环，增强了沿经组织的代谢功能，达到疏通经络、预防和治疗疾病的目的。

参考文献

[1] 王莹莹，杨金生．刮痧疗法临床治疗病种研究与展望[J]．中国针灸，2009，29（2）：167-171.

[2] Xu Q y, Yang JS, Yang L, et al. Effects of different scraping techniques on body surface blood perfusion volume and local skin temperature on healthy subjects[J].J Trad Chin Med, 2011, 31（4）: 316-320.

[3] Xu Q Y, Yang J S, Zhu B, et al. The effects of scraping therapy on local temperature and blood perfusion volume in healthy subjects[J]. Evid Based Complementary Altern Med, 2012, doi: 10.1155/2012/490292.

[4] 李顺月，张栋，朱柏君．激光多普勒组织微血管定位定量

图像诊断技术及其在医学领域中的应用[J]．微循环学杂志，2004，14（4）：60-62.

[5] 杨金生，张丽．亚健康刮痧调理[M]．北京：中国中医药出版社，2011：65.

[6] 张栋，王淑友，马惠敏，等．激光多普勒血流成像技术对针灸效果的观察[J]．上海针灸杂志，2004，23（5）：37-40.

[7] 杨金生，阎孝诚．国家职业资格培训教程保健刮痧师（基础知识）[M]．北京：中国劳动社会保障出版社，2005：104.

[8] 郑淑霞，许金森，潘晓华，等．经脉线与非经脉线微循环血流灌注量的比较及针刺对其的影响[J]．针刺研究，

2012，37（1）：53-58.

[9] 郭长青，胡波. 针灸穴位图解［M］. 北京：人民卫生出版社，2006：264.

[10] 余维豪，范维铭，蔡虹，等. "腰背委中求"的临床与机制研究［J］. 中国针灸，1987，7（8）：503-504.

[11] 王苓苓，张维波，谢衡辉，等. 使用血流成像技术对"腰背委中求"经典理论的验证［J］. 针刺研究，2007，32（4）：247-251.

[12] 胡雯雯，李桂兰，郭义. 经络与微循环相关性研究进展［J］. 环球中医药，2010，3（3）：231-233.

[13] 马惠敏，张栋，李顺月，等. 正常人体背部温度分布及红外热像分析［J］. 生物医学工程与临床，2006，10（4）：238-241.

[14] 修瑞娟. 微循环——微妙的生命泉源［J］. 微循环学杂志，1997，7（1）：477-482.

[15] 朱兵，荣培晶，李宇清，等. 循经感传和循经肌电反应［J］. 中国科学（C辑），2001，31（5）：265-270.

[16] 刘俊岭，陈振荣. "九五"国家攀登计划预选项目"经络研究"进展［J］. 针刺研究，2002，27（3）：230-237.

[17] 胡勇，杨传标. 关于循经感传现象机制的初步探讨［J］. 世界中医药，2010，5（5）：349-350.

[18] 杨广印，胡翔龙，陈麟，等. 任督脉循经感传在头面部交会现象的观察［J］. 针刺研究，2002，27（4）：274-277.

[19] 黄聪阳，胡翔龙，阮传亮，等. 足太阳膀胱经整体性功能的临床研究［J］. 上海针灸杂志，2005，24（4）：27-29.

[20] 杨金生. 中医经络选穴原则在物理疗法中的应用［J］. 中国康复理论与实践，2005，11（1）：20.

（徐青燕，杨金生，杨莉，王莹莹，刘秀兰；针刺研究，2013，36（1）：52-56）

刮痧治疗腰肌劳损疗效评价及
影响因素研究

刮痧疗法是用特制的刮痧器具，依据中医经络腧穴理论，在体表进行相应的手法刮拭，以防治疾病的中医外治方法。刮痧疗法对疼痛性疾病、骨关节退行性疾病和神经、肌肉、血管性等疾病，均有较好的防治效果。近年来刮痧疗法的标准、规范、指南研究取得了较大进展[1]，为提高中医刮痧临床疗效，使刮痧疗法更加规范化，本文采用析因设计的研究方法，以探讨刮拭强度（是否出痧）、刮拭部位（穴位刮痧与循经刮痧）与疗效之间的关系，并以针刺为对照，客观评价刮痧疗法治疗腰痛的疗效。现将其临床研究结果报告如下：

一、临床资料

1. 一般资料

研究对象为中医诊断腰痛患者，西医确诊为慢性腰肌劳损，并且有X线检查排除腰椎病变引起的慢性非特异性下腰痛患者。经样本数计算，每组38例，5组计195例，实际招募210例。病例来源为中国中医科学院针灸医院、中国中医科学院望京医院、陕西中医学院第一附属医院3个临床研究中心的门诊腰痛患者。采用中央随机电话拨号的方法按照1:1:1:1:1的比例随机分为穴位出痧组（A组）、循经出痧组（B组）、穴位不出痧组（C组）、循经不出痧组（D组）、针刺组（E组）5组。中央随机系统由中国中医科学院临床评价中心托管，各中心通过电话登录中央随机系统获取受试者随机号不得随意分配入组，更改治疗方案。最终脱落7例，有5例因病程、年龄指标缺失或者存在极值剔除，其余198例病例均纳入统计分析，各组分别为39、39、39、42、39。入组前各组一半人口学资料及病情资料情况比较，差异均无统计学意义（均P > 0.05），具有可比性，见表3-12-1。

表3-12-1　各组患者一般资料比较

组别	性别（例）		年龄（岁）	病程（年）	VAS	ODI	症状积分
	女	男	$\overline{X} \pm s$	$\overline{X} \pm s$	$\overline{X} \pm s$	$\overline{X} \pm s$	$\overline{X} \pm s$
A	27（69%）	12（31%）	39.52 ± 10.95	1.48 ± 1.01	6.29 ± 0.69	53.89 ± 10.93	12.58 ± 2.68
B	24（62%）	15（38%）	41.24 ± 11.07	2.07 ± 1.67	6.49 ± 0.64	55.92 ± 10.89	12.23 ± 2.74
C	20（51%）	19（49%）	42.07 ± 11.78	2.13 ± 1.34	6.26 ± 0.68	52.99 ± 11.81	12.26 ± 3.02
D	19（45%）	23（55%）	39.67 ± 11	1.48 ± 0.78	6.36 ± 0.73	52.83 ± 12.95	12.47 ± 2.89
E	22（56%）	17（44%）	39.43 ± 11.46	1.65 ± 1.08	6.26 ± 0.68	52.23 ± 11.65	12.39 ± 2.79
Z	4.958		1.986	9.359	3.518	3.290	8.780
P	0.297		0.738	0.052	0.475	0.510	0.324

2. 诊断标准

参照1994年国家中医药管理局颁布的《中医病证诊断疗效标准》中腰肌劳损的诊断标准[2]。

①有长期腰痛史，反复发作；②一侧或两侧腰骶部酸痛不适。时轻时重，缠绵不愈。劳累后加重，休息后减轻；③一侧或两侧骶棘肌轻度压痛，腰腿活动一般无明显障碍。

3. 纳入标准

①综合上述诊断标准，属于慢性腰肌劳损引起的慢性非特异性下腰痛患者；②年龄20~60岁；③病程2周以上；④3分≤VAS积分≤8分；⑤如果接受其他外治法或药物治疗，经过5天以上的洗脱期；⑥签署知情同意书。

4. 排除标准

①腰椎及椎管内肿瘤者、腰椎间盘突出、椎管狭窄、腰椎畸形者；②骨关节结核、骨髓炎及、膀胱疾病、妇科疾病等引起腰痛者；③患严重的心、肺、脑、血液系统疾病以及糖尿病患者；④刮痧治疗部位

有严重皮肤损伤或皮肤病者。

5. 剔除与终止试验标准

①受试者依从性差，疗程中自行退出者，或合并使用本方案禁止使用的治疗方法；②发生严重不良事件或并发症，不宜继续接受试验而被中止试验者。

二、方法

1. 治疗方案的确定

（1）各种疗效影响因素组合：通过文献分析、临床调研、专家论证，认为制约刮痧疗效的主要因素有刮拭部位、手法强度两个因素。刮痧补泻手法主要通过刮拭力度、刮拭程度定义，刮痧部位主要分为穴位刮痧和循经刮痧。以上因素组合成4种刮痧治疗方案。

①泻刮法：刮痧时，刮痧板按压的力度大（4-5kg），刮拭速度快（≥30次/分钟），刮拭时间相对较短，刮后出痧的一种手法。

②补刮法：刮痧时，刮痧板按压的力度小（2-3kg），刮拭速度慢（≤30次/分钟），刮拭时间相对较长，刮后不强求出痧的一种手法。

③出痧：每次刮痧后皮肤出现紫红色或暗红色血斑、血泡等出痧变化。

④不出痧：每次刮痧后皮肤出现潮红、散在出血点等痧象。

⑤穴位刮拭：在穴位上点压、按揉或弹拨，刮痧板移动范围在5cm以内。

⑥循经刮拭：沿所取经脉的循行线或临近两个穴位之间刮拭，刮痧板移动范围要有一定的长度，一般大于5cm。

（2）各组治疗方法

A组：采用穴位泻刮法，刮拭腰部肾俞穴、下肢部委中穴；每次刮痧治疗间隔为4天（痧退）。

B组：采用循经泻刮法，使患者刮痧治疗出痧；循经刮拭腰部（足太阳膀胱经：从肾俞、志室到次髎、秩边）、下肢后侧（足太阳膀胱经：从承扶、殷门过委中至承山），每次刮痧治疗间隔为4天（痧退）。

C组：采用穴位补刮法，刮拭腰部肾俞穴、下肢部委中穴，每次刮痧治疗间隔为2天。

D组：采用循经补刮法，使患者刮痧治疗不出痧；循经刮拭腰部（足太阳膀胱经：从肾俞、志室到次髎、秩边）、下肢后侧（足太阳膀胱经：从承扶、殷门过委中至承山），每次刮痧治疗间隔为2天。

E组：毫针刺法针刺肾俞、委中，每次治疗间隔2天。

2. 疗程及观察周期

病例筛选入组后，采取基线情况，于每次治疗后7个时间点进行观察记录。各组治疗7次后疗效评定，症状消失可以停止治疗。疗程结束后第1、3个月后来医院复诊1次，分别填写临床病例观察表，记录患者的腰痛症状、体征以及疗效情况。

3. 观察指标及测量方法

（1）腰背疼痛程度：应用VAS视觉疼痛测定方法，即用0~10cm的一条直线，分成10等份，标明数码，让患者根据自己的痛觉来判定并画在数字上，治疗前及治疗后均由患者画明疼痛所在的位置，最后由医生判定疼痛的程度进行评分，于每次治疗前后和随访时进行测量。

（2）ODI功能障碍指数评定：Oswestery功能障碍指数（ODI）问卷，由疼痛的程度、生活自理、负重、行走、坐位、站立、干扰睡眠、性生活、社会生活、旅游10个方面的问题组成，每问题分六级，每个问题最高得分5分。于每次治疗后和随访时进行评分。

4. 统计学方法

采用SPSS 17.0统计软件进行统计分析。计量资料，满足正态分布并且方差齐性的两组比较采用t检验，多组比较采用方差分析，不满足正态分布或方差不齐采用非参检验。计数资料采用卡方检验或Wilcoxon秩和检验。

三、结果

1. 效判定标准

参照国家中医药管理局1994年颁布的《中医病症诊断疗效标准》[2]评定。①治愈：原有病症消失，功能恢复正常，能参加正常劳动和工作，观察3个月未见复发；②显效：原有疼痛症状明显减轻，或平时症状消失，仅偶在某些诱因下发作；③好转：原有症状较前有所减轻；④无效：原有症状体征无改善。

2. 各组患者综合临床疗效比较

表3-12-2　各组腰痛患者临床疗效比较

组别	例数	治愈	显效	好转	无效
A	39	4	14	20	1
B[1]	39	18	17	4	0
C	39	1	7	29	2
D	42	4	18	20	0
E[2]	39	3	22	14	0

注：[1] 与A组比较，Z=4.721，p＜0.001；与C组比较，Z=6.932，p＜0.001；与D组比较，Z=4.306，p＜0.001；与E组比较，Z=3.503，p=0.005；[2] 与C组比较，Z=3.429，p=0.006。

由表3-12-2可知，5组有效率（治愈+显效）分别为46.16%、89.74%、20.51%、50.55%、54.54%，各组间疗效差异有统计学意义（P＜0.001）。经两两比较，B组与A、C、D、E组之间治疗后疗效有统计学意义（P＜0.01），E与C组间疗效有差异（P＜0.01），其他组间差异不显著。提示循经出痧组疗效明显优于循经不出痧组、穴位出痧组、穴位不出痧组、针刺组。

3. VAS指标改善程度

各组间治疗前后差值比较，差异具有统计学意义（Z=40.65，P＜0.01）。两两比较，结果见表3-12-3。

4. ODI量表分值

由表3-12-4可知，各组内ODI量表分值治疗前后差值比较，差异具有统计学意义（均P＜0.001），说明各种治疗方法均能改善腰痛患者的功能障碍指数。各组间治疗前后差值比较，差异具有统计学意义（Z=35.780，P＜0.001）。经两两比较，B组与A、C、D、E组之间治疗前后ODI分值差值有统计学意义（P＜0.001），其他组间差异不显著（P＞0.05）。1个月和3个月随访时结果亦是如此。提示在改善腰痛患者的功能障碍指数方面，B组优于A、C、D、E组。

5. 影响疗效的多因素分析

为探讨疗效的影响因素，将病程、年龄、辨证、疗效、刮痧程度和部位进行Logistic逐步回归分析，结果进入回归方程的自变量有刮痧程度和部位，回归方程为Logit（p）=0.709+1.497是否出痧−1.955部位。说明刮痧程度和部位是疗效的主要影响因素，且出痧与不出痧的比数比为4.467，穴位刮痧与循经刮痧的比数比为0.14。

表3-12-3　各组VAS指标改善程度的比较（X±s）

组别	N	治疗前	治疗后	治疗前后差值	Z	P	1个月随访差值	3个月随访差值
A	39	6.29 ± 0.69	1.46 ± 1.00	4.83 ± 1.26	−17.5	＜0.001	4.50 ± 1.34	4.42 ± 1.25
B[1)2)3)]	39	6.49 ± 0.64	0.62 ± 0.67	5.88 ± 1.06	−15	＜0.001	5.69 ± 1.15	5.69 ± 1.06
C	39	6.26 ± 0.68	2.10 ± 1.17	4.15 ± 1.38	−19	＜0.001	3.82 ± 1.41	3.69 ± 1.36
D	42	6.36 ± 0.73	1.69 ± 1.28	4.67 ± 1.18	−15	＜0.001	4.57 ± 1.04	4.55 ± 1.06
E	39	6.26 ± 0.68	1.33 ± 0.96	4.92 ± 0.93	−16.5	＜0.001	4.54 ± 0.94	4.44 ± 0.94

注：治疗后，1) 与A组比较，Z=3.688，p=0.002；与C组比较，Z=6.076，p＜0.001；与D组比较，Z=4.730，p＜0.001；与E组比较，Z=3.879，p=0.001。1个月随访时，2) 与A组比较，Z=4.000，p=0.001；与C组比较，Z=6.133，p＜0.001，与D组比较，Z=4.278，p＜0.001；与E组比较，Z=4.228，p＜0.001。3个月随访时，3) 与A组比较，Z=4.627，p＜0.001；与C组比较，Z=6.928，p＜0.001，与D组比较，Z=4.388，p＜0.001；与E组比较，Z=4.738，p＜0.001。

表3-12-4　各组ODI量表分值改善程度的比较（X±s）

组别	N	治疗前	治疗后	治疗前后差值	Z	P	1个月随访差值	3个月随访差值
A	39	53.89 ± 10.93	16.88 ± 13.75	32.64 ± 1.02	−5.43	＜0.001	35.38 ± 13.52	36.18 ± 13.67
B[1)2)3)]	39	55.92 ± 10.89	7.56 ± 7.15	46.26 ± 12.38	−5.45	＜0.001	47.16 ± 12.41	47.51 ± 11.92
C	39	52.99 ± 11.81	21.55 ± 16.64	27.85 ± 13.35	−5.4	＜0.001	30.67 ± 13.24	29.10 ± 11.51
D	42	52.83 ± 12.95	15.48 ± 13.55	34.48 ± 14.20	−5.6	＜0.001	37.43 ± 13.12	36.93 ± 12.62
E	39	52.23 ± 11.65	14.89 ± 13.04	32.90 ± 13.67	−5.41	＜0.001	36.70 ± 10.95	35.74 ± 12.05
Z		3.29		35.780			32.041	38.428
P		0.510		＜0.001			＜0.001	＜0.001

注：治疗后，1) 与A组比较，Z=4.251，p＜0.001；与C组比较，Z=5.704，p＜0.001；与D组比较，Z=3.631，p=0.003；与E组比较，Z=3.964，p=0.001。1个月随访时，2) 与A组比较，Z=3.924，p=0.001；与C组比较，Z=5.441，p＜0.001；与D组比较，Z=3.38，p=0.007；与E组比较，Z=3.70，p=0.002。3) 与A组比较，Z=3.643，p=0.003；与C组比较，Z=6.095，p＜0.001；与D组比较，Z=3.568，p=0.004；与E组比较，Z=3.974，p=0.001。

表3-12-5　疗效影响因素的Logistic逐步回归分析

	B	S.E.	Wald	df	Sig.	Exp
是否出痧	1.497	0.392	14.603	1	0.000	4.467
部位（穴位/循经）	−1.955	0.401	23.767	1	0.000	0.412
Constant	0.709	0.366	3.749	1	0.053	2.032

四、讨论

（1）刮痧疗法能够有效缓解腰痛症状

VAS视觉疼痛测定方法和ODI功能障碍指数均是国内外公认的评估疼痛的两种不同方法，VAS侧重自我感觉疼痛水平，ODI则反映整体健康状态。二者结合可以有效地评估腰痛改善程度。

研究结果表明，5组患者总体上治疗后VAS评分较治疗前都有明显减低，表明刮痧疗法、针刺疗法均能够改善患者腰痛，治疗后 ODI 得分较治疗前亦有大幅度提高，说明5组患者的总体健康状态有了明显好转。因而认为刮痧疗法对缓解腰痛症状，提高腰痛患者整体健康水平，如减轻患者对疾病的担忧，提高活动能力，改善精力、增强身体和社会功能等有更加显著的疗效，这与以往文献报道的结果基本一致。[3]其作用机制可能是通过刮痧刺激相应部位，使腰肌收缩或者松弛，恢复其舒缩功能，缓解肌肉痉挛，使病变的组织血液循环得以恢复或增强，从而促进炎性物质的吸收和神经功能的恢复，达到缓解疼痛。

（2）"循经走穴""出痧"是刮痧技术操作的主要疗效影响因素

本研究结果表明无论在 VAS 评定疼痛程度，还是 ODI 腰痛整体健康方面，均为循经出痧组疗效明显，且 Logistic 逐步回归分析提示是否出痧和循经刮拭是疗效的主要影响因素，说明刮痧时必须要有一定的刮拭长度和出痧程度，才能达到体表刺激的效果。刮拭长度应沿所取经脉的循行线或临近两个穴位之间刮拭，刮痧板移动范围要有一定的长度，一般大于5cm，即"循经走穴刮痧"，刮拭既经过穴位增加刺激强度，又可沿经脉扩大刺激面积，从而加强刮痧作用和效果。

刮痧通过手法刺激导致皮下微血管扩张或者破裂，造成充血或瘀血，使皮肤出现潮红、紫红色等颜色变化，或出现粟粒状、丘疹样斑点，或片状、条索状斑块等形态变化，并伴有局部热感或轻微疼痛，即所谓"出痧"。对于刮痧的力度，早在古代就有论述，强调刮痧时出轻渐重，反复多次，直到皮肤上出现大片、大量的紫红色或暗黑色的，形如沙粒的点子为止，即所谓"令小伤皮肤为佳""令血出""胸背四肢刮透"，或"皆以痧痕外达为止""现出红斑紫晕赤点""以见红紫斑赤黑点为度"。[4-6]现代研究发现：刮痧在刺激皮肤后引起局部组织血流量增加和局部皮肤表面温度升高，可以有效促进局部微循环和组织新陈代谢的改善，以缓解肌肉痛[7]，且泻法刮拭，即重手法、出痧，可使血流灌注量在较长的时间里维持在高水平状态[8]。

总之，通过刮痧治疗腰痛的临床研究，证明出痧和循经刮拭能够提高刮痧的治疗效果。即只有在中医经络腧穴理论指导下，循经走穴刮拭出痧，才能提高刮痧的治疗效果，确保刮痧治疗的安全性。

参考文献

[1] 王莹莹，杨金生．中国刮痧研究现状[J]．中医药信息杂志，2011，18（12）：4-6．

[2] 国家中医药管理局．中医病证诊断疗效标准[M]．南京：南京大学出版社，1994：213．

[3] 申霖来，陈枫．针刺配合刮痧治疗腰肌劳损60例[J]．世界中医药，2012，7（1）：30-32．

[4] 朱橚．普济方．诸虫兽伤门[M]．影印本．北京：人民卫生出版社，1959：991．

[5] 吴尚先．理瀹骈文[M]．步如一，张向群校注．北京：中国中医药出版社，1995：423．

[6] 胡凤昌．痧症度针[M]．刻本．赵宝墨斋，1873：26．

[7] Nielsen A, Knoblauch NT, Dobos GJ, et al. The effect of Guasha treatment on the microcirculation of surface tissue: a pilot study in healthy subjects[J]. Explore (NY). 2007 Sep-Oct; 3 (5): 456-466.

[8] Xu Qing Yan, Yang Jin Sheng, Yang Li, et al. Observation on Effects of Different Guasha Techniques on Healthy Subjects' Body Surface Blood Perfusion Volume and Local Skin Temperature[J]. Journal of Traditional Chinese Medicine, 2011, 31 (4): 316-320.

（王莹莹，杨莉，杨金生，杨金洪，刘智斌，陈枫，刘冬霞，袁海光；南京中医药大学学报，2013，29（5）：422-425）

Curative effect of scraping therapies on lumbar muscle strain

INTRODUCTION

According to Traditional Chinese Medicine (TCM) theory on channel and acupoint, a special scraper can be used to scrape the body surface to prevent and treat diseases. Scraping therapy has curative effect on painful diseases such as headache, neck pain, waist pain, leg pain as well as retrograde osteoarthropathy, neurological, muscular and vascular diseases [1]. Recently, progress has been made on research into the standard, regulation and guideline of scraping therapy [2]. To enhance the curative effect of scraping therapy and to systematize and standardize scraping therapy, we conducted a study into standardized treatment of lumbago with reinforcing and reducing method of scraping therapy in 2009. The technical indexes influencing the curative effect of scraping therapy were also explored. We studied the relationship of scraping strength (whether skin eruptions appeared) and scraping site (at point or along channels) to curative effect, and objectively evaluated the curative effect of scraping therapy on lumbago.

MATERIALS AND METHODS

General data

Patients were diagnosed as suffering from lumbago using TCM and chronic lumbar muscle strain in Western medicine. Patients with chronic non-specific lumbago caused by pathological change in lumbar vertebrae discovered in X-ray examination were excluded. Lumbago patients from Acupuncture and Moxibustion Hospital under China Academy of Chinese Medical Sciences, the Wangjing Hospital under the China Academy of Chinese Medical Sciences and the First Hospital Affiliated to Shanxi College of Traditional Chinese Medicine were randomly divided into a "scraping therapy at acupoint until appearance of skin eruptions" group (group A), a "scraping therapy along channel until appearance of skin eruptions" group (group B), a "scraping therapy at acupoint without appearance of skin eruptions" group (group C), a " scraping therapy along channel without appearance of skin eruptions" group (group D) and an acupuncture group (group E). The three hospitals acquired the randomized numbers of patients by telephone from the central randomized system under the trusteeship of the Clinical Evaluation Center of China Academy of Chinese Medical Sciences. Hospitals had no power to group patients or change the therapeutic plan at will. Among the 210 recruited patients, seven dropped out and five cases were rejected because of missing information on age and illness course. Remaining patients were randomly divided into 39 patients in group A, 39 in group B, 39 in group C, 42 in group D and 39 in group E. There were no statistical differences (P > 0.05) in data on demographics and illness conditions among groups, as shown in Table 3-13-1.

Table 3-13-1 Comparison of general data among groups ($\overline{x}$ ± s)

Group	Sex [n(%)] female女	male	Age (years)	Illness course (years)	VAS	ODI	Symptom score
A	27(69)	12(31)	39.5 ± 11.0	1.5 ± 1.0	6.3 ± 0.7	53.9 ± 10.9	12.6 ± 2.7
B	24(62)	15(38)	41.2 ± 11.1	2.1 ± 1.7	6.5 ± 0.6	55.9 ± 10.9	12.2 ± 2.7
C	20(51)	19(49)	42.1 ± 11.8	2.1 ± 1.3	6.3 ± 0.7	53.0 ± 11.8	12.3 ± 3.0
D	19(45)	23(55)	39.7 ± 11.0	1.5 ± 0.8	6.4 ± 0.7	52.83 ± 13.0	12.5 ± 2.9
E	22(56)	17(44)	39.4 ± 11.5	1.7 ± 1.1	6.3 ± 0.7	52.2 ± 11.7	12.4 ± 2.8
Z	4.958		1.986	9.359	3.518	3.290	8.780
P	0.297		0.738	0.052	0.475	0.510	0.324

Criteria for diagnosis

Patients were diagnosed by referencing the criteria for diagnosing lumbar muscle strain in Standards for Diagnosing Diseases and Judging Curative Effects enacted by the State Administration of Traditional Chinese Medicine in 1994[3].

The symptoms of diagnosis included:(a) Long history of lumbago and repeated onset, (b)Unilateral or bilateral lumbosacral sore aggravated after work and alleviated after rest, (c)Unilateral or bilateral sacrospinalis mild tenderness without obvious influence on the activities of waist and legs.

Criteria of inclusion

(a)Chronic non-specific lumbago caused by chronic lumbar muscle strain,(b)Age of 20-60 years,(c)More than two weeks of illness course, (d)$3 \leqslant VAS \leqslant 8$, (e)More than 5 days of wash-out period after other external or medicinal treatment,(f) Signing a informed consent form.

Criteria of exclusion

(a)Lumbago caused by tumor on lumbar vertebra or in vertebral canal, prolapse of lumbar intervertebral disc and spinal canal stenosis, bladder disease or gynecological disease, (b)Severe diseases of the heart, lung, brain, blood system and diabetes,(c)serious skin lesion or dermatosis in scraping area,

Criteria of drop-out and termination of experiment

(a)No treatment as planned or incomplete data influencing the evaluation of curative effect and safety;(b) Poor compliance, voluntary withdrawal from treatment, simultaneous use of other therapies prohibited by the plan, or voluntary alteration of therapy in the treatment,(c) Experiment suspended because of a serious adverse event or complication.

Combinations of factors influencing curative effect

Through literature analysis, clinical research and expert confirmation, we hypothesized that scraping site and strength are two key factors affecting the curative effect of scraping therapy. Reinforcing and reducing methods of scraping therapy are mainly defined by scraping strength and extent. Scraping strength is measured with balance and appearance of skin eruptions with picture. Scraping therapy is mainly performed at acupoint or along channel.

Definitions of the scraping therapy are included as follows:(a)scraping therapy with reducing method is characterized by strong force(usually 4-5kg), a speed of more than 30 times a minute, and a short time to appearance of skin eruptions.(b)scraping therapy with reinforcing method is characterized by gentle force(usually 2kg),a slow speed of less than 30 times a minute, for a long time (usually 10 min) with no appearance of skin eruptions.(c) skin eruptions are purple-red or dark red lines on the skin.(d) no appearance of skin eruptions appears as flush skin and scattered hemorrhagic spots.(e)scraping therapy at acupoint is characterized by pressing, rubbing or plucking skin with the scraper moving for less than 5cm.(f)scraping therapy along channel is characterized by moving the scraper along the channel or between 2 adjacent acu-points for more than 5cm.

Therapies in various groups

(a)In group A, reducing method of scraping therapy was used at Shenshu(BL 23) at the waist and Weizhong (BL 40) on the lower limbs until skin eruptions appeared.(b)In group B, the reducing method of scraping therapy was used from Shenshu (BL 23) and Zhishi (BL 52) to Ciliao (BL 32) and Zhibian (BL 54) along Urinary Bladder Channel of Foot-Taiyang in the waist and from Chengfu (BL 36) and Yinmen (BL 37) to Weizhong (BL 40) and Chengshan (BL 57) along Urinary Bladder Channel of Foot-Taiyang in lower limb until skin eruptions appeared.(c)In group C, reinforcing method of scraping therapy was used at Shenshu (BL 23) in the waist and Weizhong (BL 40) in lower limbs without skin eruptions.(d)In group D, reinforcing method of scraping therapy was used from Shenshu (BL 23) and Zhishi (BL 52) to Ciliao (BL 32) and Zhibian (BL 54) along Urinary Bladder Channel of Foot-Taiyang in the waist and from Chengfu (BL 36) and Yinmen (BL 37) to Weizhong (BL 40) and Chengshan (BL 57) along Urinary Bladder Channel of Foot-Taiyang in lower limbs without skin eruptions.(e)In group E, acupuncture with filiform needles was performed at Shenshu (BL 23) and Weizhong (BL 40).

Course of treatment and cycle of observation

In group A and B, scraping therapy was used with a 4-day course(until skin eruptions disappeared).In group C, D, and E, treatment followed a 2-day course. Treatment was stopped after symptoms disappeared. Follow-up visits were conducted one month and three months after the treatment ended.

Indexes of observation and methods of measurement

(a) Pain extent in the waist and back is measured with the visual analog scale (VAS) after treatment in follow-up visit. Pain extent was finally scored by doctors.(b) Lumbar tenderness is measured with Analgesy-Meter (CN200520142236.5) after treatment and in follow-up visit.(c) Evaluation of the Oswestry Disability Indexes (ODIs): ODIs were evaluated after treatment and in follow-up visit.(d) Scores for symptoms and signs of lumbago are:0-10 for pain in the waist and back, 0-9 for lumbar tenderness and percussion pain, 0-3 for motion of lumbar vertebrae, 0-3 for lumbar muscle numbness, and 0-2 for sensory disturbance. The accumulated score is the sum of the scores for the 5 items. The scores are evaluated after treatment and in follow-up visit.

Statistical analysis

IBM SPSS17.0 software(New York,NY,USA) was used for statistical analysis. Measurement data in normal distribution with homogeneity of variance are compared between two groups with t-test and among many groups with ANOVA. Non-parameter test was used to compare measurement data not in normal distribution or without homogeneity of variance. Chi-squared test or Wilcoxon rank sum test was used to compare enumeration data. $P < 0.05$ was considered significant.

Result

Improvement in VAS

There was a statistical difference ($P < 0.001$) in VAS indexes before and after treatment in the groups, indicating that various therapies can effectively improve pain of patients with lumbar muscle strain. There was a statistical difference ($Z=40.65, P < 0.001$) in difference before and after treatment among groups. There were statistical differences ($P < 0.001$) in the curative effect between groups B and groups A, groups B and groups C, groups B and groups D, groups B and groups E, and no statistical differences ($P > 0.05$) between other groups. The results from the one month and three month of follow-up visit were the same as the above-mentioned results, indicating that VAS indexes of lumbago patients in group B are improved more effectively than those in the other four groups (Table 3-13-2).

Table 3-13-2 Comparison of improvement in VAS indexes among groups($\bar{x} \pm s$)

Group	N	Before treatment	After treatment	Difference before and after treatment	Difference in one month of follow-up visit	Difference in three months of follow-up visit
A	39	6.3 ± 0.7	1.5 ± 1.0	4.8 ± 1.3	4.5 ± 1.3	4.4 ± 1.3
B	39	6.5 ± 0.6	0.6 ± 0.7	5.9 ± 1.1	5.7 ± 1.2	5.7 ± 1.1
C	39	6.3 ± 0.7	2.1 ± 1.2	4.2 ± 1.4	3.8 ± 1.4	3.7 ± 1.4
D	42	6.4 ± 0.7	1.7 ± 1.3	4.7 ± 1.2	4.6 ± 1.0	4.6 ± 1.1
E	39	6.3 ± 0.7	1.3 ± 1.0	4.9 ± 1.0	4.5 ± 0.9	4.4 ± 0.9
Z	–	3.518	–	40.65	40.49	51.07
P value	–	0.475	–	<0.001	<0.001	<0.001

Notes:A: "scraping therapy at acupoint until appearance of skin eruptions" group; B: "scraping therapy along channel until appearance of skin eruptions" group; C: "scraping therapy at acupoint without appearance of skin eruptions" group; D: "scraping therapy along channel without appearance of skin eruptions" group; E: acupuncture group. VAS: visual analog scale. Difference before and and after treatment, group B compared with group A, C, and D , compared with group E, $P < 0.001$; In one month of follow-up visit, group B compared with group A, $P < 0.001$; compared with group C, D, E, $p < 0.001$. In the three month follow-up visit, compared with group A, C, D, E, $p < 0.001$.

Improvement in lumbar tenderness

There was no statistical difference ($Z=7.89, P > 0.05$) before and after treatment among groups, In one month and three month of follow-up visits, there was statistical difference ($P < 0.05$) of tenderness among groups and between group B and A, and no obvious difference between other groups. These results show that various therapies can enhance the ability of chronic lumbago patients to tolerate tenderness without obvious difference among groups. The possible reason is that the tenderness points of lumbar muscle strain often lie on the sacrospinalis, at the back side of crista iliaca or at the terminal of trunk extensors, Moreover the Analgesy-Meter cannot sensitively reflect the change in the ability of patients to tolerate lumbar tenderness because of its small size in comparison with the large area of pain . Therefore, using an Analgesy-Meter to measure the tenderness of patients with lumbar muscle strain is to be further studied (Table 3-13-3).

Table 3-13-3 Comparison of improvement in lumbar tenderness among groups($\overline{x}$ ± s)

group	N	before treatment	after treatment	difference before and after treatment	difference in one month of follow-up visit	difference in three months of follow-up visit
A	39	2.0 ± 0.7	3.3 ± 1.1	1.2 ± 0.6	1.1 ± 0.7	1.1 ± 0.7
B	39	2.0 ± 0.6	3.6 ± 1.2	1.6 ± 0.8	1.6 ± 0.8	1.6 ± 0.7
C	39	2.0 ± 0.6	3.2 ± 1.1	1.2 ± 0.6	1.3 ± 0.6	1.3 ± 0.6
D	42	2.0 ± 0.7	3.4 ± 1.2	1.4 ± 0.7	1.3 ± 0.7	1.3 ± 0.7
E	39	2.0 ± 0.7	3.3 ± 1.1	1.3 ± 0.7	1.3 ± 0.7	1.3 ± 0.6
Z	–	0.849	–	7.89	10.06	9.96
P value	–	0.931	–	0.095	0.039	0.041

Note: A: "scraping therapy at acupoint until appearance of skin eruptions" group; B: "scraping therapy along channel until appearance of skin eruptions" group; C: "scraping therapy at acupoint without appearance of skin eruptions" group; D: "scraping therapy along channel without appearance of skin eruptions" group; E: acupuncture group. Group B compared with group A, in the one month of follow-up visit, P=0.034; In the three month follow-up visit, P=0.028.

ODI scores

As shown in Table 3-14-4, there was a statistical difference (P < 0.001) in ODI scores before and after treatment in the groups, indicating that various therapies can improve ODI indexes of lumbago patients. There was also statistical difference (Z=35.780,P < 0.001) from before and after treatment among groups. There were statistical differences (P < 0.001) in ODI scores before and after treatment between group B and group A, group B and group C, group B and group D, group B and group E, and no obvious difference (P > 0.05) between other groups. The results from the one month and three month of follow-up visits are the same as the above-mentioned results, indicating that ODI indexes of lumbago patients in group B are improved more effectively than those in the other 4 groups. Scores of lumbago symptoms (Table 3-13-4).

There were statistical differences (Z=25.34,P < 0.001) in scores for lumbago symptoms before and after treatment among groups. There was a statistical difference (P < 0.001) in curative effect between groups B and A, group B and group C, group B and group D, and no obvious difference (P > 0.05) between other groups, indicating that the improvement in symptoms of lumbago patients in group B is better than that in group A, C, and D and similar to that in group E(Table 3-13-5).

Table 3-13-4 Comparison of improvement in ODI scores among groups ($\overline{x}$ ± s)

group	N	before treatment	after treatment	difference before and after treatment	difference in one month of follow-up visit	difference in three months of follow-up visit
A	39	53.9 ± 10.9	16.9 ± 13.8	32.6 ± 1.0	35.4 ± 13.5	36.2 ± 13.7
B	39	55.9 ± 10.9	7.6 ± 7.2	46.3 ± 12.4	47.2 ± 12.4	47.5 ± 11.9
C	39	53.0 ± 11.8	21.6 ± 16.6	27.9 ± 13.4	30.7 ± 13.2	29.1 ± 11.5
D	42	52.8 ± 13.0	15.5 ± 13.6	34.5 ± 14.2	37.4 ± 13.1	36.9 ± 12.6
E	39	52.2 ± 11.7	14.9 ± 13.0	32.9 ± 13.7	36.7 ± 11.0	35.7 ± 12.1
Z	–	3.29	–	35.780	32.041	38.428
P value	–	0.510	–	<0.001	<0.001	<0.001

Note: A: "scraping therapy at acupoint until appearance of skin eruptions" group; B: "scraping therapy along channel until appearance of skin eruptions" group; C: "scraping therapy at acupoint without appearance of skin eruptions" group; D: "scraping therapy along channel without appearance of skin eruptions" group; E: acupuncture group. ODI: oswestry disability index. Difference before and after treatment, group B compared with group A, C,

$aP < 0.001$;compared with group B P=0.003; compared with group E, P=0.001. In one month of follow-up visit, group B compared with group A, P=0.001; compared with group C, $P < 0.001$; compared with group D, P=0.007; compared with group E, P=0.001. In the three month follow-up visit, group B compared with group A, P=0.003; compared with group C, P=0.001; compared with group D, P=0.004; compared with group E, P=0.001.

Table 3-13-5 Comparison of improvement in scores of lumbago symptoms among groups ($\overline{x}$ ± s)

group	N	before treatment	after treatment	difference
A	39	19.7 ± 3.3	10.3 ± 2.8	9.4 ± 2.6
B	39	19.2 ± 3.4	7.1 ± 2.2	12.1 ± 3.4
C	39	20.3 ± 3.5	11.5 ± 2.6	8.7 ± 2.87
D	42	19.8 ± 3.5	10.6 ± 2.6	9.3 ± 2.7
E	39	19.5 ± 3.5	9.6 ± 2.0	9.9 ± 2.4
H	–	3.29	–	25.34
P value	–	0.510	–	<0.001

Note: A: "scraping therapy at acupoint until appearance of skin eruptions" group; B: "scraping therapy along channel until appearance of skin eruptions" group; C: "scraping therapy at acupoint without appearance of skin eruptions" group; D: "scraping therapy along channel without appearance of skin eruptions" group; E: acupuncture group. Difference before and after treatment, group B compared with group A, P=0.004; compared with group C, $P < 0.001$; compared with group D, P=0.001;

compared with group E, P=0.065.

Analysis of factors influencing change in VAS scores

As shown in Table 3-13-6, there is statistical difference ($P < 0.001$) in the effect of whether skin eruptions appear and scraping site on the change in VAS scores of lumbago and ($P < 0.01$) in the improvement of VAS scores by the interaction between whether skin eruptions appear and scraping site.

Table 3-13-6 Analysis of factors influencing change in VAS scores

Factor	F	P value
Analysis of variance	14.420	< 0.001
Whether skin eruptions appear	19.785	< 0.001
At acupoint / along channel	16.794	< 0.001
Interaction	7.293	0.008

4 Discussion

(1) Scraping therapy can effectively alleviate symptoms of lumbago

VAS and ODI are two pain-evaluating methods accepted at home and abroad. VAS attaches importance to pain felt by patients, and ODI reflects the general state of health. In this research, we used subjective and objective indexes to measure pain, tenderness and mobility of lumbar vertebrae, and work out a form for evaluating scores of

lumbago symptoms according to clinical manifestations of lumbar muscle strain in order to effectively evaluate the improvement of lumbago.

The results of this research indicate that VAS scores and symptom scores after treatment are much lower than those before treatment in the 5 groups, demonstrating that both scraping therapy and acupuncture can improve lumbago. ODI scores after treatment are much higher than those before treatment, illustrating that the general state of health is obviously improved in the 5 groups. Therefore, we believe that scraping therapy has obvious curative effect on alleviating lumbago symptoms and enhancing the general health level of lumbago patients, such as reducing patients' worry about disease, enhancing motive ability, improving energy and strengthening physical and social functions. The curative effect is basically identical to that in a previous report[3]. Its possible mechanism is that scraping therapy stimulates corresponding site to shrink or relax lumbar muscle, alleviate muscular spasm, restore or strengthen blood circulation in tissues with pathological change, and promote the absorption of inflammatory substance and restoration of neurologic function to alleviate pain.

(2)Appearance of skin eruptions contributes to strengthening curative effect of scraping therapy on lumbago

The result of this research indicates that obvious curative effect is achieved in group B in VAS, ODI and symptom score, demonstrating that only by certain strength and appearance of skin eruptions, can scraping therapy achieve the effect of stimulating body surface.

Scraping stimulation makes subcutaneous capillaries expand or break to cause skin eruptions manifested in flush or purplish red skin, or miliary and papuloid spots, or patchy and stripy plaques, and local hot sensation or mild pain. Skin eruptions can improve blood circulation, promote cell metabolism and strengthen immunity to cure disease and promote recovery.

Modern researches find that scraping stimulation can increase the blood flow in local tissue and enhance the temperature on the surface of local skin, thus effectively improving the local microcirculation and tissue metabolism to alleviate muscular pain[4]. Scraping therapy with reducing method to produce skin eruptions can maintain the blood flow at a high level for a long time[5]. The appearance of skin eruptions depends on scraping strength, area and time. Under the condition of basically unchanged area and time, scraping strength has certain influence on curative effect. Ancient articles stress that scraping force should be gradually strengthened and repeated for many times until a large patch of purplish red or dark black sand-like spots appears[6-8].

(3) Scraping therapy is characterized by "along channel and at acupoint"

Bladder channel passes through lumbar region. Su Wen says: "Damaged Foot-Taiyang Channel makes people suffer from lumbago with heavy sensation in neck, back and buttocks." Therefore, lumbago is treated with scraping therapy at acupoints along bladder channel to promote the circulation of qi and blood. Modern medical researches find that the spinal nerve controlling Weizhong (BL 40) overlaps with lumbar nerve at dorsal root ganglia, indicating that using Weizhong (BL 40) to treat diseases of waist and back is of modern medical evidence[9]. Therefore, in this research, we scraped the lumbar area and rear side of lower limbs along Foot-Taiyang Bladder Channel.

The results of this research indicate that the curative effect of scraping therapy along channel (in Group A and B) is better than that of scraping therapy at acupoints (in Group C and D), showing that scraping therapy along channel is a main factor influencing curative effect, and that more than 5cm of scraping length should be along channel or between two adjacent acupoints. Scraping therapy can increase stimulating strength at acupoints and expand stimulating area along channel to strengthen its curative effect. Scraping site should be selected at affected points, along a channel line and in an area related to nerves, muscles and blood vessels to integrate scraping technique with modern science and combine local treatment with comprehensive adjustment[10].

In conclusion, the clinical research into treatment of lumbago with scraping therapy has proved that appearance of skin eruptions and scraping therapy along channel can enhance curative effect. Only under the guidance of TCM theory on channel and acupoint to perform scraping therapy along channel and at acupoints, can its curative effect be enhanced and its safety be ensured.

References

[1] Wang Yingying, Yang Jinsheng. Status quo of research into scraping therapy in China [J]. Journal of TCM Information, 2011, 18(12):4-6.

[2] National TCM Administration, TCM standard for diagnosing diseases and judging curative effects [M]. Nanjing University Press, 1994:213.

[3] Shen Linlai, Chen Feng. Using acupuncture and scraping therapy to treat 60 patients with lumbar muscle strain, World TCM, 2012,7(1):30-32.

[4] Nielsen A, Knoblauch NT, Dobos GJ, et al. Curative effect of scraping therapy on microcirculation in superficial tissue: a pilot study in healthy subjects [J]. Explore (NY). 2007 Sep-Oct; 3 (5): 456-466.

[5] Xu Qingyan,Yang Jinsheng,Yang Li,et al. Observations on curative effects of scraping therapies on blood flow in body surface of healthy people and on temperature of local skin [J]. Journal of Traditional Chinese Medicine,2011,31(4):316-320.

[6] Zhu Su, Generally used recipes·wound by insects and animals [M], Beijing, People's Health Press, 1959:991.

[7] Written by Wu Shangxian, and revised by Bu Ruyi and Zhang Xiangqun, Li Yue Pian Wen [M], Beijing, China Press of TCM, 1995:423.

[8] Hu Fengchang, Sha Zheng Du Zhen [M], Zhao Bao Me Zhai in Zhejiang, 1873: 26.

[9] Feng Yingshuai, Influence of blood letting by pricking Weizhong on protrusion of lumbar intervertebral disc in rabbits [J], Journal of Hunan TCM University, 2007, 3 (4): 30.

[10] Yang Jinsheng, Wang Yingying, Qu Jianfeng, et al. Curative effect of scraping therapy hinges on combination of spot, line and area [J]. China Journal of Theory and Practice on Rehabilitation, 2011,17(3):300.

(Yingying Wang, Li Yang,Jinsheng Yang,Jinhong Yang,Zhibin Liu,Chen Feng,Dong-xia Liu,Hai-guang Yuan,Liang Wang;Curative effect of scraping therapies on lumber muscle strain. Journal of Traditional Chinese Medicine,2013,33(15):455-460)

Clinical observation on treating 34 cases of Essential Hypertension by Guasha

Essential hypertension (EH), mainly manifested as elevated blood pressure with or without multiple cardiovascular risk factors, is a syndrome which an increasing number of patients suffer from and the morbidity rate in the young is higher with aging of population and heavier social pressure [1]. At present, EH is mainly treated by drugs. With the improvement of living standard, more and more patients have sought for physical therapy, like Guasha, as the adjuvant therapy to lower blood pressure; however, this is supported by few clinical evidences. In this study, thirty-four patients with essential hypertension were treated with Guasha. The result is reported as follows.

CLINICAL DATA

General data

Thirty-five patients were from Institute of Acupuncture and Moxibustion, China Academy of Chinese Medical Sciences from July 2013 to March 2014. One case was dropped. Thirty-four cases finished the study, of whom there were 13 males and 21 females, aged from 25 to 78 years, averagely (54.59 ± 12.10) years old and sick for 3 months to 34 years, averagely (8.71 ± 8.45) years. There were 23 cases of grade I hypertension (67.6%), 11 cases of grade II hypertension (32.4%). Antihypertensive drugs were used in 22 cases (66.7%), but not used in 12 cases (35.3%). TCM Syndrome Classification: there were 11 cases of exuberance of liver fire, 10 cases of excessive phlegm-dampness, 7 cases of yin deficiency and yang hyperactivity and 6 cases of yin and yang deficiency.

Diagnostic criteria

In accordance with the diagnostic criteria for hypertension in *2010 Chinese Guidelines for Prevention and Treatment of Hypertension*, hypertension was diagnosed according to systolic pressure $\geq$ 140mmHg and diastolic pressure $\geq$ 90mmHg upon three times of blood pressure measuring without the use of antihypertensive drugs. Isolated systolic hypertension was diagnosed according to systolic pressure $\geq$ 140mmHg and diastolic pressure $<$ 90mmHg when secondary hypertension was excluded. TCM syndrome was diagnosed based on the diagnosis criteria for TCM syndrome differentiation of hypertension in *Guidelines for Clinical Research on New Traditional Chinese Medicine* [2].

Inclusive criteria

① those with grade I hypertension or grade II hypertension who met the diagnostic criteria for essential hypertension, with the systolic pressure of 140–179mm Hg and/or diastolic pressure of 90–109mm Hg; ② those aged from 18 to 79 years old; ③ those who did not take antihypertensive drugs or those who took antihypertensive drugs for at least consecutive 2 weeks. Patients conforming to all the inclusive criteria were included.

Exclusive criteria

① those who was diagnosed as secondary hypertension; ② those who suffered from severe primary diseases of the heart, brain, liver, kidney or hemopoietic system, and those who had mental diseases or cancer; ③ pregnant or lactating women; ④ those who had severe skin injury or dermatosis on the skin where Guasha was applied; ⑤ those who was allergic to Guasha; ⑥ those who was obese with Body Mass Index (BMI) $>$ 30kg/m².

METHODS

Therapeutic method

Tools: scraping oil and a scraping board (made by Beijing Jinlong Kangerfu Center for Health Studies with production license number of XK16–1082634).

Manipulation

①Parts: Guasha was applied along the following route of the governor vessel, the bladder channel and the gallbladder channel and the hand *yangming* large intestine channel and the foot *yangming* stomach channel on the head, neck and back. ②Preparation: The patient was fixed in prone position with full exposure of the neck and back and was wiped clean with wet tissue. Scraping oil was evenly smeared on the skin where Guasha was applied. The skin scraping board was at 45 degree angle to the skin. ③ Guasha was applied along the following route of the governor vessel from Fēngfǔ (GV 16) to Dàzhuī (GV 14) on the neck, Jiājǐ (EX–B2) on both sides of the neck, and the shaoyang channel from Fēngchí (GB 20) on the lateral neck to the acromion. Then Guasha was applied at governor vessel, EX–B2and the foot taiyang bladder channel at both sides on the dorsolumbar area. The patient was in supine position and Guasha was applied at Rényíng (ST 9), along the following route of the hand taiyang large intestine channel from Qūchí (LI 11) to Shǒusānlǐ (LI 10) on the upper limb and the following route of the foot yangming stomach channel from Zúsānlǐ (ST 36) to Fēnglóng (ST 40) on the lateral lower limb. Tàichōng (LR3) was pressed and scraped. Finally, Guasha from Tàiyáng (EX–HN5) to GB 20 on both sides of the head, from Bǎihuì (GV 20) located directly above the posterior hairline to Yìntáng (EX–HN3), GB 20 and GV 16 respectively. ④Technique: The heavy stimulation and drainage method was applied for excess syndrome such as exuberance of liver fire and excessive phlegm–dampness. The gentle stimulation and supplementation method was applied for deficiency syndrome such as yin deficiency and yang hyperactivity and yin and yang deficiency. ⑤The intensity, frequency and time: According to patient's tolerance for degree, Guasha was applied 10–20 times along each line with the total time of 15min.

Frequency of the treatment: The treatment was given twice a week, 8 times constituted one course. Guasha was totally applied for 8 times.

Observational Indices

Blood pressure

(1) Quality control of blood pressure measurement: As the body's normal blood pressure is a continuous variable influenced by many factors such as time, environment and emotion, blood pressure was measured at the same time point between 2:00PM and 8:00PM at the same site in equivalent situations of temperature and humidity in order to reduce the measurement bias. Blood pressure was

measured under normal activities. Strenuous exercise, sleeping for a long time, smoking, drinking and mood swing should be avoided during the measurement. Blood pressure of the right arm was measured in sitting position with calibrated Omron 7200 sphygmomanometer(License number: Liao FDA (quasi–) 2009 No. 2200129)

(2) The time point of blood pressure measurement: Blood pressure was measured at different time points between 2:00 PM and 8:00PM (2:00PM, 2:30PM, 3:00PM, 3:30PM, 4:00PM, 5:00PM, 6:00PM, and 8:00PM) before the first application of Guasha and after the eighth, respectively.

Grading and quantifying of TCM syndrome and quality of life scale of Duchenne hypertension

TCM syndrome was evaluated by reference to the marking criteria for grading and quantifying of TCM syndrome in *Guidelines for Clinical Research on New Traditional Chinese Medicine*[2]. The condition of patients with hypertension was evaluated according to the quality of life scale of Duchenne hypertension in TCM diagnosis and treatment program of vertigo (essential hypertension) in *TCM Diagnosis and treatment program of 105 disease categories of 24 specialties* (trial version). The score of grading and quantifying of TCM syndrome and that of quality of life scale of Duchenne hypertension were recorded before the first application of skin Guasha and after the eighth, respectively.

Efficacy criteria

Guidelines for Clinical Research on New Traditional Chinese Medicine was used as reference to formulate the criteria. Remarkably effective: Diastolic pressure decreased by more than 10mmHg and was in the normal range after treatment; diastolic pressure, though not in the normal range after treatment, decreased by more than 20mmHg. Effective: Diastolic pressure decreased within 10mmHg but was in the normal range after treatment; diastolic pressure decreased by 10–19mmHg but was not in the normal range after treatment or systolic pressure decreased by 30mmHg after treatment. Ineffective: criteria above was not met.

Statistical analysis

SPSS 19.0 statistical software was applied in data analysis. The measurement data was expressed by mean ± standard deviation ($\bar{x} \pm s$), and t test was used for measurement data. χ^2 test was for enumeration data.

Results

Comparison of blood pressure before and after treatment

Of the thirty-four cases, remarkable effectiveness was obtained in twelve cases, effectiveness in fifteen cases and ineffectiveness in seven cases. The total effective rate was 79.4%. After the eighth Guasha, blood pressure decreased from (147.42 ± 13.04) / (86.27 ± 11.91) mm Hg to (129.35 ± 9.16) / (80.15 ± 9.41) mm Hg. Compared with each time point before the first application of Guasha, there were statistically significant differences of blood pressure at each corresponding time point after the eighth (P < 0.01). (Table 3-14-1 and Table 3-14-2)

Table 3-14-1 Comparison of systolic pressure at each time point before the first application of Guasha and after the eighth

Time	Before the first Guasha	After the eighth Guasha	P Value
2:00PM	147.42 ± 13.04	136.53 ± 10.43	P<0.001
2:30PM	147.31 ± 13.17	131.32 ± 9.75	P<0.001
3:00PM	142.15 ± 10.52	130.53 ± 9.74	P<0.001
3:30PM	141.85 ± 12.51	130.91 ± 9.65	P<0.001
4:00PM	142.69 ± 14.76	129.53 ± 9.43	P<0.001
5:00PM	141.92 ± 11.31	130.11 ± 9.09	P<0.001
6:00PM	144.88 ± 14.13	129.59 ± 8.63	P<0.001
8:00PM	142.15 ± 13.36	129.35 ± 9.16	P<0.001

Table 3-14-2 Comparison of diastolic pressure at each time point before the first application of skin Guasha and after the eighth

Time	Before the first Guasha	After the eighth Guasha	P Value
2:00PM	86.27 ± 11.91	82.18 ± 8.72	P<0.001
2:30PM	89.23 ± 16.26	81.03 ± 8.52	P<0.001
3:00PM	87.42 ± 10.53	80.21 ± 8.91	P<0.001
3:30PM	88.08 ± 11.36	81.53 ± 8.46	P<0.001
4:00PM	86.12 ± 13.81	80.41 ± 8.82	P<0.001
5:00PM	87.42 ± 12.25	81.15 ± 8.37	P<0.001
6:00PM	86.00 ± 13.06	80.06 ± 7.86	P<0.001
8:00PM	88.12 ± 11.09	80.15 ± 9.41	P<0.001

The score of grading and quantifying of TCM syndrome and quality of life scale of Duchenne hypertension

Table 3-14-3 The score of grading and quantifying of TCM syndrome and quality of life scale of Duchenne hypertension

	Before the first Guasha	After the eighth Guasha
The score of grading	19.12 ± 7.32	4.25 ± 3.40[*]
Quality of life scale of Duchenne hypertension	185.56 ± 15.40	205.19 ± 7.77[*]

Notes: Compared the score before the first application of Guasha and after the eighth, *P < 0.001

Discussion

Hypertension is a major risk factor in attack and death of stroke and coronary heart disease in China with high disability rate and fatality rate, imposing a heavy economic and psychological burden on the society and families [1]. According to domestic and foreign researches, it is confirmed that the prevention and control of blood pressure in normal range is an important way to lower the incidence of cardiac-cerebral vascular diseases closely related to hypertension [1].

Currently, hypertension is mainly treated by long-term regular use of antihypertensive drugs. Due to the single therapeutic target, the factors involving the pathogenesis of hypertension have gradually become complicated with the extension of the course. Organs, such as heart, blood vessels and kidney which was previously in a passive state, has become pathogenic factors for hypertension, making it is difficult for the antihypertensive drugs previously used to control blood pressure; therefore, there is a need of an increase of dosage or multi-drugs combination. As some patients cannot tolerate the adverse drug reaction, more and more patients have sought for physical therapy such as Guasha as the adjuvant therapy to lower blood pressure.

In TCM, Guasha can break the striae and interstices, invigorate blood circulation, unblock the channels and dissipate pathogen. In modern medicine, Guasha, a body surface stimulation therapy, leads to increased blood flow in local tissues and higher temperature on local skin surface which effectively promotes local microcirculation and tissue metabolism[4-7], lowers blood viscosity[8], thus reduces peripheral resistance. It is found that skin is an important neuro-immune endocrinal organ. Guasha, a positive surface stimulus therapy, can stimulate the nervous-humoral-endocrine system. In addition, 'sha', a product as a result of subcutaneous microvascular telangiectasia or capillaries rupture caused by stimulation of Guasha, was a stimulus with sustained effect of up-regulating vasodilatory substances and down-regulating vasoconstrictor substances so as to restore the normal blood pressure.

Clinically, for excess syndrome such as exuberance of liver fire and excessive phlegm-dampness, the heavy stimulation and drainage method was applied until the appearance of subcutaneous blood stasis due to subcutaneous capillary rupture. For deficiency syndrome such as yin deficiency and yang hyperactivity and yin and yang deficiency, the gentle stimulation and supplementation method was applied until the appearance of subcutaneous flush due to subcutaneous capillary congestion. Since hypertension is a chronic disease involving multiple factors, for those patients with long-term use of antihypertensive drugs, it is not advised to discontinue drugs or reduce the dosage unless blood pressure was reduced to 90/60mmHg after Guasha. The risk factors for hypertension should be actively controlled and patients should develop good living habits. Patients should be sheltered from wind and keep warm when Guasha was applied. Patients can drink hot water after Guasha to promote metabolism, which helps discharge metabolites.

References

[1] Revision Committee of Guidelines for Prevention and Treatment of Hypertension in China. 2010 Guidelines for Prevention and Treatment of Hypertension in China [J]. Chin J Hypertension, 2011, 19(8):701-743.

[2] Zheng XY. Guidelines for Clinical Research on New Traditional Chinese Medicine (trial) [M]. Beijing: China Medical Science Press 2002: 73-77.

[3] Department of Medical Administration in State Administration of Traditional Chinese Medicine of the People's Republic of China. TCM Diagnosis and treatment program of 105 disease categories of 24 specialties [M]. Beijing: China Press of State Administration of Traditional Chinese Medicine 2012: 45-50.

[4] Xu QY, Yang JS, Yang L. Observation on effects of Guasha on shell temperature and perfusion on the back in healthy people [C]. Collected papers of China Association of Acupuncture-Moxibustion annual meeting. 2011.

[5] Xu QY,Yang JS,Yang L. The effect of acupoint Guasha on skin microcirculatory perfusion along the ipsilateral channel lines of the same meridian [J]. Acup Res, 2013, 38(1):52-56.

[6] Nielsen A, Knoblauch NT,Dobos GJ,et al. The effect of Guasha treatment on the microcirculation of surface tissue: a pilot study in healthy subjects [J]. Explore (NY). 2007, 3(5):456-466.

[7] Xu Qing-yan,Yang Jin-sheng,Yang Li. Effects of different Guasha techniques on body surface blood perfusion volume and local skin temperature of healthy subjects [J]. Journal of Traditional Chinese Medicine, 2011,31(4):316-320.

[8] Deng QT, Wang LX,Ma Y. Clinical research on the effect of Guasha on hemorrheology in people with syndrome of blood stasis [J]. Health Required, 2013, 7:371-372.

(LIU Hai-hua,WANG Ying-ying,WU Yuan,CHEN Ying-ru,YANG Jin-sheng. World Journal of Acupuncture - Moxibustion, 2014, 24(4):54-57)

刮痧对原发性高血压即时降压疗效及影响因素研究

原发性高血压（Essential Hypertension，EH）是以血压升高为主要临床表现的综合征，是临床上最常见的多因素慢性病之一，是心脑血管疾病的重要病因和危险因素[1]。国内外研究证实，预防和控制血压在正常范围内，是降低与高血压密切相关的心脑血管疾病发生的重要途径[1]。目前对EH的治疗主要以药物疗法治疗为主。然而许多患者长期服用降压药，由于多种因素如情绪波动、失眠、季节变化等，导致血压阶段性波动，此时增加用药容易导致血压偏低等不良反应，且随着生活水平的提高，越来越多的患者有寻求针灸、刮痧等物理疗法降压的需求，但对于刮痧疗法的降压疗效临床鲜有客观证据支持，故笔者观察了刮痧对89例原发性高血压患者的降压疗效，现报道如下。

一、临床资料

1．一般资料

病例来源于2013年7月至2014年3月中国中医科学院针灸医院及中国中医科学院中医门诊部，共89例，其中男38例，女51例。年龄（56.88±11.34）岁，病程（8.49±8.79）年，Ⅰ级高血压患者56例，Ⅱ级高血压患者33例，辨证分型：肝火亢盛证27例，阴虚阳亢证27例，痰湿壅盛证20例，阴阳两虚证15例。

2．诊断标准

西医诊断标准：参照2010年中国高血压防治指南[1]中的高血压诊断标准，在未使用降压药物的情况下，非同日3次测量血压，收缩压≥140mmHg和/或舒张压≥90mmHg。收缩压≥140mmHg和舒张压<90mmHg为单纯性收缩期高血压，排除继发性高血压后即可诊断；

中医证候诊断标准：参照中药新药临床研究指导原则[2]。

3．纳入标准

①符合原发性高血压西医诊断标准的Ⅰ级和Ⅱ级高血压患者；②年龄18～79岁；③未服用降压药者；④服用降压药，用药稳定2周以上者；同时符合①②③或①②④的患者才可纳入。

4．排除标准

①继发性高血压；②有心、脑、肝、肾或造血系统等严重原发疾病及精神病、肿瘤患者；③妊娠、哺乳期妇女；④刮痧部位有严重皮肤损伤或皮肤病者；⑤对刮痧过敏者；⑥过度肥胖，体重指数（BMI）30kg/m²）；①②③④⑤⑥包含任意一项即可排除。

二、治疗方法

服用降压药患者在原有基础治疗不变的情况下配合刮痧疗法，未用药患者直接接受刮痧疗法。

（1）刮痧器材：刮痧油、刮痧板（由北京金龙康而福健康研究中心提供，生产许可证：XK16-1082634）。

（2）具体操作：①刮痧前准备：患者卧位，充分暴露项背部，先用湿巾擦拭干净后，将刮痧油均匀涂抹于刮试部位；②刮痧角度：刮痧板与皮肤成45°角；③刮痧部位与穴区：先刮拭颈部后正中风府至大椎，颈部两侧夹脊穴循行区域、颈部外侧风池至肩峰循行区域；其次刮拭背腰部夹脊穴及两侧足太阳膀胱经循行区域；刮完后平躺刮拭颈部人迎穴区，上肢手阳明大肠经曲池至手三里区域，下肢外侧足阳明胃经足三里至丰隆区域，太冲穴区点按刮试；最后坐位刮拭头部两侧太阳至风池、头部正中百会至印堂、风池、风府穴区。④刮痧手法：对于肝火亢盛、痰湿壅盛等实证患者，刮痧采用重刺激泻法，以皮下毛细血管破裂，皮下瘀血为度；对于阴虚阳亢、阴阳两虚等虚证患者，采用轻刺激补法，以皮下毛细血管充血，皮肤潮红为度。⑤刮痧力度与频次：刮试力度以患者能忍受为度，每条线刮拭10次，宽约为6cm，本研究只刮痧一次。⑥注意事项：女性月经期停止刮痧。

三、检测指标

1．质量控制

由于血压是连续性变量，受时间、环境、情绪等多种因素影响而波动，因此本研究统一血压测量时间为下午2点至8点，同一刮痧地点、温度、湿度等环境，正常活动下测量，嘱患者避免在测量时间内做剧烈运动、长时间平躺睡觉、吸烟、饮酒或情绪波动，血压统一用经校准的欧姆龙7200血压计（许可证号：辽食药监械（准）字2009第2200129号）坐位测量右臂血压。

2. 血压监测点

刮痧前一天嘱咐患者使用同一台血压计在家正常活动下按测量点测量下午2点至8点的血压，测量点包括2：00 PM、2：30 PM、3：00 PM、3：30 PM、4：00PM、5：00 PM、6：00 PM、8：00 PM。刮痧当天所有患者必须都在2点结束刮痧，测量刮痧后下午2点至8点对应时段血压。

四、结果

1. 刮痧后各时段血压与当天刮痧前及刮痧前一天对应时段血压比较

刮痧后各时段血压与当天刮痧前及刮痧前一天对应时段血压比较，差异均有统计学意义（P＜0.05）结果见表3-15-1（由于治疗前舒张压均值＜90mmHg，故只显示收缩压）。

表3-15-1　刮痧后各时段血压与当天刮痧前及刮痧前一天对应时段血压比较

收缩压

	刮痧前	02:00 PM	02:30 PM	03:00 PM	03:30 PM	04:00 PM	05:00 PM	06:00 PM	08:00 PM
◆ 刮痧前一天		149.41	148.04	143.72	143.35	142.89	142.3	143.24	142.13
■ 刮痧当天	149	144.67	137.51	135.09	134.28	134.8	134.87	134.1	135.57

注：与当天刮痧前比较，1）P＜0.01，2）P＜0.05；与刮痧前一天对应时刻比较，3）P＜0.01，4）P＜0.05。

2. 影响疗效的多因素分析

为探讨疗效的影响因素，将病程、年龄、辨证、有无烟酒史、是否服用降压药与血压降幅进行 Logistic 回归分析，得到：血压变化幅度（y）=11.556+性别*1.262+年龄*0.156−BMI*0.010−心率*0.034−吸烟*2.059+饮酒*0.005−病程*0.2+用药*4.451−高血压分级*0.74−中医症型*1.632。由于模型汇总分析得到 R 方=0.123，该方程不能很好地解释，因此再进行因子分析，最后得到降压疗效的影响因素有3组：①无烟酒史的患者降压疗效优于有烟酒史者，两组间比较，差异有统计学意义（P＜0.05）；②年龄小于等于45岁、病程在10年以内的且服用降压药的患者辅助刮痧的降压疗效更佳；③刮痧后四组证型组间比较有显著性统计学差异（P＜0.01），降压疗效：肝火亢盛型最佳，其次分别是阴虚阳亢型、痰湿壅盛型、阴阳两虚型。

五、体会

高血压以血压升高为主要临床表现的综合征，属中医"头痛""眩晕"范畴，研究表明：痰瘀互结、毒损心络是其重要的病因病机[3]。刮痧疗法作为中医临床实用的特色治疗方法，在民间具有广大的群众基础，已被列入中医药进社区中医临床适宜推广技术。刮痧具有开腠理、活血脉、通经络、散邪毒的作用，对高血压等慢性病具有一定的调节作用，西医学研究[4-7]发现刮痧区的即刻血流值（0.966+0.203PU）高出非刮痧区血流值（0.465+0.089PU）一倍以上；刮痧区温度与同侧刮痧前和对侧非刮痧区相比升高了1.5℃左右，说明刮痧可以显著改善微循环，提高新陈代谢，降低外周阻力；其他研究还发现刮痧具有降低血粘度[8]，调高免疫力[9]等作用。

由于血压是一个连续性变量，70%的患者一天之中血压会有两个高峰和两个低谷，一般在清晨6-8点为第一个高峰、中午12-13点为第一个低谷、下午4-6点为第二个高峰、凌晨1-2点为第二个低谷。本研究选取下午2点-8点血压上升阶段作为刮痧后测量时间段，在严格控制血压影响因素的条件下进行血压测量。研究结果表明，刮痧后各时段血压明显低于当天刮痧前及刮痧前一天对应时段血压，刮痧后半小时，血压由治疗前的（149.00 ± 10.19）/（85.30 ± 10.96）mmHg下降至（137.51 ± 10.24）/

（81.06 ± 10.56）mmHg，说明刮痧疗法对原发性高血压具有较好的即刻降压疗效，刮痧后0.5小时血压与刮痧后1小时、1.5小时、2小时、3小时、4小时、6小时血压相比，血压变化无统计学差异（P＞0.05）。说明刮痧半小时后血压波动平稳，刮痧后血压变异性小。研究显示刮痧后4小时血压下降幅度最大，刮痧后6小时血压下降幅度开始减小，血压有回升的趋势。血压下降的最大幅度为：（14.90 ± 9.54）/（4.24 ± 6.34）mmHg。

影响因素的因子分析发现降压疗效的影响因素有3组：①刮痧对无吸烟、饮酒史的高血压患者的降压疗效优于有吸烟饮酒史的，说明吸烟、饮酒是高血压发病的危险因素。因此，临床上对吸烟或饮酒的高血压患者还应配合戒烟、戒酒治疗；②刮痧对年龄＜45岁，病程＜10年、服用降压药的患者疗效更佳，说明刮痧疗法对服用降压药血压的患者有增效作用即增强机体对降压药的敏感性，起到协同降压作用；刮痧对肝火亢盛型、阴虚阳亢型的疗效优于痰湿壅盛型、阴阳两虚型患者，说明刮痧疗法对热证（实热或虚热证）患者的疗效优于寒证，这与刮痧疗法偏于泄热排毒活血有关。

参考文献

[1] 中国高血压防治指南修订委员会.中国高血压防治指南2010[J].中华高血压杂志，2011，19（8）：701-743.

[2] 郑筱萸.中药新药临床研究指导原则（试行）[M].北京：中国医药科技出版社，2002，73-77.

[3] 王丽颖，李元，李娜，等.1508例高血压病患者中医证候分布调查研究[J].中华中医药杂志，2010，（12）：1960-1963.

[4] 田宇瑛，王莹莹，罗明富，等刮痧对家兔皮肤血流灌注量及组织形态学影响的比较研究[J].中医外治杂志，2009，18（6）：8-9.

[5] 徐青燕，杨金生，杨莉.刮痧对正常人背部体表温度与血流灌注量影响的观察[C].2011中国针灸学会年会论文集，2011：19-24.

[6] 徐青燕，杨金生，杨莉.穴位刮痧对同侧本经经脉线上皮肤微循环血流灌注量的影响[J].针刺研究，2013，38（1）：

52-56.

[7] Xu Qing-yan, Yang Jin-sheng, Yang Li. Effects of different scraping techniques on body surface blood perfusion volume and local skin temperature of healthy subjects [J].Journal of Traditional Chinese Medicine, 2011, 31（4）：316-320.

[8] 邓麒廷，王丽新，马云.刮痧对血瘀质者血液流变性影响的临床研究[J].健康必读杂志，2013，7：371-372.

[9] 崔向清，蒋燕，杨向竹，等.刮痧疗法对胆红素、SOD、IL-1、IL-6、白细胞、单胺类神经递质的影响初探[J].中医药学报，2013，41（1）：33-36.

（刘海华，刘朝，王莹莹，陈滢如，杨金生；中国针灸，2015，35（6），已录用）

刮痧对局部组织中神经元型
一氧化氮合酶和组胺影响

刮痧作为具有特色的中医外治疗法之一，在医疗和保健方面得到了广泛的应用[1-3]。虽然刮痧具有良好的治疗效果，但是对于它的研究大多还停留在临床上的疗效观察以及初步的实验检测，其中包括皮肤微循环血流灌注量和皮肤温度[4-7]。到目前为止，关于刮痧作用机制的研究还很少。从刮痧部位出现的痧象来看，研究出痧局部组织中化学成分的变化很可能是探索刮痧作用机制的有效切入点。本研究拟从刮痧局部组织入手，探索性采用免疫组织化学技术观察刮痧前后局部皮肤组织中神经元型一氧化氮合酶（neuronal nitrogen monoxide synthetase，nNOS）和组胺（histamine，HA）的变化来探讨刮痧所产生的生物学效应，为深入揭示刮痧的作用机制提供新的实验依据。

一、材料与方法

1. 实验动物

清洁级成年雄性Sprague Dawley大鼠5只，体质量（220±20）g，由中国医学科学院动物所提供。实验过程参照并严格遵守美国国立卫生研究院的《实验动物照料和使用指南》。

2. 主要试剂及仪器

试剂主要有兔抗nNOS抗体（rabbit anti nNOS，ab76067，Abcam，香港），兔抗HA抗体（rabbit anti HA，ab123982，Abcam，香港），Alexa 594荧光素化的山羊抗兔二次抗体（goat anti-rabbit Alexa 594 secondary antibody，Molecular Probes，美国）。阳离子载玻片（Thermo，Erie Scient if ic Company，美国）。仪器主要有蠕动泵（BT300-2J，保定兰格恒流泵有限公司），恒冷箱切片机（FSE，Thermo，Microm International，德国）和尼康光学图像分析仪（Nikon，Y-IDP，日本）。

3. 刮痧

在10%乌拉坦（1mL/100g）深度麻醉下，先剔除背毛暴露出脊柱两侧皮肤，经70%酒精擦洗后涂上刮痧油，然后用刮痧板沿脊柱一侧相当于人体膀胱经走行的部位由上向下刮拭（从肺俞穴到胃俞穴），至出现皮肤潮红，或红色粟粒状，或紫红色，或暗红色的血斑等变化，即"出痧"为止，时间大约5分钟。本研究用的5只大鼠，其中3只用于刮痧，另外2只为正常对照。

4. 灌流

出痧5分钟后，对仍处于麻醉状态下的大鼠进行心脏灌流，同样正常对照大鼠也在深度麻醉下进行心脏灌流。具体操作如下：迅速剪开胸腔，经左心室将输液针管插入升主动脉，剪开右心耳，快速灌入生理盐水150mL，随后灌入300mL含4%多聚甲醛和0.1mol/L磷酸缓冲液（phosphate buffered solution，PB，pH7.4）的固定液，约15min内灌流完毕。然后在灌流后大鼠的背部沿脊柱纵向切取皮肤组织，将其放置于上述同样的固定液中后固定2~4h，再换到含25%蔗糖的0.1mol/LPB（pH7.4）中放置于4℃冰箱里约2-3天直至组织完全下沉。

5. 组织切片的制备

采用恒冷箱切片机进行组织切片。先用组织包埋剂将皮肤组织粘贴在支架上，待冻结后将组织制成20mm厚的矢状切片，直接贴在阳离子载玻片上并按顺序分为两组，然后放于室内阴干。

6. 检测方法

对两组邻近切片分别进行圈染。先将内含3%山羊血清、0.5%Triton X-100和0.1mol/L PB（pH7.4）的封闭液滴加到切片上孵育1h，吸除封闭液后，分别加入含兔抗nNOS抗体（1∶1000）或兔抗HA抗体（1∶1000）的稀释液（1%山羊血清、0.5%Triton X-100和0.1mol/L PB，pH7.4）并置于摇床上过夜；次日，经0.1mol/L PB清洗3次后，将切片移入含Alexa594荧光素化的山羊抗兔二次抗体（1∶500）的上述稀释液中，于室温放置1h后，用0.1mol/L PB 清洗3次；待组织切片风干后，滴加50%甘油，加盖上盖玻片，完成标本制作。整个操作过程中注意避光。

7. 图像处理

荧光免疫染色标记的标本采用尼康光学图像分析仪进行观察和拍照。文章中所使用的图片最后经

Adobe Photoshop CS2（Adobe Systems，San Jose，CA，美国）进行标注和编辑。

二、结果

从外观上看，剃毛后的背部皮肤光洁润泽。经刮痧后的局部皮肤表面可以观察到轻度充血和肿胀的痧疹，与膀胱经伴行（图3-16-1）。从痧疹出现部位的皮肤组织切片上看，nNOS和HA阳性标记物明显升高显著高于它们在对照组织中的表达，并具有明显的形态学差异（图3-16-2，图3-16-3）。

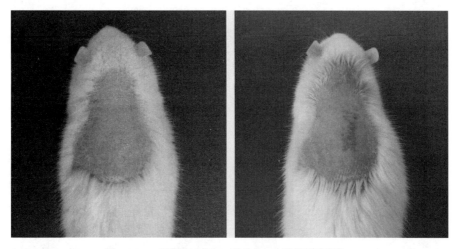

图3-16-1　刮痧前（左）、后（右）皮肤的外观照片。

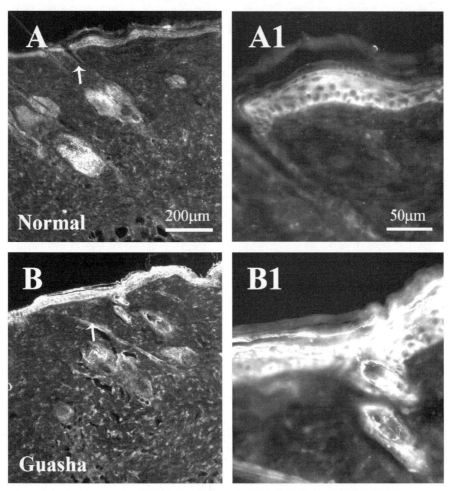

图3-16-2　正常（A，A1）和刮痧后（B，B1）的皮肤组织显示nNOS阳性标记物的比较。A1，B1
分别为图A和B中箭头所指处的放大图片。

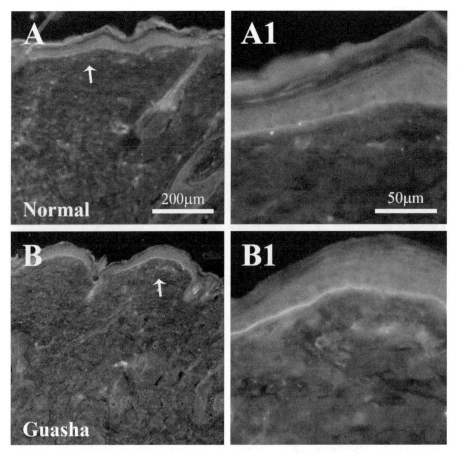

图3-16-3　正常（A，A1）和刮痧后（B，B1）的皮肤组织显示HA阳性标记物的比较。A1，B1分别为图A和B中箭头所指处的放大图片。

1. nNOS阳性表达

在正常的皮肤组织中有少量nNOS阳性标记物的存在，主要分布在表皮角质层、表皮细胞的间隙以及毛囊和血管周围（图3-16-2A，A1）。刮痧后的皮肤组织中，nNOS阳性标记物形成一条不连续的增强带集中分布在表皮的细胞间隙（图13-16-2B，B1）。综合组内不同切片所见，nNOS阳性标记物增强主要出现在痧疹所在的部位。

2. HA阳性表达

在正常的皮肤组织中有一定量HA阳性标记物存在，主要分布在表皮角质层和表皮细胞的间隙（图3-16-3A，A1）。刮痧后的皮肤组织中，HA阳性标记物在表皮层与真皮层之间形成一条连续的增强带（图3-16-3B，B1）。综合组内不同切片所见，HA阳性标记物增强遍布痧疹所在部位的表皮层与真皮层之间。

需要说明的是由于nNOS和HA在刮痧后局部皮肤组织中的阳性表达与二者在正常对照组织中的阳性表达存在明显的形态学差异，因此本研究仅对实验结果进行了形态学描述而没有对它们进行定量分析。

三、讨论

本研究以大鼠为实验对象，用荧光免疫组织化学技术对刮痧引起的局部组织中nNOS和HA阳性标记的变化进行了观察，结果显示刮痧能够促进局部组织中nNOS和HA阳性表达的上调，同时也表明荧光免疫组织化学技术可能成为在分子水平上揭示刮痧生物学效应的新手段。

刮痧刺激可引起局部皮肤组织中nNOS升高。NOS为多功能氧化-还原酶，是合成NO的关键因素。现已证明，NO是迄今为止在体内发现的第一个气体性细胞内及细胞间信息分子，广泛参与神经系统、免疫系统等众多生理病理过程，并在中枢与周围神经系统中发挥神经传导作用[8-9]。由于NO半衰期极短（5秒左右），易扩散，难以直接测定，加之它在体内不能储存，所以本实验通过测定NOS活性的变化来间接反映NO的变化。需要说明的是本研究采用nNOS抗体进行标记，

nNOS和内皮型NOS均归属于结构型NOS，具有反应快，起效时间短的特点，更能迅速显示刮痧后局部组织中NOS的变化[8]。由于本研究采用的是nNOS抗体，我们推断刮痧引起局部皮肤组织中nNOS升高的原因可能源于刮痧对周围神经的刺激并使其向外周组织释放出nNOS。伴随着nNOS向外周组织的释放，刮痧是否可以引起中枢神经系统中nNOS表达的下调目前还不清楚。以往的针灸研究中显示在慢性神经病理性模型动物上针刺可能通过抑制中枢神经系统组织中nNOS的基因表达来改善症状[10-12]。如果同属于外部刺激疗法的刮痧能够像针刺一样发挥相似的作用，那么刮痧的适用范围将会得到进一步扩展。

痧象的形成与HA有密切关系。HA是一种活性胺化合物。作为身体内的一种化学传导物质，HA参与中枢与周边的多重生理功能。在中枢系统，组胺可能参与睡眠、激素的分泌、体温调节、食欲与记忆形成等功能；在周边部分，HA可以影响许多细胞的反应，在过敏与发炎的调节上扮演一个很重要角色[8]。在针灸研究中认为针刺引起HA升高可能与局部组织中肥大细胞脱颗粒有关并由此产生一系列级联效应[13-14]。刮痧使局部皮肤组织中的HA升高，可能与肥大细胞脱颗粒有关，还需要进一步探明，但是HA的升高会直接导致血管扩张和毛细血管通透性增加[8]。因此刮痧在改善局部组织血液循环的同时，同样也可能引起少量的红细胞从毛细血管溢出，这可能是刮痧产生痧象的重要原因之一。

从上面分析我们可以看出nNOS和HA都具有广谱的生物学效应。通过本研究证实刮痧能够促进局部组织nNOS和HA表达的上调，这可能与刮痧的作用机制密切相关。虽然本研究还不能明确刮痧是否可以通过对nNOS和HA的调节激发更多的生物学效应，但刮痧引起局部组织中nNOS和HA表达的上调是肯定的。二者在合理范围内的上调可能发挥积极的治疗作用，而过度的上调又可能会产生细胞的毒性作用对机体构成伤害[8]，过度的或者强刺激同样也会导致皮肤组织的形态学发生改变[15]。因此，选择适当的刺激量将成为刮痧标准制定和临床实际操作中必须面对的研究课题。

总之，在正常状态下皮肤是一种稳态结构。刮痧主要通过刺激局部皮肤的浅层发挥作用。刮痧可能使局部皮肤组织的稳态被打破由静止状态而转为激活状态，其中nNOS和HA成分的增加可能是刮痧激发生物学效应的始动环节之一。通过本研究的尝试为我们今后进一步在动物病理模型上研究刮痧后不同时程局部组织中以及中枢神经系统中nNOS和HA表达的动态变化提供了有效的技术手段，可以期待荧光免疫组织化学技术将为揭示刮痧的生物学效应提供更多的实验依据。

参考文献

[1] 王莹莹，杨金生.刮痧疗法临床治疗病种研究与展望[J].中国针灸，2009，29（2）：167-171.

[2] 杨金生，张丽.亚健康刮痧调理[M].北京：中国中医药出版社，2011：65.

[3] Wang YY，Yang L，Yang JJ. Curative effect of scraping therapies on lumbar muscle strain [J]. J Tradit Chin Med. 2013，33（4）：455-460.

[4] Nielsen A，Knoblauch NT，Dobos GJ，et al. The effect of Guasha treatment on the microcirculation of surface tissue: a pilot study in healthy subjects[J]. Explore（NY），2007，3：456-466.

[5] Xu QY，Yang JS，Yang L，et al. Effects of different scraping techniques on body surface blood perfusion volume and local skin temperature on healthy subjects[J]. J Trad Chin Med，2011，31（4）：316-320.

[6] Xu Q Y，Yang J S，Zhu B，et al. The effects of scraping therapy on local temperature and blood perfusion volume in healthy subjects[J]. Evid Based Complementary Altern Med，2012，doi: 10.1155/2012/490292.

[7] 徐青燕，杨金生，杨莉，等.委中穴区刮痧对本经同侧经脉线上皮肤微循环血流灌注量的影响[J].针刺研究，2013，38（1）：52-56.

[8] 吕国蔚.医学神经生物学[M].第2版.北京：高等教育出版社，2004：94-95，103-105.

[9] Ignarro L J. Nitric oxide. A novel signal transduction mechanism for transcellular communication [J]. Hypertension，1990，16（5）：477-483.

[10] 宋晓鸽，唐照亮，侯晓荣，等.针刺对吗啡戒断大鼠脑组织一氧化氮合酶基因表达的影响[J].针刺研究，2004，29（1）：39-42.

[11] 阚宇，陈淑萍，高永辉，等.海马一氧化氮/蛋白激酶G信号通路参与针刺对慢性痛大鼠产生的累积性镇痛效应[J].针刺研究，2013，38（2）：93-99.

[12] 吴锋，黄锐，熊克仁. 不同时辰电针对氯胺酮成瘾大鼠内侧前额叶皮质、神经元型—氧化氮合酶表达的影响[J]. 针刺研究，2013，38（5）：386-392.

[13] Zhang D, Ding G H, Shen X Y, et al. Role of mast cells in acupuncture effect: a pilot study [J]. Explore (NY), 2008, 4（3）: 170-177.

[14] 赵雪，陈波，郭义. 关于针刺穴位效应启动的初始调控机制的探讨[J]. 上海针灸杂志，2013，32（6）：512-514.

[15] 田宇英，王莹莹，杨金生，等.刮痧对家兔皮肤血流灌注量及组织形态学影响的比较研究 [J].中医外治杂志，2009，18（6）：8-9.

（徐东升，王莹莹，崔晶晶，杨金生，白万柱；中国中医基础医学杂志，2014，20（11）：1547-1549，1576）

附录

刮痧标准规范辑录

目录

国家职业标准

保健刮痧师

（试 行）

中华人民共和国劳动和社会保障部制定

保健刮痧师国家职业标准

1. 职业概况

1.1 职业名称

保健刮痧师

1.2 职业定义

运用传统与现代的刮痧理论和技术，通过专用器械和介质，对人体进行保健刮痧的人员。

1.3 职业等级

本职业共设三个等级，分别为：初级（国家职业资格五级）、中级（国家职业资格四级）、高级（国家职业资格三级）。

1.4 职业环境

室内，常温。

1.5 职业能力特征

手指、手臂灵活，动作协调性强，色觉正常，语言表达准确，有观察、分析、理解和应变能力。

1.6 基本文化程度

初中毕业。

1.7 培训要求

1.7.1 培训期限

全日制职业学校教育，根据其培养目标和教学计划确定。晋级培训期限：初级不少于200标准学时；中级不少于120标准学时；高级不少于100标准学时；

1.7.2　培训教师

培训初、中级的教师应具有本职业高级职业资格证书或相关专业中级及以上技术职务任职资格；培训高级的教师应具有本职业高级职业资格证书3年以上或相关专业高级技术职务任职资格。

1.7.3　培训场地设备

理论知识培训场地应为具有可容纳20名以上学员的标准教室，并配备幻灯机或投影仪、电视机等教学设备；实际操作培训场所应具有10张以上刮痧床位、单面靠背刮痧椅，专用刮痧器械、介质及相关物品。

1.8　鉴定要求

1.8.1　适用对象

从事或准备从事本职业的人员。

1.8.2　申报条件

——初级（具备以下条件之一者）

（1）经本职业初级正规培训达规定标准学时数，并取得结业证书。

（2）在本职业连续见习工作2年以上。

——中级（具备以下条件之一者）

（1）取得本职业初级职业资格证书后，连续从事本职业工作3年以上，经本职业中级正规培训达规定标准学时数，并取得结业证书。

（2）取得本职业初级职业资格证书后，连续从事本职业工作5年以上。

（3）连续从事本职业工作7年以上。

（4）取得经劳动保障行政部门审核认定的、以中级技能为培养目标的中等以上职业学校本职业（专业）毕业证书。

——高级（具备以下条件之一者）

（1）取得本职业中级职业资格证书后，连续从事本职业工作4年以上，经本职业高级正规培训达规定标准学时数，并取得结业证书。

（2）取得本职业中级职业资格证书后，连续从事本职业工作7年以上。

（3）取得本职业中级职业资格证书的大专以上本专业或相关专业毕业生，连续从事本职业工作2年以上。

1.8.3　鉴定方式

分为理论知识考试和技能操作考核。理论知识考试采用闭卷笔试方式，技能操作考核采用现场实际操作方式。理论知识考试和技能操作考核均实行百分制，成绩皆达60分及以上者为合格。

1.8.4　考评人员与考生配比

理论知识考试考评人员与考生配比为1：20，每个标准教室不少于2名考评人员；技能操作考核考评员与考生配比为1：5，且不少于3名考评员。

1.8.5　鉴定时间

各等级理论知识考试时间为90分钟，技能操作考核为：初级30分钟；中级45分钟；高级60分钟。

1.8.6　鉴定场所设备

理论知识考试在标准教室进行；技能操作考核在具备刮痧床、靠背椅、刮拭器械、介质及相关用品的室内进行。

2. 基本要求

2.1 职业道德

2.1.1 职业道德基本知识
2.1.2 职业守则

（1）遵纪守法，坚决抵制一切不健康的服务要求，自尊、自强、自信。

（2）爱岗敬业，热情服务，耐心周到，平等待人。

（3）举止端庄，谈吐文雅，仪表整洁，礼貌待客。

（4）工作认真负责，严于律己，不骄不躁，吃苦耐劳。

（5）努力钻研业务，精益求精。

（6）维护集体利益，团结同事，主动协同，共同进步。

2.2 基础知识

2.2.1 正常人体生理解剖学基础知识

（1）人体运动系统解剖名称，体表标志。

（2）人体主要血管、神经分布及走向。

（3）皮肤解剖生理知识。

（4）人体主要系统的基本生理解剖。

2.2.2 中医基础知识

（1）脏腑基础知识。

（2）经络和腧穴基本知识。

（3）中医对病因与发病的认识。

（4）中医的防病保健原则。

2.2.3 保健刮痧的基本知识

（1）刮痧的基本概念

（2）刮痧的适应范围

（3）刮痧的基本手法

（4）刮痧的禁忌症、注意事项

2.2.4 相关法律、法规知识

（1）劳动法的相关知识

（2）执业医师法的相关知识

（3）公共场所卫生管理条例的相关知识

3. 工作要求

本标准对初级、中级和高级的技能要求依次递进，高级别涵盖低级别的要求。

3.1 初级

职业功能	工作内容	技能要求	相关知识
一、刮痧前准备	（一）接待服务	1. 能介绍保健刮痧的作用 2. 能询问顾客健康状况、了解有无刮痧禁忌症	文明礼貌用语
	（二）室内环境准备	1. 能检查、调整室内温度、湿度 2. 能清理工作环境	刮痧时风寒之邪对身体的影响
	（三）器械准备	1. 能选用适宜的刮痧用具 2. 能检查刮痧用具是否边缘光滑、洁净、无破损 3. 能检查刮痧介质是否符合使用要求 4. 能进行专用刮痧用具的清洁、消毒	1. 刮痧用具的特性（材质要求）及保养方法 2. 刮痧介质鉴定方法 3. 刮痧用具的消毒方法
二、保健刮拭	（一）头部的保健刮拭	1. 能对全头进行放松刮拭 2. 能对头顶部、双侧头部、后头部依次进行保健刮拭 3. 能对头部太阳、百会、四神聪、风池等特定穴位点按刮试	1. 头部各部位刮拭的正确体位 2. 晕刮的表现、预防及处理原则 3. 头部放松与保健刮拭的时间要求
	（二）颈、肩、背、腰部的刮拭	1. 能对颈部正中、双侧依次进行刮拭 2. 能对肩前、肩后、肩上依次进行刮拭 3. 能对背、腰部正中及双侧依次进行刮拭	1. 颈、肩、背、腰部刮拭的顺序、方向、手法和时间要求 2. 不同体质的刮拭手法和时间的要求
	（三）胸、腹部刮拭	1. 能对胸部正中、肋间依次进行刮拭 2. 能对腹部正中、双侧依次进行刮拭	1. 胸部刮拭的顺序、方向、手法和时间要求 2. 腹部刮拭的顺序、方向、手法和时间要求
	（三）四肢刮拭	1. 能对上肢内侧、外侧依次进行刮拭 2. 能对下肢内侧、外侧、后侧依次进行刮拭	四肢刮拭的顺序、方向、手法和时间要求

续表

职业功能	工作内容	技能要求	相关知识
三、刮痧后工作	整理	1. 能用纸巾擦净刮拭部位的残留介质 2. 能清洁刮痧工具及用品	刮痧后的处理程序和方法
	服务	能向顾客介绍刮拭后的注意事项	

3.2 中级

职业功能	工作内容	技能要求	相关知识
一、刮痧前准备	（一）接待	能为顾客介绍保健刮痧方法及原理	1. 亚健康的特征 2. 判断健康状况的方法 3. 保健刮痧方案的制定原则
	（二）咨询服务	能根据顾客的健康状况制定保健刮痧方案	
二、保健刮拭	（一）面部刮痧	1. 能对前额、眼部周围、面颊、下颌依次进行刮拭 2. 能对印堂、四白、颊车、下关、承浆、人中等特定穴位进行刮拭	1. 面部的骨骼形态及肌肉走向 2. 面部经脉循行部位及特定穴位的作用 3. 面部刮痧的手法特点 4. 面部刮痧的方向和时间要求
	（二）康复刮痧	1. 能对颈、肩、背、腰、腿痛、头痛、感冒进行康复刮痧 2. 能运用基本的补泻手法进行刮拭	1. 颈痛、肩痛、背痛、腰痛、腿痛、头痛、感冒康复程度识别知识 2. 补泻手法的基本知识 3. 不同体质康复刮痧的时间和手法知识
三、刮痧后工作	填写健康档案	能按要求填写顾客健康状况、刮痧部位、刮痧效果	刮痧档案的填写格式与方法

3.2 高级

职业功能	工作内容	技能要求	相关知识
一、刮痧前准备	（一）咨询	能运用中医知识对顾客身体健康状况进行初步分析判断	1. 中医八纲辨证的概念 2. 系统保健调理方案制定方法
	（二）判断	能根据顾客的健康状况制定系统保健调理方案	

职业功能	工作内容	技能要求	相关知识
二、保健刮拭	（一）康复刮痧	1. 能对便秘、腹泻、食欲不振、痛经、痤疮、失眠、肥胖、疲劳等进行康复刮痧 2. 能运用特殊手法进行康复刮痧	1. 针对不适表现选经配穴的知识 2. 10种特殊手法的知识 3. 脏腑器官有关反射区知识
	（二）综合调理	1. 能对不同顾客进行饮食、运动等保健指导 2. 能使用拔罐方法配合刮痧保健	饮食、运动保健知识
	（三）拔罐	能使用拔罐方法配合刮痧保健	拔罐操作方法及注意事项
	（四）痧象判断与处理	能根据出痧的部位、形态、颜色对身体状况进行判断	痧象与健康状况的相关知识
五、培训与指导	培训	能指导和培训初、中级保健刮痧师	培训教学基本方法
	指导	能对刮痧经验进行总结	应用文的写作要求

4. 比重表

4.1 理论知识

项目		初级(%)	中级（%）	高级（%）
基本要求	职业道德	5	5	5
	基础知识	30	20	15
相关知识	刮痧前准备			
	接待服务	3	—	—
	室内环境准备	2	—	—
	器械准备	2	—	—
	接待	—	7	—
	咨询服务	—	8	—
	咨询	—	—	5
	判断	—	—	5
	保健刮拭			
	头部的保健刮痧	10	—	—
	颈、肩、背、腰部刮痧	20	—	—
	胸、腹部刮痧	10	—	—
	四肢刮痧	10	—	—
	面部刮痧	—	15	—
	康复刮痧	—	35	25
	综合调理	—	—	20
	拔罐	—	—	10
	痧象判断与处理	—	—	5
	刮痧后工作			
	整理	3	—	—
	服务	4	—	—
	填写健康档案	—	10	—
	培训与指导			
	培训	—	—	5
	指导	—	—	5
合 计		100	100	100

4.2 技能操作

项目			初级（%）	中级（%）	高级（%）
技能要求	刮痧前准备	接待服务	3	—	—
		室内环境准备	2	—	—
		器械准备	3	—	—
		接待	—	10	—
		咨询服务	—	10	—
		咨询	—	—	10
		判断	—	—	10
	保健刮痧	头部的保健刮痧	15		
		颈、肩、背、腰部刮痧	35	—	—
		胸、腹部刮痧	16	—	—
		四肢刮痧	16	—	—
		面部刮痧	—	25	—
		康复刮痧	—	45	35
		综合调理	—	—	20
		拔罐	—	—	10
		痧象判断	—	—	5
	刮痧后工作	整理	5	—	—
		服务	5	—	—
		填写健康档案	—	10	—
	培训与指导	培训	—	—	5
		指导	—	—	5
合　计			100	100	100

国家职业技能标准

中医刮痧师

（试 行）

中华人民共和国劳动和社会保障部制定

中医刮痧师
国家职业标准

1. 职业概况

1.1 职业名称

中医刮痧师。

1.2 职业定义

根据中医基础理论，使用专用器械和介质，对人体进行刮痧操作的人员。

1.3 职业等级

本职业共设三个等级，分别为：高级（国家职业资格三级）、技师（国家职业资格二级）、高级技师（国家职业资格一级）。

1.4 职业环境

室内、常温、清洁。

1.5 职业能力特征

手指、手臂灵活，动作协调性强，色觉正常，语言表达准确，有观察、分析、理解和应变能力。

1.6 基本文化程度

初中毕业。

1.7 培训要求

1.7.1 培训期限

全日制职业学校教育，根据其培养目标和教学计划确定。晋级培训期限：高级不少于120标准学时；技师不少于100标准学时；高级技师不少于80标准学时。

1.7.2 培训教师

培训高级人员的教师应具有本职业技师及以上职业资格证书或相关专业中级及以上专业技术职务任职资格；培训技师的教师应具有本职业高级技师职业资格证书或相关专业高级专业技术职务任职资格；培训高级技师的教师应具有本职业高级技师职业资格证书或相关专业高级专业技术职务任职资格。

1.7.3 培训场地设备

理论知识培训场地应为标准教室，并配备幻灯机和投影仪、电视机等教学设备；实际操作培训场地应具有刮痧床位、单面靠背刮痧椅、专用刮痧器械、介质及相关物品。

1.8 鉴定要求

1.8.1 适用对象

从事或准备从事本职业的人员。

1.8.2 申报条件

——高级（具备以下条件之一者）

（1）连续从事本职业工作10年以上，经本职业高级正规培训达规定标准学时数，并取得结业证书。

（2）取得保健刮痧师初级职业资格证书后，连续从事本职业工作8年以上，经本职业高级正规培训达规定标准学时数，并取得结业证书。

（3）取得保健刮痧师中级职业资格证书后，连续从事本职业工作6年以上。

（4）取得保健刮痧师中级职业资格证书后，连续从事本职业工作4年以上，经本职业高级正规培训达规定标准学时数，并取得结业证书。

（5）取得高级技工学校或经劳动和社会保障行政部门审核认定的、以高级技能为培养目标的高等职业学校本职业（专业）毕业证书。

（6）取得中等以上职业学校医学专业毕业证书，连续从事本职业工作3年以上。

——技师（具备以下条件之一者）

（1）取得保健刮痧师或中医刮痧师高级职业资格证书后，连续从事本职业工作5年以上，经本职业技师正规培训达规定标准学时数，并取得结业证书。

（2）取得保健刮痧师或中医刮痧师高级职业资格证书后，连续从事本职业工作7年以上。

（3）取得保健刮痧师或中医刮痧师高级职业资格证书的大专以上本专业或相关专业的毕业生，连续从事本职业工作2年以上。

——高级技师（具备以下条件之一者）

（1）取得本职业技师职业资格证书后，连续从事本职业工作3年以上，经本职业高级技师正规培训达规定标准学时数，并取得结业证书。

（2）取得本职业技师职业资格证书后，连续从事本职业工作5年以上。

1.8.3 鉴定方式

分为理论知识考试和技能操作考核。理论知识考试采用闭卷笔试等方式，技能操作考核采用现场实际操作方式。理论知识考试和技能操作考核均实行百分制，成绩皆达60分及以上者为合格。技师、高级技师还须进行综合评审。

1.8.4 考评人员与考生配比

理论知识考试考评人员与考生配比为1：20，每个标准教室不少于2名考评人员；技能操作考核考评员与考生配比为1：5，且不少于3名考评员。综合评审委员不少于5人。

1.8.5 鉴定时间

理论知识考试时间为90 min；技能操作考核时间：高级不少于30 min，技师、高级技师不少于45 min；综合评审时间不少于20 min。

1.8.6 鉴定场所设备

理论知识考试在标准教室进行；技能操作考核在具备刮痧床、靠背椅、专用刮痧器械、介质及相关用品的室内进行。

2. 基本要求

2.1 职业道德

2.1.1 职业道德基本知识

2.1.2 职业守则

（1）劳动者职业守则。

（2）医务人员医德规范。

（3）医务人员"八不准"。

2.2 基础知识

2.2.1 正常人体生理解剖学基础知识

（1）人体运动系统基本生理解剖知识及主要体表标志。

（2）人体主要血管、神经分布及走向。

（3）人体皮肤基本生理解剖知识。

（4）人体消化、呼吸、泌尿系统的基本生理解剖知识。

2.2.2 中医学的主要特点

（1）辨证论治。

（2）整体观念。

2.2.3 阴阳五行

（1）阴阳五行学说的基本内容。

（2）阴阳五行学说在中医学的应用。

2.2.4 脏腑

（1）脏腑的名称与分类。

（2）五脏的生理功能。

（3）六腑的生理功能。

2.2.5 气血津液

（1）气血津液的概念及生理功能。

（2）气血津液的相互关系。

2.2.6 经络和腧穴

（1）经络的组成。

（2）十四经脉的循行。

（3）经络的生理功能。

（4）腧穴定位。

（5）腧穴的功能主治。

2.2.7 中医体质学说

（1）中医体质学说概述。

（2）中医体质的分类。

（3）中医体质学说的应用。

2.2.8 中医的病因与发病认识

（1）辨证求因的概念。

（2）六淫、疠气、七情、饮食、劳逸的致病特点。

2.2.9 基本病机

（1）邪正盛衰。

（2）阴阳失调。

（3）内生五邪。

2.2.10 中医的防治原则

（1）治未病。

（2）治病求本。

（3）扶正祛邪。

（4）调整阴阳。

（5）因异制宜。

2.2.11 中医诊断知识

（1）诊法。

（2）辨证。

2.2.12 刮痧的基本知识

（1）刮痧的基本概念。

（2）刮痧的常用器具和介质。

（3）刮痧的作用原理。

（4）刮痧的基本操作步骤。

（5）刮痧的基本手法。

（6）刮痧的特殊手法。

（7）刮痧的适应症。

（8）刮痧的禁忌症、注意事项。

2.2.13 相关法律、法规知识

（1）《中华人民共和国劳动法》相关知识。

（2）《中华人民共和国执业医师法》相关知识。

（3）《中华人民共和国消费者权益保护法》相关知识。

（4）《公共场所卫生管理条例》相关知识。

（5）《乡村医生从业管理条例》相关知识。

（6）《中华人民共和国中医药条例》相关知识。

（7）《传统医学师承和确有专长人员医师资格考核考试办法》相关知识。

3. 工作要求

本标准对高级、技师和高级技师的技能要求依次递进，高级别涵盖低级别的要求。

3.1 高级

职业功能	工作内容	技能要求	相关知识
一、接诊与判断	（一）接诊	能运用中医望闻问切四诊知识，对被刮痧者健康状况进行虚实判断	1. 中医虚证、实证的主要表现 2. 中医体质学说的主要内容 3. 刮痧选经配穴的知识 4. 刮痧补泻综合手法的临床应用
	（二）判断	能根据被刮痧者体质制定相应的刮痧方案	
二、常见病的刮痧	（一）常见亚健康症状的刮痧	能选择相应的刮痧体位、部位、经脉、手法和时间，对疲劳、失眠、便秘、食欲不振进行刮痧	疲劳、失眠、便秘、食欲不振的主要表现、常见原因、综合调理及注意事项
	（二）内科常见病症的刮痧	能选择相应的刮痧体位、部位、经脉、手法和时间，对胁痛、胃痛、腹痛、中暑、腹泻、眩晕患者进行刮痧	胁痛、胃痛、腹痛、中暑、腹泻、眩晕的主要表现、常见原因、综合调理及注意事项
	（三）其他病症的刮痧	能选择相应的刮痧体位、部位、经脉、手法和时间，对痤疮、痛经、乳腺增生、月经不调、肥胖患者进行刮痧	痤疮、痛经、乳腺增生、月经不调、肥胖的主要表现、常见原因、综合调理及注意事项
三、刮痧后的运动、饮食康复	（一）运动、饮食康复介绍	1. 能介绍与解答运动康复的一般原则、方法、作用原理 2. 能介绍与解答饮食康复的一般原则、方法、作用原理	1. 中医运动康复的作用原理 2. 常用运动保健方法 3. 各类疾病运动康复的特点和要求 4. 中医饮食调摄方法 5. 各类疾病饮食调摄的特点和要求
	（二）指导运动、饮食康复	1. 能通过观察、询问方式确定被刮痧者是否有运动禁忌症、饮食禁忌 2. 能为被刮痧者选择适宜的运动保健方法和饮食调摄方法	

3.2 技师

职业功能	工作内容	技能要求	相关知识
一、接诊与判断	（一）接诊	能运用中医八纲辨证知识对被刮痧者的健康状况进行阴、阳、表、里、寒、热、虚、实分析判断	1. 中医八纲辨证的要领 2. 中医预防保健基本知识
	（二）判断	能根据被刮痧者的健康状况制定综合调理方案	
二、常见病的刮痧	（一）内科常见病症的刮痧治疗	能选择相应的刮痧体位、部位、经脉、手法和时间，对咳嗽、哮喘、健忘、心悸、内伤发热、高血压病、糖尿病、冠心病进行刮痧	咳嗽、哮喘、健忘、心悸、内伤发热、高血压病、糖尿病、冠心病的主要表现、常见原因、综合调理及注意事项
	（二）外科常见病症的刮痧	能选择相应的刮痧体位、部位、经脉、手法和时间，对急性腰扭伤、落枕进行刮痧	急性腰扭伤、落枕的主要表现、常见原因、综合调理及注意事项
	（三）其他病症的刮痧	能选择相应的刮痧体位、部位、经脉、手法和时间，对更年期综合征、耳鸣耳聋、咽喉炎、鼻炎进行刮痧	更年期综合征、耳鸣耳聋、咽喉炎、鼻炎的主要表现、常见原因、综合调理及注意事项
三、刮痧后的砭石康复	（一）砭石治疗	1. 能判断砭石疗法的适应范围 2. 能运用摩法、擦法、推法等基本砭石手法进行治疗	1. 砭石疗法的概述 2. 常用砭具种类及清洁方法 3. 砭石疗法的作用原理 4. 砭石疗法的操作手法 5. 砭石疗法的适应范围 6. 砭石疗法的注意事项
	（二）砭石配合刮痧治疗	能在落枕、腰痛等病症刮痧后进行砭石康复	
四、培训与指导	（一）培训	能对初级、中级和高级刮痧师进行培训	培训教学的基本要求及方法
	（二）指导	能对初级、中级和高级刮痧师进行业务指导	

3.3 高级技师

职业功能	工作内容	技能要求	相关知识
一、接诊与判断	（一）接诊	能运用中医脏腑辨证知识对被刮痧者健康状况进行分析判断	1. 中医脏腑辨证的主要内容 2. 脏腑疾病康复方案的制定方法
	（二）判断	能根据被刮痧者的健康状况制定相应的康复方案	
二、常见病的刮痧	（一）内科常见病症的刮痧	能选择相应的刮痧体位、部位、经脉、手法和时间，对痛风、脑动脉硬化、中风后遗症、老年痴呆、抑郁症、脂肪肝、慢性肾炎、进行性肌营养不良进行刮痧	痛风、脑动脉硬化、中风后遗症、老年痴呆、抑郁症、脂肪肝、慢性肾炎、进行性肌营养不良的主要表现、常见原因、综合调理及注意事项
	（二）外科常见病症的刮痧	能选择刮痧治疗的体位和部位、经脉及手法、时间，对荨麻疹、银屑病患者进行刮痧治疗	荨麻疹、银屑病的主要表现、常见原因、综合调理及注意事项
	（三）其他病症的刮痧	能选择刮痧治疗的体位和部位、经脉及手法、时间，对子宫肌瘤、阳痿遗精早泄、淋症进行刮痧治疗	子宫肌瘤、阳痿遗精早泄、淋证的主要表现、常见原因、综合调理及注意事项
三、刮痧后的拔罐康复	（一）拔罐治疗	1. 能判断拔罐的适应范围 2. 能对被刮痧者进行留罐、闪罐、走罐等基本操作	1. 拔罐概述 2. 常用罐具种类及清洁方法 3. 拔罐的作用原理 4. 拔罐的操作方法 5. 拔罐的适应范围 6. 拔罐的注意事项
	（二）拔罐配合刮痧治疗	能在肩痛、腿痛等病症刮痧后进行拔罐治疗	
四、培训与指导	（一）培训	1. 能编写培训教案 2. 能对技师进行培训	教案的编写要求及方法
	（二）指导	能对技师进行业务指导	

4. 比重表

4.1 理论知识

项目		高级（%）	技师（%）	高级技师（%）
基本要求	职业道德	5	5	5
	基础知识	40	40	40
相关知识	接诊与判断	10	10	10
	常见病的刮痧	35	32	32
	刮痧后的饮食、运动康复	10	—	—
	刮痧后的砭石康复	—	10	—
	刮痧后的拔罐康复	—	—	10
	培训与指导	—	3	3
合　计		100	100	100

4.2 技能操作

项目		高级（%）	技师（%）	高级技师（%）
技能要求	接诊与判断	15	10	10
	常见病的刮痧	70	70	70
	刮痧后的饮食、运动康复	15	—	—
	刮痧后的砭石康复	—	15	—
	刮痧后的拔罐康复	—	—	15
	培训与指导	—	5	5
合　计		100	100	100

注：高级、技师和高级技师每个模块须达到相应分值的60%。

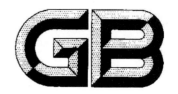

中华人民共和国国家标准

GB/T 21709.22—2013

针灸技术操作规范 第22部分：刮痧

Standardized manipulations of acupuncture and moxibustion—
Part 22:Scraping therapy

2010-12-31发布

2014-12-01实施

中华人民共和国国家质量监督检疫总局
中国国家标准化管理委员会 发布

前　　言

GB/T 21709《针灸技术操作规范》分为以下部分：

——第1部分：艾灸；

——第2部分：头针；

——第3部分：耳针；

——第4部分：三棱针；

——第5部分：拔罐；

——第6部分：穴位注射；

——第7部分：皮肤针；

——第8部分：皮内针；

——第9部分：穴位贴敷；

——第10部分：穴位埋线；

——第11部分：电针；

——第12部分：火针；

——第13部分：芒针；

——第14部分：鍉针；

——第15部分：眼针；

——第16部分：腹针；

——第17部分：鼻针；

——第18部分：口唇针；

——第19部分：腕踝针；

——第20部分：毫针基本刺法；

——第21部分：毫针基本手法；

——第22部分：刮痧。

本部分为GB/T 21709的第22部分。

本部分按照GB/T 1.1—2009给出的规则起草。

本部分由国家中医药管理局提出。

本部分由全国针灸标准化技术委员会（SAC/TC 475）归口。

本部分由中国中医科学院针灸研究所负责起草单位，陕西中医学院附属医院、中国中医科学院望京医院参加起草。

本部分主要起草人：杨金生、刘智斌、王莹莹、王敬、杨金洪、雷正权、姜爱平、陈枫、刘冬霞、王昕、訾明杰、昝强、胡俊霞。

针灸技术操作规范　第22部分：刮痧

1. 范围

GB/T 21709的本部分规定了刮痧的术语和定义、手法、操作步骤与要求、注意事项与禁忌。

本部分适用于刮痧技术操作。

2．规范性引用文件

下列文件对于本文件的应用是必不可少的。凡是注日期的引用文件，仅注日期的版本适用于本文件。凡是不注日期的引用文件，其最新版本（包括所有的修订单）适用于本文件。

GB/T 16886—2005 医疗器械生物学评价

GB/T 21709.4 针灸技术操作规范 第4部分 三棱针

GB/T 21709.5 针灸技术操作规范 第5部分 拔罐

3．术语和定义

下列术语和定义适用于GB/T 21709的本部分。

3.1

刮痧　scraping therapy

用特制的刮痧器具，依据中医经络腧穴理论，在体表进行相应的手法刮拭，以防治疾病的方法。

3.2

刮痧板　utensil for scraping

由牛角、砭石、陶瓷、玉石等质地坚硬的材质制成的板状器具，是刮痧的主要工具。

3.3

刮痧介质　medium for scraping

刮痧时涂抹在刮拭部位的润滑护肤增效制剂，如刮痧油、刮痧乳等。

3.4

出痧　eruption

刮痧后皮肤出现潮红、紫红色等颜色变化，或出现粟粒状、丘疹样斑点，或片状、条索状斑块等形态变化，并伴有局部热感或轻微疼痛。

4. 操作步骤与要求

4.1 施术前准备

4.1.1 器具

根据病症和刮痧部位的不同，选择相应的刮痧板和刮痧介质。刮痧板材质应对人体无毒副作用，应符合GB/T 16886—2005的要求。常用刮痧板和刮痧介质的种类参见附录A。

4.1.2 部位

刮痧时选取适当的刮痧部位，以经脉循行和病变部位为主，常刮部位有头、颈、肩、背、腰及四肢等。施术部位应尽量暴露，便于操作。

4.1.3 体位

根据病症特点、刮痧部位和患者体质等方面，选择患者舒适持久、术者便于操作的治疗体位。常用的刮痧体位参见附录B。

4.1.4 环境

刮痧室内应保持整洁卫生，温度适中，以患者感觉舒适为宜。

4.1.5 消毒

4.1.5.1 刮痧板

刮痧板使用后应及时消毒，不同材质的刮痧板应用不同的消毒方法，其中：
a）水牛角刮痧板宜用1:1000的新洁尔灭或75%医用乙醇或0.5%的碘伏进行擦拭消毒；
b）砭石、陶瓷、玉石刮痧板除可按a）擦拭消毒外，还可高温、高压或煮沸消毒。

4.1.5.2 部位

刮痧部位应用热毛巾，或一次性纸巾，或75%乙醇棉球，或生理盐水棉球进行清洁或消毒。

4.1.5.3 术者

术者双手应用肥皂水或洗手消毒液清洗干净，或用75%乙醇棉球擦拭清洁。

4.2 施术方法

4.2.1 刮痧基本方法

4.2.1.1 握持刮痧板方法

根据所选刮痧板的形状和大小，使用便于操作的握板方法。一般为单手握板，将刮痧板放置掌心，由拇指和食指、中指夹住刮痧板，无名指和小指紧贴刮痧板边角，从刮痧板的两侧和底部三个角度固定刮痧板。刮痧时利用指力和腕力调整刮痧板角度，使刮痧板与皮肤之间夹角约45°，以肘关节为轴心，前臂做有规律的移动。

4.2.1.2 涂抹刮痧介质

取适量刮痧介质，置于消毒后的拟刮拭部位，用刮痧板涂抹均匀。

4.2.1.3 刮痧的次序

选择刮痧部位顺序的总原则为先头面后手足，先背腰后胸腹，先上肢后下肢，逐步按顺序刮痧。全身刮痧者，顺序为：头、颈、肩、背腰、上肢、胸腹及下肢；局部刮痧者，如颈部刮痧顺序为头、颈、肩、上肢；肩部刮痧顺序为头、颈、肩上、肩前、肩后、上肢；背腰部刮痧顺序为背腰部正中、脊柱两侧、双下肢。

4.2.1.4 刮痧的方向

总原则为由上向下、由内向外，单方向刮拭，尽可能拉长距离。头部一般采用梳头法，由前向后，或采用散射法，由头顶中心向四周；面部一般由正中向两侧，下颌向外上刮拭；颈肩背腰部正中、两侧由上往下，肩上由内向外，肩前、肩外、肩后由上向下；胸部正中应由上向下，肋间则应由内向外；腹部则应由上向下，逐步由内向外扩展；四肢宜向末梢方向刮拭。

4.2.1.5 刮痧的补泻方法

刮痧的补泻方法为临床常用的综合手法，可分为：

a）刮痧补法：刮痧时，刮痧板按压的力度小，刮拭速度慢，刮拭时间相对较长。宜用于体弱多病、久病虚弱的虚证患者，或对疼痛敏感者等；

b）刮痧泻法：刮痧时，刮痧板按压的力度大，刮拭速度快，刮拭时间相对较短。宜用于身体强壮、疾病初期的实证患者以及骨关节疼痛患者；

c）刮痧平补平泻法：介于刮痧补法和刮痧泻法之间。刮痧时，刮痧板按压的力度和移动速度适中，时间因人而异。宜用于虚实夹杂体质的患者，尤其适宜于亚健康人群或健康人群的保健刮痧。

4.2.1.6 刮痧的时间

刮痧的时间包括每次治疗时间、刮痧间隔和疗程：

a）每个部位一般刮拭20次～30次，通常一名患者选3个～5个部位；局部刮痧一般10 min ～20 min，全身刮痧宜20 min ～30 min；

b）两次刮痧之间宜间隔3 d ～ 6 d，或以皮肤上痧退、手压皮肤无痛感为宜，若刮痧部位的痧斑未退，不宜在原部位进行刮拭；

c）急性病痊愈为止，一般慢性病以7次～10次为一疗程。

4.2.1.7 刮痧的程度

刮痧的程度包括刮拭的力量强度和出痧程度：

a）刮痧时用力要均匀，由轻到重，先轻刮6次～10次，然后力量逐渐加重，尤其是经过穴位部位，以患者能够耐受为度，刮拭6次～10次后，再逐渐减力，轻刮6次～10次。每个部位刮拭约20次～30次，使患者局部放松，有舒适的感觉为宜；

b）一般刮至皮肤出现潮红、紫红色等颜色变化，或出现粟粒状、丘疹样斑点，或片状、条索状斑块等形态变化，并伴有局部热感或轻微疼痛。对一些不易出痧或出痧较少的患者，不可强求出痧。

4.2.2 刮痧手法

根据病症和刮痧部位的不同，刮痧操作的力量大小、速度快慢、刮拭方向、刮痧板边角接触的部位以及刮痧配合手法应有所不同，刮痧手法见附录C。

4.2.3 常用部位的刮痧方法

人体头部、颈部、肩部、背腰部、胸部、腹部和四肢部位的刮痧方法见附录D。

4.3 施术后处理

刮痧后处理参见附录E。

4.4 适应症

刮痧可广范应用于各种急、慢性和多发性疾病，常见的适应症参见附录F。

5. 注意事项

5.1 刮痧治疗时应注意室内保暖，尤其是在冬季应避免感受风寒；夏季刮痧时，应避免风扇、空调直接吹刮拭部位。

5.2 刮痧后不宜即刻食用生冷食物，出痧后30 min以内不宜洗澡。

5.3 年迈体弱、儿童、对疼痛较敏感的患者宜用轻刮法刮拭。

5.4 凡肌肉丰满处（如背部、臀部、胸部、腹部、四肢）宜用刮痧板的横面（薄面、厚面均可）刮拭。对一些关节处、四肢末端、头面部等肌肉较少、凹凸较多的部位宜用刮痧板的棱角刮拭。

5.5 下肢静脉曲张或下肢肿胀者，宜采用逆刮法，由下向上刮拭。

6. 禁忌

6.1 严重心脑血管疾病、肝肾功能不全等疾病出现浮肿者。

6.2 有出血倾向的疾病，如严重贫血、血小板减少性紫癜、白血病、血友病等。

6.3 感染性疾病，如急性骨髓炎、结核性关节炎、传染性皮肤病、皮肤疖肿包块等。

6.4 急性扭挫伤、皮肤出现肿胀破溃者。

6.5 刮痧不配合者，如醉酒、精神分裂症、抽搐等。

6.6 特殊部位，如眼睛、口唇、舌体、耳孔、鼻孔、乳头、肚脐、前后二阴以及大血管显现处等部位，孕妇的腹部、腰骶部。

附 录 A
（资料性附录）
常用刮痧板和刮痧介质的种类

A.1 常用刮痧板的种类

A.1.1 按材质分类

A.1.1.1 水牛角刮痧板

用天然水牛角加工制成，具有清热、解毒、化瘀、消肿的作用。

A.1.1.2 砭石刮痧板

用特殊的砭石加工制成，具有镇惊、安神、祛寒的作用。

A.1.1.3 陶瓷刮痧板

用陶瓷材料烧制而成，具有耐高温、防静电的作用。

A.1.1.4 玉石刮痧板

用玉石材料加工而成，具有清热、润肤、美容的作用。

A.1.2 按形状分类

A.1.2.1 椭圆形刮痧板

呈椭圆形或月圆形，边缘光滑，宜用于人体脊柱双侧、腹部和四肢肌肉较丰满部位刮痧。

A.1.2.2 方形刮痧板

一侧薄而外凸为弧形，对侧厚而内凹为直线形，呈方形，宜用于人体躯干、四肢部位刮痧。

A.1.2.3 缺口形刮痧板

边缘设置有缺口，以扩大接触面积，减轻疼痛，宜用于手指、足趾、脊柱部位刮痧。

A.1.2.4 三角形刮痧板

呈三角形，棱角处便于点穴，宜用于胸背部肋间隙、四肢末端部位刮痧。

A.1.2.5 梳形刮痧板

呈梳子状，可以保护头发，宜用于头部刮痧。

A.2 常用刮痧介质的种类

A.2.1 刮痧油

中草药与医用油精炼而成的油剂，具有清热解毒、活血化瘀、解肌发表、缓解疼痛、帮助透痧以及润滑护肤增效等作用。宜用于成人刮痧，或刮痧面积大者，或皮肤干燥者。

A.2.2 刮痧乳

天然植物合成的乳剂，具有改善血液循环、促进新陈代谢、润滑护肤增效的作用。宜用于儿童刮痧，或面部刮痧，或拔罐进行走罐时。

附 录 B
（资料性附录）
常用的刮痧体位

B.1 坐位

患者侧身坐于椅上，一只手扶于椅背上；或双腿分开，面向椅背坐于椅上，双手扶于椅背上；或坐于方凳、圆凳上，双手扶于桌边或床边，暴露头、颈、肩、上肢和背部。宜用于头面部、颈项部、肩部、背部和上肢部位的刮痧。头痛、感冒、颈痛、肩痛等病症刮痧治疗时多选择此种体位。

B.2 仰靠坐位

患者坐于椅上，背部靠于椅背，暴露颈项前部及胸前部位。宜用于面部、颈前、胸部、肩部和上肢部位的刮痧。咽部不适、慢性支气管炎、气管炎、肩痛等病症刮痧、全身刮痧以及面部美容时多选择此种体位。

B.3 扶持站位

患者前倾稍弯腰站于床、桌或椅前，双手扶床边、桌边或椅背，使背部、下肢部暴露。宜用于背部、腰部、臀部和下肢部位的刮痧。背痛、腰痛、腿痛及下肢不适等病症刮痧治疗时多选择此种体位。

B.4 仰卧位

患者面朝上仰卧于床上，暴露面、胸、腹及上肢内侧。宜用于面部、胸部、腹部和上肢内侧部位的刮痧，尤其适用于老年人、妇女和全身刮痧者。腹泻、腹痛、肥胖等病症刮痧、全身刮痧、面部美容以及心肺不适患者的胸部刮痧时多选择此种体位。

B.5 俯卧位

患者面部朝下，俯卧于床上，暴露头、颈、背、臀及下肢后侧。宜用于头后部、颈部、肩上、背腰、臀部和下肢内、外、后侧的刮痧。颈痛、肩痛、背痛、腰痛、疲劳、腿痛、失眠等病症刮痧、全身刮痧以及背部刮痧配合拔罐、走罐时多选择此种体位。

B.6 侧卧位

患者侧身卧于床上，暴露侧半身及身体前后侧。宜用于肩部、臀部和下肢外侧的刮痧。肩周疼痛、髋部疼痛以及下肢一侧骨关节疼痛刮痧治疗时多选择此种体位。

附 录 C
（规范性附录）
刮痧手法

C.1 刮痧手法分类

C.1.1 按力量大小分类

C.1.1.1 轻刮法

刮痧时刮痧板接触皮肤下压刮拭的力量小，被刮者无疼痛及其它不适感觉。轻刮后皮肤仅出现微红，无瘀斑。此法宜用于老年体弱者以及辨证属于虚证的患者。

C.1.1.2 重刮法

刮痧时刮痧板接触皮肤下压刮拭的力量较大，以患者能承受为度。此法宜用于腰背部脊柱双侧、下肢软组织较丰富处、青壮年体质较强者以及辨证属于实证、热证的患者。

C.1.2 按移动速度分类

C.1.2.1 快刮法

刮拭的频率在30次/min以上。此法宜用于体质强壮者，主要用于刮拭背部、四肢以及辨证属于急性、外感病症的患者。

C.1.2.2 慢刮法

刮拭的频率在30次/min以内。此法宜用于体质虚弱者，主要用于刮拭头面部、胸部、腹部、下肢内侧等部位以及辨证属于慢性、体虚内伤病症的患者。

C.1.2.3 颤刮法

用刮痧板的边角与体表接触，向下按压，并做快速有节奏的颤动，100次/min以上；或在颤动时逐渐移动刮痧板。此法宜用于痉挛性疼痛的病症，如胁痛、胃痛、小腹痛和小腿抽筋等。

C.1.3 按刮拭方向分类

C.1.3.1 直线刮法

又称直板刮法。用刮痧板在人体体表进行有一定长度的直线刮拭。此法宜用于身体比较平坦的部位，如背部、胸腹部、四肢部位。

C.1.3.2 弧线刮法

刮拭方向呈弧线形，刮拭后体表出现弧线形的痧痕，操作时刮痧方向多循肌肉走行或骨骼结构特点而定。此法宜用于胸背部肋间隙、肩关节和膝关节周围等部位。

C.1.3.3 逆刮法

指与常规的刮拭方向相反，从远心端开始向近心端方向刮拭。此法宜用于下肢静脉曲张、下肢浮肿患者或按常规方向刮痧效果不理想的部位。

C.1.3.4 旋转法

刮痧时做有规律的顺时针、逆时针方向旋转刮拭，力量适中，不快不慢，有节奏感。此法宜用于腹部肚脐周围、女性乳房周围和膝关节髌骨周围。

C.1.3.5 推刮法

刮痧时，刮拭的方向与术者站立位置的方向相反。如术者在患者的右侧前方，刮拭患者左侧颈肩部时，宜采用此法。

C.1.4 按刮痧板接触体表部位分类

C.1.4.1 摩擦法

将刮痧板与皮肤直接紧贴，或隔衣布进行有规律的旋转移动，或直线式往返移动，使皮肤产生热感。此法宜用于麻木、发凉或绵绵隐痛的部位，如肩胛内侧、腰部和腹部；也可用于刮痧前，使患者放松。

C.1.4.2 梳刮法

使用刮痧板或刮痧梳从前额发际处及双侧太阳穴处向后发际处做有规律的单方向刮拭，刮痧板或刮痧梳与头皮呈45°角，动作宜轻柔和缓，如梳头状，故名梳刮法。此法宜用于头痛、头晕、疲劳、失眠和精神紧张等病症。

C.1.4.3 点压法

又称点穴手法。用刮痧板的边角直接点压穴位，力量逐渐加重，以患者能承受为度，保持数秒后快速抬起，重复操作5次~10次。此法宜用于肌肉丰满处的穴位，或刮痧力量不能深达，或不宜直接刮拭的骨骼关节凹陷部位，如环跳、委中、犊鼻、水沟和背部脊柱棘突之间等。

C.1.4.4 按揉法

刮痧板在体表经络穴位处作点压按揉，点下后做往返来回或顺逆旋转。操作时刮痧板应紧贴皮肤而不移动，每分钟按揉50次~100次。此法宜用于太阳、曲池、足三里、内关、太冲、涌泉、三阴交等穴位。

C.1.4.5 角刮法

使用角形刮痧板或使刮痧板的棱角接触皮肤，与体表成45°角，自上而下或由里向外刮拭。手法要灵活，不宜生硬，避免用力过猛而损伤皮肤。此法宜用于四肢关节、脊柱双侧经筋部位、骨突周围、肩部穴位，如风池、内关、合谷、中府等。

C.1.4.6　边刮法

将刮痧板的长条棱边与体表接触成45°角进行刮拭。此法宜用于对大面积部位的刮拭，如腹部、背部和下肢等。

C.2　面部常用手法

C.2.1　平抹法

刮痧板平面接触皮肤，使用腕力作单方向刮拭，也可以双手持板向两侧刮拭。注意手法平稳、力量均匀、移动平滑、接触面积大。此法宜用于面部的额部、颧部以及颈部等。

C.2.2　平推法

刮痧板与体表形成5°~15°角，单方向推动皮肤。可单手持板，推动过程中用另一只手固定被推皮肤，或双手持板，用另一板压住皮肤，防止牵拉皮肤。注意手法柔和、力量一致。此法宜用于面部的额部以及颈部等，如推鱼纹尾。

C.2.3　平压法

用板的端面或平面接触皮肤，压一下松一下，宜连续压4次~6次。此法特点是着力即起、压而不实、力到即止，与点压法不同。此法宜用于区域较小、不适合刮拭的穴区，如迎香、四白等穴周围。

C.3　刮痧特殊手法

C.3.1　弹拨法

用刮痧板的边角在人体肌腱、经筋附着处或特定的穴位处，利用腕力进行有规律的点压、按揉，并迅速向外弹拨，状如弹拨琴弦，故名弹拨法。操作时手法轻柔，力量适中，速度较快，每个部位宜弹拨3次~5次。此法宜用于治疗骨关节、韧带等处的疼痛。

C.3.2　拍打法

又称击打法、叩击法。握住刮痧板一端，利用腕力或肘部关节之活动，使刮痧板另一端平面在体表上进行有规律的击打，速度均匀，力度和缓。此法宜用于腰背部、前臂、腘窝及其以下部位。

C.3.3　双刮法

又称双板刮痧法。双手各握一板，在同一部位双手交替刮拭，或同时刮拭两个部位。双手均匀用力，平稳操作。此法宜用于脊柱双侧和双下肢。

C.3.4 揪痧法

又称扯痧法、挤痧法。五指屈曲，用食指、中指的第二指节或食指、大拇指夹持施术部位，把皮肤与肌肉揪起，或撕扯特定部位，迅速用力向外滑动再松开，一揪一放，直到皮肤出现紫红色或痧点。此法宜用于头面部的印堂、颈部天突和背部夹脊穴等部位。

C.3.5 挑痧法

又称放痧法。刮痧后，皮肤上出现明显凸起的痧斑、痧疱或青紫肿块，用酒精棉球消毒后，用三棱针或一次性采血针头，紧贴皮肤平刺，放出瘀血少许，使瘀血、邪毒得泻。术后用碘伏消毒，并用胶布或创可贴加压固定。此法宜用于腘窝、太阳穴等处的浅表静脉扩张之瘀血，也可用于中暑、急性腰扭伤、下肢静脉曲张等病症。三棱针的操作规范应符合GB/T 21709.4的要求。

C.4 与刮痧配合的方法

C.4.1 刮痧拔罐法

刮痧与拔罐配合使用，先刮痧，然后在刮痧的部位留罐或走罐。此法宜用于背部和下肢部位的病症，如颈肩痛、腰背痛以及失眠、痤疮、疲劳等。拔罐的操作规范应符合GB/T 21709.5的要求。

C.4.2 刮痧按摩法

刮痧疗法与按摩疗法配合使用，可先按摩后刮痧，也可先刮痧后按摩。此法宜用于颈部、背腰部及四肢部位。按摩后刮痧，可以增强按摩的效果；刮痧后按摩，可以促进血液循环和痧斑吸收，提高刮痧效果。

附 录 D
（规范性附录）
常用部位的刮痧方法

D.1 头部

D.1.1 头部两侧刮痧

从头前侧太阳穴附近向风池穴方向刮拭（胆经）。选用坐位，术者一手扶持患者头部右侧，保持头部相对稳定；另一手握持刮痧板刮拭头部左侧，从太阳穴附近开始，绕耳上，向头侧后部乳突和风池穴方向刮拭，先轻刮，然后力量逐渐加重，以患者能够耐受为度，最后再逐渐减力轻刮。每一侧刮拭10次～20次为宜，以使患者头部放松，有舒适的感觉为宜。

D.1.2 头顶部向前刮痧

从头顶部的百会穴向前额方向刮拭（督脉及两侧膀胱经）。选用坐位，术者一手呈八字扶持患者前额，保持头部相对稳定；另一手握刮痧板，首先刮拭头顶部正中，从百会穴向前额方向刮拭，刮拭10次～20次为宜，然后刮拭头顶部双侧，刮拭的力量和次数同正中部位刮拭。

D.1.3 头顶部向后刮痧

从头顶部的百会穴向头后部至颈项方向刮拭（督脉及两侧膀胱经）。选用坐位，术者一手扶持患者头顶前部，保持头部相对稳定；另一手握持刮痧板，首先刮拭头后部正中，从百会穴向头后部至颈项过风府穴方向刮拭，刮拭10次～20次为宜，然后刮拭头后部双侧，从头顶部向头后部至颈项过风池穴方向刮拭，其刮拭力量和次数同头后部正中部位刮拭。

D.2 颈部

D.2.1 颈部正中刮痧

从颈上的风府穴向大椎穴、陶道穴方向刮拭（督脉）。宜选用坐位，患者低头向前倾，术者一手扶持患者头顶部，保持头部相对稳定；另一手握持刮痧板从风府穴向下刮至大椎穴下的陶道穴，轻刮10次～20次为宜，身体消瘦、颈椎棘突明显突出者，宜用刮痧板的边角，由上向下依次点压按揉每一个椎间隙3次～5次，以局部有酸胀感为宜。

D.2.2 颈部脊柱两侧刮痧

颈部脊柱两侧分别从天柱穴向下刮至风门穴（膀胱经）。宜用直线刮法、重刮法刮拭，每一部位刮拭20次～30次为宜。风门穴可采用点压法、按揉法。

D.2.3　颈部外侧刮痧

颈部左右两侧分别从风池穴、完骨穴刮至肩井穴（胆经），从肩上过肩井穴并延长至肩头。颈部外侧宜采用轻刮法、直线刮法和弧线刮法刮拭，每一部位刮拭20次～30次为宜。肩井穴可采用点压法、按揉法。

D.3　肩部

D.3.1　肩上部刮痧

从后发际两侧凹陷处的风池穴向肩井穴、肩髃穴方向刮拭，每侧刮拭20次～30次为宜。风池穴、肩井穴可采用点压法、按揉法。

D.3.2　肩胛内侧刮痧

从后发际天柱穴向大杼穴、膈俞穴方向刮拭（膀胱经）。每侧从颈上一直刮至肩胛内侧膈俞穴以下，宜用直线刮法、重手法刮拭，每侧刮拭20次～30次为宜。

D.3.3　肩后部刮痧

先用直线轻刮法由内向外刮拭肩胛冈上下，然后用弧线刮法刮拭肩关节后缘的腋后线，每一部位刮拭20次～30次为宜。

D.3.4　肩前部刮痧

采用弧线刮法刮拭腋前线，每侧从上向下刮拭20次～30次为宜。

D.3.5　肩外侧刮痧

术者一手握住患者前臂手腕处，使上肢外展45°，刮拭肩关节外侧的三角肌正中及两侧缘，用重刮法、直线刮法刮拭，每侧刮拭10次～20次为宜。

D.4　背腰部

D.4.1　背腰部正中刮痧

从上向下刮拭背腰部正中（督脉）。采用轻刮法，刮拭10次～20次为宜。身体消瘦、椎体棘突明显突出者，宜用刮痧板的边角，由上向下依次点压按揉每一个椎间隙3次～5次，以局部有酸胀感为宜。

D.4.2　背腰部脊柱两侧刮痧

从上向下刮拭背腰部膀胱经第一、第二侧线之间的区域。从上向下采用直线重刮法刮拭，每侧刮拭20次～30次为宜。

D.5　胸部

D.5.1　胸部正中刮痧

从天突穴向下刮至剑突处（任脉）。采用轻刮法，刮拭10次～20次为宜。

D.5.2　胸部两侧刮痧：用刮痧板薄面边缘，采用轻刮法、角刮法由内向外刮拭，每一肋间隙刮拭10次～20次为宜，从上向下依次刮至乳根，乳头部位跳过。

D.6　腹部

D.6.1　腹部正中刮痧

分别从上脘穴向下刮至中脘穴、下脘穴，从气海穴向下刮至关元穴、中极穴（任脉）。选用仰卧位，从上向下刮拭，中间绕开肚脐。用边刮法、重刮法刮拭20次～30次为宜。

D.6.2　腹部两侧刮痧

从肋缘向下刮至小腹部，由内向外依次刮拭肾经、胃经和脾经循行区域，每个部位用边刮法刮拭20次～30次为宜。

D.7　上肢

D.7.1　上肢外侧刮痧

由上向下依次刮拭大肠经、三焦经和小肠经循行区域。每一部位刮拭10次～20次为宜。合谷穴、外关穴可采用点压法、按揉法。

D.7.2　上肢内侧刮痧

由上向下依次刮拭肺经、心包经和心经循行区域。每一部位刮拭20次～30次为宜。内关穴、神门穴可采用点压法、按揉法。

D.8　下肢

D.8.1　下肢外、后侧刮痧

以膝关节为界分上下两段分别刮拭，由上向下依次刮拭胃经、胆经和膀胱经循行区域。每一部位刮拭10次～20次为宜。环跳穴、承山穴可采用点压法、按揉法、弹拨法，委中穴可采用击打法、挑痧法。

D.8.2　下肢内侧刮痧

以膝关节为界分上下两段分别刮拭，由上向下依次刮拭脾经、肝经和肾经循行区域。每一部位刮拭10次～20次为宜。三阴交、血海穴可采用点压法、按揉法。

附 录 E
（资料规范性附录）
刮痧后处理

E.1 刮痧后正常情况的处理

刮痧后应用干净纸巾、毛巾或消毒棉球将刮拭部位的刮痧介质擦拭干净。刮痧过程中产生的酸、麻、胀、痛、沉重等感觉，均属正常反应。刮痧后皮肤出现潮红、紫红色等颜色变化，或出现粟粒状、丘疹样斑点，或片状、条索状斑块等形态变化，并伴有局部热感或轻微疼痛，都是刮痧的正常反应，数天后即可自行消失，一般不需进行特殊处理。刮痧结束后，最好饮一杯温开水，休息 15 min ~ 20 min 即可。

E.2 刮痧后异常情况的处理

若出现头晕、目眩、心慌、出冷汗、面色苍白、恶心欲吐，甚至神昏仆倒等晕刮现象，应立即停止刮痧，使患者呈头低脚高平卧位，饮用一杯温开水或温糖水，并注意保温，或用刮痧板点按患者百会穴、人中、内关、足三里、涌泉穴。

附　录　F
（资料性附录）
刮痧的适应症

F.1　内科

头痛、头晕、失眠、发热、胃痛、腹痛、便秘、腹泻、中暑、痹证、痿证、面瘫、哮喘、中风后遗症、胁痛、呃逆、疲劳、肥胖等。

F.2　外科

落枕、颈痛、肩痛、背痛、腰痛、腿痛、膝关节痛、足跟痛、静脉曲张等。

F.3　妇科

痛经、月经不调、带下病、闭经等。

F.4　皮肤科

黄褐斑、痤疮、荨麻疹等。

F.5　五官科

耳鸣、耳聋等。

中华人民共和国中医行业标准

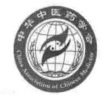
中华中医药学会
世界中医药学会联合会中医　　联合发布
特色诊疗研究专业委员会

ZYYXH/T159-20103

中医保健技术操作规范
Standardized manipulations of TCM health care technology

保健刮痧
Hygienical Guasha therapy for health care

2010-2-8发布

2010-3-1实施

中国医药科技出版社

保健刮痧
Hygienical Guasha therapy for health care

1 范围

本标准规定了保健刮痧的术语和定义、操作步骤与要求、注意事项与禁忌。
本标准适用于保健刮痧技术操作。

2 规范性引用文件

下列文件中的条款通过本标准的的引用而成为本标准的条款。凡是注日期的引用文件，其随后所有的修改单（不包括勘误的内容）或修订版均不适用于本标准，然而，鼓励根据本标准达成协议的各方研究是否可使用这些文件的最新版本。凡是不注日期的引用文件，其最新版本适用于本标准。

GB/T 16886 医疗器械生物学评价

3 术语和定义

下列术语和定义适用于本标准。

3.1 刮痧 hygienical Guasha therapy

以保健为目的，以中医理论为指导，用特制的器具在体表进行相应的手法刮拭的中医保健技术。

3.2 刮痧器具 utensil for Guasha

由牛角、砭石、陶瓷、玉石等质地坚硬的材质制成的用于刮痧的器具，为刮痧板。

3.3 刮痧介质 medium for Guasha

刮痧时涂抹在刮拭部位的润滑护肤增效制剂，如刮痧油、刮痧乳等。

3.4 出痧 eruption

刮痧后皮肤出现潮红、紫红色等颜色变化，或出现粟粒状、丘疹样斑点，或片状、条索状斑块等形态变化，并伴有局部热感或轻微疼痛。

4　操作步骤与要求

4.1　施术前准备

4.1.1　器具选择

根据施术部位的不同，选择相应的刮痧器具。刮痧器具材质应对人体无毒副作用，应符合GB/T 16886的要求。常用刮痧板的种类参见附录A。

4.1.2　部位选择

选取刮痧部位以经脉循行为主，常刮部位有头、颈、肩、背、腰及四肢等。施术部位应尽量暴露，便于操作。

4.1.3　体位选择

根据施术部位和受术者体质，选择受术者舒适持久、术者便于操作的体位。常用的保健刮痧体位参见附录B。

4.1.4　环境要求

应保持环境安静，清洁卫生，温度适宜。

4.1.5　消毒

4.1.5.1　刮痧器具

刮痧器具使用后应及时清洁消毒，宜用1:1000的新洁尔灭、75%医用乙醇或0.5%的碘伏进行擦拭。

4.1.5.2　部位

施术部位应保持清洁。

4.1.5.3　施术者

施术者双手应清洗干净。

4.1.6　涂抹刮痧介质

取适量刮痧介质，置于清洁后的拟刮拭的部位，用刮痧板涂抹均匀。常用刮痧介质的种类参见附录C。

4.2　施术方法

4.2.1　握持刮痧板方法

根据所选刮痧板的形状和大小，使用便于操作的握板方法。一般为单手握板，将刮痧板放置掌心，一侧由拇指固定，另一侧由食指和中指固定，或由拇指以外的其余四指固定。刮痧时利用指力、腕力和臂力使刮痧板与其移动方向成45°夹角。

4.2.2 顺序

选择保健刮痧部位顺序的总原则为：先头面后手足，先胸腹后背腰，先上肢后下肢，逐步按顺序刮痧。全身刮痧受术者，顺序为头、颈、肩、上肢、胸腹、背腰及下肢；局部刮痧者如：颈部保健刮痧顺序为头、颈、肩、上肢；肩部保健刮痧顺序为头、颈、肩上、肩前、肩后、上肢；背腰部保健刮痧顺序为背腰部正中、脊柱两侧、双下肢。

4.2.3 方向

总原则为由上向下，由内向外，应单方向刮拭，尽可能拉长距离刮拭。头部宜采用梳头或放射法；面部应由里向外，由下向上刮拭；胸部正中应由上向下，肋间则应由内向外；背部、腰部、腹部则应由上向下，逐步由里向外扩展；四肢宜向末梢方向刮拭。

4.2.4 刮痧补泻方法

4.2.4.1 刮痧补法：刮痧时，刮痧板按压的力度小，刮拭速度慢，刮拭时间相对较长。宜用于体弱多病、久病虚弱的受术者，或对疼痛敏感者等；

4.2.4.2 刮痧泻法：刮痧时，刮痧板按压的力度大，刮拭速度快，刮拭时间相对较短。宜用于身体强壮、疾病初期的受术者以及骨关节疼痛者；

4.2.4.3 刮痧平补平泻法：介于刮痧补法和刮痧泻法之间。刮痧时，刮痧板按压的力度和移动速度适中，时间因人而异。宜用于虚实夹杂体质受术者，尤其适宜于亚健康人群或健康人群的保健刮痧。

4.2.5 保健刮痧手法

4.2.5.1 直线刮法

又称直板刮法。用刮痧板在体表进行有一定长度的直线刮拭。此法宜用于身体比较平坦的部位，如背部、胸腹部、四肢部。

4.2.5.2 弧线刮法

刮拭方向呈弧线形，刮拭后体表出现弧线形的痧痕，操作时刮痧方向多循肌肉走行或骨骼结构特点而定。此法宜用于胸背部肋间隙、肩关节和膝关节周围等部位。

4.2.5.3 旋转法

刮痧时做有规律的顺时针或逆时针方向旋转刮拭。此法宜用于腹部肚脐周围、女性乳房周围和膝关节髌骨周围。

4.2.5.4 摩擦法

将刮痧板与皮肤直接紧贴，或隔衣布进行有规律的旋转移动，使皮肤产生热感。此法宜用于麻木、发凉或绵绵隐痛的部位，如肩胛内侧、腰部和腹部；也可用于刮痧前，使受术者放松。

4.2.5.5 梳刮法

使用刮痧板或刮痧梳从前额发际处及双侧太阳穴处向后发际处做有规律的单方向刮拭，刮痧板或刮痧梳与头皮成45°角，动作宜轻柔和缓，如梳头状。此法宜用于头痛、头晕、疲劳、失眠和精神紧张等病症。

4.2.5.6 点压法

又称点穴手法。用刮痧板的边角直接点压体表经络穴位处，力量逐渐加重，以受术者能承受为度，保持数秒后快速抬起，重复操作5～10次。此法宜用于肌肉丰满处的穴位，或刮痧力量不能深达，或不宜直接刮拭的骨骼关节凹陷部位，如环跳穴、委中穴、犊鼻穴、水沟穴和棘间穴等。

4.2.5.7 按揉法

刮痧板在体表经络穴位处点下后做往返来回或环形旋转。操作时刮痧板应紧贴皮肤而不移动，每分钟按揉30～60次。此法宜用于太阳穴、曲池穴、足三里穴、内关穴、太冲穴、涌泉穴、三阴交穴等穴位。

4.2.5.8 角刮法

使用角形刮痧板或使刮痧板的棱角接触皮肤，与体表成45°角，自上而下或由里向外刮拭。此法宜用于四肢关节、脊柱双侧经筋部位、骨突周围、肩部穴位，如风池穴、内关穴、合谷穴等。

4.2.5.9 边刮法

将刮痧板的长条棱边，与体表接触成45°角进行刮拭。此法宜用于对大面积部位的刮拭，如腹部、背部和下肢等。

4.2.5.10 弹拨法

用刮痧板的角着力于肌肉肌腱附着处或特定的穴位处，点按后迅速做弹拨动作。每个部位宜弹拨3～5次。此法宜用于缓解骨关节、韧带等处的疼痛。

4.2.6 常用部位的保健刮痧方法

4.2.6.1 头部

4.2.6.1.1 头部两侧刮痧

用弧线刮法刮拭头部两侧胆经，从太阳穴附近开始，绕耳上，向头侧后部乳突和风池穴方向刮拭，先轻刮，然后力量逐渐加重，以受术者能够耐受为度，最后再逐渐减力轻刮，每一部位刮拭10～20次为宜。

4.2.6.1.2 头顶部向前刮痧

用轻手法先刮拭头顶部正中督脉，从百会穴向前额方向刮拭，然后刮拭头顶部双侧膀胱经，每一部位刮拭10～20次为宜。

4.2.6.1.3 头顶部向后刮痧

用轻手法刮拭头后部正中督脉，从百会穴向头后部至颈项过风府穴方向刮拭，然后刮拭头后部双侧膀胱经，从头顶部向头后部至颈项过风池穴方向刮拭，每一部位刮拭10～20次为宜。

4.2.6.2 颈部

4.2.6.2.1 颈部正中刮痧

用直线刮法、轻手法刮拭颈部正中督脉，从风府穴向下刮至大椎穴下的陶道穴，轻刮10～20次为宜，身体消瘦、颈椎棘突明显突出者，宜用刮痧板的边角，由上向下依次点压按揉每一个椎间隙3～5次。

4.2.6.2.2 颈部脊柱两侧刮痧

用直线刮法、重手法刮拭脊柱两侧膀胱经，分别从天柱穴向下刮至风门穴，每一侧刮拭20～30次为宜。风门穴可采用点压法、按揉法。

4.2.6.2.3 颈部外侧刮痧

用弧线刮法刮拭颈部左右两侧胆经，分别从风池穴、完骨穴刮至肩井穴并延长至肩头，每一侧刮拭20～30次为宜。肩井穴可采用点压法、按揉法。

4.2.6.3 肩部

4.2.6.3.1 肩上部刮痧

用弧线刮法从后发际两侧凹陷处的风池穴向肩井穴、肩髃穴方向刮拭，每侧刮拭20～30次为宜。风池穴、肩井穴可采用点压法、按揉法。

4.2.6.3.2 肩胛内侧刮痧

用直线刮法从上向下重刮肩胛内侧膀胱经，从后发际天柱穴向大杼穴、膈俞穴方向刮拭，每侧刮拭20～30次为宜。

4.2.6.3.3 肩后部刮痧

先用直线法由内向外轻刮肩胛冈上下，然后用弧线刮法刮拭肩关节后缘的腋后线，每一部位刮拭20～30次为宜。

4.2.6.3.4 肩前部刮痧

用弧线刮法从上向下刮拭腋前线，每侧刮拭20～30次为宜。

4.2.6.3.5 肩外侧刮痧

术者一手握住受术者前臂手腕处，使上肢外展45°，用直线刮法、重手法刮拭肩关节外侧的三角肌正中及两侧缘，每侧刮拭10～20次为宜。

4.2.6.4 背腰部

4.2.6.4.1 背腰部正中刮痧

用直线刮法从上向下刮拭背腰部正中督脉，刮拭10～20次为宜。身体消瘦、椎体棘突明显突出者，宜用刮痧板的边角，由上向下依次点压按揉每一个椎间隙3～5次，以局部有酸胀感为宜。

4.2.6.4.2 背腰部脊柱两侧刮痧

用直线刮法从上向下刮拭背腰部脊柱旁开1.5寸～3寸的区域，每侧刮拭20～30次为宜。

4.2.6.5 胸部

4.2.6.5.1 胸部正中刮痧

用直线刮法从上向下轻刮胸部正中任脉，从天突穴向下刮至剑突处，刮拭10～20次为宜。

4.2.6.5.2 胸部两侧刮痧

用角刮法由内向外轻刮每一肋间隙，从上向下依次刮至乳根，乳头部位应避开，每一肋间隙刮拭10～20次为宜。

4.2.6.6 腹部

4.2.6.6.1 腹部正中刮痧

用边刮法从上向下重刮腹部正中任脉，中间避开肚脐，分别从上脘穴向下刮至中脘穴、下脘穴，从气海穴向下刮至关元穴、中极穴，每一部位刮拭20～30次为宜。

4.2.6.6.2 腹部两侧刮痧

用边刮法从肋缘向下刮至小腹部，由内向外依次刮拭肾经、胃经和脾经循行区域，每个部位刮拭20～30次为宜。

4.2.6.7 上肢

4.2.6.7.1 上肢外侧刮痧

用直线刮法由上向下依次刮拭大肠经、三焦经和小肠经循行区域。每一部位刮拭10～20次为宜。合谷穴、外关穴可采用点压法、按揉法。

4.2.6.7.2 上肢内侧刮痧

用直线刮法由上向下依次刮拭肺经、心包经和心经循行区域。每一部位刮拭20～30次为宜。内关穴、神门穴可采用点压法、按揉法。

4.2.6.8 下肢

4.2.6.8.1 下肢外、后侧刮痧

以膝关节为界分上下两段分别刮拭，由上向下依次刮拭胃经、胆经和膀胱经循行区域。每一部位刮拭10～20次为宜。环跳穴、承山穴可采用点压法、按揉法、弹拨法，委中穴可采用拍打法。

4.2.6.8.2 下肢内侧刮痧

以膝关节为界分上下两段分别刮拭，由上向下依次刮拭脾经、肝经和肾经循行区域。每一部位刮拭10～20次为宜。三阴交、血海穴可采用点压法、按揉法。

4.3 施术后处理

保健刮痧后应用干净纸巾、毛巾或消毒棉球将刮拭部位的刮痧介质擦拭干净。刮痧后皮肤出现潮红、紫红色等颜色变化，或出现粟粒状、丘疹样斑点，或片状、条索状斑块等形态变化，并伴有局部热感或轻微疼痛，都是刮痧的正常反应，数天后即可自行消失，一般不需进行特殊处理。刮痧结束后，宜饮一杯温开水，休息15～20 min即可。两次保健刮痧之间宜间隔3～6 d，或以皮肤上痧退、手压皮肤无痛感为宜，若刮痧部位的痧斑未退，不宜在原部位进行刮拭。

5 注意事项

5.1 刮拭面部等暴露部位，须向受术者说明，刮痧后可能短期会留下出痧的表现，影响美观，征得同意后方可刮痧。

5.2 刮拭力度应先轻后重，以使受术者逐渐适应。年迈体弱、儿童、对疼痛较敏感的受术者，刮拭力度宜轻。

5.3 对于不易出痧或出痧较少的保健者，不可强求出痧。

5.4 保健刮痧后不宜即刻食用生冷食物，出痧后30 min以内不宜洗澡。

5.5 下肢静脉曲张或下肢肿胀者，宜由下向上刮拭，采用逆刮法，促进血液回流。

5.6 若出现头晕、目眩、心慌、出冷汗、面色苍白、恶心欲吐，甚至神昏仆倒等晕刮现象，应立即停止刮痧，使受术者呈头低脚高平卧位，饮用一杯温开水或糖盐水，并注意保暖，或用刮痧板点按受术者百会穴、人中穴、内关穴、足三里穴、涌泉穴。

6 禁忌

6.1 出凝血机能障碍者、精神分裂症、抽搐等疾病患者。

6.2 皮肤肿瘤（肿块）部、皮肤溃烂部、骨折处、中度和重度水肿部位及疝气处。

6.3 心尖区、体表大动脉搏动处以及眼、耳、口、鼻等五官孔窍处和乳头、肚脐等部位。

6.4 醉酒、过饥、过饱、过渴、过度疲劳者。

6.5 孕妇及经期妇女的腹部、腰骶部。

附　录　A
（资料性附录）
常用刮痧板的种类

A.1　按材质分类

A.1.1　水牛角刮痧板

用天然水牛角加工制成，具有清热、解毒、化瘀、消肿的作用。

A.1.2　砭石刮痧板

用特殊的砭石加工制成，具有镇惊、安神、祛寒的作用。

A.1.3　陶瓷刮痧板

用陶瓷材料烧制而成，具有耐高温、防静电的作用。

A.1.4　玉石刮痧板

用玉石材料加工而成，具有清热、润肤、美容的作用。

A.2　按形状分类

A.2.1　椭圆形刮痧板

呈椭圆形或月圆形，边缘光滑，宜用于人体脊柱双侧、腹部和四肢肌肉较丰满部位刮痧。

A.2.2　方形刮痧板

一侧薄而外凸为弧形，对侧厚而内凹为直线形，呈方形，宜用于人体躯干、四肢部位刮痧。

A.2.3　缺口形刮痧板

边缘设置有缺口，以扩大接触面积，减轻疼痛，宜用于手指、足趾、脊柱部位刮痧。

A.2.4　三角形刮痧板

呈三角形，棱角处便于点穴，宜用于胸背部肋间隙、四肢末端部位刮痧。

A.2.5　梳形刮痧板

呈梳子状，可以保护头发，宜用于头部刮痧。

附 录 B
（资料性附录）
常用的保健刮痧体位

B.1 坐位

受术者侧身坐于椅上，一只手扶于椅背上；或双腿分开，面向椅背坐于椅上，双手扶于椅背上；或坐于方凳、圆凳上，双手扶于桌边或床边，暴露头、颈、肩、上肢和背部。宜用于头面部、颈项部、肩部、背部和上肢部位的刮痧。

B.2 仰靠坐位

受术者坐于椅上，背部靠于椅背，暴露颈项前部及胸前部位。宜用于面部、颈前、胸部、肩部和上肢部位的刮痧。

B.3 扶持站立

受术者前倾稍弯腰站于床、桌或椅前，双手扶床边、桌边或椅背，使背部、下肢部暴露。宜用于背部、腰部、臀部和下肢部位的刮痧。

B.4 仰卧位

受术者面朝上仰卧于床上，暴露面、胸、腹及上肢内侧。宜用于面部、胸部、腹部和上肢内侧部位的刮痧，尤其适用于老年人、妇女和全身刮痧者。

B.5 俯卧位

受术者面部朝下，俯卧于床上，暴露头、颈、背、臀及下肢后侧。宜用于头后部、颈部、肩上、背腰、臀部和下肢内、外、后侧的刮痧。

B.6 侧卧位

受术者侧身卧于床上，暴露侧半身及身体前后侧。宜用于肩部、臀部和下肢外侧的刮痧。

附 录 C
（资料性附录）
常用刮痧介质的种类

C.1 刮痧油

是中草药与医用油精炼而成的油剂，具有清热解毒、活血化瘀、解肌发表、缓解疼痛、帮助透痧以及润滑护肤增效等作用。宜用于成人刮痧，或刮痧面积大者，或皮肤干燥者。

C.2 刮痧乳

是天然植物合成的乳剂，具有改善血液循环、促进新陈代谢、润滑护肤增效的作用。宜用于儿童刮痧，或面部刮痧，或拔罐进行走罐时。

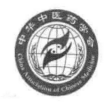

ZYYXH/T173-2010

中 华 中 医 药 学 会

中医养生保健技术操作规范
砭　术

Technical Specification of Health Preservation and
Prevention of Traditional Chinese Medicine
Bian-Stone Technique

2010-12-23发布

2011-01-11实施

中国医药科技出版社

前　　言

　　养生保健是指在中医药理论指导下，通过各种调摄保养的方法，增强人的体质，提高人体正气对外界环境的适应能力和抗病能力，使机体的生命活动处于阴阳和谐、身心健康的最佳状态。

　　《中医养生保健技术操作规范》（以下简称《规范》）是我国用于指导和规范传统中医养生保健技术操作的规范性文件。编写和颁布本《规范》的目的在于为目前众多的保健医师与保健技师提供技术操作规程，使日趋盛行的中医养生保健技术操作更加规范化、更具安全性，从而使之更好地为广大民众的健康服务。

　　《规范》是国家中医药管理局医政司立项的养生保健规范项目之一，于2008年12月正式立项。2009年1月，中华中医药学会亚健康分会在北京成立《中医养生保健技术操作规范》编写委员会，组成如下：名誉主任马建中，主任委员许志仁，副主任委员桑滨生、李俊德、曹正逵、孙涛，总审定张伯礼，总主编孙涛，副总主编朱嵘、刘平、樊新荣，编委（按姓氏笔画排序）马建中、孙德仁、孙建华、孙涛、朱嵘、许志仁、李俊德、刘平、张伯礼、张维波、忻伟、杨晓航、庞军、贺新怀、桑滨生、徐陆周、曹正逵、彭锦、雷龙鸣、樊新荣。编写委员会设计论证了《规范》整体框架，首先组织编撰《膏方》部分作为样稿，并对编写体例、内容、时间安排和编写过程中可能出现的问题进行了讨论。2009年4月，《膏方》初稿完成并提请邓铁涛、余瀛鳌、颜德馨等著名中医专家审定。2009年5月，中和亚健康服务中心组织召开《规范》编撰论证会，同时对编写内容进行了分工并提出具体要求。《规范》由中医养生保健技术领域权威专家编写。每一具体技术规范以权威专家为核心形成编写团队，并广泛听取相关学科专家意见，集体讨论后确定。2009年8月，召开《规范》编撰截稿会议。编写委员会就编写过程中存在的一些专业问题进行了沟通交流，广泛听取了相关学科专家意见，为进一步的修订工作奠定了良好的基础。2009年12月，《规范》8个部分的初稿编写工作完成，以书面形式呈请国家中医药管理局"治未病"工作咨询组专家王永炎、王琦、郑守曾、张其成等审阅。2010年1月～4月，听取标准化专家就中医养生保健技术标准化工作的建议，讨论了初稿编写过程中存在的问题和解决的措施。2010年5月～8月，经过多次沟通交流，编写委员会根据标准化专家意见，反复修改完善了编写内容和体例，之后将有关内容再次送请标准化专家审订。2010年9月，初稿修订完成并在北京召开了审订工作会议。根据审订工作会议精神，结合修订的参考样本，参编专家对《规范》进行了认真修改并形成送审稿。之后，编写委员会在综合专家建议的基础上对部分内容进行了进一步讨论和修改，并最后定稿。

　　《中医养生保健技术操作规范》包括以下8个分册：

　　《中医养生保健技术操作规范·脊柱推拿》

　　《中医养生保健技术操作规范·全身推拿》

　　《中医养生保健技术操作规范·少儿推拿》

　　《中医养生保健技术操作规范·膏方》

　　《中医养生保健技术操作规范·砭术》

　　《中医养生保健技术操作规范·艾灸》

　　《中医养生保健技术操作规范·药酒》

《中医养生保健技术操作规范·穴位贴敷》

本《规范》依据GB/T 1.1–2009《标准化工作导则 第1部分：标准的结构和编写》编制。

本《规范》由中华中医药学会提出并发布。

本《规范》由中华中医药学会亚健康分会归口。

本《规范》审定组成员：许志仁、桑滨生、李俊德、王琦、沈同、孟庆云、郑守曾、徐荣谦、刘红旭、刘平。

王永炎、邓铁涛、颜德馨、余瀛鳌、张其成等专家对《规范》进行了审订并提出许多宝贵意见，在此一并表示感谢。

引　言

　　砭术是指使用石制或以石制为主的器械进行按摩、温熨等操作的养生保健技术，其中的石制或以石制为主的器械称为砭具，适合制作砭具的特定石头称为砭石，砭石在古代的文献中同时具有砭具和砭术的含义，砭术用于医疗机构，以治疗为目的，则称为砭石疗法。砭石（具）曾是古代的一种针灸器具，砭术是一种古针灸术，在《黄帝内经》中被列为古代五大医术（砭、针、灸、药、导引按跷）之首，是中医疗法的重要组成部分。由于制作砭具佳石的匮乏等原因，砭术自东汉以后逐渐失传。20世纪九十年代，在山东古泗水流域发现了一种特殊的石头，称为泗滨浮石，原用于制磬，后发现制成砭具进行医疗保健具有良好的效果，砭术被重新挖掘出来，并诞生了新砭具和新砭石疗法。新砭具和砭术在中医经络、腧穴理论的指导下，充分考虑了制作砭具石材（砭石）的物理特性和医学安全性，按照生物物理和生物力学等原理，使用具有优良物理特性、安全、易加工和保存的石材，按照适合在人体经络穴位进行操作的原则，制作成一定形状或与其它材料组合形成的器械，针对健康人或处于亚健康状态的人施行器械按摩、刮痧和理疗，通过穴位刺激、理筋通脉和温养筋脉等原理，达到调节气血运行、调节脏腑功能、调节阴阳平衡的治疗保健作用。砭术具有五大特点：1无损伤、无传染、安全的中医外治法；2不刺入皮肤、痛苦小；3作用范围广，可对经筋、皮部甚至多条经脉同时作用；4作用方式多，有机械按摩、超声波和远红外等多种作用；5简便易学，无需专业解剖知识，老百姓可在家中自行操作。主要适应症包括腰腿痛、颈肩背痛、四肢关节风湿痛等骨关节类疾病、中风后遗症的康复、肌肉痉挛、痛经、月经不调等妇科类疾病和慢性疲劳综合征五个方面；对于头痛、头晕、感冒、近视眼、皮肤病、糖尿病、腹泻、腹胀、便秘、失眠、更年期综合征、美容和减肥等方面也表现出较好的效果。

　　本《规范》的编写和发布，对于规范砭术和砭石的概念及其操作规程有着重要的指导意义，适于广大砭术和刮痧从业人员使用。

　　本分册主要起草单位：中国中医科学院针灸研究所。

　　本分册主要起草人：张维波、谷世喆、耿引循、田宇瑛。

砭　术

1　范围

本规范规定了砭术的术语和定义、对砭具的要求、操作步骤与要求、施术时间与疗程、施术过程中可能出现的意外情况及处理措施、注意事项、禁忌。

本规范适用于中医养生保健技术—砭术的操作，为目前众多的保健医师与保健技师提供技术操作规程，指导砭具制作加工机构的生产，指导砭术刮痧（医）师以及个人合理使用砭术。

2　规范性引用文件

下列文件中的条款通过本规范的引用而成为本规范的条款。凡是注明日期的引用文件，其随后所有的修改单（不包括勘误的内容）或修改版均不适用于本规范，然而，鼓励根据本规范达成协议的各方研究并适时采用这些文件的最新版本。凡是不注明日期的引用文件，其最新版本适用于本规范。

GB/T12346-2006穴位名称与定位

3　术语和定义

下列术语和定义适用于本规范

3.1　砭术 Bian-stone technique

指在中医理论指导下，使用砭具进行的医疗保健技术。

3.2　砭具 Bian-stone tool

用适合于医疗保健的石料经打磨成特定形状，或以石料为主并与其它材料相组合，形成的医疗保健工具。

3.3　砭石 Bian-stone

具有生物安全性和良好生物物理学特性、适合于医疗保健为目的的特殊石头。

3.4　砭石疗法 Bian-stone therapy

使用砭具进行的医疗方法。

3.5　砭石物性 physical features of Bian-stone

指具有一定生物物理学效应的砭石物理特性，是保证砭石发挥医疗保健作用的重要方面，主要包括微晶结构、超声波和远红外三种特性。

4 砭具的要求

4.1 砭石的安全性标准

砭具作为人体医疗保健的工具，首先要保证制作材料——砭石的安全性。根据使用范围，可将其安全性分为医疗级和保健级两个等级。

4.1.1 医疗级标准

医疗级砭石可用于包括医疗机构在内的所有场合，其产销和使用范围不受限制。其安全性标准按照国家食品药品监督管理局对Ⅰ类医疗器械管理的统一安全标准《GB/T16886.5体外细胞毒性试验，GB/T16886.10刺激与迟发型超敏反应试验》进行检测，与皮肤接触的体外细胞毒性应不超过I级，与皮肤接触的刺激性应不超过I级，与皮肤接触的迟发型超敏反应应不超过I级。

4.1.2 保健级标准

保健级砭石可用于保健美容场所和家庭个人使用，其安全性标准参照建设部与国家质量监督检验检疫总局联合发布的《建筑材料放射性核素限量GB6566-2001》A类装修材料标准的半量进行检测，其内照射指数$IRa \leqslant 0.5$，外照射指数$Ir \leqslant 0.65$。

4.2 砭石的物性标准

砭石物性是保证砭具发挥功效的重要方面。砭石物性按照结晶颗粒度、超声波成分和红外波谱带宽三个方面分为5个等级。砭石的结晶颗粒度：C级$\leqslant 0.5$mm；B级$\leqslant 0.1$mm；A级$\leqslant 0.05$mm。红外波谱带宽的最大波长：C级$\geqslant 13 \mu$m；B级$\geqslant 14 \mu$m；A级$\geqslant 15 \mu$m。超声波成分：敲击标准大砭板，将声波进行频谱分析，应在20KHz以上频率区域（超声波区域）存在一定的超声波成分（若干个波），以幅度达到最大声频幅度10%以上的波计算：C级1个波，B级2个波，A级3个波。在以上分级的基础上，结晶颗粒度$\leqslant 0.04$mm，红外波谱最大波长$\geqslant 16 \mu$m者为2A级；结晶颗粒度$\leqslant 0.03$mm，红外波谱最大波长$\geqslant 17 \mu$m，超声波成分达到4个波者为3A级。达到3A级的砭石也称为砭具佳石。

4.3 对砭具的外观、组合及加热的要求

各种砭具中的砭石部分，其表面应保证平整、光滑，不得有深度裂纹和凹窝，以免在操作时造成人体皮肤的划伤。砭石与其它材料（如木制手柄）的衔接部位应牢固，与电子和机械器件的衔接应安全可靠。用热水浸泡加热砭块时，水温应在60℃～70℃，用电加热砭石时，砭石表面的温度应控制在37℃～53℃。

5 操作步骤与要求

5.1 施术前的准备

实施砭术前要全面了解受术者状况，明确诊断，做到手法个体化，有针对性，着重于解决关键问题。

准备好治疗时所需要的砭具，用75%医用乙醇擦拭消毒，大块砭石可用温水擦洗清洁；对电热温熨类砭具要提前加热。指导受术者采取合适的体位，加强与受术者之间的交流，使其解除不必要的思想顾虑。实施砭术前，首先要使背部等施术部位充分暴露，皮肤保持清洁干燥，无破损、溃疡以及化脓性皮肤病等影响操作的情况。

5.1.1 体位选择

受试者体位选择以无不适感觉，能有效暴露施术部位和有利于操作为原则。受术者常用体位：俯卧位、仰卧位、侧卧位、端坐位、伏坐位等。

施术者体位应以有利于施术者手法操作及减轻体力消耗为原则，常采用站立位和坐位，以前者更为常用。

5.1.2 介质选择与使用

使用砭具操作一般不需要润滑类介质，特殊情况下，可选择下列介质，实现辅助作用。

红花油有活血止血、消肿止痛之功，可用于心腹诸痛、风湿骨痛、腰酸背痛等。刮痧油或刮痧乳有清热解毒、活血化瘀、改善循环、解肌发表、缓解疼痛之功效，多用于络脉受邪的痧证。各种植物精油如薰衣草精油有镇静、安神、降压等功效，可用于心悸、失眠、高血压等患者。

5.2 操作方法

根据砭术手法动作形态的不同和砭石的物性，将砭术操作方法分为五大类，即摩擦类、摆动类、挤压类、叩击类和熨敷类。

5.2.1 摩擦类方法：

5.2.1.1 刮法

使用板形砭具的凸边或凹边，竖立并沿垂直砭板的方向移动，对体表进行由上向下、由内向外单方向刮试或往返双方向刮试，一般以循经纵向为主，特殊情况下也可横向刮试。在不要求出痧时，以皮肤表面微微发红为度。此法可活跃体表微循环，疏通经络，促进气血的运行。

砭术刮痧是使用板形砭具的凸边实施力度较大的刮法，并使皮肤表面出痧。此法以清热毒为主，可按照刮痧的基本要求加用刮痧油或刮痧乳，砭具与皮肤之间的夹角以45°为宜。

头部刮法可使用梳形砭板（砭梳子，附录A图1右上）的齿边进行刮试，一般采用梳头式刮法，沿督脉、膀胱经和胆经由前向后顺序进行梳头样的操作，也可采用散射式刮法，即以百会为中心向四周刮试。

5.2.1.2 推法

用手将块形砭具（如砭砧，附录A图4左）或球形砭具（如椭圆砭石，附录A图5左）按压于体表，作直线单向移动，用力稳重，速度缓慢均匀。常用于腰背、四肢部，以提升阳气，促进体液流动，疏通滞结。

上述刮、推二法，其中单向推刮时，其补泻特点同于针灸疗法中的迎随补泻，即顺经为补；逆经为泻，另外，也可以力度大、出痧重为泻；力度小、只发红为补。

5.2.1.3 抹法

用板形砭具的凹边，以小于90度的角度，在体表做单向或往返轻柔、缓慢地抹擦。此法常用于头面、颈部桥弓、手足心、皮肤较薄距骨头较近的腕踝关节等部位，以皮肤微微发红为度。可开窍醒神、降压明目、疏导气机、滑利关节。

5.2.1.4 摩法

使用板形砭具的侧面接触皮肤，平行于皮肤，做快速的环转移动，使砭具产生大量而多频的超声波脉冲，从而发挥砭石独特的超声波物理性能。此法多用于关节、手足、面部等身体的曲面部位，可祛瘀散结，促进生物分子的运动，提高组织的能量代谢水平。

5.2.1.5 擦法

使用板形砭具的侧面接触皮肤，平行于皮肤，做快速的直线往复移动，使砭具产生大量而多频的超声波脉冲，从而发挥砭石独特的超声波物理性能。此法多用于肢体、躯干等身体的平直部位，可祛瘀散结，促进生物分子的运动，提高组织的能量代谢水平。

摩、擦二法对组织的作用力较小，常用于组织急性损伤疼痛较重拒按情况下的行气活血、消肿止痛。当使用一段时间受术者不感觉疼痛时，可适当增大砭具与皮肤的夹角，逐渐加大作用力度。

5.2.2 摆动类方法

5.2.2.1 揉法

使用砭具的弧面在体表摆动按揉，如用椭圆砭石的弧面（附录A图5左）对肢体和躯干部位进行大面积的移动揉压，用T型砭锥的指形头（附录A图2右）或砭镰的短边（附录A图1中）对足部、腕踝等细小肢体部位进行揉压。除直线运动外，还可以做旋转、前后摆动等运动，力度由轻到重，方向以纵向循经为宜，具有放松肌肉、活血祛瘀、行气导滞、消肿止痛的作用。

5.2.2.2 缠法

使用锥棒形砭具的尖端（如砭锥、砭擀指和T型砭锥的锥头，附录A图2）或板形砭具的尖端（如砭板的角或砭镰的尾锥，附录A图1左、中）抵住穴位或压痛点，然后做高频往复摆动。该法可用于除头面及骨骼显露处以外的各穴位及压痛点，具有舒筋理脉、行气活血、散瘀止痛的作用。

5.2.2.3 滚法

使用锥棒形砭具的棒体部分（附录A图2）压在体表，然后做往返滚动。此法多用于肩背腰臀及四肢各部肌肉丰厚的部位，具有疏筋活血、滑利关节、缓解肌肉韧带痉挛等作用。

5.2.2.4 划法

使用板形砭具（如砭板的凸边、小角，附录A图1左；砭镰的凸边，附录A图1中）或锥形砭具（如砭擀指的锥头，附录A图2中；T型砭锥的刀形头，附录A图2右）沿经脉或肌肉的缝隙方向缓慢地划动，对某些粘连的间隙，可进行反复划动。该法常用于四肢和躯干部的经脉线上，可扩大经脉的组织间隙，达到化结通脉的作用。

5.2.2.5 拨法

用板形砭具较薄的凸边或锥形砭具（如T型砭锥的刀形头，附录A图2右）在肌腱或结节处沿垂直于肌肉的方向进行往返拨动，多应用于肌肉筋腱或结节性病变（经筋病），是针对较浅层组织的一种解结法。

5.2.3 挤压类方法

5.2.3.1 点法

使用锥棒形砭具的锥头、板形砭具的角或尾锥（附录A图1、图2），对相关穴位或病变局部施以压力，其力度由轻到重，以不刺破皮肤，能够耐受为度，尽量出现酸、麻、胀的得气感。锥度较小（钝）的锥头用于肌肉丰厚的臀部、大腿、肩头等处，锥度较大（尖）的锥头用于肌肉较薄的肢体、手足头面部。该法可起到类似针刺的调节作用，常用于禁刺部位、小儿惧针和晕针的情况。

5.2.3.2 按法

使用块形砭具的平面（如砭砧，附录A图4左）或球形砭具的弧面（如椭圆砭石，附录A图5左）置于体表，用单手或双手施加一定的压力，作用一段时间。此法多用于腰背及腿部，可放松肌肉、开通闭塞、活血止痛。

5.2.3.3 振法

在用砭具按压体表的同时，通过操作者力量的调节，使砭具产生一定频率的振动，作用于组织。此法可调和气血，祛瘀消积，愉悦精神。

5.2.3.4 拿法

使用球形砭具（如椭圆砭石，附录A图5左）或板形砭具（如砭板，附录A图1左）对肌肉做捏拿、提拉动作。此法主要施用于四肢肌肉，可舒筋活血、放松肌肉。

5.2.4 叩击类方法：

5.2.4.1 拍法

使用板形砭具的侧面（如砭镰，附录A图1中）或块形砭具（如砭砧或砭尺，附录A图4）的平面有节奏地拍击身体的相应部位。砭具的平面要尽量与皮肤平行，不要用力过大，在接触皮肤后的瞬间，操作者停止用力并放松，使被拍击的组织有一个回弹。拍击频率可以因部位、体质而异。该法主要作用于肌肉丰厚之处，具有松解肌肉粘连、疏通经络的作用。

5.2.4.2 叩法

用板型砭具的突起部位（如砭板、砭镰的钝角，附录A图1左、中）或球形砭具的突起部位（如椭圆砭石的短弧边，附录A图5左）叩击穴位，此法可对穴位产生较大的力学刺激作用，以产生酸、麻、胀的得气感为佳。注意叩击时不要用力过猛，以免损伤软组织，频率可以因部位、体质而异。使用砭具对相应的穴位进行叩击时，叩击力度要以受术者感到类似得气的舒适感为宜，此法主要用于肌肉丰厚处的穴位，对其产生刺激作用。

5.2.4.3 剁法

使用板形砭具的两个边或球形砭具的弧边（如椭圆砭石的长弧边，附录A图5左）击打身体部位。板形砭具凸边的力度较大，可用于肌肉丰厚及不敏感的部位，凹边的力度较小，可用于皮肤较薄、骨头凸起的周边和弧度较大的身体部位；椭圆砭石的质量较大，只能用于臀部、大腿等肌肉极厚的地方。剁法的频率可以因部位、体质而异。该法主要用于肌肉丰厚的肩头、大腿等处，可放松肌肉，活跃气血。

5.2.5 熨敷类方法：

5.2.5.1 温法

使用块形砭具（如大、小砭块，附录A图3），先将砭块放入60℃～70℃的热水里几分钟，然后拿出来擦干，平放于患处或经脉部分。如果感觉很热，可以先垫一个毛巾，待温度有所下降时再拿走。砭块的特点是面积较大，可以对多条经脉同时进行治疗。由于体积和热容量，砭块的温度可以维持一段时间，但总趋势是不断降低的。砭块的体积较大，更适合于做静止的温法，不太适合于手持做带运动的熨法。该法具有温经通络，祛寒散邪的作用。

5.2.5.2 清法

将块形砭具放在冷水或冰箱中适当降温，然后放置于受术者发热、红肿的部位。常将块形砭具中的砭砧（附录A图4左）置于额部和眼部做清法。此法有助于吸收人体内多余的热量，收缩血管，用于清镇退热及帮助红肿的部位消肿。

5.2.5.3 感法

将较小尺寸的佩戴类砭具放置或佩带于人体体表的不同部位，利用人体自身的热量加热砭石，使砭石发出一定的远红外能量，并进一步使体表感应增温，达到活跃人体气血的作用。

5.2.5.4 电热砭石温熨法

在砭石的内部或一面增加电加热元件和温度传感装置，并连接到相应的加热控温仪器上（附录A图6、7），使砭石的温度达到超过人体体温的较高温度，并保持恒温和精细地控温，使砭石释放更多的热能和远红外能量，实现长时间、舒适的物理能量调养。该法主要用于风、寒、湿引起的痹证疼痛的缓解及补充人体的元阳之气。

目前已有几种类型的电热砭石，其中A型电热砭石（附录A图6下）为长方体，其大小便于持握，有一个弧形边和一个球形角，主要用于砭石的熨法（热按摩），可进行刮、拍、点、摩、擦等常规砭术手法，也可放在颈部、腘窝、丹田等部位做温法，补充元阳之气。B型电热砭石（附录A图7左下）接近方形，体积较大，主要用于温法，适合于施加于表面大而平坦的人体部位，如肩部、腰骶部和膝部，对这些部位的寒痹疼痛有较好的缓解作用。用B型电热砭石也可作一定的手法操作，如压法。C型电热砭石（附录A图7右下）其面积与艾灸的加热面积接近，有一个固定用的松紧带，可绑于穴位处做灸疗，是一种新型的无烟灸法。用C型电热砭石也可在面部施行小范围的摩擦手法，改善局部微循环，实现美容和面部保健。

另外，还有电热砭石床、（电）热砭石房等更大型的类似保健设施。

6 施术时间与疗程

实施砭术手法时间一般每次20～30分钟，电热砭石温法在达到设定温度后，可继续施术30～60分钟。疗程根据病情或个体情况，可采取每日或间日1次，5～10次为1个疗程。

7 注意事项

7.1 集中注意力

在砭术操作过程中，施术者和助手要全神贯注，手法操作要由轻到重，逐渐增加，切忌使用暴力；注意解剖关系和病理特点；认真观察受术者的反应情况，经常询问受术者的感觉，必要时调整手法。

7.2 使用时的力量

使用拍法和叩法时，力量不要过大，着力点要浅，次数勿多，以防止软组织损伤。

7.3 面部的操作

面部有痤疮者或疮疤时，不要使用力度较大的手法如刮法等。

7.4 颈部的操作

在颈部的侧面进行点揉按压时要注意此处的颈动脉，不可持续按压。

7.5 使用前的检查

使用砭具操作前，应检查砭具边缘有无破损、裂痕，以免划伤皮肤，不合格的砭具不能使用。

7.6 砭具忌摔

使用砭具操作时，注意不要让砭具与硬物碰撞，不要将砭具摔落到硬地上。

7.7 电热砭石温度的调节

使用电热砭石时，其电加热仪器的温度要从39℃逐步向上加温度，并询问受试者的感觉，不要直接使用较高的温度作用于人体，以防烫伤。

7.8 砭具的消毒

术后应对砭具进行消毒处理，可以浸泡于1:1000的新洁尔灭消毒液中30分钟，然后放在硬质盒中，存放在清凉、干燥处备用。

7.9 砭具使用后的注意事项

使用温熨类砭石进行操作后，受术者常会有出汗发热现象，会损失一定量的体液，故在术后可让受术者饮用一些温开水。电热砭石的电子加热部件在使用后，应关闭开关并拔掉电源插销，收好备用。

8 禁忌

8.1 不宜使用砭术的情况

不宜使用砭术的情况包括：某些感染性疾病或急性传染病，如丹毒、骨髓炎、急性肝炎、肺结核；有出血倾向者，如血友病或外伤出血者；手法操作区域有烫伤、皮肤病或化脓性感染的病人；急性脊柱损伤诊断不明者，或者不稳定性脊柱骨折以及脊柱重度滑脱的患者；肌腱或韧带完全或部分断裂的患者。

8.2 妊娠妇女的注意事项

妊娠妇女的腰骶部、臀部和腹部在怀孕前3个月和后3个月禁忌使用砭术。

8.3 皮肤病患者的注意事项

对皮肤病患者使用的砭具应保证专人专用。

8.4 不宜立即使用砭术的情况

凡遇过饱、过饥、醉酒、大怒、大惊、疲劳过度、精神紧张等情况，不宜立即使用砭术。

9 施术过程中可能出现的意外情况及处理措施

9.1 意外情况

实施砭术过程中可能出现烫伤、皮肤破损等意外情况。

9.2 处理措施

9.2.1 烫伤的处理

使用砭术温熨方法不当时，如出现一度烫伤（局部红肿），应将创面放入冷水中浸洗半小时，再用麻油、菜油涂擦创面。如出现二度烫伤（有水泡），大水泡可用消毒针刺破水泡边缘放水，涂上烫伤膏后包扎，松紧要适度。

9.2.2 皮肤破损的处理

若用力不当致皮肤破损，应做局部消毒处理，无菌纱布敷贴，破损较轻也可局部涂敷红药水，并避免在伤处操作，预防感染。

附录A

（规范性附录）

砭具的分类

砭具是各种不同形状的砭石及砭石与其它材料如木材、电子器件、机械振动器件等组合而成的医疗保健工具的总称，根据使用的方法，可分为按摩类砭具、温熨类砭具、割刺类砭具和佩戴类砭具。还可根据砭具的形状和组合方式分为板形砭具（如图1）、锥棒形砭具（如图2）、块形砭具（如图3、4）、球形砭具（如图5）、复合砭具（如图1中的砭镰、图2中的砭擀指）、电热砭具（如图6，7）和振动砭具等。不同类型的砭具适用于不同的方法和部位，可产生不同的功效，是砭术的主要特色之一。

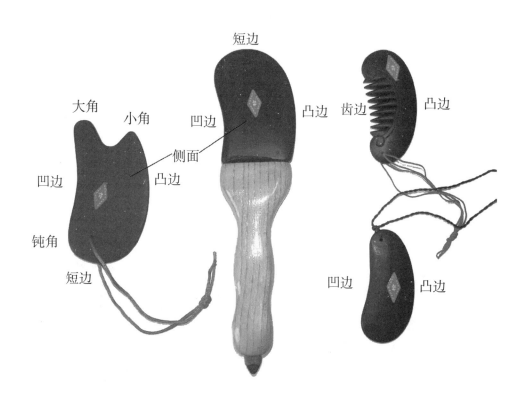

图1 板形砭具

左：砭板 中：砭镰 右上：梳形砭板 右下：肾形砭板

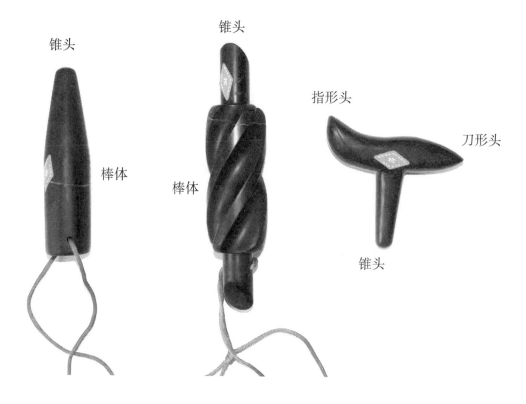

锥头

锥头

指形头

刀形头

棒体

棒体

锥头

图2　锥棒形砭具
左：砭锥　中：砭擀指　右：T形砭锥

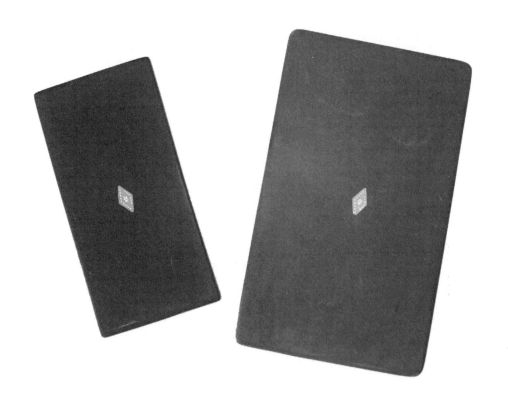

图3　块形砭具（一）
左：小砭块　右：大砭块

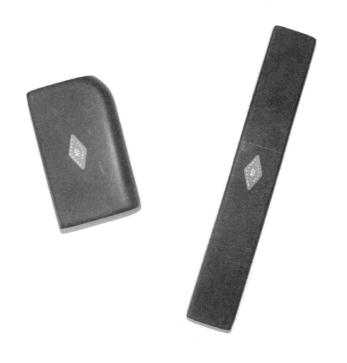

图4. 块形砭具（二）
左：砭砧　右：砭尺

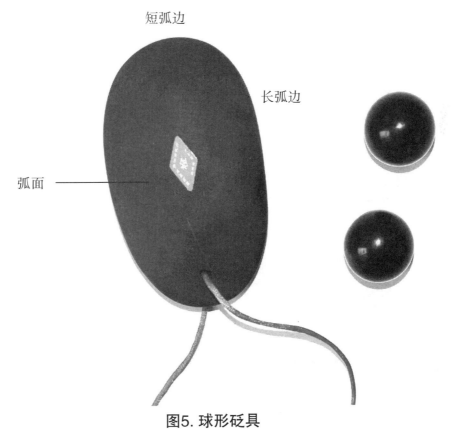

短弧边

长弧边

弧面

图5. 球形砭具
左：椭圆砭石　右：砭球

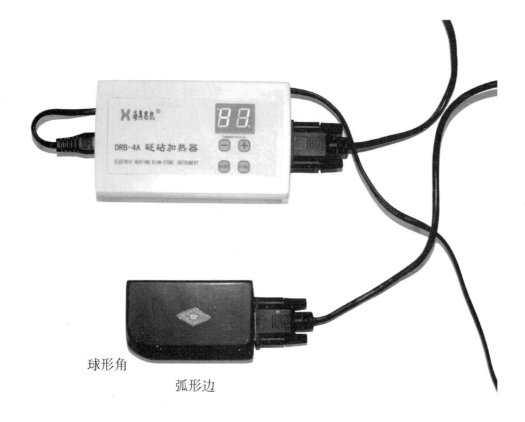

球形角

弧形边

图6. 电热砭具（一）

下：A型电热砭石

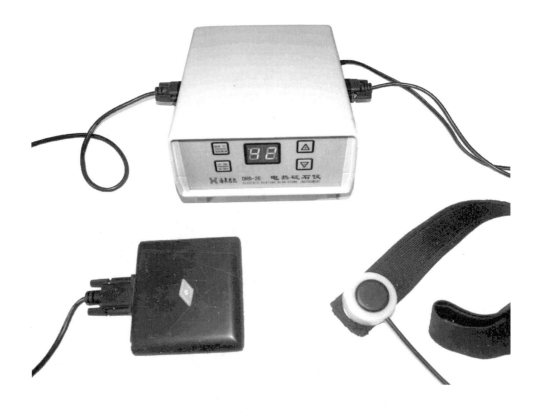

图7. 电热砭具（二）

左下：B型电热砭石　右下：C型电热砭石

附录B

（规范性附录）

砭术的适应症

砭术是在中医理论指导下，使用砭具进行的医疗保健技术，在本规范中主要用于亚健康状态的调治。此外，砭术对于腰腿痛、颈肩背痛、四肢关节风湿痛等骨关节类疾病、中风后遗症、肌肉痉挛、痛经、月经不调等妇科类疾病有较好的康复作用，对于头痛、头晕、感冒、近视眼、皮肤病、糖尿病、腹泻、腹胀、便秘、失眠、更年期综合征等病症，砭术可较好地缓解其症状，在美容和减肥等方面也表现出良好的效果。